AF347463

# Bibliothèque de Thérapeutique

PUBLIÉE SOUS LA DIRECTION DE

**A. GILBERT**  
Professeur de Thérapeutique  
à la Faculté de Médecine de Paris.

&

**P. CARNOT**  
Professeur agrégé de Thérapeutique  
à la Faculté de Médecine de Paris.

1909-1910, 28 volumes in-8 de 4 à 500 pages, avec figures, cartonnés.

# LISTE DES COLLABORATEURS

MM.

**ACHARD (CH.)** — Professeur à la Faculté de médecine de Paris, médecin de l'hôpital Necker.

**APERT (E.)** — Médecin des hôpitaux de Paris.

**AUBERTIN** — Ancien interne des hôpitaux de Paris.

**AUDRY (CH.)** — Professeur de clinique des maladies cutanées et syphilitiques à la Faculté de médecine de Toulouse.

**BALTHAZARD** — Professeur agrégé à la Faculté de médecine de Paris.

**BERGONIÉ** — Professeur à la Faculté de médecine de Bordeaux.

**BESREDKA (A.)** — Chef de laboratoire à l'Institut Pasteur.

**BOUCHARD (CH.)** — Professeur de Pathologie et de Thérapeutique générales à la Faculté de médecine de Paris, membre de l'Institut et de l'Académie de médecine.

**BOURCART** — Privat-docent à la Faculté de médecine de Genève.

**BRINDEAU** — Professeur agrégé à la Faculté de médecine de Paris, accoucheur des hôpitaux.

**CALMETTE (A.)** — Directeur de l'Institut Pasteur de Lille, professeur à la Faculté de médecine de Lille.

**CARNOT (PAUL)** — Professeur agrégé à la Faculté de médecine de Paris, médecin des hôpitaux.

**CASTAIGNE (J.)** — Professeur agrégé à la Faculté de médecine de Paris, médecin des hôpitaux.

**CAUTRU (F.)** — Ancien interne des hôpitaux de Paris.

**CHAUFFARD** — Professeur à la Faculté de médecine de Paris, médecin de l'hôpital Cochin, membre de l'Académie de médecine.

**CLAUDE (HENRI)** — Professeur agrégé à la Faculté de médecine de Paris, médecin des hôpitaux.

**COMBE (A.)** — Professeur de Clinique infantile à la Faculté de médecine de Lausanne.

**CONSTENSOUX** — Ancien chef de clinique adjoint des maladies nerveuses à la Faculté de médecine de Paris.

**COYON** — Chef de clinique thérapeutique à la Faculté de médecine de Paris.

**DAGRON** — Ancien interne des hôpitaux de Paris.

**DEJERINE** — Professeur à la Faculté de médecine de Paris, médecin de la Salpêtrière, membre de l'Académie de médecine.

**DELAGENIÈRE** — Chirurgien de l'hôpital et de l'asile d'aliénés du Mans.

**DOPTER** — Professeur agrégé au Val-de-Grâce.

**DUCROQUET (C.)** — Chargé du service d'orthopédie de la polyclinique Rothschild.

**DUJARDIN-BEAUMETZ** — Chef de laboratoire à l'Institut Pasteur.

**DUPUY-DUTEMPS** — Ophtalmologiste des hôpitaux de Paris.

**DURAND** — Professeur agrégé à la Faculté de médecine de Lyon, chirurgien des hôpitaux.

**FERRAND (MARCEL)** — Chef de laboratoire à l'hospice des Enfants-Assistés.

**FRAIKIN** — Ancien chef de clinique à la Faculté de médecine de Bordeaux.

**GARNIER (MARCEL)** — Médecin des hôpitaux de Paris.

**GAUTIER (ARMAND)** — Professeur à la Faculté de médecine de Paris, membre de l'Institut et de l'Académie de médecine.

LISTE DES COLLABORATEURS.

**MM.**

**GILBERT (A.)** — Professeur de Thérapeutique à la Faculté de médecine de Paris, médecin de l'hôpital Broussais, membre de l'Académie de médecine.

**GRENIER DE CARDENAL** — Ancien chef de clinique à la Faculté de médecine de Bordeaux.

**GUILLAIN** — Médecin des hôpitaux de Paris.

**HEITZ** — Ancien interne des hôpitaux de Paris.

**HIRTZ (EDG.** — Médecin de l'hôpital Necker.

**HUCHARD** — Membre de l'Académie de médecine.

**IMBERT** — Chef du laboratoire de thérapeutique de la Faculté de médecine de Lyon.

**JACQUET (L.)** — Médecin de l'hôpital Saint-Antoine.

**JEANNIN** — Professeur agrégé à la Faculté de médecine de Paris, accoucheur des hôpitaux.

**JOSUÉ (O.)** — Médecin des hôpitaux de Paris.

**KÜSS** — Médecin en chef du sanatorium de l'Assistance publique à Angicourt.

**LABBÉ (MARCEL)** — Professeur agrégé à la Faculté de médecine de Paris, médecin des hôpitaux.

**LALESQUE** — Ancien interne des hôpitaux de Paris, membre correspondant de l'Académie de médecine.

**LAMARQUE.** — Ancien chef de clinique à la Faculté de médecine de Bordeaux.

**LANDOUZY** — Doyen de la Faculté de médecine de Paris, professeur de Clinique médicale à l'hôpital Laennec, membre de l'Académie de médecine.

**LAUNAY (DE)** — Professeur de géologie appliquée à l'École supérieure des Mines.

**LEBER (A.)** — Assistant à l'Institut des maladies infectieuses de Berlin.

**LECÈNE (PAUL)** — Professeur agrégé à la Faculté de médecine de Paris, chirurgien des hôpitaux.

**LEMIERRE** — Ancien interne des hôpitaux de Paris.

**LÉPINE (R.)** — Professeur de Clinique médicale à la Faculté de médecine de Lyon, médecin des hôpitaux.

**LEREBOULLET (P.)** — Médecin des hôpitaux de Paris.

**LŒPER** — Professeur agrégé à la Faculté de médecine de Paris, médecin des hôpitaux de Paris.

**LOMBARD (ÉTIENNE)** — Oto-rhino-laryngologiste des hôpitaux de Paris.

**MARIE (PIERRE)** — Professeur à la Faculté de médecine de Paris, médecin de l'hospice de Bicêtre.

**MARION** — Professeur agrégé à la Faculté de médecine de Paris, chirurgien de l'hôpital Lariboisière.

**MARTIN (J.)** — Chef de clinique à la Faculté de Montpellier.

**MARTIN (LOUIS)** — Médecin en chef de l'hôpital Pasteur.

**MAYOR** — Professeur de Thérapeutique à la Faculté de médecine de Genève.

**MENETRIER** — Professeur agrégé à la Faculté de médecine de Paris, médecin de l'hôpital Tenon.

**METCHNIKOFF** — Sous-directeur de l'Institut Pasteur.

**MILIAN** — Médecin des hôpitaux de Paris.

**MOUCHET** — Chirurgien des hôpitaux de Paris.

**MOUREU** — Professeur à l'École supérieure de Pharmacie de Paris, membre de l'Académie de médecine.

LISTE DES COLLABORATEURS.

**MM.**

**NAGEOTTE-WILBOUCHEWITCH** (M<sup>me</sup>). Ancien interne des hôpitaux de Paris, chargée d'un service de gymnastique orthopédique à l'hôpital des Enfants-Malades.

**NICOLAS** . . . . . . . . . . . . . . Professeur de Clinique des maladies cutanées et syphilitiques à la Faculté de médecine de Lyon.

**NOBÉCOURT** . . . . . . . . . . . Professeur agrégé à la Faculté de médecine de Paris, médecin des hôpitaux.

**NOC** . . . . . . . . . . . . . . . . . Médecin des troupes coloniales.

**NOGIER (TH.)** . . . . . . . . . . . Professeur agrégé à la Faculté de médecine de Lyon.

**OUDIN** . . . . . . . . . . . . . . . Président de la Société d'Électrothérapie.

**PAISSEAU** . . . . . . . . . . . . . Chef de clinique à la Faculté de médecine de Paris.

**PARISET** . . . . . . . . . . . . . . Docteur ès sciences, directeur des services hydrothérapiques de l'établissement thermal de Vichy.

**PAUCHET** . . . . . . . . . . . . . . Professeur suppléant à l'École de médecine d'Amiens.

**PIATOT** . . . . . . . . . . . . . . . Ancien interne des hôpitaux de Paris.

**PIC** . . . . . . . . . . . . . . . . . Professeur de Thérapeutique à la Faculté de médecine de Lyon.

**POUCHET (G.)** . . . . . . . . . . . Professeur de Pharmacologie et de Matière médicale à la Faculté de médecine de Paris, membre de l'Académie de médecine.

**RAUZIER** . . . . . . . . . . . . . . Professeur à la Faculté de médecine de Montpellier.

**REMLINGER** . . . . . . . . . . . . Directeur de l'Institut impérial antirabique de Constantinople.

**RIBADEAU-DUMAS** . . . . . . . . Ancien interne des hôpitaux de Paris.

**RIST (E.)** . . . . . . . . . . . . . . Médecin des hôpitaux de Paris.

**ROBIN (ALBERT)** . . . . . . . . . Professeur de Clinique thérapeutique à la Faculté de médecine de Paris, médecin de l'hôpital Beaujon, membre de l'Académie de médecine.

**ROGER (H.)** . . . . . . . . . . . . Professeur à la Faculté de médecine de Paris, médecin de l'hôpital de la Charité.

**ROY (M.)** . . . . . . . . . . . . . . Professeur à l'École dentaire de Paris, dentiste des hôpitaux.

**SABOURAUD** . . . . . . . . . . . . Chef du laboratoire de la Ville de Paris à l'hôpital Saint-Louis.

**SABRAZÈS** . . . . . . . . . . . . . Professeur agrégé à la Faculté de médecine de Bordeaux, médecin des hôpitaux.

**SACQUÉPÉE (E.)** . . . . . . . . . . Professeur agrégé au Val-de-Grâce.

**SALIMBENI (A.-T.)** . . . . . . . . . Chef de laboratoire à l'Institut Pasteur.

**THOMAS (ANDRÉ)** . . . . . . . . Ancien interne des hôpitaux de Paris.

**TISSIÉ (PH.)** . . . . . . . . . . . . Inspecteur des exercices physiques des lycées et collèges de l'Académie de Bordeaux.

**TUFFIER** . . . . . . . . . . . . . . Professeur agrégé à la Faculté de médecine de Paris, chirurgien de l'hôpital Beaujon.

**VAILLARD (L.)** . . . . . . . . . . . Directeur du Val-de-Grâce, médecin inspecteur de l'armée, membre de l'Académie de médecine.

**VAQUEZ (H.)** . . . . . . . . . . . . Professeur agrégé à la Faculté de méd. de Paris, médecin de l'hôpital Saint-Antoine.

**WASSERMANN (A.)** . . . . . . . . Directeur de l'Institut des maladies infectieuses de Berlin.

**WIART** . . . . . . . . . . . . . . . Chirurgien des hôpitaux de Paris.

**WIDAL (F.)** . . . . . . . . . . . . . Professeur à la Faculté de médecine de Paris, médecin de l'hôpital Cochin, membre de l'Académie de médecine.

**ZIMMERN (A.)** . . . . . . . . . . . Professeur agrégé à la Faculté de médecine de Paris.

BIBLIOTHÈQUE DE THÉRAPEUTIQUE

*PUBLIÉE SOUS LA DIRECTION DE*

## A. GILBERT & P. CARNOT

# CRÉNOTHÉRAPIE

# CLIMATOTHÉRAPIE, THALASSOTHÉRAPIE

# BIBLIOTHÈQUE DE THÉRAPEUTIQUE

*PUBLIÉE SOUS LA DIRECTION DE*

## A. GILBERT & P. CARNOT

1909-1910, 28 volumes in-8, de 4 à 500 pages, avec figures, cartonnés.
Chaque volume : 8 à 12 francs.




5072-08. — CORBEIL. Imprimerie CRÉTÉ.

# BIBLIOTHÈQUE DE THÉRAPEUTIQUE

*PUBLIÉE SOUS LA DIRECTION DE*

**A. GILBERT**     &     **P. CARNOT**

Professeur de Thérapeutique     Professeur agrégé de Thérapeutique
à la Faculté de Médecine de Paris.     à la Faculté de Médecine de Paris.

# CRÉNOTHÉRAPIE

# CLIMATOTHÉRAPIE, THALASSOTHÉRAPIE

CURES HYDROMINÉRALES — CURES D'ALTITUDE — CURES MARINES

Par le Professeur J. LANDOUZY

Les Professeurs Armand GAUTIER, MOUREU, DE LAUNAY

Les D<sup>rs</sup> J. HEITZ, LAMARQUE, LALESQUE, P. CARNOT

*Avec 166 figures dans le texte
et 8 cartes en couleurs*

## PARIS

LIBRAIRIE J.-B. BAILLIÈRE ET FILS

19, RUE HAUTEFEUILLE, 19

1910

Tous droits réservés.

# PRÉFACE

La Thérapeutique est la synthèse et la conclusion de la Médecine. Si Platon admettait que la plus belle Science est la plus inutile, il nous apparaît, au contraire, qu'une Science est d'autant plus belle qu'elle est plus féconde et qu'elle a pour but le soulagement des misères humaines. De fait, les plus éclatantes recherches de Médecine expérimentale, les plus subtiles analyses cliniques valent surtout par l'effort curateur auquel elles aboutissent.

Aussi la Thérapeutique, malgré ses incertitudes et ses tâtonnements, demeure-t-elle l'obsession du Chercheur et du Praticien. Aussi les Savants, même les plus illustres, les Cliniciens, même les plus réputés, à qui nous avons fait appel, nous ont-ils chaleureusement donné leur concours : qu'ils en soient tous remerciés ici !

La Thérapeutique peut être envisagée différemment, suivant que l'on prend pour point de départ de son étude le Médicament, le Symptôme ou la Maladie. La Bibliothèque de Thérapeutique sera donc divisée en trois Séries convergentes, dans lesquelles seront étudiés les AGENTS THÉRAPEUTIQUES, les MÉDICATIONS, les TRAITEMENTS. Chaque série comprendra un certain nombre de volumes, indépendants les uns des autres et paraissant en ordre dispersé, mais dont la place est nettement déterminée dans le plan d'ensemble de l'ouvrage.

I. — La première Série est relative aux AGENTS THÉRAPEUTIQUES.

Elle comprend, comme une sorte d'introduction générale, l'*Art de formuler*, dont l'importance s'accroît par la publication d'un nouveau Codex et par les Conventions Internationales relatives aux Médicaments héroïques. Elle comprend aussi l'étude des *Techniques thérapeutiques médicales* et des *Techniques thérapeutiques chirurgicales*.

L'étude des *Agents physiques* a pris, depuis quelques années, un développement considérable. Les diverses branches de la *Physiothérapie* offrent, par là même, au Praticien, une série de ressources nouvelles. Qu'il s'agisse de *Kinésithérapie*, de *Massage*, d'*Hydrothérapie*, d'*Électrothérapie*, de *Radiothérapie*, etc., tout médecin doit savoir appliquer, lui-même, les méthodes usuelles, et connaître le principe, les indications et les résultats des méthodes plus compliquées, qui restent, nécessairement, confiées aux Spécialistes.

L'étude des *Médicaments chimiques* a fait, elle aussi, de grands progrès. Les Médicaments minéraux, dont on aurait pu croire la liste épuisée, ont récemment revêtu des formes nouvelles (combinaisons organiques, métaux colloïdaux, douées de nouvelles propriétés thérapeutiques. Quant aux Médicaments organiques, leur nombre s'accroît tous les jours ; déjà quelques lois de pharmacodynamie permettent de prévoir leur action thérapeutique, suivant l'introduction de tel noyau ou de tel radical : qu'il s'agisse des sulfones et de leurs propriétés hypnotiques, des ecgonines et de leurs propriétés anesthésiques, des anthraquinones et de leurs propriétés purgatives, le chimiste commence à jongler avec les molécules et fabrique méthodiquement des médicaments synthétiques, comme il fabriquait déjà des couleurs ou des parfums.

Si les *Médicaments d'origine végétale* sont, de plus en plus, obtenus par synthèse, par contre de nouvelles plantes entrent, à leur tour, dans la matière médicale. La flore tropicale tient probablement encore en réserve bien des médicaments utiles.

Les *Médicaments d'origine animale*, fort employés jadis, puis fort oubliés, ont été surtout étudiés depuis Brown-Séquard. Qu'il s'agisse de thyroïdine ou d'adrénaline, de pepsine ou de sécrétine, l'*Opothérapie* utilise des produits fabriqués par l'organisme même et supplée à l'insuffisance glandulaire, en fournissant artificiellement au malade les substances qu'il ne fabrique plus. Il y a là tout un monde de corps et d'anticorps, qui, vraisemblablement, feront la base de la Thérapeutique de demain.

Les *Médicaments d'origine microbienne* ont métamorphosé le traitement et la prophylaxie des maladies infectieuses. Ils peuvent conférer une immunité active grâce aux méthodes Pastoriennes de *Vaccination*, ou passive grâce aux méthodes de *Sérothérapie*, par lesquelles, après Ch. Richet, après Behring et Roux, on utilise les humeurs d'animaux chez qui l'on a provoqué préalablement la formation d'anticorps. On peut aussi, avec Metchnikoff, faire de la *Bactériothérapie*, en opposant aux microbes nocifs d'autres microbes domestiqués et inoffensifs, dont le développement gêne celui des premiers.

L'étude des Agents Thérapeutiques comprend encore la *Crénothérapie*, la *Thalassothérapie*, la *Climatothérapie*. Sous le nom de Crénothérapie (κρήνη, source), on peut grouper, avec Landouzy, les méthodes thérapeutiques, si complexes, mais si puissantes, relatives aux Eaux Minérales. Les richesses naturelles de notre pays en Stations Thermales, Maritimes ou Climatériques, sont, d'ailleurs, telles qu'aucun pays n'en possède d'équivalentes et ne peut aussi complètement se suffire à lui-même.

L'étude de la *Diététique* et des *Régimes* s'est beaucoup précisée: on peut, actuellement, doser l'énergie nutritive nécessaire à un organisme et la lui fournir sous telle ou telle forme isodyname, suivant l'état de ses viscères. Le régime, ainsi scientifiquement établi, fait, de plus en plus, partie de l'ordonnance et du traitement.

Enfin l'étude des *Agents Psychiques* a pris, elle aussi, une grande importance : si l'influence du moral sur le physique est telle qu'il suffit parfois, pour modifier l'évolution d'une maladie, de remonter les courages et d'imposer une volonté ferme, combien plus efficace encore est une direction morale méthodiquement graduée, suivant les règles précises de la *Psychothérapie !*

Tels sont les principaux Agents Thérapeutiques que le Praticien peut utiliser. Il est maintenant nécessaire de les grouper et de les combiner, en vue d'une Médication ou d'un Traitement.

II. — La deuxième Série est relative à l'étude des MÉDICATIONS.

Étant donné un symptôme clinique, le premier problème thérapeutique qui se pose est de savoir si l'on doit agir sur lui, le favoriser ou le combattre : or ce n'est pas toujours une question facile à résoudre. Si certains symptômes sont, dans tel cas déterminé, manifestement défavorables et doivent être combattus tels l'asphyxie, la putridité, etc., d'autres, par contre, indiquent un effort réactionnel de l'organisme, que l'on doit respecter et même favoriser : tels les processus de l'inflammation mis en jeu par l'organisme contre l'infection, et qui doivent être respectés tant que leur excès même ne devient pas nuisible ; tel l'épistaxis d'un hypertendu, soupape de sûreté qui préserve parfois d'une hémorragie cérébrale. Mais, si tel symptôme doit être combattu et tel autre favorisé, beaucoup ont une signification variable ou douteuse : telle la fièvre. Aussi, bien souvent, en Thérapeutique, le difficile est-il non pas d'agir, mais de savoir s'il faut agir et dans quel sens.

En second lieu, pour ou contre un symptôme donné, on peut utiliser plusieurs méthodes thérapeutiques. Chacune a ses indications et ses contre-indications, et l'on ne traitera pas l'insomnie d'un cardiaque comme celle d'un fébricitant ou d'un douloureux.

On voit, par là, toute l'importance pratique que présente l'étude des Médications Symptomatiques. Ce sont, d'ailleurs, celles dont on doit, le plus souvent, se contenter, faute de mieux, lorsqu'on ne peut atteindre la cause même du mal.

III. — Enfin la troisième Série comprend l'étude des TRAITEMENTS.

Le Traitement d'une Maladie, lorsqu'il n'est pas pathogénique, est fait, le plus souvent, de la juxtaposition d'une série de Médications symptomatiques. Il devra se modifier incessamment, en se modelant sur la marche même de l'affection. Par exemple, le Traitement d'une fièvre typhoïde sera représenté par une série de

Médications dirigées non seulement contre l'infection éberthienne, mais aussi contre la fièvre, contre l'adynamie, contre la faiblesse cardiaque, contre les hémorragies intestinales, etc., suivant les symptômse successifs que l'examen clinique révélera.

C'est dans cet esprit qu'une série de volumes sont consacrés aux Traitements médico-chirurgicaux des Maladies Générales (Infections, Intoxications, Maladies de la Nutrition), des Maladies de chaque organe (Maladies nerveuses, digestives, circulatoires, pulmonaires, génito-urinaires), ainsi que des Spécialités (Maladies cutanées et vénériennes ; Maladies de la bouche, du nez, du larynx, des oreilles et des yeux).

Le présent volume, consacré à la *Crénothérapie*, à la *Climatothérapie* et à la *Thalassothérapie*, a été confié à la direction générale du P<sup>r</sup> Landouzy ; chacun sait combien ces questions lui tiennent à cœur, et quels services il a rendus à nos Stations françaises, tant par son enseignement dans la Chaire de Thérapeutique que par la Direction qu'il a imprimée aux Voyages d'Études aux Eaux Minérales (V. E. M.).

D'accord avec lui, nous avons demandé aux P<sup>rs</sup> Armand Gautier, Moureu et de Launay, dont on connaît les beaux travaux sur l'origine, la constitution physico-chimique et la géologie des Sources, d'exposer l'état actuel de nos connaissances sur ces importants sujets.

MM. Heitz et Lamarque ont décrit analytiquement nos Stations crénothérapiques, qu'ils connaissent si bien, en s'inspirant de l'enseignement et des conseils de M. Landouzy.

M. Lalesque a étudié, dans toute son ampleur, la Climatothérapie et la Thalassothérapie.

Enfin MM. Landouzy et Carnot ont résumé, sous forme de Conclusions, les principales données de la Clinique crénothérapique, en spécifiant, à propos de chaque catégorie de malades, les indications et contre-indications propres aux différentes Stations.

Tel est ce livre, écrit pour la plus grande gloire des admirables Stations créno-climatiques françaises.

A. GILBERT et P. CARNOT.

# CRÉNOTHÉRAPIE

## CLIMATOTHÉRAPIE, THALASSOTHÉRAPIE

## CRÉNOTHÉRAPIE EN GÉNÉRAL

PAR

**L. LANDOUZY,**
Doyen de la Faculté de médecine de Paris,
Professeur de la Clinique médicale Laennec,
Membre de l'Académie de médecine.

« Sous le nom de Crénothérapie (κρήνη, source) disent, dans la magistrale préface qui ouvre ce volume, MM. A. Gilbert et P. Carnot, on groupe, avec le Pr Landouzy, les méthodes thérapeutiques, si complexes mais si puissantes, relatives aux eaux minérales. »

En effet, par leur complexité de nature ; par la variété des indications auxquelles elles souscrivent ; par la diversité de leurs applications, comme par leurs effets merveilleux, les méthodes crénothérapiques méritaient, dans une Bibliothèque consacrée aux agents thérapeutiques physiques, d'être étudiées à part de l'Hydrothérapie.

N'y-a-t-il pas, pour distinguer et séparer de l'Hydrothérapie la Crénothérapie plus d'excellentes raisons que pour l'en rapprocher ? Cela, à seules fins d'apprendre aux médecins et au public combien et comment le champ d'action de la Crénothérapie diffère de celui de l'Hydrothérapie.

Autant il y a de motifs pour grouper en une commune étude de thérapeutique générale la Crénothérapie, la Climatothérapie et la Thalassothérapie, autant, à mon sens, les raisons manquent pour fondre la Crénothérapie dans l'Hydrothérapie, celle-ci gagnant beaucoup, en Physiothérapie synthétique, à voisiner avec la Mécanothérapie et la Cinésithérapie.

En effet, pour appartenir à la grande famille des méthodes thérapeutiques, dont l'eau constitue l'élément primordial, la *médication hydrominérale* — en dépit de la parenté grammaticale qu'elle pourrait revendiquer — mérite une place en dehors de l'hydrothérapie.

Il y a de telles différences entre le substratum hydrique mis en œuvre, en Hydrothérapie et en Crénothérapie, qu'apparaissent nettement distincts les moyens employés par les hydrothérapeutes et par les crénothérapeutes. Ceux-là font appel à des méthodes thérapeutiques simples et uniformes; ceux-ci, à des agents éminemment complexes et changeants. Les méthodes sont simples dans le premier cas, puisque, sauf les différences apportées dans la température et la longueur du bain, comme dans la température, la brièveté ou la pression de la douche, l'Hydrothérapeute se sert, qualitativement parlant, d'une constante, l'*aqua simplex*.

Les méthodes sont complexes et muables dans le second cas, puisque le crénothérapeute fait appel à un agent différencié, dont la composition minérale, la température, la teneur en gaz et en électricité, sont aussi variables, de source à source, dans une même Station, qu'est uniforme l'agent dont se réclame la médication hydrique, ordonnancée pour ceux des malades que nous envoyons aux bains ou à la douche ordinaires.

Sans compter que, si l'agent thérapeutique employé par l'hydrothérapeute est, en sa nature, toujours identique à lui-même, on n'en saurait dire autant en matière de Crénothérapie.

Ne savions-nous pas empiriquement — bien avant les précieuses analyses des physiciens et des chimistes — quels changements introduisent, dans la composition, aussi bien que dans les effets des Sources, par exemple, les perturbations atmosphériques? Aussi peu, en effet, les conditions météorologiques influencent l'agent thérapeutique emprunté au robinet d'une baignoire ou d'une douche; aussi bien, alors que le temps se met à l'orage, peuvent être nombreuses, légères ou intensives, passagères ou durables, les modifications *texturales* imprimées à nos sources. Pareilles modifications — signes avant-coureurs de changements de temps bien connus du populaire — s'accusent, par exemple, aux thermes des Pyrénées, dans la couleur, dans l'odeur, dans la température et dans l'état électrique des Eaux s'échappant des griffons.

Ceci, pour dire en quelques mots combien, les agents, les moyens, les techniques et les applications de la Crénothérapie différant de l'Hydrothérapie, il devenait nécessaire, une fois pour toutes, de marquer dans les mots la différenciation qu'accusent les choses. A méthodes thérapeutiques différenciées, il fallait une appellation appropriée autant que distincte. Nous l'avons créée, puisque, les mots étant des clous auxquels on fixe les idées, il nous était loisible d'user du droit que, après Horace, Littré accorde à tout écrivain « de mettre dans la circulation un terme nouveau, frappé au coin de l'actualité (1) ».

Le néologisme *Crénothérapie* semble devoir sa rapide fortune : d'abord, à sa précision ; ensuite, à la place chaque jour plus grande que l'emploi des Sources détient en Physiothérapie. La nouvelle appellation dit nettement ce qu'elle veut désigner. Elle ne saurait prêter à confusion, étant nettement différenciée par rapport au terme trop compréhensif d'Hydrothérapie.

Par l'expression Crénothérapie s'entend, sans confusion possible, la méthode, basée, en Thérapeutique, comme en Hygiène thérapeutique, sur l'emploi des Sources minérales. L'expression est de même lignée que le terme Opothérapie ($\delta\pi\delta\varsigma$, suc ; $\theta\epsilon\rho\alpha\pi\epsilon\iota\alpha$, traitement par lequel j'ai proposé de désigner la Thérapeutique séquardienne, basée sur l'emploi des sucs ou extraits organiques, en vue de suppléer un organe absent ou défaillant.

L'appellation Crénothérapie manquait au langage des thérapeutes modernes, qui voient singulièrement évoluer le concept qu'il leur faut avoir de la médication hydrominérale. A bien envisager les choses, n'est-ce pas au compte d'une MATIÈRE MÉDICALE MINÉRALE ORGANISÉE VIVANTE que, dans nos Stations, émergent des griffons des forces organiques (barégine, sulfo-bactéries, etc.) ; des forces métalliques, thermiques, radio-actives, se différenciant singulièrement des agents médicamenteux posologués dans les officines de la Pharmacie chimique, au compte de la Matière Médicale Minérale Morte ?

Combien vivante en effet l'eau *native*, qui, prise au griffon, toute pleine de potentiel, toute vibrante et active, courante, dans la piscine ou dans la baignoire, imprègne le malade du renouveau de ses contacts actionnels, pour le solliciter à une continuité de phénomènes réactionnels !

On conçoit que pareil malade, buvant directement au griffon, ou plongeant dans une baignoire à eau courante — l'eau de boisson et l'eau du bain, gardant entière leur virginité thermique, minérale, organique, radio-active — réagisse aux sollicitations imposées à ses téguments ou à ses muqueuses de toutes autres façons que, si, d'une part, l'eau de la Source avait été embouteillée, convoyée, servie en

---

(1) *In* Glossaire médical de LANDOUZY et JAYLE. Préface, p. 15. (Masson et Cie édit.)

vidange, mélangée, refroidie ou réchauffée; que, si, d'autre part, le malade, par l'intégrité ou la moins-value de son état organique et fonctionnel, se montre bien ou mal, répondant à la médication ordonnancée.

D'après les concepts modernes de la Crénothérapie; d'après l'idée que nous prenons de la manière dont agissent les Cures thermales, les raisons d'action des médications hydrominérales semblent devoir être demandées plutôt : à la trame de constitution, à la manière de dissociation, au mode de groupement des éléments dont est faite une Source, qu'à la minéralisation globale de celle-ci.

Les raisons d'agir — que la raison ne connaît pas — de nos Sources paraissent, en partie seulement, devoir être demandées à leur analyse qualitative, la manière d'association et de dissociation des éléments constitutifs de la source semblant prendre autant d'importance que la qualité même de ses éléments minéraux. En matière d'Eaux thermo-minérales, l'existence d'un potentiel électrique, décomposant les molécules minérales et organiques en l'état d'*ions* si propres : à exalter leurs propriétés d'affinité ; à leur communiquer de remarquables sensibilités chimiques; à faire leur dissociation parfaite, — l'existence du potentiel électrique, dis-je, semble jouer le rôle prédominant dans la statique et la dynamique des Sources ; sans que pour cela, bien entendu, il faille méconnaître la nature et le taux de leur minéralisation. C'est de la quantité, autant que de la qualité ; c'est de l'agencement fixe ou mobile; c'est du mode de groupement instable des molécules organiques, métalliques et salines, entrant dans la constitution de l'être animé représenté par les Sources (émergeant vivantes de leurs griffons), que dépend leur action physiologique. C'est de la *texture*, autant que de la qualité des molécules organiques, métalliques et salines, que découlent les « mystérieuses » combinaisons et décompositions spéciales à chacune des Sources d'une même Station. C'est à la lueur de cette notion de texture qu'on cherche à comprendre les effets si finement nuancés qui s'observent, dans la gamme de sulfuration et de spécialisations fonctionnelles, par exemple, aux sources de Luchon, de Cauterets, des Eaux-Bonnes, d'Ax. Leur gamme est si étendue, écrit notamment H. Lamarque, à propos des eaux d'Ax, « qu'elle a permis à L. Landouzy de dire que cette Station peut être, par ses indications sédatives, classée à côté de Néris ; et, à Filhol, qu'elle est la plus excitante de la chaîne pyrénéenne (1) ».

Cette mutabilité des Eaux thermales, leur aptitude (pour employer le langage de Max Durand-Fardel) à *se transformer*, à s'exalter ou à

___

(1) Du choix d'une Station sulfureuse dans les Pyrénées françaises. Leçons de Thérapeutique hydrologique professées (cours libre) à la Faculté de médecine de Bordeaux.

s'abaisser dans la sulfuration — de même qu'à Vichy, au Boulou et à Vals, dans l'alcalinisation — est la preuve de la vie dont, à leur émergence, les Sources sont pleines.

Ce qu'a dit Claude Bernard de l'être vivant « incessamment traversé par un courant de matière, qui le renouvelle dans sa substance en le maintenant dans sa forme », m'apparaît devoir s'appliquer à la Source. Elle aussi est *incessamment traversée par un courant de matière qui la renouvelle dans sa substance, en la maintenant dans sa formule organique, chimique, thermale, électrique.*

Pareilles suggestions changent singulièrement, touchant la statique et la dynamique des Eaux minérales, la conception de nos pères : puisque, à leurs yeux, les Sources apparaissaient comme de simples solutions salines auxquelles le malade venait, par voie d'apport ou d'agrégat immédiats, demander le moyen de changer son chimisme anormal.

Cette question de combinaisons et de dissociation des Eaux minérales est un des problèmes les plus délicats auxquels s'attaque avec ardeur la jeune École crénologique : nombreux, très nombreux sont les travailleurs, qui, surtout en France, dans ce vaste champ d'études, ont creusé de profonds sillons promis aux moissons prochaines.

Ce sont pareilles suggestions, en lesquelles nous met aujourd'hui la Crénothérapie, qui nous aident à pénétrer le comment des effets salutaires obtenus par l'emploi, *intus et extra*, des Sources classées, hier encore, parmi les INDÉTERMINÉES, les INDIFFÉRENTES, les INERMES : telles, par exemple, les eaux de Néris, d'Ussat, de Lamalou, d'Évian, dont les vertus médicinales semblent si paradoxales, étant donné leur faible chimisme.

Pour qui sait que l'action physiologique d'une Source réside dans la transmission de forces plus que dans l'apport de matières : nul étonnement que les effets thérapeutiques observés n'aient guère de parité avec la minéralisation globale constatée.

S'il s'agit de transport d'ondes, plus que d'apport de substances minérales; s'il s'agit de dynamisme et de potentiel dégagés, plus que de sels absorbés, notre manière de voir et de comprendre s'élargit singulièrement.

Voilà pourquoi, alors que je professais la Thérapeutique et la Matière Médicale à la Faculté de médecine, comme dans les *Leçons de choses thermales* que je donnais aux Voyages d'Études Médicales, — faits, pendant neuf années, avec mon collègue Caron de la Carrière au travers de la France Hydrominérale, Climatique et Marine, — voilà pourquoi, aux classifications des Pharmacopées anciennes, empruntant leurs remèdes AUX TROIS RÈGNES, ANIMAL, VÉGÉTAL ET MINÉ-

RAL, j'ajoutais, en QUATRIEME, le RÈGNE MINÉRAL ORGANIQUE, dans lequel se rangent les Sources. Des griffons, elles coulent *lymphes minérales* véritables, leurs combinaisons organiques et métalliques, leur état thermo-électrique, aussi bien que leur force osmotique les faisant ressembler aux sérums naturels, aux lymphes baignant nos tissus.

Nulle part, pour le dire en passant, cette quasi-similitude de l'Eau minérale — cette lymphe de Gubler — et du sérum sanguin ne semble réalisée comme à Uriage.

Doyon, il y a des années déjà, n'avait-il pas le mérite de montrer l'isotonie de cette eau et d'expliquer ainsi la particulière tolérance que marquent, pour la fameuse Cure de l'Isère, les muqueuses et la peau les plus irritables ?

La grande analogie que l'Eau Minérale nous fait entrevoir avec la lymphe devait conduire à l'idée et à la pratique de la balnéation *tissulaire*. En ce sens, quelques recherches expérimentales et cliniques viennent de voir le jour. Il appartient à l'avenir de dire si les résultats thérapeutiques répondront aux prémisses physiologiques ?

La comparaison faite entre la lymphe et certaines Eaux Minérales n'est-elle pas presque raison, si, de ceci voulant citer un exemple concret, nous choisissons, pour en étudier l'action physiologique, la Cure de Vichy ordonnancée à tel ou tel de nos clients goutteux lithiasique biliaire ?

Ce que nous savons du chimisme des Eaux de Vichy ne nous les montre-t-elles pas se rapprochant du sérum sanguin, avec lequel elles sont presque isotoniques ? Leur composition n'avoisine-t-elle pas celle du milieu salin dans lequel baignent les éléments aquatiques que représentent les cellules de notre organisme ?

Une fois l'action locale et topique exercée dans les voies digestives par l'eau de Vichy, celle-ci épandue par assimilation dans les lacs lymphatiques ne pénètre-t-elle pas le torrent circulatoire ? L'imbibition alcaline des tissus place en un milieu nouveau, en des conditions nouvelles, toutes les cellules de l'organisme : leur imposant une lixiviation favorisant la transformation, la désintégration et l'exode des produits des vies cellulaires. Tout cela, à la faveur d'une diurèse dont l'augmentation se montre appréciable dès la fin de la première semaine de traitement. La résultante de la Cure de boisson est un état d'euphorie générale succédant à l'enchaînement des euphories locales. En somme, ce à quoi aboutit la Cure vichysoise — tout comme aboutit, sur les néphropathes, la cure de Contrexéville, de Vittel, de Martigny — c'est à une modification des nutritions locale, viscérale et générale. De là les modalités, tant organiques que fonctionnelles nouvelles, imposées au buveur par la Médication alcaline.

Autre et meilleure va se faire, chez lui, la nutrition cellulaire, interstitielle, viscérale et fédérale, si bien que les troubles fonctionnels apaisés, les organopathies réduites, le malade, petit à petit replacé en conditions physiologiques, reviendra de sa Cure un autre lui-même.

Si les choses sont ainsi, c'est que, — je ne saurais trop insister sur cette dualité d'une spécialisation *générale* et d'une spécialisation *fonctionnelle* des Sources, chaque jour mieux démontrée par la Pratique thermale, — en plus de l'action exercée par les alcalins sur l'économie tout entière, les affinités des Eaux de Vichy fixent leur action sur la cellule hépatique.

Ceci rappelle, *mutatis mutandis*, les actions électives qu'on trouve si particulières, à La Preste et à Saint-Nectaire sur l'appareil urinaire; à Allevard sur l'appareil bronchique; à Molitg et à La Bourboule sur les téguments; au Mont-Dore et aux Eaux-Bonnes sur l'appareil respiratoire; à Néris, à Lamalou sur l'appareil nerveux.

Conclusion, en Pharmaco-dynamie aussi bien qu'en Thérapeutique, les HYDRATES MÉTALLIQUES ORGANISÉS que sont nos Sources se différencient des remèdes dont la substance est empruntée à la Matière Médicale Minérale de nos pères. En effet, quelle parité de constitution physico-chimique, quelles parités de statique et de dynamique trouve-t-on avec une eau thermale, sulfureuse, arsenicale, bicarbonatée (soit bue vivante à la source, soit prise courante en baignoire), et un soluté de sulfure de potassium, d'arséniate de soude ou de sels de Vichy, préparés dans une officine ?

De parité, il ne saurait y en avoir avec le triumvirat organique, thermique, électrique, d'une Source, et les inertes solutés potassique, sodique ou bicarbonaté, préparés par la Pharmacie chimique.

Dès lors, nul étonnement que les premières applications thermales, comme les premières différenciations des Sources, aient relevé de l'Empirisme : médecins et malades s'étant, à la longue, aperçu, suivant le choix de la Source, suivant son emploi interne ou externe, suivant la technique usagée, que, dans le groupe des sources d'une même Station, le thérapeute trouvait matérialisées toutes les vertus que la fiction antique prêtait au chœur des Naïades présidant, chacune, aux *mystères* des Sources.

L'Empirisme, en chacun de ces mystères, avait reconnu des propriétés diverses dont il avait, déjà, su faire quelques spécialisations. La preuve en est que, à certaines de ces spécialisations telles les séculaires réputations du Mont-Dore, de Plombières, d'Aix, de Vichy, de Luchon, d'Ax, de Pougues, etc., notre Crénologie informée par la Clinique a pu ajouter plus qu'elle n'a trouvé à reprendre.

C'est qu'il en est, historiquement et cliniquement parlant, de la Thérapeutique thermale comme de l'Alcaloïdo-thérapie. La première, aussi bien que la seconde, a su trouver dans des agents d'un même groupe chimique toute une gamme d'effets différenciables ?

Si c'était ici le moment et le lieu, je pourrais, dans cet ordre d'idées, citer nombre de faits suggestifs, qui, sans que comparaison soit raison, aideraient à comprendre comment toute une série de composés soufrés, arsenicaux ou carbonatés sodiques, sur un fonds d'effets thérapeutiques communs, peuvent produire des variantes infinies, telles qu'on les observe à chacune des buvettes ou des bains de nos grandes Stations.

Est-ce que, par comparaison (pour emprunter mon exemple à la Pharmacie galénique), puisant dans le fonds commun des effets produits par les Opiacés, nous n'aboutissons pas, également chaque jour, à des indications thérapeutiques différenciées, suivant que nous ordonnançons l'infusion de pavot, l'extrait d'opium, la codéine, la narcéine, la thébaïne et la papavérine, plutôt que la morphine ? Est-ce que les alcaloïdes en question, tout en aboutissant à une résultante commune, somnifère, n'ont pas chacun, avec leur personnalité, leur coefficient variable d'ordre soporifique, analgésique et anexosmotique ?

L'Empirisme avait, de temps immémorial, permis de croire aux propriétés médicinales *particulières* des Sources, tout comme il avait fait pour les vertus thérapeutiques des Plantes et des Minéraux, alors que ceux-ci, à l'exemple de celles-là, avaient déjà leurs raisons d'agir que la raison ne connaît pas. Du reste, en savons-nous, aujourd'hui, beaucoup plus long sur le pourquoi des propriétés dormitives du pavot et des propriétés fébrifuges de l'arbre du Pérou qu'aux temps de Galien et des Jésuites ?

A en croire les vestiges de constructions grossières laissées sur notre sol bien avant que la Gaule eût une Histoire, il en allait, en matière d'emploi des Sources, comme des Simples et des Pierres, dont les usages commençaient à se *spécialiser*. Aux premiers siècles de l'ère chrétienne s'établissent déjà des spécialisations thermales auxquelles la Clinique moderne n'a pas cessé de souscrire.

A s'en rapporter à Sidoine Apollinaire, application, dès avant le v<sup>e</sup> siècle, n'était-elle pas faite aux affections respiratoires des Sources et des Vapeurs Mont-Doriennes, puisqu'il les dénomme *aquæ phtisiscentibus mirabiles* ?

Ces spécialisations, découvertes par les PRIMITIFS de la Médecine, nous ont été transmises par la tradition, au travers des âges. C'est ce que nous apprennent les historiographes de nos plus anciennes Stations [1].

Ainsi lisons-nous, dans Berthemin, médecin ordinaire du duc de Lorraine (1613), à propos des Eaux de Plombières [2] : « Les anciens Romains, et spécialement du temps de Jules César, y fixent des bains auxquels ils envoyaient leurs blessés et fatigués de guerre, sachant qu'elles étaient propres à fortifier leurs nerfs, les os rompus, meurtris ou autrement affaiblis de porter les armes, et parce qu'ils s'en retournaient sains et gaillards et bien souvent guérissaient d'autres incommodités pour lesquelles toutefois ils n'étaient venus, peu à peu le monde s'augmentant de voisin à autre, chacun y accourait. »

Identiques informations de J.-B. de Cabias, au XVIIe siècle, dans les Merveilles des bains d'Aix-en-Savoye, qu'il publie *pour inviter et conseille ceux qui sont attaints de maladies croniques, à les visiter.*

Ce sont mêmes renseignements que nous donne Michel Bertrand, dont les études de polyclinique ont, au siècle dernier, tant contribué à établir la spécialisation Mont-Dorienne : « De pauvres malades, écrit-il, qui avoisinaient les Sources, furent l'objet de leurs premiers bienfaits et parlèrent de leurs vertus. Les récits étaient simples comme les hommes qui les faisaient, vrais comme l'action du remède. Ainsi commença et s'étendit, peu à peu, et sans brigue, la célébrité de nos Eaux Thermales. »

L'histoire des débuts humbles de Plombières, de Vichy, d'Aix, du Mont-Dore, de Dax, est commune à toutes les Eaux sur lesquelles la thermalité avait d'abord attiré l'attention des premiers hommes, qui, d'instinct, dans la chaleur radiée de la terre et du soleil, cherchaient remède à leurs douleurs. Nous savons par les restes de constructions retrouvées, notamment à Vichy, à Plombières et au Mont-Dore, que les premiers habitants de la Gaule, bien avant l'invasion romaine, pratiquaient, à leur façon, la Médecine Thermale.

Chez nous, comme aux pays d'Allemagne, de Bohème et d'Italie, jusqu'au XIVe siècle, la Médecine des Bains et des Fontaines fut régie par l'Empirisme pur.

L'application des Eaux chaudes, salines, alumineuses, sulfureuses et bitumineuses, se faisait par légendes, par coutumes et par routine, plus que par pratiques réglées.

(1) La Gaule Thermale. Sources et Stations Thermales et Minérales de la Gaule à l'époque gallo-romaine, par L. Bonnard, avec la collaboration médicale du Dr Pluceplu (du Mont-Dore). Librairie Plon. 1908. — Histoire des Eaux Minérales de Vichy, par Antonin Mallat et le Dr J. Cornillon, Georges Steinheil, éditeur, 1903.

(2) Plombières, ancien et moderne, de J.-D. Harmont, édition refondue et augmentée par Jean Parisot. 1905.

Le premier travail sur l'usage raisonné des Eaux semble être celui de Thura de Castello, médecin de Bologne, qui, au xiv⁰ siècle, écrit sur les propriétés et l'emploi des Eaux de Poretta, petite ville voisine de Pistoie, aujourd'hui florissante; ses Eaux sont, d'après les dernières analyses, classées parmi les eaux chaudes, chlorurées sodiques, sulfureuses, analogues aux Sources d'Uriage.

Thura de Castello remarque fort ingénieusement « que, si l'on transporte l'eau, au lieu de la prendre sur place, elle ne produit plus les mêmes effets. Pareillement, quand cette eau est refroidie et qu'on la réchauffe, elle ne donne plus les mêmes résultats que quand on l'emploie au sortir du griffon ».

L'œuvre de Thura de Castello, qui est le travail le plus ancien, que je sache, consacré à l'étude scientifique d'une Station thermale, est contemporaine de la PRATIQUE de Joannis Michaelis Savonarole touchant les *Bains d'Italie*. Cette Pratique du Florentin n'a guère de chances d'être parvenue jusqu'à Jean Pidoux, archiâtre de Henri III et Henri IV, qui (au dire de notre confrère Janicot (1) aurait eu, au milieu du xvi⁰ siècle, à Pougues, dont il commença la fortune, le mérite de faire en notre pays les premiers travaux de Médecine hydrologique.

Au xvi⁰ siècle et au xvii⁰, ce ne sont plus seulement les médecins et les curieux de la Nature qui commencent à se soucier des propriétés des Eaux Minérales, ce sont les gens du monde qui s'en enquièrent; elles vont devenir à la mode. C'est que la renommée de quelques-unes des Eaux des Vosges, de l'Auvergne, de la Savoie, des Pyrénées, s'étend au loin : et que, en dépit des difficultés des voyages, le public veut user des nouvelles médications, qui, dit-on, font merveille. C'est alors que Montaigne, en 1580 et 1581, entreprend son *voyage en Italie* pour gagner la station de Lucques, par la Suisse et l'Allemagne, après s'être arrêté dix-neuf jours « aux fonteines de Plommières, aux confins de la Lorreine et de l'Allemagne ».

Montaigne, soignant à Plombières la gravelle « qui lui vient de monsieur son père », tient de son voyage un Journal auquel nous ne saurions prendre trop d'intérêt. Non seulement nous y sommes renseignés sur beaucoup de choses de la Médecine et des Médecins, mais encore nous y apprenons comment s'établissaient les coutumes d'user des Eaux Thermales (2).

Parlant de « plusieurs beings de Plombières », Montaigne, écrit « il y en a un grand et principal, basti en forme ovalle d'une antienne

(1) *In* Compte rendu du V. E. M. de 1899, aux stations du Centre et de l'Auvergne, p. 135.
(2) *Journal* du Voyage de Michel de Montaigne en Italie, par la Suisse et l'Allemagne, en 1580 et 1581 ; avec des notes par M. de QUERLON, MDCCLXXIV.

structure. Il a trente-cinq pas de long et quinze de large. L'eau chaude sourd par-dessous à plusieurs surgeons et y fait-on par le dessus écouler de l'eau froide pour modérer le being *selon la volonté de ceux qui s'en servent* ».

De même, durant le traitement qu'il suivra à Lucques, l'auteur des *Essais*, tout en ne faisant grâce d'aucune de ses néphrétiques, conte comment s'établit la réputation de la déjà célèbre Station italienne : « On n'y boit que l'eau de notre fontaine principale, et de cette autre qui n'est en vogue que depuis peu d'années. Un lépreux, nommé Barnabé, ayant essayé des eaux et des bains de toutes autres fontaines, se détermina pour celle-ci, s'y abandonna et fut guéri. C'est sa guérison qui a fait la réputation de cette eau. »

N'est-ce pas ainsi que commença la célébrité de nos plus vieilles Stations thermales? N'est-ce pas ainsi que s'est hautement affirmée, depuis une cinquantaine d'années, parmi quelques-unes des dernières spécialisations, la renommée de Saint-Christau, de Bagnoles-de-l'Orne, de Royat et de Vittel, tant pour le traitement des muqueuses leucoplasiques, pour le traitement des affections veineuses, pour le traitement des malades atteints de troubles cardio-artériels, que pour la cure des néphrétiques ?

N'est-ce pas à la réputation qu'avaient, de par la tradition, les Eaux de Forges d'être une manière de fontaine de Jouvence, de regaillardir les affaiblis et de réconforter les anémiés, que les médecins de Louis XIII l'envoient à Forges? La reine, le cardinal l'y accompagnent; la cure fait merveille; la reine deviendra mère de Louis XIV.

C'est vraiment au xvii<sup>e</sup> siècle que les Cures thermales deviennent à la mode; M<sup>me</sup> de Sévigné *lance* Vichy; M<sup>me</sup> de Montespan, en dépit des difficultés et des longueurs de routes, s'en vient à Bourbon, en dix jours, « avec ses quinze voitures, escortée de vingt hommes à cheval et de filles de chambre dont elle emplissait plusieurs carrosses ». Si, dès le xvii<sup>e</sup> siècle, les Eaux bénéficient de l'engouement des grandes dames et de la confiance de certains médecins y envoyant les malades comme à une médication suprême, c'est que l'Humorisme règne et gouverne en Médecine : c'est que la cause des maladies gît tout entière dans la rétention des matières peccantes et dans l'*irritation* qui s'ensuit! Séné, casse, vomitifs, lavements, laxatifs, purgations, saignées s'associent pour débarrasser le corps des principes âcres, des phlegmes, de la bile âcre ou brûlée, de tout ce que M<sup>me</sup> de Sévigné appelait ses « superfluités ».

C'est quand les évacuants n'ont pas suffi pour assurer l'exode des matières peccantes; c'est quand les apothicaires, par leurs drogues et leurs remèdes, n'ont pas eu raison des vilaines humeurs ; c'est alors qu'on recourt aux Eaux, celles-ci devant faire force diurèse, force purgation, force diaphorèse, le mal ne pouvant s'en aller que par les « sueries » dont M<sup>me</sup> de Sévigné se plaint si amèrement.

La Thérapeutique thermale est, on le voit, logiquement déduite des enseignements de l'Humorisme empirique de l'époque, dans lequel l'Humorisme moderne, pour plus scientifique qu'il soit, trouve beaucoup encore à imiter.

Est-ce que, à bien regarder les choses, les raisons pour lesquelles nous envoyons nos malades à Vichy, à Luxeuil, à Plombières, à Dax, à Royat, à Contrexéville, à Évian, à Bourbon, à Châtel-Guyon, à Luchon, à Bourbonne, à Vittel, ne sont pas déduites d'idées pathogéniques semblables à celles qu'avaient certains médecins des XVI<sup>e</sup>, XVII<sup>e</sup> et XVIII<sup>e</sup> siècles?

Est-ce que ce n'est pas pour provoquer et faciliter l'exode des *residua* de la diathèse urique ou des *concreta* de l'arthritisme que nous acheminons nos malades aux Eaux? N'est-ce pas pour les débarrasser des toxines accumulées par les maladies infectieuses, par les intoxications professionnelles ou alimentaires, que nous envoyons nos clients aux Eaux alcalines, chlorurées ou sulfureuses?

Faisant ainsi, nous pratiquons comme les médecins de jadis; notre interprétation est peut-être plus approchante de la vérité, notre Humorisme scientifique ayant la chance, à travers les siècles, qui se sont écoulés, de voir avec un peu plus de clarté là où nos pères avaient déjà projeté quelque lumière?

Nous aurions d'autant plus tort d'opposer, avec immodestie, notre Pratique à celle des médecins des XVI<sup>e</sup>, XVII<sup>e</sup> et XVIII<sup>e</sup> siècles, que, à bien regarder, nous ne faisons pas toutes choses beaucoup mieux qu'eux. Est-ce que, par exemple, nous aussi, nous n'employons pas fort mal encore la Médication Thermale, la réservant le plus souvent comme juridiction thérapeutique dernière, comme une manière de médication *in extremis*, alors, qu'au contraire, nous devrions, par elle, chez les diathésiques, nous attaquer aux premiers troubles fonctionnels et aux premières adultérations organiques? Que de fois encore nous en remettons-nous à la Médication Thermale pour réussir là où, longuement, trop longuement, ont échoué les Pharmacies galénique et chimique!

Que de fois encore n'en agissons-nous pas vis-à-vis de nos malades comme faisaient les médecins de M<sup>me</sup> de Sévigné, qui l'envoyaient aux Eaux, quand, à grand renfort de saignées, de purgations et de médecines de toutes sortes, ils ne la pouvaient débarrasser de son désolant rhumatisme?

C'est encore et toujours cette même idée de donner exode suffisante aux viciations humorales, par les « boissons » et les « sucreries » des Fontaines et des Bains, qu'on retrouve dans les *Lettres* de Mᵐᵉ de Sévigné. Si j'en reviens toujours à la Marquise, c'est que, en femme d'intelligence et d'esprit qu'elle était, elle nous a légué les meilleurs documents, que je sache, sur la Pratique thermale de son siècle. Combien nettement, et en peu de mots, ne nous renseigne-t-elle pas sur les indications thérapeutiques cherchées à Vichy et à Bourbon par ses médecins, quand elle écrit :

« Les eaux m'ont extrêmement purgée ; au lieu de m'affaiblir, j'en suis fortifiée. Le bon abbé en prend pour purger tous ses bons dîners et se précautionner pour dix ans. »

Chaque jour plus employées, réputées par le bien qu'en éprouve et qu'en dit Mᵐᵉ de Sévigné ; réputées par la santé et la vigueur rendues à Louis XIII, les Eaux, au xviie siècle deviennent rapidement à la mode, d'autant que, déjà à cette époque, les malades se les font ordonner par leurs médecins, pourtant assez sceptiques à l'endroit de la médication « nouvelle ».

Pour preuve du scepticisme médical, je rappellerai ce que pensait de la Cure thermale un des anciens Doyens de la Faculté, Guy-Patin ; il écrivait :

« Pour ce qui est des Eaux minérales, je dirai que je n'y crois guère et qu'elles n'ont guéri personne, et je n'y ai jamais cru davantage. Fallope les appelle un remède empirique. Elles font bien plus de cocus qu'elles ne guérissent de malades ; elles sont plus célèbres que salubres. »

Ces plaisanteries d'assez mauvais goût n'empêchèrent pas les gens d'aller aux Eaux, et cela autant par affaire de mode que de santé : pas plus, du reste, que le scepticisme de Voltaire ne l'empêchait, au lendemain de sa petite vérole, de s'en venir aux Eaux de Forges.

Ce n'était pas la première fois que notre philosophe manquait de logique ; tout convalescent et fatigué qu'il était, il n'aurait jamais dû prendre les Eaux, lui qui écrivait : « Les voyages des Eaux ont été inventés par les femmes qui s'ennuyaient chez elles ; » lui encore qui avait dit : « Je ne crois pas que les Eaux, de quelque nature qu'elles soient, puissent faire du bien. Mais je crois que l'eau pure en fait beaucoup, et le régime encore davantage. »

Pour le dire un passant, ce n'est pas moi qui, sur ce dernier point, me trouverais en désaccord avec Voltaire. Est-ce que, chaque jour, je ne vais pas souhaitant que, dans nos Hydropoles, le Régime soit *ordonnancé* aussi attentivement que la boisson ?

*b.*

C'est de rations alibiles, plus que de rations alimentaires, — parti_
culièrement au cours des affections chroniques, — dont j'ai souci
pour mes malades, les voulant justiciables de prescriptions culinaires
autant posologuées que le sont les prescriptions médicamenteuses.

C'est, du reste, dans cette voie que s'engagent les médecins des
jeunes générations qui partout, aujourd'hui, veillent sur les tables de
Régimes.

Si j'ai quelque peu longuement insisté sur le rôle dépurateur de la
Médication hydrominérale, c'est parce que, dans l'ordre historique,
ce rôle a été le premier remarqué, le mieux observé comme le plus
suivi.

Mais cette fonction dépuratrice, que, par la diurèse, par la purgation, par la diaphorèse, par l'irritation catarrhale substitutive des
muqueuses, exerce la Médication hydrominérale, n'est point la seule.
La Crénothérapie possède sur la nutrition une action que n'a, ni aussi
grande, ni aussi sûre aucune autre médication.

Rôle dépurateur, rôle modificateur de la nutrition surtout, voilà à
quoi aboutit la Médication hydrominérale.

C'est par le jeu de ces rôles (plus souvent associés que séparés) que
la Médication thermale réussit la curation des affections localisées,
aussi bien que l'amendement des états diathésiques et des vices constitutionnels, acquis ou héréditaires. C'est parce que nulle, parmi les
Médications, n'est autant modificatrice et régulatrice de la nutrition
que ses applications sont si nombreuses et si variées.

C'est par là que sont principalement justiciables de la Médication
thermale les états chroniques, résultat d'altérations de nutrition
cellulaire ou de déviation nutritive cellulaire. C'est pour cela qu'ils
sont légion, les malades justiciables de la Médication thermale : les
arthritiques, les syphilitiques, les dystrophiques, les toxi-infectés,
ainsi que toutes les victimes des intoxications professionnelles ou
alimentaires.

C'est principalement par le rôle qu'elle détient dans la régulation
des activités nutritives, dans le *remontement* de l'organisme (ainsi
disait Bordeu, parlant des eaux sulfureuses) que la Cure thermale est
une des premières parmi les grandes Médications.

En combien, en effet, de phénomènes réactionnels ne se résout
pas une Cure ordonnancée, par exemple, dans une station sulfureuse,
soit Bagnères-de-Luchon ou Ax ?

La baignade en baignoire ou en piscine se résout, en plus des
actions topiques immédiates exercées sur les muqueuses et la peau, en
une série d'impressions ressenties et répercutées par les mailles du

véritable réseau nerveux dont nous sommes enveloppés. Ces impressions transmises telles quelles ou modifiées, suivant la personnalité de chaque malade) de la périphérie vers les centres, imposent aux activités nerveuses, comme à la circulation des cellules et des appareils, des modalités nutritives et fonctionnelles autres qu'avant le bain, la douche et le humage.

D'où vitalité autre pour les muqueuses imprégnées ; d'où échanges moléculaires d'apport et de départ, qui, partout, dans les cellules et dans les viscères, se font à un taux autre et nouveau. D'où, par le bain, la douche, les pulvérisations, le humage, sollicitation à des modalités osmotiques, à des facilités d'oxydation et de dépuration dont ne jouissait pas le malade avant qu'il eût subi les effets actionnels de la médication ; et que, suivant son âge, son tempérament, ses tares organiques et fonctionnelles, il eût trouvé moyen de répondre par des énergies *réactionnelles* aux incitations thermales. L'action physiologique de la Cure, prise pour exemple, s'accuse donc par toute une série de phénomènes propres aux médications sulfureuses ; phénomènes subjectifs : excitation, insomnie, appétence, sensation de *remontement*, etc. ; phénomènes objectifs : accélération du pouls et de la respiration ; facies meilleur ; amendement dans les signes d'anémie ; plus grande activité de réduction de l'oxyhémoglobine ; polyurie : tous phénomènes dont l'analyse sert aux Crénothérapeutes à ordonnancer et posologuer : soit leurs eaux fortes particulièrement excitantes et remontantes ; soit leurs sources dégénérées, plutôt sédatives et résolutives.

C'est donc par l'amendement qu'elle est capable d'apporter dans les viciations humorales, dans les troubles fonctionnels, dans les adultérations organiques engendrées par les maladies infectieuses (syphilis, tuberculose, etc., etc. , et par les intoxications : c'est par l'influence qu'elle a sur les dyscrasies parasyphilitiques et paratuberculeuses ; sur les dyscrasies scrofuleuses, que la Médication Thermale peut se vanter d'être, de toutes les Médications, celle dont le domaine n'a pas de limites.

Innombrables et incessantes, en effet, nous allons voir les applications de la Médication hydrominérale, puisqu'elles réussissent à amender les perversions fonctionnelles et organiques, qui, par déviations nutritives acquises ou héréditaires, aboutissent aux maladies chroniques.

C'est par son rôle stimulant et régulateur des activités nutritives que la Médication hydrominérale peut aider à transformer les terrains, à changer les constitutions, à modifier les tempéraments,

C'est à ce titre qu'elle intéresse l'Hygiène thérapeutique au moins autant que la Thérapeutique proprement dite. C'est à ce titre que, intervenant plus et mieux qu'aucune autre Médication dans la régulation de l'évolution de l'organisme, la Cure thermale devient, pour qui sait l'employer à temps, un merveilleux instrument de Puériculture. C'est dans ce sens, et par cette application, que la Médication hydrominérale et la Physiothérapie combinées s'adressent à tout un monde de petits clients que trop de médecins ne jugent pas justiciables des Cures thermales, les croyant, toujours et pour tout, exclusivement justiciables des Bains de mer. Comme si, de toutes nos Médications, la Cure thermale, savamment ordonnancée, n'apparaissait pas devoir être une des meilleures pour faire évader de leur hérédité les fils de vieux, de neurasthéniques, d'arthritiques, de tuberculeux, de syphilitiques, d'alcooliques, dont la descendance est marquée de tares constitutionnelles, lesquelles vont, au seuil de la seconde enfance, apparaître sous forme de tant de viciations statiques ou dynamiques!

N'oublions pas, que si l'on veut que pareilles Médications soient *préventives* et *rédemptrices*, il faut les ordonnancer de bonne heure et durant de longues années. Il ne faut point attendre, si l'on ne veut pas avoir à compter autant avec des *habitudes* organiques prises qu'avec des *plis* fonctionnels ineffaçables.

Dans cet ordre d'idées, on jugera comment et combien est justiciable de nos Stations thermales, particulièrement de Saint-Gervais, de La Bourboule, du Mont-Dore, de Bagnères-de-Bigorre, de Saint-Honoré, de Bagnères-de-Luchon, de Néris, des Eaux-Bonnes, d'Allevard, de Cauterets, de Salies-de-Béarn, de Biarritz-Briscous, de Salins-Moutiers, de Lons-le-Saunier, tout un peuple d'enfants, de quatre à quinze ans, dont les modalités nutritives, dont les privautés organiques et fonctionnelles ont besoin d'être transformées.

Nous verrons, à la traverse de ce Volume, dans toute la série d'exemples offerts par la Polyclinique thermale, combien et comment toute la gamme si nuancée de nos Stations thermales appliquée à l'individu blessé, infirme, débile, perclus ou malade, non contente de le soulager et de le guérir, peut encore servir les intérêts de la race. Nous verrons comment, merveilleux instrument d'Hygiène thérapeutique infantile, la Médication hydrominérale, associée à d'autres moyens de Physiothérapie, peut plus et mieux qu'aucune autre méthode pour régler l'évolution organique et fonctionnelle des bambins et des fillettes, en vue de les faire échapper aux vices héréditaires. Nous jugerons combien légitime est la place à laquelle prétend la Médication hydrominérale (arsenicale, saline, sulfureuse, chlorurée) dans l'élevage et la réfection de l'enfant. Nous apprendrons, par quelle série d'étapes, la Cure thermale, bien ordonnancée, annuellement pratiquée, du seuil de l'enfance à la pleine adolescence, peut, d'enfants malingres, lymphatiques, mous, dégénérés, débiles et abâtardis, aider à faire des hommes aux tempéraments renouvelés, de santé robuste et de volonté forte.

Cette adaptation des cures thermales, marines et climatiques, à la Médecine préventive et rédemptrice, à l'Hygiène thérapeutique autant qu'à la Thérapeutique, faisait que j'allais à Berlin (1). — il y a de cela onze ans déjà, — réclamer contre l'exclusivisme de la Cure du sanatorium simple, appliquée au traitement des tuberculeux.

Je réclamais pour que la légion des Bacillaires fût justiciable de toutes les associations thérapeutiques que doivent lui offrir aussi bien les Cures marines, les Cures climatiques, les Cures hydrominérales que les Cures hygiéno-diététiques.

Je réclamais contre les tendances germaniques trop exclusivement orientées vers la méthode de Dettweiller. Je montrais comment et combien nous étions, en France, favorisés pour mettre à la disposition des Bacillaires de toutes formes, de tout âge et de toutes conditions sociales, une large association thérapeutique, dont les éléments, chacun à leur tour, avaient à intervenir suivant les indications du moment.

Au médecin, disais-je, de savoir avec discernement et mesure faire, dès le début de la tuberculose pulmonaire, appel, par exemple, à l'action sédative de certaines Eaux Minérales : telles celles du Mont-Dore, résolutives des catarrhes bronchiques autant que des accès asthmatiformes, auxquels sont en proie les neuro-arthritiques, catégorie de Bacillaires qui sont légion, et sur lesquels, en général, le sanatorium réussit peu ; d'autant que, assez indisciplinés par nature, pareils malades savent peu se plier à la règle des établissements fermés.

Au médecin, disais-je, de savoir, avec un sens clinique exercé, recourir aux adjuvances, parfois indispensables, anticatarrhales, des Eaux sulfureuses chaudes, dont le pays de France est si riche.

De même, pour l'action substitutive de nos Eaux sulfatées sodiques et calciques, de nos Eaux sulfhydriques d'Allevard, d'Amélie-les-

(1) Associations thérapeutiques et Tuberculose pulmonaire. Cure de sanatorium simple et associée, par L. LANDOUZY. in Congrès de Berlin pour la lutte contre la tuberculose et l'étude des établissements pour le traitement des maladies du poumon. Berlin, 1899. p. 410.

Bains, de Cauterets, des Eaux-Bonnes et de tant d'autres, qui n'est plus à démontrer, les médecins étant unanimes en leurs observations pour reconnaître le rôle détersif de la médication dans les localisations bronchitiques.

C'est que l'excitation provoquée par les Eaux sulfureuses sur l'appareil glandulaire bronchique semble aboutir à une manière de décapage endothélial de la muqueuse respiratoire chroniquement enflammée. Sans compter qu'au traitement hydrominéral suivi dans les Hydropoles, où règnent la salubrité et l'asepsie, vient s'ajouter, avec l'influence spécialisée des Eaux, l'action qu'exerce l'altitude à laquelle se trouvent placées la plupart de nos Stations thermales.

Le traitement du Mont-Dore, de La Bourboule, des Eaux-Bonnes, de Luchon, se faisant en montagne, à toutes altitudes variant de 600 à 1100 mètres, l'influence hydrominérale sur les voies broncho-pulmonaires se double de l'action topique qu'exerce sur l'économie tout entière la respiration d'un air pur et raréfié ; sans compter encore, les bénéfices que certains néo-tuberculeux retirent de la gymnastique respiratoire faite par le humage de vapeurs arsenicales ou sulfureuses.

Restaurations organiques, réfections fonctionnelles, retour des activités cellulaires, des puissances phagocytaires et microbicides voilà ce qu'apporte aux bronches adultérées la Cure hydrominérale du Mont-Dore, des Eaux-Bonnes, de Cauterets, d'Allevard ; la Médication thermale s'y mettant au service de la *natura medicatrix* pour aider les catarrheux à repousser les premières entreprises bacillaires.

Pour ce qui est du long repos auquel nous condamnons ceux de nos clients qui donnent des craintes ou des certitudes de bacillose, comme de la Cure hygiéno-diététique à laquelle nous les astreignons celle-ci et celui-là, ils ne peuvent que gagner à être, sans brusquerie et sans hâte, faits successivement en des milieux différents, que le tact du médecin de famille devra savoir conseiller, soit en montagne, soit en rase campagne ou sur un plateau bien exposé, soit à la lisière d'un bois, soit encore sur la Riviera ensoleillée, ou dans certaine zone atlantique méridionale française.

A Arcachon, par exemple, se trouvera à souhait toute une clientèle de tuberculeux arthritiques, faciles aux congestions, prompts aux instabilités fonctionnelles et aux excitabilités nerveuses. L'air tempéré, calme et résineux de la partie boisée de cette zone atlantique, rassérénant, par ses propriétés calmantes, toute cette légion de Bacillaires, les prépare à bénéficier de la Cure de repos, dont il est facile au médecin, par des Cures de terrains et par des promenades en mer, de mitiger la sévérité. J'en pourrais dire autant de la Cure sédative, que d'autres Bacillaires, frustes ou avérés, excitables, font à Pau, à Amélie-les-Bains, à Dax, stations climatiques méridionales terriennes dont la réputation est séculaire.

Toujours pour la même catégorie de malades, parmi les meilleures associations thérapeutiques doit assurément figurer la Cure hiverno-marine. C'est elle que Daremberg préconisait comme méthode de choix, après se l'être ordonnée à lui-même sur la Méditerranée.

Par foi scientifique, par expérience clinique, autant que par reconnaissance — en cela client, disciple, puis émule de J.-H. Bennet — il se montrait fervent de la Riviera.

C'est que là, mieux qu'ailleurs, le tuberculeux pulmonaire peut établir ce que j'ai appelé son *home-sanatorium* : en un lieu où la température est de faible écart entre le jour et la nuit ; où les variations hygrométriques sont modérées ; où sont absents communément les brouillards, les vents et surtout les vents du Nord ; où les installations bien construites, hygiéniquement comprises, aseptiquement gouvernées, bien orientées, offrent aux malades un vrai confort. Là, au moins, le tuberculeux trouve, dans l'ensoleillement de sa résidence, aussi bien que dans l'air de la mer qu'il respire, et dans le riant de la campagne qui l'entoure, sans excitation, sans fatigue et sans bruyantes promiscuités, de quoi se remonter et tromper son ennui.

Toutes ces adjuvances thérapeutiques qu'apporte à la Cure des *homes-sanatoriums* le climat hiverno-marin, le médecin trouvera (et cela à l'usage de bien d'autres malades que des tuberculeux) à les graduer et à les manier dans toute une série de Stations qui ne se pressent nulle part aussi renommées que le long des contreforts des Alpes-Maritimes. C'est là, à Saint-Raphaël, à Grasse, Cannes, Hyères, Antibes, Beaulieu, Nice, Monaco, Menton, etc., que les malades, les convalescents, les fatigués trouveront, dans une gamme complète, de quoi réaliser une Cure de repos et de réconfort idéale, sous un ciel lumineux, dans une température douce, en face de la Méditerranée dont on ne se lasse jamais.

C'est là, dans ce coin de France que connaissent les malades et les médecins du monde entier et que fréquentent tant d'hôtes princiers ; c'est là que, déjà au XVIIe siècle, Willis envoyait ses compatriotes, pour lesquels il redoutait les épais brouillards de la Tamise.

C'est là que James Henry Bennet brisé, au fort de l'âge, par la tuberculose pulmonaire, abandonnant Londres, vint se réfugier. C'est là, « en face de la mer, au milieu de ce qu'il y a de plus grandiose et de plus doux dans la Nature », qu'il reconquiert la santé. C'est là qu'il mourra octogénaire, après avoir, « alors que l'activité de l'esprit et du corps s'était réveillée », appris dans un Ouvrage classique, aux médecins d'Europe et d'Amérique, toutes les ressources que le climat méditerranéen met au service des tuberculeux.

Ces spécialisations de nos Climats adaptées à la clientèle des malades, des convalescents, des neurasthéniques et des fatigués par la vie surchauffée moderne, tout comme les Cures hydrominérales opportunément ordonnancées, sont vraiment le fait de la Pratique et de l'Expérience ingénieuses de nos confrères des Stations, bien plutôt que l'aboutissant d'enquêtes météorologiques ou d'analyses chimiques. Sans rien méconnaître de l'importance des études faites sur le sol, le ciel, le régime des vents, l'état hygrométrique et la composition de l'air dans nos Climats; sans rien méconnaître des immenses services rendus par la thermo-chimie; sans faire fi non plus des prémisses dues aux analyses de laboratoire, j'affirme que nos clients, par le soulagement, par le réconfort et par la guérison rapportés de leurs « saisons » ont le plus et le mieux démontré la réalité de certaines spécialisations. N'en est-il pas de ces spécialisations climatiques, et de ces spécialisations thermales, *mutatis mutandis*, comme de certains médicaments dits spécifiques : les uns et les autres méritant cette qualification par la précision avec laquelle ils satisfont aux indications thérapeutiques posées par la Clinique.

C'est là un fait que, tout au long des LEÇONS DE CHOSES THERMALES DE V. E. M., je soulignais dans une formule (l'adaptant à la Médication hydrominérale), que j'empruntais aux vieilles Pharmacopées : *Naturam aquarum effectus et curationes ostendunt.*

Si certaines de ces spécialisations appartiennent, comme je l'ai dit, à l'Histoire, il en est d'autres dont nous ont enrichis les travaux des Hydrologues modernes. Ce sont leurs études, fines et persévérantes, poursuivies sur des légions de buveurs et de baigneurs, qui ont permis aux médecins de nous renseigner sur le dynamisme particulier des Sources, autant que sur leurs applications différenciées.

Aucuns, en ce sens, n'ont plus fait que nos confrères de la Société d'Hydrologie de Paris : n'ont-ils pas accumulé, dans cinquante volumes de Mémoires et de Discussions, la documentation la plus complète de nos richesses thermales et climatiques?

Nul étonnement, après tout, que ce soient nos confrères, plutôt que les chimistes, qui nous aient enseigné comment et combien, de nos Sources de même minéralisation, nous pouvions obtenir d'effets thérapeutiques nuancés.

Aussi, n'est-il que juste d'inscrire, au livre d'or de la Clinique thermale, les noms des Michel Bertrand, Pidoux, Max Durand-Fardel,

Willemin, Hameau, Niepce père, Doyon, pour ne citer que quelques-
uns des illustres parmi les disparus.

Ce rapide aperçu de la Crénothérapie, simple ou associée aux
autres moyens de Cure, justifie l'importance que nous donnons,
dans ce Volume, aux Stations thermales.

Si l'on juge de la valeur d'une Médication par la place qu'elle
tient en Clinique ; par la place qu'elle occupe dans la confiance des
meilleurs esprits ; par la part enfin de renom et de prospérité qu'elle
apporte au pays, la Médication hydrominérale apparaît comme
méritant d'occuper une place de plus en plus considérable dans l'ar-
senal thérapeutique moderne.

Dès lors, nul étonnement que, dans notre douce France, si abondamment pourvue en Sources et en Climats, la recherche scientifique, l'activité enseignante et le zèle patriotique se soient portés
avec tant de succès vers la Crénothérapie.

C'est ce dont témoigne l'Œuvre des Gubler, Max Durand-Fardel,
Jules Simon, Willm et Jacquot, G. Le Bret, J. Lefort, Daubré, François, A. Labat, Bardet, Fraenkel. C'est ce dont témoigne encore la foi
agissante des de Launay Carron de la Carrière, Chiais, J. Heitz,
Lamarque, Lalesque, P. Carnot, A. Gilbert, Armand Gautier, Ch. Moureu, A. Robin, Huchard. C'est ce dont témoigne enfin le succès des
Congrès d'Hydrologie de Thalassothérapie et de Climatothérapie.

L'enseignement des maîtres, comme les discussions soulevées
aux Congrès, ont servi à bien démontrer que la renommée des Stations est attachée à d'autres choses encore qu'à leur minéralisation.
*Mettent les Villes d'Eaux ceinture dorée, et leur vient la renommée !*

Ne sommes-nous pas tous d'accord que, à notre époque aussi,
la réputation des Stations thermales et climatiques dépend de leurs
facilités d'accès, des conditions de confort et de salubrité. Il y a beau
temps que les conditions de bien-être contribuent singulièrement
à la prospérité des Villes d'Eaux. Montaigne déjà n'écrivait-il pas :
« J'ai choisi, jusqu'à cette heure, pour m'arrêter et me servir de celles
(Fontaines) où il y avait plus d'aménité de lieu, commodité de logis,
de vivres et de compagnie. »

Pareilles préoccupations se sont traduites et continuent à se traduire dans les efforts de nos Stations. Certaines peuvent servir de
modèles, autant par la multiplicité de leurs agréments de séjour, que
par l'intelligente compréhension de leurs installations puissantes.
Max Durand-Fardel n'a-t-il pas dit : « La valeur d'une station se
mesure surtout par la multiplicité des moyens mis à la disposition
du médecin pour réaliser les indications qu'il prescrit. »

Pareils efforts sont d'autant plus méritoires que, au temps présent, ils partent tous de l'initiative privée, l'État n'ayant encore prêté à l'Industrie thermale et climatique ni l'attention, ni l'appui qu'elle mérite, et qu'un pays préoccupé de ses intérêts vitaux ne devrait pas méconnaître ! Pourquoi, en effet, notre Industrie nationale se soucie-t-elle moins de nos richesses thermales que des richesses minières et des coulées de houille blanche que nos ingénieurs vont explorant dans les Vosges, le Jura, la Savoie, les Alpes, les Cévennes, l'Ariège et les Pyrénées ? Avec quelle activité et quels profits de puissantes Compagnies n'exploitent-elles pas nos mines et nos chutes, extrayant de celles-là les métaux, drainant celles-ci pour en tirer de la force motrice comme de la force éclairante ! Ne comprend-on pas que l'exploitation thermale consiste à transformer en agents thérapeutiques les forces thermiques, métalliques et électriques, en lesquelles se concrètent les Eaux minérales ? Ces forces terrestres, captées au service de nos Médications, le cèdent-elles en puissance et en rendement économiques aux autres exploitations du sol ?

Puissances, elles aussi, les Eaux Minérales, puisque, drainées, amenées aux buvettes et aux piscines, nous asservissons leur énergie naturelle pour infuser de la vie à l'homme qui boit et qui se baigne ; puisque, par transformation des forces issues vivantes des griffons, nous rendons le mouvement aux membres débiles, fatigués ou paralysés.

Richesses, ai-je dit encore, les Eaux Minérales, puisque, usagées sur place ou exportées, elles font à millions la fortune des pays qui savent s'imposer les sacrifices nécessaires à toutes exploitations thermales et climatiques, aussi bien qu'à toutes exploitations minières : les unes et les autres voulant être conduites d'après les principes et d'après les méthodes de l'Industrie moderne. Ignore-t-on que les forces qui, sur la margelle des Fontaines, sourdent des profondeurs de la terre, — tout comme les énergies solaires radient sur nos Stations climatiques, — ignore-t-on qu'elles se mettent toutes au service de la *natura medicatrix* pour le réconfort et la guérison des malades ?

Jamais assez on ne proclamera le précieux instrument thérapeutique que représente une Station thermale.

Jamais non plus on ne redira de quel maniement délicat est l'arme à deux tranchants que met aux mains du crénothérapeute pareille médication ! Combien, en effet, difficile est sa manœuvre ! Quelle expérience, quelle sûreté de main, quel doigté doivent avoir nos confrères pour juger des indications à remplir chez ceux de nos clients qui, près de leurs Thermes, viennent chercher secours !

En quelle longue intimité nos confrères ne doivent-ils pas avoir vécu avec les malades de toutes catégories et de tous genres pour pouvoir prendre d'emblée contact et mesures avec leur constitution, leur tempérament, leur valeur réactionnelle vis-à-vis de la Médication hydrominérale ?

Quand on envisage les difficultés inhérentes à la Pratique thermale, on imagine, pour la Médecine des Eaux, comme pour toute thérapeutique, combien grande est la part laissée à l'artiste : on imagine aussi de combien de science est fait l'Art thérapeutique où qu'il s'applique.

D'autant que, pour faire bien la Clinique thermale, pour ordonnancer dans, le temps, dans la forme et dans la juste mesure, la Médication hydrominérale, il faut être bien autre chose qu'un Crénologiste.

Assurément tous les médecins de Stations doivent être passés virtuoses dans le jeu de leur instrument pour en obtenir les effets les plus variés comme les plus délicats. Ceci pourtant ne suffit pas : il faut que nos confrères soient maitres en Pathologie et en Clinique générales, sous peine de laisser leur Pratique devenir une Médecine de pures équations! Ils savent qu'ils ont à compter moins avec des états morbides qu'avec des malades dont les troubles organiques et fonctionnels sont le reflet, pâle ou éclatant, apparent ou fruste, de vices diathésiques héréditaires ou acquis, d'infections ou d'intoxications.

Nos confrères savent que leurs clients seront participant, peu ou beaucoup, à la Cure thermale, suivant la valeur de leur terrain, la qualité de leur constitution ; suivant la nature de leur tempérament ; suivant l'adultération de leurs émonctoires, plutôt que suivant la minéralisation et la thermalité de leurs Eaux.

Nos confrères savent tout cela, sous peine, s'ils l'ignoraient, de conséquences graves, de préjudices sérieux qu'encourent nos malades soignés aux Stations thermales, d'après des diagnostics erronés ou incomplets, sur des indications mal reconnues, avec des posologies inconsidérées.

C'est pourquoi la Pratique thermale est tout autre que ce qu'un vain peuple pense. Voilà pourquoi c'est une haute estime et une pleine reconnaissance que médecins et clients doivent marquer à nos confrères Crénothérapeutes qui, par la bienfaisante application de leurs Eaux, servent, avec les intérêts des malades, la prospérité de nos Stations, cela pour le meilleur renom de la Clinique thermale française.

# ORIGINES, SYNTHÈSE ET DIAGNOSE
## DES EAUX MINÉRALES

par

**Armand GAUTIER,**
Professeur à la Faculté de médecine de Paris,
Membre de l'Institut et de l'Académie de médecine.

Indispensable à la vie, qui ne saurait ni commencer ni se poursuivre sans elle, l'eau est aussi l'agent essentiel des transformations géologiques du globe. Nous la trouvons dans l'atmosphère qui l'enveloppe, dans les mers qui le baignent, dans les roches les plus solides qui l'encerclent. Bien plus, une eau naissante, une *eau nouvelle* nous vient sans discontinuité des profondeurs terrestres, comme nous le verrons plus loin. Elle arrive jusqu'à la surface du sol, s'ajoute aux vapeurs exhalées par les continents et les mers et monte enfin dans les hautes régions du ciel, où elle se condense en nuages et en pluies. Pénétrant alors les couches terrestres, soit par capillarité, soit à travers les fentes et failles dont elles sont parcourues, cette eau météorique, entraînée par la pesanteur, progresse en profondeur jusqu'à ce qu'elle rencontre une couche imperméable. Elle forme à la surface de cette couche une nappe souterraine, qui tend à accumuler vers les parties les plus déclives des strates qui la supportent. Dans cette sorte de poche, l'eau monte peu à peu de niveau, jusqu'à ce que, rencontrant une fissure de la roche encaissante, elle y pénètre, la parcourt en raison de la charge due à la différence de niveau et surgit enfin au dehors sous forme de source.

En vertu de son pouvoir dissolvant, accru de celui de l'acide carbonique dont elle s'enrichit au cours de son trajet souterrain, l'eau météorique qui circule ainsi dans le sol lui emprunte un ensemble de matériaux qui viennent la minéraliser.

Telle est l'origine des eaux potables et de beaucoup d'eaux minérales, froides ou chaudes.

C'est aussi l'explication que l'on a longtemps donnée de la genèse des sources thermales. On sait en effet que, à mesure qu'on pénètre dans les couches terrestres, par sondages ou puits de mines, la température des strates traversées s'élève de plus en plus. Elle s'accroît en général de 1° C. par 30 ou 31 mètres d'approfondissement. La température approchée des roches devrait donc être de 100° environ vers 3 000 mètres au-dessous de la surface du sol. Vers 11 000 mètres, elle doit atteindre environ 365°, température critique de la vapeur d'eau, au-dessus de laquelle cette vapeur ne peut plus se liquéfier, quelle que soit la pression. Lors donc que, suivant de haut en bas le trajet des failles terrestres, les eaux météoriques ou marines pénètrent jusqu'à une profondeur de 3 000 mètres et plus, elles s'y réchauffent à 100° et plus et peuvent, en vertu des hasards des fissures souterraines qu'elles rencontrent, revenir au jour à l'état d'eaux thermales, après s'être chargées, grâce à leur haute température et à leur pression, des principes minéralisateurs empruntés aux roches encaissantes ou aux exhalations souterraines.

A la suite des expériences de Daubrée sur la pénétration des eaux par capillarité à travers les parois rocheuses, et cela malgré une pression contraire supérieure, l'explication qu'on vient de rappeler de l'origine météorique des eaux thermo-minérales, de leur échauffement et de leur minéralisation aux dépens de roches qu'elles parcourent, fut à peu près universellement adoptée. Notre célèbre ingénieur hydrographe E. Jacquot l'expose ainsi pages 26 et 34 de son *Traité des eaux minérales de la France* (Paris, 1894) :

« Les eaux atmosphériques qui pénètrent dans les parties profondes de l'écorce terrestre pour y donner naissance aux sources thermales peuvent descendre à l'aide de la perméabilité des roches ou de leur état fissuré... L'appareil souterrain qui donne naissance aux sources thermo-minérales est comparable à un siphon renversé dans une des branches duquel les précipitations atmosphériques descendent. Après s'être minéralisées, elles remontent dans la branche opposée en raison de la diminution de la pesanteur spécifique due à leur thermalité... et de la différence d'altitude d'entrée et de sortie. »

A son tour M. de Launay, dans son ouvrage *les Sources thermo-minérales* (Paris, 1899), s'exprime ainsi (p. 12 et 13) :

« Nous attribuons l'origine des eaux thermales à de simples infiltrations... Les deux propriétés caractéristiques de ces eaux, à savoir leur température et leur minéralisation, s'expliquent, nous le verrons, par une circulation souterraine, en somme peu profonde, comme suffirait d'ailleurs à le faire prévoir le cas de ces véritables sources thermales artificielles réalisées par le forage des puits artésiens. »

Puis dans son traité : *la Science géologique* (Paris, 1905, p. 278), rappelant mes recherches, le même auteur écrit :

« Il est possible qu'il y ait, en outre, dans les régions volcaniques des sources thermales d'une autre nature et dont l'eau aurait une origine interne... En tout cas, cette explication interne ne peut convenir que pour certaines sources des régions volcaniques actives et non pour toutes les autres auprès desquelles aucune éruptivité ne se manifeste. »

Avant que la théorie que je viens d'exposer dite de l'*origine artésienne des eaux minérales* ne prévalût, un grand géologue français, Élie de Beaumont, avait cependant fait remarquer, dès 1847, que les filons métalliques aussi bien que les éjections volcaniques et les abondantes sources minérales géologiques qui ont déposé une partie de nos terrains sédimentaires, semblent avoir une même origine : puis généralisant cette importante remarque, il pressentit que les eaux thermo-minérales actuelles pouvaient être aussi originaires des profondeurs : « Les éruptions volcaniques, dit-il, amènent à la surface du globe, d'une part, des roches en fusion, des laves ; de l'autre, des matières volatilisées... On se trouve naturellement conduit à y rattacher... les eaux thermales et la plupart de sources minérales (1. »

Insuffisamment précisée et trop absolue, comme on va le voir, cette opinion, adoptée par Tschermack (2) et par Reyer, fut plus tard abandonnée par presque tous les hydrologues faisant autorité, ainsi qu'on l'a dit plus haut.


## I. — Théorie de l'auteur. — Division des eaux minérales en deux groupes. — Leur diagnose.

En réalité, les deux hypothèses si différentes d'Élie de Beaumont et de Daubrée contiennent chacune une part de vérité.

En effet, au point de vue de leur origine et, comme nous le verrons, de leur constitution, il existe deux groupes d'eaux minérales à genèse distincte et jusqu'ici confondue. De ces eaux, chaudes ou froides, les unes ont certainement une origine superficielle, météorique ou marine ; les autres viennent des profondeurs. Celles-ci sont des eaux primitives, des eaux d'origine ignée, comme j'espère le démontrer.

Nous appellerons les premières *eaux d'infiltration*, ou d'origine superficielle ; les secondes, *eaux vierges* ou primitives.

(1) Voy. *Bull. Soc. géol. de France*, 2e série, t. IV, p. 1250.
(2) Recherches sur le volcanisme comme phénomène cosmique.

Les eaux d'origine superficielle, météorique ou marine, comme les eaux d'origine ignée, peuvent être froides ou chaudes. Leur température ne suffit pas à les classer. Mais, pour chacun de ces deux groupes, existe un ensemble de caractères qui vont nous permettre de distinguer chacune de ces deux classes d'eaux. Nous fixerons d'abord ces caractères, ce qui n'a pas été fait jusqu'ici et a été l'origine d'une foule d'affirmations erronées et de confusions.

Les *eaux d'infiltration* ou d'origine superficielle sont celles qui, provenant des infiltrations des eaux de pluie ou de mer à travers les fissures des strates géologiques, reviennent sous forme de sources jusqu'à la surface du sol après s'être minéralisées aux dépens des roches encaissantes. On reconnaît ces eaux aux traits distinctifs suivants :

*a*. Elles sortent presque toujours de failles qui n'ont aucun rapport de direction et de contiguïté avec les filons métalliques ou provoquées par la venue au jour des roches éruptives qui peuvent exister dans la région où elles émergent. Ces eaux peuvent donc se rencontrer dans tous les pays.

*b*. Le débit de ces sources est variable; il augmente avec les pluies ou la fonte des neiges, d'une saison à l'autre, d'une année à l'autre ;

*c*. La composition de ces eaux suit la variation de leur débit. Leur minéralisation s'appauvrit si le débit augmente, et réciproquement, mais sans être inversement proportionnelle à ce débit ;

*d*. La température de ces eaux, assez rarement supérieure à 25° ou 30°, varie sensiblement de l'hiver à l'été ;

*e*. Ce qui caractérise plus particulièrement encore les *eaux d'infiltration*, c'est qu'on n'y trouve pas, soit séparément et à dose sensible, soit réunis à doses même très faibles, les éléments caractéristiques des émanations métalliques ou métalloïdiques originaires des profondeurs : le bore, le phosphore, l'arsenic, l'iode, le brome, le fluor, le cuivre, les sulfures et carbonates sodiques, l'ammoniaque, le gaz azote et ses compagnons (argon, néon, etc.), sinon en présence de l'oxygène. Elles ne contiennent pas d'hydrogène libre ;

*f*. Venues de la surface, les eaux météoriques ayant nécessairement lavé d'abord les strates et roches superficielles, sont généralement minéralisées par des bicarbonates et sulfates terreux et contiennent des azotates et de l'oxygène dissous.

Les *eaux vierges* ou *primitives* sont, au contraire, des eaux de nouvelle formation, qui nous arrivent des profondeurs ignées. Leurs caractéristiques sont les suivantes :

*a.* Elles sortent des failles à minerais ou en relation avec les filons métalliques ou éruptifs de la région, ou même des fissures rocheuses qui se raccordent à ces failles. On les rencontre surtout dans les pays montagneux riches en roches primitives ou éruptives ;

*b.* Leur température le plus souvent chaude peut dépasser 80°. Mais elles sont quelquefois froides : dans ce dernier cas, ces eaux peuvent être mixtes, c'est-à-dire recevoir des filets d'eaux d'infiltration ;

*c.* Les eaux vierges ont un débit généralement rythmé, à pulsations de courte ou de longue période, variant de quelques minutes à quelques heures, caractère indiqué d'abord par E. Suess. Mais le débit reste à peu près constant durant les vingt-quatre heures.

Il est sensiblement indépendant des saisons et des phénomènes météorologiques tels que la fonte des neiges, les pluies, etc. ; mais il peut être modifié par les bouleversements du tréfonds ;

*d.* La composition et la température de ces eaux restent aussi à peu près constante aux diverses époques de l'année et d'une année à l'autre, sauf la circonstance rare de cataclysmes modifiant la disposition des strates profondes ;

*e.* Parmi les principes minéralisateurs des eaux vierges, on trouve souvent en petite ou en plus sensible proportion, réunis ou non, le bore, l'arsenic, le phosphore, le silicium, le fluor, le chlore, le brome, l'iode, le cuivre, le fer, les sulfures et carbonates de sodium, l'ammoniaque, l'azote, l'argon, le néon, l'hélium et l'hydrogène, ces cinq derniers éléments à l'état libre, assez souvent accompagnés de l'émanation radio-active. Ces corps sont d'autant plus caractéristiques de ces eaux qu'ils y sont associés en plus grand nombre ;

*f.* Les carbonates terreux n'existent pas dans ces eaux. Les sels de chaux, de magnésie, n'y sont que très accessoires, ainsi que les azotates, qui indiqueraient une origine superficielle ou mixte (1).

## II. — Minéralisation des eaux d'origine superficielle.

Comment ces eaux, primitivement d'origine météorique, les eaux de pluie exemptes de sels vont-elles se minéraliser ?

Les eaux d'infiltration originairement venues de l'atmosphère ont traîné d'abord sous forme d'eaux de pluie à la surface des terrains sédimentaires. Elles s'y sont chargées des sels le plus solubles (chlorures et sulfates alcalins ou alcalino-terreux), de matières organiques, azotées ou non, d'oxygène et d'acide carbonique principalement en parcourant le sol arable. Grâce à l'action de ce dernier gaz, elles arrivent

---

(1) C'est le cas des eaux de mer qui, par la plupart de leurs caractères, sont d'origine profondes et par leurs sels terreux indiquent leur mélange avec les eaux météoriques.

à dissoudre les sels terreux empruntés aux strates rocheuses des terrains où elles pénètrent, dont les strates sont le plus souvent formées de carbonate de chaux ou de dolomies. Ayant traversé presque toujours le calcaire, elles tiennent en dissolution des carbonates de calcium, de magnésium, de fer, un peu de silicates, de phosphates et de fluorures alcalins ou terreux, enfin des azotates dus à l'oxydation des matières organiques azotées par l'oxygène qui pénètre les couches superficielles.

Diverses conditions peuvent changer ces eaux primitivement météoriques en véritables eaux minérales ou médicinales.

L'abondance de pyrites ou la présence de la sidérose dans les strates qu'elles parcourent peuvent les transformer en eaux bicarbonatées ou sulfatées ferrugineuses.

Celles qui circulent à travers les failles des terrains sédimentaires peuvent traverser, avant de revenir au jour, des couches de sel gemme, des marnes gypseuses ou des roches riches en sels magnésiens, telles que les dolomies de Muschelkalk. Ainsi se forment quelques eaux chlorurées sodiques ou salées (Dax, Niederbronn, Homburg, Salies-de-Bearn); les eaux sulfatées calciques et sulfatées magnésiennes (Vittel, Contrexéville, Louesche, Aulus, Epsom, Sedlitz, Pulna).

Quant aux eaux chloro-sodiques sulfurées ou chloro-sodiques bicarbonatées, qu'elles soient froides ou chaudes, elles sont en même temps et le plus souvent faiblement iodées et arsenicales et, par conséquent, très souvent d'origine centrale, possédant la composition et plusieurs des caractères des *eaux vierges*.

Les eaux sulfatées ou chloro-sulfatées calciques ou magnésiennes peuvent, grâce aux matières humiques qu'elles rencontrent, particulièrement dans les couches superficielles qu'elles parcourent, perdre tout ou partie de l'oxygène de leurs sulfates et devenir dès lors accidentellement sulfureuses calciques (ou magnésiennes), froides ou chaudes : telles sont celles d'Enghien, de Cauvallat, de Saint-Amand, etc. Quelques-une de ces eaux, celles d'Allevard par exemple, à la fois sulfatées calciques et sodiques, sulfureuses, iodurées, bromurées, arsenicales et boriquées, mais à température presque froide et souvent variable, possèdent bien des caractères *mixtes* qui semblent bien indiquer le mélange d'eaux profondes ou vierges et sodiques avec des eaux d'infiltration superficielles et calciques.

### III. — Origine des eaux vierges et de leur minéralisation.

Les caractères distinctifs de ces eaux, donnés plus haut, sont tous la conséquence de leur origine profonde et se rattachent aux phénomêmes géologiques qui se passent dans les régions ignées du globe.

On a dit qu'Élie de Beaumont admit le premier que les sources d'eaux thermales devaient être considérées comme une suite atténuée et finale des phénomènes éruptifs. Nous venons de montrer que c'est là une opinion trop absolue : beaucoup d'eaux thermales ont certainement une origine superficielle en raison de leurs variations et de leur composition et, réciproquement, des eaux froides peuvent avoir une origine centrale. Quoi qu'il en soit, dans son mémoire cité plus haut, le célèbre géologue écrit (1) : « Le remplissage des filons métalliques s'est fait par circulation de fumerolles chargées de vapeurs de métaux, de sels et d'eau, vapeurs d'origine éruptive... Les eaux minérales pourraient être considérées comme des volcans privés de la faculté d'émettre aucun autre produit que des émanations gazeuses, qui, dans le plus grand nombre de cas, n'arrivent à la surface que condensées en eaux minérales et thermales. »

Cette opinion, plus tard abandonnée par presque tous les techniciens, comme on l'a vu, doit être reprise et précisée. Toutes les eaux minérales chaudes ne sont pas vierges. et j'ajoute que toutes les eaux vierges ne sont pas éruptives. Mais ce qui est bien certain, c'est que toutes les *eaux vierges*, c'est-à-dire celles qui venues des profondeurs arrivent pour la première fois jusqu'à la surface du sol, sortent des failles directement ou indirectement remplies, à une date plus ou moins ancienne, par des émanations, très souvent métalliques, d'origine profonde ou reliées à la venue au jour de roches éruptives. La démonstration en a été faite par Élie de Beaumont, puis pour certaines régions par Seegen, par Hermann Müller, en particulier, dans son travail sur les *Relations qui existent entre les sources minérales et les filons métalliques dans la Bohême septentrionale et la Saxe* (2); enfin par moi-même dans mon mémoire sur la *Genèse des eaux thermales et ses rapports avec le volcanisme* (3). C'est aussi ce que remarque, incidemment. Jacquot lui-même dans son ouvrage sur *les Eaux minérales de la France* lorsqu'il écrit, page 338 : « Au cours de la description des eaux minérales. on a eu maintes fois l'occasion de signaler l'analogie de gisements qu'elles présentent avec les filons métalliques. »

Si les eaux vierges, telles que je les ai définies plus haut par un ensemble de caractères, sont bien d'origine centrale ou ignée, leurs gisements doivent se rencontrer presque exclusivement dans les territoires éruptifs et leurs sources sortir de failles d'origine

(1) *Loc. cit.,* p. 1272.
(2) Cotta und H. Müller, Gangstudien, III, 1860, p. 261 et 308.
(3) *Annales des mines*, mars 1906, p. 316 et suiv.

volcanique. C'est ce que confirme, en effet, l'observation. Les pays riches en eaux thermales vierges sont tous des pays à volcans ou parcourus par des chaînes éruptives : citons le Caucase, avec ses eaux sulfureuses et bicarbonatées sodiques de Piatigorsk ; ses bicarbonatées sodiques, sulfatées et iodées d'Essentoucky ; ses bicarbonatées ferrugineuses de Kislovodosk, eaux émergeant toutes de contrées trachytiques tertiaires appuyés au massif de l'Elbrouz ; plus au sud, nous trouvons la région volcanique très riche aussi en eaux minérales, thermales, sulfureuses, chlorurées et pétrolifères de Tifflis, de l'Abbas-Touman et de l'Ararat. Même remarque autour du plateau Central volcanique de la France, au pied duquel s'échelonnent Saint-Nectaire, La Bourboule, Royat, Châtel-Guyon, Saint-Yorre, Hauterive, Vichy, Cusset, etc. De même les Pyrénées, avec leurs volcans éteints aux deux extrémités de la chaîne et leurs pointements partout multipliés d'ophites éruptives, fournissent les célèbres eaux thermales sulfureuses sodiques de Cauterets, Barèges, Saint-Sauveur, Bagnères-de-Luchon, Ax, Usson, Olette, Le Vernet, Molitg, Amélie, enfin les eaux du Boulou, bicarbonatées sodiques, cupriques, iodées, bromurées, arsenicales, phosphatées et boratées, etc. Dans la région volcanique rhénane, citons les eaux d'Ems, Nauheim, Hambourg, Wiesbaden, etc., amenées par les poussées basaltiques de l'Eifel, du Westerwald et du Vogel-Gebirge. Les eaux thermales si nombreuses des volcans de l'Islande sont aussi des eaux éruptives. A un autre bout de la terre, l'isthme du Kamtchatka, où treize volcans sont encore en activité, est peut-être le pays le plus riche du monde en eaux thermo-minérales.

Réciproquement, et pour compléter notre démonstration, nous voyons, au contraire, dans l'Amérique du Nord, les vastes plateaux rocheux du Colorado et les monts Alleghanys, dénués de toute manifestation éruptive, être en même temps privés de sources thermales éruptives.

Si, comme on vient de le voir, les eaux vierges, telles que je les ai définies, émergent des failles et filons, anciens ou modernes, liés aux dislocations les plus profondes des couches terrestres, ces eaux, sortant des régions inférieures d'où partent ces failles, ne sauraient avoir que des rapports fortuits très partiels avec les eaux superficielles d'origine météorique originaires des fissures et failles superficielles occasionnées par le retrait ou le tassement des terrains sédimentaires. Ne se mélangeant donc pas en général, ou très incomplètement et sur peu de points, avec les eaux météoriques, parcourant d'autres canaux qu'elles et ayant une autre origine, les eaux éruptives devront conserver à peu près invariables leur température, leur débit et leur composition en toute saison et d'une année à l'autre.

C'est en effet, comme on l'a vu, l'une de leurs caractéristiques.

On sait que beaucoup de volcans, le Semeroë, le Lamongang à Java, le Munno-Loa dans les îles Sandwich, le Stromboli dans la mer Tyrrhénienne, émettent leur vapeur de façon continue, mais par poussées successives, à périodes assez courtes et un peu variables, comme si les dégagements gazeux venus des profondeurs provoquant peu à peu, en s'accumulant, un excès de pression des gaz internes, soulevaient les laves, et arrivaient alors à s'échapper au dehors; puis une nouvelle poussée recommence. Ce phénomène de pulsations ou éjections successives se fait aussi sentir dans le débit des eaux d'origine ignée. E. Suess, on l'a dit, l'a signalé le premier pour celles de Carlsbad. Les eaux d'Hauterive, de Saint-Nectaire-le-Haut, de Montrond, de Royat, de Plombières, et plus particulièrement encore les geysers de l'Islande, d'Amérique et de la Nouvelle-Zélande présentent aussi ce caractère qui les relie visiblement aux phénomènes essentiellement éruptifs.

Si les eaux vierges viennent de cette région ignée d'où sont également originaires les émanations métalliques ou métalloïdiques qui remplirent autrefois les fissures éruptives du globe, ces eaux devront généralement contenir tout ou partie des principes volatils constatés dans les fumerolles ou émanations volcaniques : l'azote, l'hélium, l'acide carbonique libre, les sels ammoniacaux, le fluor, le brome, l'iode, l'arsenic, le bore, le cuivre, le fer, le soufre, etc. Beaucoup d'eaux thermo-minérales contiennent associés, en effet, plusieurs de ces éléments, qui manquent au contraire dans la plupart des eaux ordinaires d'origine météorique. Venant des profondeurs, les eaux vierges s'y sont enrichies en sels de soude, sortis des roches cristalliniennes, comme nous l'établirons tout à l'heure : sulfure, silicate, bicarbonate sodiques, qu'on ne rencontre pas dans les roches stratifiées, et qu'on ne trouve pas, ou qu'à l'état accidentel et de traces, dans les eaux d'origine superficielle.

Tout concorde donc pour montrer que les eaux qui présentent l'ensemble des caractères que je viens de signaler sont bien originaires de cette région ignée où se forment les laves et les autres produits volcaniques. Il nous reste à établir : 1° comment cette eau primitive prend naissance ; 2° comment elle se minéralise.


### IV. — Genèse de l'eau des sources éruptives.

En 1902, j'ai établi que l'eau, ou ses éléments, existe dans les profondeurs de la croûte terrestre en union intime avec les principes constitutifs des roches primitives, cristalliniennes ou éruptives (1). En effet, si après avoir finement pulvérisé du granit, du porphyre, de l'ophite, du gneiss, du trachyte, de l'andésite, etc., *et desséché complètement ces poudres dans le vide à 200-250° pour leur enlever toute eau* d'hygrométricité ou de carrière, on les porte ensuite à 500-600° dans le vide, elles dégagent au rouge naissant une quantité très notable d'eau nouvelle. C'est bien là le caractère de l'*eau de constitution*, de l'eau intimement liée à la matière rocheuse. Voici d'ailleurs les quantités d'eau que j'ai ainsi obtenues par kilogramme de quelques unes de ces roches :

|  | De 15 à 200° dans le vide (Eau hygrométrique). | De 250° au rouge (Eau de constitution). |
|---|---|---|
| Granite | 2gr,3 | 7gr,35 |
| Porphyre | 5gr,8 | 12gr,40 |
| Ophite (2) | » | 15gr,06 |

En même temps que cette eau, il sort de la roche sèche, portée au rouge dans le vide, une série de gaz divers : hydrogène, acide carbonique, oxyde de carbone, méthane (variable), ammoniaque, oxysulfure de carbone, hydrogène sulfuré (variable), enfin de l'azote, de l'argon, de l'hélium. Tous ces gaz se rencontrent aussi dans les émanations volcaniques.

Pour expliquer maintenant l'origine de l'eau primitive venue des régions ignées du globe, considérons une couche de porphyre, de granit, de trachyte, etc., placée à une profondeur telle que la chaleur du niveau qu'elle occupe soit suffisante pour porter les strates rocheuses à une température très rapprochée de celle où l'eau de constitution va tendre à s'en échapper. Chaque fois que, par le fait de tassements dus à l'action de la pesanteur, du retrait continu des roches, de l'accroissement incessant de la charge énorme des terrains superposés, la couche pierreuse que nous considérons cédera, faiblira, s'écroulera ou s'enfoncera à un niveau plus bas, elle se réchauffera et tendra dès lors à émettre son eau de constitution. Il en sera de même si, en vertu de la pression transmise aux laves sous-jacentes par le poids des terrains qu'elles supportent, ou grâce aux gaz sans cesse dégagés des profondeurs, ces laves pénétrant à travers les failles et fentes de la couche rocheuse considérée viennent les porter à une température supérieure à celle où peuvent se maintenir en combinaison les éléments de l'eau qui entrent dans sa constitution. Libérée de la

---

(1) Voy. *C. R. Acad. sciences*, t. CXXXII, p. 60, 189.

(2) Toutes les roches cristalliniennes, observées par moi ou par d'autres, se comportent de même.

roche grâce à ce réchauffement, cette eau désormais libre et vaporisée à cette haute température tendra donc à fuir par toutes les fissures rocheuses et à s'échapper au dehors en vertu de la pression énorme de sa vapeur et des gaz qui l'accompagnent aussi bien que de ceux que cette vapeur dégage elle-même en attaquant les roches ambiantes comme je l'ai expérimentalement établi.

On peut calculer la quantité d'eau mise en liberté grâce à ce mécanisme du réchauffement des roches au voisinage des laves. Elle est très considérable. D'après mes observations et expériences, 1 kilomètre cube de granit séché complètement à 200°, puis porté au rouge, fournit de 25 à 30 millions de tonnes d'eau de constitution. Cette quantité pourrait suffire durant plus d'un an au débit de toutes les sources thermales réunies de la France entière, débit que M. de Launay évalue à 700 000 hectolitres par vingt-quatre heures. La même quantité de porphyre ou d'ophite produit deux fois plus d'eau.

Telle est, comme je l'ai montré dans mon mémoire *Sur la genèse des eaux thermales* (1), l'origine de l'eau éruptive, d'une partie des gaz volcaniques et des pressions énormes qu'ils développent.

Mais, en dehors de phénomènes éruptifs toujours violents et passagers, on peut s'expliquer aussi l'écoulement continu et relativement tranquille des eaux minérales originaires de cette région du feu central.

J'ai découvert, en effet, il y a quelques années (2), que *l'hydrogène libre* fait partie des éléments de l'atmosphère terrestre où nous vivons. On l'y trouve partout à la surface du sol ou des mers, *mais il disparaît entièrement à 30 000 ou 40 000 mètres d'altitude.* En effet, Paulsen a montré que la lumière de l'aurore boréale, qui se produit à cette hauteur, est entièrement exempte des raies spectrales de l'hydrogène libre. Ce gaz semble disparaître, dans ces hautes régions, en s'unissant à l'ozone sous l'influence des rayons solaires (*Bereton-Baker*). Puisqu'on le trouve sans cesse dans la zone inférieure de l'atmosphère, d'où sans cesse il remonte vers les hautes régions du ciel pour y disparaître, j'en ai conclu qu'il faut qu'un flux continu d'hydrogène arrive des régions terrestres internes jusqu'à la surface du sol, d'où il se répand dans les couches inférieures de l'air, d'où il monte ensuite dans la haute atmosphère.

De fait, l'hydrogène se rencontre dans toutes les émanations éruptives; il sort des sols et des eaux volcaniques.

Mais dans les régions incandescentes du globe terrestre d'où il vient,

(1) La genèse des eaux thermales ; ses rapports avec le volcanisme (*Annales des mines*, mars 1906).

(2) Voy. *Ann. chim. phys.*, 7e série, t. XXII : « Les gaz combustibles de l'air » ; et *Bull. Soc. chim.*, 3e série, t. XXIII, p. 884.

ce gaz est en rapport avec de nombreuses substances : aux corps oxygénés, oxyde de carbone, acide carbonique et autres oxydes fixes ou volatils, il emprunte une partie de leur oxygène pour former de la vapeur d'eau. Une petite proportion de celle-ci s'unit aux matériaux en train de se constituer pour former les roches cristalliniennes profondes. Quand à l'excès de cette vapeur d'eau, il tend à s'échapper continuellement au dehors. Si donc les éboulements, tassements, échauffements brusques des strates rocheuses les plus rapprochées du feu central peuvent se manifester par des phénomènes violents et des dégagements brusques d'eaux éruptives, le dégagement de vapeur d'eau continu et régulier provenant de la réduction des oxydes volatils ou fixes ($CO^2$; FeO; NiO, etc.), par l'hydrogène venu des profondeurs, aussi bien que de l'eau que distillent lentement les roches lorsqu'elles s'échauffent en vertu de la montée rythmique et régulière des laves sous-jacentes pénétrant les fissures des roches, explique la formation et le dégagement tranquille et continu de l'eau sortie du tréfonds.

Telle est l'origine de ces eaux nouvelles. Ainsi s'explique et se précise, en la restreignant aux eaux minérales vierges dont nous avons donné plus haut les caractères distinctifs, l'hypothèse féconde d'Élie de Beaumont, que nous exposions au début. C'est bien des profondeurs ignées que sortent ces eaux minérales venues de la région du feu à travers les failles volcaniques ou émergeant des fissures terrestres reliées à ces failles (1).

## V. — Mécanisme de la minéralisation des eaux vierges.

Il nous paraît évident que du noyau terrestre igné ne peuvent distiller directement que les matériaux que le feu peut volatiliser et qu'il ne saurait détruire : tels sont l'hydrogène, l'azote, le soufre, le

(1) Le célèbre géologue viennois, S. Suess, admet aussi que les eaux émises par les volcans sont des eaux nouvelles et qu'elles proviennent originairement de la combustion de l'hydrogène sorti des régions ignées ; mais il pense que ces eaux ne se forment que près de la surface du sol, et spécialement dans les cheminées volcaniques. L'hydrogène s'y oxyderait grâce à l'*oxygène de l'air* aspiré du dehors au dedans. Il dit textuellement, en effet (Voy. *Ueber heisse Quellen*, Vienne, 1904) : « On a observé... le dégagement d'hydrogène libre par les volcans... Les cheminées des volcans sont des régions dans lesquelles se produisent en grand les phénomènes d'oxydation, et c'est *seulement dans les horizons supérieurs* que se forment une grande partie de ces composés chimiques que nous appelons *produits volcaniques*. Ainsi, de même que l'acide sulfureux, l'acide chlorhydrique... se produisent seulement au contact de l'atmosphère... *de même c'est le cas de l'eau*. Aux eaux de la surface terrestre s'ajoutent ainsi des quantités d'eaux nouvelles, qui arrivent au jour pour la première fois, et que l'on peut désigner sous le nom d'*eaux juvéniles*. Nous en dirons autant de l'acide carbonique juvénile, etc. »

Nous pensons, au contraire, que les deux éléments des eaux vierges, ou juvéniles, sortent bien des régions ignées, comme en sortent tout formés l'acide chlorhydrique, l'acide carbonique, l'acide sulfureux, etc.

phosphore, l'arsenic, l'oxyde de carbone, les chlorures, bromures, iodures, fluorures métalloïdiques et métalliques. Quant à l'acide carbonique, qui imprègne toujours les strates rocheuses et qui sort de tous les volcans, il ne peut exister dans les régions incandescentes, où le fer, l'hydrogène et beaucoup de métaux le décomposeraient au rouge.

Pour l'eau, elle se forme, initialement, comme on l'a dit, grâce à l'hydrogène issu des régions ignées venant réduire au rouge les oxydes volatils ou fixes qu'il rencontre au-dessus de la région métallique incandescente.

Ainsi engendrée (1), l'eau réagit sur les chlorures métalloïdiques ou métalliques sortis des profondeurs en raison de leur volatilité : avec les chlorures métalloïdiques ($SiCl^4$, $BoCl^3$, $PCl^3$, etc.), elle donne les acides silicique, borique, phosphoreux, phosphorique.

On sait, depuis Gay-Lussac et Thénard, que, lorsque les chlorures alcalins sont chauffés *au rouge vif* en présence de la vapeur d'eau et de la silice, dont on vient de voir l'origine, ils donnent des silicates alcalins et de l'acide chlorhydrique :

$$2\,NaCl + SiO^2 + H^2O = SiO^3Na^2 + 2\,HCl.$$

Ainsi se forment les silicates alcalins des roches et des eaux thermo-minérales et l'acide chlorhydrique si abondamment émis par les volcans.

Ainsi se produisent encore les silicates de calcium, magnésium, aluminium, etc., et par leur union avec les silicates alcalins, les silicates doubles ou triples qui entrent dans la constitution des roches primitives.

Ce n'est pas tout : la vapeur d'eau rencontrant au rouge les sulfures, donne avec eux, suivant la nature de leur radical tantôt des métaux natifs (Cu, Ag), tantôt des oxydes, en même temps que de l'hydrogène sulfuré (ou ses éléments). Or j'ai établi (2) qu'en agissant sur les silicates, doubles ou triples, et sur l'alumine elle-même, l'hydrogène sulfuré produit au rouge vif, des sulfo-silicates et de l'oxysulfure de carbone. C'est ainsi que j'ai obtenu avec l'albite un sulfo-silicate répondant à la composition $Al^2O^3$, $Na^2S$, $3(SiO^2.SiS^2)$. Le kaolin m'a donné un sulfo-silicate contenant 34 p. 100 de soufre.

Ainsi formés dans les profondeurs, grâce à la sulfuration des silicates au rouge, ces sulfo-sels persistent en plus ou moins grande

---

(1) Une partie de cette eau avait pu être ramenée dans les profondeurs, de proche en proche grâce à la réhydratation chimique des roches déshydratées par le feu.

(2) *C. R. Acad. sciences*, t. CVII, p. 911 et 108, p. 806.

proportion dans le milieu où ils se sont formés tant que l'hydrogène sulfuré ou ses éléments y restent prépondérants. Mais plus haut, à la température où la vapeur d'eau peut se liquéfier, les sulfo-silicates ainsi diffusés dans la roche primitive, dont ils constituent une sorte d'impureté, sont décomposés et transformés, comme je m'en suis directement assuré, en silicates, silice hydratée et sulfures alcalins :

$$Al^2O^3,NaS^2,\ 3\,(SiO^2.SiS^2) + 8\,H^2O =$$

Sulfo-silicate alumino-sodique.          Eau.

$$Al^2O^3(2\,SiO^2.2\,H^2O) + 4\,SiO^2 + Na^2S + 6\,H^2S.$$

Argile.                    Silice          Sulfure    Hydrogène
ou grès.    de sodium.    sulfuré.

C'est ainsi que prennent naissance dans les *strates* encore très chaudes des profondeurs terrestres le sulfure de sodium et l'hydrogène sulfuré de nos eaux sulfureuses ou sulfhydriquées. Comme preuve, j'ai montré que l'action de l'eau pure à 300° sur les roches profondes suffit à donner ces eaux sulfureuses; en effet, lorsque, comme je l'ai fait en 1902, on reprend la poudre de granit ordinaire par de l'eau à 300°, on obtient une eau *sulfureuse sodique* de tous points semblables aux eaux sulfureuses de Barèges ou de Labassère (1).

Produit, comme on l'a vu, dans les profondeurs des couches terrestres grâce à l'action de la silice et de l'eau sur le chlorure de sodium émané du foyer central, le silicate de sodium n'est atteint au rouge ni par l'acide chlorhydrique, ni par l'acide carbonique; les gaz ne sauraient déplacer la silice qui les déplace au contraire à haute température. Mais, lorsque dans les couches supérieures, la chaleur diminuant, la liquéfaction de l'eau peut se réaliser, aussitôt celle-ci dissolvant à la fois les silicates alcalins et l'acide carbonique ambiants, il en résulte, suivant les lois de Berthollet, de la silice hydratée et du carbonate sodique :

$$SiO^3Na^2 + 2\,CO^2 + H^2O = SiO^2 + 2\,CO^3NaH.$$

Silicate                    Silice      Bicarbonate
sodique.                    hydratée.    sodique.

C'est ainsi que se forment en deux phases successives, mais primitivement aux dépens du chlorure de sodium sans cesse émané de feu central, les eaux bicarbonatées sodiques, eaux qu'accompagnent à leur émergence d'abondants dépôts de silice gélatineuse dont on vient de montrer l'origine.

Quant aux eaux thermales chlorurées ou chloro-sulfatées, elles

<hr>

(1) *C. R. Acad. sciences*, t. CXXXII, p. 740.

sembleraient logiquement résulter du lavage des couches de sel gemme ou des roches profondes qu'imprègnent ces chlorures. Cependant les eaux salées les plus chaudes, celles, à température constante, qui s'écoulent d'anciens filons métalliques, paraissent bien plutôt se former grâce à la dissolution directe, par les eaux vierges ambiantes, des vapeurs chlorurées issues des profondeurs. C'est qu'en effet, ces eaux salées thermales contiennent généralement les principes caractéristiques des émanations ignées. Ainsi, les eaux salées de Bourbonne, de Balaruc, de Salsomaggiore, etc., outre leur chlorure sodique, nous apportent, en quantités sensibles, le brome, le cuivre, l'acide borique, l'acide phosphorique, l'azote libre. D'autres, telles que celles de Kreuznach, Heilbrün, Challes, contiennent de faibles proportions de bromures, iodures, phosphates, silicates, sels de fer et de soude, arséniates. Celles d'Uriage, de Challes, d'Aix-la-Chapelle, Schiznach, transportent des sulfures ou de l'acide sulfhydrique. Dans les eaux de Plombières, on trouve le fluor, l'arsenic, l'acide borique, l'ammoniaque, le bicarbonate sodique; dans celles de Carlsbad, presque tous ces corps sont réunis. Or, dans les couches de sel gemme dues à l'évaporation des anciens lacs salés, les sels ammoniacaux, les borates et arséniates alcalins, le chlorure de cuivre, etc., tous sels solubles et en faible proportion, ne se déposèrent pas avec le sel marin primitif; la silice, les sels de fer, les borates, les phosphates et arséniates terreux ou métalliques, les fluorures alcalino-terreux se précipitèrent avant la cristallisation du sel sous une forme insoluble qui échappe désormais à la dissolution. Si donc les eaux thermales salées, naturelles, contiennent ces divers principes à l'état dissous, il faut qu'ils leur arrivent des profondeurs. Chacun d'eux, arsenic, bore, phosphore, brome, iode, chlore, soufre, fluor, cuivre, fer, contribue à faire exclure pour son compte l'hypothèse que ces eaux salées chaudes puissent résulter de la simple dissolution de dépôts géologiques de sel gemme. L'association de ces principes d'origine éruptive est comme le cachet de leur origine ignée.

## VI. — Conclusions.

Du noyau terrestre, au-dessous de cette région magmatique où continuent, encore à cette heure, à se produire et se concréter les matériaux des roches cristalliniennes, monte un flux incessant d'hydrogène, d'oxyde de carbone, de soufre, de chlorures métalliques et métalloïdiques, de vapeurs salines, d'azote, etc. Plus haut, dans la zone de concrétion rocheuse qui surmonte le noyau du globe, de l'acide carbonique, de l'eau, de l'hydrogène sulfuré, etc., se forment en vertu des réactions que nous avons indiquées dans ce mémoire. L'hydrogène, en excès, l'acide carbonique, l'azote et ses congénères, etc., tendent à s'échapper sans discontinuité à travers les fissures des strates rocheuses. Les vapeurs métalloïdiques et métalliques les plus denses se concrètent déjà dans la région où se forment les laves ; mais les sels volatils montent avec elles. La vapeur d'eau, ou plutôt l'excès qui échappe aux réactions secondaires que l'eau provoque et à sa combinaison aux matériaux des roches nouvelles se liquéfie beaucoup plus haut, quand la température moyenne des strates traversées s'est abaissée au-dessous de 365°. Qu'elle qu'ait été son origine, mise en liberté grâce au réchauffement des roches les plus profondes, ou primitivement formée par oxydation de l'hydrogène issu du foyer central, cette eau, en vertu de la pression de sa propre vapeur et de celle des gaz qu'émet sans cesse le noyau terrestre, finit par arriver au jour à travers les failles rocheuses d'où elle sort sous forme d'eaux minérales vierges. Depuis les régions ignées d'où elle émane primitivement, elle entraîne avec elle les principes les plus volatils ou les plus solubles : chlorures, carbonates, borates, arséniates, phosphates, sulfures de sodium, acide carbonique, azote, hydrogène, etc., issus du noyau terrestre ou provenant de réactions secondaires. Ces eaux nouvelles nous apportent ainsi tout un ensemble d'éléments actifs, connus ou inconnus : radium, actinium, émanations, hélium et congénères, etc., agents plus ou moins mystérieux dont nous ne soupçonnions même pas l'existence il y a quelques années. Ainsi s'est ouvert à l'investigation des physiciens, des chimistes et des thérapeutes de l'avenir, un champ indéfini de recherches nouvelles. La connaissance de l'ionisation des sels de ces eaux, de l'état colloïdal de quelques-uns de leurs principes, de la radio-activité de plusieurs de leurs éléments, nous conduit à une explication de jour en jour plus logique de leurs propriétés thérapeutiques jusqu'ici assez obscure, et à des applications plus modernes, plus étendues et plus rationnelles de leur bienfaisante activité.

# CHIMIE ET PHYSIQUE DES EAUX MINÉRALES

PAR

**Charles MOUREU,**

Professeur à l'École supérieure de Pharmacie, Membre de l'Académie de médecine.

Toutes les eaux qui émergent du sol renferment en dissolution des substances chimiques, rencontrées sur leur trajet souterrain, et, au sens littéral du mot, elles sont toutes *minérales*. On est convenu toutefois de réserver la désignation spécifique d'*eaux minérales* à celles qu'on utilise en médecine, en raison des vertus thérapeutiques qu'on leur attribue, ces vertus paraissant tenir soit à des qualités physiques (température de la source, etc.), soit à la richesse ou à la nature spéciale de la minéralisation.

L'étude physico-chimique des eaux minérales a fait l'objet, depuis un siècle, d'innombrables travaux. Citons, entre autres auteurs : Berzélius, Thénard, Anglada, Fontan, O. Henry, Dupasquier, Bunsen, Béchamp, Filhol, Frésenius, Scoutteten, Durand-Fardel, Bouis, Lefort, Riche, Garrigou, Wilm, A. Gautier, Carnot, Ramsay, Rayleigh, Bouchard et Troost, Bouchard et Desgrez, Curie et Laborde, Moureu et Biquard, Dewar, Blanc, Moureu et Lepape, Brochet, Munoz del Castillo, Sury, Engler et Sieveking, Hurmuzescu, Nasini et Anderlini, Casciani, Mache et Meyer, Boltwood, Strutt, Schmidt, Henrich, Hanriot, Meillère, Bonjean, Massol, Carles, G. Friedel, Graux, Frenkel, Dorn, Borgmann, etc. (1).

Nous résumerons en six chapitres les principaux résultats de ces travaux :

Chapitre I. — Composition chimique.

Chapitre II. — Constitution physico-chimique.

Chapitre III. — Caractères et constantes physiques.

Chapitre IV. — Radio-activité et gaz rares.

Chapitre V. — Classification.

Chapitre VI. — Identification, variations, altérations, conservation.

(1) La plupart des documents nécessaires à la rédaction du présent article ont été extraits, des traités suivants : Chimie hydrologique, par LEFOUR ; Les eaux minérales de France, par JACQUOT et WILM ; Recherche, captage et aménagement des sources thermo-minérales, par DE LAUNAY. En dehors de ces trois ouvrages de fonds, on lira avec intérêt les Notions d'hydrologie moderne de BARDET, et on consultera utilement le Précis d'hydrologie de FLEURY.

## CHAPITRE PREMIER

# COMPOSITION CHIMIQUE

On a pu mettre en évidence, dans les eaux minérales, la plupart des éléments chimiques. Rarement à l'état libre, ceux-ci s'y trouvent presque toujours sous la forme de combinaisons salines. Le total des matières dissoutes peut varier dans des limites très étendues, depuis quelques centigrammes jusqu'à plusieurs centaines de grammes par litre (1).

Nous donnerons d'abord, dans une revue rapide, un aperçu général de la composition élémentaire. Nous ferons usage du mode de groupement des éléments par sels, selon la règle habituelle, qui sera d'ailleurs exposée et discutée dans le second chapitre.

A. On sait que l'*oxygène* et l'*hydrogène* sont les composants mêmes de l'eau pure $H^2O$. En outre, l'hydrogène est un des éléments de l'acide sulfhydrique $H^2S$, qu'on trouve dans certaines eaux minérales, et l'oxygène fait partie intégrante de beaucoup de sels. Les deux gaz, à l'état libre, peuvent d'ailleurs exister en dissolution dans les eaux ; l'oxygène y est fréquent, mais rarement abondant (2).

Le *chlore* existe, en proportions très différentes, dans toutes les eaux, principalement sous forme de chlorures de sodium $NaCl$ et de magnésium $MgCl^2$. Les chlorures sont particulièrement abondants dans les eaux ayant rencontré des dépôts de sel gemme ou eaux salines (*Salies-de-Béarn, Biarritz-Briscous*).

Le *brome* est présent, à l'état de bromures (de potassium $KBr$, de sodium $NaBr$) dans beaucoup d'eaux minérales, toujours en petite quantité (*Salies-de-Béarn*, $NaBr$ $0^{gr},16$ ; *Salins*, $KBr$ $0^{gr},03$ ; *Bourbonne*, $NaBr$ $0^{gr},06$ ; *Bourbon-Lancy*, $NaBr$ $0^{gr},007$ ; *Cauterets*, traces, etc.).

L'*iode*, sous forme d'iodures ou aussi de combinaisons organiques, est très répandu (généralement en minuscules proportions), même dans les eaux courantes, où divers organismes végétaux ont la pro-

---

(1) C'est toujours au litre que nous rapporterons la composition des eaux minérales. Quelques auteurs allemands rapportent les résultats à 10 kilos, d'autres à 10 litres.

(2) Le mélange gazeux qui se dégage au griffon de la source de *Moorea* (*Tahiti*) contiendrait 80 p. 100 d'oxygène.

priété d'en fixer des traces dans leurs tissus. On trouve de faibles quantités d'iodures, à côté des bromures, dans les eaux salines. Il y en a des traces dans l'eau de *Vichy*, les eaux sulfurées des *Pyrénées*, de la *Savoie*, etc.

La présence de petites quantités de *fluor*, sous forme de fluorures, paraît générale.

Le *soufre* joue un rôle considérable. Les *Pyrénées* sont riches en sources sulfurées sodiques ($Na^2S$) ; les eaux d'*Enghien* sont des sulfurées calciques ($CaS$) ; il peut exister accessoirement, dans les unes et les autres, du soufre à l'état d'hyposulfites ($Na^2S^2O^3$ ou $CaS^2O^3$) ou d'acide sulfhydrique $H^2S$. On trouve abondamment le soufre, sous forme de sulfate de chaux $CaSO^4$, dans les sources en relation avec des dépôts de gypse et, sous forme de sulfate de soude $Na^2SO^4$ ou de magnésie $MgSO^4$, dans celles qui ont traversé des terrains salifères (*Hunyadi-Janos*, *Rubinat*, etc.).

Le *sélénium*, probablement à l'état de séléniate d'ammoniaque, accompagne le soufre dans les eaux du voisinage des volcans (*Lipari*, etc.) ; les sources de *La Roche-Posay* en contiennent $0^{mg},2$ par litre.

L'*azote* se dégage, quelquefois en abondance, au griffon d'un grand nombre de sources : eaux sulfurées des *Pyrénées*, *Panticosa*, *Maizières*, *Bourbon-Lancy*, *Plombières*, *Luxeuil*, etc. ; une partie du gaz reste en dissolution dans l'eau. L'azote peut se rencontrer encore dans les eaux minérales, toujours en faible proportion, sous la forme d'azotates, de sel ammoniacal, ou même d'azote *organique*.

Le *phosphore*, élément indispensable au développement de la vie végétale et animale et, à ce titre, un des corps les plus répandus dans l'écorce terrestre, est fréquent dans les eaux de surface (non dans celles d'origine profonde), mais toujours en petites quantités, sous forme de phosphate tricalcique $P^2O^5.3$ CaO ($0^{gr},005$ par litre à *Kissingen*) et de phosphate disodique $PO^4Na^2H$ ($0^{gr},0028$ dans l'eau de la *Grande-Grille*, à *Vichy*).

Depuis l'année 1851, époque à laquelle Thénard découvrit l'*arsenic* dans les eaux de *La Bourboule*, on a signalé sa présence dans un grand nombre de sources thermales, où il existe généralement à l'état d'arséniate de soude ou de fer. La plupart des eaux du *Plateau Central* et des *Pyrénées*, ainsi qu'un grand nombre d'autres sources, en renferment une faible proportion. Les eaux très chaudes de *La Bourboule* sont celles qui en contiennent le plus ($0^{gr},015$ d'arséniate disodique dans la source *Choussy*) ; il y en a une proportion notable à *Saint-Nectaire* ($0^{gr},0027$ d'arséniate de fer) et dans diverses autres sources d'*Auvergne*, ainsi que dans les sources des régions volcaniques (*Pouzzole*, etc.).

Le *bore* (à l'état d'acide borique $BO^3H^3$, libre ou sous forme de borates), très abondant dans les Suffioni de *Toscane*, se trouve dans les eaux geysériennes d'*Islande* ; on a aussi constaté sa présence dans les sources salines (*Salies-de-Béarn*), dans les eaux sulfurées sodiques, les eaux d'*Uriage*, de *Port-aux-Poules* (*Algérie*), de *Birmenstorff*, de *Friedrichshall*, etc. Certaines sources en renferment une proportion relativement élevée [*Ostende*, $0^{gr},097$ d'acide borique $B(OH)^3$ par litre, à l'état de borate de soude].

Le *carbone* existe dans les eaux minérales surtout à l'état d'acide carbonique, libre ou sous forme de carbonates ou bicarbonates de soude, de chaux, de magnésie, etc.

Beaucoup de sources, froides ou chaudes, dégagent des torrents de gaz carbonique (sources du *Plateau Central* : *Vichy*, *Royat*, *Mont-Dore*, *Châtel-Guyon*, *Vals*, etc.).

Le carbone se présente aussi sous la forme d'hydrocarbures gazeux. Leur présence est générale dans les sources salées ; quand on recherche le pétrole, on trouve toujours, en même temps que l'huile minérale, de l'eau salée. On peut d'ailleurs déceler au moins des traces de gaz combustibles dans beaucoup d'autres sources. Certaines sources minérales des environs d'*Alais*, qui traversent des couches chargées d'asphalte, en renferment assez pour en exhaler l'odeur caractéristique ; quelques eaux de la région du *Puy* (près *Clermont-Ferrand*), la source de *Saint-Boès* (*Basses-Pyrénées*), etc., sont également bitumineuses, et une matière analogue existe dans certaines sources de *Vichy* (plus spécialement celles de *Saint-Yorre*).

Une substance organique particulière, dénommée *acide crénique*, se trouve en petite quantité, unie au métal, dans beaucoup d'eaux ferrugineuses.

Des traces de matières organiques, de nature indéterminée, peuvent d'ailleurs être reconnues dans la plupart des eaux. Il y en a des quantités très appréciables dans les eaux sulfurées, et surtout les eaux sulfurées calciques ($0^{gr},153$ de matière organique azotée par litre dans la source du *Lac*, à *Enghien*).

Le *silicium*, à l'état de silice libre $SiO^2$ hydratée (acide silicique), ou de silicate, existe dans presque toutes les eaux minérales, à la dose moyenne de 3 à 4 centigrammes de $SiO^2$ par litre. En général, les eaux chaudes et carbonatées, qui ont été constamment en contact avec des roches siliceuses dans leur parcours souterrain, sont relativement riches en silice. On a trouvé jusqu'à $0^{gr},60$ de silice par litre dans le Geyser de *Tarata* (*Nouvelle-Zélande*). On a reconnu : au *Mont-Dore* (45°,5), $0^{gr},179$ de silice ; à *Plombières* (71°), $0^{gr},056$ de silicate de soude et $0^{gr},07$ de silice libre ; à *Néris* (52°, $0^{gr},108$ de silice. La silice hydratée libre existe dans la généralité des sources sulfurées sodiques, où elle peut arriver à former le tiers de la minéralisation totale, toujours très faible.

B. Si nous passons maintenant aux métaux, nous trouvons que le *potassium* et le *sodium* sont, tout naturellement, en raison de la solubilité de leurs sels, parmi les plus abondants.

La proportion de potassium est toujours très inférieure à celle du sodium. Ainsi, à *Salies-de-Béarn*, pour 245 grammes de chlorure de sodium NaCl, il n'y a que $2^{gr},3$ (moins de un centième) de chlorure de potassium KCl ; à *Salins-Moutiers*, $12^{gr},4$ de l'un contre $0^{gr},16$ de l'autre ; à *Châtel-Guyon*, $1^{gr},86$ contre $0^{gr},18$, etc. ; à *Vichy* (*Grande-Grille*), on a $4^{gr},98$ de bicarbonate de soude supposé anhydre (1) $C^2O^5Na^2$, contre $0^{gr},32$ de bicarbonate de potasse ; à *Royat*, $0^{gr},82$ de bicarbonate de soude $C^2O^5Na^2$, avec $1^{gr},67$ de chlorure de sodium et $0^{gr},16$ de sulfate de soude, contre seulement $0^{gr},19$ de bicarbonate de potasse, etc.

A *Bagnères-de-Luchon* (*source Bayen*), contre $0^{gr},004$ de potassium, il existe $0^{gr},09$ de sodium ($0^{gr},07$ de sulfure $Na^2S$, $0^{gr},0038$ d'hyposulfite $Na^2S^2O^3$, $0^{gr},09$ de NaCl, $0^{gr},03$ de carbonate $CO^3Na^2$, $0^{gr},006$ de sulfate $SO^4Na^2$), etc.

De fortes proportions de sulfate $SO^4Na^2$ existent dans les eaux purgatives de *Montmirail*, *Pullna*, *Hunyadi-Janos*, *Birmenstorff*, etc. (*Voy.* plus loin, à propos du *magnésium*).

Le *lithium* est un des éléments rares que l'on recherche avec le plus de soin dans les eaux minérales, en raison des propriétés dissolvantes dont jouissent ses composées vis-à-vis de l'acide urique. On trouve fréquemment des traces de sels de lithium, à côté des sels sodiques et potassiques, principalement dans les terrains volcaniques : *Vichy-Chomel*, $0^{gr},036$ de bicarbonate $C^2O^5Li^2$ ; *Royat*, $0^{gr},050$ de bicarbonate : *Châtel-Guyon*, $0^{gr},014$ de chlorure LiCl ; *La Bourboule*, $0^{gr},017$ de chlorure ; *Saint-Honoré*, $0^{gr},003$ de sulfate $SO^4Li^2$ ; *Maizières-en-Morvan*, $0^{gr},069$ de chlorure.

Des traces de sels de *rubidium* et de *cœsium* ont été caractérisées à *Baden*, *Karlsbad*, *Vichy*, *Bourbonne*, *Salies-de-Béarn*, etc.

(1) Nous raisonnerons toujours, dans le présent travail, sur les bicarbonates supposés anhydres. Les bicarbonates de soude, potasse, lithine, chaux, magnésie, fer, etc., seront ainsi représentés par les formules $C^2O^5Na^2$, $C^2O^5K^2$, $C^2O^5Li^2$, $C^2O^5Ca$, $C^2O^5Mg$, $C^2O^5Fe$...

Le bicarbonate de soude des pharmacies est hydraté et répond à la formule $C^2O^5Na^2.H^2O$, qu'on écrit généralement, en la dédoublant, sous la forme plus simple $CO^3NaH$. 100 grammes de bicarbonate anhydre $C^2O^5Na^2$ équivalent à 112 grammes de bicarbonate hydraté $C^2O^5Na^2.H^2O$ (ou $CO^3NaH$).

On pourrait établir de même, par le calcul, la correspondance entre les divers autres bicarbonates anhydres et hydratés.

Le *calcium* est un des éléments les plus répandus dans la nature. A l'état de carbonate $CO_3Ca$ ou de sulfate $SO_4Ca$, il joue un rôle considérable dans les formations sédimentaires, et il entre dans la composition d'un grand nombre de silicates. Aussi ne trouve-t-on guère d'eaux qui n'en renferment une certaine proportion. Il y existe principalement sous forme de carbonate dissous à la faveur d'un excès d'acide carbonique (bicarbonate), de sulfate, ou de sulfure CaS (résultant de la réduction du sulfate par des matières organiques). La proportion de bicarbonate supposé anhydre $C_2O_5Ca$ atteint, par litre, 0gr,65 à *Saint-Nectaire*, et 1gr,27 à *Saint-Alyre*, près *Clermont-Ferrand*. Tandis que l'eau du parc d'*Ostende* ne contient que 0gr,015 de sulfate de chaux (pour une minéralisation totale de 2gr,77), il y en a 1gr,56 dans la source du *Pavillon*, à *Contrexéville* (pour une minéralisation de 2gr,38).

On a trouvé 3gr,65 de chlorure $CaCl_2$ dans une source des îles *Fidji*. L'eau de la source du *Lac*, à *Enghien*, renferme 0gr,029 de sulfure de calcium par litre.

Le *baryum* est beaucoup plus rare. Étant donnée l'insolubilité de son sulfate, il semble qu'il ne puisse guère se rencontrer que dans des sources non sulfatées. Des traces de baryum ont cependant été reconnues dans des sources sulfatées riches en acide carbonique ou en chlorures, à la faveur desquels du sulfate de baryte peut rester dissous. Parmi les stations où l'on a signalé sa présence, citons *Ems* et *Lamalou*.

Le *strontium* accompagne le calcium, toujours en très faible proportion, dans quelques eaux minérales : *Ems, Karlsbad, Vichy, Saint-Alyre, Cambo, Saint-Christau*, etc.

Le *magnésium*, sous forme de chlorure $MgCl_2$, de sulfate $SO_4Mg$, ou de bicarbonate, est très répandu dans les eaux minérales, où il accompagne le calcium et les métaux alcalins. On trouve : au *Mont-Dore*, 0gr,18 de bicarbonate de magnésie, contre 1gr,31 de bicarbonate de chaux et 0gr,57 de bicarbonate de soude; à *Pougues (Saint-Léger)*, 0gr,40 de bicarbonate de magnésie, contre 1gr,70 de bicarbonate de de chaux et 0gr,78 de bicarbonate de soude ; à *Salies-de-Béarn*, 3gr,57 de sulfate de magnésie, contre 245 grammes de chlorure de sodium et 2gr,74 de sulfate de chaux.

Le sulfate de magnésie est plus ou moins abondant dans les eaux purgatives, également riches en sulfate de soude. On a : à *Rubinat*, 3 grammes de sulfate de magnésie $SO_4Mg$, contre 96 grammes de sulfate de soude $SO_4Na_2$ ; à *Carabana*, 3 grammes contre 100 grammes ; à *Birmenstorff*, 22 grammes contre 7 ; à *Hunyadi-Janos*, 23 grammes contre 23 grammes ; à *Pullna*, 33 grammes contre 22 grammes, etc.

Quoique l'*aluminium* se rencontre sous forme d'argile (silicate d'alumine) dans les formation sédimentaires, et qu'il entre dans la composition d'un grand nombre de roches silicatées, on le trouve rarement en proportion appréciable dans les eaux. Toutefois, la source de *Cransac* (*Aveyron*) contiendrait $0^{gr},28$ de sulfate d'alumine $Al^2(SO^4)^3$, sel auquel elle devrait sa réaction acide. Mais, d'une manière générale, le rôle de l'aluminium est insignifiant dans l'hydrologie minérale.

On a caractérisé de faibles traces de *glucinium* dans l'eau du *Boulou*.

La curieuse source de *Cransac* (Voy. ci-dessus) contient des traces de *zinc*; elle provient du lessivage, par les eaux météoriques, de cendres de houilles pyriteuses en ignition; elle est cependant exempte de fer; sa composition paraît sujette à de notables variations. Plusieurs eaux minérales alcalines du *Plateau Central* renferment également des traces de zinc.

Le *fer* est si répandu dans la nature, sous forme de composés divers, qu'on le rencontre dans un très grand nombre d'eaux minérales, où il existe, le plus souvent en faible proportion, à l'état de bicarbonate, et, accessoirement, de sulfate, arséniate, phosphate, crénate, etc. Voici quelques teneurs en bicarbonate ferreux $C^2O^5Fe$ : $0^{gr},07$ à *Royat* ; $0^{gr},0038$ à *Vichy-Hôpital* ; $0^{gr},01$ à *Bussang* ; $0^{gr},176$ à *Orezza*.

La présence du *manganèse* a été signalée dans un très grand nombre d'eaux minérales, toujours en faible proportion. Compagnon habituel du fer dans la nature, il lui est généralement associé dans les eaux (*Bussang*, $0^{gr},003$ de bicarbonate manganeux $C^2O^5Mn$ ; *Bourbon-l'Archambault*, bicarbonates ferreux et manganeux $0^{gr},0022$ ; *Mont-Dore*, $0^{gr},003$ de bicarbonate manganeux ; *La Bourboule*, traces ; *Orezza*, traces, etc.).

Si nous abordons la série des métaux plus lourds, nous n'aurons plus à en mentionner que des traces insignifiantes, souvent même contestables. Les eaux qui en contiennent ont pu rencontrer des filons métalliques sur leur trajet ; mais des traces de métaux peuvent être dues parfois à quelque circonstance accidentelle, telle que la présence d'objets métalliques (tuyaux en plomb, robinets en cuivre, etc.) sur les canalisations.

Le *nickel* a été signalé à *Ronneby*, en Suède, et à *Cransac* ($0^{gr},0007$ de sulfate $SO^4Ni$). Nickel, *cobalt*, cuivre et plomb ont été reconnus à *Lamalou* (*Hérault*), station voisine d'une mine de cuivre, dont l'exploitation a failli faire disparaître les sources.

Des traces de *cuivre* ont été formellement reconnues dans un grand nombre d'eaux minérales, notamment dans des sources ferrugineuses, qui ont souvent pris leur fer à des pyrites cuprifères, et dans diverses sources sulfurées sodiques, dont quelques auteurs pensent que le soufre pourrait avoir une origine analogue [*Bourbon-l'Ar-chambault, Aulus, Luchon, Le Boulou* (*Pyrénées-Orientales*), *Saint-Christau, Balaruc* (*Hérault*), etc.].

L'*étain*, qui entre difficilement en solution, n'a été rencontré dans les eaux qu'en infime proportion (*Kissingen*).

C. On trouve encore, dans les eaux minérales, de petites quantités de substances *radio-actives* et de *gaz rares* (*argon, hélium, néon, crypton, xénon*). Il existe entre ceux-ci et celles-là une relation intéressante. Étant donnée l'importance et le caractère très particulier du sujet, nous lui consacrerons plus loin un chapitre spécial (chap. IV : *Radio-activité et gaz rares*).

Telle est la composition générale des eaux minérales. L'étude de beaucoup de sources devrait être reprise ; on y trouverait sans doute, et parfois peut-être en quantités notables, maintes substances qui n'y ont pas été recherchées ; il se pourrait aussi que nombre de résultats, se rapportant à des travaux anciens surtout, fussent plus ou moins erronés.

La chimie analytique est l'instrument de ces études. Elle est, de nos jours, dans une période féconde de progrès ; chaque jour voit naître, pour ainsi dire, un réactif nouveau, ou une modification avantageuse d'un procédé déjà connu. Les limites de sensibilité de nos méthodes de mesure s'étendent d'une manière surprenante, et on pourrait en citer dont la précision a peu de chose à envier à celle des procédés astronomiques. Or il est vraisemblable qu'il y a, dans tous les terrains, au moins des traces de tous les éléments. Et, sans aller jusqu'à dire que tous les corps de la chimie doivent se retrouver dans une eau minérale, il est tout au moins permis de prévoir que, à mesure que se perfectionneront nos moyens d'investigation, on signalera dans beaucoup d'eaux minérales, en dehors des substances qui y ont déjà été reconnues, des traces plus ou moins sensibles de la plupart des éléments.

De minimes proportions de substances contribuent-elles, et dans quelle mesure, à l'action d'une eau minérale sur l'économie? Nos connaissances sur les phénomènes *catalytiques*, d'une part, et, de l'autre, ce que nous savons de la puissance vraiment prodigieuse de certaines matières, qu'elles soient minérales ou d'origine physiologique ou pathologique, nous commandent à cet égard une grande réserve, et nous interdisent pour l'instant toute exclusion formelle.

## CHAPITRE II

# CONSTITUTION PHYSICO-CHIMIQUE

## I. — Groupement des éléments par sels.

1. L'analyse élémentaire d'une eau minérale nous fait connaître la nature et les proportions des divers éléments qui la composent. Mais une discussion raisonnée des chiffres obtenus peut seule nous éclairer sur la constitution de l'eau, et il est nécessaire, à cet effet, de se livrer à des calculs plus ou moins compliqués.

L'expérience montre que, si l'on dissout dans l'eau deux sels différents par leur acide et par leur base, la solution renferme, en réalité, quatre sels, par suite d'une double décomposition partielle; une liqueur obtenue, par exemple, en dissolvant dans l'eau du sulfate de soude et du chlorure de magnésium, contient, outre ces deux sels, du sulfate de magnésie et du chlorure de sodium. En principe, tous les acides se partagent toutes les bases, et réciproquement; mais les rapports suivant lesquels se font les échanges nous échappent généralement. Si on veut,. par excès de logique, représenter la constitution d'une eau en faisant figurer, dans le tableau analytique, tous les sels dont on peut y supposer l'existence, on tombe dans la confusion. Il est donc utile, sinon indispensable, de s'arrêter à certaines conventions simples. Voici les principales, généralement adoptées :

On admet, — cette supposition est en harmonie avec les lois de la thermo-chimie, — que les bases les plus fortes (soude, potasse, lithine, chaux, magnésie) sont unies aux acides les plus énergiques (acide sulfurique, acide chlorhydrique). Le surplus des bases fortes, aussi bien que l'oxyde de manganèse et le protoxyde de fer, doit exister dans les eaux, *en général*, sous forme de bicarbonates. En outre, en raison de certaines considérations géologiques sur l'origine des sources, on compte d'abord la soude en chlorure et la chaux en sulfate ou en carbonate.

C'est sur ces données qu'on calcule la proportion des divers sels supposés présents dans l'eau minérale.

2. L'évaporation à sec d'un litre d'eau, suivie d'une dessiccation à une température déterminée, qui est généralement voisine de 170°,

fournit ce que l'on appelle le *résidu sec*. Il y a lieu de remarquer que le poids de ce résidu n'est pas absolument égal à la somme des éléments dosés par litre ; outre, notamment, qu'il ne comprend pas l'acide carbonique existant dans l'eau en dehors des carbonates neutres, on sait que certains sels se décomposent plus ou moins pendant l'évaporation (le chlorure de magnésium perd ainsi une partie de son chlore sous forme d'acide chlorhydrique) ou une légère calcination (le carbonate de magnésie perd ainsi une partie de son acide carbonique). Mais le poids du résidu sec doit s'écarter peu, *en général*, de la somme des poids des sels neutres dont le calcul a conduit à supposer la présence dans l'eau minérale.

Un contrôle utile de l'analyse est fourni par la transformation du résidu en sulfates : le poids du *résidu sulfaté* doit être très voisin de celui qu'on obtient en calculant les bases en sulfates, et y ajoutant la silice et le fer (compté à l'état de peroxyde). Pour certaines eaux, telles les eaux sulfurées, c'est même là le seul contrôle possible.

3. Toutes les eaux, sauf de rares exceptions, sont plus ou moins alcalines. L'alcalinité est due le plus souvent aux carbonates alcalino-terreux (Ca, Mg) dissous à la faveur d'un excès d'acide carbonique, aux carbonates alcalins, quelquefois à des silicates ou à des sulfures. Sa connaissance est très importante au regard de la constitution de l'eau ; elle renseigne, notamment, sur sa teneur en carbonates, qu'elle sert à contrôler.

## II. — Ions.

A tort ou à raison, on tend à faire jouer aux ions un rôle important dans l'action des eaux minérales, ou tout au moins de certaines eaux minérales, sur l'économie. Aussi croyons-nous devoir donner sur cette notion, relativement récente, quelques précisions.

Le passage de l'électricité à travers la solution aqueuse d'un acide, d'une base, ou d'un sel, est toujours accompagné d'une décomposition chimique des substances dissoutes ; les acides, les bases et les sels sont des *électrolytes*. Les atomes ou groupes d'atomes séparés par cette décomposition des molécules dissoutes sont amenés aux extrémités du courant (électrodes) ; ils ont reçu le nom d'*ions*. Il se forme toujours, simultanément, des ions chargés les uns positivement, les autres négativement ; et, d'après la loi qui veut qu'il y ait attraction entre les électricités contraires, les ions positifs se rendent à l'électrode négative ou *cathode* (ce sont les *cathions*), et les ions négatifs à l'électrode positive ou *anode* (ce sont les *anions*).

A la suite de nombreux et importants travaux physico-chimiques,

en tête desquels se placent les recherches classiques de Raoult sur la
cryoscopie, on a été conduit à admettre, avec le Suédois Arrhé-
nius, que le courant électrique n'est pas la cause de la décomposition des électrolytes en ions : celle-ci est produite par le
seul acte de la dissolution, et l'action du courant consiste uniquement à transporter les ions préexistants aux électrodes, où ils
déposent leur charge électrique. A cette conception on a donné le
nom de théorie de la *dissociation électrolytique* ou *ionisation*.

L'électrolyse, en conduisant séparément aux électrodes les produits
de dissociation présents dans une solution, nous permet de déterminer la nature de ces produits et leurs rapports quantitatifs. C'est
ainsi que l'électrolyse d'une solution de chlorure de sodium montre
que les produits de dissociation qu'elle contient sont des *ions-chlore*
(négatifs) et des *ions-sodium* (positifs) en nombres égaux.

Il ne peut évidemment s'agir ici ni de sodium ni de chlore tels que
nous les connaissons, puisque ces deux éléments, en tant qu'individus
isolés, ne se reconnaissent pas dans une solution de chlorure de sodium. Ce sont des particules de sodium chargées d'électricité positive
(*ion-sodium*) et des particules de chlore chargées d'électricité négative
(*ion-chlore*). Les propriétés des ions-chlore et des ions-sodium doivent
être très différentes de celles que présentent les éléments libres non
électrisés; et il n'est pas étonnant que l'ion-sodium reste dans l'eau
sans la décomposer, puisque ce n'est que chez le sodium non électrisé qu'on a observé la propriété de décomposer l'eau; pour la
même raison, il ne faut pas non plus s'étonner de ne pas voir la
solution de chlorure de sodium présenter la teinte jaune des molécules de chlore, puisque ce sont des ions-chlore qu'elle contient.

On trouverait de même qu'une solution de bromure de magnésium
MgBr² doit renfermer des *ions-brome* (négatifs) et des *ions-magné-
sium* (positifs), dans la proportion de 1 *ion-Mg* pour 2 *ions-Br*; qu'une
solution de sulfate de chaux SO⁴Ca doit contenir nombres égaux
d'*ions-calcium* (positifs) et d'*ions-SO⁴* (négatifs).

Il a été établi que, dans les solutions concentrées ou de concentration moyenne, une partie plus ou moins notable de l'électrolyte
dissous reste non dissociée. L'ionisation progresse toujours quand la
dilution augmente; pour une dilution infinie, elle serait totale, c'est-à-
dire que toutes les molécules seraient alors dissociées en ions.

Dans la plupart des eaux minérales, les sels se trouvent en solution
très étendue; aussi leur ionisation saline y est-elle fort avancée.
Lorsque la minéralisation d'une eau est faible, lorsqu'elle est, pour
fixer les idées, de l'ordre de grandeur de quelqu s décigrammes par
litre, *il semble* qu'on puisse pratiquement admettre que toutes les

molécules salines sont ionisées (1) (Voy. à ce sujet le chap. III).

### III. — Représentation de la composition d'une eau minérale.

La notion d'*ions*, toutes réserves étant faites sur le degré réel d'ionisation, nous fournit un moyen de substituer au groupement hypothétique des éléments par sels (Voy. ci-dessus) une représentation très simple de la composition saline d'une eau minérale, sans aucune hypothèse sur sa véritable constitution. On calcule tous les résultats analytiques en ions, et on range sur deux colonnes les ions positifs et les ions négatifs, avec les quantités pondérales de chacun d'eux. La somme des poids de tous les ions (positifs et négatifs) égalera évidemment celle de la totalité des sels.

Nous donnerons, à titre d'exemple, la représentation de la composition saline, rapportée au litre, de l'eau minérale d'*Ostende*, dont une étude *très complète* a été faite récemment :

*Ions positifs +.*

|  | Gr. |
|---|---|
| Na | 1,0231 |
| K | 0,0206 |
| Li | 0,000079 |
| Ca | 0,00443 |
| Mg | 0,00816 |
| Fe | 0,00056 |
| Al | 0,00423 |
| $NH^4$ | 0,00077 |

*Ions négatifs —.*

|  | Gr. |
|---|---|
| Cl | 0,8095 |
| Br | 0,000115 |
| I | 0,00012 |
| $SO^4$ | 0,36042 |
| $PO^4H$ | 0,00051 |
| $B^4O^7$ | 0,058 |
| $CO^3$ | 0,4595 (2) |
| $SiO^3$ | 0,0152 |
| $AsO^4H$ | 0,0000185 |
| $NO^3$ | traces. |
| $NO^2$ | traces. |
| Matières organiques | traces. |

Résidu sec à 170° — 2$^{gr}$,7635

(1) En dehors des molécules et des ions, les eaux minérales contiendraient, au dire de quelques auteurs, des substances à l'état colloïdal. Il semble, notamment, qu'il existe, dans certaines eaux, de l'*argile* en solution colloïdale. Cette délicate question ne nous semble pas actuellement résolue, et il est à souhaiter que de nouvelles recherches soient entreprises.

(2) On n'a fait figurer, dans ce tableau, que les ions $CO^3$, qui, dans le résidu fixe à 170°, se retrouvent sous forme de carbonate neutre $CO^3Na^2$.

Voici, d'autre part, quel serait le groupement probable des éléments par sels :

|  | Gr. |
|---|---|
| Chlorure de sodium NaCl | 1,3011 |
| Chlorure de potassium KCl | 0,0392 |
| Chlorure de lithium LiCl | 0,00048 |
| Bromure de sodium NaBr | 0,000148 |
| Iodure de sodium NaI | 0,00014 |
| Carbonate de soude $CO^3Na^2$ | 0,8110 |
| Carbonate ferreux $CO^3Fe$ | 0,0011 |
| Borate de soude $B^4Na^2O^7 + 2H^2O$ (1) | 0,0885 |
| Phosphate de soude $PO^4Na^2H$ | 0,000843 |
| Sulfate de soude $SO^4Na^2$ | 0,4357 |
| Arséniate de soude $AsO^4Na^2H$ | 0,000025 |
| Sulfate de chaux $SO^4Ca$ | 0,0150 |
| Sulfate de magnésie $SO^4Mg$ | 0,0408 |
| Sulfate d'alumine $Al^2(SO^4)^3$ | 0,0269 |
| Silice $SiO^2$ | 0,0120 |
| Acide azotique et azoteux, ammoniaque, matières organiques | traces. |
|  | 2.7729358 |

Si l'on tient compte de la totalité de l'acide carbonique, laquelle est égale à 0gr,4881, on trouve que les carbonates qui l'alcalinisent sont composés de :

| Carbonate de soude $CO^3Na^2$ | 0gr,446 |
|---|---|
| Bicarbonate de soude hydraté $CO^3NaH$ (soit $C^2O^5Na^2.H^2O$) | 0gr,578 (2) |

Pour compléter la représentation de la composition chimique de l'eau, il ne reste plus qu'à donner les résultats de l'analyse ayant trait aux gaz libres dissous :

| Azote | 17cc,95 |
|---|---|
| Oxygène | 1cc,79 |
| Argon + traces de crypton et xénon | 0cc,388 |
| Hélium et néon | 0cc,0194 |

(1) Cette formule répond à la composition du borate disodique, qui, d'après des expériences directes, demeure comme résidu quand on dessèche le borate ordinaire $B^4Na^2O^7 + 10H^2O$ à 170°.

(2) La teneur en bicarbonate supposé anhydre $C^2O^5Na^2$ serait 0gr,516.

## CHAPITRE III

# CARACTÈRES ET CONSTANTES PHYSIQUES

**Couleur, limpidité, onctuosité**. — Généralement incolores quand on les regarde sous une faible épaisseur, les eaux minérales apparaissent verdâtres par grandes masses, comme les eaux douces. Les eaux bicarbonatées et les eaux sulfurées se troublent plus ou moins au contact de l'air; ce sont des phénomènes d'altération (Voy. chap. VI).

La plupart des eaux thermales, en raison de la vitesse avec laquelle elles viennent de la profondeur à la surface, apportent en suspension des parcelles plus ou moins fines de roches traversées (poussière des schistes, grains de sable ou d'argile, etc.), qui s'accumulent, en général, sur le fond du réservoir de captage (particules d'ardoises à *Ax*, etc.). Si l'on évite les jaillissements intermittents et les coups de bélier, en rendant la venue d'eau très régulière, une limpidité plus ou moins parfaite pourra être obtenue.

Certaines eaux minérales sont légèrement grasses au toucher, onctueuses et comme savonneuses. Elles paraissent devoir cette propriété, en partie, soit à leur richesse en matières organiques (sources des *Pyrénées*, etc.), soit à la faiblesse même de leur minéralisation, et particulièrement à l'absence plus ou moins complète de sels de chaux (*Gastein*, etc.).

**Odeur et saveur**. — Il n'existe pour ainsi dire pas d'eau minérale absolument inodore et exempte de saveur; ces deux caractères sont sous la dépendance directe de la composition chimique.

Les eaux sulfurées exhalent une odeur sulfhydrique, et il en est quelquefois de même des eaux sulfatées, par suite de phénomènes de réduction. Les sources riches en acide carbonique présentent une saveur acidule; les eaux salines ont la saveur du sel, etc. La source de *Saint-Boés* répand une odeur de bitume très prononcée.

**Densité**. — Toutes les eaux minérales ont une densité supérieure à celle de l'eau distillée, avec laquelle on les compare. La densité croît avec la richesse de la minéralisation. A peine supérieure à celle de l'eau distillée dans le cas des eaux sulfurées sodiques (environ

1,0002 , elle atteint un chiffre très élevé dans les sources salines (1,16 à *Salies-de-Béarn*); toutes les valeurs intermédiaires se rencontrent à mesure que monte le taux de minéralisation.

**Thermalité.** — Nous serons bref sur cette question, qui, comme celle du débit et de l'origine plus ou moins profonde des sources, est du domaine de la géologie.

La température des diverses sources, à l'émergence, varie dans de très larges limites : *Saint-Galmier*, 8° ; *Enghien* (*source du Lac*), 12° ; *Eaux-Bonnes* (*source Vieille*), 32°,5 ; *Vichy* (*source Chomel*), 44° ; *Aix-les-Bains* (*source d'Alun*), 47° ; *Néris*, 52°,8 ; *La Bourboule* (*source Choussy*), 56° ; *Dax* (*Fontaine chaude*), 61° ; *Bagnères-de-Luchon* (*source Bayen*), 64°,5 ; *Plombières* (*source Vauquelin*), 64°,6 ; *Gastein* (*Tyrol*), 71°,5 ; *Karlsbad* (*Bohême*), 74° ; *Ax* (*source Rossignol supérieure*), 77°,5 ; *Chaudesaigues*, 81° ; *Albano* (*Italie*), 84°,5 ; *Hammam-Meskoutine* (*Constantine*), 95° ; Suffioni de *Toscane*, 100° ; Grand Geyser d'*Islande*, 127°), etc.

Les quantités de chaleur apportées ainsi par les sources à la surface du sol sont considérables ; d'après de Launay, l'ensemble des principales sources françaises donnerait, annuellement, l'équivalent thermique de plus de 100000 tonnes de houille.

La température des eaux à l'émergence peut servir à les classer plus ou moins rationnellement ; il y a des eaux *froides* et des eaux *chaudes*. On a distingué, parmi celles-ci, des eaux *hypothermales* (20 à 30-35°), *thermales* proprement dites (35-50°) et *hyperthermales* (au-dessus de 50°). Nous appelons sources *thermales* toutes celles qui ont une température propre, sensiblement indépendante de celle du lieu d'émergence, quelle que soit d'ailleurs cette température.

De nombreux travaux ont établi que la température du sous-sol est égale à la température moyenne extérieure du lieu augmentée de 1° par 30 à 35 mètres de profondeur. D'après cela, une eau qui sortirait du sol à une température de 70° émergerait d'une profondeur d'environ 2100 mètres. Mais il est évident que la règle n'est pas absolue, et il faut songer à diverses causes de refroidissement, notamment la circulation des eaux dans les couches superficielles froides, la possibilité de leur mélange avec des eaux moins profondes, etc. (1).

_______________

(1) Outre la température, on a aussi beaucoup parlé et écrit sur « l'électricité des eaux ». On n'a encore, sur ce sujet, que des données très confuses. Le problème reste entier.

La question de la *radio-activité*, qui est aussi bien du domaine de la chimie que de celui de la physique, sera traitée dans le chapitre IV.

**Pression osmotique. — Point cryoscopique. — Conductibilité électrique.** — 1. La pression osmotique paraît être un facteur important de l'action des eaux minérales sur l'économie. C'est pourquoi nous croyons devoir présenter sur cette constante physique quelques notions élémentaires précises.

Un fragment de sel qu'on plonge dans l'eau tombe au fond du vase, et, au début, seules les parties du liquide qui l'avoisinent peuvent exercer sur lui une action dissolvante. Néanmoins, au bout d'un certain temps, la substance solide se trouve répartie d'une manière parfaitement uniforme dans toute la liqueur. Il doit donc y avoir là une *force de diffusion*, qui, antagoniste du poids de cette substance, la pousse dans toutes les directions et à travers toute la masse du liquide.

Opposons à cette force une résistance, telle une membrane poreuse. Suivant sa nature propre et celle de la membrane, la substance dissoute se diffusera plus ou moins, par *osmose*, à travers cette membrane. Il y a des membranes qui laissent diffuser librement certaines substances, mais sont pratiquement imperméables pour d'autres substances ; on connaît des cellules animales et des cellules végétales dont les parois ne se laissent guère traverser que par l'eau (*parois semi-perméables*). On peut, en utilisant les parois semi-perméables, mesurer la force de diffusion, qu'on appelle plus généralement force osmotique ou *pression osmotique* (Pfeffer, 1877).

Quelques relations importantes ont été établies. Pour une substance donnée en *solution étendue*, la pression osmotique, toutes choses égales d'ailleurs, est directement proportionnelle à la concentration, c'est-à-dire au poids de substance dissoute dans l'unité de volume, ou encore au nombre de molécules dissoutes dans l'unité de volume ; les ions, qui sont des fragments de molécules, se comportent, au regard de la pression osmotique, comme des molécules complètes.

Toutes les molécules et tous les ions, quels que soient leurs poids absolus respectifs et leurs qualités chimiques individuelles, s'équivalent vis-à-vis de la pression osmotique ; dans une solution, le nombre des unités présentes dans l'unité de volume règle seul la grandeur du phénomène. En sorte que, si plusieurs substances sont en solution dans la même liqueur, la loi précédente garde toute sa rigueur : la pression osmotique d'une solution étendue quelconque est proportionnelle au nombre total des molécules et des ions contenus dans l'unité de volume.

Lorsque deux solutions ont la même pression osmotique, elles sont dites *isotoniques*.

Le cas où la même solution contient plusieurs substances est celui des eaux minérales, auxquelles s'appliquent, par conséquent, les faits et considérations qui précèdent : *la pression osmotique d'une eau minérale est directement proportionnelle au nombre total des molécules et des ions contenus dans l'unité de volume* (1).

Si une eau minérale a la même pression osmotique qu'une autre solution, que celle-ci soit d'ailleurs artificielle (sérums artificiels, etc.) ou naturelle (eaux minérales, liquides de l'organisme, etc.), elle sera dite *isotonique* avec cette solution.

Si la pression osmotique est une constante physique importante, sa mesure effective est fort difficultueuse. Aussi est-ce par voie indirecte qu'on l'étudie le plus souvent. On détermine généralement, à cet effet, le point de congélation et la conductibilité électrique.

2. Lorsqu'on refroidit lentement une solution à solvant solidifiable, le solvant commence à se solidifier dès que le refroidissement est suffisant, et toujours à une température plus basse que ne le ferait le solvant pur. La différence, appelée *abaissement du point de congélation*, est, comme la pression osmotique, en raison directe du nombre total des molécules et des ions présents dans l'unité de volume (2).

L'abaissement du point de congélation d'une solution se présente donc comme une manifestation tangible de la pression osmotique, avec laquelle il est directement proportionnel. Étant d'ailleurs facile à déterminer, on substitue généralement sa mesure, dans la pratique, à la détermination directe de la pression osmotique.

Toutes les solutions qui contiennent le même nombre total de molécules ou ions dans l'unité de volume donneront le même abaissement du point de congélation et auront même pression osmotique : elles seront isotoniques.

Une eau minérale étant une solution aqueuse, comme le point de congélation de l'eau pure est pris conventionnellement pour

(1) Nous croyons intéressant de donner ici une idée de l'ordre de grandeur des nombres absolus de molécules ou d'ions pouvant exister dans un volume déterminé d'eau minérale, ainsi que de leurs poids absolus. Dans 1 milligramme de sel marin NaCl, il n'y aurait pas moins de 12 milliards de milliards de molécules ; par suite, 1 centimètre cube d'une solution au millième du même sel dans l'eau, l'ionisation y étant pratiquement intégrale, contiendra 12 milliards de milliards de chaque ion Na — et Cl +.

(2) Cela se conçoit : pour séparer le solvant du corps dissous, il faut vaincre les attractions mutuelles s'exerçant entre les molécules du premier et les molécules ou les ions du second, et la résultante de ces attractions est évidemment proportionnelle au nombre d'unités (molécules ou ions) existant dans l'unité de volume.

Crénothérapie.         3

zéro des températures, le chiffre donnant l'abaissement du point de congélation se confondra avec celui qui représente le degré même de la température de congélation au-dessous de zéro. En indiquant, par exemple, que l'abaissement du point de congélation d'une eau minérale est de 0°,254, on exprime le même fait qu'en disant qu'elle se congèle à — 0°,254

Il suit de là que, si deux eaux minérales présentent le même point de congélation, elles renferment le même nombre total de molécules et ions dans l'unité de volume, ou, si l'on veut, elles ont même pression osmotique : elles sont *isotoniques*.

A chaque eau minérale correspondra une constante particulière, le point de congélation ou *point cryoscopique*, ou encore *degré cryoscopique*. Le chiffre qui le représente est, en principe, une résultante de toutes les substances en solution, quelle que soit leur nature chimique.

L'acide carbonique libre dissous, très abondant dans certaines sources, dont il arrive à constituer une partie notable de la minéralisation, ne paraît pas influencer, d'une manière appréciable, le point de congélation, et il en est de même de la moitié de l'acide carbonique des bicarbonates ; la seconde moitié de l'acide carbonique des bicarbonates et tout l'acide des monocarbonates sont, au contraire, *actifs* au point de vue cryoscopique.

A ne considérer que les choses en gros, on a constaté, en comparant une série d'eaux minérales, que, sans lui être proportionnel, le degré cryoscopique s'élève, en général, à mesure que croît le taux de la minéralisation exprimée en sels anhydres et monocarbonates, ce qui correspond à peu près au résidu sec (1). Voici, à titre d'exemple, quelques chiffres qui on été donnés :

| Sources. | Résidu sec (en gr. par litre). | Point cryoscopique. |
|---|---|---|
| *Eaux-Bonnes* (source Vieille).... | 0,599 | 0°,039 |
| *Saint-Christau* (source Prieuré).. | 0,476 | 0°,045 |
| *Bussang* (Salmade)............... | 1,542 | 0°,102 |
| *Pougues* (source Saint-Léger) ... | 2,48 | 0°,158 |
| *Ostende* (source du Parc)........ | 2,763 | 0°,165 |
| *Royal* (Saint-Mart).............. | 3,708 | 0°,245 |
| *La Bourboule* (Choussy)......... | 5,038 | 0°,317 |
| *Montmirail* (source Verte)....... | 25,163 | 0°,735 |
| *Rubinal*........................ | 103,814 | 1°,295 |

A mesure que la minéralisation saline augmente, on voit que son influence relative sur le point cryoscopique diminue. C'est que les

(1) Pour plusieurs raisons, cette remarque n'a rien d'absolu. La nature particulière de la minéralisation peut plus ou moins compenser la richesse ; le chlorure de sodium, par exemple, équivaut, au point de vue cryoscopique, à plusieurs fois son poids de sulfate de chaux.

propriétés que nous avons fait connaître appartiennent surtout aux solutions étendues, d'une part, et que, d'autre part, le degré relatif d'ionisation s'abaisse lorsque croît la concentration. Ce dernier fait signifie que, dans les eaux minérales très riches en sels, la *proportion* des molécules non ionisées doit être relativement très inférieure à celle qui existe dans les eaux faiblement minéralisées.

On voit par là que la cryoscopie, s'ajoutant à l'analyse chimique, est susceptible de nous renseigner sur le degré d'ionisation des eaux minérales. Toutefois, la précision des mesures cryoscopiques étant assez restreinte, il est préférable, quand on veut évaluer le degré d'ionisation, d'avoir recours à la conductibilité électrique.

3. La conductibilité électrique d'une solution ne dépend que du nombre d'ions présents dans l'unité de volume et lui est directement proportionnelle. Les molécules non dissociées n'interviennent pas ici, alors qu'elles jouent le même rôle que les ions vis-à-vis de la pression osmotique et du point de congélation.

La mesure de la conductibilité électrique comporte toujours une grande précision. A chaque eau minérale correspondra ainsi une nouvelle constante physique, dont la valeur pourra toujours être très exactement connue.

En étudiant la conductibilité électrique de quelques eaux très peu minéralisées, on a reconnu que les molécules salines y étaient presque toutes ionisées, et cela confirme les déductions tirées des mesures cryoscopiques. Il y aurait un réel intérêt, selon nous, à étendre cette étude à un grand nombre d'eaux minérales, dont la nature et la richesse salines seraient aussi variées que possible.

On voit, en résumé, que la pression osmotique, le point cryoscopique et la conductibilité électrique des eaux minérales sont trois constantes physiques en étroite corrélation. Leur grandeur absolue dépend de la richesse saline et du degré d'ionisation des sels, celle-ci étant d'autant plus avancée que la minéralisation saline est plus faible.

## CHAPITRE IV

# RADIO-ACTIVITÉ ET GAZ RARES

On observe généralement, au griffon des sources thermales, des dégagements de gaz plus ou moins abondants. Venus des profondeurs de la terre, ces gaz, dits *spontanés*, se dissolvent en partie dans la colonne liquide, entrant ainsi dans la composition de l'eau minérale ; le reste se perd dans le grand réservoir atmosphérique.

Ce sont toujours des mélanges. Souvent absent, l'oxygène ne s'y rencontre d'ordinaire qu'en faibles proportions, et il en est de même du formène et autres gaz conbustibles. L'acide carbonique peut manquer aussi complètement ; mais quelques sources en sont si riches, que le gaz de l'eau minérale peut être considéré, pratiquement, comme du gaz carbonique sensiblement pur.

Lors de l'analyse chimique, après que les divers gaz ont été éliminés par les réactifs courants, l'azote demeure comme résidu. Il ne semble pas qu'il soit jamais totalement absent ; souvent il prédomine, et on a cru pendant longtemps qu'il constituait seul, ou presque seul, l'élément gazeux de certaines sources. Nous savons aujourd'hui qu'il est toujours accompagné de petites quantités d'autres corps gazeux, dont on avait jusqu'à ces dernières années méconnu l'existence ; ce sont les émanations radio-actives, d'une part, et, de l'autre, les « gaz rares », dont nous allons successivement parler.

A. — 1. Nous rappellerons d'abord brièvement en quoi consistent les phénomènes essentiels de radio-activité.

En 1896, Henri Becquerel observa que l'*uranium* et ses composés émettent, spontanément et continûment, des rayons traversant les corps opaques, impressionnant les plaques photographiques et rendant les gaz conducteurs de l'électricité. L'étude de ce rayonnement a conduit à la mise en évidence des mêmes propriétés chez quelques autres corps, notamment le *thorium*, le *polonium* de M<sup>me</sup> Curie, le *radium* de Pierre Curie et M<sup>me</sup> Curie, l'*actinium* de Debierne. Afin de fixer les idées, considérons pour un instant le radium, le corps *radio-actif* que nous connaissons le mieux.

Le radium est un élément instable, dont l'atome, démentant son étymologie, se fragmente graduellement. Nous bornant à mentionner ici l'hélium, — élément stable et non radio-actif, qui est un de ses produits de désintégration, et sur lequel nous reviendrons plus loin, — le radium fournit d'abord un premier produit, un gaz radio-actif, auquel Rutherford a donné le nom d'*émanation*. Ce gaz se détruit rapidement, en donnant un nouveau corps, le *radium* A, qui se précipite à l'état solide sur les objets plongés dans l'émanation, et qui, à son tour, se convertit peu à peu en *radium* B. Le radium B engendre le *radium* C, et Rutherford a pu suivre la transformation jusqu'au *radium* F, qui paraît identique au polonium. Au cours de cette « dégradation » progressive de ses atomes, le radium libère, sous forme de lumière, de chaleur, d'électricité et de rayons analogues aux rayons X, d'énormes quantités d'énergie.

D'une manière générale, aux détails et à l'intensité près, des phénomènes analogues s'observent chez les diverses substances radio-actives (1).

On extrait les corps radio-actifs de certains minerais dits *radifères* ; des terrains ont été rencontrés aussi qui en contenaient des quantités notables. Mais il a été établi, en outre, par de nombreuses expériences, que des traces de radium, de thorium, d'actinium, existent partout dans la substance de la terre, et que les émanations radio-actives résultant de leur désintégration atomique sont partout répandues dans le sol et le sous-sol. Les eaux et les gaz souterrains se chargent plus ou moins de ces émanations, qui sont ainsi continuellement déversées à la surface du sol dans l'atmosphère. En raison de cette universelle diffusion des corps radio-actifs (2), il semble impossible de trouver une eau ou un gaz naturel qui soient absolument dépourvus de radio-activité, en sorte que les sources thermales sont toutes plus ou moins radio-actives. Aussi, dans la pratique, convient-il de ne considérer comme telles que celles qui sont notablement plus radio-actives que l'air ou l'eau courante.

Une source étant donnée, soit à étudier sa radio-activité. On examine séparément les gaz spontanés et l'eau elle-même.

a. Les gaz ayant été récoltés bien exempts d'air, il s'agit de déterminer la nature et la proportion de l'émanation radio-active ou des émanations radio-actives qu'ils contiennent. On utilise, à

(1) Peut-être tous les éléments chimiques sont-ils radio-actifs ? La radio-activité serait une propriété générale de la matière ? Dans quelques substances seulement, le phénomène présenterait une intensité suffisante pour pouvoir être constaté avec nos moyens actuels d'investigation.

(2) Pour un million de tonnes de roches, il a été trouvé $1^{gr},4$ de radium en Angleterre (Strutt) et $1^{gr}.1$ en Amérique (Eve). Cela ferait une moyenne d'environ 1 gramme de radium par cube de 60 mètres de côté.

cet effet, la propriété que possèdent les émanations radio-actives de rendre conducteurs de l'électricité les gaz qui en sont chargés (1). La conductibilité ainsi conférée à un gaz par une émanation donnée est proportionnelle à sa richesse en émanation.

D'un autre côté, comme l'émanation, que nous savons être essentiellement instable (Voy. plus haut), se détruit d'une manière continue, la conductibilité diminue sans cesse dans le même rapport ; la loi de décroissance caractérise la nature de l'émanation. Cette loi est telle, dans le cas de l'émanation du radium, que la quantité d'émanation existant à un moment quelconque se trouvera, quatre jours après, diminuée de moitié. Beaucoup plus rapidement se détruisent les émanations du thorium et de l'actinium : la diminution de moitié se produit en cinquante-quatre secondes pour la première, en quatre secondes pour la seconde.

Quelques conclusions pratiques se dégagent immédiatement de ces faits :

1° L'émanation du radium pourra être reconnue un certain temps après la récolte du gaz au griffon. L'expérience a montré toutefois qu'au bout d'un mois les sources les plus radio-actives avaient pratiquement perdu toute leur radio-activité. On fera, en général, de bonnes déterminations sur les gaz âgés de quelques jours ; connaissant la loi de décroissance, on calculera aisément ce qu'aurait été la radio-activité à la sortie du griffon ; mais, en principe, il est préférable, pour l'exactitude des résultats, d'opérer, à la source, sur des gaz qui viennent d'être récoltés.

2° L'émanation du thorium, dont la moitié se détruit en cinquante-quatre secondes, ne pourra être déterminée, non sans difficulté d'ailleurs, que sur place, immédiatement après la récolte du gaz.

3° Quant à l'émanation de l'actinium, sa durée de vie est si courte qu'une méthode toute spéciale (qu'il est d'ailleurs utile d'employer aussi dans le cas du thorium) doit nécessairement être appliquée à sa recherche.

Lorsque plusieurs émanations coexistent dans un gaz, leurs effets

(1) Pour mesurer cette conductibilité, on plonge dans le gaz un barreau métallique électrisé ; il se déchargera d'autant plus vite que le gaz sera plus conducteur, c'est-à-dire plus riche en émanation, plus radio-actif. Par suite, si le barreau électrisé porte une feuille métallique légère fixée par son sommet, celle-ci, qui se trouvait initialement écartée par le fait de l'électrisation (électroscope), reviendra peu à peu à sa position d'équilibre, et sa vitesse de chute sera en raison directe de la proportion d'émanation. — Pour les détails des expériences, consulter les publications suivantes : CHENEVEAU et LABORDE, Détermination de la radio-activité des eaux minérales (*Revue scientifique*, 10 avril 1909) ; MOUREU et LEPAPE, La radio-activité des sources thermales de Bagnères-de-Luchon (*Académie de médecine*, 30 mars 1909) ; MOUREU et LEPAGE, Radio-activité des sources thermales de Bagnères-de-Luchon, remarques sur la technique expérimentale (*Annales des Mines*, livraison de mai 1909).

se superposent. Le problème, notablement plus compliqué dans ce cas, se résout par l'application de l'analyse mathématique à l'étude des courbes de décroissance.

*b.* L'examen des eaux se ramène à celui du gaz : on en extrait par ébullition prolongée les gaz dissous ; ceux-ci entraînent la totalité de l'émanation ; on les étudie comme des gaz spontanés.

2. — *a.* Un grand nombre de sources (plus d'un millier), appartenant à diverses parties du globe (*France, Espagne, Italie, Russie, Suède, Allemagne, Autriche, Roumanie, Amérique,* etc.) ont déjà été étudiées. En général, c'est à l'émanation du radium que les sources paraissent devoir pratiquement toute leur radio-activité. Dans les sources de *Kaiserbrunnen,* à *Homburg* (*Grand-Duché de Hesse*), l'émanation du thorium a pu être nettement mise en évidence. Des traces d'autres émanations, sans doute, doivent encore exister dans les sources, et il est vraisemblable qu'elles y seront tôt ou tard reconnues.

A titre d'exemple, nous donnerons, sous forme de tableau, les proportions d'émanation du radium qui ont été déterminées dans quelques sources françaises. Les chiffres ci-dessous représentent la radio-activité des gaz ou eaux au moment de l'émergence.

| STATIONS ET SOURCES. | RADIO-ACTIVITÉ (en milligr.-min.) de 10 litres de gaz spontanés. | RADIO-ACTIVITÉ (en milligr.-min.) de 10 litres d'eau. |
|---|---|---|
| *La Bourboule* (Puits Choussy)........ | 22,00 | 3,56 |
| *Bagnères-de-Luchon* (Grande source Bordeu)........................ | 18,36 | 2,20 |
| *Bagnères-de-Luchon* Pré n° 2........ | » | 1,33 |
| —     Bordeu n° 2.... | 14,43 | non déterminée |
| —     Pré n° 1........ | 10,23 | 0,65 |
| —     Saule n° 2...... | 9,42 | non déterminée |
| —     Ferras-Enceinte. | 4,19 | 0,51 |
| —     Reine......... | » | 0,08 |
| *Plombières* (Source Vauquelin)...... | 14,90 | 0,84 |
| —     n° 3 (Thalweg)........ | 13,60 | non déterminée |
| —     Les Capucins........ | 4,62 | 2,03 |
| *La Chaldette*................ | 12,80 | 1,98 |
| *Grisy* (Source d'Ys)........... | 3,38 | 0,82 |
| *Bussang* (Grande-Salmade)......... | non déterminée | 1,30 |
| —     (Demoiselles)........ | non déterminée | 0,73 |
| *Dax* (Trou-des-Pauvres)........... | 2,92 | non déterminée |
| *Bagnères-de-Bigorre* (Source Salies). | 2,32 | non déterminée |
| *Bourbon-Lancy* (Source Lymbe)..... | 2,06 | non déterminée |
| *Maizières* (Source Romaine)........ | 1,48 | non déterminée |
| *Luxeuil* (Bain des Dames).......... | 1,24 | non déterminée |
| *Néris*........................ | 0,92 | non déterminée |
| *Bagnoles-de-l'Orne*............ | 0,72 | non déterminée |

Ils expriment la radio-activité en milligrammes-minutes et sont rapportés à 10 litres. Dire, par exemple, que la radio-activité des gaz spontanés de la source *Vauquelin* est 14,9, c'est spécifier que la dose d'émanation existant dans 10 litres de gaz est égale à celle que produirait un poids de $14^{mg},9$ de bromure de radium $RaBr^2$ en une minute, ou, ce qui revient au même, un poids de 1 milligramme du même sel en $14',9$.

On voit, à l'inspection de ces chiffres, que la radio-activité des gaz spontanés est toujours notablement supérieure à celle des eaux correspondantes. On peut remarquer, en outre, que, dans la même station, les différentes sources peuvent être très inégalement radio-actives.

A l'étranger, on a signalé quelques sources très fortement radio-actives. Mentionnons, comme extraordinairement curieuse, la source de *Gratenbäcker*, à *Gastein* (*Autriche*), où la radio-activité des gaz spontanés atteint le chiffre exceptionnellement élevé de 79,2.

*b.* Dans quelques sources, on a reconnu la présence de traces de sels de radium en dissolution. Ces eaux, contrairement à celles de la plupart des sources, qui, au bout d'un mois, ont pratiquement perdu toute leur radio-activité, demeurent indéfiniment radio-actives, le sel de radium dissous produisant continuellement de l'émanation en se détruisant (1).

La présence de sels de radium dissous, qu'il faut toujours avoir soin de rechercher, est facile à mettre en évidence. On examine l'eau quand elle est âgée d'un ou deux mois ; si elle contient un sel de radium, elle sera encore radio-active ; elle n'accusera, dans le cas contraire, aucune radio-activité appréciable.

Parmi les sources où des traces de sel de radium ont été caractérisées, mentionnons celles de *Kreusnach* (*Grand-Duché de Hesse*).

La même méthode permettrait de reconnaître des traces de sels de thorium dans les sources.

De petites quantités de sels de métaux radio-actifs ont été également trouvées dans les sédiments ou les boues de certaines sources : radium à *Bath* ; radium et thorium à *Baden-Baden*, *Lucques*, *Kreusnach* ; radiothorium à *L'Échaillon* et à *Salins-Moutiers*, etc.

B. — 1. En 1903, Ramsay et Soddy observèrent que l'émanation du radium, en se détruisant (pour donner successivement les radiums A, B, C... F ; Voy. plus haut), produisait un élément gazeux

---

(1) Étant donnée une quantité quelconque d'un sel de radium, le temps nécessaire pour sa diminution de moitié serait, d'après des travaux récents, voisin de 2 000 ans. Il en résulte, dans la pratique, que la teneur en sel de radium d'une eau minérale peut être considérée comme constante.

particulier, non radio-actif, l'hélium. On a reconnu, depuis, que l'actinium, le thorium, l'uranium et le polonium engendraient aussi spontanément de l'hélium.

Ces faits concordent avec l'existence de l'hélium dans les minéraux radio-actifs (1) et aussi dans l'air atmosphérique, qui renferme des traces d'émanations radio-actives. Si nous généralisons, l'hélium doit être, en quelque sorte, le compagnon des corps radio-actifs dans la nature, et, comme des traces de ces derniers se trouvent partout dans le sol et le sous-sol, on doit rencontrer l'hélium dans tous les gaz souterrains et dans toutes les sources. C'est bien ce que vérifie l'expérience. Celle-ci montre, en outre, que l'hélium est toujours accompagné dans les sources, sans parler des gaz courants (azote, acide carbonique), de quatre autres éléments gazeux : le néon, l'argon, le crypton et le xénon.

Les cinq gaz : hélium, néon, argon, crypton, xénon, constituent une famille d'éléments très homogènes. Ils sont chimiquement inertes, et on n'en connaît aucune combinaison. Ce caractère essentiel, joint à ce fait qu'on les rencontre toujours ensemble dans les sources, nous a tout naturellement conduit à les grouper ici, après avoir parlé de la radio-activité, bien que l'hélium soit le seul des cinq gaz pour lequel des relations certaines avec les corps radio-actifs aient été établies.

Comparativement aux gaz courants, ils sont généralement peu abondants dans les mélanges gazeux naturels (2) ; c'est pour cette raison qu'on les désigne communément sous le nom générique de « gaz rares ».

Leur inertie chimique, qui les place, pour ainsi dire, en marge de la chimie, permet de les séparer rigoureusement de tous les autres corps simples ou composés, et, en particulier, des autres gaz qui les accompagnent dans les sources. On peut ensuite, en traitant leur mélange par le charbon de bois refroidi, qui les absorbe en proportions très inégales, les séparer les uns des autres. Chacun d'eux est enfin reconnu à ses caractères spectroscopiques.

2. Nous avons indiqué plus haut que les cinq gaz rares : hélium, néon, argon, crypton, xénon, se trouvent parmi les éléments gazeux de toutes les sources. Il nous reste à parler des résultats quantitatifs. Voici un tableau présentant la composition des

(1) C'est en chauffant la clévéite, minéral uranifère, que Ramsay découvrit l'hélium en 1895. Il fut identifié, par l'étude de son spectre, avec un élément dont l'analyse spectrale avait depuis longtemps révélé la présence dans le soleil, — d'où son nom (ἥλιος, soleil) — et qu'on n'avait pas encore rencontré sur la terre.

(2) 100 parties d'air atmosphérique contiennent, en volumes : 0,932 d'argon ; 0,00124 de néon ; 0,000408 d'hélium ; 0,0000019 de crypton ; 0,00000059 de xénon.

| SOURCES (GAZ SPONTANÉS). | RADIO-ACTIVITÉ (en milligr.-min.) de 10 litres de gaz. | ACIDE carbonique p. 100. | OXYGÈNE p. 100. | GAZ combustibles p. 100. | AZOTE p. 100. | GAZ rares en bloc p. 100. | ARGON (et traces de crypton et xénon) p. 100. | HÉLIUM (et traces de néon) p. 100. |
|---|---|---|---|---|---|---|---|---|
| La Bourboule (Puits de Choussy). | 22 | 94,5 | traces | 0,05 | 5.34 | | 0,10 | 0,01 |
| Bagnères-de-Luchon (Grande source Bordeu de la Galerie François) | 18,36 | 0,33 | néant | non déterminés | 98,275 | 1,395 | 1,31 | 0,085 |
| Bagnères-de-Luchon Bordeu n° 2. | 14,43 | 0,85 | néant | 1,30 | 96,45 | 1,40 | 1,249 | 0,157 |
| —            Pré n° 1... | 10,23 | traces | néant | 6 | 92,40 | 1,60 | 1,315 | 0,285 |
| —            Saule n° 2. | 9,42 | traces | néant | 3,58 | 94,826 | 1,594 | 1,273 | 0,321 |
| Plombières (Source Vauquelin). | 14,9 | traces | traces | non déterminés | 98,15 | 1,846 | 1,641 | 0,205 |
| —            (Source n° 3)... | 13,6 | traces | 4 | non déterminés | 94,505 | 1,495 | 1,373 | 0,122 |
| La Chaldette (Lozère)... | 12,8 | 2,75 | néant | traces | 95,17 | 2,08 | 1,31 | 0,77 |
| Grisy (Source d'Ys)... | 3,38 | 1,15 | traces | traces | 95,50 | 3,36 | 1,18 | 2,18 |
| Bussang (Source des Demoiselles)... | non déterminée | 82,71 | traces | traces | 16,72 | 0,57 | 0,242 | 0,328 |
| Dax (Trou-des-Pauvres)... | 2,92 | 1,9 | 0,7 | non déterminés | 96,2 | 1,2 | 1,495 | 0,005 |
| —   (Source Nehe)... | 0,56 | 1,3 | 1 | non déterminés | 96,26 | 1,44 | 1,427 | 0,017 |
| Bagnères-de-Bigorre (Source Salies)... | 2,32 | 3,14 | traces | non déterminés | 95,25 | 1,60 | 1,56 | 0,04 |
| Ax (Source Viguerie)... | 2,32 | néant | néant | non déterminés | 98,45 | 1,55 | 1,453 | 0,097 |
| Bourbon-Lancy (Source Lymbe). | 2,06 | 2,8 | 2.2 | non déterminés | 91,96 | 3,04 | 1,20 | 1,84 |
| Maizières (Source Romaine)... | 1,48 | 1,7 | traces | non déterminés | 91,91 | 6,39 | 0,91 | 5,48 |
| Luxeuil (Bain des Dames)... | 1,24 | 0,83 | traces | traces | 97,15 | 2,02 | 1,28 | 0,74 |
| —            (Grand Bain)... | 0,50 | 1,60 | néant | traces | 96,29 | 2,11 | 1,35 | 0,76 |
| Néris (Source César)... | 0,92 | 11,86 | néant | non déterminés | 86,29 | 1,85 | 0,88 | 0,97 |
| Salins-Moutiers... | 0,66 | 41,50 | traces | non déterminés | 57,83 | 0,67 | 0,446 | 0,224 |

mélanges gazeux qui se dégagent au griffon de quelques sources françaises. Les chiffres représentent des volumes et sont rapportés à 100 parties. Les sources sont rangées par ordre d'intensité de la radio-activité des mêmes mélanges gazeux et par stations ; les chiffres de la radio-activité à l'émergence sont rappelés dans la première colonne.

On voit immédiatement que, comme la radio-activité, les proportions des gaz rares peuvent varier dans de très larges limites. La teneur en argon suit assez régulièrement la teneur en azote, et on remarque qu'elle est généralement comprise entre 1 et 1,5 p. 100 de cette dernière.

Malgré l'étroite parenté de l'hélium avec les corps radio-actifs, aucune proportionnalité n'apparaît entre ce gaz et l'intensité de la radio-activité. La relation entre la radio-activité et l'hélium des sources (pour des raisons qu'il serait trop long de discuter ici) n'est donc que qualitative ; mais elle est générale et absolue.

La teneur en hélium est particulièrement élevée dans certaines sources. Nous trouvons 1,84 p. 100 à Bourbon-Lancy, 2,18 p. 100 à Grisy, et, à Maizières, la proportion d'hélium atteint le chiffre exceptionnellement élevé de 5,48 p. 100. En tenant compte à la fois de la teneur et du débit, on calcule que la source de Bourbon-Lancy fournit annuellement plus de 10 mètres cubes d'hélium : eu égard à la rareté relative de ce gaz, c'est une véritable mine d'hélium.

Par tout ce qui précède, on voit que les sources amènent au jour, d'une manière continue, des quantités relativement considérables d'émanations radio-actives et de gaz rares, qui se répandent dans l'atmosphère (1).

(1) Pour d'autres considérations susceptibles d'intéresser, voy. : Cн. MOUREU. Les dégagements gazeux des sources thermales : radio-activité et gaz rares (*Revue scientifique*, mars 1908).

# CHAPITRE V

## CLASSIFICATION

La classification des eaux minérales offre de grandes difficultés. En raison de la complexité de leur composition, il est à peu près impossible de les répartir par groupes naturels. On ignore généralement, d'autre part, le véritable rôle thérapeutique des diverses substances. Il peut arriver, en effet, que telle de ces substances, quantitativement accessoire, soit, en réalité, douée de propriétés actives qui la placent au premier rang. De là résulte une hésitation bien naturelle sur le point de départ à adopter. Il nous semble toutefois que, dans l'état actuel de la science, on doit considérer surtout, en vue d'une classification forcément artificielle, les éléments prédominants dans l'eau et qui tendent à la caractériser.

En partant de ce principe, nous distinguerons d'abord quatre classes d'eaux, dont chacune pourra être elle-même subdivisée en sous-classes et familles :

1° Classe des chlorurées;

2° Classe des sulfurées ;

3° Classe des sulfatées;

4° Classe des bicarbonatées.

Dans une cinquième classe, nous grouperons, sous la rubrique *Sources diverses*, certaines eaux qu'il est difficile de faire entrer dans l'une quelconque de ces quatre catégories.

Cette classification n'a d'ailleurs rien d'absolu, et maintes sources pourraient, non sans de bonnes raisons, être transportées d'une classe dans une autre.

Dans la revue rapide qui suit, nous mentionnerons, à propos de chaque catégorie d'eaux, quelques sources principales, et surtout des sources françaises, sur lesquelles notre documentation est la plus complète.

### I. — Classe des chlorurées.

Dans ces eaux, le chlorure de sodium NaCl est le corps de beaucoup le plus abondant. Il s'y trouve généralement associé à divers chlorures, sulfates et bicarbonates alcalins et alcalino-terreux, souvent à des quantités appréciables de bromures et d'iodures et parfois même à des sulfures. Plusieurs de ces eaux sont fortement lithinées et ferrugineuses. Beaucoup sont gazeuses (gaz carbonique libre $CO^2$); leur thermalité est variable. La minéralisation oscille dans des limites très étendues (quelques décigrammes à plusieurs centaines de grammes par litre ; mais toujours le sel marin, par sa prédominance sur les autres éléments, reste caractéristique de cette classe d'eaux.

Nous distinguerons trois sous-classes :

1° **Chlorurées sodiques simples**. — *a*. C'est dans ce groupe que se trouvent les eaux les plus fortement minéralisées. Généralement froides, celles-ci ont pour origine le lessivage de gîtes de sel gemme par des eaux de surface. Citons : *Salies-de-Béarn, Biarritz-Briscous, Salins (Jura)*, etc. L'eau de mer rentre dans ce groupe ; il est à remarquer que, quoique médicalement très active, on ne la range pas d'ordinaire parmi les eaux minérales.

*b*. Contrairement aux précédentes, les eaux chlorurées sodiques peu minéralisées ont, en général, une origine profonde. Elles sont chaudes et plus ou moins gazeuses :

*Bourbon-Lancy (Saône-et-Loire)*, gaz radio-actifs et riches en hélium ; *Maizières (Côte-d'Or)*, fortemement lithinée, gaz radio-actifs et riches en hélium ; *Luxeuil (Haute-Saône)*, gaz radio-actifs ; *Balaruc (Hérault)* ; *Acqui (Piémont)* ; *Baden-Baden (Grand-Duché de Bade)* ; *Kissingen (Bavière)* ; *Rakoczy-Wiesbaden (Hesse-Nassau)* ; *Seltz (Hesse-Nassau)*, etc.

2° **Chlorurées sulfatées**. — Ces sources contiennent des sulfates en notables proportions. Plusieurs sont riches en lithine :

*Bourbonne-les-Bains (Haute-Marne)*, fortement lithinées ; *Santenay (Côte-d'Or)*, fortement lithinées ; *Salins-Moutiers (Savoie)*, gaz radio-actifs ; *Baden (Suisse)*, etc.

3° **Chlorurées sulfatées sulfurées**. — La sulfuration de ces eaux paraît avoir pour origine la réduction des sulfates :

*Uriage (Isère)* ; *Saint-Honoré (Nièvre)*; *Aix-la-Chapelle (Prusse rhénane)*.

## II. — Classe des sulfurées.

Les eaux de cette classe renferment une proportion relativement élevée de soufre à l'état de sulfure, sulfhydrate ou hyposulfite de soude ou de chaux, ou d'hydrogène sulfuré (acide sulfhydrique $H^2S$). Elles sont très altérables à l'air (Voy. chap. VI). Les sulfurées calciques s'éloignent notablement, par leur origine et leur composition, des sulfurées sodiques. Chez certaines de ces dernières, on trouve une assez forte proportion de chlorure de sodium. Dans d'autres sources, les sulfures sont totalement absents, ayant été oxydés en hyposulfites (soufre dégénéré). De là la division en quatre sous-classes :

1° **Sulfurées sodiques simples.** — Une foule de points communs rapprochent les eaux de ce groupe : température généralement élevée ; faible minéralisation, ne s'éloignant guère de $0^{gr},25$ par litre, et atteignant rarement $0^{gr},35$ ; constance des éléments constitutifs essentiels : sulfure de sodium, hyposulfite, sulfate et chlorure de la même base ; forte proportion de silice ; matières organiques (en moyenne $0^{gr},02$) ; traces de bromures, iodures, phosphates, borates, arsenic, lithine, ammoniaque ; assez forte alcalinité, due au sulfure de sodium, aux silicates et à de petites quantités de carbonates.

Les plus importantes sont groupées sur le versant français des Pyrénées :

*Eaux-Chaudes* (*Basses-Pyrénées*) ; *Cauterets* (*Hautes-Pyrénées*) ; *Barèges* (*Hautes-Pyrénées*) ; *Saint-Sauveur* (*Hautes-Pyrénées*) ; *Bagnères-de-Luchon* (*Haute-Garonne*) ; *Ax* (*Ariège*) ; *Amélie-les-Bains* (*Pyrénées-Orientales*), etc.

2° **Chloro-sulfurées sodiques.** — Ces eaux diffèrent surtout des précédentes par une plus forte minéralisation, qu'elles doivent à une proportion plus élevée de chlorure de sodium :

*Eaux-Bonnes* (*Basses-Pyrénées*) ; *Gazost* (*Hautes-Pyrénées*) ; *Labassère* (*Hautes-Pyrénées*) ; *Challes-les-Eaux* (*Savoie*), etc.

3° **Sulfurées dégénérées.** — Les eaux de ces sources ont subi, avant d'arriver au griffon, un commencement d'oxydation, qui a transformé les sulfures en hyposulfites et même en sulfates.

*Aix-les-Bains* (*Savoie*), etc.

4° **Sulfurées calciques.** — A l'opposé des sulfurées sodiques, dont la thermalité est généralement élevée, les sulfurées calciques sont le plus souvent froides. Les premières prennent constamment naissance au centre de massifs montagneux ; les secondes appartiennent pour la plupart à la plaine. La composition des sulfurées calciques est en rapport avec la constitution des terrains d'où elles dérivent ; généralement plus minéralisées que les sulfurées sodiques simples et même que les chloro-sulfurées sodiques, elles sont riches en sulfate de chaux $SO^4Ca$ ; une partie de ce dernier sel a été réduite en sulfure de calcium $CaS$ par des matières organiques, dont il existe d'ailleurs une proportion notable dans l'eau (bitume, tourbe, etc.). En général, à mesure qu'il prend naissance, le sulfure de calcium est plus ou moins complètement transformé par l'acide carbonique, toujours abondant dans ces eaux, en carbonate de chaux, avec mise en liberté d'acide sulfhydrique, qui reste en dissolution. C'est ce qui a fait souvent désigner les sulfurées calciques sous le nom d'eaux *sulfhydriques*. On les appelle parfois aussi eaux *sulfurées accidentelles* :

*Enghien* (*Seine-et-Oise*); *Allevard* (*Isère*); *Saint-Boès* (*Basses-Pyrénées*), source très curieuse, exhalant une odeur à la fois sulfurée et bitumeuse; *Cambo* (*Basses-Pyrénées*); *Castera-Verduzan* (*Gers*), etc.

### III. — Classe des sulfatées.

Nous ne ferons ici que deux sous-classes :

1° **Sulfatées sodiques et magnésiennes.** — Ce sont des eaux froides, laxatives ou purgatives, suivant l'abondance de la minéralisation. Celle-ci doit être attribuée au lessivage de gisements de sulfates par des eaux superficielles.

Il n'existe, en France, que fort peu de ces sources: *Miers* (*Lot*), quelques grammes de minéralisation; *Montmirail* (Vaucluse), minéralisation, 25 grammes.

A l'étranger, on en trouve qui renferment jusqu'à 100 grammes de sel : *Rubinat* et *Carabana* (*Espagne*), *Birmenstorff* (*Suisse*); *Hunyadi-Janos* (*Hongrie*); *Sedlitz* et *Pullna* (*Bohême*).

Dans la pratique, il semble qu'on puisse, sans inconvénient, substituer à ces eaux purgatives des solutions artificielles de sulfates de soude et de magnésie.

2° **Sulfatées calciques.** — Ces eaux, dites *séléniteuses*, sont froides ou chaudes. La minéralisation est en général faible, le sulfate de chaux, peu soluble, étant le principal élément minéralisateur. Ce sel est d'ordinaire accompagné de sulfate de magnésie, de bicarbonates de chaux et de fer, avec de petites quantités de lithine et une proportion assez notable de matières organiques :

*Contrexéville* (*Vosges*); *Vittel* (*Vosges*); *Martigny* (*Vosges*); *Capvern* (*Hautes-Pyrénées*); *Bagnères-de-Bigorre* (*Hautes-Pyrénées*); *Aulus* (*Ariège*); *Saint-Amand* (*Nord*), boues exhalant une odeur sulfurée prononcée; *Bath* (*Angleterre*), une des rares stations thermales du Royaume-Uni; *Lucques* (*Italie*).

### IV. — Classe des bicarbonatées.

Les eaux de cette classe sont généralement gazeuses (gaz carbonique libre) et riches en bicarbonates. Elles viennent d'ordinaire au jour sous une forte pression. Elles s'altèrent rapidement à l'air (Voy. chap. VI).

Nous formerons quatre sous-classes, selon que les bicarbonates sont en quantité très prédominante dans l'eau (*bicarbonatées simples*), ou qu'ils s'y trouvent en présence de notables proportions d'autres sels, auquel cas, suivant la nature de ces derniers, on a les *bicarbonatées chlorurées*, les *bicarbonatées sulfatées*, ou les *bicarbonatées chlorurées sulfatées.*

**1° Bicarbonatées simples.** — *a. Bicarbonatées sodiques.* — Ce groupe est un des plus importants parmi toutes les eaux minérales connues. *Vichy* et *Vals*, qui en sont le type, possèdent un grand nombre de sources. A l'étranger, on n'en trouve que quelques-unes, à minéralisation d'ailleurs médiocre.

Les eaux bicarbonatées sodiques sont froides ou chaudes. Outre le bicarbonate de soude, qui est le sel prédominant, on y rencontre généralement, et en quantités variables, des sulfates et des chlorures, des sels de chaux et de magnésie, de la silice, avec de petites quantités de divers autres éléments : fer, lithine, phosphates, arsenic, etc.

*Vichy* (*Allier*), 14° à 44°, très gazeuses, en moyenne 5 grammes de bicarbonate de soude environ ; *Vals* (*Ardèche*), sources froides, très gazeuses, 1$^{gr}$,20 à 7$^{gr}$,50 de bicarbonate de soude ; la source *Dominique* est riche en fer et arsenic ; *Le Boulou* (*Pyrénées-Orientales*) ; *Antsirabé* (*Madagascar*).

*b. Bicarbonatées calciques.* — Dans ces eaux, le bicarbonate de chaux devient le sel prédominant. Elles sont, en général, beaucoup moins minéralisées que les bicarbonatées sodiques et quelquefois très ferrugineuses :

*Alet* (*Aude*) ; *Orezza* (*Corse*), source froide (11°), très gazeuse, très riche en fer (0$^{gr}$,176 de bicarbonate $C^2O^5Fe$) ; *Wildungen* (*Allemagne*), etc.

*c. Bicarbonatées mixtes (sodico-calciques).* — Dans ces eaux, on trouve associés, en proportions comparables, le bicarbonate de soude et les bicarbonates terreux. On y rencontre aussi du sulfate de soude, des chlorures de sodium et de magnésium. Généralement froides et très gazeuses, elles sont quelquefois, en outre, riches en fer :

*Lamalou* (*Hérault*) ; on a signalé, dans ces eaux, des traces de baryum, strontium, nickel, cobalt, cuivre, plomb ; *Saint-Galmier* (*Loire*), 8° à 12°, très gazeuses ; *Pougues* (*Nièvre*) ; *Bussang* (*Vosges*), ferrugineuses, lithinées, arsenicales, radio-actives ; *Spa* (*Belgique*), riches en fer ; *Apollinaris* (*Prusse rhénane*) ; *Soultzmatt* (*Alsace*), etc.

**2° Bicarbonatées chlorurées (chloro-bicarbonatées).** — En général chaudes, assez fortement minéralisées (en moyenne, 4 à 5 gr.

de résidu sec environ) et gazeuses, ces eaux contiennent, outre des bicarbonates, une proportion notable de chlorure de sodium, parfois associé au chlorure de magnésium, et souvent aussi au sulfate de soude; elles sont généralement ferrugineuses, arsenicales, riches en silice et parfois en lithine :

*Royal* (*Puy-de-Dôme*), arsenicales, siliceuses, riches en fer et lithine; *La Bourboule* (*Puy-de-Dôme*), très riches en arsenic ($0^{gr}$,015 d'arséniate de soude à la source Choussy), très radio-actives, riches en lithine, siliceuses, ferrugineuses; *Saint-Nectaire* (*Puy-de-Dôme*), arsenicales, ferrugineuses, siliceuses, fortement lithinées; *Châtel-Guyon* (*Puy-de-Dôme*), lithinées, arsenicales, siliceuses, riches en fer, $1^{gr}$,3 de chlorure de magnésium et $0^{gr}$,50 de sulfate de soude; *Saint-Alyre* (*Puy-de-Dôme*), riches en bicarbonates de chaux et de magnésie, en fer et lithine; *Ems* (*Allemagne*), etc.

**3° Bicarbonatées chlorurées sulfatées (chloro-bicarbonatées sulfatées).** — A coté des bicarbonates et du chlorure de sodium, le sulfate de soude représente ici une fraction importante, et en général prédominante, de la salure (5 à 12 grammes de résidu sec). Il n'existe pas, en France, d'eaux de cette catégorie, à laquelle appartiennent celles de trois stations fameuses de la Bohème : *Karlsbad, Marienbad, Franzensbad.*

## V. — Sources diverses.

Nous comprenons, sous cette rubrique, un certain nombre de sources dont la salure, pauvre et généralement banale, ne permet de les placer rationnellement dans aucune des précédentes catégories. Ces eaux présentent souvent une forte radio-activité :

*Saint-Christau* (*Basses-Pyrénées*), eaux froides, résidu sec $0^{gr}$,2 à $0^{gr}$,3 environ, salure banale, traces de cuivre; *Dax* (*Landes*), eaux chaudes, environ 1 gramme de résidu sec, salure très banale, *boues* végéto-minérales à odeur sulfurée; *La Chaldette* (*Lozère*), eaux tempérées, résidu sec $0^{gr}$,58, salure très banale, forte radioactivité; *Chaudes-aigues* (*Cantal*), eaux très chaudes, résidu sec moyen $0^{gr}$,9, salure très banale; *Mont-Dore* (*Puy-de-Dôme*), sources chaudes, gazeuses, en moyenne $1^{gr}$,4 de résidu sec, fer, lithine, arsenic, très siliceuses ($SiO^2$, $0^{gr}$,175); *Néris* (*Allier*), eaux chaudes, résidu sec environ 1 gramme, faiblement ferrugineuses et lithinées, gaz radio-actifs; *Bagnoles* (*Orne*), eaux tempérées, salure très pauvre ($0^{gr}$,075 de résidu sec) et banale, gaz radio-actifs; *Bains-les-Bains* (*Vosges*), eaux chaudes, résidu sec de $0^{gr}$,3 à $0^{gr}$,5, salure banale (forte proportion de silice), gaz radio-actifs; *Plombières* (*Vosges*), eaux chaudes, résidu sec $0^{gr},15$ à $0^{gr},36$, salure banale (riches en silice), forte radio-activité ; *Évian* (*Savoie*), eaux froides, minéralisation pauvre (environ $0^{gr},3$ de résidu sec) et banale; *Gastein* (*Tyrol*), eaux chaudes, minéralisation pauvre ($0^{gr},3$ environ de résidu sec) et banale, très radio-actives.

## CHAPITRE VI

# IDENTIFICATION, VARIATIONS, ALTÉRATIONS
# CONSERVATION

## I. — Identification et variations.

A. Les eaux minérales sont l'objet d'un commerce considérable, et la fraude se pratique dans des proportions inquiétantes pour la santé publique et le bon renom de nos sources. Aussi importe-t-il au premier chef de pouvoir identifier une eau naturelle, de la reconnaître en toute certitude.

Chaque eau possède une composition qualitative et quantitative qui lui est propre, et qu'aucune autre ne présente identiquement ; en sorte qu'il n'y a pas deux eaux naturelles qui renferment les mêmes éléments en mêmes quantités. Quand elles appartiennent à des bassins différents, elles sont très différentes ; issues d'un même bassin, elles peuvent offrir une grande ressemblance, mais il existe toujours au moins une donnée par où on peut les distinguer.

L'analyse chimique permettra donc d'assurer l'identification et de dépister la fraude. Il sera rarement nécessaire, d'ailleurs, d'effectuer une analyse complète ; le plus souvent, il suffira de s'en tenir à un petit nombre de facteurs : alcalinité, taux des chlorures, taux de la chaux, résidu sulfaté. Les déductions tirées de ces résultats pourront être ensuite confirmées, s'il en est besoin, par des recherches plus approfondies.

B. Si certaines eaux minérales ont une composition d'une remarquable constance, la plupart sont sujettes à de très légères variations, et quelques-unes paraissent succeptibles de présenter des écarts notables. Les moindres changements peuvent être reconnus par la détermination de la conductibilité électrique, méthode d'une grande sensibilité.

Sous l'influence de causes naturelles que nous n'avons pas à considérer ici, les variations peuvent être continues et graduelles, ou irrégulières, ou périodiques. Quoi qu'il en soit, il est essentiel, pour l'identification d'une eau, d'être renseigné sur le régime de la source. Si elle varie sensiblement, il faut savoir dans quelles limites. Autant que possible, on devra comparer l'échantillon à identifier avec un échantillon authentique datant de la même époque.

## II. — Altérations.

Une eau minérale n'est véritablement elle-même qu'à la source, au moment précis de l'émergence. Dès qu'elle vient au jour, elle commence à s'altérer. L'altération reconnaît pour causes quelques facteurs principaux : l'action combinée de l'air libre, de la lumière et de la chaleur, et le temps. Sans parler des échanges gazeux avec l'atmosphère, que subissent toutes les eaux, trois cas sont à considérer tout particulièrement :

1° **Eaux bicarbonatées.** — Ces eaux sourdent, en général, sous une forte pression.

Arrivées à l'air libre, la diminution de pression leur fait perdre du gaz carbonique ; les bicarbonates passent plus ou moins complètement à l'état de sesquicarbonates et de carbonates neutres ; les carbonates neutres insolubles (ceux de chaux, magnésie, fer, manganèse) se précipitent lentement. Sous l'action de l'oxygène de l'air, le carbonate ferreux s'oxyde, avec élimination d'acide carbonique, en sesquioxyde, lequel entraîne avec lui, en se déposant, l'arsenic et le manganèse ; on retrouve en outre, dans le dépôt, telle une sorte de *laque*, de la matière organique, de la silice, de l'alumine, et les divers métaux (zinc, nickel, cobalt, cuivre, plomb, etc.), dont il peut exister des traces dans l'eau (1). Ces réactions sont toujours favorisées par la chaleur et la lumière solaire.

2° **Eaux sulfurées.** — Ces eaux sont encore plus altérables que les précédentes. Au contact de l'air, les sulfures s'oxydent en hyposulfites (2), sulfites, et finalement sulfates, tandis que l'acide carbonique tend à déplacer l'acide sulfhydrique des sulfures. L'acide sulfhydrique, préexistant ou non, est oxydé à son tour, avec mise en liberté de soufre, qui trouble plus ou moins l'eau (3). La cha-

---

(1) Tel est le mécanisme de la formation des dépôts solides, plus ou moins abondants, au griffon (ou dans le voisinage) des sources bicarbonatées. A la source *incrustante* (*pétrifiante*) de *Saint-Alyre*, le dépôt est constitué par du carbonate de chaux plus ou moins ferrugineux, et mélangé en outre de carbonates de magnésie, strontiane, etc.

A Vichy, on trouve des *travertins* constitués surtout par des carbonates de chaux et de magnésie et par du sulfate de chaux.

(2) Cette modification est considérée, par maints médecins hydrologues, comme avantageuse pour la thérapeutique.

(3) Tel est, du moins, l'un des mécanismes possibles du *blanchissement* des eaux sulfurées.

leur et la lumière solaires favorisent ces transformations [1].

**3° Eaux radio-actives**. — Le facteur temps intervient seul ici. Nous savons, en effet, que les émanations radio-actives se détruisent spontanément d'une manière continue, la diminution de moitié ayant lieu en quatre jours pour l'émanation du radium, en cinquante-quatre secondes pour celle du thorium, en quatre secondes pour celle de l'actinium. L'expérience montre que les eaux les plus radio-actives ont, au bout d'un mois, pratiquement perdu toute leur radio-activité.

A ce point de vue. — *mais à ce point de vue seulement*, car l'eau garde toutes ses autres propriétés, — on peut dire d'une eau minérale, quand sa radio-activité est forte, qu'elle est *vivante* à la source, et qu'elle *meurt* ensuite graduellement, pour devenir finalement un *cadavre*.

Seules possèdent une radio-activité durable les eaux qui tiennent en dissolution un sel de radium, de thorium, etc., parce que le sel radio-actif produit sans cesse de l'émanation.

## III. — Conservation.

Dans l'état actuel de la science, nous sommes incapables, pour la plupart des eaux minérales, d'expliquer leurs propriétés thérapeutiques et d'établir les relations véritables de cause à effet. Une eau minérale, liqueur toujours d'une grande complexité, est un tout, un bloc, comme l'opium, comme la digitale, comme la belladone ; et, si ce bloc est entamé, l'harmonie et l'efficacité peuvent en être plus ou moins gravement compromises. Malheureusement, la conservation intégrale des eaux minérales, étant donnée leur grande altérabilité, présente de réelles difficultés :

1° En ce qui concerne la radio-activité, on peut, par l'addition de doses convenables de sel radio-actif, la conserver indéfiniment. Il convient de remarquer toutefois qu'une eau ainsi *radio-activée* n'est plus une eau minérale naturelle, mais une véritable préparation pharmaceutique.

2° Les autres altérations, avons-nous dit plus haut, sont causées

---

(1) On observe généralement, au griffon des sources sulfurées, des amas d'une gangue gélatineuse plus ou moins nuancée de couleurs diverses, translucides ou opaques, dont l'origine et la nature sont loin d'être bien connues, et qu'on appelle, suivant la station : *pyrénéine*, *glairine*, *barégine*, *luchonine*. Cette matière, qui emprisonne des sporules ovoïdes en état de germination, constitue, au point de vue chimique, une substance organique azotée complexe, associée à des principes minéraux (silice, iode, soufre libre, parfois des sulfures de fer, de plomb, de cuivre, de zinc, de manganèse, d'arsenic). En outre, certaines sources sulfurées présentent, en suspension, des filaments organisés très ténus, cylindriques et creux, contenant çà et là des globules de soufre, connus sous le nom de *sulfuraires*.

surtout par l'action de l'air, que renforce celle de la lumière et de la chaleur. Il faut donc recueillir et maintenir l'eau à l'abri de ces trois agents d'altération. Sous cette condition expresse, l'eau se conservera inaltérée.

Les opérations nécessaires sont très difficultueuses, et l'exécution parfaite en est presque impossible. En général, l'altération, avec formation de dépôts et dégagements gazeux, commence déjà au griffon, et l'embouteillage est souvent précédé d'une décantation ; c'est une première mutilation de l'eau minérale. Les transformations se poursuivent ensuite dans les bouteilles, plus ou moins activement, suivant le degré d'étanchéité du bouchage. Aussi, quand une bouteille d'eau minérale présentera un dépôt, conviendra-t-il de l'agiter chaque fois qu'on en fera usage. Négliger cette précaution serait une véritable imprudence dans le cas des eaux arsenicales ferrugineuses, où l'arsenic est entraîné dans le dépôt par la précipitation du fer ; on s'exposerait alors, en effet, à absorber, dans le dernier verre, une dose exagérée, et parfois même toxique, d'arsenic (1).

3° Enfin, il est à peine besoin de le dire, l'embouteillage doit se faire dans des conditions d'asepsie parfaites : vases et bouchons doivent être stériles.

Les eaux sulfatées calciques, quand la mise en bouteilles n'a pas été faite aseptiquement, deviennent plus ou moins sulfurées. Cette *auto-sulfuration* est imputable, en général, à des organismes spéciaux, qui habitent surtout le bouchon. C'est par la chaleur, ou par un traitement aux persulfates, que le liège pourra être stérilisé le plus aisément.

---

(1) On a proposé, afin d'empêcher la précipitation du fer, d'ajouter aux eaux des traces de certains acides organiques, plus spécialement d'acide citrique, ou encore de maintenir, entre le niveau de l'eau dans les bouteilles et le bouchon, une atmosphère d'un gaz inerte, qui protégerait l'eau contre l'oxydation par l'air. C'est à quelque pratique de cet ordre qu'est due, sans doute, la stabilité apparente de certaines eaux ferrugineuses qu'on trouve dans le commerce. Beaucoup d'eaux étrangères sont surgazéifiées.

# GÉOLOGIE
# ET CAPTAGE DES EAUX MINÉRALES

PAR

**L. DE LAUNAY,**
Ingénieur en chef des Mines.
Professeur de géologie appliquée à l'École nationale supérieure des Mines

———

Nous nous proposons, dans ce chapitre, d'exposer le plus brièvement possible les notions géologiques et techniques indispensables pour comprendre un livre ou mémoire où il est question du gisement ou du captage des eaux thermo-minérales.

## GÉOLOGIE GÉNÉRALE. — ROCHES IGNÉES ET SÉDIMENTS. ALLURE DES PRINCIPAUX TERRAINS. — LEURS CARACTÈRES PHYSIQUES.

**But théorique et pratique de la géologie.** — La science géologique, envisagée en elle-même et dans son côté philosophique, a surtout pour but de reconstituer l'histoire de la terre dans les longues périodes de temps qui ont précédé l'apparition tardive de l'homme sur la terre (1). C'est pourquoi les traités de géologie élémentaire s'attachent généralement à distinguer, dans cette histoire, une série de périodes, dont les principales portent les noms, aisés à retenir, de primaire, secondaire et tertiaire, tandis que leurs subdivisions sont désignées par le nom d'une des régions où la période en question est le mieux représentée : cambrien, de la Cambrie (Pays de Galles) ; silurien, du pays des Silures dans la même région ; ouralien, de l'Oural ; lutécien, de Lutèce (Paris), etc. Nous laisserons presque entièrement de côté ici ces dénominations et ces questions d'âge, qui, pour prendre de l'intérêt, demandent un degré de précision impossible à atteindre dans un exposé aussi

(1) Nous demandons la permission de renvoyer le lecteur, qui désirerait être un peu mieux renseigné sur la portée scientifique ou sur les applications pratiques de la géologie, à deux petits livres où nous avons essayé de mettre ces deux parties du sujet à la portée du public : l'Histoire de la Terre (Flammarion) et la Géologie pratique, avec dictionnaire technique des termes géologiques les plus usuels (A. Colin). En ce qui concerne spécialement la géologie, les propriétés physiques et le captage des sources thermales, voy. L. DE LAUNAY, Les sources thermo-minérales, Baudry, 1899, 1 vol. in-8 de 636 p.

sommaire. Nous préférons employer le peu de place qui nous est accordé à un enseignement d'un caractère plus pratique, et dont il est plus difficile de trouver l'équivalent dans les ouvrages d'éducation courants.

Pratiquement, la géologie a pour but l'étude des terrains qui forment la superficie du sol et la prévision, d'après les caractères superficiels, des caractères profonds que peut présenter ce sol à une distance plus ou moins grande de la surface. C'est surtout, en permettant ainsi de deviner, sans aucune baguette magique, ce qui existe à quelques dizaines ou parfois quelques centaines de mètres du jour, dans l'intérieur de l'écorce terrestre, que la géologie rend les services les plus considérables pour toute une série d'applications pratiques, dont nous n'avons à retenir ici que la recherche et le captage des eaux minérales. Il suffit, dans un autre ordre d'idées, de rappeler que l'application de la géologie a permis de retrouver, sous des départements entiers, parfois à près de 1 kilomètre de la surface, des dépôts de combustibles minéraux ou de minerais de fer qui constituent des richesses énormes, et dont il n'existait pas le moindre indice superficiel. Par une méthode du même genre, on peut aujourd'hui presque à coup sûr trouver, par un forage de 30 ou 40 mètres, une source d'eau bicarbonatée sodique dans certaines régions naturelles, dont nous indiquerons plus loin la répartition dans notre pays.

**Roches ignées et sédiments.** — Les matériaux solides dont se compose l'écorce terrestre, que nous observons à la surface dans nos montagnes, dans nos plaines, sur les rivages de nos côtes, ou que nous retrouvons plus profondément dans nos travaux souterrains, puits, carrières, galeries de mines, etc., appartiennent à deux groupes principaux tout à fait distincts, différents par l'origine que nous leur attribuons, dissemblables aussi par leur allure, leur continuité, leur mode de répartition : 1° les roches ignées ou cristallines ; 2° les sédiments.

1° *Roches ignées ou cristallines.* — Tout d'abord certaines roches impliquent l'action des forces ignées, qui, pour une raison quelconque, manifestent leur influence habituelle quand on atteint une profondeur suffisante dans la terre, avec épanchements localisés à cette surface même en quelques centres d'élection, constituant les massifs volcaniques. Ces matériaux ont passé par l'état de fusion, et leur cristallisation s'est faite ensuite dans des conditions de pression et d'homogénéité variables, qui paraissent avoir été principalement influencées par la pression subie et par la profondeur originelle sous laquelle s'est opérée cette cristallisation (aujourd'hui ramenée au jour par les progrès d'une lente érosion). On a, dans ce groupe : *a*. des coulées superficielles, dont les laves, les basaltes, les trachytes constituent les types vulgaires ; *b*. des filons ou « dykes » intrusifs, particulièrement marqués dans les roches du groupe des porphyres (ou microgranulites) ; enfin *c*. des massifs compacts ayant été au début plus profonds, occupant d'immenses lentilles dont l'épaisseur peut être pratiquement regardée comme à peu près illimitée, tels que les granites, avec toutes leurs variétés également grenues, auxquelles on donne les noms de syénites, gabbros, diorites, diabases, etc. Tout cet ensemble constitue ce qu'on appelle les *roches ignées*, ou *roches cristallines*, dans la composition desquelles il entre presque exclusivement des combinaisons de la silice et de l'alumine avec les bases alcalines ou alcalino-terreuses et le fer.

Géologiquement, nous venons de faire remarquer les principaux modes de formation que présentent ces diverses roches : modes qui distinguent absolument, pour toutes les applications pratiques, un granite, dans lequel on pourra creuser un puits de plusieurs centaines de mètres sans le traverser, d'une coulée de basalte, au-dessous de laquelle un tel forage, au bout de 30 ou 50 mètres, pourra retrouver un autre terrain quelconque. Ces diverses roches paraissent intervenir dans le problème des eaux minérales de plusieurs manières.

*a*. On trouvera, par exemple, des eaux sortant des fissures d'un granite, comme celles de Châtel-Guyon, mais généralement au contact d'un autre terrain juxtaposé au granite par ce que nous appellerons une « faille ». Les fissures du granite ne jouent alors qu'un rôle adventif pour amener la dissémination superficielle des filets hydrothermaux ayant la même origine profonde, suivant cette faille. Ailleurs, le contact par faille du granite avec un terrain différent constituera l'émergence même de la source, comme à La Bourboule. Enfin il pourra arriver de rencontrer, en plein massif granitique, une fracture filonienne qui servira d'émergence aux eaux thermales et qui sera alors tout particulièrement bien localisée et facile à capter.

*b*. Le rôle des filons ou dykes porphyriques dans l'émergence des eaux minérales est encore plus net. En principe, on peut dire que tout filon quelconque intercalé dans l'épaisseur de l'écorce terrestre y joue, pour les eaux souterraines, le rôle d'un plan de drainage, le long duquel ces eaux s'accumulent. Tous les mineurs savent ainsi qu'en approchant d'un filon dans leurs galeries ils doivent s'attendre à une irruption d'eaux. Il n'en est pas autrement pour les eaux minérales. Et quelques-unes des sources les plus fameuses ont cette origine. Les sources de Chaudesaigues se trouvent naturellement captées par une enceinte de porphyres (microgranulites) qui les circonscrit souterrainement et détermine leur émergence. Les eaux de Teplitz, en Bohême, sourdent des cassures d'un porphyre, le long desquelles les travaux de captage ont été les chercher jusqu'à une grande profondeur.

Enfin c, les rapports des roches volcaniques avec les eaux minérales peuvent être encore du même ordre quand ces roches se présentent en filons. Un exemple en est donné au Mont-Dore. Ailleurs, des roches d'origine volcanique ancienne, comme les basaltes, interviennent d'une autre manière par les grandes réserves profondes d'acide carbonique qui leur sont associées et qui, emmagasinées dans toutes les cavités profondes du sol autour des roches de ce genre, attendent seulement le passage d'une eau quelconque pour lui fournir l'acide carbonique et, par conséquent, les bicarbonates auxquels seront dus ses effets thérapeutiques.

2° ***Terrains sédimentaires***. — Les sédiments, auxquels on réserve d'ordinaire la dénomination de terrains, à l'exclusion des roches ignées, ont été déposés dans un milieu aqueux, dans une mer, dans un lac, dans une rivière, soit mécaniquement par simple transport et classification, ainsi que les galets de nos rivières ou le sable de nos plages, soit chimiquement après avoir été d'abord en dissolution, soit enfin par une intervention organique comme les calcaires coralliens. La majeure partie d'entre eux ont une origine marine, qui nous est démontrée par la présence des restes organisés, dits « fossiles » et qui montre, d'autre part, toute la complexité de l'histoire terrestre, tous les innombrables mouvements d'avancée et de recul de la mer, auxquels a été soumise une région quelconque de nos continents, comme à une succession de marées. Il n'est pour ainsi dire pas un point de nos continents où l'on ne trouve ainsi la preuve d'un passage ancien de la mer, sous forme d'un sédiment marin ayant laissé des vestiges plus ou moins étendus. Et, d'autre part, quand on peut fouiller dans le fond des mers, on y observe souvent la trace de sédiments tout semblables (par exemple dans le Pas-de-Calais, dans le détroit de Gibraltar), accusant la formation toute récente d'une telle mer. C'est ainsi que l'on se rend compte combien la structure de la terre a varié souvent au cours des âges, comment ce qu'on appelle sa « paléo-géographie » a subi des remaniements constants. Cependant, lorsqu'on aborde, par des méthodes qu'il nous est impossible d'exposer ici, l'histoire compliquée de cette évolution subie par la structure terrestre, on y découvre la preuve que certains continents, certaines mers sont d'origine ancienne, tandis que d'autres sont d'origine tout à fait récente. En d'autres parties du monde, on peut citer, comme types de continents ayant depuis longtemps émergé des flots marins, l'Inde, l'Afrique australe, le Brésil, la Sibérie. Au contraire, il suffira de dire que les pays les plus intéressants pour nous, comme la France ou les contrées avoisinantes, ont été, jusque dans les toutes dernières périodes géologiques, l'objet d'incursions marines ayant laissé leur empreinte sous la forme de sédiments. Le terrain lutécien, qui tire son nom de notre capitale, comme nous le rappelions plus haut, est la preuve qu'une mer occupait encore, au début de l'époque tertiaire, l'emplacement de Paris. Et cette « marée » est très loin d'avoir été la dernière qui se soit manifestée dans l'intérieur de la France.

En raison de cette histoire compliquée, où les mouvements marins ont fait sentir leur effet jusqu'au dernier jour, les terrains sédimentaires jouent, dans la constitution géologique de notre France, un rôle absolument prépondérant, et c'est à eux que l'on a affaire dans la plupart des observations, auxquelles peut donner lieu une excursion géologique en France. Cependant certaines grandes régions naturelles font exception et, en particulier, certaines régions hydrothermales, comme les Vosges ou le Plateau central, accusent un développement important de ces roches ignées, que nous avons précédemment étudiées. Il faut ajouter tout de suite, pour aller audevant d'une erreur souvent commise, que les montagnes ne sont nullement composées de roches ignées en proportion supérieure à celle des plaines. Les roches ignées jouent un rôle absolument nul dans le Jura, faible dans les Pyrénées, secondaire dans les Alpes. Nous verrons d'ailleurs tout à l'heure que ces montagnes, loin de représenter, comme on le croit parfois, des traits particulièrement anciens de notre planète, en sont au contraire les plus récents : des sortes de rides que l'âge seul a fait apparaître et que les progrès de l'érosion n'ont pas eu encore le temps d'éliminer, comme cela s'est produit pour de semblables rides plus anciennes.

*Allure et âge des sédiments.* — D'après ce que nous venons de dire sur l'origine des sédiments, on peut prévoir aussitôt ce qui en constitue pratiquement le trait le plus caractéristique. Ces terrains, s'étant déposés sur un fond de mer bientôt nivelé par les apports mêmes, ont eu en principe à l'origine la forme de couches horizontales, superposées les unes aux autres dans l'ordre de leur dépôt, en sorte que les plus anciennes sont les plus profondes et les plus récentes les plus hautes. C'est sur ce principe que sont fondées l'étude générale de ces terrains dits stratifiés ou « strates », appelée la *stratigraphie*, et la détermination de l'âge, d'abord relatif, puis absolu, d'un terrain, facilitée par la présence des organismes vivants, dont les formes ont lentement évolué.

Si on attribue à chaque étage géologique un numéro d'ordre, comme nous l'avons fait dans les ouvrages auxquels nous avons renvoyé plus haut, en numérotant ces étages depuis le plus ancien jusqu'au plus récent, la rencontre, en un point, d'un terrain portant le numéro d'ordre 17 fait immédiatement prévoir la présence possible, au-dessous, des terrains numérotés 16, 15, 14, etc. Et, sans doute, l'application de cette méthode n'est pas, pour diverses raisons, tout à fait aussi simple que le ferait supposer cet énoncé. C'est néanmoins en partant de cette remarque fondamentale que, dans un empilement normal de terrains sédimentaires comme celui qui constitue le bassin de Paris, on peut savoir d'avance à coup sûr la profondeur à laquelle se rencontrera une nappe d'eau artésienne, résultat d'un parcours souterrain ayant son point de départ dans des infiltrations d'eau météoriques sur certaines couches sableuses des Ardennes.

*Conglomérats, grès, schistes, etc.* — Pratiquement on peut ramener les terrains sédimentaires à un certain nombre de types simples, qui se différencient par le simple examen, tout à fait indépendamment de leur âge géologique et qui, pour la circulation des eaux souterraines, offrent des conditions physiques très diverses. Retenons d'abord, parmi les sédiments ayant une origine purement détritique et produits sans intervention de phénomènes chimiques ou organiques, les conglomérats, les sables (ou grès) et les argiles (ou schistes), qui sont simplement le produit d'une préparation mécanique plus ou moins avancée, ayant séparé des matériaux plus ou moins finement pulvérisés.

Il faut, pour comprendre cette idée, se rendre compte qu'un sédiment quelconque a nécessairement pour origine première la destruction et le remaniement d'une roche cristalline, celle-ci ayant déjà pu passer une ou plusieurs fois par la forme de sédiments; de même qu'inversement la cristallisation des roches ignées impliquera la refusion et l'absorption de certains matériaux sédimentaires. Ce sont, dans l'histoire géologique, indéfiniment les mêmes éléments, localisés dans une écorce très superficielle de 40 ou 50 kilomètres au plus (sur 6360 kilomètres de rayon) qui reparaissent et servent à nouveau sous diverses formes, et toute cette histoire n'est qu'un conflit entre les forces internes et ignées faisant saillir des intumescences que l'érosion, dont procèdent les sédiments, travaille ensuite à niveler. Dans cette sédimentation, consécutive d'une érosion qui se poursuit incessamment, mais qui passe par certaines phases de paroxysme, les éléments meubles sont entraînés à des distances variables de leur origine, suivant leur légèreté, la force du courant, et c'est ainsi qu'il se dépose : d'abord, de gros galets mal classés formant les conglomérats ou poudingues ; puis des sables plus fins, dont la solidification par un ciment calcaire, siliceux ou argileux, donne les grès : enfin des argiles fines qui constituent les schistes et les ardoises.

*Calcaires.* — Nous devons ajouter, comme autre terme lithologique essentiel de la série sédimentaire, les calcaires, dont l'origine première comporte presque toujours l'intervention directe des restes organisés. Un calcaire n'est parfois que le résultat d'une accumulation d'organismes ayant eux-mêmes réussi à fixer le carbonate de chaux extrêmement dilué dans les eaux de la mer. D'autres calcaires ont été « construits » par des organismes, comme les coraux, ayant la propriété d'élever des récifs dont on retrouve la trace dans toute la série des terrains géologiques. Ailleurs enfin, d'autres calcaires, où toute trace d'organisation a disparu et où le rôle des actions chimiques a été à la fin prépondérant, n'en ont pas moins eu au début la même origine.

**Influence des terrains divers sur les eaux.** — En ce qui concerne la circulation souterraine des eaux, ces diverses catégories de terrains sédimentaires vont se comporter très différemment.

Par exemple, une argile ou un schiste jouera généralement le rôle d'une couche imperméable ayant pour effet d'arrêter la circulation des eaux, de la localiser à son contact. La juxtaposition d'une strate poreuse, perméable, et d'un schiste ou d'une argile produira fréquemment dans le premier terrain une concentration aqueuse, à laquelle on donne très improprement le nom de « nappe aquifère » (car il s'agit toujours d'un réseau complexe de filets souterrains), mais qu'avec cette restriction le terme courant de nappe nous permet de désigner. Les terrains sableux se prêtent alors à une circulation des eaux, qui y est seulement localisée en filets par la compacité variable de ces sables et, notamment, par leur proportion d'argile. Pour nous borner au cas des sources minérales, c'est en atteignant de semblables strates sableuses par un sondage que l'on obtiendra toutes les eaux minérales, destinées à la boisson, qui ont, comme nous le verrons, une allure interstratifiée.

Quant aux calcaires, ils sont plus ou moins compacts : mais, presque toujours, la circulation des eaux s'y fait par un système de fissures ouvertes pouvant prendre, beaucoup plus souvent qu'on ne le croyait jadis, le caractère de rivières souterraines. Cette circulation par fissures, qui assimile la plupart des calcaires profonds à une éponge imbibée d'eau en tous sens, tandis que leur partie superficielle peut être entièrement asséchée par suite de cette pénétration en profondeur, joue un rôle essentiel dans tous les problèmes relatifs au captage des eaux minérales ayant un rapport avec de tels terrains. Il en résulte, pour cette catégorie d'eaux minérales, la nécessité de recourir à des procédés de captage particuliers et souvent compliqués, en même temps qu'on éprouve des difficultés toutes spéciales à se garer des eaux superficielles, toujours susceptibles en pareil cas de les contaminer.

J'ajoute encore, pour terminer ce qui est relatif aux formations de type sédimentaire, que, dans beaucoup de travaux peu profonds, tels que ceux ordinairement exécutés dans les captages hydrothermaux, on peut rencontrer une formation spéciale qui n'est à proprement parler ni un sédiment, ni une roche, mais qui résulte de la simple destruction sur place des roches cristallines. C'est ce qu'on appelle les « arènes », qui se présentent comme de véritables sables meubles pouvant atteindre plusieurs mètres de profondeur, notamment sur les massifs granitiques.

3° **Terrains métamorphiques.** — On doit, entre les sédiments et les roches cristallines, faire théoriquement une place spéciale à un groupe de terrains, dits métamorphiques, qui sont le résultat d'une transformation profonde et souvent d'une véritable cristallisation opérée, sur des sédiments, par des actions diverses, dans lesquelles l'eau échauffée sous pression et chargée de carbonates alcalins (telle qu'il paraît en exister un peu partout quand on s'enfonce assez dans les profondeurs de la terre) a dû surtout intervenir. Ces terrains ont pour spécimen le plus caractérisé un groupe de roches auxquelles on a longtemps attribué une origine toute différente et que divers traités de géologie classiques désignent encore comme la « première croûte de consolidation terrestre » : ce sont les gneiss, dont l'apparence est celle de granites stratifiés. Ailleurs, un métamorphisme moins avancé a donné des micaschistes, ou des schistes faiblement micacés, des ardoises, des calcaires marmoréens, etc. Dans les applications aux eaux minérales, un gneiss se comportera absolument comme un granite. On peut citer comme source minérale sortant d'une fissure du gneiss, celle de Bourbon-l'Archambault, dans l'Allier. Au contraire, quand le métamorphisme n'a eu pour effet que de produire des ardoises ou des marbres, le terrain influencé continuera à se comporter, pour les circulations d'eaux souterraines, comme un simple sédiment, seulement un peu plus compact.

## DISLOCATIONS ET PLISSEMENTS DE L'ÉCORCE. — TECTONIQUE OU OROGÉNIE. — CHALEUR INTERNE ET DEGRÉ GÉOTHERMIQUE. — FAILLES, FILONS, DIACLASES. ETC. — APPLICATION AUX EAUX MINÉRALES.

Si, depuis leur dépôt primitif dans les eaux de la mer ou des lacs, les sédiments étaient restés immuables sans subir aucun déplacement, la géologie serait très simple et se bornerait à l'étude des empilements que nous avons appelée la stratigraphie. Mais il faut ajouter de suite que, sur une planète ainsi immobilisée et dans laquelle l'action des forces internes ne se ferait plus sentir, comme on peut supposer que cela se produira un jour pour la terre, l'histoire géologique elle-même serait bientôt finie. Pendant un certain nombre de siècles, les érosions achèveraient de faire disparaître le relief, de ramener toute l'étendue des continents à ce qu'on appelle une « pénéplaine ». Après quoi, ces érosions, devenues sans objet, s'arrêteraient. Sur les côtes mêmes, désormais aplanies, les vagues ne trouveraient plus de roches à broyer. La sédimentation se réduirait à son minimum; la terre serait morte. En tout cas, on peut dire que, faute de dislocations récentes, l'étude entreprise ici n'aurait plus d'objet; car nous allons voir que toutes les eaux minérales sont en rapport avec des dislocations de l'écorce. L'étude de ces dislocations constitue une branche spéciale de la géologie, que l'on nomme la *tectonique*, que l'on désigne également parfois plus improprement sous le nom d'*orogénie*, en semblant supposer que les montagnes *oros*) représentent seules l'effet de ces mouvements internes, tandis qu'en réalité on en trouve aussi bien la preuve dans les plateaux ou dans les plaines.

**Chaleur interne et degré géothermique.** — L'hypothèse ordinaire, sur laquelle on asseoit d'ordinaire la tectonique, mais qui n'est nullement nécessaire pour envisager pratiquement des faits de pure observation, est celle d'une contraction terrestre, résultant d'un refroidissement progressif. Il se serait, croit-on, formé, à la surface de l'astre en fusion, une croûte de consolidation, sur laquelle se seraient immédiatement précipitées les eaux, dues à la condensation des vapeurs refroidies par l'interposition de cet écran nouveau entre elles et le noyau igné. Alors ces eaux auraient commencé à détruire les saillies de la croûte pour faire les premiers sédiments. Mais bientôt l'activité interne aurait commencé à se manifester en forçant l'écorce, devenue trop large par les progrès de la contraction, à se plisser pour continuer à s'appliquer sur les parties internes. Et ces plis auraient constitué de premières rides superficielles, détruites de nouveau par l'érosion. La succession de semblables plissements, suivis de semblables sédimentations, serait l'origine de tous les plissements montagneux, en même temps que de tous les phénomènes volcaniques, des tremblements de terre, etc.

On a pu discuter cette hypothèse ; elle est la seule, jusqu'à nouvel ordre, qui rende compte, non de tel ou tel petit fait particulier auquel on peut trouver une autre interprétation, mais de l'ensemble des faits, et c'est celle que nous adopterons ici. Ajoutons aussitôt qu'il n'est aucunement prouvé, ni nécessaire à admettre dans notre théorie que la terre contienne encore un noyau igné central, susceptible d'avoir des communications avec la surface. Ce noyau igné, s'il existe, ne joue aucun rôle dans un ensemble de phénomènes qui, pour nous, ont toujours été localisés et qui se localisent de plus en plus dans une zone à laquelle nous attribuons au plus 50 à 100 kilogrammes d'épaisseur et que, pour cette raison, étant donnée la proportion de ce chiffre au rayon terrestre, nous considérons comme très restreinte. Nous constatons également, comme un simple fait expérimental et sans chercher ici à en donner l'explication, que, partout, dans les travaux souterrains, on constate une augmentation progressive de la température à mesure que l'on s'enfonce. C'est, pour nous, l'origine essentielle de la thermalité, qui fait la vertu principale des eaux employées en thérapeutique. Que cette chaleur provienne de la fusion primitive de notre globe, ou qu'elle soit attribuable à une dépense d'énergie emmagasinée d'abord, sous la forme de radium, dans cette période primitive où le globe était igné, le résultat est le même pour nous, et la cause n'est peut-être pas en réalité très différente. Nous pouvons, et c'est ce qui nous importe, retenir que, lorsqu'on s'enfonce dans le sol, la température s'élève progressivement d'une certaine quantité, que l'on apprécie par la notion du *degré géothermique* : nombre de mètres dont il faut s'enfoncer pour observer une élévation de température de 1°. Très élevé dans les régions à consolidation très ancienne comme le Canada, où il faut descendre de 60 mètres pour un 1° de température, ce degré géothermique s'abaisse à 10 mètres dans un massif, où des phénomènes volcaniques relativement récents ont laissé leur race calorifique comme notre Plateau Central. On peut, en moyenne, admettre qu'il est de 33 mètres, c'est-à-dire que tous les 100 mètres la température augmente de 3° ; tous les 1 000 mètres, de 30° : cela dans une région où il n'existe pas la moindre trace de volcanisme, non seulement de volcanisme actuel, mais même d'éruptivité remontant aux dernières périodes de l'histoire du globe. La moyenne de la surface étant de 13°, pour atteindre et dépasser la température d'ébullition, il suffit de s'enfoncer à 3 000 mètres : chiffre très fréquemment atteint par les dislocations de l'écorce terrestre que nous pouvons constater et mesurer.

Si nous allons plus loin, on voit, par le même raisonnement, qu'il n'est pas nécessaire de s'enfoncer beaucoup pour arriver à une zone de cette écorce où les roches doivent nécessairement se trouver à l'état de fusion, ou, si une suppression modifie les conditions physiques nécessaires à la fusion proprement dite, dans un état tel que leur fusion soit immédiatement provoquée par la moindre diminution de pression résultant d'une communication accidentelle avec la surface. Comme on le voit, ce n'est pas un « feu central » que nous faisons intervenir, et les phénomènes dont nous nous occupons ici sont localisés à peu de distance de la surface. De telles fusions ou refusions ont pour effet actuel de provoquer une série de manifestations souterraines, dont l'effet le plus marqué à la surface constitue le volcanisme. Sans arriver le moins du monde à cette fusion des roches, on peut encore, nous l'avons vu, avoir une thermalisation progressive des eaux souterraines, qui, partant de la température moyenne du sol, arrivent à 100° dans une zone plus profonde ; et, comme les roches cristallines ou les sédiments, avec lesquels toute eau souterraine est en contact, contiennent, à l'état de sels solubles, tous les éléments qui, d'autre part, sont remis en liberté sous forme de fumerolles volcaniques par leur fusion, ou qui se sont autrefois concentrés progressivement dans les eaux de la mer, il est, à notre avis, impossible de résoudre par une expérience chimique le problème de la minéralisation des eaux, dont la solution est exclusivement géologique.

**Plissements et fractures. — Leur influence sur les eaux thermales.** — Si nous considérons maintenant les effets anciens du même phénomène, ces effets se sont traduits par des contractions, des plissements et des dislocations de l'écorce, auxquels sont dues toute l'histoire de la terre et, comme cas particulier, toute la formation des roches cristallines, toute celle des minerais, en dernier lieu, toute celle des fractures, qui amènent au jour les eaux thermales.

Dans cet ordre d'idées, on distingue : d'une part, les mouvements, qui, tout en ayant pour origine une dénivellation verticale, ont pris, par les compressions latérales, une allure de poussée horizontale, tels que les *plissements* et, comme terme extrême, les *charriages* ; et, d'autre part, ceux qui se traduisent directement par une dénivellation verticale de certains compartiments de l'écorce, tels que les *failles* et *flexures*. Les contre-coups mécaniques d'un plissement sur une partie solide contiguë ont pu en outre y déterminer des réseaux de fractures dont l'équivalent est ailleurs en relation directe avec les déplacements verticaux et que l'on appelle *filons*.

Les eaux minérales étant, comme nous allons le voir, en relation constante avec l'une ou l'autre de ces catégories de mouvements, plissements, failles, ou filons, il importe de les bien définir.

a. *Eaux thermales sur des plissements*. — Tout d'abord un *plissement* se conçoit de lui-même. On voit, sans cesse, dans les falaises des montagnes, des couches plissées et repliées les unes sur les autres comme des feuilles de papier froissées, et la géologie nous enseigne que de tels phénomènes non visibles existent également ailleurs, remontant à une période plus ancienne de l'histoire terrestre, dans la profondeur des régions, qui semblent aujourd'hui très calmes et tout à fait aplanies.

D'après ce que nous avons dit précédemment sur le rôle des strates poreuses et des strates imperméables pour la circulation des eaux, on conçoit que, s'il existe en profondeur une strate poreuse fortement plissée, intercalée entre des strates imperméables qui y emprisonnent les eaux, celles-ci peuvent être amenées à accomplir un parcours souterrain compliqué, dans lequel, descendant très profondément, elles s'échauffent pour remonter ensuite thermalisées à la surface. Il existe des cas de ce genre à Yverdon en Suisse, à Baden en Argovie, etc. Mais ils sont rares. En effet, comme nous le ferons bientôt remarquer, il faut essentiellement, pour qu'une eau arrive thermalisée à la surface, qu'elle n'ait pas eu le temps de se refroidir en remontant. Si son retour se faisait exactement dans les mêmes conditions que son infiltration, elle reperdrait toutes ses calories comme elle les a acquises. Il faut donc théoriquement, et l'expérience le confirme, pour qu'une source soit thermale, que son eau se soit d'abord infiltrée lentement dans le sol, de manière à acquérir progressivement l'équilibre de température avec le terrain encaissant et, au contraire, qu'elle soit remontée très rapidement par une fracture largement ouverte, de telle sorte que son refroidissement n'ait pas eu le temps de se produire. Un simple plissement ne pourra donc déterminer une source thermale que lorsque le pli de retour est un pli très brusque ayant un peu l'allure des dislocations, failles ou filons, dont nous allons maintenant parler.

b. *Eaux thermales sur des failles*. — Une *faille* est un accident mécanique, qui peut être plus ou moins développé en verticale, mais qui n'a d'intérêt pour nous que lorsqu'il s'étend à plusieurs centaines de mètres : accident ayant déterminé le déplacement relatif de deux compartiments voisins de l'écorce, dont l'un s'est affaissé par rapport à l'autre. Si l'on suppose une région primitivement occupée à la surface uniformément par un même terrain n° 20, le jour où une faille s'y produit, d'un côté de cette faille, le terrain 20 reste à la surface ; de l'autre, il s'enfonce à une profondeur très grande. Si, dans ce mouvement de dénivellation, la continuité n'a pas été rompue entre les deux tronçons dénivelés d'une mince couche et que celle-ci dessine une sorte de zigzag, on dit qu'il y a *flexure*. Quand on imagine une faille, on se borne d'ordinaire à cette idée sommaire, et on imagine volontiers une faille se traduisant à la surface par un semblable ressaut du relief, ayant l'apparence d'une falaise. On oublie, quand on se représente ainsi le phénomène, que la faille est un phénomène ancien, à la suite duquel l'érosion a longtemps travaillé pour aplanir le relief et ramener les deux côtés au même niveau.

Pratiquement, on traverse une faille sur le terrain sans en être généralement averti le moins du monde par la topographie, et le caractère pratique qui manifeste cette faille est la simple juxtaposition, le long d'une ligne de contact à peu près rectiligne, de deux terrains portant des numéros d'ordre entièrement différents : par exemple, à droite, le terrain 25 du côté que nous avons tout à l'heure supposé affaissé, et, de l'autre, un terrain beaucoup plus ancien 20, qui était autrefois masqué par toute une série de strates superposées, mais que l'érosion produite à la suite du dénivellement a fini par mettre au jour.

Une telle faille est éminemment propre à déterminer la circulation des eaux souterraines. Elle amène, en effet, le contact de deux terrains divers, non seulement par leur âge, ce qui nous importerait peu ici, mais, comme conséquence immédiate, par leurs caractères physiques et leur perméabilité.

Le contact d'un terrain imperméable avec une masse poreuse est un plan d'eau tout indiqué. En outre, la fracture ouverte ou toujours disposée à se rouvrir qu'a déterminée la faille est directement propre à cette remontée au jour des eaux thermales. Très nombreuses sont donc celles de ces eaux qui ont une émergence semblable. Nous avons déjà cité le cas de La Bourboule. Les failles limites de la Limagne d'Auvergne donnent lieu à toute une série de sources telles que Royat, Châtel-Guyon, etc., à l'ouest ; Chateldon, Saint-Yorre, Cusset et Vichy, à l'est. Saint-Honoré, dans la Nièvre, est sur une faille entre le massif cristallin et les terrains sédimentaires. De même les Eaux-Chaudes, Bourbonne-les-Bains, etc.

*c. Eaux thermales sur des filons.* — Enfin l'on désigne par *filon d'in-*

*crustation* ou filon d'origine hydrothermale le remplissage ancien d'une fracture du sol par une minéralisation, dans laquelle domine ordinairement le quartz (silice cristallisée), mais où on peut trouver en même temps toute espèce de minerais, sulfures de plomb, zinc, etc. Des filons de ce genre, qui sont l'objet de très nombreuses exploitations minières, se comportent comme une sorte de mur pierreux enfoncé dans un terrain différent : mur vertical ou faiblement incliné que l'on vide intérieurement quand on veut faire une exploitation filonienne. Un semblable filon exerce, sur les circulations d'eau souterraines, une influence capitale. Au voisinage de la surface, on trouve souvent, sur son flanc, des veines d'eau douce. Quand on s'enfonce, ou quand une circonstance spéciale a déterminé dans la région la production d'eau thermale, celle-ci se trouve très fréquemment localisée suivant le même contact. Cette localisation est d'autant plus marquée qu'un filon, correspondant à une fracture ancienne, par conséquent à une zone faible de l'écorce, a eu sans cesse une tendance à se rouvrir : en sorte qu'on observe, de tous côtés, des filons ayant subi des réouvertures successives. Une dernière réouverture de ce genre, laissant un vide suffisamment profond pour permettre la remontée rapide des eaux profondes, dans les conditions sur lesquelles nous allons revenir, est donc tout naturellement indiquée pour former le gisement naturel d'une source thermale. En fait, la grande majorité des sources thermales se trouvent sur des accidents de ce genre. Dans une liste qui pourrait être indéfinie, nous prendrons au hasard : dans le Plateau Central, Néris, Évaux, Bourbon-l'Archambault ; dans les Vosges, Plombières ; dans l'Hérault, Lamalou ; dans l'Ardèche, Vals ; en Bohême, Carlsbad, Marienbad, etc.

   d. *Rôle des diaclases : groupes hydrothermaux.* — Accessoirement, il y a lieu de définir un autre groupe de fractures qui interviennent dans les griffons hydrothermaux : ce sont les *diaclases*, ou cassures intérieures des roches. Ce genre de cassures ne crée pas une source thermale, mais peut en localiser les diverses émergences et produire la série des sources de même origine, mais parfois différentes par leur minéralisation, qui constituent un « groupe hydrothermal ».


## RAPPORT DES SOURCES THERMALES AVEC LA GÉOLOGIE.

Une source thermale se trouve toujours sur une fracture récente et encore largement ouverte de l'écorce terrestre. J'ai montré autrefois comment il en résulte une localisation très curieuse de ces sources dans les seules régions ayant subi des dislocation récentes, constatées d'autre part en géologie, tandis que, à latitude, à altitude égales, à même distance des volcans actifs, etc., d'autres régions sont absolument dépourvues de telles sources (1). La place me manque ici pour développer les applications de cette loi qui sont absolument typiques. Cela correspond avec l'idée générale que j'ai développée ailleurs sur l'origine des sources thermales, celles-ci, à de très rares exceptions près que l'on trouve dans les régions volcaniques, me paraissant être le résultat d'une infiltration superficielle échauffée et minéralisée en profondeur, parfois en même temps chargée d'émanations radio-actives, puis remontée brusquement par une fracture. J'ai essayé de caractériser les conditions de cette remontée au jour, qui pourra se faire, par exemple, avec une vitesse de 10 centimètres à la seconde dans une source dont l'infiltration a d'abord eu lieu trente fois moins vite (2). L'existence d'une telle fracture libre est donc le fait essentiel qui provoque une source thermale, et, si beaucoup de sources diminuent de volume avec le temps, perdent de leurs qualités, etc., cela tient simplement à un engorgement tout à fait superficiel de ces conduites par les dépôts dû à l'eau thermale : engorgement auquel un captage très facile permet de remédier.

Cette première observation explique pourquoi toutes les sources thermales sans exception se trouvent placées sur une fracture du sol dont il est toujours possible de reconnaître la place, fracture dont nous nous sommes déjà trouvé indiquer les trois types principaux : brusque plissement ou « flexure », faille, filon. Mais une fracture ne détermine, par son intersection avec la superficie, qu'une ligne, tandis qu'une source thermale correspond à un point. Ce point, quand on y regarde avec soin, apparaît également toujours déterminé par l'intersection de la première ligne avec une seconde, qui pourrait être la trace d'un autre filon ou faille, mais qui ordinairement correspond à une dépression topographique. C'est pourquoi la majorité des sources thermales sont situées dans des points bas de la topographie, au fond d'une vallée, dans une cuvette orographique, au pied d'une montagne ou d'une falaise, près du rivage de la mer Cette situation, qui amène souvent la dispersion des griffons hydro-thermaux dans les terrains meubles, les alluvions, les sables des rivières, etc., au grand désespoir de ceux qui veulent les capter, et qui, d'autre part, crée, pour le développement, pour l'agrément, des stations thermales, des difficultés fréquentes, est le résultat d'une simple loi hydrostatique, du principe élémentaire des moindres pressions.

<hr>

(1) Les sources thermo-minérales. p. 213 et suiv.
(2) Voy. *Comptes rendus de l'Académie des sciences*, déc. 1913.

**Répartition des sources thermales françaises**. — D'après une observation précédente, il y a lieu, pour chercher les sources thermales françaises, d'examiner les régions qui ont subi, sous la forme de dislocations ou de plissements, l'effet des mouvements les plus récents dont notre sol porte l'empreinte, c'est-à-dire des mouvements tertiaires, par suite desquels se sont dressées toutes nos grandes chaînes montagneuses produites par des plissements, le Jura, les Alpes, les Pyrénées, en même temps que, sur le Plateau Central (aplani, comme son nom seul l'indique), se dressaient, par un phénomène corrélatif, les massifs volcaniques du Cantal et du Sancy.

Ainsi sont immédiatement exclues des régions à massifs anciens non redisloqués, comme la Bretagne et l'Ardenne, des zones à grandes sédimentations tranquilles comme le Bassin de Paris, celui de la Garonne ou celui du Rhône, dans lesquelles, si on laisse de côté certaines sources, d'origine immédiatement superficielle, rangées à tort avec les sources thermales, on constate, en effet, facilement, que les sources thermales font défaut. Restent quatre groupes principaux : les deux premiers (Vosges et Plateau Central) sur des massifs anciens, dont le plissement remonte à la phase primaire dite carbonifère, mais où l'empreinte des dislocations ultérieures produites par le contre-coup du soulèvement tertiaire des Alpes est partout visible ; les deux autres, Alpes et Pyrénées, sur des chaînes de plissement tertiaire proprement dites. Les caractères de ces deux groupes portent, d'ailleurs, la trace de cette origine différente. Faisons, en outre, immédiatement remarquer qu'il n'existe aucune trace de volcanisme dans les Alpes ni dans la presque totalité des Pyrénées et qu'il est donc impossible de chercher une relation entre ces groupes de sources et l'activité éruptive. Pour les sources du Plateau Central, où à première vue le rapprochement avec le volcanisme pourrait sembler plus vraisemblable, il suffit d'examiner une à une les diverses sources pour arriver à peu près partout à exclure également cette hypothèse.

1° *Groupe des Vosges*. — Le groupe des Vosges comprend un certain nombre de sources chaudes à très faible minéralisation, comme Plombières, Luxeuil, Bains, etc., qui ont leur émergence sur des filons : les uns encaissés dans le granite à Plombières, les autres dans le grès des Vosges à Luxeuil et à Bains. On peut rattacher à ce groupe les eaux de Bourbonne-les-Bains, qui, en rapport direct avec des terrains gypsifères et salifères du trias, ont, dès lors, une minéralisation assez forte en chlorure de sodium et sulfate de chaux.

2° *Groupe du Plateau Central*. — Le groupe du Plateau Central comprend d'abord les sources énumérées plus haut, qui se présentent sur les failles limites de la Limagne d'Auvergne. Cette Limagne correspond à un champ d'effondrement tertiaire, et d'autres champs d'effondrement analogues, qui constituent les bassins de Roanne et de Montbrison, ont de même une ceinture de sources thermales. Il existe, d'autre part, dans le cœur du massif, des sources présentant toutes ce même caractère d'être situées sur des fractures tertiaires, le plus souvent jalonnées par des filons : le Mont-Dore, La Bourboule, Châteauneuf, Saint-Nectaire, Néris, Évaux, Bourbon-l'Archambault, etc.

Comme minéralisation, les sources de l'ouest, situées hors de la région éruptive, en massif granitique (Néris, Évaux) sont à peu près de l'eau pure : les sources comprises dans un triangle éruptif qui occupe tout le centre du Plateau doivent, à cette proximité des roches volcaniques récentes, d'avoir trouvé dans le sol des provisions d'acide carbonique, à la faveur desquelles elles sont devenues bicarbonatées sodiques (Vichy, Vals, Royat, Châtel-Guyon, Saint-Nectaire, Royat, La Bourboule, etc.). Des différences entre ces dernières eaux, qui présentent une grande importance médicale, mais qui, pour la plupart, correspondent à des quantités très faibles de substances en dissolution, sont dues à la présence d'un peu de fer, d'arsenic, de soufre, de silice, etc., dont la présence est toujours facilement explicable par la composition des terrains avec lesquels les eaux souterraines ont pu se trouver en contact. Enfin les sources de la bordure du Morvan, au voisinage desquelles il existe des sédiments salifères, sont légèrement salines en même temps que bicarbonatées (Bourbon-Lancy, Saint-Honoré).

3° *Groupe des Alpes.* — Dans les Alpes comme dans les Pyrénées, nous trouvons une abondance particulière de sources thermales sur le versant adouci qui est tourné du côté français; mais c'est uniquement sur le côté abrupt (méridional pour les Pyrénées, oriental pour les Alpes) que la présence de quelques manifestations éruptives récentes provoque des sources chargées d'acide carbonique. D'une façon générale, les Alpes sont relativement pauvres en sources thermales, celles-ci étant, nous l'avons dit, d'ordinaire, en relation non avec les plissements qui constituent la majeure partie de l'orographie alpestre, mais avec les dislocations qui n'y sont qu'un accident.

La composition chimique de ces sources alpestres les distingue immédiatement des sources rapprochées des massifs volcaniques, où l'acide carbonique abonde, tandis qu'il manque complètement ici. Cependant un grand nombre d'entre elles, et notamment beaucoup des eaux minérales suisses, sont en rapport avec des terrains salifères ou gypseux, et comme, en même temps, les grandes différences de relief, amenant la pénétration profonde des eaux, sont une cause de thermalité, on a d'assez nombreuses sources salines ou sulfatées calciques chaudes (Brides, Salins, Saint-Gervais, etc.). Mais la très grande majorité des sources thermales alpestres sont simplement des eaux échauffées par leur parcours souterrain, suivant un mécanisme que la traversée du tunnel du Simplon a permis de saisir sur le vif en faisant rencontrer ces sources dans leurs canalisations profondes, sans que les terrains en contact aient été susceptibles de fournir une minéralisation notable. On a donc là très développé ce groupe des eaux, dites alpestres ou indifférentes (*Wildbäder*), dont Aix-les-Bains, Ragaz en Suisse, Gastein en Autriche, sont, le long de la chaîne alpestre, les plus fameuses.

4° *Groupe des Pyrénées.* — Enfin le groupe des Pyrénées est tout particulièrement caractérisé par la présence de sources très chaudes, souvent aussi très peu minéralisées, mais dans lesquelles la présence d'un peu de sulfure de sodium joue un rôle important. Ces sources sulfurées sodiques forment deux groupes principaux : le premier allant du bord est du Canigou au val d'Andorre, qui, par suite de sa situation géographique défavorable, est peu connu; le second entre Bagnères-de-Luchon et les Eaux-Bonnes. La présence du sulfure de sodium y est très facilement explicable par l'abondance de la pyrite (sulfure de fer) dans les terrains métamorphiques, avec lesquels l'eau est en contact, et par la banalité de la soude dans les mêmes terrains. La réduction du sulfate de soude en sulfure doit se faire au voisinage de la surface dans des conditions très variables suivant les points d'émergence : ce qui contribue aux effets différents obtenus avec les sources d'une même station.

Dans l'est seulement de la chaîne, où il existe des manifestations éruptives, on rencontre quelques sources bicarbonatées, qui se développent surtout plus au nord, vers les Cévennes, dans la région basaltique comprise entre Béziers et Lodève, au sud de la montagne Noire.


## PRINCIPES DE CAPTAGE DES SOURCES THERMALES.

Plus encore que quand il s'agit de géologie, lorsqu'il s'agit d'expliquer en quelques lignes le captage des sources thermales, sur lequel nous avons écrit ailleurs tout un volume, nous devons faire remarquer l'impossibilité de donner ici autre chose que des principes extrêmement généraux. Le premier de ces principes, sur lequel on ne saurait trop attirer l'attention, est que, lorsqu'il s'agit d'une source thermale, on doit commencer par se dépouiller de toutes les idées anciennes qui attribuaient à ces eaux des caractères mystérieux, comme au moyen âge on croyait aux vertus de certaines pierres pour guérir les hémorragies ou conserver la chasteté. Les eaux thermales n'ont rien à perdre, pour leur application, à rentrer dans le domaine scientifique, et elles ont beaucoup à y gagner pour leur captage méthodique et complet. Ce n'est pas, bien entendu, que tout soit expliqué dans les caractères de ces eaux plus que dans toute autre question d'histoire naturelle; mais, les problèmes qui restent à résoudre, il convient de les aborder les yeux ouverts, avec la liberté d'esprit que l'on apporte aux autres problèmes géologiques; et, les solutions déjà trouvées, il importe de se les rappeler toutes les fois qu'on veut travailler sur ce qu'on appelle le « griffon » d'une semblable source, ou son émergence.

Partant de cette idée, le premier point à examiner, quand on se trouve en présence d'une source à capter, est de chercher à comprendre comment elle s'est constituée, d'où elle provient, quel est son bassin d'alimentation, quelle est l'origine des éléments qu'elle tient en dissolution, quelles raisons géologiques l'amènent à sourdre en un point plutôt qu'un autre. Presque toujours un examen suffisamment attentif de la géologie locale donne la réponse à ces questions sans recourir à l'explication trop facile, mais pratiquement dangereuse, qui fait provenir le tout de profondeurs inabordables et inconnues. On peut alors se mettre en garde contre le danger, plus fréquent qu'on ne le croit, de se laisser enlever ses eaux par le travail d'un voisin audacieux, ou simplement par une fouille souterraine dont le péril n'était pas soupçonné; on peut ainsi déterminer le « périmètre de protection » nécessaire pour mettre la source, utile à tous, à l'abri de telles manœuvres. On peut aussi opérer ou compléter le captage, augmenter le débit, la thermalité, la minéralisation des eaux par des mesures appropriées. On peut enfin, ce qui n'est pas toujours aussi inutile qu'on le croit généralement, se prémunir contre des causes de contamination plus ou moins lointaines.

Pour cela, il faut d'abord déterminer l'allure et la distribution des griffons superficiels qui constituent les diverses sources d'un même groupe hydrothermal et qui ont chacun acquis une individualité propre, avec des modifications dont on arrive d'ordinaire à percevoir la cause. Il faut ensuite remonter à la cause plus profonde et s'attacher à déterminer les deux surfaces géométriques qui, nous l'avons dit, produisent la localisation des sources thermales : fracture géologique, pli, faille ou filon, et dépression topographique. En considérant la source comme régie par les principes ordinaires de l'hydraulique, on voit ainsi de quels côtés sont les dangers auxquels on doit parer.

Cela posé, quand on commence à travailler sur la source, il faut le faire assurément avec une prudence spéciale, motivée par la mobilité, par la fugacité de la substance précieuse qu'il s'agit de recueillir. Il faut ainsi éviter l'emploi des explosifs trop violents qui risquent de pulvériser la roche, d'ouvrir des fractures souterraines nouvelles, par lesquelles l'eau pourrait se détourner et se perdre. Mais, avec cette réserve, il convient ici encore d'abandonner certains préjugés timorés, qui ont empêché longtemps de toucher à aucune source par crainte de la détériorer. La toucher au hasard, sans en comprendre le mécanisme intime, c'est assurément agir comme un ignorant qui prétendrait administrer n'importe quel remède à un malade. Mais il n'est pas plus dangereux de « soigner » une source thermale par un captage rationnel que de tremper dans un bain un typhique. Le préjugé auquel on se heurte est, dans les deux cas, du même ordre.

En principe, capter une source thermale, c'est d'abord recueillir la plus grande quantité possible de l'eau thermale souterraine avec son maximum de thermalité et de minéralisation, et c'est, d'autre part, problème encore plus important peut-être, empêcher l'accès des eaux superficielles vers le griffon hydrothermal qu'elles peuvent contaminer. A cet égard, nous remarquerons que diverses sources thermales, si l'on examine attentivement leur origine réelle, doivent leur forme actuelle et leurs effets curatifs à certaines réductions et transformations de leurs éléments chimiques, qui sont produites par un tel contact (critiquable en principe) des eaux superficielles. Le captage rationnel devient alors une question de mesure très délicate, puisque, si on captait la source suivant l'application rigoureuse de notre principe théorique, on devrait empêcher absolument ce mélange, et l'on modifierait ainsi totalement les effets d'une station thermale. Alors surtout il faut se rendre compte avec le plus grand soin de ce qui se passe en profondeur et reconnaître l'origine de ces eaux relativement superficielles qui interviennent dans la forme de minéralisation, afin d'éviter qu'elles introduisent occasionnellement des éléments de contamination.

Quand on examine le problème de capter une eau thermale avec son maximum de débit et de thermalité, on voit qu'il s'agit là, en somme, de faire une exploitation de mine analogue à celle que l'on pratique pour un minerai filonien quelconque, avec certaines difficultés et, par contre, certaines facilités spéciales tenant à la nature de ce minerai particulier qui est de l'eau chaude. C'est en considérant un filon d'eau chaude comme un filon de plomb que l'on ira le chercher par des tranchées, des puits, des galeries et que, une fois le filon atteint, on s'y enfoncera par d'autres galeries correspondant à ce que les mineurs appellent un travail de dépilage.

Quand on reste dans les grandes lignes de la question, ce travail, qui suffit pour beaucoup de sources thermales, ne comporte d'autres particularités que les difficultés spéciales de travailler dans l'eau chaude et souvent en présence de gaz délétères : question d'épuisement et d'aérage que la pratique des mineurs résoud aisément.

Le problème du captage des eaux thermales ne présente de particularités que dans les cas, assez nombreux eux aussi, où il est impossible, pour une raison quelconque, d'accéder au filon originel et de l'isoler complètement par une enceinte hermétique contre l'introduction des eaux de surface contaminées. Ce cas se présente, par exemple, quand la source est, ce qui lui arrive fréquemment, comme nous l'avons expliqué plus haut, dans un terrain meuble, l'éboulis d'un flanc de vallée ou d'un pied de falaise et surtout dans les alluvions d'une rivière, dans les galets d'une plage, etc. Alors il serait impossible de descendre assez par un puits pour atteindre la roche solide; les difficultés d'épuisement pour y atteindre seraient inextricables. Souvent aussi cette roche solide est très fissurée, comme certains bancs de calcaire ou certains massifs de schistes désagrégés et pourris, certains terrains meubles, tels que des moraines glacières, etc., et le procédé qui consiste à exploiter le filon d'eau comme un filon de plomb ne trouve plus alors son application. Pour des stations particulièrement pauvres en eau thermale comme Bagnères-de-Luchon, il faut, en outre, s'attacher à en recueillir les moindres gouttes disséminées de tous côtés. On peut, dans de tels cas, recourir à la propriété spéciale que présente ce « minerai », en effet si particulier, de venir vers celui qui le cherche lorsque celui-ci sait s'y prendre, sans qu'il ait besoin d'aller lui-même jusqu'au filon profond, ramifié au point de devenir inutilisable. C'est, en deux mots, l'application de la méthode des pressions hydrostatiques qui consiste, lorsqu'on veut localiser une source thermale en un point, à forcer sa venue en ce point en y déterminant une zone de moindre pression, tandis que tout autour on crée une surpression.

Les méthodes pour appliquer cette idée élémentaire sont plus ou moins compliquées et plus ou moins ingénieuses, suivant les circonstances. Tantôt on crée la dépression hydrostatique par un procédé tellement simple et naturel que l'on n'a même pas conscience d'appliquer une loi quelconque, en creusant une fosse sur le griffon (ce qui facilite l'accès des eaux thermales vers ce point à l'exclusion des autres), ou encore en adaptant une pompe à ce griffon de manière à y aspirer l'eau thermale, appelée ainsi de ses réservoirs souterrains. C'est encore par une autre application du même principe que l'on fait des forages pour atteindre certaines nappes minéralisées à allure interstratifiée et comparables par là à des nappes artésiennnes, que la pression des gaz emmagasinés (acide carbonique surtout) contribue puissamment, sinon totalement, à ramener au jour. Le forage crée un point de moindre pression, et l'on diminue les frottements dans cette sorte de tuyau, en même temps qu'on lui permet de rester ouvert, en y introduisant un tubage.

Une méthode, toujours dérivée du même principe, mais déjà un peu plus complexe, a consisté, comme l'ont fait souvent les Romains, à couvrir toute la périphérie d'une source d'une nappe de béton empêchant toute expansion latérale de l'eau chaude et, en même temps, toute introduction superficielle des eaux dans un rayon assez étendu. L'eau thermale se trouve ainsi appelée de force par le jeu des pressions vers un griffon unique, dont on a logiquement déterminé l'emplacement.

Enfin la méthode la plus savante et la plus récemment inventée est celle dite des pressions hydrostatiques réciproques, dont le principe, souvent mal compris, a donné lieu parfois à de très fausses interprétations. Dans ce cas on se fonde, pour refouler l'eau thermale qui tendait à se perdre en un terrain fissuré, sur l'emploi d'une nappe d'eau douce dont on lui oppose la contre-pression. Une expérience de physique très simple et que j'ai pu répéter en grand sous une forme nouvelle sur les sources thermales de Cestona (1), montre que, lorsque les pressions réciproques des deux nappes d'eau, l'une chaude, l'autre froide, sont convenablement calculées, il ne se produit entre elles aucune espèce de mélange. J'ai pu ainsi capter une source thermale dans un puits d'eau douce qui enveloppait l'eau thermale de toutes parts, cela dans un terrain entièrement fissuré, et vérifier qu'il ne se faisait aucune immixtion de l'eau froide dans l'eau thermale en teintant puissamment l'eau douce extérieure à la fluorescéine sans que la moindre trace de couleur parût dans l'eau thermale.

Cette méthode est, on le conçoit, d'une souplesse infinie, puisqu'elle permet d'agir sur l'eau thermale dans un terrain tellement meuble qu'aucun autre procédé de captage direct n'aurait pu réussir. Elle demande toutefois à être appliquée avec compétence et avec

_______

(1) *Comptes rendus de l'Académie des sciences*, 13 nov. 1905.

soin. Ici (comme dans la plupart des autres méthodes du reste, mais à un degré plus sensible), il faut, en effet, régler le jeu des pressions avec la plus grande attention pour forcer toute l'eau thermale à passer dans le griffon sans y attirer aucune trace d'eau froide. C'est le même problème qui se pose lorsqu'on applique une pompe à une source thermale. Dans les deux cas, on a un moyen empirique très simple de s'en assurer. Il suffit de multiplier quelque temps, sur la source thermale, les observations de température dans des conditions variables, de manière à en déterminer le maximum possible, qui correspond évidemment à l'eau thermale réellement pure de tout mélange. Après quoi, on est averti plus tard de la moindre introduction d'eau douce par un abaissement de cette température. Dans cette période d'expérimentation préliminaire, on peut également recourir à l'analyse chimique. Le niveau de captage propice ayant été ainsi déterminé, il ne reste plus qu'à le maintenir strictement, ce qui est une simple affaire de soin et ce qui peut même presque toujours s'opérer automatiquement, et l'on obtient en définitive un captage excellent, dans des conditions où il avait d'abord semblé impossible d'aboutir.

# TECHNIQUE DES CURES HYDROMINÉRALES

PAR

**Jean HEITZ,**
Ancien interne des hôpitaux de Paris.

L'emploi de l'eau minérale se réduisait autrefois, dans la plupart des stations thermales, à la boisson et à la balnéation. Au cours du demi-siècle qui vient de s'écouler, de nombreux procédés d'application ont été inventés dans les différentes stations : beaucoup se sont généralisés, d'autres sont restés utilisés exclusivement dans la station où ils avaient pris naissance, en raison le plus souvent de telle ou telle particularité physique ou chimique de l'eau minérale qui y était employée.

Au cours de la revue rapide que nous allons faire de ces techniques, nous insisterons spécialement sur les perfectionnements les plus récents et sur les différences qui séparent, d'une station à l'autre, le mode d'emploi d'eaux quelquefois très similaires.

Une tendance très nette se manifeste actuellement dans la plupart des stations étrangères vers l'uniformisation et la généralisation des différents modes d'application de l'eau minérale. Toutes les grandes stations autrichiennes et allemandes comprennent dans leurs installations la presque totalité des pratiques hydrominérales, cherchant par suite à traiter la plupart des variétés de malades. Nous verrons les sacrifices que certaines d'entre elles s'imposent pour faire venir, de très loin parfois, des boues qu'elles mélangent à l'eau de leurs sources, et qu'elles mettent à la disposition des rhumatisants, même lors que leurs spécialisations générales ou fonctionnelles les destinent à traiter des malades tout à fait différents.

En France, au contraire, les progrès de la clinique thermale depuis une vingtaine d'années ont entraîné la plupart des stations vers une spécialisation de plus en plus serrée. Il est certain qu'il en est résulté un grand bénéfice pour les malades, qui trouvent ainsi des installations conformes à leurs besoins spéciaux et des médecins possédant une connaissance parfaite des troubles qu'ils ont à traiter.

Nous aurons maintes fois l'occasion, tant au cours de ce chapitre qu'en étudiant en particulier les différentes stations, de montrer des exemples caractéristiques de cette tendance à la spécialisation de plus en plus marquée dans les stations françaises.

## Administration « intus » de l'eau minérale.

L'administration *intus* de l'eau minérale se fait, selon les stations et les sources, dans des conditions très différentes.

Certaines eaux, comme celles de La Bourboule, se donnent à des

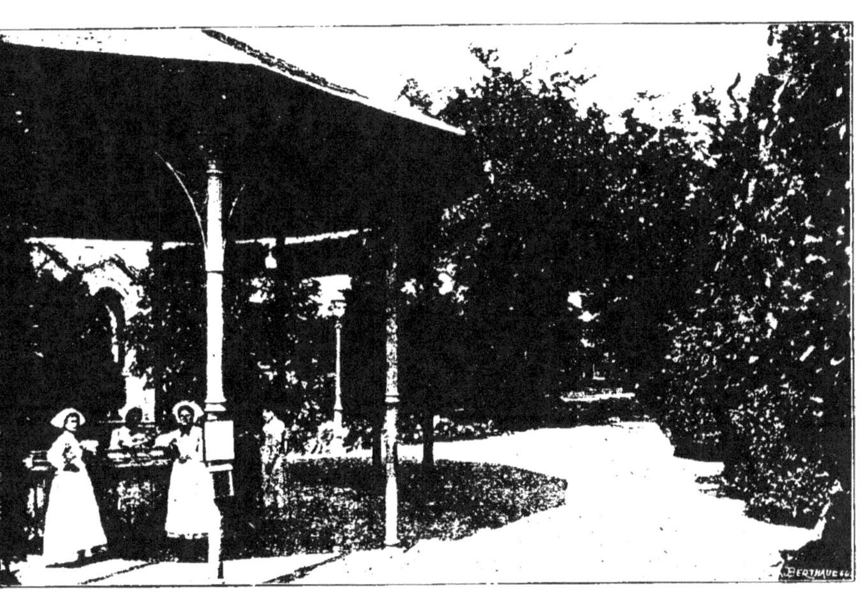

Fig. 1. — Buvette Eugénie à Royat.

doses relativement faibles, quelquefois même, lorsqu'il s'agit d'enfants, par cuillerées à café. On a tenté, dans cette station, pour éviter les troubles d'intolérance observés chez quelques sujets, d'administrer l'eau minérale en *injections hypodermiques* (Billiard et Ferreyrolles). Fleig, dans des travaux intéressants, a voulu généraliser ce mode d'application de l'eau, qui semble devoir rester réservé à des cas très particuliers.

Il est en effet exceptionnnel de voir les eaux minérales mal tolérées par les voies digestives. Pour ce qui est des sources très froides, mal tolérées par certaines personnes, surtout lorsqu'elles sont prises de grand matin, il suffit de les *réchauffer* au bain-marie, ou en y ajoutant quelques gouttes d'eau bouillante, pour voir disparaître les sensations de constriction épigastrique. Les sources très chaudes doivent être, au contraire, *refroidies*. C'est ainsi que l'eau du Sprudel, à Carlsbad, ne peut être bue que très lentement, par petites gorgées très espacées : il faut un quart d'heure pour absorber un verre et encore après une attente de quelques moments destinée à lui laisser perdre une partie de sa thermalité.

On éprouve quelquefois un peu de difficulté à faire absorber les *eaux sulfureuses* aux enfants et aux personnes délicates, surtout pendant les premiers jours du traitement. Il faut alors les couper de lait ou de sirop ; l'accoutumance s'établit en général rapidement. Il est parfois plus difficile d'éviter les phénomènes d'excitation générale que la boisson de ces mêmes eaux déterminera ultérieurement chez certains sujets. On y arrivera par une gradation prudente et des repos ménagés de temps en temps.

Les *eaux chlorurées* ne sont utilisées en boisson que lorsque leur teneur en sel est relativement faible, comme à Bourbon-l'Archambault, à La Motte, à Salins-du-Jura. Le médecin doit user de doigté pour obtenir, selon les cas, un effet diurétique, ou au contraire laxatif, ce dernier étant provoqué par des doses en général sensiblement plus fortes.

D'une manière générale, on tend, en France, dans la mesure du possible, *à faire prendre l'eau minérale en boisson dans des conditions aussi rapprochées que possible de celles que l'on trouve au griffon.* On n'utilise les sels extraits de l'eau (comme à Vichy, par exemple) que pour reconstituer l'eau minérale loin de la source.

Il n'en est pas de même à l'étranger. Le *sel de Carlsbad* est très usité à Carlsbad même, soit à l'état cristallisé (sulfate de soude presque pur), soit à l'état de poudre (celle-ci contenant tous les éléments de l'eau, à l'exclusion des sels de calcium). On obtient, par solution à froid de ce sel, un effet laxatif que l'on n'obtient pas avec l'eau de Carlsbad bue au Sprudel, au voisinage de sa température native.

A Kissingen, qui possède des eaux chlorurées complexes, froides et gazeuses, on utilise comme laxatif une solution amère (*Bitterwasser*), obtenue de l'eau des sources par concentration à froid. Ces eaux laissent déposer à la longue, sur des pièces de bois disposées dans les cuves, des cristaux de sulfate de potasse et de magnésie, mêlés à du chlorure de magnésium, cristaux que l'on recueille et que l'on fait redissoudre. Ces pratiques ne sont pas utilisées, au moins dans les conditions habituelles, par le corps médical des stations françaises.

L'eau minérale est ordinairement prise *à jeun*, lorsqu'on veut obtenir un effet laxatif ou diurétique, parfois en plusieurs doses, de quart d'heure en quart d'heure.

Ces doses sont au contraire plus espacées et prises de préférence *une demi-heure avant chaque repas*, lorsqu'on recherche surtout l'action eupeptique ou qu'on veut obtenir la meilleure tolérance de la part de l'estomac.

On fait prendre *après les repas* (au bout d'une heure ou deux en moyenne), chez les hyperpeptiques, les sources chaudes (Vichy-Chomel, Plombières-Crucifix). L'eau minérale agit alors surtout comme sédative de la douleur et comme antispasmodique.

On a longtemps considéré qu'il fallait faire promener les malades après l'ingestion de l'eau pour obtenir le maximum d'effet diurétique. On tend actuellement, en France, sous l'influence de conceptions physiologiques nouvelles, à faire absorber certaines eaux *en position étendue*. Nous verrons, en étudiant les stations de diurèse, les excellents résultats que cette pratique a donnés à Évian et à Vittel : on peut dire qu'elle augmente, dans des proportions quelquefois considérables, la rapidité de l'élimination rénale.

## Applications de l'eau minérale sur le pharynx et sur les voies respiratoires.

Les **gargarismes** sont pratiqués à la source même avec les eaux tièdes. On réchauffe quelquefois dans ce but les sulfureuses froides, mais c'est là une exception.

A Cauterets, à Luchon, à Royat, au Mont-Dore, les gargarismes constituent une des pratiques principales du traitement de certains malades. On y associe (à Allevard en particulier) des *reniflements*, qui se font sans pression, l'eau entrant par simple aspiration et s'écoulant par la narine opposée.

Les **douches pharyngées** sont pratiquées à Allevard, au Mont-Dore, etc. C'est un jet d'eau chaude rendu filiforme par son passage à travers une canule spéciale et qu'on dirige sur les amygdales, où il agit comme une sorte de massage.

Les **douches nasales** sont souvent utiles pour déterger la muqueuse pituitaire et celle du cavum, en particulier chez les sujets atteints de catarrhe chronique du rhino-pharynx ou de rhinite atrophique. Elles doivent être données avec de l'eau à 30-35° (Cauterets, Mont-Dore, Royat). On se servait autrefois d'un réservoir placé à faible hauteur et d'où l'eau minérale s'écoulait par un tuyau de caoutchouc jusqu'à une canule spéciale introduite dans une des narines.

On a pensé que cette pratique était susceptible de provoquer de l'otite dans le cas où l'eau minérale viendrait à forcer l'entrée de la trompe, et on tend actuellement à remplacer la douche nasale par le *bain nasal*. Celui-ci se donne avec un petit instrument en verre (biberon nasal de Joal, pipette de Depierris), l'eau minérale pénétrant dans les fosses nasales par le simple principe des vases communicants, par conséquent *sans aucune pression*, et sans qu'il y ait possibilité de pénétration salpingienne.

On fait grand usage de la douche nasale à Uriage, où les sujets les plus sensibles la supportent aisément, en raison sans doute de l'isotonie de l'eau de cette station avec le sérum sanguin.

**Les douches nasales de gaz carbonique** sont de grand usage au Mont-Dore. Elles sont données avec le gaz pur recueilli au-dessus des sources. On utilise de même à Royat le gaz provenant du réservoir d'Eugénie, et à Vichy de la source de Chomel. Ces douches de gaz rendent de grands services comme décongestionnantes, chez les sujets porteurs de rhinites à tendance spasmodique.

Le **humage** a pour effet de faire pénétrer profondément dans les voies respiratoires des gaz et des vapeurs; il constitue un des meilleurs procédés susceptibles de modifier les muqueuses laryngées et bronchiques. A cet effet, les gaz et les vapeurs émanés des sources sont recueillis dans des appareils qui les dirigent par un conduit particulier vers la bouche et les narines de chaque malade. Nous verrons que, dans l'inhalation, les vapeurs se répandent au contraire dans une salle commune, où les malades les respirent mélangées à l'air de la salle.

Dans les stations pyrénéennes, le humage constitue le fond du traitement des sujets affectés de laryngites et de bronchites. A Luchon et à Ax, certaines des sources, altérables spontanément, laissent dégager un mélange de $H^2S$, de vapeur de soufre et d'azote, que l'on fait arriver jusqu'au malade par des appareils permettant d'en graduer la température (de 30 à 43°) ainsi que la teneur en principes soufrés. Dans les stations à eaux plus fixes (Cauterets, Amélie), le malade respire un mélange de gaz, de vapeur d'eau et d'eau finement poudroyée à l'aide d'appareils spéciaux.

A Aix-les-Bains, on fait, dans certains cas, pratiquer aux malades un humage avec les vapeurs émanées de la source d'alun et conduites par un embout spécial.

Il faut rapprocher du humage la *vaporisation tubo-tympanique*, qui se pratique à Luchon et à Ax. Les vapeurs et les gaz sulfureux sont introduits directement, par cathétérisme de l'orifice de la trompe, jusque dans cette dernière et, par suite dans l'oreille moyenne. Des

appareils spéciaux permettent, suivant les cas et suivant la période
du traitement, de graduer la température, la pression et la teneur
en $H_2S$ des vapeurs utilisées. Cette méthode donne de bons résultats
dans la période de début des otites chroniques succédant au catarrhe
tubaire.

**Les Inhalations** peuvent être de deux sortes, suivant que
le malade respire l'atmosphère d'une salle remplie des gaz dégagés
des sources, ou que ces gaz s'y trouvent mélangés de vapeurs ou

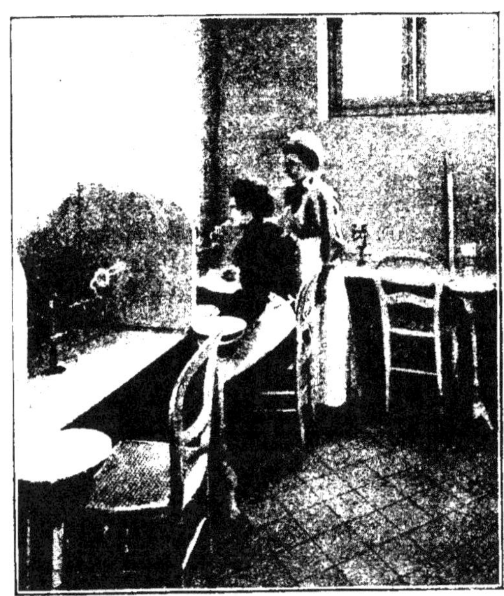

Fig. 2. — Salle de pulvérisations à l'établissement thermal de Vichy.

de très fines gouttelettes d'eau qui viennent former dans la salle
une sorte de brouillard.

L'inhalation du premier type, *inhalation sèche* ou *froide*, a été
inventée à Allevard par Niepce en 1852. Au milieu de la salle, une
série de vasques superposées laissent tomber l'eau minérale en cascades
successives depuis le plafond jusqu'au niveau du plancher. Les gaz
s'en dégagent au point que la teneur de l'eau en $H_2S$ devient presque
nulle (5 p. 100 seulement du taux initial). Les malades séjournent
dans ces salles, sans vêtements spéciaux, de deux à dix minutes.
Le même mode d'inhalation est réalisé à Marlioz, à Challes, à Saint-
Honoré.

L'*inhalation humide* ou *tiède* existe également à Allevard. L'air de la salle atteint 27 à 30°, grâce au dégagement de vapeurs d'eau sulfureuse à travers un plancher à claire-voie. Un brouillard épais règne dans la salle, où les malades, en costume de flanelle, séjournent jusqu'à trente et cinquante minutes. Ces inhalations tièdes sont plus sédatives pour les bronches que les inhalations sèches. Alors que ces dernières s'adressent surtout aux catarrheux, les inhalations tièdes réussissent mieux chez les malades sujets aux manifestations spasmodiques. Elles sont réalisées, en dehors d'Allevard, à Luchon et dans plusieurs stations pyrénéennes. A Aix et à Plombières, c'est le dégagement même de la source hyperthermale qui remplit la salle.

Dans d'autres stations, comme au Mont-Dore et à Royat, l'eau minérale est transformée en vapeur d'eau dans une série de chaudières, puis entraînée par de la vapeur d'eau sous pression. On utilise à Royat deux salles en amphithéâtre, qui reçoivent la vapeur à tour de rôle toutes les heures, pendant que la salle inoccupée est largement aérée par un courant d'air. Les malades y séjournent vingt à cinquante minutes, en peignoirs, assis à des gradins différents ; la température atteint en effet 27° sur les gradins élevés, alors qu'elle n'est que de 22° aux gradins inférieurs.

Au Mont-Dore, on trouve toute une série de vastes salles à 28°, 29°, 30° et 32°, constamment ventilées, et qui servent sans interruption de cinq heures à onze heures du matin. Le brouillard qui remplit ces salles contient tous les éléments constituants de l'eau, principalement $CO^2$ et les sels d'arsenic.

A La Bourboule, l'eau minérale n'est pas transformée en vapeur, mais poudroyée par le brisement sur des palettes de jets d'eau à très forte pression : il y a *brumification*, suivant l'expression de Cany. Le même auteur a démontré que la pénétration de ces fines gouttelettes d'eau se fait bien jusqu'aux alvéoles, car il a pu doser l'arsenic dans les poumons de moutons ayant séjourné quelques jours dans les salles d'aspiration de l'établissement de La Bourboule.

Après chaque inhalation, le malade séjourne une dizaine de minutes dans une antichambre où il se dévêt de son peignoir. Bien enveloppé de laine, il est pris par une chaise à porteur qui le ramène à son hôtel, où il se met, pendant une heure, dans un lit chaudement bassiné.

Des méthodes analogues sont employées à l'étranger, à Ems (eaux alcalines rappelant celles de Royat) et à Salsomaggiore (eaux chlorurées fortes).

Dans plusieurs stations des Pyrénées, l'inhalation n'est qu'un accessoire du bain. C'est ainsi qu'à Barèges les malades sont assis serrés dans une piscine, sous une voûte basse, respirant une atmosphère à 32°, saturée de vapeur et surchargée d'azote. Il en est de même à Luchon. A Amélie, le malade respire les vapeurs qui se dégagent d'une douche dirigée sur ses membres inférieurs.

Dans certaines stations, on associe aux inhalations d'eaux minérales des *inhalations médicamenteuses* (essence de pin à Plombières), ou encore le séjour dans des cabines remplies *d'air sous pression* ou *d'oxygène pur*, par exemple à Ems ou à Reichenhall (Bavière).

Un mode très particulier d'inhalation est réalisé en Allemagne par le séjour dans les *galeries de graduation* (Gradirbau). Sous un large et haut hangar, sont accumulées des fascines de petit bois formant un

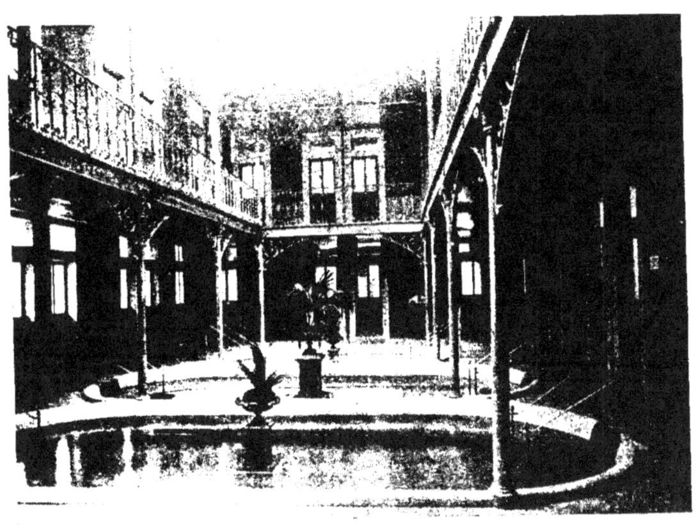

Fig. 3. — Piscines d'eau minérale à Bains-les-Bains.

amas de 10 mètres de haut sur 3 mètres d'épaisseur. De l'eau chlorurée s'écoule d'une turbine située à la partie supérieure de cet amas et s'évapore progressivement pour retomber très concentrée dans des bassins situés au-dessous des fascines les plus basses. Une galerie largement ouverte en fait le tour, et les malades y séjournent deux à trois heures chaque jour, du côté opposé au vent qui souffle. C'est là un traitement des affections des voies respiratoires appliqué surtout aux scrofuleux, et que l'on utilise entre autres à Kreuznach, à Reichenhall, à Nauheim et à Kissingen.

Les **pulvérisations** s'adressent aux états chroniques du pharynx et des amygdales ainsi qu'à certaines lésions de la peau. On les réalise par un des deux procédés suivants : ou bien il s'agit d'un jet d'eau, arrivant sous pression à la température de 35° environ après sur chauffage pour les sources froides), et qui se brise sur une palette ou à travers les mailles d'un fin tamis. Tel est le procédé employé au Mont-Dore, à La Bourboule, à Salsomaggiore.

Ou bien encore on utilise le pouvoir d'aspiration d'un jet de vapeur. L'appareil consiste en deux tubes de verre terminés par des orifices capillaires : l'un est vertical, l'autre horizontal, tous deux juxtaposés perpendiculairement l'un à l'autre, et se touchant presque par leurs extrémités ouvertes. La vapeur d'eau arrive par le tube horizontal au contact de l'orifice capillaire du tube vertical et fait le vide dans ce dernier: le liquide est projeté en même temps que la vapeur d'eau sous forme d'une poussière impalpable, à une température plus ou moins élevée, selon que l'on s'approche ou s'éloigne du pulvérisateur. Tel est le procédé employé à Royat et à Vichy en cas de pharyngites chroniques.

Chez les dermopathes, on utilise seulement pour les pulvérisations le procédé du brisement du jet. On les prolonge de vingt jusqu'à quarante-cinq minutes, à des températures qui varient suivant les stations depuis 20° jusqu'à quelquefois 50 et 60°. Il est nécessaire parfois de décaper la peau à l'alcool avant la séance, chez les sujets à sécrétion sébacée très abondante.

Ces pulvérisations se font sur la figure chez les acnéiques, les séborrhéiques, les sujets atteints de furonculose ; on les applique sur les muqueuses linguale et buccale à Saint-Christau.

### Bains et douches d'eau minérale.

On donne des bains dans la plupart des stations hydrominérales, mais la balnéation ne constitue une partie réellement importante du traitement que dans les stations qui possèdent des sources chaudes.

Les conditions optima pour la balnéation sont réalisées lorsque la température de l'eau se rapproche de 35 à 40°. Plus chaudes, les eaux doivent être refroidies dans de grands bassins ouverts, où elles perdent leurs gaz et leur puissance radio-active et où souvent se précipite une partie des principes actifs. Dans certaines stations à sources hyperthermales, on est obligé, en été, d'user d'appareils réfrigérateurs Pictet.

Trop froides, elles doivent être réchauffées, le plus souvent par mélange avec de l'eau surchauffée. Dans certaines stations, comme Amélie et Ax, où jaillissent des sources à des températures très différentes, on fait circuler l'eau hyperthermale dans des serpentins autour des canalisations d'eau froide, pour ramener cette dernière à la température du bain. A Kissingen (Bavière), à Montecatini (Italie), on élève la température de l'eau minérale grâce à des serpentins de vapeur surchauffée. Ce procédé est très coûteux, mais il a l'avantage de garder toutes les propriétés de la source. A Hombourg, l'eau minérale arrive dans des baignoires à double fond, dans lequel on fait parvenir de la vapeur très chaude, qui met rapidement le bain à la température voulue.

Il n'en résulte pas moins, pour ces stations à eaux froides ou au contraire hyperthermales, un certain degré d'infériorité vis-à-vis de celles, plus favorisées, où les sources jaillissent à la tempé-

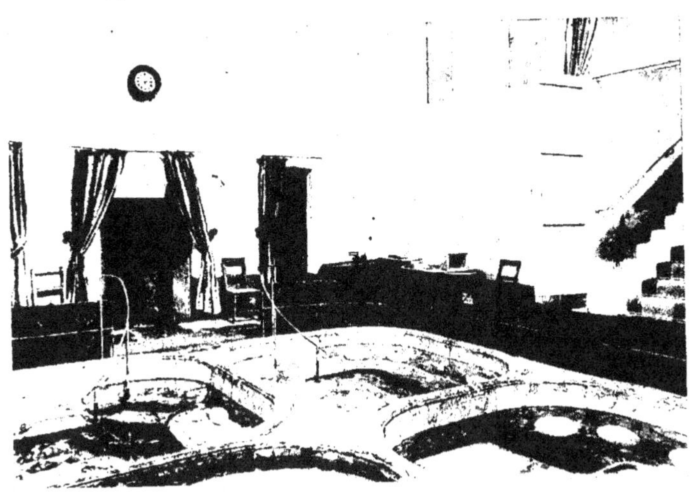

Fig. 4. — Petites piscines à Plombières.

rature optima. Là les bains peuvent être donnés avec l'eau telle qu'elle vient directement du griffon, « sans que la main de l'homme ait à modifier de quelque manière que ce soit la matière médicale vivante ». Ainsi en est-il à Royat, au Mont-Dore, à Nauheim (en Hesse). Ces stations possèdent une véritable gamme de bains naturels qui peuvent être donnés, selon les malades, à des températures plus ou moins élevées entre 27 et 40°, et à des taux différents de minéralisation. Bien plus, ces bains peuvent être donnés, suivant les cas, à *eau dormante*, c'est-à-dire les robinets d'arrivée et de départ de l'eau maintenus fermés, ou au contraire à *eau courante*, l'eau minérale se renouvelant incessamment pendant toute la durée du bain, avec une vitesse plus ou moins considérable et qui peut être graduée selon les malades.

La *durée* du bain varie beaucoup suivant les stations et aussi, dans une même station, suivant les cas traités. Depuis le bain de

Royat-César, très gazeux à 27°, qui dure de cinq à huit minutes, jusqu'au bain de La Bourboule ou de Néris, qui peut se prolonger plusieurs heures, voire une demi-journée, il existe toutes les transitions. Dans beaucoup de stations, le malade, à la sortie du bain, est emporté en chaise à porteurs jusqu'à son lit, où il se repose une heure.

Les sources sulfureuses sont fréquemment coupées de moitié d'eau douce. Au contraire, les bains chlorurés sont le plus souvent ren-

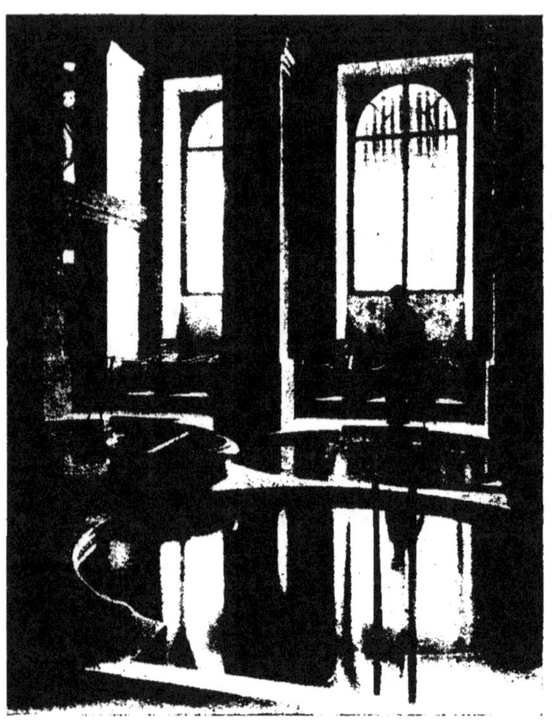

Fig. 5. — Grandes piscines à Plombières.

forcés suivant une progression régulière au cours de la cure, au moyen de l'addition d'eaux mères. Ces dernières, ordinairement assez riches en bromures et en iodures, exercent sur l'organisme une action quelque peu différente de celles des eaux chlorurées natives, particulièrement en ce qu'elles sont plus sédatives.

Les sources suffisamment riches en $CO_2$ permettent de donner, lorsqu'elles sont à la température optima, comme à Royat et à Nauheim, des **bains carbo-gazeux à eau courante**. Lorsqu'elles sont froides, il faut réchauffer l'eau avec des serpentins, comme à

Hombourg, ou par mélange avec de l'eau surchauffée, comme à Spa.

On associe souvent au bain la **douche sous-marine**, donnée dans le bain même avec de l'eau plus chaude de quelques degrés : le jet est dirigé sur la partie malade à travers une épaisseur d'eau de 10 à 20 centimètres. Cette douche sous-marine, originaire de Bourbon-Lancy, où elle est donnée avec de l'eau minérale à sa température native, s'est généralisée à la plupart des stations. A Vichy, elle est appliquée au traitement des obèses et des sujets porteurs de gros foie.

A Kissingen, on donne fréquemment le **bain de vague** : il se prend dans une petite piscine, avec de l'eau réchauffée à 34°. Au bout d'un quart d'heure, une vanne est ouverte qui laisse passer dans la piscine une masse énorme d'eau minérale gazeuse à 10°. Le malade sort du bain dès qu'il a ressenti cette impression très énergique qui peut se comparer à celle d'une douche puissante.

Dans certaines stations suisses ou allemandes, on institue des **bains médicamenteux**, par addition à l'eau minérale de bourgeons de sapins (Baden, Hombourg), ou de *Fichtennadel*, substance noirâtre fluide tirée de la distillation des aiguilles de sapin (Carlsbad). Une pratique analogue est assez souvent suivie à Plombières, à Bains-les-Bains, à Bussang.

**Le demi-bain**, autrefois très employé dans les stations pyrénéennes, n'est plus actuellement en usage courant qu'au Mont-Dore, où il se donne dans de petites piscines en communication directe avec le griffon des sources hyperthermales. Les malades s'y plongent jusqu'à la ceinture dans l'eau à 38°, 40°, pendant cinq à dix minutes. Une vaso-dilatation active se manifeste sur les membres inférieurs et la partie inférieure du tronc avec décongestion des régions supérieures.

Le demi-bain est également employé à Carlsbad, toujours très chaud, et le malade qui y est plongé garde sur la tête une calotte de toile imbibée d'eau froide. Un infirmier est occupé à projeter sans arrêt de l'eau sur la poitrine et le dos.

Il faut rapprocher de la pratique précédente le **bain de pieds hyperthermal à eau courante**, très en faveur au Mont-Dore, où il se prend court, souvent deux fois par jour, déterminant la même décongestion des parties supérieures que le demi-bain, mais avec un moindre choc pour le malade. Les bains de pieds sont également employés à Allevard, à Balaruc.

On se sert à Saint-Honoré, à Challes et à Barèges, de **douches de pieds** qui agissent d'une manière analogue.

Chez les sujets variqueux, on remplace les bains et douches de pieds par des **maniluves**, également à eau courante.

Les **irrigations vaginales** sont habituellement données dans le bain, pendant tout ou partie de la durée de ce dernier, à une température un peu supérieure à celle du bain et avec une pression qui ne doit pas dépasser 1 mètre au-dessus de sa surface.

Cette médication est employée dans la plupart des stations, mais surtout à Saint-Sauveur, aux Eaux-Chaudes, à Luxeuil. Dans ces deux dernières stations, l'eau minérale arrive directement du griffon jusqu'au réservoir placé au-dessus de la baignoire, sans qu'il

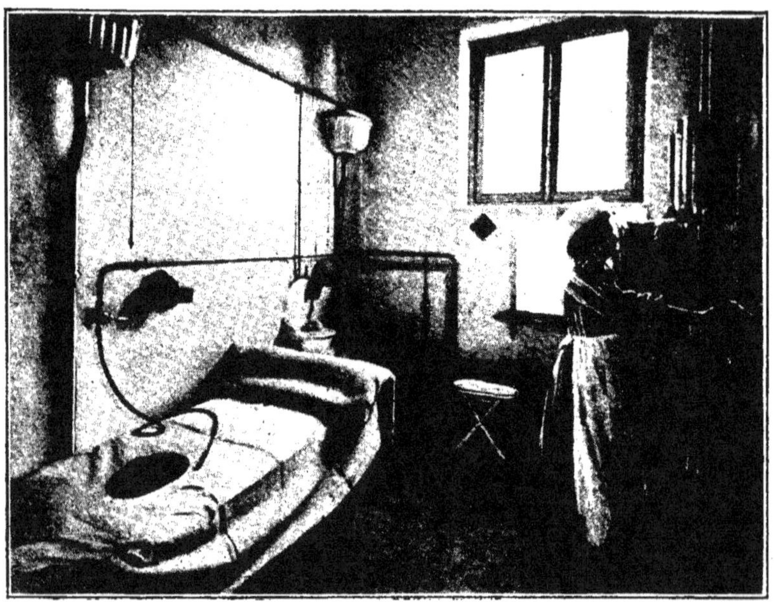

Fig. 6. — Une salle d'irrigations intestinales (établissement de Vichy).

y ait eu contact avec l'air extérieur. A Aix, l'eau de l'injection est maintenue à une température constante par une masse d'eau minérale qui entoure le réservoir.

Les **irrigations intestinales** se donnent toujours actuellement en position étendue, la *douche ascendante* qui se prenait en position assise ayant été complètement abandonnée. Elles sont surtout utilisées dans les stations où l'on traite les entéritiques et les gastropathes, c'est-à-dire à Plombières, à Luxeuil, à Châtel-Guyon et à Vichy. L'installation, qui est identique dans ces différentes villes, comprend un lit recouvert de toile cirée et percé à son centre d'une sorte de cuvette allongée qui peut se vider par une chasse d'eau. Un réservoir, rempli d'eau minérale chaude (35 à 40°), se meut à l'aide d'une manivelle sur une échelle. Mais la pression de cette eau, par suite la hauteur du réservoir, doit être toujours aussi faible que possible. Le malade a sous la main des robinets qui lui permettent de graduer à son gré la vitesse de l'introduction du liquide ou de l'arrêter s'il ressent quelque douleur.

Les indications des irrigations intestinales ont été précisées au cours de ces dix dernières années et en général restreintes à la suite des études poursuivies dans les stations qui emploient cette pratique.

Les **lavages d'estomac** sont donnés avec l'eau minérale à Pougues, à Châtel-Guyon, à Plombières, surtout à Vichy. Les indications en ont été également précisées et restreintes depuis une dizaine d'années, et on ne les emploie plus guère à l'heure actuelle que chez les malades qui présentent un certain degré de stase gastrique avec du liquide résiduel à jeun.

Les **douches** sont données le plus souvent dans les stations thermales avec de l'eau ordinaire, froide ou chauffée. Nous reviendrons sur les avantages que peut présenter l'hydrothérapie ordinaire associée à la cure hydrominérale.

Dans certaines stations cependant, la douche est donnée avec de l'eau minérale, en général très chaude, comme à Bourbon-l'Archambault ou à Bourbonne, et avec une pression relativement considérable. Elle est administrée immédiatement après le bain. A Bourbonne, le malade est étendu sur un lit de toile, de manière à offrir à la douche les muscles en état de relâchement complet.

Les douches d'eau minérale font également partie du traitement de Néris, de Plombières, et en général de toutes les stations à eaux hyperthermales.

**La douche-massage** est une pratique thermale utilisée d'abord à Aix-les-Bains, où elle fut importée d'Orient à la suite de la campagne de Bonaparte en Égypte. Elle s'est généralisée depuis une quinzaine d'années à la plupart des stations françaises. La technique de la douche-massage d'Aix sera indiquée dans tous ses détails au chapitre consacré à cette station ; disons seulement ici qu'elle est appliquée sur le malade en position assise, pour les muscles de la partie supérieure du corps ; il s'étend sur une planche oblique pour les manœuvres sur la face postérieure des lombes et des cuisses. Les deux masseurs exécutent des manœuvres de pétrissage sous le jet de deux tuyaux : le jet destiné à la partie supérieure du tronc ayant beaucoup moins de pression que celui qui douche les membres inférieurs.

A Vichy, à Royat, la douche-massage est au contraire exécutée sur le malade complètement étendu, et par suite dans un relâchement musculaire plus complet. Le matériel employé consiste en un lit de sangle, recouvert d'un drap ou d'une toile caoutchoutée : l'eau s'écoule en petits jets des trous multiples de plusieurs tuyaux,

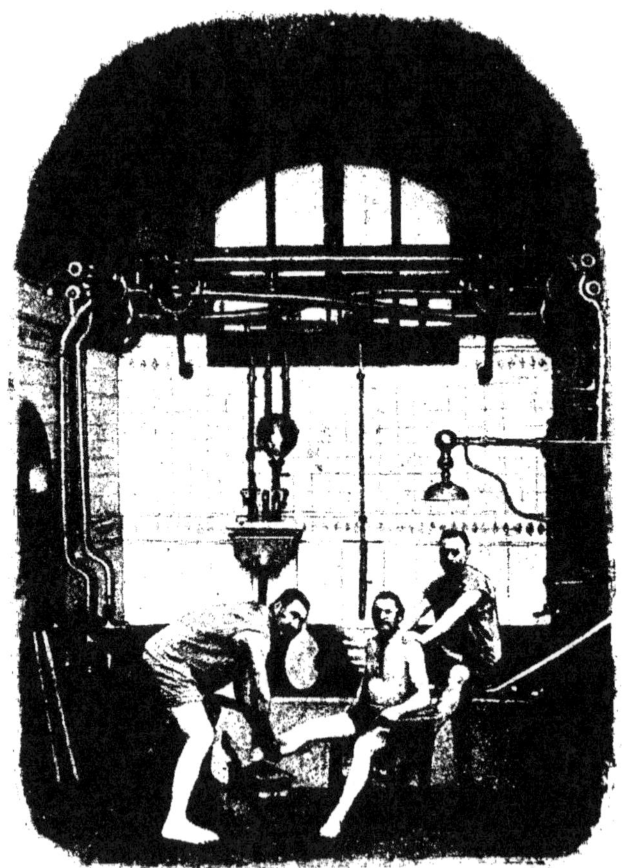

Fig 7. — Une salle de douche-massage à Aix-les-Bains.

disposés horizontalement à 50 centimètres au-dessus de toute la surface du corps. A Vittel, à Évian, à La Bourboule, les deux procédés sont usités simultanément.

On termine, de toutes manières, par une douche percutante, tiède ou écossaise, et le malade est ramené (du moins en est-il ainsi à Aix) en chaise à porteurs jusqu'à son hôtel.

A Uriage, la douche-massage est donnée selon un mode particu-

culier, imaginé par Gerdy. Le malade est étendu sur une sorte de
lit de camp incliné, recouvert d'une toile caoutchoutée ; un rebord
de bois assez élevé maintient l'eau chaude au contact des pieds.

On donne parfois aussi à Aix la *douche-massage locale*, sur un
membre passé par l'orifice ménagé au centre d'un écran de bois.

## Bains de boue.

Ces bains sont donnés dans plusieurs stations françaises (Dax,
Préchacq, Saint-Amand, Barbotan) au moyen de boues naturelles.
A Dax, elles sont formées par le limon que dépose l'Adour au niveau
des puits d'émergence des sources, et un élément végétal s'y associe
par suite de la prolifération des conferves. A Saint-Amand, les sources
sulfureuses, qui sourdent dans la terre molle d'une prairie, la ramollissent et en forment ainsi un très bon terrain de culture pour plusieurs espèces d'algues. Nous verrons, en étudiant ces deux stations,
comment sont administrés les bains de boue et les applications locales
ou *lutations* (45 à 55°, de trente minutes à cinq heures).

On utilise également des boues analogues à Albano, à Acqui, à
Battaglia, en Italie. En Allemagne et en Autriche, presque toutes
les stations font grand usage de bains de boue artificiels, préparés
avec des boues amenées quelquefois de très loin, par exemple
d'Acqui ou de Battaglia, ou de certaines prairies humides de Bohême,
et intimement mélangées avec de l'eau minérale chauffée. C'est
ainsi qu'à Carlsbad on apporte de l'humus venu des environs de
Franzensbad, sorte de terre noire, inodore, que l'on broie finement
dans des machines spéciales. Cet humus est élevé par des ascenseurs
jusqu'à la cabine de bain, mélangé à la pelle avec l'eau du Sprudel
dans une porportion variable suivant les cas, enfin mis à la température convenable au moyen d'un jet de vapeur.

Le malade introduit dans la salle de bain se trouve en présence de
deux baignoires : l'une est remplie d'une masse noirâtre, grumeleuse,
à 33° ; il y reste de dix à trente minutes, pénétré d'une chaleur douce,
et s'y sentant comme soutenu par la densité du bain. Sorti du bain
de boue, il se lave dans la seconde baignoire, puis est séché rapidement et s'étend une demi-heure dans des couvertures de laine.
La boue est ensuite emportée dans des wagonnets et jetée pour
ne plus resservir. Contre certaines lésions locales, on emploie des
*cataplasmes de boue*, allant jusqu'à 60° de température, et recouverts
de toile imperméable. A Kissingen, les bains et cataplasmes de boue
sont donnés de la même manière, mais avec de l'humus rapporté
de Battaglia.

Il faut en rapprocher les *applications locales de conferves* employées à Néris et à Bourbon-Lancy contre les névralgies et contre certaines arthropathies.

## Étuves.

Nous parlerons ici seulement des étuves remplies de gaz ou de vapeurs provenant des sources minérales, et dont l'action diffère plus ou moins des bains d'air chaud ou de vapeur d'eau ordinaire. Ces étuves se remplissent de gaz et de vapeurs émanés *spontanément* de

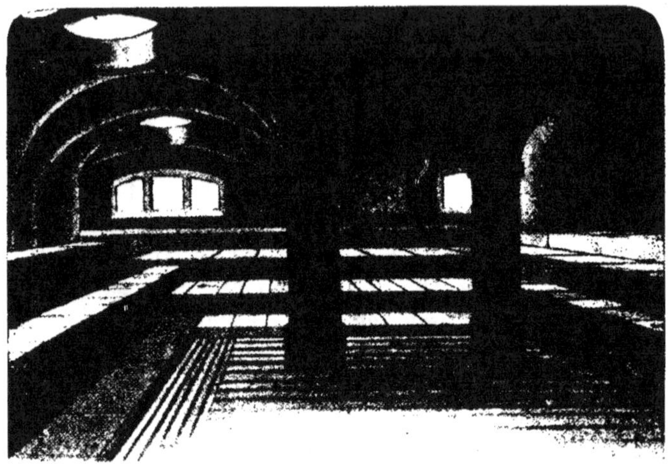

Fig. 8. — Étuves romaines à Plombières.

l'eau minérale, ou au contraire artificiellement produits par le chauffage de cette eau.

Elles peuvent être *générales*, le malade se trouvant entièrement plongé dans la vapeur qui remplit des salles en général basses et petites. Ce sont là, en somme, des inhalations très chaudes, et qui peuvent être difficiles à supporter. Ainsi en est-il à Plombières et dans les bouillons d'Aix, où le malade séjourne trois à dix minutes avant la douche-massage.

Les étuves *locales* sont peut-être plus employées (Bourbon-l'Archambault, Bourbon-Lancy, Bourbonne, étuves Berthollet à Aix) : ce sont des étuves en caisse, la tête du malade émergeant seule, recouverte d'un linge trempé dans l'eau froide, le reste du corps plongeant dans la vapeur de la source.

On utilise aussi des étuves partielles, appliquées sur un membre ou sur une articulation. Ces passages à l'étuve générale ou locale sont suivis d'emmaillotements serrés avec repos au lit.

Il faut rapprocher des étuves les **douches de vapeur** d'eau minérale, qui se donnent au Mont-Dore ou à Néris, dirigées contre les névralgies ou les douleurs rhumatismales tenaces.

Les **bains de gaz** acide carbonique se donnent dans une baignoire fermée par une sorte de couvercle percé d'une ouverture pour la tête et recouvert de plusieurs épaisses couvertures de laine. Le malade étant entré dans la baignoire, on y fait arriver le gaz $CO_2$, qui en chasse l'air et qui exerce sur l'organisme une influence séda-

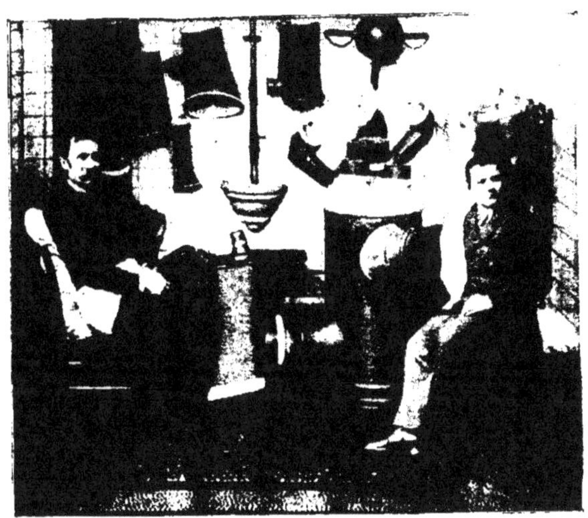

Fig. 9. — Bains de vapeur locaux à Aix.

tive, surtout nette en cas de prurit. Telle est la technique suivie à Vichy et à Royat avec le gaz $CO_2$ émané des sources.

Nous avons déjà vu l'usage fait dans ces stations et au Mont-Dore des douches nasales de $CO_2$. On utilise encore les douches locales de gaz $CO_2$ contre le prurit vulvaire, en particulier chez les diabétiques, et contre certaines manifestations spasmodiques des organes génitaux (vaginisme).

### Adjuvances de la cure.

Le traitement thermal n'est pas le seul facteur agissant chez le malade qui fait une cure hydrominérale. L. Landouzy a montré toute l'importance qu'il faut attribuer « aux adjuvances de la cure », c'est-à-dire aux conditions générales de l'existence du malade à la station, pendant les quelques semaines où il y est soumis à l'action *intus et extra* de l'eau minérale.

Les **conditions climatiques** doivent être mises au premier plan. Leur importance peut parfois approcher, sinon même égaler celle du traitement thermal lui-même. Ainsi en est-il surtout pour les stations d'altitude. Les 1 100 mètres du Mont-Dore agissent sur la fonction respiratoire et sur la nutrition des emphysémateux, des asthmatiques, en complétant l'action des inhalations et des autres pratiques chaque jour répétées à l'établissement. Il en est de même dans certaines stations pyrénéennes, telles que Cauterets, La Preste, Barèges, qui atteignent jusqu'à 1 050 et 1 230 mètres d'altitude, et qui provoquent, par suite, chez certains malades, d'heureuses réactions qu'on n'obtiendrait pas dans des stations plus basses.

Pour les stations de moindre altitude, nous verrons à maintes reprises l'importance que peuvent y revêtir, pour telle ou telle catégorie de malades, le degré de perméabilité du sol, l'absence de vent, ou la présence voisine d'une grande étendue d'eau.

C'est ainsi que Royat, bâtie sur un sol volcanique très perméable, convient admirablement aux convalescents de rhumatisme articulaire aigu, grâce à l'absence de toute humidité, même au lendemain des pluies les plus abondantes. C'est ainsi que les promenades sur le Léman contribuent puissamment, par leur influence sédative, à ramener le calme et le sommeil chez les surmenés par leurs affaires ou leurs plaisirs. Ces influences si précieuses et si variées des climats de montagne ou de demi-altitude sont actuellement bien connues dans la plupart de nos stations, et nous ne manquerons pas de les indiquer chaque fois qu'elles présenteront un intérêt particulier.

J'ajouterai que certaines stations, en général pyrénéennes, peuvent, grâce à la douceur de leur climat, servir à des cures d'hiver. Ainsi en est-il d'Amélie-les-Bains, du Vernet (en Roussillon), de Biarritz à l'autre extrémité de la chaîne, et sur les bords du golfe d'Hyères, de la source lithinée de San-Salvadour.

Au traitement thermal et aux conditions climatériques, on a cherché à associer, surtout depuis une quinzaine d'années, des installations chaque jour plus perfectionnées, qui mettent en œuvre, pour le plus grand bien du malade, tous les **procédés de la thérapeutique physique.**

Les stations tendent, de la sorte, à se transformer peu à peu en véritables séjours de santé, où le malade peut apprendre à se traiter pour l'avenir, tout en subissant l'action de la médication thermale.

Cette tendance ne doit pas aller cependant jusqu'à l'exagération, qui serait de réduire la médication thermale à un rang secondaire et presque accessoire. C'est là un écueil dont on ne s'est peut-être pas suffisamment avisé en Allemagne, où les pratiques physiothérapiques ont pris, dans certaines stations, un développement tel que la cure ne semble plus guère en regard qu'un prétexte.

Il semble que le bon sens français ait conservé sur ce point plus de clairvoyance. Nos stations n'ont pas cherché, en luttant les unes contre les autres à coups d'installations artificielles, à attirer une clientèle pour laquelle elles resteraient, malgré tout, inférieures. Elles ont seulement réalisé les installations les plus propres à traiter utilement la catégorie de malades chez lesquels leurs sources agissent avec le maximum d'efficacité, et nous avons vu que de cette spécialisation clinique résultent de grands avantages pour la direction de la cure.

Il est encore un autre inconvénient de ces installations physiothérapiques étendues à l'infini : il les faut utiliser, même lorsqu'elles ne sont indiquées qu'à titre accessoire, ne serait-ce que pour permettre leur entretien et pour occuper le personnel qui s'y trouve employé. Il en résulte une tendance chez le médecin à multiplier les applications thérapeutiques à son malade et à transformer les journées de cure, qui devraient être avant tout des journées de repos, en une série de fatigues successives, au grand détriment de l'effet total des eaux sur l'organisme malade.

D'une manière générale, nous l'avons dit, les stations françaises ont résisté à cette tendance fâcheuse. On peut citer comme un exemple à suivre la manière dont ont été conçues et réalisées les installations annexes à la cure thermale lors de la reconstruction de l'établissement de Vichy. Dans ce splendide palais thermal n'ont été admises, mais alors portées au plus haut point de perfectionnement, que les pratiques physiques réellement utiles aux personnes atteintes dans leur foie ou leurs voies digestives, aux goutteux et aux diabétiques qui forment la clientèle classique de la grande station bourbonnaise.

Les **installations hydrothérapiques** ont été, à juste titre, très développées dans la plupart des stations françaises. Nous verrons, en étudiant les installations de Vichy, d'Évian, de Vittel, de Divonne, les dispositions prises dans ces différentes stations pour assurer aux malades un service de douches irréprochable : eau captée aussi froide que possible, conservée dans des réservoirs à des hauteurs multiples (de manière à posséder des pressions différentes pour les différents malades et pour les divers moments de la cure) ; canali-

sations indépendantes pour chaque salle de douche, afin d'éviter les
à-coups et les modifications du jet au cours d'une même opération
hydriatique; maints autres perfectionnements enfin sur lesquels je
ne puis insister ici.

Il a été fait plus, et en plusieurs stations, la douche est donnée
directement par le médecin lui-même. Il en résulte une adaptation
toute particulière, et autrement irréalisable, de l'hydrothérapie à
chaque malade particulier et à
sa manière de réagir, car celle-ci
peut être différente selon les
moments et selon la période
de sa cure thermale.

Telles sont les principales
raisons qui ont fait dire à Bardet,
à la suite d'un voyage aux stations de l'Europe centrale, qu'il
n'avait vu nulle part d'installations hydrothérapiques aussi
bien comprises que celles de nos
grandes stations françaises.

Il a été créé, dans un certain
nombre de ces stations, des **installations mécanothérapi-
ques** modèles. Elles rendent
journellement de très grands
services à Vichy, à Aix-les-
Bains, à Vittel et aussi à Évian,
Bourbon-Lancy, Châtel-Guyon,
etc... Il est à souhaiter que ces
installations, qui peuvent en
pratique se réduire à un petit
nombre d'appareils essentiels,
se multiplient encore, car elles

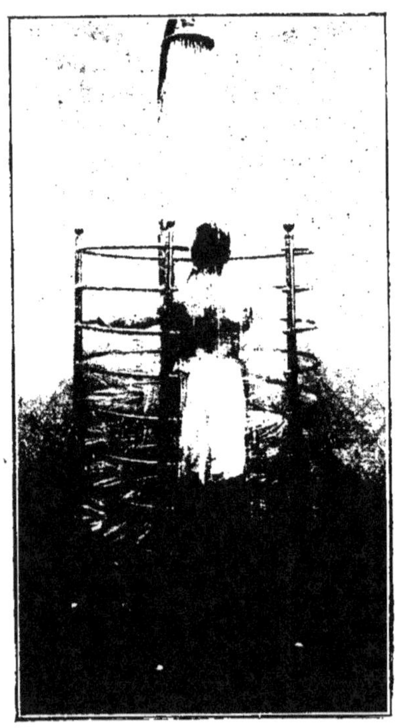

Fig. 10. — Une salle d'hydrothérapie
à l'établissement de Vichy.

paraissent indispensables à la prospérité des stations qui traitent
des arthropathiques et des rhumatisants. Le massage, même
pratiqué sous la douche la plus énergique, est en effet souvent
insuffisant à rompre ou à relâcher les adhérences intra et extra-
articulaires. L'adjonction des mouvements passifs amène beaucoup
plus rapidement le retour à une mobilité articulaire voisine de
la normale. De même les mouvements actifs contre une résistance
bien adaptée constituent le meilleur moyen que l'on connaisse pour
lutter contre l'atrophie musculaire qui accompagne régulièrement

les arthropathies, pour peu qu'elles soient un peu anciennes.

La mécanothérapie apparaît donc comme indispensable à la cure des rhumatisants, car ses moyens d'action sont, chez ces malades, plus puissants que ceux du massage manuel, en même temps que sa pratique revient singulièrement moins cher et peut être, de ce fait, vulgarisée à un plus grand nombre de patients. Elle rend également de grands services à beaucoup d'obèses et à certains diabétiques ou goutteux. En est-il de même pour les malades affectés du côté de

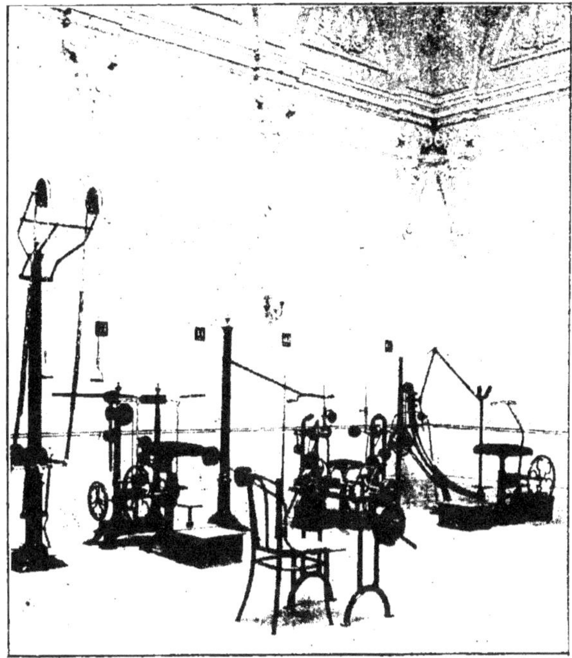

Fig. 11. — Aix-les-Bains, la mécanothérapie Barbier.

leurs viscères, comme le sont les cardiopathes ou les dyspeptiques? Il est permis d'en douter, car l'emploi d'un masseur permet au médecin qui assume la direction du traitement de suivre avec plus de précision les réactions du malade à chaque période de sa cure.

Il y a même de multiples avantages à utiliser, pour le traitement de ces malades délicats, des médecins masseurs, qui seuls pourront se rendre compte, avec une parfaite netteté, de l'évolution du spasme intestinal chez l'entéritique, ou des réactions circulatoires du cardiopathe. Les différentes **pratiques kinésithérapiques** rendent, en effet, de grands et multiples services à ces deux variétés de malades. Le lecteur trouvera dans l'étude consacrée à Châtel-Guyon des détails sur le traitement que suivent dans cette station les différents types cliniques d'entéritiques ou de constipés. A Royat, à Bourbon-Lancy, le massage des masses musculaires, les mouvements actifs avec résistance opposée par le masseur, font partie intégrante du traitement de beaucoup de cardiopathes. Le massage abdominal améliore les fonctions digestives et pousse à la diurèse chez les hypertendus, si nombreux à Royat. Nous avons vu dans cette station, avec Haran-chipy, la gymnastique respiratoire donner de merveilleux résultats chez les adolescents à thorax étroit, qui présentaient des troubles cardiaques fonctionnels ou même symptomatiques de lésions valvulaires constituées. L'augmentation du périmètre thoracique peut atteindre chez ces malades, au cours d'un séjour d'un mois, jusqu'à 4 à 6 centimètres, au grand bénéfice de la santé générale et de la fonction cardiaque.

Un exercice régulier, pratiqué en montagne sur des chemins à pente douce et graduée — **cure de terrain**, comme l'a baptisé OErtel (de Munich) — est réalisé, couramment, dans la plupart des stations hydrominérales françaises. Mais cette méthode thérapeutique, qui, dans la pensée de son fondateur, s'appliquait aux cardiopathes par lésions du myocarde, est aujourd'hui réservée aux malades atteints surtout de troubles fonctionnels du cœur, aux ralentis dans leur nutrition et aux obèses, surtout lorsqu'on soupçonne chez eux un certain degré de surcharge adipeuse du cœur. Cette pratique annexe du traitement thermal fait partie intégrante de la cure des obèses à Brides. Elle est fréquemment ordonnée à Pougues et à Royat; de même à Reichenhall et à Nauheim en Allemagne. Elle est, par contre, tombée en désuétude dans plusieurs autres stations allemandes où elle avait été un moment très développée, à Baden en particulier.

Les **installations électriques** de nos grandes stations thermales ne diffèrent pas sensiblement de celles que l'on rencontre dans la plupart des maisons de santé des grands centres. On trouve à Vichy, à Vittel, à Évian, des salles d'électrisation statique, de d'arsonvalisation, des salles de bains électriques généraux ou locaux (bains à cellules Schnée). Ces derniers servent, surtout depuis quelques années, à l'*ionisation*.

Nous verrons que, dans certaines stations telles Royat, l'ionisation fait partie intégrante du traitement de certains malades, le courant galvanique servant à l'introduction à travers la peau intacte des sels contenus dans l'eau des sources. Ce traite-

ment s'applique surtout aux goutteux avec déformations des petites
jointures.

Dans certaines stations allemandes, les bains électriques ont
trouvé une application très étendue chez les malades atteints de
troubles cardiaques et circulatoires (bains à courants sinusoïdaux,
triphasés, etc.). Nous avouons comprendre difficilement l'extension
de ces méthodes physiothérapiques dans des stations où l'eau minérale et chlorurée gazeuse donnée en bains exerce déjà une influence
très active sur la circulation générale.

Il nous paraît qu'il y a là une erreur évidente et qui ne peut que
diminuer la confiance des malades vis-à-vis d'eaux minérales qui
auraient besoin de semblables adjuvances thérapeutiques.

Les bains de **lumière électrique** (système Dowsing) ont pris une
grande place depuis une dizaine d'années dans le traitement des
arthropathiques, des goutteux, des névralgiques, soignés à Aix, à
Vichy. On emploie surtout les bains locaux, dont la température peut
être portée jusqu'à 150°. Chez certains obèses ou ralentis de la nutrition (à Brides, à Vichy), on utilise les bains de lumière généraux,
qui agissent comme les bains locaux en provoquant une sudation
abondante. Très voisins comme action sont les **bains de vapeur**
locaux ou généraux (système Berthe), qui font partie de l'outillage
de la plupart des stations thermales. Nous ne nous étendrons pas
ici sur leur action physiologique et thérapeutique, non plus que
sur leurs contre-indications (en particulier chez les cardiopathes
et les artérioscléreux), cette étude ayant été déjà faite très complètement dans un autre volume de cette même collection par le
D‍r Pariset (1).

## Diététique aux stations.

La surveillance de l'alimentation des malades au cours de la cure
thermale prend depuis une quinzaine d'années une importance de
plus en plus considérable.

Partout où la diététique a été organisée selon les conceptions
médicales, et strictement appliquée, il en est résulté un élément
nouveau de prospérité pour les stations thermales. Actuellement,
les malades sont les premiers à réclamer auprès des propriétaires
d'hôtels des dispositions qui leur permettent de suivre sans interruption le régime qui leur a été fixé. L'éducation du public peut
donc être considérée comme faite à ce point de vue, et nous avons

(1) Voy. Pariset, *Hydrothérapie*, in Mécanothérapie. Hydrothérapie (Bibl. de thérapeutique Gilbert et Carnot).

tous entendu des malades déclarer que le résultat de leur cure avait été très accru ou au contraire amoindri, selon que leur régime avait pu être rigoureusement suivi ou avait dû au contraire être relâché pendant la durée de la saison thermale. Aussi, lorsque le malade trouve dans une station la possibilité de suivre, sans tentations incessantes, le régime qui lui est nécessaire, ce fait seul devient, pour lui, une attraction nouvelle de la part de la station thermale.

C'est ce qui fut compris tout d'abord dans les stations suisses, autrichiennes et allemandes, qui mirent leur point d'honneur à réaliser rigoureusement une cuisine surveillée et expurgée de tout aliment nocif pour le malade. C'est ainsi que, dans les restaurants de Carlsbad, il a été longtemps impossible de se procurer, même en les commandant à l'avance, des crudités, des glaces, etc. Les médecins de la station avaient en effet remarqué que tout écart de régime, pendant cette cure très active, provoquait presque infailliblement des débâcles diarrhéiques avec coliques douloureuses, et ils avaient réussi à faire comprendre aux hôteliers de la ville leur véritable intérêt.

A l'heure actuelle, la règle est peut-être un peu moins sévère, mais les menus des hôtels et des restaurants de Carlsbad, de Marienbad, de Kissingen continuent à être réglementés par le syndicat des médecins de la station.

La proscription des aliments indigestes constitue la base même de cette réglementation, et nous sommes d'accord avec Bardet, qui a bien étudié les régimes de Kissingen, pour reconnaître que c'est bien la solution la plus simple et la plus parfaite de cette difficile question. Toute tentation est, en effet, supprimée aux malades, et il n'y a aucun inconvénient pour les personnes valides qui les accompagnent à mettre leur tube digestif au repos pour une période de quelques semaines.

Dans certaines stations, on voit des aliments défendus figurer parfois sur les menus des hôtels, mais inscrits à part comme « défendus » ou imprimés en lettres rouges. La proscription complète est évidemment préférable. On peut trouver encore certains restaurants destinés aux personnes valides et offrant de ce fait un régime ordinaire, mais des affiches très apparentes indiquent toujours que la table n'y est pas destinée aux malades.

On a pu objecter que ces proscriptions diététiques n'étaient pas toujours absolument judicieuses. C'est ainsi qu'on voit figurer, dans les menus de maintes stations allemandes, des plats que les médecins français n'oseraient permettre à la plupart des dyspeptiques. D'autre part, l'interdiction absolue des fruits crus, qui est presque générale, semble une exagération vraiment inexplicable.

On ne saurait trop admirer, par contre, l'accord établi et rigoureusement maintenu entre les hôteliers quant à cette question des régimes; la docilité qu'ils montrent aux conseils des médecins; la surveillance même qu'ils exercent sur les malades en ne craignant pas de les rappeler à l'ordre lorsque ces derniers demandent un plat qui ne figure pas sur la liste des aliments autorisés par leur médecin.

Un effort considérable a été réalisé depuis une dizaine d'années dans les stations françaises pour assurer aux malades des régimes médicalement conçus et faciles à suivre.

On peut dire qu'à l'heure actuelle les régimes peuvent être observés dans la plupart des villes d'eaux et qu'en certaines même les solutions réalisées apparaissent comme plus adaptées aux nécessités individuelles que ne l'étaient les conceptions primitives allemandes.

On a renoncé en général à installer des *tables de régime communes*. La discipline du public français est insuffisante pour qu'on puisse les faire accepter, même pour quelques semaines, par les personnes bien portantes, venues pour accompagner les malades. Une table de régime unique est d'ailleurs impossible, puisque presque toutes les stations soignent plusieurs catégories de malades, lesquelles ne peuvent être soumises à un régime commun.

L. Landouzy a insisté d'ailleurs, à maintes reprises, sur ce qu'il y a d'illogique à maintenir à un régime fixe, pendant toute la durée de sa cure, un malade dont l'alimentation doit être modifiée en raison des modifications qui ne peuvent manquer de se produire en cours de traitement.

A Saint-Nectaire, la difficulté a pu être tournée, vu la spécialisation à peu près complète de cette station, dont la clientèle comprend 80 p. 100 d'albuminuriques. Les hôtels y ont deux tables différentes : le régime commun, pour les personnes qui sont venues accompagner les malades, et le régime des malades. Celui-ci, inspiré des règles formulées par la Société médicale de Saint-Nectaire, est le régime assez large d'un albuminurique en voie de guérison. Le menu quotidien, avant d'être affiché dans chaque hôtel, est vérifié par un des médecins de la station et contresigné par lui après les corrections nécessaires.

Dans la plupart des autres stations, où un régime unique était impossible à instituer, on a dû chercher d'autres solutions : tout d'abord les tables d'hôte, dont la surveillance est impossible, ont été partout supprimées et remplacées par le *service à petites tables*.

Il est ainsi facile aux hôteliers de grouper et de faire servir par un personnel spécial les malades soumis à telle ou telle variété de régime. L'institution des *cartes de régime* a permis d'arriver facilement à l'institution de ces régimes variés.

A Châtel-Guyon, par exemple, la Société des médecins a arrêté les grandes lignes de quatre régimes différents, correspondant aux quatre types cliniques suivants : dyspeptiques douloureux, entéritiques avec diarrhée, entéritiques avec constipation, constipés simples. A chaque malade est remise, par son médecin, une fiche d'une couleur spéciale, correspondant à un de ces quatre régimes, et cette fiche est conservée par l'hôtelier, qui peut ainsi facilement maintenir le malade dans les règles d'alimentation nécessaires.

A Vichy, des cartes de régime existent dans les principaux hôtels pour les différentes catégories d'arthritiques et d'hépatopathes traités dans cette station. Même organisation à Vittel, à Martigny, à Évian, à Royat, toujours sous la surveillance de la Société médicale de la station.

D'une manière générale, on écarte des menus les aliments riches en purines ou en acide oxalique.

A Brides, station des obèses, le régime comprend un minimum de matières grasses et hydrocarbonées. On tend à habituer les hôteliers à fournir ces aliments, comme cela se fait à Marienbad, toujours par portions exactement pesées, de manière à permettre aux malades de surveiller eux-mêmes leur rationnement.

A Royat, le régime le plus fréquemment ordonné aux cardiopathes et aux hypertendus qui fréquentent la station est le régime déchloruré. Une cuisine et un cuisinier spéciaux ont été établis dans certains hôtels pour la préparation de ce régime. Cette disposition semble indispensable si l'on tient à éviter les erreurs et les négligences. Il est d'ailleurs aisé de s'assurer que le régime est exactement donné en pratiquant de temps en temps le dosage des chlorures urinaires.

Les **maisons de régime** ne sont nécessaires que pour certaines catégories de malades très affaiblis, ou pour les névropathes ayant besoin d'une direction sévère.

On peut dire qu'elles ne méritent vraiment ce nom que lorsqu'elles sont sous la direction immédiate d'un médecin, ou tout au moins qu'un médecin est appelé à en surveiller étroitement le fonctionnement.

Le régime peut y être alors spécialement ordonnancé pour chaque malade ; il doit être à la fois varié et agréablement présenté. A Vichy, on a résolu la difficulté en instituant autant de cuisines et de salles à manger qu'il y a de régimes spéciaux.

Citons, parmi les maisons de régime qui fonctionnent très bien,
la *Kurhaus* du D<sup>r</sup> Mazeran (à Châtel-Guyon), l'Ermitage (d'Évian), la
maison du D<sup>r</sup> Petit (à Saint-Gervais).

Il serait à souhaiter que ces maisons de régime ouvrent, pour les
malades du dehors, des restaurants annexes.

## Post-cures.

Nous verrons, en étudiant les diverses catégories de malades justiciables des cures thermales, qu'il est peu de ces malades, lorsque
leur état est sérieux, qui puissent reprendre, de suite après la cure,
leur vie habituelle.

Le traitement hydrominéral provoque en effet des modifications
profondes de la nutrition, des sécrétions glandulaires, du tonus
nerveux, qui dépassent fréquemment l'état normal et demandent,
pour y revenir, une période calme et de repos de quelques
semaines.

Nous avons constaté à Royat que les malades qui quittent la station en fin de cure présentent, d'une façon presque constante, un
certain degré d'hyperleucocytose avec rupture de l'équilibre leucocytaire au profit des mononucléaires. Ils se trouvent donc dans la
situation de sujets qui viennent de faire une maladie infectieuse
légère, et ils ont besoin d'un repos de convalescence pour le rétablissement complet de leur santé. La clinique l'avait aperçu depuis
longtemps, mais c'est surtout depuis quelques années que des efforts
ont été multipliés pour créer, dans les différentes provinces françaises, des lieux de séjours de mi-altitude, jouissant d'un climat
agréable, et où la post-cure peut s'écouler dans les conditions nécessaires d'hygiène et de confort.

Nous rencontrerons, au cours de cette étude, de nombreux lieux
de séjours où ces conditions se trouvent réalisées, et nous indiquerons, au fur et à mesure, les caractéristiques de leurs différents
climats. Citons seulement ici :

Bussang (670 mètres) et Gérardmer (677 mètres), dans les Vosges ;

Divonne (519 mètres), dans le Jura ;

Les Corbières et le Mont-Revard (700 et 1 600 mètres), au-dessus
d'Aix-les-Bains ;

Pralognan (1 425 mètres, à 21 kilomètres de Brides ;

Molivan et Chamonix (1 200 mètres), au-dessus de Saint-Gervais.

En Auvergne, Vic-sur-Cère (672 mètres) et le Lioran (1 150 mètres)
forment d'excellents séjours de post-cure pour les stations du Bourbonnais et du Plateau Central.

Dans certains cas, la post-cure pourra se faire au bord de la mer, soit dans les stations à climat essentiellement tonique, comme sont celles des bords de la Manche et de la mer du Nord, ou encore Biarritz en automne; soit dans les stations plus sédatives de Bretagne (embouchure de la Loire en particulier), de Royan, ou encore mieux d'Arcachon ou de Pau (à partir du 15 septembre).

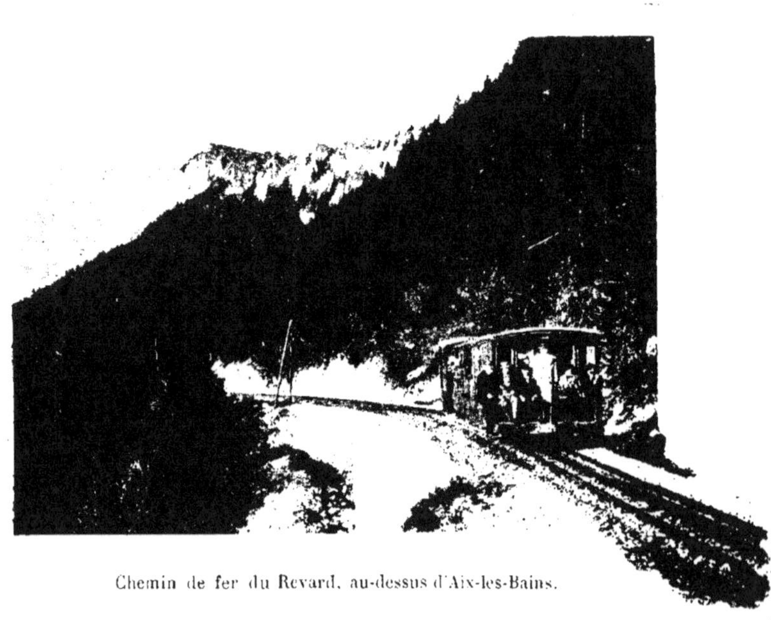

Chemin de fer du Revard, au-dessus d'Aix-les-Bains.

# STATIONS DES PYRÉNÉES

PAR

**Henri LAMARQUE,**
Ancien chef de clinique de la Faculté de médecine de Bordeaux.

## CHAPITRE PREMIER

## GÉOLOGIE ET HYDROLOGIE PYRÉNÉENNES

**Position géographique.** — Situées entre le golfe de Gascogne et la Méditerranée et formant par leur ligne de faîte presque rectiligne la frontière franco-espagnole, les Pyrénées ont, d'une mer à l'autre, une longueur de 439 kilomètres; elles atteignent leur plus grande élévation vers le centre, dans le massif des monts Maudits, où le Néthou s'élève à 3 404 mètres: elles donnent naissance à un grand nombre de cours d'eau d'importance variable, qui, sur le versant espagnol, appartiennent au bassin de l'Ebre, et qui, en France, forment ceux de l'Adour, de la Garonne, de l'Aude, de la Tet et du Tech. Le bassin de l'Adour, auquel il faut joindre celui presque insignifiant de la Nivelle, correspond au tiers occidental de la chaîne; la Garonne avec ses affluents reçoit les eaux de toute la partie centrale, et ce n'est guère que le sixième de la longueur totale qui forme à l'est le versant méditerranéen.

**Délimitation géologique.** — Il n'existe peut-être pas en France de région plus intéressante que les Pyrénées au point de vue hydrominéral et qui fasse mieux saisir le lien intime qui unit les classifications géologique, chimique et géographique des eaux minérales. Nulle part en effet on n'observe une régularité plus grande dans la disposition des terrains, une uniformité plus absolue dans l'émergence des sources, une homogénéité plus parfaite de leur composition.

La chaîne des Pyrénées est remarquable au point de vue géologique par le développement extraordinaire des terrains de la formation cambrienne et en particulier de l'un d'eux, la dalle, qui recouvre toutes les vallées et forme dans la partie centrale, au niveau de l'émergence des roches primitives, comme une sorte de cheminée aux *sources sulfurées* qui émergent précisément et seulement à ce niveau, à la jonction des terrains primitifs et des terrains sédimentaires.

Au-dessus de ces terrains de la formation cambrienne, on trouve une série d'assises schisteuses renfermant des pyrites qui donnent naissance aux *sources ferrugineuses* très répandues dans toute la région.

Au fond des vallées, dans les plis des terrains précédents, se trouvent enclavés des ilots de terrains plus récents de la formation triasique, qui s'étalent de plus en plus à la base de la chaîne, en formant, dans les terrains plus récents encore, une série de grandes rides parallèles, de telle sorte que la région pyrénéenne ne doit pas être limitée à la chaîne, mais doit comprendre, outre les diverticules montagneux tels que les petites Pyrénées et les Corbières, les collines du Béarn, de la Chalosse et de l'Armagnac. Toutes les sources minérales qui se rencontrent dans ces dernières régions ont une origine profonde en rapport avec des pointements triasiques.

Il résulte de cette disposition que les sources dérivées du trias, sources *calciques* ou *chlorurées sodiques*, ne se trouvent qu'à la base de la chaîne et à la naissance de la plaine, tandis que dans les Alpes, vu le peu d'épaisseur des terrains paléozoïques, elles sont situées dans la haute chaîne.

Enfin les ilots de basalte répandus dans la chaîne des Albères, sur son versant méridional, sont en rapport avec un petit groupe hydro-minéral des plus intéressant de *sources carbo-gazeuses* et *bicarbonatées mixtes*, qui prennent naissance à la limite des terrains cristalliniens et des schistes paléozoïques.

**Hydrologie pyrénéenne.** — Ce rapide coup d'œil sur la géologie de la région nous montre déjà deux grandes divisions thermales : dans les vallées, des *sources sulfureuses*, et des sources dérivées du trias à la base de la chaîne et dans la plaine. Ces dernières sont pour la plupart des *sulfatées calciques* et *magnésiennes*. On voit déjà que L'ÉLÉMENT DOMINANT DE L'HYDROLOGIE PYRÉNÉENNE EST LE SOUFRE. Mais, tandis qu'on le rencontre un peu partout associé aux bases terreuses sous forme de sulfate, tandis qu'on le trouve là comme dans d'autres régions à l'état de sulfate calcique ou d'hydrogène sulfuré, ce n'est guère que dans les Pyrénées qu'on peut l'observer à l'état de sulfure sodique.

Les gisements importants de sel gemme du trias ont donné naissance à des sources *chlorurées sodiques* remarquables par la richesse de leur minéralisation, que peu de sources de la même famille atteignent ailleurs.

Les sulfates terreux des eaux triasiques sont ordinairement accompagnés de bicarbonates terreux ; ces derniers prennent une prépondérance remarquable dans certaines localités de l'Aude, où ils forment un petit groupe d'*eaux alcalines sans acide carbonique libre*, très intéressantes par leurs propriétés thérapeutiques.

Si on ajoute à cet ensemble déjà si remarquable les eaux *bicarbonatées sodiques* du Roussillon, les *eaux ferrugineuses* et quelques sources plus complexes, *sulfurées et chlorurées* en même temps, ou à la fois *chlorurées et sulfatées*, ainsi que les eaux *cuivreuses* de Saint-Christau, on a l'impression immédiate que la région des Pyrénées est une des plus riches au point de vue thermal, puisqu'elle possède des spécimens importants de tous les groupes et qu'elle a le monopole presque exclusif de la classe des eaux sulfurées sodiques par laquelle commencera cette étude.

# CHAPITRE II

# GROUPE SULFUREUX

## A. — EAUX SULFURÉES SODIQUES.

### SITUATION.

Les sources sulfurées sodiques forment dans les Pyrénées un groupe important, dont on ne retrouve nulle part l'équivalent.

Elles sont symétriquement disposées sur les deux versants de la chaîne, mais c'est en France que se trouvent les plus remarquables, tant par leur volume et leur température que par leur facile accès et leur aménagement au point de vue balnéaire. Ce sont les seules que nous étudierons : elles s'étendent à partir de la vallée d'Ossau à l'ouest, sur une longueur de 240 kilomètres, et dans cet espace on ne trouve pas moins de 230 sources presque toutes exploitées.

Leur *altitude* va de 250 mètres (Amélie-les-Bains) à 1 350 mètres (Las Escaldas), ce qui permet de classer les stations en trois catégories :

1° Stations d'altitude faible, inférieure à 500 mètres (Amélie-les-Bains, Molitg, Argelès-Gazost);

2° Stations d'altitude moyenne, de 600 à 800 mètres (Graus de Canaveilles, Le Vernet, Luchon, Les Eaux-Chaudes, Carcanières, Ax, Cadéac, Thuès, Les Eaux-Bonnes, Saint-Sauveur).

3° Stations d'altitude élevée, au-dessus de 900 mètres (Cauterets, La Preste, Barèges, Saint-Thomas, Las Escaldas).

Cette situation crée une diversité de climats qu'accentue encore la position des stations, suivant l'orientation, la largeur, la latitude de la vallée qui les renferme ; certaines ne peuvent être fréquentées que pendant les mois les plus chauds de l'année; d'autres peuvent recevoir des baigneurs pendant l'automne, quelques-unes même pendant l'hiver (1).

(1) La source froide de Labassère est utilisée à Bagnères-de-Bigorre, station sulfatée calcique, après transport dans des jarres et réchauffement dans une des sources chaudes de la localité.

Celles dont l'altitude est trop considérable présentent certaines *contre-indications* qu'il ne faut pas méconnaître : elles doivent être interdites aux personnes qui ont de l'asthme cardiaque et pulmonaire, des cardiopathies, une irritabilité nerveuse exagérée, chez les vieillards et chez tous ceux dont l'organisme est peu résistant.

## CARACTÈRES CHIMIQUES.

Très uniformes dans leur teneur en principes fixes (20 à 30 centigrammes en moyenne), elles présentent un principe minéralisateur dominant : le *sulfure de sodium* (monosulfure ou sulfhydrate de sulfure).

I. **Éléments sulfurés.** — Le principe sulfuré s'oxyde au contact de l'air avec plus au moins de facilité ; certaines eaux sont éminemment altérables, d'autres présentent une fixité relative.

Cette altération peut produire un *polysulfure avec dégagement d'H²S* (Luchon) ou un *polysulfure seul* (Barèges) ; dans certaines, il y a formation plus ou moins grande de sulfite et d'*hyposulfite de soude* ; dans d'autres, du *soufre est mis en liberté*, c'est la modification connue sous le nom de *blanchiment* ; il se forme une véritable émulsion de soufre (Ax et surtout Luchon).

Le dégagement spontané d'hydrogène sulfuré existe dans toutes les sources, mais à un degré variable ; nulle part il n'est plus élevé qu'à Ax et surtout à Luchon, où se trouvent les eaux les plus altérables.

Parfois tout le sulfure est transformé en sulfate ; il n'y a plus de dégagement d'H²S perceptible à l'odorat ; la sulfhydrométrie ne décèle plus de traces de soufre : ce sont des *eaux sulfureuses dégénérées* (plusieurs groupes des Pyrénées-Orientales).

Évalué suivant l'usage en monosulfure, le principe sulfuré existe en général à la dose de 1 à 3 centigrammes par litre ; il atteint 4 centigrammes à Barèges, 4ᶜᵍ,5 à Labassère et plus de 7 centigrammes à Luchon et à Cadéac, sans qu'on puisse en inférer une action proportionnelle à l'élévation du chiffre.

Certaines stations ont toutes leurs sources à peu près identiques comme minéralisation ; certaines autres (Luchon en particulier) présentent une échelle très étendue.

Toutes les sources sulfurées sodiques contiennent une certaine quantité de sulfites et d'hyposulfites, ce dernier à la dose de 5 à 15 milligrammes en général.

II. **Autres éléments.** — Les autres substances contenues dans les eaux sulfurées sodiques sont : 1° des *sels alcalins*, carbonates et silicates de soude, de potasse, de chaux et de magnésie, dont l'ensemble forme ce qu'on appelle l'*alcalinité indépendante du sulfure*, variable selon les sources et augmentant généralement à mesure qu'on se dirige de l'ouest à l'est; 2° du *chlorure de sodium* à la dose de 10 centigrammes en général, atteignant à Labassère, Gazost et Les Eaux-Bonnes 50 à 60 centigrammes, à tel point qu'on a pu établir pour ces sources la sous-classe des *chloro-sulfurées* (Jacquot et Willm); 3° des *sulfates* de soude, de chaux et de magnésie (2 à 10 centigrammes en général, 18 centigrammes aux Eaux-Bonnes); 4° dans certaines, du fer, de l'alumine, des traces d'arsenic, d'iodure, de bromure, de lithium, de manganèse; 5° enfin des métaux à dose impondérable, argent, plomb, cuivre, zinc, or, platine, étain, mercure, cobalt, baryum, etc. (Garrigou).

**III. Gaz.** — La plupart des sources sulfurées sodiques laissent échapper, en quantité notable, des gaz que l'on voit à certains griffons venir crever à la surface en bulles plus ou moins nombreuses, plus ou moins grosses. Ces gaz étaient considérés jusqu'à ces dernières années comme étant composés, en dehors de l'hydrogène sulfuré, d'*azote*. On a voulu attribuer à l'azote des eaux minérales un rôle important; il est très difficile de rien affirmer, mais il est certain que toutes les eaux sédatives contiennent de l'azote en quantité notable, et en ce qui concerne les sulfurées sodiques, les plus calmantes sont celles qui contiennent le plus de ce gaz.

La découverte de l'argon, du néon, du crypton, du xénon dans l'air atmosphérique donna l'idée de rechercher si l'azote des eaux minérales n'était pas associé également à ces gaz : Bouchard et Troost, expérimentant en 1895, sur deux sources de Cauterets, trouvèrent en effet de l'*argon* et de l'*hélium* dans les gaz qu'elles émettent. En 1900, Moissan trouvait dans la source Bordeu (de Luchon) de l'*argon* et du *formène* (azote 96 p. 100; argon, 2,56 p. 100; formène, 1,22 p. 100).

Moureu a repris toutes ces recherches d'une façon systématique, et le tableau suivant donne le résultat des gaz rares trouvés par lui dans les eaux sulfurées sodiques des Pyrénées :

|  | Azote. | Gaz rares en bloc. p. 100. | Hélium. |
|---|---|---|---|
| Eaux-Bonnes, source Vieille........ | 98,20 | 1,80 | 0.613 |
| Cauterets        —        Œufs ....... | 97,76 | 1,64 | 0,059 |
| —        —        César ....... | 98,44 | 1,56 | 0.237 |
| —        —        Mauhourat .. | 98,47 | 1,53 | 0,040 |
| —        —        Bois ......... | 98,48 | 1,52 | 0.102 |
| —        —        La Raillère... | 98,79 | 1,21 | 0.108 |
| Ax        —        Viguerie..... | 98,45 | 1,55 | 0.097 |
| Eaux-Chaudes    —        Esquirette... | 98,57 | 1,43 | 0,140 |

On trouve dans quelques sources une petite quantité d'acide carbonique libre. Ainsi la source des OEufs, à Cauterets, en contient 0$^{gr}$,80.

Quelle est la part qui revient aux gaz rares dans l'action des eaux minérales ? C'est ce qu'il est impossible de certifier à l'heure actuelle, mais il ne faut pas oublier que ces gaz rares sont intimement liés aux phénomènes de radio-activité et qu'ils ne sont que l'aboutissant des diverses émanations dont l'étude est encore trop complexe pour être définitive. Il est d'ailleurs inutile de vouloir tout expliquer, et il vaut mieux, suivant l'expression de Moureu, considérer une eau minérale, comme un bloc, comme un tout, et par conséquent reconnaître à chacun des composants une part de l'action totale.

## CARACTÈRES PHYSIQUES.

L'ODEUR des eaux sulfurées sodiques est en général très faible à l'émergence et rappelle celle des œufs sur le plat ; elle ne devient réellement sulfureuse que lorsqu'elles sont décomposées par l'air ou les acides ; leur SAVEUR est franchement hépatique ; leur COULEUR légèrement jaune verdâtre, plus prononcée lorsqu'il y a des polysulfures. Leur TEMPÉRATURE est généralement assez élevée, 30 à 45° ; quelques-unes atteignent 70°. Le *débit* est presque toujours important, quelquefois considérable. Certaines stations ont des sources nombreuses et de températures variables.

Toutes à leur émergence présentent des RÉACTIONS ÉLECTRIQUES et dévient plus ou moins fortement l'aiguille du galvanomètre, les plus électrogènes étant les plus excitantes au point de vue physiologique.

La plupart des eaux sulfureuses examinées ont présenté des phénomènes très nets de RADIO-ACTIVITÉ. Moureu, qui s'est livré spécialement à cette étude aussi délicate que captivante, indique les résultats suivants :

```
Luchon : Bordeu........................... .....N = 9,78 (1)
    —      Bordeu n° 2.....................    7,21
    —      Pré n° 1.......................    5,11
    —      Saule..........................    4,71
    —      Ferras.........................    2,09
Ax : Viguerie............................    1,16
Eaux-Bonnes : Vieille....................    0,33
Cauterets : César........................    0,33
    —      Mauhourat......................    0,33
    —      Bois...........................    0,33
    —      La Raillère ...................    0,33
Eaux-Chaudes : Esquirette................    0,33
```

(1) N exprime la radio-activité des gaz quatre jours après l'émergence en milligrammes-minutes d'émanation de radium et rapportée à 10 litres. Pour obtenir la radio-activité à l'émergence, il faut doubler ces chiffres.

Les dernières recherches de Moureu et Lepape sur les diverses sources de Luchon ont mis en évidence ce fait que les sources les plus sédatives sont les plus radio-actives, tandis que les sources les plus excitantes, et qui sont en même temps les plus électrogènes, sont presque dépourvues de radio-activité (1).

## MODES D'ADMINISTRATION.

Les eaux sulfureuses sont employées à l'*intérieur* et à l'*extérieur*.

En BOISSON, la quantité prescrite n'est jamais très considérable; certaines doivent être bues avec prudence par petites doses (200 à 300 grammes au plus); seules, certaines eaux dégénérées peuvent être prises en quantités assez grandes.

Les BAINS sont d'un usage constant; ils se donnent à la température de 32 à 36° dans des baignoires ordinairement en marbre. Les *bains à eau courante* sont peu usités. Il existe des *piscines* dans diverses stations (Cauterets, Luchon, Eaux-Chaudes, Amélie, Vernet).

Les DEMI-BAINS, autrefois très en honneur dans les stations pyrénéennes, sont aujourd'hui presque complètement délaissés. Les BAINS DE PIEDS sont au contraire d'un usage courant; ils sont utiles pour pallier les effets congestifs, toujours possibles avec certaines sources excitantes.

Les INSTALLATIONS HYDROTHÉRAPIQUES, en général excellentes, ne présentent rien de particulier à noter.

Une des caractéristiques intéressantes des eaux sulfureuses est leur mode d'emploi par *introduction directe dans les voies respiratoires*.

Cette introduction est réalisée par la PULVÉRISATION, qui se donne au moyen des appareils employés un peu partout à cet effet, et surtout par le humage.

(1) Des recherches récentes du Dr Nodon tendent à démontrer que les sources thermales possèdent toutes une radio-activité dominante de signe variable suivant les sources, c'est-à-dire un excès d'ions positifs ou négatifs à l'état libre. Le sens de l'ionisation est invariable pour une source déterminée, mais la valeur de cette ionisation est variable suivant l'état atmosphérique ; elle augmente avec la charge électrique de l'air ainsi qu'avec l'abaissement de la pression. M. Nodon a étudié un certain nombre de sources du Sud-Ouest : il a constaté une ionisation positive dans la plupart des sources d'Eaux-Chaudes et d'Eaux-Bonnes et dans toutes celles de Dax, une ionisation négative dans la plupart des sources de Bagnères-de-Bigorre. Les ions libres dans l'eau thermale paraissent agir sur l'organisme humain d'une façon analogue à celle d'une source d'électricité à bas potentiel, et les effets thérapeutiques sont comparables dans les deux cas. Les propriétés cliniques attribuables aux ions libres, indépendamment de l'action attribuable à la minéralisation des sources concordent avec l'observation médicale. Les ions positifs libres produisent des effets sédatifs calmants du système nerveux, décongestifs et cicatrisants.

Les ions négatifs libres produisent une excitation nerveuse, un appel de flux sanguin et un amollissement des tissus. Les ions libres paraissent avoir comme support les gaz contenus dans l'eau; les gaz et l'ionisation disparaissent promptement dans l'eau abandonnée à l'air libre.

Le HUMAGE est cette variété d'inhalation qui consiste à faire arriver les gaz et les vapeurs des eaux minérales directement à l'orifice buccal au moyen d'appareils spéciaux. Il est, dans les Pyrénées, à peu près seul employé, à l'exclusion de l'inhalation en commun, mais il n'est pas le même partout; sa nature varie suivant la nature elle-même de l'eau employée, et le dispositif diffère suivant le résultat qu'on recherche. A Ax et surtout à Luchon, on fait absorber les *vapeurs naturelles* et les *gaz* émanant des sources; à Cauterets, c'est un mélange de vapeurs, de gaz et d'eau poudroyée qui sort des appareils.

A Luchon, ces appareils consistent en cheminées disposées, chacune, au-dessus d'un bassin à compartiments, dans lesquels circule l'eau minérale. Les vapeurs montent spontanément par le seul fait de la température élevée des sources; un ou plusieurs compartiments du bassin peuvent être ouverts, d'où graduation possible de la dose et de la température des vapeurs, et par conséquent de la quantité d'H$^2$S arrivant à l'orifice. La température des vapeurs peut ainsi varier de 30 à 43° (Racine).

A Ax, l'installation est basée sur le même principe : des socles creux reposent sur un bassin et sont surmontés d'un tube d'aspiration supportant une sphère mobile munie d'une embouchure; une clef actionnant une valve ouvre plus ou moins l'orifice d'admission des vapeurs.

A Cauterets, ainsi qu'à Amélie et à Cambo, les appareils consistent essentiellement en une cruche ou cornue de poterie placée au-dessus d'une colonne d'aspiration. Un jet d'eau sulfureuse vient se briser sur une plaquette oblique, renvoyant à la bouche du humeur l'eau poudroyée. Le brisement peut être gradué en modifiant l'obliquité de la plaquette.

A Ax, à Luchon, le malade tient la tête à une certaine distance de l'appareil; à Cauterets, la bouche ferme complètement l'orifice par l'intermédiaire d'un embout personnel.

D'après les médecins pyrénéens, le humage est une inhalation perfectionnée : il a l'avantage de donner des vapeurs exactement dosées; il met à l'abri de toute contagion.

Ce qui paraît bien démontré aujourd'hui, c'est que les principes minéraux des eaux pénètrent réellement dans les voies respiratoires (Cany).

Le GARGARISME est très en honneur dans toutes les stations sulfureuses; la DOUCHE NASALE est assez fréquemment employée sans qu'on observe d'accidents du côté des trompes et de l'oreille moyenne, comme semblent le craindre, à tort selon nous, la plupart des otorhinologistes. Quoi qu'il en soit, et pour réduire au minimum la pression de l'eau et, par suite, le danger d'introduction dans l'oreille, on remplace souvent la douche par le BAIN NASAL pratiqué au moyen d'une *pipette nasale* (Depierris). C'est un petit récipient de verre qui renferme à peu près exactement la quantité d'eau que peut contenir la cavité naso-pharyngienne ; appliqué à l'orifice des narines, il fait pénétrer le liquide dans le nez par le seul poids de ce liquide ; le contact est prolongé tant que le besoin de respirer n'oblige pas à ouvrir la bouche. La manœuvre fort simple est répétée plusieurs fois de chaque côté.

Depuis quelques années, on envoie des vapeurs sulfurées chaudes dans l'oreille moyenne, pour le traitement des catarrhes chroniques de cette région. Cette méthode, inaugurée à Ax, puis à Luchon, paraît se répandre et donner des résultats encourageants.

Les autres applications locales des eaux sulfureuses, douches anales, rectales, intestinales, vaginales, ne présentent rien à signaler, si ce n'est toutefois l'installation très intelligente des Eaux-Chaudes pour les irrigations vaginales dans le bain. L'eau sulfureuse est amenée par une canalisation directe, et à l'abri de l'air, dans des récipients fermés, où un serpentin de vapeur la met très rapidement à la température demandée ; un tube souple, terminé par une canule individuelle, permet l'irrigation continue des parties malades sans pression.

## ACTION PHYSIOLOGIQUE.

En dehors des questions de thermalité, d'électricité, de radioactivité, qui ont un rôle à part, l'action physiologique des eaux sulfureuses peut être rapportée : 1° au soufre ; 2° aux principes alcalins ; 3° aux métaux, dans une mesure indéterminée, mais probablement réelle.

### I. — Action du soufre et de ses dérivés.

I. **A l'intérieur.** — En arrivant dans le tube digestif, le soufre, sous quelque forme qu'il ait été absorbé, se transforme vraisemblablement en sulfures alcalins ; ces sulfures alcalins, en présence de l'acide chlorhydrique de l'estomac, se décomposent en partie et mettent de l'hydrogène sulfuré en liberté : une certaine quantité de cet hydrogène sulfuré est éliminée par les émissions gazeuses qui suivent toujours l'absorption d'eau sulfureuse ; le reste passe dans le sang.

Là, il subit des transformations encore mystérieuses, mais qui sont probablement les suivantes : une partie est éliminée par les poumons, par la peau et par la muqueuse intestinale ; une autre se combine au fer des globules rouges ; une autre se décompose au contact de l'oxygène dissous dans le plasma et de l'oxyhémoglobine et forme soit de l'acide sulfureux, soit du soufre et de l'eau. Dans cette dernière hypothèse, le soufre ainsi formé se trouve au contact du *philothion* (diastase d'hydrogénation de Duclaux) que contiennent tous les tissus animaux ; il est de nouveau hydrogéné pour se décomposer à nouveau, et cela plusieurs fois de suite. Ces diverses transformations impressionnent vivement les cellules, qui, pour produire le philothion, doivent augmenter leur pouvoir d'absorption de l'oxygène (de Rey-Pailhade).

Pour d'autres auteurs, cette activité de la nutrition sous l'influence de l'absorption d'eau sulfureuse est due à l'action de l'$H^2S$ sur les filets sensitifs du nerf vague, et, par suite, sur les centres nerveux de la respiration et de la circulation, dont l'excitation se répercute sur les diverses cellules de l'organisme et les phénomènes intimes de la nutrition.

Les *sulfites* et les *hyposulfites* ont la même action que les sulfures, mais à un degré moindre ; de plus, ils ont une action fluidifiante sur les matières mucoïdes ou albuminoïdes. C'est probablement cette action qui explique leur utilisation avantageuse dans le traitement de la syphilis ; en rendant solubles les composés albumino-mercuriels, ils permettent une médication spécifique plus intensive et mieux tolérée.

II. **A l'extérieur.** — Le soufre et ses dérivés ont une action parasiticide connue depuis l'antiquité et une action germinicide bien mise en lumière par divers auteurs. En irritant la peau, ils déterminent une exagération de son travail sécrétoire et, par suite, une modification des cellules ; ils agissent en même temps sur l'extrémité terminale des nerfs cutanés, produisant une excitation nerveuse qui amène par voie réflexe une activité plus grande dans les tissus malades.

## II. — Action des principes alcalins.

Il n'y a pas lieu de s'appesantir sur l'action des bicarbonates contenus à très faible dose dans les eaux sulfureuses ; mais la silice et les silicates qu'elles renferment peuvent avoir une action antifermentescible, antiputride réelle, qui expliquerait, dans une certaine mesure, l'action de ces eaux dans les affections de la peau et dans les inflammations purulentes des muqueuses.

### III. — **Action des métaux.**

S'il n'est pas possible d'affirmer leur action, il est tout au moins permis de penser qu'elle est réelle, si l'on songe que les métaux des eaux minérales sont probablement à l'état colloïdal (Garrigou, Iscovesco, Foucaud, Chamagne, Salignat). Or, on sait maintenant quelle place tiennent en biologie et en thérapeutique les colloïdes, puisque tous les liquides de l'organisme ne sont que des solutions colloïdales, puisque toutes les réactions humorales, tous les actes physiologiques et pathologiques (diastases, toxines, anticorps, antitoxines) sont la résultante de l'action des éléments sur les colloïdes ou des colloïdes entre eux.

Dès lors on comprend que des métaux présentés à l'organisme sous une forme similaire soient facilement absorbés, leur division extrême offrant aux liquides organiques une énorme surface de contact. Leurs effets thérapeutiques paraissent dépendre surtout de la division plus ou moins grande de leurs granules, et leur particularité la plus curieuse est de se comporter dans l'organisme à la façon des ferments.

En définitive, et quelle que soit la part réservée à chacun de leurs éléments, les eaux sulfurées sodiques produisent une stimulation de tout l'organisme, qui se manifeste d'abord sur les systèmes nerveux et circulatoire. Le pouls est plus rapide, la tension sanguine augmente, la température s'élève, la diurèse est plus abondante. Si cette stimulation n'est pas surveillée, elle peut devenir de l'excitation et se traduire par un ensemble symptomatique, caractérisé par des troubles gastro-intestinaux, avec ou sans fièvre, que l'on a appelés *poussée thermale, fièvre thermale.*

En même temps, l'action élective sur les muqueuses et sur la peau se traduit par une exagération des sécrétions glandulaires, lesquelles diminuent ensuite et deviennent physiologiques, en sorte que les catarrhes s'améliorent et disparaissent, et que la prédisposition aux inflammations répétées diminue. Il y a eu, comme l'a dit justement L. Landouzy, un véritable *décapage* à la suite duquel les épithéliums dégénérés ou septiques sont éliminés et remplacés par des éléments jeunes et résistants.

## INDICATIONS THÉRAPEUTIQUES GÉNÉRALES.

*L'action parasiticide* évidente des eaux sulfurées sodiques explique leur action incontestable dans le traitement des vieilles plaies, des fistules et des affections parasitaires de la peau.

Leur *action stimulante*, qui se fait sentir sur tous les organes et qui, après les phénomènes réactionnels plus ou moins intenses que nous avons signalés, est suivie du retour au calme par *résolution* ou par *substitution*, explique pourquoi les eaux sulfureuses sont indiquées toutes les fois qu'on se trouve en présence de sujets ayant une *irritation torpide*, une *inflammation chronique de la peau ou des muqueuses*, qu'il s'agisse de la muqueuse des voies respiratoires ou de celle des organes génito-urinaires.

Cette excitation de tout l'organisme explique encore leur action spéciale sur les *localisations de la scrofule*, qu'elles soient superficielles (cutanées ou muqueuses), ou profondes (osseuses ou articulaires); elle fait comprendre les résultats favorables que retirent de leur emploi les *anémiques* et les *chlorotiques*. Il est d'ailleurs démontré que, sous son influence, il y a accroissement rapide de la teneur du sang en hémoglobine (Maurice Faure).

Le soufre, en augmentant la *vitalité de toutes les cellules de l'organisme*, *accélère la nutrition*, d'où indication formelle des eaux sulfureuses, chez les *arthritiques*, à la condition qu'on se rappelle : que les goutteux doivent être éloignés des sources sulfureuses fortes et ne peuvent être traités qu'auprès de certaines sources dégénérées ou faibles; que les rhumatisants vrais retirent au contraire de sérieux bénéfices de toutes les eaux sulfureuses, surtout ceux dont les muqueuses sont plus spécialement affectées par la diathèse : enfin que certains asthmatiques doivent d'autant plus recourir à la médication sulfureuse que l'élément catarrhal domine plus chez eux.

Les *herpétiques*, qui ne sont en réalité que des arthritiques à modalité spéciale, trouvent dans les eaux sulfureuses un agent modificateur essentiel : leur peau s'améliore par une triple action : action modificatrice de la nutrition cellulaire, action antiseptique sur les surfaces malades, action antifermentescible sur l'appareil digestif, l'estomac en particulier.

L'action stimulante et tonique du soufre explique son action dans les *intoxications*, saturnisme, syphilis; dans ce cas, il agit comme un auxiliaire précieux en aidant la médication spécifique et en remontant l'organisme affaibli.

Chez les *tuberculeux*, la médication sulfureuse agit par un double processus : effet général de stimulation et de relèvement de la nutrition, en même temps qu'action locale substitutive et cicatrisante. Mais il ne faudra recourir aux sulfureux qu'avec la plus extrême réserve chez les tuberculeux pulmonaires éréthiques, chez ceux qui ont de la fièvre, de la tendance aux poussées congestives, de l'excitabilité cardiovasculaire; au contraire, dans les formes torpides avec phénomènes réactionnels peu accentués, expectoration abondante, fièvre rare, elle donnera les plus grandes surprises thérapeutiques; chez les prétuberculeux, les résultats seront constants, la germination étant empêchée et le terrain rendu moins vulnérable.

Nous verrons, lorsque nous nous occuperons en particulier des eaux de Luchon, tout le bénéfice que les *syphilitiques* peuvent tirer de l'association d'un traitement mercuriel intensif et d'une cure aux eaux sulfurées sodiques.

## DESCRIPTION DES STATIONS.

L'étude d'ensemble que nous venons d'esquisser va nous permettre d'aborder maintenant la description des principales stations sulfurées sodiques. Pour ne pas multiplier à l'infini les divisions et les catégories, nous suivrons simplement l'ordre géographique, en allant de l'ouest à l'est.

### Les Eaux-Chaudes.

Eaux thermales sulfurées sodiques faibles, sédatives. — Traitement interne et externe (bains et irrigations vaginales). — Spécialisées dans le traitement des affections utéro-ovariennes, surtout chez les femmes éréthiques.

Le village des Eaux-Chaudes est situé dans le département des Basses-Pyrénées, à l'altitude de 675 mètres, dans une vallée étroite et boisée, arrosée par le gave d'Ossau, dirigée du nord au sud. Il dépend de la commune de Laruns, station terminus d'un embranchement du chemin de fer du Midi, dont il est distant de 4 kilomètres.

Le climat est tonique, sans variations brusques.

La température estivale du jour est de 18°,7, peu élevée par conséquent, car une brise habituelle nord-sud assure une fraîcheur constante de l'air et une ventilation parfaite.

**Sources.** — Elles sont au nombre de sept :

Le Clot (36°,2), l'Esquirette chaude (35), le Rey (33°,5), l'Esquirette tempérée (32°), qui alimentent l'établissement thermal; Baudot (25°), Laressec (24°), Minvielle (10°,6), qui fournissent l'eau de trois buvettes isolées. Ces eaux sont limpides, incolores, douces au toucher; elles ont une odeur légèrement sulfureuse. Leur débit total est de 150 mètres cubes par jour.

Leur minéralisation est faible : 8 à 9 milligrammes de sulfure de sodium, 6 à 7 centigrammes de sels calciques, 3 centigrammes de silicates alcalins.

Elles renferment une notable quantité de barégine. Elles donnent lieu à un dégagement abondant de gaz, composés d'azote et de gaz rares, parmi lesquels on trouve 0,14 p. 100 d'hélium. La radio-activité a été évaluée par Moureu à 0,66 à l'émergence.

**Modes d'administration**. — Toutes les sources sont administrées en BOISSON ; elles impriment à la nutrition une activité plus grande, qui se traduit par un accroissement de coefficient d'oxyda-

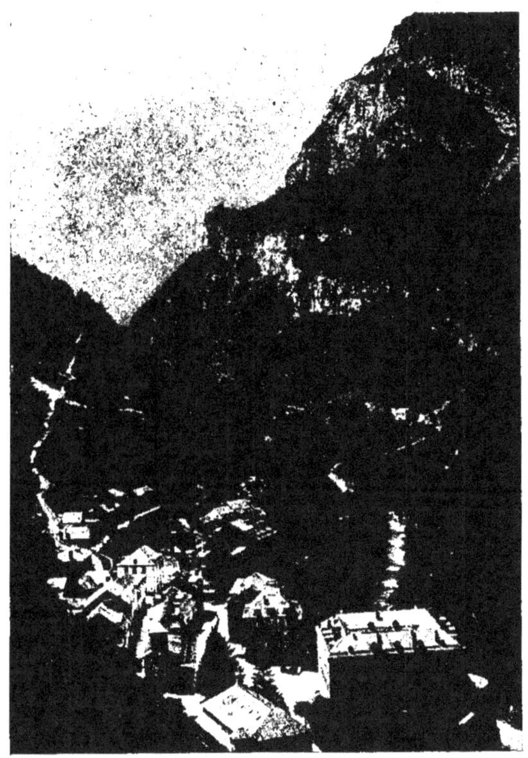

Fig. 12. — Vue générale des Eaux-Chaudes.

tion, une augmentation de l'élimination de l'acide urique, des urates, des chlorures et des sulfates.

Mais l'EMPLOI EXTERNE est de beaucoup le plus important : bains, douches, pulvérisations, irrigations. Les *bains* surtout et les *irrigations vaginales* sont les pratiques thermales les plus en honneur.

Les irrigations vaginales sont données avec de l'eau qui arrive directement de la source de l'Esquirette et qui, sans mélange aucun, à l'abri de l'air, est mise à la température prescrite par le contact d'un serpentin de vapeur.

**Indications thérapeutiques.** — Elles sont très précises, en raison des effets physiologiques de l'eau : sous l'influence du traitement, on observe une circulation activée du côté de l'appareil respiratoire, mais surtout dans la sphère génitale ; il n'y a cependant pas de réaction vive, de telle sorte que le traitement est fort bien supporté par les personnes à constitution éréthique. L'innervation est au contraire modifiée dans le sens sédatif, et il y a toujours atténuation ou suppression des phénomènes douloureux.

I. *Indications principales.* — **Utérines.** — Toutes les femmes présentant : des troubles de la menstruation, de la dysménorrhée, des ménorragies, des accidents de la ménopause ; toutes celles qui ont de la vaginite, de la métrite ou de la périmétrite ; de la congestion pelvienne, de l'ovarite ; celles qui, pour l'une des causes précitées, ne peuvent mener leur grossesse à bon port, retireront un bénéfice assuré du traitement. L'amélioration de certains de ces états pourra faire cesser la *stérilité*, et c'est pour cela que ces eaux étaient anciennement appelées *imprégnadères*. Après les interventions opératoires, leur rôle est précieux, car elles amènent la cicatrisation définitive, rétablissent l'équilibre circulatoire, en même temps qu'elles modifient les désordres nerveux consécutifs au traumatisme chirurgical.

**Rhumatisants nerveux et excitables.** — Ce qui, dans les formes articulaires récentes du rhumatisme chez les sujets excitables, aussi bien que dans les formes musculaires et névralgiques, caractérise le traitement des Eaux-Chaudes, c'est *l'absence de réaction excessive*. On peut envoyer dans cette station les rhumatisants, même lorsque leur affection est encore à l'état subaigu et que leurs articulations ne sont pas entièrement dégonflées. On peut y adresser sans crainte ceux qui voient sous la moindre influence leurs douleurs augmenter ; en un mot tous les malades atteints de *rhumatisme éréthique.*

**Névropathes.** — Tous ceux qui présentent un certain degré d'excitabilité du système nerveux, névrosés, choréiques, sont justiciables d'une cure dont les indications découlent du caractère sédatif des eaux.

II. *Indications accessoires.* — Toutes celles des eaux sulfureuses en général, *affections des voies respiratoires, bronchites, laryngites, affections de la peau.*

Il faudra tenir compte de la note atténuée et calmante, caractéristique de la station.

La *source Minvielle,* froide, a une action diurétique très nette qui la rend précieuse, comme auxiliaire du traitement chez les *arthritiques,* par la lixiviation qu'elle exerce sur les tissus.

Enfin par la cure thermale et la cure d'air associées, on peut obtenir des résultats remarquables de régénération chez les enfants débiles et excitables. Par la fraîcheur et la pureté de l'air, l'absence de variations brusques, les conditions hygiéniques, le village des Eaux-Chaudes est une des meilleures résidences d'été de la région pyrénéenne.

**Contre-indications.** — La douceur d'action restreint les contre-indications à celles qui interdisent toute cure thermale, comme le mal de Bright, le diabète, l'artériosclérose, les cachexies, les fibromes hémorragiques et les cancers utérins.

## Les Eaux-Bonnes.

Eaux thermales de sulfuration moyenne, sodique et calcique, mais d'action énergique. — Traitement surtout interne. — Spécialisation dans le traitement des affections catarrhales des voies respiratoires.

La station des Eaux-Bonnes est située dans le département des Basses-Pyrénées, à 4 kilomètres de la gare de Laruns, terminus d'un embranchement qui part de Pau et dessert les deux stations des Eaux-Bonnes et des Eaux-Chaudes.

Située au pied du pic de Ger, à l'altitude de 750 mètres, elle est complètement abritée des vents, ce qui lui donne un climat doux et tempéré, d'une grande stabilité thermique et barométrique ; néanmoins, comme toujours dans la montagne, la fraîcheur est notable le matin et le soir. Tout autour, ont été créées de superbes promenades horizontales ou en pente douce. Le calme absolu de l'atmosphère entraîne l'absence de poussière, facteur important pour l'hygiène respiratoire des malades qui fréquentent la station, les bronchitiques et les pulmonaires.

**Sources.** — Au nombre de neuf, les trois principales sont : la *source Vieille* 33°), la *source Orteig* (22°) et la *source Froide* (12°). La première est de beaucoup la plus importante ; c'est elle qui a fait la réputation des Eaux-Bonnes, réputation ancienne, puisque Montaigne proclamait déjà la vogue de la station, et actuellement mondiale.

Claire, limpide, onctueuse au toucher, très peu odorante, elle est minéralisée par un double sulfure de sodium et de calcium, avec excès d'hydrogène sulfuré sous forme de sulfhydrate de sulfure. Elle présente une teneur notable en chlorure de sodium qu'on ne retrouve qu'à Labassère à Bagnères-de-Bigorre et à Gazost, une quantité appréciable d'iodure et de bromure de sodium et des traces pondérables de nombreux métaux argent, cuivre, étain, or, platine, plomb, zinc, le tout représentant une minéralisation très complexe, d'interprétation très difficile, mais formant, suivant l'expression de L. Landouzy, « un agent de matière médicale minérale organisé, vivant, en pleine évolution, en puissance de transformation, de mutation ».

Sulfure de sodium...... ............... .......... 0,021
Sulfure de calcium.............................. 0,007
Chlorure de sodium . ........... ...... .......... 0,264
Silice et silicate de sodium...................... 0,070

La minéralisation totale est de 0$^{gr}$,60.

Les gaz dégagés au griffon contiennent 98,20 p. 100 d'azote, 1,80 de gaz rares, dont 0,61 d'hélium. La radio-activité est de 0,66 à l'émergence.

**Modes d'administration**. — Les eaux sont administrées dans deux établissements : le *Grand Établissement*, qui renferme la buvette

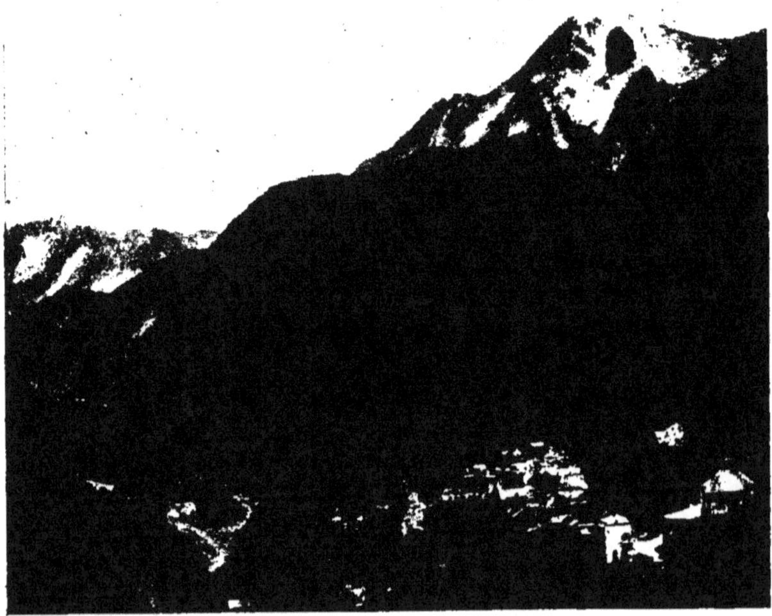

Fig. 13. — Vue générale des Eaux-Bonnes.

de la source Vieille et possède des installations très confortables pour le humage, les gargarismes, les bains de pieds très employés, les services balnéaires et hydrothérapiques ; l'*Établissement Orteig*, qui contient une buvette, des cabines de bains, une salle de douches et une salle de bains de pieds.

Toutefois l'usage externe de l'eau n'est ici que secondaire ; d'ailleurs il ne saurait en être autrement en raison du débit relativement restreint des sources, qui, à elles toutes, fournissent à peine 70 mètres cubes par jour (10 mètres cubes pour la source Vieille).

C'est la cure de boisson qui caractérise la thérapeutique d'Eaux-Bonnes, thérapeutique héroïque par excellence, mais devant être surveillée de près. Au début, la source Vieille ne doit être administrée qu'à faible dose, par demi-verres et souvent même par cuillerées ; on augmente ensuite progressivement, mais sans dépasser en général trois à quatre verres.

Sous son influence, l'appétit est augmenté ; on observe une excitation cardio-vasculaire, qui a été comparée à celle du café et se traduit en général par de l'insomnie. Il se produit ordinairement une exacerbation des symptômes, une augmentation de la toux et des sécrétions bronchiques, suivies plus tard d'une résolution curative.

On note généralement une action diurétique marquée avec élimination abondante d'acide urique.

**Indications thérapeutiques**. — Longtemps célèbres sous le nom d'*eaux d'arquebusades* et employées pour la guérison des plaies et des ulcères, les Eaux-Bonnes sont, depuis plus d'un siècle, l'une des eaux minérales les plus vantées dans le traitement des maladies de poitrine.

1. *Indications principales*. — **Tous les malades atteints d'affections catarrhales de l'appareil respiratoire.** — On peut envoyer sans crainte d'insuccès tous les sujets atteints de *rhinite*, d'*angine* ou de *laryngite catarrhale*, d'*angine granuleuse* ; les enfants porteurs de *végétations adénoïdes* lorsque l'intervention ne s'impose pas ; les malades qui présentent de la *bronchite chronique*, de l'*emphysème pulmonaire*, de l'*asthme catarrhal*.

**Tuberculeux pulmonaires apyrétiques.** — Dans la tuberculose pulmonaire, les eaux ont une action héroïque que l'on a contestée à tort ou que l'on a montrée comme dangereuse. On les a accusées de donner des hémoptysies : or, comme l'a dit justement Landouzy, elles ne sont pas plus responsables que les courses à cheval ou en automobile, que tous les sports, que tout ce qui peut malmener un individu en état de congestion.

Prise en quantité mal ordonnancée, l'eau Vieille donne des hémoptysies aux malades congestifs imprudents qui échappent à la direction du médecin ; mais les hémoptysies ne sont vraiment à redouter que pour ceux qui méconnaissent les précautions nécessaires au cours du traitement et qui ne savent éviter ni les irrégularités dans le régime, ni les courses exagérées dans la montagne, ni l'excès dans la boisson.

La cure des tuberculeux pulmonaires aux Eaux-Bonnes donne des résultats positifs, à la condition qu'on sache bien quels sont les malades qui doivent et qui peuvent la suivre.

Ce sont d'abord les *suspects*, ceux qui, héréditaires ou lymphatiques, ont des manifestations sur les voies respiratoires, s'enrhument à chaque instant ; puis les *tuberculeux pulmonaires latents*, ceux qui ont de l'adénopathie trachéo-bronchique ; enfin les *tuberculeux confirmés* à condition que la lésion soit limitée, qu'elle soit lente et silencieuse dans son évolution, sans acuité et sans retentissement sur l'état général.

Tous les malades qui présentent ces conditions peuvent espérer obtenir un bénéfice certain, même si leurs lésions sont assez avancées, même s'il existe une perte de substance.

Ajoutons, à l'intention de ceux qui craindraient pour les autres malades la présence des poitrinaires aux Eaux-Bonnes, que l'asepsie règne partout en maîtresse dans les hôtels comme dans la station, que la désinfection y est pratiquée avec rigueur et que les dangers de contagion peuvent être considérés comme nuls.

II. *Indications accessoires.* — Les *chlorotiques* et les anémiques sont parfois singulièrement modifiées par la triple action de l'altitude, des pratiques balnéaires et de l'eau de la source Vieille, dont la métallisation favorise l'augmentation de l'hémoglobine (Garrigou).

C'est à cette action combinée de la cure et du climat que sont dus les résultats excellents obtenus chez les enfants anémiques, lymphatiques et catarrheux ; chez les personnes atteintes de débilité constitutionnelle ou de dépression profonde à la suite de maladies graves.

La source Orteig donne des résultats favorables dans certaines métrites du col.

La source Froide est employée avec avantage dans les cas d'atonie des voies digestives.

**Contre-indications.** — Naturellement les Eaux-Bonnes sont contre-indiquées dans les infections aiguës, les périodes aiguës des maladies chroniques, les lésions cardiaques mal compensées. Elles ne doivent pas être employées chez les sujets affectés de troubles cérébraux ou d'affections organiques de l'appareil digestif.

Chez les tuberculeux, on devra les déconseiller dans les formes congestives, lorsque les hémoptysies sont faciles et tenaces ; mais le crachement de sang, signe fréquent du début de la maladie, ne constitue pas un empêchement, à la condition que la cure ne soit pas immédiatement consécutive à l'accident et que celui-ci ne soit pas perdu de vue par le médecin.

Chez les tuberculeux fébriles, il faudra être très réservé. Chez les phtisiques présentant de l'inappétence et des vomissements, chez ceux qui ont de la diarrhée opiniâtre, par conséquent de l'entérite bacillaire, il faudra déconseiller les Eaux-Bonnes. Elles sont également nuisibles chez les tuberculeux laryngés, à moins qu'il ne s'agisse de laryngite irritative non folliculaire, comme on en observe souvent chez les tuberculeux.

Les manifestations arthritiques et rhumatismales récentes, les affections congestives du foie et des reins ne sont pas justiciables du traitement.

Chez les asthmatiques, lorsque la muqueuse est irritée, congestionnée, le résultat est problématique, et il est préférable de diriger les malades sur des stations plus sédatives.

## Argelès-Gazost.

A 12 kilomètres au sud de Lourdes, sur l'embranchement qui va de cette ville à Pierrefitte, est située la station d'Argelès-Gazost, dans un des sites les plus riants de la vallée, à l'altitude de 450 mètres. L'établissement thermal, luxueusement aménagé, est situé au pied de la ville proprement dite, au milieu d'un beau parc parsemé de nombreuses villas.

Les deux sources qui sont exploitées à Argelès émergent à plusieurs kilomètres de cette localité, près du village de Gazost. Elles portent les noms de *Grande source* et de *source Noire* ; elles sont froides (12°,5 et 14°). La première est amenée par une canalisation ; la seconde est transportée en bouteilles.

A l'émergence, la Grande source a une sulfuration de 0,0117 de sulfure de sodium et de 0,006 d'hyposulfite de soude ; la source Noire contient au griffon 0,02 de sulfure de sodium. La teneur des deux sources en chlorure de sodium est respectivement de 0,16 et 0,38, caractère qui les rapproche des sources des Eaux-Bonnes et de Labassère.

Elles sont remarquables par leur conservation, lorsqu'elles sont mises en bouteilles sur place ; au contraire, à son arrivée à Argelès après son long parcours, la Grande source subit une notable transformation : elle n'a plus de sulfure et seulement 0,0057 d'hyposulfite de soude.

Cette localité est plutôt une station climatique estimée qui réunit les qualités d'une altitude moyenne, d'une température douce et d'une hygrométrie constante (Ferrand).

Elle est très fréquentée au printemps, pendant l'été et à l'automne; le mois d'octobre y est généralement délicieux et les malades les plus frileux peuvent d'ordinaire y séjourner jusque vers le milieu de novembre.

C'est en somme un climat toni-sédatif, indiqué dans les troubles de développement chez l'enfant et l'adolescent, chez les malades atteints d'affections des voies respiratoires, de maladies nerveuses, de maladies de la nutrition.

La station peut servir d'intermédiaire pour les malades envoyés dans la haute montagne (Cauterets, Barèges, Gavarnie), lorsqu'on veut éviter des accidents pouvant résulter du brusque passage de la plaine aux altitudes.

On a ajouté très heureusement à cette action du climat les autres agents physiques par la création d'un Institut de thérapeutique physique de premier ordre, contenant des installations hydrothérapiques, orthopédiques, électriques, de rééducation motrice, etc. ; cet établissement contribue fort heureusement à fixer la véritable physionomie thérapeutique d'Argelès.

## Cauterets.

Eaux thermales et hyperthermales sulfurées sodiques. — Traitement interne et externe (boissons, gargarismes, humages, bains, douches, pédiluves). — Action anti-arthritique, dans les manifestations diathésiques sur les muqueuses (respiratoire, digestive, génito-urinaire) et la peau (dermatoses torpides).

Cauterets est une petite ville des Hautes-Pyrénées, située sur le gave du même nom, à 11 kilomètres de la gare de Pierrefitte (embranchement de Lourdes à Pierrefitte), à laquelle elle est reliée par un chemin de fer électrique. Son altitude est de 930 mètres au centre de la ville et de 1050 mètres à l'établissement de La Raillère, distant de 1800 mètres; la vallée est dirigée du nord au sud ; elle n'a guère que 700 mètres de largeur en moyenne ; de hautes montagnes le dominent de toutes parts ; les environs sont très pittoresques et permettent de nombreuses excursions. Le climat est doux, mais, comme tous les climats de montagne, sujet à des variations rapides; le sol granitique ou schisteux est généralement incliné, excluant par suite toute trace d'humidité.

La température moyenne de l'été est de 12° à six heures du matin

et de 19° à deux heures de l'après-midi. L'air est assez humide, sédatif ;
les pluies sont assez fréquentes.

**Sources**. — Elles sont aux nombre de vingt-deux, exploitées

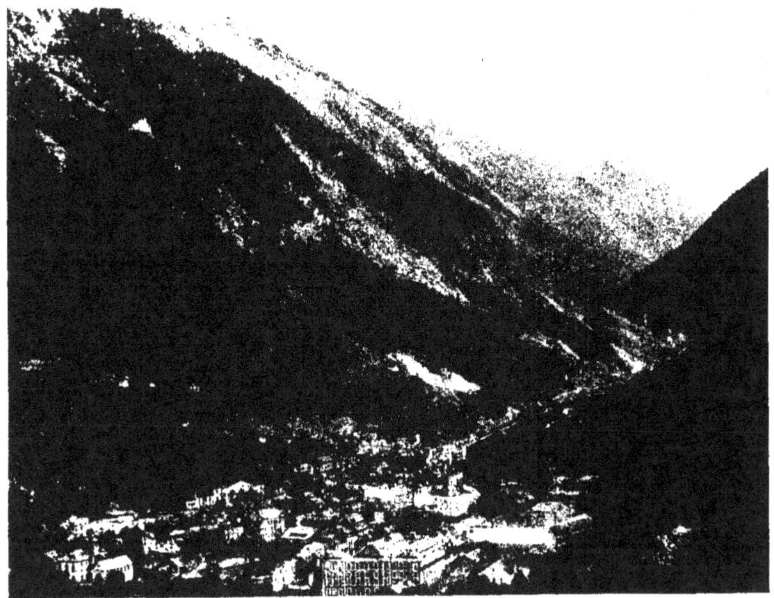

Fig. 14. — Vue générale de Cauterets.

dans neuf établissements distincts, et fournissent un débit total de
1400 mètres cubes (590 mètres cubes pour la seule source des
Œufs).

Elles sont limpides, onctueuses au toucher, stables et ne blanchissent pas à l'air.

Les principales sont :

|                        | Temp. | Sulfure de sodium. | Alcalinité. |
|------------------------|-------|--------------------|-------------|
| César                  | 48°   | 0,023              | 0,039       |
| Espagnols              | 48°   | 0,018              | 0,042       |
| La Raillère            | 37°   | 0,017              | 0,039       |
| Pauze-Vieux            | 38°   | 0,013              | 0,045       |
| Pré                    | 42°   | 0,013              | 0,041       |
| Petit Saint-Sauveur    | 34°   | 0,011              | 0,037       |
| Bois                   | 42°   | 0,010              | 0,045       |
| Œufs                   | 52°   | 0,010              | 0,038       |
| Mauhourat              | 47°   | 0,009              | 0,038       |
| Rocher                 | 35°   | 0,004              | 0,042       |

Crénothérapie.                                         9

La sulfuration est, on le voit, assez uniforme ; les autres éléments sont des chlorures de sodium et de potassium ; des carbonates de soude et de chaux ; du sulfure de fer ; du sulfate de soude ; de l'hyposulfite de soude ; des silicates de soude, de chaux et de magnésie ; de la silice ; des traces de bore, d'iode et de fluor.

La matière organique (barégine, glairine) y est abondante, surtout dans certaines sources (Pauze-Vieux).

Les gaz sont composés, pour la source César, de 98,44 p. 100 d'azote et de 1,56 de gaz rares, dont 0,23 d'hélium.

La radio-activité est de 0,66 pour César et Mauhourat, à l'émergence.

**Modes d'administration.** — A la fois interne et externe.

La boisson constitue l'élément le plus important de la cure. L'eau des diverses sources utilisées à l'intérieur est prescrite à dose variable, suivant la forme de la maladie et la réaction du malade. Les sources fortes (La Raillère, César, etc.) augmentent l'appétit, excitent la digestion, provoquent au début, sur les voies respiratoires, une irritation qui augmente les sécrétions des muqueuses, irritation qui peut aller jusqu'à la congestion, l'inflammation même. Diurétiques et diaphorétiques, elles servent, en rendant le fonctionnement de la peau meilleur et les sueurs plus faciles, de dérivatif et d'émonctoire contre les phlegmasies profondes. Elles agissent encore sur le système nerveux, donnant de l'agitation, de l'insomnie, quelquefois une sorte d'ébriété. L'eau silicatée sulfureuse dégénérée de Mauhourat forme, elle, une individualité distincte ; exclusivement employée en boisson, elle exerce sur la tunique musculaire du tube digestif une action excito-motrice qui lui permet d'agir efficacement sur l'atonie de l'estomac et de l'intestin.

La médication externe complète puissamment l'action de la boisson et, dans certains cas spéciaux (rhumatisme fibreux, musculaire, viscéral), mérite de prendre la première place. Les sources employées à cet effet (le Bois, le Petit-Saint-Sauveur, le Rocher) ont des propriétés toni-sédatives et modératrices de la circulation qui en font des armes merveilleuses contre un grand nombre d'affections dans lesquelles prédomine l'élément nerveux ou la tendance congestive.

L'outillage des divers établissements est des plus complet et des plus perfectionné : bains, douches de toute nature ; piscine de natation à eau courante de 160 mètres carrés ; pulvérisations : humages, gargarismes ; ces deux dernières pratiques constituent un des modes de traitement les plus employés à Cauterets.

**Indications thérapeutiques.** — Elles sont celles de la médication sulfureuse, avec cette caractéristique qu'elles ne sont pas très excitantes d'une façon générale et que la diversité des sources permet de graduer les effets à volonté; que, de plus, les sources dégénérées permettent d'obtenir d'emblée la sédation.

I. *Indications principales.* — **Malades atteints de catarrhes chroniques de la gorge et des voies respiratoires.** — Les eaux de Cauterets s'adressent, avant tout, aux malades atteints de catarrhes chroniques de la gorge et des voies respiratoires, que ces affections soient liées à la constitution lymphatique ou lympho-

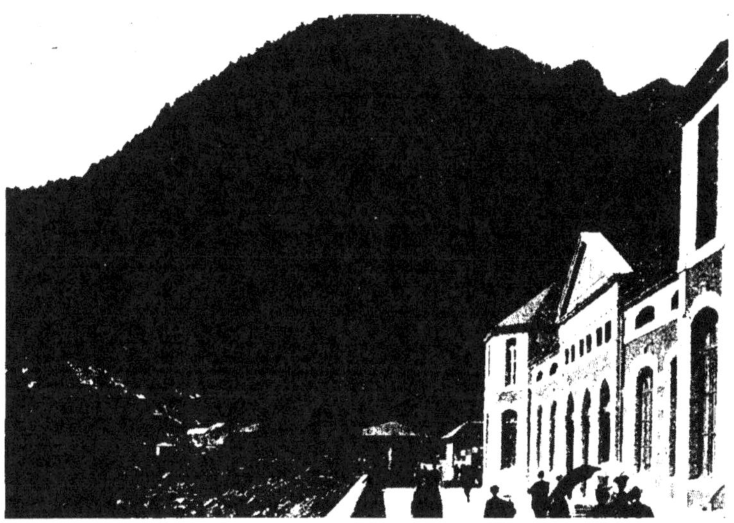

Fig. 15. — Cauterets. Établissement de La Raillère.

arthritique du sujet, ou qu'elles soient dues à des localisations inflammatoires professionnelles (chanteurs, professeurs, avocats, prédicateurs). Tous ceux qui ont de l'hypertrophie des amygdales, de l'amygdalite lacunaire, de la pharyngite granuleuse, du catarrhe naso-pharyngien avec complications sur l'appareil auditif; tous ceux qui présentent de la laryngite ou de la bronchite chronique, du catarrhe bronchique accompagnant l'emphysème, de l'asthme humide; ceux chez qui persistent des résidus de pneumonie, de broncho-pneumonie et de pleurésie quand l'épanchement a disparu; tous ceux chez qui la germination tuberculeuse est à craindre, sont éminemment justiciables d'une cure à Cauterets.

C'est la source de La Raillère (1) qui a consacré Cauterets comme *station de la gorge*, et qui lui vaut cette clientèle toujours fidèle qui, chaque matin, se dirige en longue théorie vers la célèbre buvette où la base de traitement est la boisson et le gargarisme.

La Raillère a un adjuvant précieux dans la source César, plus sulfureuse mais plus maniable et dont le rôle devient prépondérant lorsque le catarrhe est descendu plus bas et a franchi le larynx pour se cantonner dans les diverses ramifications des bronches. C'est encore la boisson et le gargarisme qui s'appliquent à ces cas, mais aidés des humages qui laissent échapper moins d'hydrogène sulfuré qu'à Luchon et Ax, et qui sont plutôt une aspiration d'eau poudroyée qu'une inhalation de gaz, avec une action tout aussi effective.

Il convient d'attirer l'attention sur le traitement des otites moyennes catarrhales, sèches, adhésives ou scléreuses à forme interstitielle, avec épaississement des tissus qui sont considérablement améliorées, au moyen d'insufflations de vapeurs sulfureuses dans la caisse par cathétérisme de la trompe.

**Tuberculeux confirmés, apyrétiques, à forme catarrhale et à lésions localisées.** — Dans ces cas, le traitement dirigé avec prudence produit un double effet ; il modifie avantageusement le catarrhe bronchique concomitant, et il stimule les fonctions digestives, en même temps que l'air pur, excitant l'appétit, favorise la défense de l'organisme.

Mais nous disons *avec prudence*, car il faut se rappeler que le traitement sulfureux, d'un avantage incontestable chez les prétuberculeux, devient, lorsque la maladie est confirmée, une arme à double tranchant ; il faut que les malades soient bien avertis qu'ils devront se soumettre avec une ponctualité rigoureuse et avec la plus entière docilité aux prescriptions médicales.

**Malades ayant de l'atonie digestive sans congestion du foie.** — C'est la spécialisation de la source silicatée de Mauhourat, dont les effets sont parfois surprenants chez certains dyspeptiques, chez certains dilatés de l'estomac, et dans certaines formes d'entérite muco-membraneuse.

Point n'est besoin de chercher si cette source abaisse l'acidité du suc gastrique (Arthus) et convient, de ce fait, aux hypersthéniques, ou si elle s'adresse surtout aux hyposthéniques, comme l'a montré l'em-

(1) En dehors des clients ordinaires des stations thermales, l'établissement de La Raillère reçoit chaque année des malades qu'on ne rencontre pas ailleurs. Ce sont les étalons des haras du Midi que les vétérinaires envoient là pour prendre ces eaux et pour lesquels une écurie spéciale a été aménagée. Les résultats obtenus chez ces animaux atteints de la pousse montrent toute la valeur du traitement sulfureux dans les affections des muqueuses de l'arbre aérien.

pirisme clinique. Il suffit de savoir que, employée de tout temps dans l'atonie, elle agit comme stimulant de l'estomac (Byasson et Duhourcau). C'est toujours, en fin de compte, à une action de remontement qu'aboutissent les effets de la médication sulfureuse, quel que soit l'organe auquel elle s'adresse, et si l'on veut appeler, avec Bordeu, la source Mauhourat *stomacale*, il faut ajouter le terme *reconstituante* et se rappeler qu'elle ne tend pas à modifier la fonction dans son chimisme, mais qu'elle vise surtout l'assimilation, par l'intermédiaire ou non du système nerveux.

**Malades atteints de dermatoses torpides.** — Les bains de Pauze et de La Raillère améliorent souvent dans de notables proportions, quand ils ne les guérissent pas, les herpétiques atteints d'eczéma chronique à forme sèche, mais pas trop prurigineux ; ceux qui présentent de l'impétigo, de l'herpès, du *pityriasis versicolor*, de l'urticaire ; certaines formes de psoriasis, d'acné ou même de lupus.

Les bains de Pauze, combinés avec la boisson de Mauhourat et l'entéroclyse sulfureuse ont une action dépurative favorable dans certaines dermatoses liées au mauvais état des voies digestives (urticaire).

**Femmes atteintes d'inflammations utéro-ovariennes.** — Les eaux dégénérées du Petit-Saint-Sauveur ont une action élective sur l'appareil utéro-ovarien et peuvent être employées dans les mêmes cas que les eaux des stations recommandées pour ces affections (Saint-Sauveur, les Eaux-Chaudes).

II. *Indications accessoires.* — Ce sont les indications communes du traitement sulfureux qui comprennent les catégories suivantes de malades :

Les *rhumatisants articulaires, musculaires, nerveux*, pourvu qu'ils ne soient pas entachés de goutte ni de gravelle et qu'ils n'aient pas de lésions cardiaques confirmées.

Les *chlorotiques* et les *anémiques* chez lesquels intervient un double facteur : l'eau minérale et l'altitude.

Les *lymphatiques* et les *scrofuleux*, surtout lorsqu'ils ont de la susceptibilité des voies respiratoires.

Les sujets atteints d'*intoxications* microbiennes (syphilis), ou chimiques (plomb, mercure).

Les lymphatiques et rhumatisants atteints d'*inflammations des organes génito-urinaires* : urétrite et prostatite chroniques ; impuissance, conséquence fréquente de l'inflammation de la prostate.

Les malades atteints d'*affections chirurgicales* : hydarthrose, arthrite chronique, raideurs articulaires, traumatiques, plaies ulcéreuses ou fistuleuses torpides, etc.

**Contre-indications**. — Les enfants trop jeunes, trop nerveux ne devront pas être soumis au traitement ; les vieillards ne devront le suivre qu'avec prudence, à la condition qu'ils ne soient pas angioscléreux, qu'ils n'aient pas de tendance à la congestion.

Parmi les adultes, il faudra éloigner ceux qui ont de l'éréthisme cardiaque, ou des lésions non ou mal compensées ; les goutteux et les graveleux ; ceux qui ont des inflammations aiguës des voies respiratoires, les emphysémateux à cœur droit défaillant, les tuberculeux éréthiques, congestifs ou fébriles ; ceux qui sont atteints de dermatoses prurigineuses doivent être également écartés.

En un mot, le traitement de Cauterets ne convient pas aux sujets à constitution excitable, éréthique, pas plus qu'à ceux qui ont des affections inflammatoires et congestives. Il ne faut pas oublier que la station est située à près de 1 000 mètres d'altitude.

## Saint-Sauveur.

Eaux mésothermales sulfurées sodiques de sulfuration moyenne : d'action nettement sédative. — Traitement surtout externe. — Spécialisées chez les utéro-ovariennes et les névrosées.

Saint-Sauveur est une petite station du département des Hautes-Pyrénées, sise à 770 mètres d'altitude, à l'entrée de la gorge qui part de la vallée de Luz pour aboutir au cirque de Gavarnie. Elle est reliée au réseau de chemin de fer du Midi par l'embranchement de Lourdes à Pierrefitte, et par le chemin de fer électrique de Pierrefitte à Luz. De cette dernière localité à la station, la distance ne dépasse pas 1 kilomètre. L'unique rue de Saint-Sauveur est adossée à la montagne et longe le gave, qui coule à une grande profondeur.

Le climat est doux, l'air tonique et fortifiant comme partout dans la montagne, mais en même semps sédatif en raison de la douceur de la température et de l'absence des vents qui sont brisés et déviés par les montagnes avoisinantes.

**Sources**. — Au nombre de deux, elles alimentent deux établissements.

La *source des Dames* (34°,6), essentiellement minéralisée par le monosulfure de sodium qu'elle contient à la dose de 0$^{gr}$,022 par litre ; elle débite 143 mètres cubes par jour et alimente l'établissement principal. Elle est claire, ne blanchit pas à l'air, est très onctueuse au toucher, et produit sur la peau une impression très particulière de douceur, de velouté, qu'elle doit à son alcalinité et à sa richesse en barégine. Elle a une saveur hépatique et une faible odeur. Elle dégage une multitude de petites bulles d'azote.

La *source de la Hountalade* (22°), dont le débit est peu important, alimente le petit établissement du même nom, situé au-dessus du village, à quelques minutes. Elle contient 0ᵍʳ,019 de sulfure sodique et 0ᵍʳ,0003 d'hyposulfite de soude.

**Modes d'administration.** — La BALNÉATION constitue la base du traitement. L'eau arrive directement dans les baignoires avec une température décroissante suivant l'éloignement des cabines par rapport au réservoir ; quoique sa sulfuration soit à peu près analogue à celle des sources moyennes de Barèges et de Luchon, elle ne

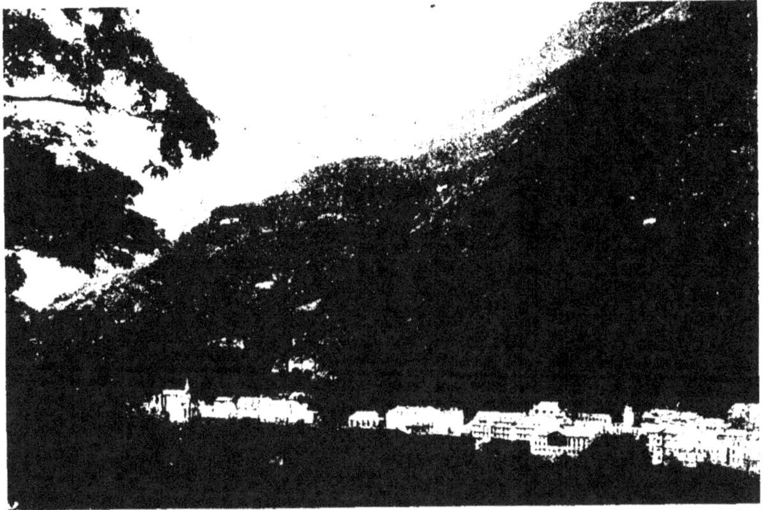

Fig. 16 — Vue générale de Saint-Sauveur.

détermine aucune excitation ; bien plus, elle est *essentiellement sédative, propriété qui constitue le type clinique de la station.*

La cure de Saint-Sauveur sera nettement indiquée toutes les fois qu'on voudra appliquer un traitement sulfureux à un sujet irritable et affaibli.

En outre, l'eau exerce une *action élective sur l'appareil utéro-ovarien*, déterminant une poussée fluxionnaire suivie d'une action puissamment décongestive. Pendant le traitement, l'activité des organes génitaux, mise en jeu, provoque des sensations que les malades traduisent en disant qu'elles sentent leur matrice : il se produit des contractions et des sécrétions particulières, véritable hydrorrhée thermale. Ces divers troubles, d'ailleurs peu accentués, durent en général une dizaine de jours, après lesquels survient une période de calme et de bien-être faisant pressentir déjà l'amélioration ultérieure. Il n'y a pas à Saint-Sauveur de réaction tumultueuse ; la cure se fait doucement, en silence, sans troubler l'économie. La sédation est primitive, fait paradoxal que n'expliquent ni la nature de l'eau, ni sa température, ni le climat.

La source des Dames, d'une digestion un peu difficile, n'est guère employée *en boisson*; au contraire, c'est presque exclusivement à l'intérieur qu'est utilisée la source de la Hountalade, qui est facilement tolérée par l'estomac et amène rapidement une diurèse abondante.

**Indications thérapeutiques**. — Elles se déduisent des considérations qui viennent d'être brièvement exposées.

I. *Indications principales*. — **Femmes affectées dans leur appareil utéro-ovarien**. — La clientèle de Saint-Sauveur vraiment féminine est constituée par des malades présentant des accidents de la puberté ou de la ménopause, des anomalies de la menstruation, de la métrite chronique, de la périmétrite, de l'ovarite, des déplacements utérins et de la stérilité, conséquence fréquente des affections qui précèdent.

La cure sera surtout favorable chez les femmes nerveuses, chez les lymphatiques ; elle est plutôt contre-indiquée chez les arthritiques et surtout chez les goutteuses, en raison de la température un peu basse de l'eau.

**Névropathes**. — L'action, essentiellement calmante, qui se fait souvent sentir dès le premier bain, permet de comprendre l'influence vraiment surprenante du traitement chez les sujets présentant de l'éréthisme nerveux, chez les névrosées, les sujets impressionnables, hystériques, neurasthéniques et migraineuses. Toutes éprouvent une sensation de bien-être qui leur fait repousser tout plaisir autre que le calme et le repos.

II. *Indications accessoires*. — L'action sur les voies urinaires de la source de la Hountalade explique ses indications chez les sujets ayant, en l'absence de dyscrasie urique, de l'*inflammation catarrhale des voies urinaires*, ou sans cystite vraie avec complications prostatiques ; l'action digestive de la même source explique les résultats qu'elle donne chez *certains dyspeptiques nerveux*.

Enfin on n'oubliera pas que Saint-Sauveur possède les indications communes à toutes les eaux sulfureuses, et qu'on peut employer ces eaux chez les sujets atteints d'*affections des voies respiratoires*, surtout s'il y a en même temps éréthisme nerveux et vasculaire.

Les *rhumatisants chroniques musculaires* ou *articulaires* pourront suivre le traitement avec profit, si l'élément hyperesthésique l'emporte chez eux sur l'élément fluxionnaire.

**Contre-indications**. — Il faudra naturellement éloigner de

Saint-Sauveur les femmes atteintes de fibromes ou de néoplasmes utérins.

Parmi les malades névropathes, les sujets déprimés, pas plus, du reste, que les arthritiques, les azoturiques, les scrofuleux et les tuberculeux ne sont guère justiciables du traitement.

## Barèges.

Eaux mésothermales et hyperthermales polysulfurées, les plus énergiques de toute la chaine. — Station d'altitude (1 232 mètres). — Employées à l'extérieur (douches spéciales, étuves, piscines). — Action puissante sur les lésions cutanées, articulaires ou osseuses des lymphatiques, des scrofuleux et des rhumatisants, et les suites de lésions traumatiques.

Barèges est situé dans le département des Hautes-Pyrénées sur la rive gauche du Bastan, dont la vallée étroite et ravinée se détache vers l'est, à Luz, de celle du gave de Pau.

Le village forme une longue rue montante terminée par l'hôpital militaire et l'établissement thermal. L'altitude est de 1 232 mètres : c'est, après Les Escaldas, la station thermale la plus élevée de France. Le climat y est, on le conçoit facilement, assez rude, avec des variations étendues de la température, même au cours de l'été. Le thermomètre dépasse rarement 25° ; la moyenne estivale est de 15°. La cure d'air est à Barèges un adjuvant précieux de la cure balnéaire ; toutes les fonctions sont puissamment exaltées sous l'influence de ce climat éminemment tonique et stimulant : l'amplitude respiratoire est accrue ; les sécrétions urinaires et sudoripares excitées débarrassent plus rapidement l'organisme de ses déchets ; la richesse globulaire du sang est augmentée et la formation de l'hémoglobine facilitée.

**Sources.** — Au nombre de quatorze, de température variant de 24 à 44°, elles n'ont qu'un débit assez faible ne dépassant pas 170 mètres cubes par jour.

Les plus importantes sont :

| | Temp. | Sulf. de sod. |
|---|---|---|
| Tambour | 45° | 0,040 |
| Entrée | 45° | 0,037 |
| Polar | 36° | 0,034 |
| Bain-Neuf | 37° | 0,023 |
| Le Fond | 36° | 0,024 |
| Dassieu | 35° | 0,023 |

Il est à remarquer que la sulfuration va ici de pair avec la température. En dehors du sulfure, les autres principes sont, en prenant

comme type la source du Tambour, dont la minéralisation totale est
de 0,30 :

Sulfure de sodium.................................... 0.04
Chlorure de sodium................................ . 0,09
Silicates de soude, chaux, magnésie.............. 0,09
Matière organique................................ .... 0,06

La matière organique est constituée par la barégine, signalée pour
la première fois, d'où son nom, dans cette station.

L'eau est limpide, avec une forte odeur hépatique, une saveur
fade ; elle est onctueuse au toucher. Elle s'altère difficilement à l'air,
elle ne se trouble pas, ne blanchit pas. Les eaux de Barèges sont, de

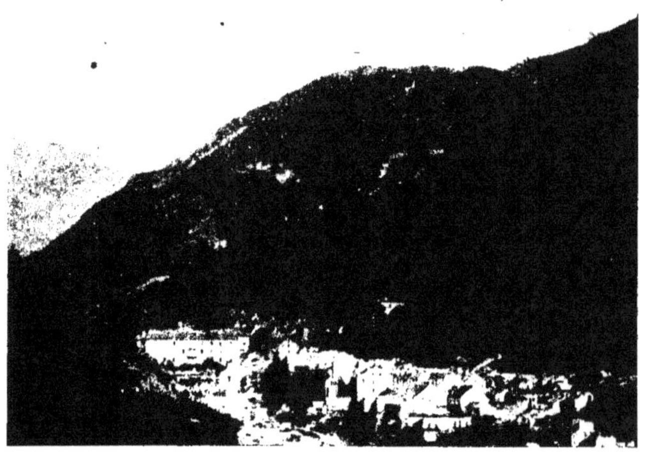

Fig. 17. — Vue générale de Barèges.

toutes les eaux sulfureuses des Pyrénées, *les plus fixes*, ce qui
explique en partie leur grande activité ; elles sont en même temps
les plus excitantes, propriété due vraisemblablement à l'état spécial
du principe sulfuré, qui forme très rapidement au contact de l'air
un polysulfure.

Les gaz sont très abondants ; ils n'ont pas encore, croyons-nous, été
examinés au point de vue des gaz rares et de la radio-activité.

A 600 mètres en aval de Barèges, sur la rive gauche du Bastan,
émerge la *source de Barzun*, exploitée dans un modeste établissement.
Cette source, dont la température est de 30° et le débit de 100 mètres
cubes, a une minéralisation à peu près analogue à celle des autres
sources de Barèges (sulfure de sodium, 0$^{mg}$,029) ; elle laisse échapper
une grande quantité de gaz et contient une très notable proportion

de barégine. Elle est plus sédative et sert, dans certains cas, à tempérer l'action des autres sources.

**Modes d'administration**. — L'établissement de Barèges, d'un bel effet pittoresque, contient de nombreuses baignoires, trois salles de douches, deux salles de douches à pression, des étuves, trois piscines, des salles pour pédiluves, gargarismes, pulvérisations.

La boisson joue un rôle important, mais qui cède le pas aux pratiques externes. Celles-ci, en raison de la faible quantité d'eau dont on dispose, consistent surtout en douches et en bains de piscine (à 36°), qui se prennent assez prolongés.

Les *douches du Tambour*, à la fois irrigation d'eau minérale à l'état naissant et bain de vapeur à 45°, constituent, avec les piscines, les pratiques thermales les plus caractéristiques de Barèges ; c'est à elles que l'on doit la plupart des résultats surprenants de la cure. L'eau coule par simple déversement sur le corps du patient, dans un espace clos et restreint, où l'air atteint 37° et contient une grande quantité d'azote.

Les *piscines* ne sont pas, comme on serait tenté de le croire, des bassins de natation ; ce sont plutôt de vastes baignoires où les malades, serrés les uns contre les autres, prennent un bain chaud (36°) à eau courante, dans une atmosphère surchauffée (32° et chargée de vapeur d'eau et d'azote ; les effets combinés de cette médication, qui tient à la fois du bain et de l'étuve, sont vraiment très puissants.

**Indications thérapeutiques**. — Le traitement de Barèges est excitant : il accélère le pouls, augmente la diaphorèse, amène l'insomnie. La stimulation peut aller jusqu'à la *fièvre thermale* : quelquefois on observe une *poussée* sur la peau.

Cette action modificatrice excitante est la caractéristique de la cure : sous l'influence de l'activité considérable imprimée à la nutrition de la cellule, l'expulsion au dehors des matériaux usés ou mortifiés est facilitée ; la tendance à la réparation est provoquée.

Rappelons encore qu'à l'action de l'eau s'ajoutent les effets du climat d'altitude qui entraîne l'hyperglobulisation et l'excitation de toutes les fonctions nutritives.

I. *Indications principales*. — **Lymphatiques et scrofuleux présentant surtout des lésions osseuses ou articulaires.** — Le traitement du lymphatisme et de la scrofule constitue la spécialisation de Barèges, que la maladie soit localisée à la peau, sur les muqueuses, sur les ganglions, ou surtout sur les os et les articulations.

Les sujets présentant des ostéites et des nécroses, des tumeurs blanches ou des coxalgies, même suppurées, relèvent au premier chef du traitement.

**Sujets atteints de lésions osseuses ou articulaires suite de traumatismes.** — Les ostéites et les nécroses tuberculeuses ne sont pas les seules justiciables de la cure de Barèges ; ces affections sont modifiées aussi avantageusement lorsqu'elles proviennent de suites de fractures, de corps étrangers dans les os, de balles, de séquestres. Il en est de même des raideurs articulaires, des ankyloses fibreuses ou des atrophies musculaires consécutives aux entorses par exemple.

**Rhumatisants chroniques, surtout articulaires.** — La cure donnera son maximum d'efficacité chez les rhumatisants articulaires, lorsque toute acuité a disparu et que la marche de l'affection est chronique ; lorsqu'il y a de la gêne ou de l'impotence fonctionnelle avec ou sans épanchement. S'il s'agit d'arthrite sèche ou de rhumatisme nerveux, il ne faudra s'attendre qu'à une amélioration ; dans le rhumatisme musculaire, le résultat sera plus aléatoire encore. Au contraire, chez les malades dont l'affection est due à une infection gonococcique par exemple, l'action combinée de l'eau et du climat amène des succès rapides ; les articulations atteintes reprennent leur fonctionnement normal, en même temps que l'organisme, plus déprimé dans ces cas que dans le rhumatisme chronique, retrouve sa vigueur.

**Sujets atteints de dermatoses torpides.** — Ce sont surtout les dermatoses dépourvues de prurit, celles qui sont greffées sur un terrain lymphatique, qui retirent le plus d'avantages du traitement : eczéma indolent local ou généralisé, acné, ecthyma, ichtyose, sclérodermie, lichen, psoriasis.

**Sujets atteints d'affections du système nerveux.** — Dans les paralysies d'ordre rhumatismal ou saturnin, dans les paralysies traumatiques, dans les myélopathies encore récentes, dans la paralysie infantile, on obtiendra des succès parfois inespérés.

II. *Indications accessoires.* — Ce sont celles qui sont communes à toutes les stations sulfureuses ; les malades dont les *voies respiratoires* sont atteintes, les femmes dont les *organes génito-urinaires* sont enflammés ; les *saturnins*, les syphilitiques retireront un grand profit de la cure de Barèges, et on préférera cette station à toute autre lorsqu'on voudra obtenir une action énergique, par exemple dans la *paralysie saturnine*, dans les *formes graves de la syphilis* avec état cachectique.

Dans les affections gynécologiques, c'est à la source Barzun qu'il faudra surtout avoir recours, en raison de son action sédative ; ce qui a fait dire qu'elle représentait Saint-Sauveur, avec l'altitude en plus.

**Contre-indications**. — Avec des eaux aussi actives que Barèges, il est aisé de comprendre qu'il existe des contre-indications formelles.

Les unes relèvent du traitement thermal, les autres de l'altitude, d'autres de ces deux éléments à la fois. On éloignera de la station les malades dont le cœur et les gros vaisseaux sont lésés; les asthmatiques, chez lesquels l'altitude pourrait réveiller les accès; les sujets pléthoriques et congestifs; ceux dont le foie et les reins sont malades; les albuminuriques.

Les vieillards ne devront en général venir à Barèges qu'avec de grandes précautions; les enfants et les adultes au contraire, en vertu de l'activité circulatoire qui existe chez eux, supporteront admirablement le traitement.

Les tuberculeux pulmonaires, même au début, se trouvent généralement mal du séjour dans cette localité; les hémoptysies étant toujours à craindre, l'abstention pour ces malades doit être la règle.

## Bagnères-de-Luchon.

Eaux thermales et hyperthermales sulfurées sodiques, facilement altérables, dégageant de l'hydrogène sulfuré et déposant du soufre (blanchiment). — Traitement interne et externe (boisson, gargarisme, bains, douches et surtout humage). — Action anti-arthritique dans les manifestations de la diathèse sur les voies respiratoires; antilymphatique et antisyphilitique (à titre d'adjuvant du traitement spécifique).

La ville de Luchon, qui compte 4500 habitants, est située au centre des Pyrénées et au sud du département de la Haute-Garonne, à 630 mètres d'altitude. Point terminus d'un embranchement du chemin de fer du Midi, elle est incontestablement la plus belle station de la chaîne et mérite bien son titre de reine des Pyrénées. Abritée des vents par les hautes montagnes qui l'entourent de toutes parts, elle a un climat doux et régulier, légèrement sédatif. L'élargissement de la vallée a permis le développement facile de la ville, et la création d'un grand parc, au milieu duquel s'élève un superbe casino. Les conditions hygiéniques de la station sont parfaites : l'écoulement rapide des eaux pluviales est assuré par la perméabilité du sous-sol; l'eau potable, d'une pureté parfaite, est abondante 1500 litres par habitant.

**Sources**. — Elles jaillissent toutes de la montagne de Superbagnères et sont groupées dans un fort bel établissement entouré de grands arbres et de magnifiques promenades. Au nombre d'une soixantaine, réunies en vingt principales, elles présentent une sulfuration graduée, allant de 0ᵍʳ,005 à 0ᵍʳ,078 par litre et caractérisée par du sulfhydrate de sulfure. Leur température va de 29 à 65°. Le débit total est de 450 mètres cubes par jour.

Les principales sont :

| | Temp. | Sulfuration | |
|---|---|---|---|
| | | en monosulfure de sodium. | en sulfhydrate de sulfure. |
| Bayen | 65° | 0.069 | 0,048 |
| Pré n° 1 | 62°.8 | 0,074 | 0,051 |
| Grotte | 57°.4 | 40.052 | 0,036 |
| Bordeu | 49° | 0.027 | 0,018 |
| Reine | 57° | 0,042 | 0,028 |
| Richard | 36°,5 | 0.051 | 0,036 |
| Blanche | 47°,2 | 0,038 | |
| Bosquet | 43° | 0,046 | 0,032 |
| D'Étigny | 48° | 0,021 | |
| Ferras ancienne | 36° | 0,009 | |

Les diverses sources de Luchon forment quatre groupes

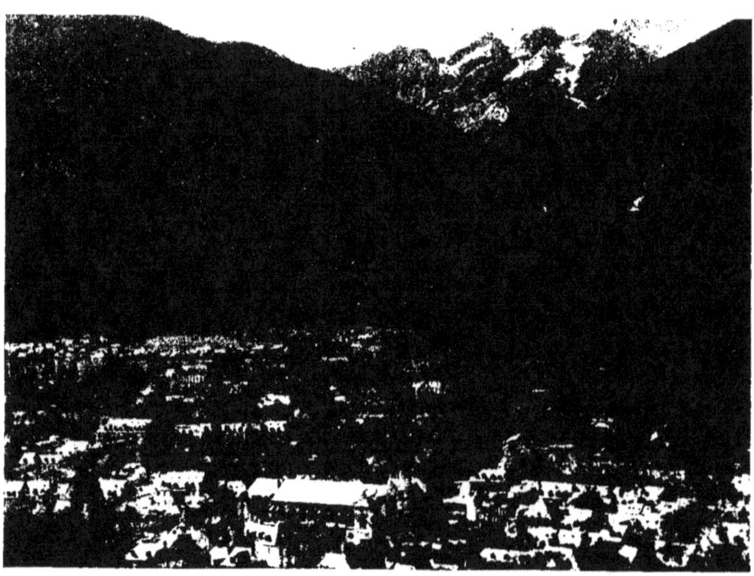

Fig. 18. — Vue générale de Luchon.

distincts : 1° des sources *polysulfurées*, excitantes au premier che., produisant du côté de la peau des réactions très vives, exerçant sur la nutrition une action très puissante, par l'intermédiaire du système nerveux ; ce sont des sources éminemment toniques ; 2° des sources *sulfitées* et *hyposulfitées*, surtout sédatives et convenant parfaitement aux neurasthéniques, aux névralgiques ; 3° des sources *sulfhydriquées*, c'est-à-dire très peu stables et laisant dégager avec la plus grande facilité leur hydrogène sulfuré : ces sources sont éminemment propres à faire pénétrer ce gaz par le humage jusqu'aux plus petites ramifications de l'arbre respiratoire ; 4° des sources *blanchissantes*, véritable émulsion de soufre, bain type des dermatoses prurigineuses qu'elles calment, alors que les autres exaspèrent l'excitabilité et la congestion. Cet ensemble forme une gamme complète qui fait de Luchon « la capitale et la place forte de l'empire du soufre » (Landouzy).

Plusieurs des sources de Luchon présentent une activité électrique accentuée. Les plus électrogènes sont les sources Bayen et Reine ; ce sont les plus excitantes.

Il était intéressant de savoir ce qu'étaient ces sources au point de vue radio-actif. Moureu et Lepape, étudiant spécialement vingt sources de Luchon, ont constaté que la Reine n'était nullement radio-active, tandis que la source Bordeu et les sources les plus douces de la station présentaient une radio-activité considérable.

La source Bordeu possède, en France, la plus grande radio-activité connue (9,18) ; seule la station de Gastein en Autriche indique un chiffre supérieur.

Ce nouvel exemple semble montrer, une fois de plus, que les sources fortes, excitantes, sont bien différentes des sources radio-actives, qui, elles, sont des sources douces, sédatives.

Les gaz de la source Bordeu, analysés par H. Moissan, contiennent, dans un total de 94gr,22 p. 100 d'azote, 2gr,56 p. 100 d'argon.

Il convient d'ajouter aux richesses thermales sulfureuses de la station les sources ferrugineuses de Castel-Vielh, Cazarilh, Sourrouille ; la source alcaline de Ravi ; la source magnésienne de la Pale-del-Mail.

**Modes d'administration**. — L'établissement de Luchon présente toutes les ressources qu'on peut obtenir d'une grande station ; il est merveilleusement adapté à la multiplicité et à la diversité des sources qui l'alimentent.

La CURE DE BOISSON joue un rôle important. Les buvettes sont nombreuses, tant à l'Établissement que dans l'élégant pavillon rustique du Pré. Près d'elles, sont des installations pour les gargarismes, très en honneur dans la station.

Le dégagement abondant d'hydrogène sulfuré et de soufre, à l'état naissant, devait naturellement être utilisé : le *humage* est installé d'une façon très heureuse au moyen d'appareils réglant facilement la sulfuration, la température et le débit, de telle sorte qu'on peut respirer les vapeurs à des températures allant de 30 à 43°, et que le dégagement d'hydrogène sulfuré peut varier de 10 à 50 millimètres par mètre cube de vapeur. Notons, que, d'après Moissan, le gaz dominant au humage n'est pas de l'hydrogène sulfuré, mais de la vapeur de soufre.

La BALNÉOTHÉRAPIE est complète et graduée du fait de la distribution des diverses sources dans des sections distinctes. En dehors des baignoires, il existe deux *piscines*. Toutes les variétés de *douches* se rencontrent dans l'établissement ; des appareils spéciaux pour *douches locales pulvérisées* sont utilisés avec avantage dans le traitement de certaines dermatoses. Il n'y a pas lieu de s'appesantir sur les installations pour les pédiluves, les pulvérisations, la douche-massage, l'entéroclyse ; mais il convient de signaler la présence d'*étuves naturelles* dont la température est de 40 à 42° et dont les parois sont tapissées de soufre déposé par les vapeurs.

A l'extrémité sud de l'établissement est un pavillon de bains de luxe, qui complète heureusement les installations balnéaires, ainsi que celui des bains émollients si utiles dans le cours de certains traitements.

Parmi les adjuvants, signalons la facilité avec laquelle on peut faire la *cure de terrain* ; des poteaux indicateurs et des bancs avec abri ont été établis au-dessus des Thermes, dans les lacets qui vont à la Chaumière et à la fontaine d'Amour ; les distances métriques et les profils en long des principales avenues de la station sont également indiqués.

**Indications thérapeutiques**. — La multiplicité des sources, leur minéralisation différente, la variété de leurs aménagements permettent d'obtenir, aux points de vue local et général, des effets contraires, sédatifs ou stimulants, excitants même, si besoin est, des systèmes nerveux et circulatoires comme du revêtement cutané, d'où une gamme assez étendue d'applications thérapeutiques.

D'une façon générale, on peut dire que l'on soigne à Luchon toutes les affections tributaires de la médication soufrée, surtout s'ils se rencontrent chez des sujets lymphatiques et scrofuleux torpides.

I. *Indications principales.* — **Herpéto-arthritiques souffrant de manifestations cutanées.** — Les résultats les plus remarquables sont ceux obtenus chez les malades qui ont des *séborrhéides*, quel qu'en soit le siège, ou de l'*eczéma surtout humide*. Mais toutes les dermatoses peuvent être heureusement modifiées, qu'elles soient irritables (prurits, prurigos, lichens, herpès, urticaire chronique) ou *non irritables* (acnés, pyodermites, ecthymas, sycosis, folliculites, furonculoses, impétigos).

De la nature des sources employées découleront les effets recherchés; c'est ainsi que les sources faibles auront une action dessiccative, kératinisante, précieuse dans l'eczéma humide par exemple, tandis que les sources fortes auront plutôt une action exsudative qui les fera rechercher dans les cas où il faut provoquer une inflammation modificatrice.

En général, ce sont les sources blanchissantes et hyposulfitées qui sont employées. Une installation de pulvérisations données dans des cabines d'isolement est très fréquentée par les malades atteints de *pelade* rebelle aux autres traitements. Le jet, dirigé sur les points atteints, est très vigoureux, hyperthermal, et la pulvérisation est suivie d'une friction énergique du cuir chevelu.

**Herpéto-arthritiques atteints dans leurs voies respiratoires.** — Grâce à la mise en œuvre des vapeurs naturelles par le humage, les sujets atteints de *catarrhe naso-pharyngien*, de *rhinite*, de *laryngite*, de *bronchite* ancienne, avec ou sans emphysème, d'*asthme* dans les formes humides surtout, voient leur affection se modifier favorablement. Le traitement général, aidé de l'insufflation de vapeurs dans la trompe d'Eustache, amende fort heureusement certaines *otites moyennes catarrhales*, provoquant une action préventive, et curative au début, de certaines formes de surdité.

Dans ces diverses affections, la boisson, aidée des bains et des douches, modifie le terrain, tandis que le gargarisme, les pulvérisations et le humage visent surtout l'état local. Il ne faudrait pas croire, d'après cela, que l'introduction dans les voies respiratoires des vapeurs sulfureuses ne produise uniquement qu'une action de contact.

Les expériences de Marcel Labbé ont montré qu'après le humage il y avait augmentation de réduction de l'oxyhémoglobine, tant il est vrai que tous les traitements, internes aussi bien qu'externes, s'ajoutent pour déterminer les résultats définitifs, locaux et généraux.

**Lymphatiques et scrofuleux.** — Les enfants aux chairs molles, aux ganglions hypertrophiés, porteurs de tumeurs adénoïdes non justiciables de la curette, ou après intervention, s'enrhumant avec la plus grande facilité, trouvent dans les eaux sulfureuses de Luchon des ressources qu'il ne faut pas négliger, et c'est quelquefois à tort que, dans ces cas, ces eaux sont reléguées au second plan au profit des eaux chlorurées.

Si, dans les adénites, on doit préférer ces dernières ainsi que le bain de mer, c'est seulement à la période d'engorgement; dans les formes ulcéreuses et suppuratives, il faut au contraire avoir recours à la médication sulfurée.

Dans les lésions osseuses de la scrofule, il y a indication de recourir aux eaux sulfureuses s'il s'agit d'une périostite à son début, s'il s'agit d'une tumeur blanche qui commence ; il y a également indication, si la tuberculose des os est arrivée à suppuration, s'il existe un ou plusieurs trajets fistuleux ou des abcès ossifluents.

Il est dans certains cas une pratique suivie avec succès, c'est celle qui consiste à employer simultanément les eaux sulfurées fortes et le sel, avec addition d'eaux mères. On obtient ainsi des résultats parfois surprenants et particulièrement durables.

Il serait désirable qu'on dirige, plus qu'on ne l'a fait jusqu'à présent, vers des stations comme Luchon, les enfants dont le développement se fait mal, ceux que des maladies antérieures ont affaiblis ; ceux qui sont fils d'alcooliques, de syphilitiques, d'arthritiques ; ils seraient sûrs de trouver dans ce climat vivifiant, auprès de ces sources remontantes et dépuratives, une impulsion vitale qui les débarrasserait de leurs tares parfois si lourdes.

**Rhumatisants chroniques.** — Articulaires, musculaires ou nerveux, ces malades trouvent toujours une grande amélioration.

D'une façon générale, chez ces malades, ce sont les eaux fortes, polysulfurées, qui doivent être employées ; les bains pris dans les cabines à voûte surbaissée, où les vapeurs sulfureuses se condensent autour du malade, sont les plus actifs ; les effets d'une inhalation s'ajoutent à ceux du bain proprement dit. Ce phénomène est encore plus accentué dans les piscines à voûte basse, où le bain est toujours excitant.

Ces piscines, qui présentent une certaine analogie avec celles de Barèges, doivent être réservées plus particulièrement aux malades atteints de raideurs articulaires ; ces malades peuvent d'ailleurs être traités également par les grandes douches chaudes, efficaces aussi dans les vieilles polyarthrites, dans les névralgies et en particulier dans la sciatique. Là encore, à côté de la douche elle-même, il y a l'inhalation inévitable en raison du dégagement si facile de l'hydrogène sulfuré.

Les névralgies sont également justiciables du traitement par les étuves, dont la température moyenne est de 43° et qui, par séance de quinze à vingt minutes, provoquent une perte de poids de 500 à 600 grammes. Les résultats obtenus dans certaines formes de sciatique par quelques séances d'étuves, sont parfois extraordinaires, alors que tous autres traitements ont échoué.

Ceux qui ont de l'*atrophie musculaire* trouvent un remède précieux dans les sources Grotte et Reine dont le pouvoir électrique a été bien mis en évidence et qui sont les sources les plus actives de la station.

**Syphilitiques**. — Luchon a été mise depuis longtemps au premier rang des stations thermales utiles dans le traitement de la syphilis secondaire et tertiaire. Le traitement classique trouve dans le soufre son meilleur adjuvant, comme éliminateur du virus et reconstituant du terrain. Aussi peut-on, pendant la cure, administrer le mercure à doses massives sans crainte d'accidents, et obtenir ainsi la résorption des lésions les plus tenaces, la jugulation des manifestations graves, en même temps que la cessation des effets de l'infection générale. Les syphilitiques soumis à cette méthode thérapeutique épargnent à leur future descendance le vice héréditaire, en même temps qu'ils augmentent leurs chances d'échapper eux-mêmes aux accidents tertiaires ou aux localisations redoutables sur l'axe cérébro-spinal, telles que la paralysie générale ou le tabes; ces localisations elles-mêmes peuvent être amendées par la cure de Luchon.

II. *Indications accessoires*. — Les *tuberculeux pulmonaires* peuvent attendre des services sérieux de l'usage des eaux de Luchon, s'ils sont apyrétiques avec tendance à la sclérose, à plus forte raison s'ils ne sont que candidats à la tuberculose. Les sujets traînant des *séquelles de maladies infectieuses*, en particulier la grippe, sont rapidement transformés par le traitement ; l'état général se remonte, l'équilibre nerveux et circulatoire se rétablit, les premières voies respiratoires sont modifiées par l'action des vapeurs, qui aseptisent les foyers infectieux, causes de récidives; il en est de même s'il s'agit de fièvre typhoïde, diphtérie, paludisme, ou d'intoxications telles que le saturnisme, l'alcoolisme, etc.

Les personnes souffrant d'hydarthrose, de raideurs articulaires, de cals douloureux, de trajets fistuleux, suites de *traumatismes* ou de *lésions scrofulo-tuberculeuses*, sont améliorées à la condition que la cure ne soit pas limitée à la période fatidique des vingt et un jours, mais qu'elle soit prolongée au delà.

Dans la sphère des *affections du système nerveux*, on doit compter avec la cure luchonnaise, chez les malades atteints de névrites infectieuses ou toxiques, chez certains neurasthéniques, chez certains tabétiques.

Les *utérines* avec catarrhe cervical dû à l'arthritisme, avec atonie, avec dysménorrhée ou aménorrhée, avec leucorrhée, trouvent constamment un soulagement marqué.

On traite enfin depuis longtemps à Luchon les arthritiques atteints d'*urétrite chronique à répétition*; il y a, encore dans ces cas, action locale antimicrobienne et action générale modificatrice de la diathèse.

**Contre-indications**. — Les contre-indications devront être tirées du fonctionnement du foie, de l'état du cœur et des gros vaisseaux; si les reins sont altérés, la prostate enflammée, la cure sera plutôt nuisible; chez les femmes, les affections subaiguës de l'utérus et des annexes et les métrorragies doivent l'interdire.

Les malades atteints d'affections de l'estomac ne doivent pas venir à Luchon, sauf ceux qui ont de la dyspepsie atonique, que la source la Reine modifie parfois fort heureusement.

S'il existe des réactions fébriles, par exemple chez les tuberculeux hémoptoïques, les eaux de Luchon sont contre-indiquées. D'une façon générale, les sujets excitables à constitution éréthique et nerveuse, les hystériques ou les épileptiques, les tabétiques manifestement ataxiques, les choréiques récents, doivent être dirigés vers d'autres stations, ainsi que ceux qui ont de l'obésité exagérée.

Dans la classe des névralgies, il faut exclure les cas de sciatique, névrite récente, éréthique.

Parmi les dermatoses, il n'y a rien à attendre du traitement chez les ichtyosiques ou les psoriasiques anciens.

## Ax.

Eaux thermales et hyperthermales sulfurées sodiques, à modalités très variées. — Usage interne et externe (boisson, gargarisme, bains, douches, humage). — Indiquées surtout chez les arthritiques à manifestations articulaires, cutanées, ou névralgiques, et chez certains goutteux.

Bâtie au confluent de l'Ariège et de deux de ses affluents, à l'altitude de 715 mètres, la petite ville d'Ax possède un climat de montagne tonique et fortifiant, sans brouillards, avec peu de vent et peu d'orages. Cette absence de vent, en donnant au climat plus de fixité et de constance, le rend en même temps sédatif dans une certaine mesure, ressource sérieuse dans certains cas où il faut éviter l'excitation.

**Sources**. — Au nombre de plus de soixante, elles ont un débit considérable qui dépasse 2 000 mètres cubes et des températures échelonnées entre 18 et 77°; il serait facile d'augmenter le rendement, s'il en était besoin, et cela par des travaux peu compliqués.

Le sol est pour ainsi dire imprégné d'eau minérale; plusieurs sources coulent sur la voie publique, d'autres servent aux usages domestiques.

Leur utilisation paraît remonter aux Romains, mais elles n'ont jamais cessé d'être employées. Ainsi, en 1260, le roi de France fit construire le large bassin appelé « bassin des Ladres » pour les soldats qui avaient contracté la lèpre en Palestine. Elles forment trois groupes distincts réunis sur les bords des deux affluents de l'Ariège.

Leur sulfuration est très diverse, formant une gamme si étendue qu'elle a permis au Pr Landouzy de dire que cette station peut être, par ses indications, classée parmi les indéterminées à coté de Néris, et à Filhol, qu'elle est, par certaines sources, la plus excitante de la chaine.

Le bain Viguerie, le plus sulfureux et le plus électrique de la station, présente une fixité, une inaltérabilité qu'on ne rencontre guère à un pareil degré qu'à Barèges. Par contre, certaines sources ne contiennent plus que des principes alcalins et barégineux, ou des hyposulfites.

Elles sont limpides au griffon; elles ont une odeur et une saveur hépatiques. Quelques-unes présentent, comme à Luchon, le phénomène du blanchiment; une d'elles a une couleur bleue due à une faible quantité de soufre en suspension.

La minéralisation est vraisemblablement constituée comme à Luchon par du *sulfhydrate de sulfure*. Mais, pour la commodité de la comparaison, on l'exprime généralement en monosulfure. Voici celle de quelques sources :

| | Temp. | Monosulfure. | Alcalinité. |
|---|---|---|---|
| Grande sulfureuse | 69°,5 | 0,028 | 0,067 |
| Joly | 69°,6 | 0,025 | 0,065 |
| Viguerie | 73°,8 | 0,024 | 0,073 |
| Rossignol supérieur | 77°,6 | 0,023 | 0,069 |
| Mystère | 49°,5 | 0,019 | 0,071 |
| Bain Fort | 45°,6 | 0,019 | 0,068 |
| Fontan | 54°,5 | 0,017 | 0,067 |
| Eau bleue | 45°,5 | 0,006 | 0,061 |
| Pilhes | 31°,5 | 0,003 | 0,058 |
| Montmorency | 25°,7 | | 0,056 |

Les gaz sont abondants dans les eaux d'Ax; la source Viguerie donne, à sa cuvette de captage, l'impression d'une eau bouillante, tant l'eau y est remuée à gros bouillons; son nom ancien était pour cette raison celui de « source à bouillon ».

C'est vraisemblablement à l'abondance de l'azote que cette source doit la fixité de son principe sulfureux. Elle est fortement radio-active, le chiffre de cette radio-activité étant de 1,46.

**Modes d'administration.** — Les eaux d'Ax sont utilisées sans mélange, grâce à un système ingénieux de serpentinage qui, passant dans des eaux plus chaudes ou plus froides, réchauffe les plus froides et refroidit les plus chaudes, les ramenant toutes, pour l'emploi, à la température optima.

Cette utilisation se fait dans quatre établissements parfaitement aménagés : le Couloubret, le Breilh, le Modèle, le Teich. Ce dernier est un des plus beaux et des mieux disposés des Pyrénées.

Chacun de ces établissements a une physionomie propre due aux sources qu'il reçoit : le Couloubret, par exemple, n'est alimenté que par des sources sédatives, qui pourraient le faire appeler le Petit-Saint-Sauveur, et le Teich possède les sources les plus actives.

Les principales sources du Couloubret forment six sections de bains, qui constituent une gamme sédative parfaite commençant au bain *Montmorency*, le plus faible, jusqu'au *bain Fort*, en passant par les bains *Gourguette*, *Pilhes*, *Jeanne d'Albret* et du *Mystère*, ce dernier présentant le phénomène du blanchiment.

A l'établissement Modèle, on trouve deux sections particulièrement intéressantes : les bains *alcalins*, ne contenant que quelques atomes d'hyposulfite de soude, riches surtout en silicates et en carbonates, et les bains *hyposulfités*, très riches en hyposulfite de soude.

L'établissement du Breilh possède des bains très précieux, parmi lesquels le bain *Fontan*, blanchissant comme celui du Mystère, et des buvettes justement réputées, *Longchamp* et *Petite Sulfureuse*.

Enfin le Teich contient trois sections de bains bien différentes : le bain *Boulie*, alcalin hyposulfité; le bain *Astrié*, sulfureux moyen, et le bain *Viguerie*, le plus uniformément sulfureux de toute la chaîne.

Ce fait de trouver, à côté l'une de l'autre, la note la plus adoucie et la note la plus forte de la médication sulfureuse rend la cure d'Ax des plus agréable : il est très facile de trouver de juste mesure et d'éviter, tout au moins de tenir dans des limites utiles la poussée thermale.

Les installations sont de tous points analogues à celles de Luchon : buvettes nombreuses, bains, douches, pulvérisations, gargarismes, inhalations, humages. Les salles de humage situées à l'établissement du Teich et à l'établissement Modèle ont des températures différentes, la température étant plus élevée au Teich, d'où des applications spéciales. Dans ce dernier établissement sont des appareils de pulvérisation extrêmement variés et s'adaptant à tous les cas. On est surpris de ne pas rencontrer de piscine dans une localité possédant une telle profusion d'eau minérale.

**Indications thérapeutiques.** — Elles sont celles de toutes les sulfurées sodiques avec une spécialisation générale constitutionnelle

qui rend tributaires de cette station les rhumatisants, certains goutteux, les scrofulo-tuberculeux, les syphilitiques et certains enfants
lymphatiques dystrophiques.

Le Pr Landouzy a insisté avec raison sur l'intérêt qu'il y aurait à
amener plus nombreux les enfants aux eaux sulfureuses, et combien
plus rapide serait cette médication remontante et modificatrice,
à l'origine de troubles organiques et fonctionnels nouvaux, légers,
plutôt tendanciels, qu'affirmés et enracinés, comme c'est le cas
chez l'adulte. Grâce à ces cures hâtives, nombre de garçons et de
fillettes dystrophiques trouveraient moyen, ajoute-t-il, de s'évader de

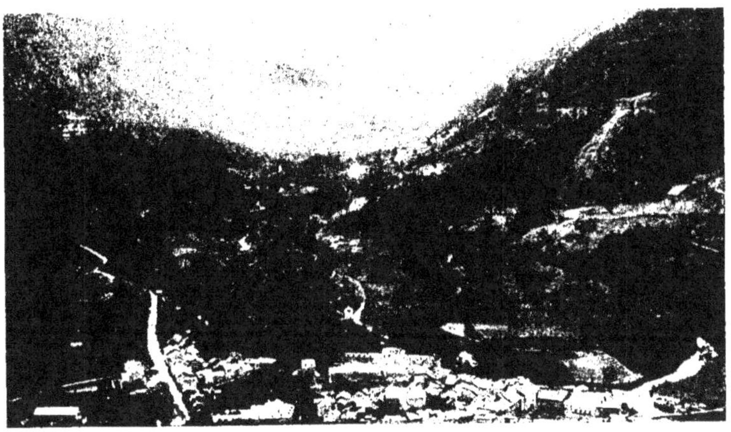

Fig. 19. — Vue générale d'Ax.

la diathèse paternelle ; beaucoup, devenus jeunes hommes et jeunes
femmes, se verraient dépouillés de la plus mauvaise part de l'héri-
tage paternel.

1. *Indications principales.*—**Arthropathiques et névralgiques.**
— Ax est avant tout la *station des douleurs*. De tout temps, ces eaux
ont été spécialisées aux affections rhumatismales ou plus exactement rhumatoïdes, articulaires, juxta-articulaires, périarticulaires,
tendineuses ou musculaires.

L'action si différente des sources de la station fait comprendre
avec quelle facilité elles peuvent être adaptées à tous les cas, que
l'on emploie, par exemple, les plus douces comme le bain Pilhes
dans le *rhumatisme noueux* ou déformant, les sources à sulfuration
moyenne, les douches et les étuves dans le *rhumatisme musculaire,*
ou que l'on utilise sans crainte les bains les plus chauds et les plus
sulfureux dans le *rhumatisme chronique, progressif* séro-fibreux.

Le *lumbago* qui constitue la transition du rhumatisme musculaire au rhumatisme nerveux, et qui s'accompagne souvent de névralgies sciatiques ou crurales, cède toujours, tantôt à l'emploi des bains sédatifs, tels que ceux du Couloubret ou du Breilh, tantôt à celui des bains sulfureux du Modèle et du Teich, auxquels il faut quelquefois ajouter les douches les plus chaudes, les plus prolongées, les plus violentes.

Les autres *névralgies* exigent une ligne de conduite analogue, s'amendant souvent par les traitements les plus doux, ou exigeant parfois l'emploi des ressources thermales les plus complexes et les plus actives.

L'*endocardite rhumatismale* n'est pas une contre-indication à la cure d'Ax ; son traitement a fourni, au contraire, des succès éclatants, en raison du surcroît d'activité imprimé au système circulatoire, qui contribue à amener la résolution des produits morbides gênant les orifices et les valvules et qui tonifie le muscle cardiaque. C'est encore à sa richesse en sources douces, sédatives, que la station doit cette précieuse indication.

Mais sa spécialisation la plus remarquable parmi les sulfureuses est son action sur certaines formes de *goutte*. Ici, il faut encore moins songer à un traitement sulfureux énergique ; la cure doit, au contraire, être limitée aux sources les plus alcalines. C'est l'*Eau-Bleue*, désulfurée, hyposulfitée, alcaline dont on peut user sans réserve, qui fera le fond de la boisson, avec l'aide de la source *Longchamp* et des *alcalines* du Modèle.

**Dermopathes.** — A une certaine époque, les eaux d'Ax ont été regardées comme un véritable spécifique des dermatoses. C'était exagéré : ces eaux ne conviennent pas indifféremment et au même titre à toutes les affections de la peau.

Ce sont surtout celles relevant de l'arthritisme qui sont justiciables de leur emploi : en premier lieu, l'*eczéma chronique* dans ses formes diverses, puis le *prurigo*, le *lichen*, le *psoriasis*, les divers pityriasis, l'urticaire chronique. La variété de minéralisation est, dans ces cas, très précieuse, en permettant de modérer ou d'augmenter à volonté les réactions cutanées.

**Lymphatiques et scrofuleux.** — Dans les *manifestations cutanées* de la scrofule, qu'il s'agisse d'eczéma impétigineux, d'impétigo ou d'ecthyma, la guérison est rapide ; elle est moins certaine dans l'ichtyose, l'acné tuberculeuse de la face, le lupus.

Dans les *manifestations muqueuses*, rhino-pharyngite, kératite ulcéreuse, otite, laryngite et catarrhe pulmonaire, la cure sulfureuse est de beaucoup supérieure à la cure salée, de même que dans les *adénites* suppurées, au début des *périostites* ou des *tumeurs blanches*, ou bien lorsqu'il y a des *trajets fistuleux*, des *abcès ossifluents*.

**Malades atteints d'affections chroniques des voies respiratoires.** — Ces malades peuvent trouver à Ax les éléments d'un traitement comparable à celui de Cauterets et de Luchon; ceux qui sont atteints de pharyngites, de laryngites chroniques sèches ou catarrhales, diathésiques ou professionnelles, y obtiennent les mêmes effets; le humage est en tout point comparable à celui de Luchon.

C'est à Ax que furent expérimentés les premiers appareils construits par Lajaunie pour faire pénétrer dans l'oreille moyenne les vapeurs sulfureuses. Grâce à cette méthode, injustement critiquée, on peut obtenir, si les altérations de la muqueuse ne sont pas trop anciennes, la modification des catarrhes menaçant l'intégrité auditive.

Les *catarrhes bronchiques*, avec ou sans emphysème, l'asthme humide trouvent dans la médication axéenne une indication positive.

Les *tuberculeux pulmonaires* peuvent ici également être soignés avec succès, lorsqu'ils sont au début de leur affection et que cette affection est torpide et localisée. Bien entendu, ici comme partout, le traitement doit être mené avec les plus grandes précautions et la boisson souvent interdite.

**Utérines.** — Les femmes atteintes de catarrhes utérins, de métrites du col, de métrites hémorragiques, celles qui ont des engorgements ou des exsudats périutérins consécutifs à des métro-salpingites ou à des métro-péritonites trouveront dans l'échelle thermale d'Ax des ressources s'appliquant à tous les cas.

II. *Indications accessoires.* — Les *chlorotiques* et les *anémiques*, de même que les convalescents et les affaiblis, trouvent dans l'air de la station, dans les moyens hydrothérapiques, dans l'action hématopoïétique de l'eau sulfureuse toutes les conditions nécessaires à une amélioration souvent surprenante. Aux *paludéens*, aux *syphilitiques*, à ceux qui ont subi des intoxications professionnelles, la médication sulfureuse procure le remontement et la dépuration de l'organisme; aussi les syphilitiques viennent-ils nombreux à Ax se libérer du virus ainsi que des imprégnations mercurielles résultant de traitements intensifs.

Les malades atteints de *troubles gastro-intestinaux* trouvent dans la *Petite-Sulfureuse* et dans la source *Patissier*, des eaux douées des mêmes vertus eupeptiques que Mauhourat de Cauterets.

L'emploi des sources douces, et particulièrement de l'Eau-Bleue dont l'action est comparable à celles de la Preste et de Moligt amène chez *certains urinaires* l'élimination facile des sables et la guérison du catarrhe urétro-vésico-rénal.

Il faut encore ajouter à cette liste déjà longue, les suites de *traumatismes* et toute la classe des *nerveux*, des neurasthéniques, des névropathes, des choréiques, qui trouvent un soulagement souvent considérable après une saison.

**Contre-indications.** — Pour éviter les répétitions, nous dirons qu'elles sont les mêmes que celles de Luchon, avec, en moins, celles tirées de l'état goutteux, cet état trouvant au contraire ici une indication nette.

## Amélie-les-Bains.

Eaux thermales et hyperthermales sulfurées sodiques. — Usage interne et externe. — Indiquées chez les rhumatisants et les malades atteints d'inflammation des voies respiratoires, de même que chez les tuberculeux. — Station climatique permettant la cure d'hiver, facilitée par l'agencement des établissements communiquant avec les hôtels.

La station d'Amélie-les-Bains est située dans le département des Pyrénées-Orientales et bâtie, à l'altitude de 225 mètres, dans un vallon entouré de hautes montagnes, très abrité des vents froids par le Canigou. On y accède par un embranchement du chemin de fer qui se détache, à Elne, de la ligne de Narbonne à Barcelone, et qui remonte le cours du Tech, au bord duquel se trouve la station.

Du fait de cette situation privilégiée, cette station présente un climat des plus remarquable,' un peu chaud en été, mais d'une douceur exceptionnelle en hiver. La nature a tout fait pour ce petit coin de terre au point de vue du pittoresque, des richesses thermales et du climat. La température annuelle est de 14°,7 (Van Merris), à peine inférieure à celle des stations de Provence, dont la moyenne est de 15°, et supérieure à celle de Pau, qui n'est que de 13°,5. La température hivernale est surtout intéressante : la moyenne est de 7°,4, celle de la Côte d'Azur étant de 7°,9. C'est donc avec raison que l'on a désigné sous le nom de *Petite Provence* le quartier de la rive gauche du Tech, dont les charmantes villas sont inondées de soleil. Cette température, remarquable par son élévation, ne l'est pas moins par sa constance ; les variations brusques sont extrèmement rares ; rares aussi sont les écarts hygrométriques et barométriques, et ce sont là des caractères dont l'ensemble est de premier ordre pour faire apprécier la valeur d'une station médicale.

Connue des Romains, comme en témoigne une belle piscine encore utilisée, la station doit son nom à la reine Amélie, femme de Louis-Philippe, qui vint y faire une cure en 1841.

**Sources.** — Au nombre de vingt-deux, sans grandes différences entre elles, de température allant de 36 à 61°, elles sont douces au toucher, très altérables, prennent à l'air une couleur bleue, puis blanche, dégagent une odeur franchement hépatique; leur débit est de 2 200 mètres cubes par jour.

Comme à Ax, c'est un véritable fleuve sulfureux qui coule à Amélie. Ici également, un certain nombre de sources servent aux usages domestiques et même à l'arrosage public.

La sulfuration varie entre 0,011 et 0,013 de sulfure de sodium; on trouve en outre de petites quantités de chlorure de sodium, de carbonate et de sulfate de soude, du silicate de soude (0,12), des traces de magnésie et de fer, et une quantité notable de matières organiques, barégine ou glairine. Certaines sources conservent à leur lieu d'emploi leur caractère nettement sulfureux; d'autres se sont plus ou moins désulfurées au profit des sels al-

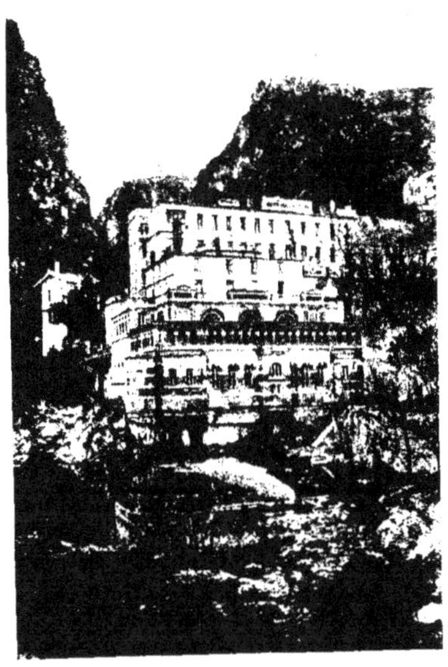

Fig. 20. — Les Thermes Pujade à Amélie-les-Bains.

calins et ne sont plus que des eaux sulfitées tirant de cette transformation des propriétés spéciales.

**Modes d'administration.** — Les diverses sources sont réparties en trois établissements : l'hôpital militaire, magnifique établissement situé au milieu d'un parc de 6 hectares, qui peut loger 450 malades, et qui reçoit l'eau du *Grand-Escaldadou*, la source la plus abondante (62°) ; les Thermes Pujade, dont les principales sources sont : *Chomel* (47°), *Pascalone* (51°,2), *Amélie* (51°), *Anglada* (60°,2), *Arago* (60°,5) ; les Thermes Romains, qui sont alimentés par le *Petit-Escaldadou* (63°,5), *Fanny* (62°,8), *Alcaline* (60°), etc.

L'hiver, les établissements civils, auxquels sont attenants des appartements, sont chauffés par une circulation d'eau thermale.

On entretient ainsi partout une température constante, qui

permet de suivre facilement un traitement thermal pendant la saison froide, en raison de la facilité qu'ont les baigneurs de se rendre de leurs appartements aux thermes, sans subir le contact de l'air extérieur.

La BOISSON est en grand usage dans les nombreuses buvettes dont les principales sont celles des sources Manjollet, Fanny, Pascalone et Chomel, cette dernière s'adressant plus spécialement aux catarrhes vésicaux.

Les INSTALLATIONS BALNÉAIRES sont très complètes : cabinets de bains, hydrothérapie, bains de vapeur, appareils à inhalation, pulvérisations, bains de pieds, ainsi que les piscines grandes et petites, à eau courante, qui constituent la caractéristique d'Amélie.

Ici, comme à Ax, l'eau des sources n'est pas mélangée ; la température optima est obtenue par le serpentinage.

Les *inhalations*, très en faveur, se font dans des salles en communication avec les sources ; la vapeur et les gaz qui s'en dégagent ont une température de 43º ; celle des salles est de 18 à 24º.

La salle d'inhalation de l'hôpital militaire est très pittoresque ; au centre, est un large tonneau de bois garni de plomb à l'intérieur et contenant un champignon sur lequel vient se briser un jet d'eau sulfureux tombant dans une colonne creuse de 3 mètres de haut. L'hydrogène sulfuré, dégagé de ce fait, s'échappe par six tubulures fixées sur les côtés de l'appareil, auxquelles on adapte un col de cygne permettant l'utilisation individuelle.

Une installation analogue fonctionne aux Thermes Romains ; la salle d'inhalation des Thermes Pujade est munie d'appareils semblables à ceux de Cauterets.

**Indications thérapeutiques**. — Ce sont celles des eaux sulfurées en général, avec cette particularité que le soufre a ici un auxiliaire précieux, qui est le climat ; les malades y trouvent *l'association thérapeutique* à laquelle le P<sup>r</sup> Landouzy attache une si grande importance ; grâce à celle-ci, les tuberculeux arthritiques, éréthiques, faciles aux congestions, prompts aux instabilités fonctionnelles et aux excitabilités nerveuses, faciles aux toux d'irritation, comme aux insomnies, peuvent venir en toute confiance chercher pendant l'hiver une modification favorable à leur état. A plus forte raison, les menacés ou les nouvellement atteints bénéficieront-ils pleinement du climat, auquel on pourra ajouter avec prudence la cure sulfureuse.

I. *Indications principales.* — **Malades affectés dans leurs voies respiratoires.** — Ceux dont le pharynx présente ce développement exagéré de glandules muqueuses et cette hyperémie qui caractérisent l'*angine granuleuse*, ceux qui ont des *laryngites chroniques* trouveront dans le traitement à la fois local et général un modificateur de leurs muqueuses. Les *bronchitiques*, que leur bronchite soit sous la dépendance de la scrofule ou de l'arthritisme, verront l'élément catarrhal s'amender. Mais, chez les arthritiques, il faudra user du traitement avec prudence pour éviter le danger d'excitation ou de congestion ; chez les lymphatiques, au contraire, les modifications seront plus rapides, car, chez ces malades, il n'y a pas à craindre de provoquer trop de réaction thermale, et on peut agir plus vigoureusement. Chez les *asthmatiques*, les services à attendre de l'eau d'Amélie se rapportent surtout à l'élément catarrhal et aux affections diathésiques génératrices du spasme ; c'est dire que ce sont surtout les formes humides qui seront justiciables du traitement, à l'exception cependant de l'asthme nerveux se rattachant directement à l'herpétisme, que le traitement pourra amender.

Les *tuberculeux pulmonaires* ne trouvent pas plus à Amélie qu'auprès des autres eaux sulfureuses, une action directe et spéciale contre la bacille de Koch ; mais les effets reconstituants de la cure arrêtent le mouvement de dénutrition, relèvent l'état général, en même temps que les effets locaux diminuent l'excitation fluxionnaire, provoquée par les foyers caséeux et amènent la résolution du catarrhe bronchique concomitant. Cette cure doit toujours être réservée aux femmes torpides, aux phtisies des sujets lymphatiques ou scrofuleux peu excitables, aux bronchites tuberculeuses catarrhales des arthritiques, à marche lente et chronique.

**Rhumatisants.** — Tous les rhumatisants chroniques ou subaigus peuvent venir à Amélie ; mais le traitement s'adresse de préférence, en raison de l'action excitante de ces eaux, à ceux dont le rhumatisme s'est développé sur une constitution molle, lymphatique ; à ceux qui ont une forme fixe stationnaire, une localisation musculaire ou articulaire persistante. Les sujets atteints de *sciatique* ou d'autres *névralgies* trouvent aussi à Amélie un remède efficace, pourvu que ces affections ne s'accompagnent pas de phénomènes d'irritabilité générale.

**Dermopathes.** — Par la graduation facile du traitement, la station offre une précieuse ressource aux personnes atteintes de dermatoses. Il faut noter que les formes humides guérissent plus facilement que les formes sèches et que l'efficacité thérapeutique est d'autant plus accentuée que la constitution du sujet est plus molle, plus lymphatique, à tel point que les résultats obtenus dans les *scrofulides* sont des plus intéressants.

II. *Indications secondaires*. — En montrant, à propos des malades des voies respiratoires et des rhumatismes, que la cure a d'autant plus de chance de succès que la constitution des sujets est plus molle, plus atone, nous avons déjà fait concevoir que cette cure sera éminemment avantageuse chez les *lymphatiques* et les *scrofuleux*; elle s'adressera aussi aux syphilitiques, en raison des effets produits sur ces malades par l'eau sulfureuse en général; les porteurs de *séquelles*, de *blessures*, d'*entorses*, de *traumatismes*, trouvent également là un soulagement à leurs misères; les femmes atteintes d'affections utérines ont une ressource précieuse dans les sources douces, dégénérées de la station; ces sources dégénérées peuvent aussi rendre les plus grands services dans certaines affections catarrhales des *voies urinaires*.

**Contre-indications**. — En dehors de celles qui s'appliquent à toute la médication sulfureuse, elles sont caractérisées par la présence de l'élément congestif, excitable, des malades. Pas plus les bronchitiques que les rhumatisants ne devront être adressés à Amélie s'ils sont nerveux, excitables, disposés aux congestions. Chez les tuberculeux surtout, il faudra proscrire ces eaux si la maladie s'est développée chez un sujet sanguin, s'il s'agit de formes sèches, compliquées d'éréthisme, s'il y a de la fièvre ou des fluxions hémorragiques.

## Vernet-les-Bains.

Eaux thermales et hyperthermales sulfurées sodiques. — Cure interne et externe s'adressant aux lymphatiques et aux arthritiques, surtout lorsque les voies respiratoires sont affectées. — Station climatique permettant la cure d'hiver.

Tandis qu'Amélie est au sud-est du Canigou, la station du Vernet est adossée au flanc ouest de ce massif, à l'altitude de 650 mètres, à 12 kilomètres de Villefranche-de-Conflent, station terminus de l'embranchement du chemin de fer venant de Perpignan. Quoique la vallée soit ouverte au nord et exposée au mistral, le climat est doux, spécialement en hiver; les journées claires sont nombreuses, les pluies rares. La moyenne annuelle de la température est de 11°,8.

Il ne faut pas oublier que, comme Amélie, le Vernet est une station double, à la fois thermale et climatique, et que la cure peut y être faite en toute saison.

**Sources**. — Au nombre de douze, elles sont séparées en deux groupes situés l'un sur la rive droite (groupe Mercader), l'autre sur la rive gauche (groupe des Commandants) de la rivière du Cadi.

Leur température va de 8° (Comtesse) à 62° (Parc). Leur débit est de 286 mètres cubes par jour. Elles contiennent de 0,002 à 0,04 de monosulfure de sodium (Torrent) et une notable quantité de sulfites due à un commencement d'altération. Leur richesse en barégine leur donne une onctuosité très remarquable au toucher.

**Modes d'administration.** — Employées à l'intérieur et à l'extérieur dans trois établissements, Mercader, les Thermes et les Commandants, leur action est celle de toutes

Fig. 21. — Vue générale de Vernet-les-Bains.

les sulfureuses, avec une note atténuée par la présence des sulfites.

Les établissements sont fort bien aménagés. On y trouve des cabinets de bains, des salles de douches, de pulvérisation, d'inhalation, de bains de pieds et quatre vastes piscines. Ici, comme à Amélie, le bain de piscine à eau courante est très employé ; ici également, on peut se rendre du bain à sa chambre, ce qui est précieux pour la cure hivernale.

**Indications thérapeutiques.** — Les justiciables de Vernet sont les *douloureux articulaires*, ceux qui ont des *dermatoses tenaces*, ceux dont les *voies respiratoires* sont enflammées. Ces eaux s'adressent aussi aux *utérines* et aux *péri-utérines*, particulièrement lorsqu'elles sont *lymphatiques* et que leur organisme a besoin d'être remonté.

Les syphilitiques trouvent dans la cure du Vernet un adjuvant précieux à la médication mercurielle.

### Molitg-les-Bains.

Non loin du Vernet, à 8 kilomètres de Prades, station de l'embranchement du chemin de fer de Perpignan à Villefranche-de-Conflent, est situé le petit village de Molitg, à l'altitude de 450 mètres, dans un site fort agréable et très pittoresque.

Les trois établissements de Molitg sont situés à 1 kilomètre du village, au fond d'une gorge étroite entourée de montagnes assez élevées. Le climat est doux, même en hiver.

**Sources**. — Au nombre de douze, d'un grand débit, elles ont une température de 31 à 38°; l'eau est limpide et ne se trouble pas à l'air. La sulfuration est de 0,014. La glairine, fort abondante, donne à l'eau une *douceur incomparable*, qui a valu aux bains de Molitg le nom de *bains de délices*.

**Indications thérapeutiques**. — Ce caractère d'onctuosité excep

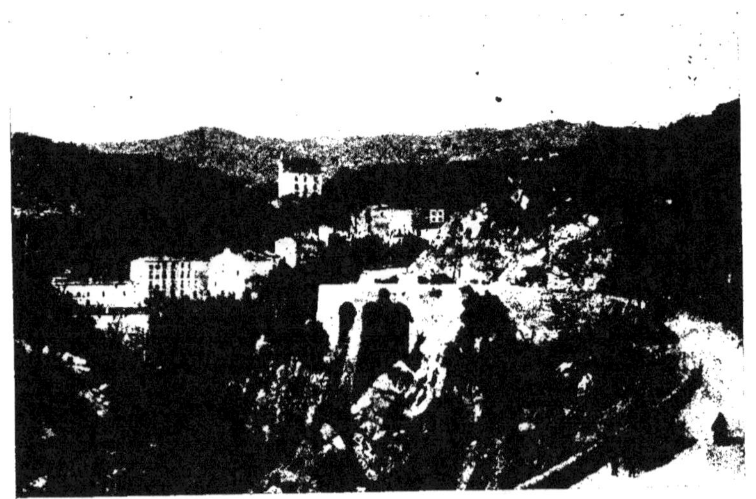

Fig. 22. — Établissements de Molitg-les-Bains.

tionnelle explique la principale spécialisation de la station, qui s'adresse aux *sujets excitables atteints de dermatoses* et aux *rhumatisants chroniques nerveux*.

## La Preste.

L'établissement thermal de la Preste est situé dans le département des Pyrénées-Orientales, à 28 kilomètres de la station d'Arles-sur-Tech, terminus de l'embranchement de chemin de fer qui part d'Elne, à l'altitude de 1 118 mètres, dans une vallée étroite entourée de hauts sommets. Le climat est pur et tonique comme l'altitude le fait pressentir; l'hôtel de l'établissement est exposé au midi.

**Sources**. — Au nombre de quatre, d'une température variant de 31 à 44°, elles débitent 1 800 mètres cubes par jour.

L'eau est onctueuse, limpide, d'un goût légèrement salé et amer, d'une faible odeur hépatique. En sulfure de sodium, elle contient 0,012, mais le principe sulfuré est si instable qu'il se transforme très rapidement en hyposulfite ; les eaux de la Preste sont des *sulfureuses dégénérées*, chez lesquelles l'alcalinité a plus d'importance que le sulfure. Elles contiennent environ 0,07 de silicate de soude.

**Modes d'administration.** — Les eaux de la Preste sont employées en BAINS, DOUCHES, INHALATIONS, mais surtout en BOISSON, qui occupe la place prépondérante dans le traitement. Leur action est

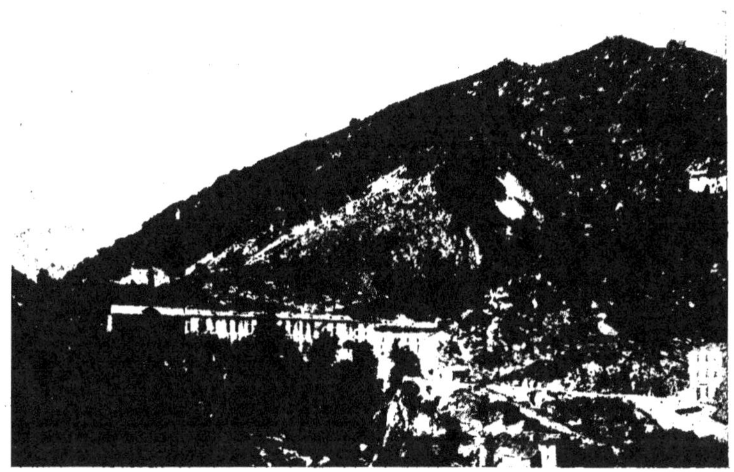

Fig. 23. — Vue générale de La Preste.

sédative et diurétique, d'où la spécialisation très nette et très intéressante de la station.

**Indications thérapeutiques.** — Cette spécialisation, consacrée depuis longtemps par l'empirisme, se base sur la modification puissante qu'elles provoquent dans les catarrhes des voies urinaires.

Tous ceux qui ont une inflammation chronique de ces voies, que le siège soit urétral, vésical ou rénal, obtiendront une amélioration marquée, un soulagement rapide, même s'il s'agit de catarrhes infectieux, l'eau minérale semblant agir comme antiseptique.

Sous l'influence de l'eau prise en boisson, il se produit au début un phénomène constant, quelquefois assez accentué. C'est un état d'excitation des organes génito-urinaires, se traduisant par des douleurs lombaires et pelviennes, par des cuissons, des picotements, des sensations de tension au périnée et au col de la vessie.

Chez les lithiasiques, on observe généralement la marche suivante : pendant les premiers jours, il ne se produit rien d'anormal, la diurèse n'est pas augmentée ; puis, au bout de quatre, cinq et même huit jours, la débâcle se produit, les besoins d'uriner sont plus fréquents, la quantité d'urine rendue devient très abondante.

L'action de l'eau n'est pas celle d'un simple lavage ; il y a une véritable congestion des tissus malades, qui fait passer la maladie de l'état chronique à l'état subaigu ou aigu pour arriver à sa disparition.

Les malades justiciables du traitement de La Preste sont :

Les *lithiasiques urinaires*, quand ils n'ont pas de calculs rénaux ou vésicaux ;

Les *infectés des voies urinaires*, quels que soient le départ et la gravité de leurs lésions, pourvu que la marche en soit chronique.

Comme **indications accessoires**, il convient de signaler une action sédative très marquée chez les femmes dont l'*utérus* est malade, et les indications communes à toutes les sulfurées dans le traitement des affections des *voies respiratoires*, des *rhumatismes*, des *dermatoses*.

**Contre-indications.** — Il ne faudra pas diriger vers La Preste les malades dont l'affection est encore à l'état aigu.

## B. — EAUX SULFURÉES CALCIQUES.

Beaucoup moins intéressantes que les sulfurées sodiques, les sulfurées calciques sont des eaux sulfatées dont la base terreuse se réduit en traversant des terrains imprégnés de matières organiques : l'oxygène des sulfates brûle la matière organique, et le soufre se combine au calcium sous forme de sulfure.

Cette transformation est favorisée par l'existence, dans la matière organique, de certaines bactéries. C'est donc avec quelque raison qu'on les a appelées *sulfurées accidentelles*, quoique ce terme soit impropre ; il semble en effet indiquer le résultat d'une cause éphémère, peu en rapport avec l'existence séculaire de certaines de ces sources.

Le *sulfure de calcium* n'existe dans ces eaux qu'à l'état théorique, car, aussitôt formé, il est attaqué par l'acide carbonique toujours abondant, et il se produit du carbonate de calcium et de l'hydrogène sulfuré qui reste en solution dans le liquide ; aussi ces eaux sont-elles souvent désignées aussi sous le terme de *sulfhydriquées*.

Il existe un assez grand nombre de sources qui contiennent de l'hydrogène sulfuré, mais celles-ci possèdent en même temps une forte minéralisation qui réduit le soufre à un rôle accessoire ; on ne doit considérer comme sulfurées que celles qui ont une minéralisation faible en dehors du soufre.

Ces eaux sont presque toutes froides, et, à l'inverse des sulfurées sodiques, elles ne sont pas groupées dans une même région montagneuse. Elles sont au contraire disséminées de la façon la plus irrégulière, aussi bien dans la plaine que dans la montagne, ce qui se comprend facilement, le sulfate calcique au dépens duquel elles se forment pouvant exister dans toutes les régions ; elles tirent leur origine soit du trias, soit des terrains tertiaires.

Certaines stations sulfurées calciques ont acquis une légitime réputation : il suffira de citer Allevard, Pierrefonds, Enghien, Bagnols, etc., en France ; à l'étranger, Schinznach, Baden, Gurnigel.

Dans la chaîne pyrénéenne, elles sont peu importantes et n'alimentent en général que de petits établissements d'intérêt purement local, comme *Vizos*, *Viscos*, *Lescun*, *Labetz-Biscaye*, etc.

La source de *Saint-Boës*, qui émerge au fond d'un puits, non loin d'Orthez, est plus intéressante, car, outre le sulfure très abondant, elle renferme une certaine quantité d'*huile de naphte*.

Dans les Landes et l'Armagnac, se trouvent des stations sulfurées calciques, dont l'importance, quoique encore régionale, grandit chaque jour ; ces stations sont *Gamarde*, *Eugénie-les-Bains*, *Barbotan*.

Cette dernière utilise, concurremment avec l'eau sulfureuse, des *boues*, de telle sorte que sa description trouvera mieux sa place avec les stations du sud-ouest qui emploient ce mode de traitement.

## Gamarde.

Petite localité du département des Landes, dans un site pittoresque, à 15 kilomètres de Dax et à 57 mètres d'altitude, sur la ligne de Dax à Mont-de-Marsan, Gamarde ne comprend comme ressources thermales que deux constructions importantes, à la fois établissements thermaux et hôtels.

**Sources.** — Deux sources abondantes (200 mètres cubes par jour) les alimentent : leur température est de 14 à 15° ; elles sont employées en boisson, et à l'extérieur en bains, douches, inhalations, pulvérisations, etc.

**Indications thérapeutiques.** — Ces eaux ont une vieille réputation dans le traitement des *dyspepsies*, des *gastralgies* et de toutes les *maladies chroniques de l'estomac, du foie et de l'intestin*.

Elles sont employées avec succès chez les personnes atteintes d'*affections chroniques des voies respiratoires*, ou de *lésions de la peau*, ainsi que dans les diverses manifestations du *rhumatisme*, du *lymphatisme* et de la *scrofule*.

### Eugénie-les-Bains.

La commune d'Eugénie est située à 12 kilomètres de la gare de Grenade, sur la ligne de Bordeaux à Tarbes, à l'altitude de 80 mètres. Elle renferme quatre établissements de bains, dont le plus important est celui de Saint-Loubouer, fort bien installé, et qui a une nombreuse clientèle régionale.

Les neuf sources de la station ont une minéralisation à peu près analogue, une température de 16 à 19°,5 et un débit de 130 mètres cubes.

Leurs *propriétés eupeptiques* et *laxatives* les ont depuis longtemps spécialisées dans les affections de l'estomac. Elles améliorent les *dyspeptiques surtout hyperchlorhydriques* ; elles rendent de réels services aux *constipés par paresse intestinale*, à ceux qui ont de l'*entéro-colite muco-membraneuse*, et en général à tous ceux qui font de l'auto-intoxication intestinale.

Leurs *effets diurétiques* les font employer avec succès chez tous les *arthritiques*, les *goutteux*, les *rhumatisants subaigus* ou *chroniques*, les *graveleux*, ainsi que chez ceux qui ont des *dermatoses*.

Enfin leur caractère sulfureux explique leur action dans les catarrhes soit des voies respiratoires, soit des voies génitales de la femme.

## CHAPITRE III

# GROUPE CALCIQUE

Les eaux calciques constituent dans la région pyrénéenne, comme dans les autres régions où elles se rencontrent, un groupe des plus important, tant par la composition que par l'origine géologique ; elles dérivent toujours en effet du trias, et plus particulièrement de la couche des marnes irisées, connue aussi sous le nom d'étage keupérien.

Elles sont, comme c'est la règle générale, situées à des altitudes moyennes ; on les rencontre à la base de la chaîne et dans la plaine. Là comme partout, elles contiennent toujours, en même temps que du calcium (sulfate et bicarbonate), du magnésium, également sous forme de carbonate et de sulfate. La plupart du temps, les sulfates constituent le principe dominant ; quelquefois ce sont les carbonates, d'où une division très naturelle en sulfatées et en bicarbonatées calciques.

## A. — EAUX SULFATÉES CALCIQUES.

On trouvera dans les articles du D$^r$ Heitz tout ce qui est à dire sur les eaux sulfatées calciques en général.

Il suffira de rappeler que la composition des eaux de ce groupe est caractérisée par la prédominance du *sulfate de chaux* accompagné de *sulfate de magnésie* en moindre proportion et de *carbonates calcique et magnésien* : on y trouve en général du *fer*, en plus ou moins grande proportion, quelquefois de *l'arsenic*. Le *chlorure de sodium* ne joue qu'un rôle très secondaire dans leur composition, ce qui les distingue essentiellement de leurs similaires des Alpes, qui sont surtout caractérisées par la prédominance des chlorures, et ce qui les rapproche au contraire de celles du groupe vosgien, qui dérivent de l'étage dolomitique du muschelkalk et ne contiennent pas de chlorures.

Ces eaux ne sont généralement pas *gazeuses*, mais parfois elles renferment une petite quantité d'*acide carbonique* ; certaines possèdent un peu d'*hydrogène sulfuré*, par oxydation des sulfates au contact des matières organiques.

La minéralisation totale n'est jamais très élevée en raison du peu de solubilité du sulfate de chaux.

Les unes sont *froides*, les autres *chaudes*, quelques-unes même *hyperthermales*. Ces dernières s'emploient surtout à l'extérieur, tandis que certaines sources froides sont presque exclusivement des eaux de boisson.

Ces deux modes d'emploi établissent de suite deux divisions thérapeutiques : 1° Les eaux dont la dominante est la boisson s'adressent, en premier lieu : aux malades atteints d'*affections des voies urinaires*, c'est leur spécialité ; puis à ceux dont *le foie est malade*, dont *l'intestin fonctionne mal*, aux *goutteux* ; quelquefois elles modifient heureusement certains catarrhes des voies respiratoires.

2° Celles dont la dominante est le traitement externe conviennent surtout aux *rhumatisants*, aux *névralgiques* et aux *névrosés*, aux *dermopathes* et aux *femmes atteintes d'inflammations utérines*.

Il existe, dans certaines stations de ce dernier groupe, une pratique thermale, qui n'est guère utilisée en France ailleurs que dans le sud-ouest, sauf à Saint-Amand dans le Nord, alors qu'elle est d'un usage courant en Allemagne : c'est celle de l'emploi des boues.

### Les boues.

L'emploi de la boue associée aux eaux minérales est fort ancien : c'était une pratique courante chez les Romains que de faire prendre comme sédatifs des douleurs des bains contenant de la boue et des conferves ; cette boue avait une origine des plus diverse, venant des bords de la mer, du fond des lacs ou des rivières, ou de la tourbe des marécages.

Cette pratique s'est perpétuée de nos jours, et, dans l'Europe centrale, plusieurs stations utilisent des matières boueuses de nature variable que l'on mélange à certaines eaux minérales. Les boues fameuses de Franzensbad, de Teplitz et de Marienbad n'ont pas d'autre origine : ce sont des *boues artificielles*.

En France, on est un peu plus difficile, et on n'appelle boue médicinale que les matières pulvérulentes d'origine végétale ou minérale qui se trouvent naturellement associées à une eau minérale (Durand-Fardel), ou mieux qui macèrent toujours ou pendant plusieurs années dans une eau minérale (Rotureau). Les boues employées en France sont des *boues naturelles*.

Elles peuvent être de diverses sortes : tantôt elles se composent de principes végéto-minéraux hétérogènes dus au terrain traversé par des sources de température peu élevée, comme à Saint-Amand (Nord), à Barbotan (Gers), d'où la nécessité habituelle de les réchauffer pour leur administration : ce sont des *boues minérales* ; tantôt elles se rencontrent dans des eaux à température élevée : ce sont des *boues thermales*.

Les boues thermales peuvent être :

1° *Thermo-végétales*, c'est-à-dire constituées par une végétation endogène de conferves, ces végétaux cryptogamiques qui naissent, vivent, meurent et se décomposent dans les eaux thermales (Néris, Luchon, Bourbon-Lancy), et qui produisent la barégine, la glairine, etc.. Ces limons végétaux ne sont employés qu'exceptionnelle ment, leur production restant toujours limitée.

2° *Thermo-minérales*, c'est-à-dire constituées par des sédiments abandonnés par les eaux et provenant du délayement des terrains à travers lesquels elles passent. Ces boues, utilisées surtout en Italie, à Albano, Santa-Magiore, Acqui, Vinadio, etc., sont maigres, sèches, peu ou pas onctueuses, de formation récente, riches en carbonates et en silicates.

3° *Thermo-minéro-végétales*, c'est-à-dire contenant tous les éléments que l'on peut rencontrer dans les boues médicinales : limon végétal endogène (conferves), limon végétal hétérogène (humus, tourbe, détritus organiques), limon minéral endogène (sédiment des principes minéraux de l'eau), limon minéral hétérogène (principes terreux, argileux, siliceux, calcaires déposés par les vases pluviales).

On ne connaît guère que les boues de Dax et de Préchacq qui remplissent ces conditions, celles qui s'en rapprochent le plus étant celles de Barbotan ; de telle sorte que c'est le sud-ouest de la France qui possède l'ensemble des boues les plus remarquables qui existent.

Les principales stations sulfatées calciques de la région pyrénéenne sont, en allant de l'ouest à l'est : 1° à la base de la chaîne, Cambo, Suberlaché, dans les Basses-Pyrénées ; Bagnères-de-Bigorre, Capvern, dans les Hautes-Pyrénées ; Labarthe-de-Neste, Sainte-Marie, Siradan, Barbazan, Labarthe-Rivière, dans la Haute-Garonne ; Audinac, Ussat, Aulus, dans l'Ariège ; 2° dans la plaine, Dax, Préchacq, dans les Landes ; Castéra-Verduzan dans le Gers ; Encausse dans la Haute-Garonne.

Nous ne suivrons pas cet ordre dans la description des stations, mais nous rapprocherons celles qui présentent une analogie, comme Cambo et Castéra-Verduzan, stations ayant l'une et l'autre des eaux calciques, sulfhydriquées et ferrugineuses; nous grouperons à la fin les stations de boues, en y comprenant Barbotan, qui, chimiquement, devrait plutôt être placée dans les sulfurées calciques, mais qui, par ses applications thérapeutiques, ne peut être séparée de Dax et de Préchacq.

### Cambo.

Eaux froides sulfatées, sulfhydriquées et ferrugineuses. Station climatique toni-sédative.
Indiquées dans les affections de l'estomac, de l'intestin et des voies urinaires, chez les anémiques, les chlorotiques et les arthritiques.

La station à la fois thermale et climatique de Cambo est située dans le département des Basses-Pyrénées, sur l'embranchement de Bayonne à Saint-Jean-Pied-de-Port.

La commune, qui compte plus de 2 000 habitants, est bâtie sur un vaste plateau verdoyant dominant la Nive, à l'altitude de 60 mètres. Adossée aux premiers contreforts des Pyrénées, elle est protégée contre la violence des vents; il n'y a jamais de brouillards; la chaleur est forte en été, mais l'air est d'une fraîcheur, en même temps que d'une douceur des plus agréable, au printemps et à l'automne.

Le *climat* de Cambo est toni-sédatif : c'est là sa caractéristique; aussi convient-il merveilleusement aux lymphatiques, aux albuminuriques, aux arthritiques, aux tuberculeux et plus particulièrement aux tuberculeux éréthiques à la première et à la deuxième période.

**Sources.** — On trouve à Cambo deux sources différentes : l'une sulfatée calcique et magnésienne sulfhydriquée, dite source sulfureuse; l'autre ferrugineuse.

Le débit de la *source sulfureuse* est de 43 mètres cubes par jour; sa température est de $22^o,8$. Elle est limpide, onctueuse au toucher, d'une odeur et d'une saveur sulfureuses; elle contient :

Sulfate de calcium.............................. 1,57
 —   de magnésium .......................... 0,54
Hydrogène sulfuré............... .... ... .... 0,002

des carbonates terreux, du chlorure de sodium, un peu de fer et de manganèse, des traces de lithium, de strontium et d'iodures, des indices d'arsenic, de phosphore et de cuivre.

La *source ferrugineuse* est froide $(15^o,2)$; elle est limpide, astringente, se trouble au contact de l'air. Elle est employée seulement en boisson; sa teneur en bicarbonate de fer est de 0,0084.

**Modes d'administration.** — L'établissement thermal, con-

struit au bord de la Nive, à l'entrée d'un parc ombreux, est muni
d'un outillage complet : cabines de bains, piscine à eau courante,
salle d'hydrothérapie, appareils de humage et de pulvérisation,
bains et douches de vapeurs. Il est alimenté par la source sulfureuse.

**Indications thérapeutiques**. — Cette source sulfureuse était
utilisée dans le moyen âge par les Basques; chaque année, le jour
de la Saint-Jean, ils allaient boire l'eau merveilleuse et y puiser
l'immunité contre toutes les maladies.

Aujourd'hui, la cure doit être un peu plus longue; elle ne confère
peut-être pas l'immunité ni ne guérit pas toutes les maladies. Cepen-

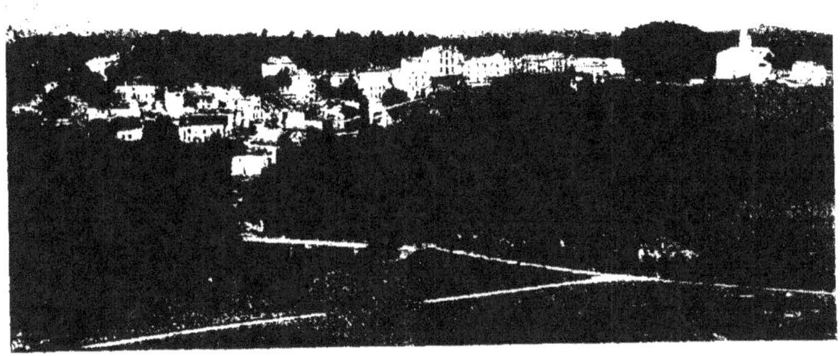

Fig. 24. — Vue générale de Cambo.

dant, bue à la dose de deux à six verres, cette eau amène une diurèse
appréciable et provoque quelques effets laxatifs.

Elle calme les douleurs d'estomac, s'adressant ainsi aux *gastralgiques* et aux *dyspeptiques nerro-moteurs*.

Elle combat, avec aisance, l'atonie intestinale et amène la cessation
de ces formes d'*entérites*, avec alternances de constipation et de diarrhée. Les *lithiasiques biliaires* et les *hépatiques* en sont justiciables.

Les *graveleux*, les *néphrétiques* trouvent dans l'action diurétique un
amendement à leurs troubles.

C'est à cette action de lixiviation et de stimulation consécutive des
échanges nutritifs que sont dus les effets favorables chez les *goutteux*,
les *rhumatisants*, les *nevropathes*, les sujets atteints de *dermatoses*, les
femmes dont l'utérus et ses annexes sont enflammés.

En inhalations, pulvérisations et boisson, cette eau s'adresse aux
personnes atteintes d'affections des voies respiratoires.

Les anémiques et les chlorotiques retirent un réel profit d'une
cure de boisson d'eau ferrugineuse.

**Contre-indications**. — Elles sont celles de toutes les cures thermales : les états aigus et fébriles, les affections cardiaques non compensées, l'artériosclérose avancée, les ulcérations de l'estomac et de l'intestin.

### Castéra-Verduzan.

Eaux sulfatées, sulfhydriquées et ferrugineuses. — Action eupeptique, laxative, diurétique et antitoxique. — Spécialisées contre les états douloureux de l'estomac et de l'intestin et les inflammations des voies urinaires.

Le bourg de Castéra-Verduzan est situé dans le département du Gers, au bord de l'Auloue, à 105 mètres d'altitude, sur un embranchement du chemin de fer du Midi, partant d'Auch. Il est également desservi par la gare de Condom.

Le vallon qui renferme la station est des plus riant ; la température estivale y est presque toujours modérée en raison des vents qui la régularisent et rendent extrèmement rares les fortes chaleurs.

**Sources**. — Au nombre de trois, elles viennent de divers pointements triasiques émanés du soulèvement pyrénéen.

La source sulfureuse ou *Grande-Fontaine*, la plus anciennement connue, a une température de 23°,8 et un débit de 460 mètres cubes par vingt-quatre heures.

La source ferrugineuse ou *Petite-Fontaine* a une température de 22° et un débit un peu moins abondant.

La *source Pardailhan* a également 22° de température et un débit de 120 mètres cubes.

La composition des trois sources est la même dans son ensemble, avec une caractéristique qui a fait donner aux deux premières leur nom distinctif.

La minéralisation est constituée essentiellement par des sulfates de chaux (0,51 à 0,92), de magnésie (0,12 à 0,26) et de soude, et des carbonates ferreux.

La source sulfureuse renferme, de plus, une petite quantité de sulfure de calcium et de l'hydrogène sulfuré libre. La source ferrugineuse contient près de 0$^{gr}$,03 de carbonate de fer.

Les gaz qui s'échappent des sources sont, en dehors de l'H²S de la Grande-Fontaine, constitués par de l'acide carbonique, de l'oxygène, de l'azote, de l'argon et de l'hélium.

**Modes d'administration**. — Les eaux de Castéra sont employées en boisson et en bains, accessoirement en douches, irrigations, injections, etc.

La CURE DE BOISSON est très importante ; l'eau est employée à la dose de 400 à 800 grammes le matin et quelquefois le soir. Très légère à l'estomac, elle est extrêmement dialysable et se répand très vite dans tous les tissus, dont elle entraîne les déchets au dehors par les reins ; la sécrétion rénale est très fortement excitée, de telle sorte qu'à la fin de la cure on observe une augmentation très sensible de l'urée et une diminution de l'acide urique ; les oxydations se font mieux et dans les meilleures conditions.

Ces eaux sont donc éminemment diurétiques ; mais leur action la plus remarquable est une *action élective sur le tube digestif.*

Sous leur influence, la sécrétion glandulaire de l'estomac et de l'intestin est augmentée ; la motricité est exagérée par excitation réflexe, d'où effet laxatif constant ; la sécrétion biliaire est exagérée, la contractilité des voies d'excrétion réveillée, ce que montre le changement de couleur et de nature des selles.

De cette double action découlent les effets dérivatifs qui expliquent l'action thérapeutique sur tous les organes abdominaux.

L'hydrogène sulfuré ajoute à ces effets son action fluidifiante sur les matières mucoïdes et albuminoïdes, qui modifie les sécrétions de la peau et des muqueuses.

Le fer, en activant la métamorphose des globules, stimule la nutrition et remonte l'économie.

Les BAINS, à la fois toniques et sédatifs, sont un complément précieux de la cure interne. Sous leur influence, la sécrétion périphérique est stimulée, d'où décongestion des organes internes.

Leur onctuosité, à laquelle s'ajoute peut-être l'effet du sulfure de calcium, et même celle des sulfates, agit d'une manière très marquée contre les affections de la peau.

**Indications thérapeutiques**. — Les quelques données physiologiques qui précèdent expliquent nettement la spécialisation des eaux de Castéra.

I. *Indications principales.* — **Sujets atteints d'inflammations douloureuses de l'estomac et de l'intestin.** — L'action eupeptique, laxative et résolutive de l'eau permet de comprendre comment sont soulagés les *dyspeptiques avec hypochlorhydrie*, les *gastralgiques*, qui obtiennent un soulagement presque immédiat. Il en est de même des sujets atteints d'*entérocolite*, d'*entérite*, et de ces états douloureux de l'abdomen connus sous le nom d'*entéralgie*, qui se rencontrent si souvent chez les rhumatisants et les névropathes.

Les *constipés* par atonie intestinale, les hépatiques par congestion, les *lithiasiques biliaires* voient leur état s'amender heureusement.

**Sujets dont les voies urinaires sont affectées.** — L'action diurétique, antitoxique et dérivative de l'eau explique, sans qu'il soit nécessaire de s'étendre davantage, les résultats obtenus chez les calculeux, les néphrétiques, les graveleux, les personnes ayant du catarrhe de la vessie et de l'urètre.

II. *Indications accessoires. — Femmes dont l'utérus et les annexes sont enflammés.* — La déplétion de tous les viscères abdominaux amène à sa suite la résolution de certaines inflammations, de certains engorgements, surtout de ceux qui affectent le système utéro-ovarien.

*Sujets à nutrition ralentie.* — Les états généraux qui dépendent de l'auto-intoxication sont amendés par suite de l'activité plus grande de la nutrition. Ainsi rentrent, parmi les indications de Castéra, les *arthritiques*, les *hémorroïdaires*, les *variqueux*, les *artérioscléreux*, les *herpétiques*, les *névropathes*. Il en est de même des états généraux sous la dépendance d'une nutrition languissante, tels les *chlorotiques* et les *anémiques*.

**Contre-indications.** — En dehors des contre-indications des eaux thermales en général, il ne faudra pas envoyer à Castéra les hyperchlorhydriques, qui ne retireraient de leur traitement que des résultats très problématiques ; il faudra également être réservé chez ceux dont les désordres gastro-intestinaux sont trop accentués, chez ceux qui ont des calculs, de l'hypertrophie de la prostate, ou qui présentent des lésions irréparables des reins et de la vessie, de la sclérose, de l'urémie menaçante.


## Bagnères-de-Bigorre.

Eaux thermales et hyperthermales sulfatées calciques ferrugineuses. — Traitement interne et externe.
Action essentiellement sédative de toutes les algies des névropathes et des neuro-arthritiques.


Bagnères-de-Bigorre, point terminus d'un embranchement du chemin de fer du Midi partant de Tarbes, est une sous-préfecture des Hautes-Pyrénées, de 8 000 habitants, située sur le bord de l'Adour, à l'altitude de 550 mètres.

Elle est bâtie au pied des contreforts du pic du Midi, qui l'abritent de toutes parts, sauf au nord, où la vallée de l'Adour laisse passage au vent.

Le climat en est des plus agréable, sans variations brusques ; les vents sont généralement faibles, l'atmosphère claire et pure. La température est plus élevée que dans les stations de la montagne; mais les vents réguliers qui parcourent la vallée en sens opposé, le matin et le soir, tempèrent la chaleur, même par les journées les plus lourdes. La température moyenne de l'été est de 17 à 18°. Toutes ces conditions rendent le climat de Bagnères toni-sédatif.

La station présente toutes les ressources désirables pour un traitement prolongé et suivant les goûts, peut être, soit une résidence des plus calme, soit au contraire un séjour des plus brillant.

**Sources**. — Très nombreuses, elles se divisent en trois catégories :

1° Des eaux sulfatées calciques chaudes ;

2° Une eau sulfurée sodique froide ;

3° Des eaux ferrugineuses froides.

Les sources sulfatées calciques sont de beaucoup les plus nombreuses et caractérisent la station.

Elles sont au nombre de trente-huit, d'une température allant de 18 à 51°. Leur débit est considérable et atteint 2 500 mètres cubes par jour. Elles sont limpides, transparentes et sans odeur.

Les plus utilisées sont : Salies, 51°; Cazaux, 51°; le Dauphin, 49°; la Reine, 46°; Saint-Roch, 41°; le Foulon, 35°; le Grand-Pré, 35°; le Platane, 33°; Salut, 33°; les sources Romaines, 29° à la grande piscine qu'elles alimentent; la Peyrie, 21°, exclusivement employée en boisson.

La composition des sources Salies et Salut donnera une idée de leur physionomie générale, toutes ayant une minéralisation comprise entre ces deux extrêmes :

|  | Salies. | Salut. |
|---|---|---|
| Sulfate de calcium | 1.83 | 0,96 |
| — de magnésium | 0,38 | » |
| — de sodium | 0,01 | » |
| — de lithium | 0,0008 | » |
| Bicarbonate de calcium | 0,12 | 0,13 |
| — de magnésium | 0,003 | 0,01 |
| — ferreux | 0,0016 | 0,04 |
| Silicate de magnésium | 0,036 | » |
| Silice en excès | 0,02 | 0,03 |
| Chlorure de sodium | 0,18 | 0,43 |
| — de potassium | 0,01 | » |
| — de magnésium | » | 0,14 |
| Arséniate disodique | 0,0003 | » |
| Minéralisation totale | 2,63 | 1,80 |

Il faut ajouter des traces d'azotates, de fluorures, de phosphates et, dans certaines sources, un peu d'acide carbonique libre ($0^{gr}.01$ à $0^{gr}.03$).

Dans le groupe de Salut, situé à 1 kilomètre de la ville, le sulfate de calcium est en moindre proportion; par contre, le chiffre des chlorures est sensiblement plus élevé.

La quantité d'arsenic observée n'est pas négligeable, surtout si on admet les chiffres fournis par les dosages les plus récents, qui accusent jusqu'à $1^{mg},5$ d'arséniate de soude par litre, ce qui expliquerait jusqu'à un certain point la spécialisation indiquée par la clinique.

Le deuxième groupe est caractérisé par la *source sulfureuse de Labassère*, très remarquable par son abondance, sa richesse en sulfure de sodium (0,046), sa teneur en chlorure de sodium (0,25), sa fixité. Cette source n'émerge pas à Bagnères même, mais à quelques kilomètres : elle est transportée chaque jour à la station dans des jarres hermétiquement closes. Pour la boisson, elle est réchauffée par immersion des jarres dans une des sources chaudes de la localité.

Cette source a toutes les propriétés des sulfurées sodiques et fournit un appoint précieux aux indications thérapeutiques des autres sources.

Le troisième groupe est représenté par plusieurs sources étagées sur les flancs du mont Bédat : sources d'Angoulème, de Métaou et de Brauhaban. Elles ne sont guère plus ferrugineuses que certaines sulfatées chaudes comme Salies, la Reine ou le Dauphin, mais elles ont un goût plus atramentaire ; elles contiennent moins de sels de chaux et de magnésie. Elles sont très digestives et sont données avec avantage aux repas aux chlorotiques et aux anémiques.

**Modes d'administration.** — Il y a à Bigorre un certain nombre d'établissements appartenant à des particuliers; mais les plus importants sont les Thermes et les Néothermes, propriété de la ville, et les bains de Salut à 1 kilomètre de distance. Les Thermes forment un vaste édifice de 70 mètres de long, comprenant un rez-de-chaussée, au-dessus d'un étage en soubassement, et surmonté lui-même d'un premier étage, avec un magnifique jardin d'hiver à l'une de ses extrémités et un vaste pavillon pour les buvettes à l'autre.

Les Néothermes contiennent, outre le casino, une grande piscine de natation et des cabines de bains.

La cure de Bagnères-de-Bigorre comporte un traitement interne et un traitement externe : elle comprend l'usage de l'eau en boisson, bains, piscines, douches, pulvérisations, humages, gargarismes, bains et douches de vapeur avec massage.

La CURE DE BOISSON est·très importante. Les buvettes sont nombreuses et ont des indications un peu différentes les unes des autres. L'eau de la Peyrie est surtout diurétique; les eaux de la Rampe et de Lasserre sont laxatives et même purgatives à forte dose; l'eau de Salies, la plus chaude et la plus arsenicale, est à la fois anti-catarrhale et anticongestive et s'emploie dans certaines affections de l'appareil respiratoire, concurremment avec Labassère. Toutes ces eaux sont bien supportées par l'estomac ; elles excitent l'appétit, stimulent la digestion, augmentent le volume de l'urine, activent les sécrétions intestinales.

Les EFFETS DU TRAITEMENT EXTERNE sont variables suivant la température et la minéralisation des sources. Les unes sont sédatives, d'autres légèrement stimulantes, certaines enfin excitantes. Filhol a fait remarquer que les premières sont presque dépourvues de fer, les secondes légèrement ferrugineuses, les troisièmes franchement ferrugineuses ; ce qui est certain, c'est qu'elles sont d'autant plus excitantes qu'elles sont plus chaudes. Quoi qu'il en soit, les bains excitants donnent de l'agitation, de l'insomnie, enlèvent l'appétit, font naître des symptômes de congestion (céphalalgie, bourdonnements d'oreilles, dureté du pouls). Les bains sédatifs, dont le type est Salut, favorisent au contraire le jeu normal des fonctions circulatoires et respiratoires, sont diurétiques, augmentent l'appétit et ne congestionnent pas.

Il est très facile de graduer la stimulation ou la sédation, suivant les effets que l'on recherche et les résultats que l'on veut obtenir ; on arrive toujours à la sédation ou à la toni-sédation.

**Indications thérapeutiques.** — La multiplicité des eaux et la diversité de leurs effets permettent d'attirer à Bigorre des malades assez différents : mais l'indication dominante est toujours constituée par les sujets dont la maladie est empreinte de *nervosisme*.

En cela, Bigorre se rapproche de Luxeuil, Néris, Plombières. La raison d'être de ce traitement est de calmer l'excitabilité nerveuse, que la maladie ait pour siège l'utérus, les nerfs périphériques, la peau, l'intestin ou l'estomac, ou que le nervosisme soit sous la dépendance d'un état général.

I. *Indications principales.* — **Névropathes**. — Les diverses catégories de neurasthéniques, psychiques, névralgiques, gastriques, spinaux, sexuels, les hystériques, les choréiques, les migraineux sont justiciables au premier titre de Bagnères-de-Bigorre, de même que certains malades qui présentent des troubles nerveux de la fonction cardiaque.

**Neuro-arthritiques.** — Les formes nerveuses de l'arthritisme qui se traduisent par de la sciatique, des névralgies, des viscéralgies, notamment de la gastralgie chez les hypersthéniques, ou de l'entéralgie, sont non moins rarement améliorées.

**Neuro-herpétiques.** — Chez les sujets atteints de dermatoses irritables, de prurits eczémateux ou autres, les bains du Foulon produisent des modifications surprenantes, de même que ceux de Salies, dont on a comparé les effets à ceux de Louèche.

**Utérines excitables.** — Tous les symptômes douloureux des femmes dont les organes génitaux sont malades trouvent à Bagnères une sédation marquée, que ces femmes aient de l'aménorrhée ou de la dysménorrhée, du prurit vulvaire, des névralgies utéro-ovariennes ou des troubles nerveux généraux.

II. *Indications accessoires.* — Elles sont constituées par la plupart des maladies chroniques justiciables des eaux thermales.

Les *rhumatisants articulaires* ou *musculaires* bénéficient de la thermalité de l'eau et des multiples applications hydrothérapiques qu'ils trouvent dans la station.

Les *dyspeptiques*, les *hépatiques*, les *constipés* trouvent dans les eaux laxatives un excellent modificateur de leur état.

Les *cardiopathes* rencontrent à Bagnères-de-Bigorre toutes les conditions exigées : un climat tempéré, une altitude moyenne, une vie calme, des eaux sédatives. Les sujets dont les voies respiratoires sont enflammées, les *angineux*, les *catarrheux bronchiques*, les *arthritiques congestifs*, certains tuberculeux éréthiques peuvent, par l'emploi combiné des sources Salies et Labassère, obtenir la réparation de leurs muqueuses.

Les *anémiques*, les *chlorotiques*, les *lymphatiques* trouveront dans une médication qui pourra être à la fois sulfureuse, ferrugineuse, arsenicale, tous les éléments d'un remontement de l'organisme, d'une reconstitution de leurs globules sanguins et de leurs cellules alanguies.

**Contre-indications.** — En raison de l'étendue de son échelle thermale, Bagnères-de-Bigorre n'a pour ainsi dire pas de contre-indications, en dehors de celles de toutes les eaux minérales. Il suffira de se rappeler que, la sédation étant la base du traitement, il ne conviendra pas d'adresser à cette station les sujets qui ont besoin au contraire d'un traitement énergique, modificateur, et qui devront plutôt affronter des médications plus incisives, qu'elles soient chlorurées sodiques, sulfureuses ou arsenicales.

## Capvern.

Eaux sulfatées calciques hypothermales. — Employées en boisson et en bains. — Indiquées chez les sujets atteints d'inflammations des voies urinaires et du tube digestif.

La station thermale de Capvern est située dans le département des Hautes-Pyrénées, à 30 kilomètres de Tarbes, sur la ligne qui réunit cette ville à Toulouse. Elle est étagée, à l'altitude moyenne de 450 mètres, sur le versant exposé au midi d'un étroit vallon parcouru de l'est à l'ouest par un ruisseau affluent de l'Arros, à la limite sud-ouest du plateau de Lannemezan. Du fait de la disposition contournée du vallon, l'air y est plutôt calme ; le climat est intermédiaire entre celui de la plaine et de la montagne; il est doux et tempéré, un peu chaud pendant le jour, en juillet et en août.

**Sources**. — Au nombre de deux, la Hount-Caoute et le Bouridé. La première coule au centre de la station, dans sa partie la plus basse, à la température de 24°; l'autre émerge dans un vallon voisin, à 2 kilomètres de la première : sa température est de 21°,8.

Le volume des deux sources est considérable : 2 073 mètres cubes par jour pour la première, 995 mètres cubes pour la seconde. Elles émergent de pointements triasiques, à la limite du supra-crétacé et du cône de déjection fluvio-glaciaire qui forme le plateau de Lannemezan. Elles sont limpides, inodores, sans goût déterminé: celles du Bouridé sont très onctueuses.

Leur composition chimique est sensiblement la même. Ce sont des sulfatées calciques et magnésiennes, avec une certaine quantité de bicarbonates terreux. Elles diffèrent des sources de Bagnères-de-Bigorre par une teneur moindre en chlore et en alcalis et se rapprochent davantage des sulfatées calciques des Vosges, dont elles ont d'ailleurs les propriétés thérapeutiques.

Voici la teneur des éléments principaux des deux sources :

|  | Hount-Caoute. | Bouridé. |
|---|---|---|
| Sulfate de calcium | 1,12 | 0,54 |
| — de magnésium | 0,35 | 0,21 |
| Bicarbonates terreux | 0,10 | 0,12 |
| Bicarbonate ferreux | 0,0006 | 0,001 |
| Chlorure de sodium | 0,012 | 0,008 |
| Azotate de sodium | 0,002 | 0,002 |
| Silice et silicates | 0,02 | 0,015 |
| Traces d'arsenic, cuivre, lithium | | |
| Minéralisation totale | 1,70 | 0,95 |

**Modes d'administration**. — Les deux sources ont chacune leur établissement distinct. Celui de la Hount-Caoute est un bel édifice moderne très bien aménagé, où les installations de bains et de douches sont très confortables. Toutefois la CURE DE BOISSON est la caractéristique de la Hount-Caoute. Le Bouridé, au contraire, est employé presque exclusivement en bains.

**Indications thérapeutiques**. — Les eaux de la Hount-Caoute sont diurétiques, eupeptiques, laxatives, stimulantes, excessivement toniques et reconstituantes. Elles ont une action énergique sur la circulation abdominale, ce qui explique leurs effets sur l'estomac, l'intestin, le foie, les reins, la vessie, l'utérus, les veines hémorroïdaires.

L'eau du Bouridé est sédative ; elle est indiquée quand il s'agit de modérer la congestion ou l'excitation, soit des voies urinaires, soit des organes génitaux chez la femme ; elle est le complément heureux de la Hount-Caoute, dont elle tempère l'action trop excitante lorsqu'il y a éréthisme nerveux.

I. *Indications principales.* — **Hépatiques, lithiasiques et pléthoriques.** — A doses massives, sans qu'il en résulte d'autre inconvénient qu'un peu de diarrhée, on obtient d'excellents effets diurétiques et laxatives chez les pléthoriques abdominaux, les sujets dont le foie est engorgé, les constipés, ceux enfin dont la peau est malade.

**Graveleux et malades atteints de troubles vésicaux.** — C'est la spécialisation par excellence de la station, dont la devise est d'ailleurs : « Si ta vessie est menacée, Capvern sera ta panacée ! » Tous les graveleux uriques, oxaliques et phosphatiques, tous ceux qui ont une inflammation chronique des reins ou de la vessie, peuvent venir, sans hésiter, à Capvern. Le soulagement sera la règle, qu'il s'agisse de néphrite légère, de congestion des reins ou de cystite.

**États généraux et locaux dépendant des indications précédentes.** — Les rhumatisants, les goutteux, les diabétiques obtiendront toujours un effet sédatif. Que l'arthritique souffre de l'un de ses appareils, il est sûr de trouver à Capvern un grand secours au point de vue général et surtout au point de vue fonctionnel. C'est ainsi que les femmes dont la matrice est congestionnée ou qui ont des troubles menstruel, sont invariablement soulagées par les bains du Bouridé.

II. *Indications accessoires.* — Les *syphilitiques*, par l'action dépurative de l'eau, peuvent voir l'amélioration de certains accidents rebelles, amélioration accessoire si l'on veut, mais qui n'en est pas moins effective. Les *anémiques* par mauvais fonctionnement des voies digestives et biliaires, les *nerveux* de même origine sont assurés d'un retour à un meilleur équilibre fonctionnel, puisque la cause de leurs troubles nutritifs sera elle-même modifiée.

**Contre-indications.** — Il est certain que, lorsque les lésions des voies urinaires ou biliaires sont trop avancées, la guérison est aléatoire : la cure peut être nulle ou même dangereuse. Ce sera le cas de ceux qui auront de la sclérose rénale et seront sur le coup d'une menace d'urémie, de ceux qui seront porteurs d'un calcul vésical, d'une hypertrophie de la prostate ou d'un rétrécissement de l'urètre.

La contre-indication sera formelle dans les cas de cancer de la vessie, du foie, de l'intestin, de l'estomac, chez les tuberculeux pulmonaires, chez les cardiopathes à compensation rompue ou sur le point de l'être.

### Barbazan.

Eaux froides sulfatées calciques utilisées surtout en boisson à dose élevée. — Action diurétique et laxative. — Employées avec succès chez les paludéens.

Sur l'embranchement de Montréjeau à Luchon, dans la Haute-Garonne, et à 2 kilomètres de Loures, village dans lequel logent la plupart des baigneurs, se trouve la station de Barbazan, dont l'établissement thermal contient, outre les installations balnéaires et hydrothérapiques, un hôtel convenablement aménagé.

L'altitude est de 433 mètres; le climat doux et salubre; la vallée de la Garonne, élargie en ce point, y est fort belle.

**Sources**. — Au nombre de trois : source du Saule, source du Sureau, source de l'Établissement; cette dernière est seule utilisée. Elle a une température de 19°,6, un débit de 80 mètres cubes par vingt-quatre heures. Limpide, sans odeur déterminée, avec un arrière-goût sulfureux et ferrugineux, elle a une minéralisation dans laquelle le sulfate de chaux domine à la dose de 1$^{gr}$,30, accompagné comme toujours, dans cette famille, de sulfate de magnésie et de bicarbonates.

**Modes d'administration**. — On fait surtout à Barbazan une CURE DE BOISSON ; l'eau est prise à doses élevées, de deux à huit verres le matin et quelquefois plus. Les gens de la région font de véritables « orgies de boisson » pendant leur « neuvaine de santé » ; on en cite qui absorbent jusqu'à 12 litres par jour. Aussi l'établissement est-il entouré de petites constructions rustiques dissimulées dans les bosquets du parc, car l'eau agit si vite que les buveurs n'auraient pas le temps de rentrer chez eux. Cette action est encore accrue par l'usage de *bouillons aux herbes* qu'il est de tradition obligée de prendre aussitôt après l'absorption de l'eau, et qui se composent de mauve, de consoude, de bette et de chicorée sauvage.

**Indications thérapeutiques**. — L'eau de Barbazan est diurétique et purgative, peut-être en raison de la masse ingérée : elle convient dans les cas où l'on veut forcer les éliminations rénales ou intestinales. Elle produit une véritable saignée urique, d'où son indication très nette chez les arthritiques et surtout chez les *goutteux*, les *graveleux* et chez certains *diabétiques goutteux.* Par son action laxative, elle s'adresse aux *lithiasiques biliaires,* aux *dyspeptiques,* aux *constipés* soit par atonie, soit par inflammation intestinale, à ceux dont le foie et la rate sont hypertrophiés ou congestionnés, tels les coloniaux et les paludéens. La cure des *fièvres intermittentes* est le vrai triomphe de Barbazan : en favorisant les sécrétions, en activant les oxydations, en relevant les fonctions nutritives, l'eau régénère le globule sanguin et fait disparaître la cachexie palustre.

### Aulus.

Eaux sulfatées calciques froides. — Employées surtout en boisson. — Action essentiellement diurétique, laxative et dérivative, s'adressant à toutes les déviations de la nutrition et à certaines infections (syphilis).

La station d'Aulus, dont l'altitude est de 776 mètres, est située dans l'Ariège, à 32 kilomètres de Saint-Girons, station terminus d'un embranchement de la ligne de Toulouse à Bayonne. Le village est bâti dans un vallon dirigé du nord-ouest au sud-est, encaissé de hautes montagnes; le site est fort beau, le climat agréable, mais sujet à d'assez brusques variations en raison de l'altitude.

**Sources**. — Au point de vue géologique, les eaux d'Aulus doivent être rangées dans une catégorie à part, puisqu'elles ne dérivent pas du trias, et qu'elles tirent leur minéralisation de l'action exercée par des pyrites de fer en décomposition sur des rognons calcaires et magnésiens intercalés dans les schistes talqueux qui constituent le sol du flanc gauche de la vallée du Garbet. Elles constituent à ce point de vue une exception dont il n'existe pas d'autre exemple dans la chaîne pyrénéenne; mais, par leur composition chimique et leurs propriétés thérapeutiques, elles se rapprochent des autres sources du groupe sulfaté et doivent être décrites à côté d'elles.

Les cinq sources : Darmagnac, Bacque, des Trois-Césars, Nouvelle, Laporte, sont froides, limpides, inodores, sans saveur déterminée. Leur débit est faible, ne dépassant pas 322 mètres cubes par vingt-quatre heures.

Elles contiennent en sulfate de chaux :

|  | Sulfate de calcium. | Température. |
|---|---|---|
| Darmagnac | 1,64 | 19º |
| Trois-Césars | 1,72 | 18º,3 |
| Bacque | 1,58 | 17º,7 |
| Nouvelle | 1,50 | 14º,8 |
| Laporte | 1,86 | 13º |

La minéralisation totale est d'un peu plus de 2 grammes de substances fixes ; la teneur en carbonate est insignifiante ; les chlorures sont presque absents ; le bicarbonate ferreux est contenu à la dose moyenne de 0$^{gr}$,003 ; il y a des traces d'arsenic. Les propriétés électriques sont assez accentuées. A la source, l'aiguille du galvanomètre se dévie jusqu'à 57°.

**Modes d'administration.** — Ils consistent surtout dans la CURE DE BOISSON, les *bains* et les *douches* ne jouant qu'un rôle accessoire ; les effets sont différents suivant la dose ingérée et les intervalles laissés entre les verres.

A la dose de six à huit verrées ingérées toutes les cinq à dix minutes, l'eau est purgative, peu ou pas diurétique. Si, au contraire, on espace les verrées de quinze à vingt minutes, elle devient laxative et fortement diurétique. Cette élection sur les voies urinaires est telle que la quantité d'urine émise dépasse d'un tiers la quantité d'eau absorbée, d'où l'appellation de Durand-Fardel, pour qui Aulus est le « Contrexéville du Midi ».

Souvent l'absorption de l'eau amène de la céphalée et des phénomènes vertigineux, dus à l'augmentation de la tension artérielle (Gauchery) ; ces phénomènes cèdent très facilement après l'ingestion d'une boisson chaude, d'où l'usage répandu ici comme à Barbazan du *bouillon aux herbes*.

**Indications thérapeutiques.** — Les eaux d'Aulus agissent d'abord sur l'estomac et l'intestin, cette action se traduisant en définitive par des évacuations alvines, sans malaise, sans douleur ; puis sur le foie et les reins, qui sont lavés et expulsent leurs boues sans secousses et sans heurts, d'où la rareté à Aulus des crises hépatiques ou néphrétiques.

En même temps, tous les systèmes glandulaires de l'économie sont activés ; les glandes salivaires, les glandes sudoripares sécrètent abondamment, à tel point qu'on observe parfois de véritables crises sudorales.

En somme, on obtient un lavage de l'organisme qui modifie et stimule les oxydations intracellulaires, et d'où découlent tout naturellement les indications thérapeutiques.

**Sujets à nutrition déviée.** — La source Bacque, plutôt diurétique, s'adresse aux arthritiques, aux diabétiques, aux obèses, aux goutteux, aux lithiasiques urinaires ou biliaires. Elle est, dans une certaine mesure, l'homologue du Pavillon de Contrexéville Landouzy.

**Sujets atteints de troubles de la digestion.** — Plutôt laxative, la source des Trois-Césars sera réservée aux gastropathes, aux dyspeptiques, aux constipés, aux hémorroïdaires. Son action a quelque analogie avec celle de Châtel-Guyon, toutes nuances gardées.

**Syphilitiques**. — La source Darmagnac possède une vieille réputation comme spécifique de l'avarie et, de fait, les syphilitiques superficiels ou viscéraux, ceux qui ont des manifestations médullaires ou cérébrales, sont régulièrement améliorés par l'usage de l'eau combinée avec le traitement mercuriel. Peut-on conclure de ces faits à une action spécifique? Évidemment non, mais le pouvoir à la fois diurétique, laxatif et diaphorétique de l'eau débarrasse l'organisme de l'infection. De plus, le fer et l'arsenic qu'elle contient combattent l'hypoglobulie et augmentent la force du malade.

**Dermopathes**. — Les observations de dermatoses, d'eczémas surtout, guéris ou améliorés à Aulus, ne se comptent plus.

Un tel résultat n'est pas pour surprendre avec des eaux aussi spoliatrices des tares humorales.

**Contre-indications**. — Ce sont tous les états morbides aigus, et plus particulièrement toutes les affections des voies respiratoires, quelles qu'elles soient.

## Ussat.

Eaux mésothermales sulfatées calciques, peu minéralisées. — Traitement surtout externe (bains à eau courante, à température variée, mais constante pour chaque baignoire). — Action essentiellement sédative. — Spécialisation dans les maladies utérines et chez les névropathes.

Station de la ligne de Toulouse à Ax-les-Thermes, Ussat est situé sur les bords de l'Ariège, dans une gorge étroite dominée par des montagnes à pic de chaque côté, formant un site très pittoresque.

L'altitude est de 550 mètres ; le climat est, comme dans les montagnes, et en raison de la direction nord-sud de la vallée, sujet à de brusques changements de température.

**Sources**. — Les sources d'Ussat, qui tirent leur minéralisation des marnes irisées et des amas de gypse formant en ce point le substratum du terrain jurassique (Jacquot et Willm), coulent par de nombreux naissants de chaque côté de l'Ariège. Leur débit est considérable, 800 mètres cubes en vingt-quatre heures. Celles de la rive droite, qui alimentent le Grand Établissement ou Thermes Fraxines, sont moins minéralisées, mais plus chaudes que celles de la rive gauche, qui se rendent aux Thermes Lombrives, formés par la réunion des anciens établissements Saint-Vincent et Sainte-Germaine.

La température des premières atteint 40° ; celle des autres ne dépasse pas 36°.

Le captage de ces eaux a donné lieu à de magnifiques travaux dus à l'ingénieur François, qui mit les sources à l'abri des infiltrations des eaux froides et des crues de l'Ariège, par l'établissement d'un canal hydrostatique. En dérivant l'eau de fuite d'un vieux moulin, le long de la montagne, il inonda d'une manière permanente et constante tout le sous-sol alluvien, refoulant l'eau minérale chaude contre la roche à un niveau invariable, où des galeries d'amenée vont la chercher pour la conduire au lieu d'exploitation.

Ces eaux sont limpides, onctueuses au toucher, inodores, à saveur légèrement amère. Leur minéralisation est constituée par des sul-

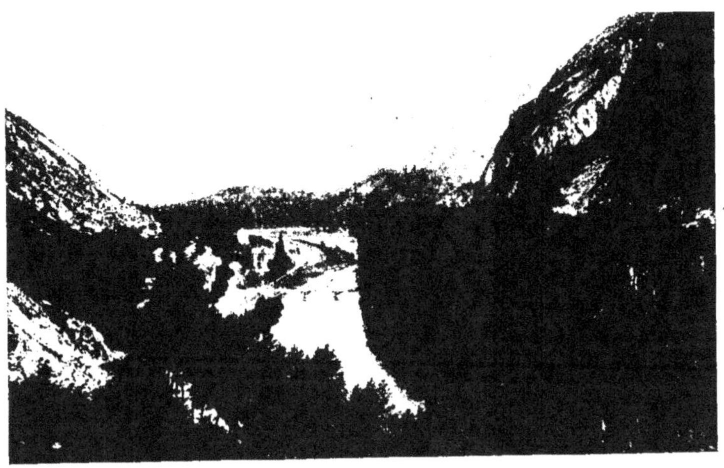

Fig. 25. — Vue générale d'Ussat-les-Bains et de l'Ariège.

fates de chaux (0,69 à 0,85) et de magnésie (0,17 à 0,19), du bicarbonate de chaux (0,12 à 0,20), de la silice, du bicarbonate de fer.

Elles laissent échapper des gaz assez abondants (38 centimètres cubes par litre), formés d'azote (20 centimètres cubes), d'oxygène et d'acide carbonique.

La composition des eaux d'Ussat ne présente donc rien de saillant en dehors de leur sulfate de chaux, qui en fait une eau séléniteuse; toutefois, en raison de la quantité relativement peu élevée de ce sel, certains auteurs ont pu les classer parmi les eaux indéterminées.

**Modes d'administration.** — On boit peu à Ussat; l'eau n'est pas d'une digestion très facile et peut amener des troubles gastriques, si son administration n'est pas surveillée.

C'est la BALNÉATION qui constitue le mode d'emploi presque exclusif.

Les bains sont donnés à *eau courante*, ce qui est facile en raison de l'abondance de l'eau dont on dispose. La température est constante pour chaque baignoire et échelonnée au Grand Établissement, de 36°,2 à la baignoire n° 1 à 31°,5 à la baignoire n° 46.

Cette disposition forme une échelle de graduation thermale que le Pr Dieulafoy a appelée *gamme sédative*, l'action étant d'autant plus calmante que la température est plus basse.

La durée des bains est assez longue, quarante minutes en moyenne. Dès les premiers, les phénomènes douloureux s'amendent, pour être franchement calmés vers le cinquième ou le sixième; en même temps, chez les femmes, les sécrétions vaginales et utérines sont modifiées, atténuées ou même taries; l'inflammation s'apaise en même temps que la douleur. On adjoint souvent au bain l'*irrigation vaginale*, avec ou sans spéculum.

Toutefois la sédation ne s'établit pas toujours sans heurts, et parfois, vers le sixième jour, on voit éclater une *crise thermale*, caractérisée par de la céphalalgie, de l'inappétence et un léger mouvement fébrile, avec état saburral des voies digestives et éruption papuleuse; ces phénomènes durent quatre ou cinq jours, puis tout rentre dans l'ordre.

**Indications thérapeutiques.** — Ce qui vient d'être dit de l'effet des bains permet de comprendre l'action de la cure d'Ussat, dont la caractéristique est la sédation.

I. *Indications principales.* — **Utérines.** — Cette action s'exerce en particulier dans le traitement des affections génitales de la femme; elle permet d'obtenir les résultats les plus heureux dans les accidents de la puberté ou de la ménopause, les métrites chroniques et les déviations utérines.

**Névropathes.** — Cette sédation explique encore les résultats remarquables du bain d'Ussat contre toutes les affections du système nerveux, chez les hystériques, les choréiques, les névralgiques, les névritiques.

**Dermopathes.** — Certains neuro-arthritiques eczémateux et, d'une façon générale, tous les sujets affectés de dermatoses prurigineuses trouveront le calme par la balnéation.

II. *Indications accessoires.* — Comme toutes les eaux du groupe calcique, les eaux d'Ussat, diurétiques et laxatives, pourront avoir une action favorable chez certains *dyspeptiques*, chez les *graveleux* et chez certains *goutteux*.

**Contre-indications.** — Elles sont constituées, en dehors de celles qui s'appliquent à toutes les cures thermales, par les états inflammatoires aigus, par l'artériosclérose et parfois par une excitabilité nerveuse excessive faisant redouter l'immersion, même dans le bain le plus chaud.

## Dax.

Eaux sulfatées calciques hyperthermales. — Boues végéto-minérales. — Eaux chlorurées sodiques fortes. — Station d'été et d'hiver, à la fois thermale et climatique.
Traitement surtout externe. — Bains minéraux. — Bains de boues. — Applications locales de boues.
Spécialisation dans le traitement de toutes les formes du rhumatisme chronique. — Balnéation chlorurée chez les lymphatiques et les scrofuleux.

Dax est une ville de 10 000 habitants, bâtie sur les deux rives de l'Adour, à 40 mètres d'altitude. C'est une station importante de la ligne de Bordeaux à Irun. Sa climatologie générale est celle de la région du

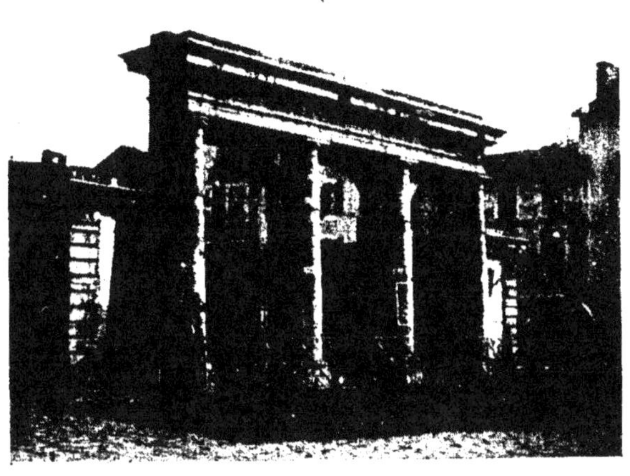

Fig. 26. — Dax.

Sud-Ouest, avec une moyenne thermique plus élevée, due vraisemblablement à ses nombreuses sources thermales, qui lui donnent également un degré hygrométrique assez haut et qui influent probablement aussi sur sa constance et son égalité. La proximité des grandes forêts de pins lui communique des qualités balsamiques qui sont loin d'être négligeables. Aussi cette ville est-elle une station climatique des plus importante. De plus, la cure thermale est possible en toute saison, et les établissements sont installés en vue du traitement hivernal.

**Sources**. — On utilise à Dax :

1° Des eaux sulfatées calciques et magnésiennes qui caractérisent la station au point de vue hydrominéral ;

2° Des boues végéto-minérales, qui, au point de vue thérapeutique, lui donnent une physionomie spéciale ;

3° Des eaux chlorurées sodiques fortes.

Les *eaux sulfatées*, au nombre d'une douzaine, sont aussi remarquables par le degré élevé de leur température (38° à 64°) que par l'abondance de leur débit ; celui-ci peut être évalué à 10 000 mètres cubes par vingt-quatre heures.

Elles sont limpides, incolores, inodores, onctueuses au toucher et sans saveur bien définie.

Elles prennent toutes naissance le long du quai qui borde l'Adour, connu sous le nom de *Promenade des Baignots*, sur un espace de 1 kilomètre de longueur. Leur origine triasique est des plus nette, car on trouve à Dax, sous les couches plus récentes, l'ophite, les marnes irisées du trias, avec amas puissants de sel gemme et de gypse. Elles forment une vaste nappe souterraine d'où elles arrivent à la surface, de telle sorte qu'elles ont toutes les mêmes caractères physiques et chimiques.

Leur minéralisation est constituée par le sulfate de chaux avec une quantité de chlorure de sodium supérieure à celle que présentent en général les eaux de ce groupe. Elle peut être représentée par le tableau suivant :

| | |
|---|---:|
| Sulfate de calcium | 0,31 |
| — de sodium | 0,17 |
| — de magnésium | 0,11 |
| — de potassium | 0,02 |
| Carbonate de calcium | 0,12 |
| — de fer | 0,001 |
| Silicates de Ca et de Mg | 0,05 |
| Chlorure de sodium | 0,32 |
| Silice | 0,03 |

éléments auxquels il convient d'ajouter du manganèse, de la lithine, de la baryte, de la strontiane, du rubidium, du phosphate de chaux, des bromures, des iodures, des fluorures. La minéralisation totale est en moyenne de 1$^{gr}$,18.

Les gaz assez abondants se composent p. 100 de 1,30 d'acide carbonique, 1 d'oxygène, 96,26 d'azote, 1,40 d'argon, 0,03 d'hélium.

La radio-activité des eaux de Dax est très énergique ; elle est, au griffon, de 2,92 pour le Trou des Pauvres et de 0,56 pour la Néhe.

Les principales sources sont, en allant du nord au sud : Le Roth, les sources Saint-Pierre, la Fontaine chaude ou source de la Néhe, la source des Thermes Romains, les sources des Grands Thermes : Bastion et Sainte-Marguerite, le groupe du Port, le Trou des Pauvres ou Demi-Lune, les sources Séris, le groupe des Baignots : Pavillon, Manège et Geysers.

La *Fontaine Chaude*, dont la température atteint 64°, sourd au milieu d'une des places de la ville, au fond d'une large excavation conique, au centre d'un bassin carré en maçonnerie de 420 mètres cubes de capacité. Les gaz et les vapeurs qui s'en dégagent la font ressembler par les temps froids à une vaste chaudière en ébullition (Jacquot et Willm). Elle débite à elle seule 1 500 mètres cubes par jour.

Dans le bassin d'émergence de la plupart des sources, on peut voir une magnifique flore cryptogamique, qui se développe rapidement sous l'influence de la chaleur et de la lumière, au contact du limon de l'Adour. Ces algues thermales, qui appartiennent à la famille des Anabainées ou des Oscillariées, forment une masse gélatineuse, une glaire amorphe à laquelle on a donné le nom de *daxine*.

Au microscope, on voit un réseau entrelacé de tubes de diverses formes, quelquefois très longs, qui interceptent dans leurs mailles des cristaux de carbonate de chaux et de chlorure de sodium. Pendant leur développement, les conferves dégagent des bulles de gaz composé d'azote, d'oxygène et d'acide carbonique. Les points principaux où elles se forment sont le Roth et le Trou des Pauvres.

Le produit de la végétation thermale forme, au contact du limon de l'Adour, les boues végéto-minérales qui constituent une des formes les plus communément employées du traitement, et qui ont valu à Dax sa légitime réputation.

Les **boues végéto-minérales** sont formées de la manière suivante : à chaque crue, l'Adour recouvre les sources qui, on l'a vu, sourdent sur ses rives, et dépose dans les bassins d'émergence un limon épais, gras, de couleur jaunâtre, qui constitue l'élément minéral de la boue ; l'élément végétal est formé par la masse gélatiniforme provenant des conferves.

La réunion de ces deux éléments une fois opérée, la boue est noirâtre, en raison de la transformation des sulfates de l'eau minérale en sulfures par oxydation au contact de la matière organique ; elle est douce, onctueuse, et répand une légère odeur d'hydrogène sulfuré. Elle tache et corrode le linge, par suite de sa teneur en oxyde ferrique; elle contient même du sulfure de fer et, par l'oxydation de ce sulfure, elle prend au contact de l'air une coloration de rouille.

La composition des boues est la suivante p. 1 000 :

Silice, argile et chaux........................... 736,16
Oxyde de fer..................................... 50,89
Sulfure de fer................................... 40,48
Silicate d'alumine............................... 46,61
    —    de magnésie............................. 12,54
Oxyde de manganèse............................... 2,20
Brome et iode.................................... 1,71
Sulfates......................................... 4,00
Matières organiques.............................. 99,66

Les boues ont une électricité négative assez considérable ; elles possèdent également une certaine radio-activité que leur communique l'eau thermale (Nodon).

Les *eaux chlorurées sodiques* utilisées à Dax proviennent des salines situées aux environs, où l'on exploite un gisement considérable de sel gemme. On emploie en outre des eaux mères de salinage et même des eaux mères plus concentrées préparées à cet effet.

Les eaux salées contiennent 292$^{gr}$,86 de chlorure de sodium avec des chlorures de potassium et de magnésium, des sulfates et des traces de bromure. Les eaux mères de salinage contiennent 224 gr. de chlorure de sodium avec des doses assez élevées des autres chlorures, des sulfates et des bromures.

Les eaux mères concentrées n'ont plus que 41 grammes de chlorure de sodium, mais elles renferment 232 grammes de chlorure de magnésium, des sulfates à doses élevées et près de 7 grammes de bromure de magnésium.

**Modes d'administration.** — Les eaux chlorurées sodiques sont employées dans un établissement spécial, l'*établissement Salin*, attenant au Casino et très élégamment aménagé. Les bains sont donnés suivant la même technique qu'à Salies-de-Béarn.

Les eaux sulfatées calciques et les boues sont employées dans les autres établissements de la station, dont les principaux sont : le grand établissement des Thermes, l'établissement des Baignots, l'annexe des Thermes, l'établissement Séris, l'établissement Saint-Pierre, les Bains Romains.

L'*établissement des Thermes*, très luxueusement installé, a ses vastes sous-sols réservés aux services balnéaires, tandis que le rez-de-chaussée et les divers étages sont aménagés pour le logement des baigneurs, les salles de réunion et le service médical. Cette disposition est éminemment favorable aux cures d'hiver, les baigneurs pouvant se rendre de leur appartement dans les cabines de bains sans transition fâcheuse de température, car tout l'établissement est chauffé.

L'*établissement des Baignots*, non moins confortablement installé, a pris, dans ces derniers temps, une grande importance, qui a nécessité des agrandissements successifs. Ses divers pavillons sont situés au milieu d'un beau parc. Les services balnéaires communiquent par une galerie avec les appartements.

La CURE DE BOISSON est secondaire ; l'ingestion de l'eau des diverses sources produit une diurèse abondante, avec augmentation d'excrétion de l'urée, du chlorure de sodium, des acides phosphorique et sulfurique, tous phénomènes utiles chez les rhumatisants, hôtes habituels de la station.

A *l'extérieur*, on administre l'eau en bains et en douches ; on emploie leurs vapeurs dans des étuves établies directement au-dessus des griffons.

Les effets des BAINS sont subordonnés à la température à laquelle ils sont appliqués : sédatifs de 33 à 36°, ils deviennent excitants de 37 à 40° et révulsifs au delà.

Mais le traitement caractéristique de Dax consiste dans l'emploi des BOUES VÉGÉTO-MINÉRALES.

Ces boues s'administrent en bains entiers, en bains partiels et en applications locales.

Les *bains entiers* sont donnés à une température de 35 à 48° : généralement on observe 43 à 44° à la partie inférieure, et 36 à 37° près de la surface.

Ils sont généralement d'une durée de quinze minutes environ et sont suivis d'un bain laveur ou d'une douche, froide ou chaude suivant les cas.

Les *bains partiels* peuvent être des demi-bains lorsque la maladie n'affecte que les membres inférieurs ; des manuluves ou des pédiluves lorsque l'affection est localisée aux mains ou aux pieds.

Lorsque la constitution du sujet, son état général, le siège de la région à traiter (cervicale, scapulo-humérale, ou une cardiopathie rendent l'immersion totale ou partielle du corps dans la boue dangereuse ou difficile, on a recours aux applications locales ou *illutations* qui ont une température de 34 à 46° et une durée de vingt minutes à une heure, et qui sont suivies ordinairement d'une douche ou d'un bain.

**Indications thérapeutiques.** — Les effets physiologiques les plus remarquables obtenus à Dax sont dus aux bains de boue.

Le bain de boue, s'il a au moins 40°, détermine une vive excitation nerveuse à laquelle participe tout l'organisme : l'appareil circulatoire réagit énergiquement, le cœur bat plus vite, les vaisseaux cutanés se dilatent, la peau devient rouge, turgescente ; une abondante émission sudorale se produit, venant lutter par évaporation contre l'apport anormal de chaleur que la boue communique à l'épiderme.

Si la température dépasse 45°, on observe de l'angoisse, des palpitations, de l'oppression, de la gêne respiratoire, des tintements d'oreilles, des étourdissements.

Cet état fluxionnaire de la peau réveille la vitalité des parties malades et augmente l'activité des échanges nutritifs, de telle sorte que l'on peut dire que le bain de boue, en stimulant énergiquement la peau, est un agent de révulsion, de dérivation, de décongestion et, par suite, de résolution, en même temps qu'un stimulant du système musculaire. Non seulement le calorique, mais encore l'action mécanique du bain, la pression, sont les causes agissantes.

Les bains minéraux, sont, nous l'avons vu, ou sédatifs ou excitants, suivant la température à laquelle ils sont administrés.

I. *Indications principales.* — **Rhumatisants articulaires et péri-articulaires chroniques.** — Tous relèvent au premier chef des eaux et surtout des boues de Dax, qu'ils soient rhumatisants chroniques articulaires à la suite de polyarthrite aiguë, ou chroniques d'emblée; qu'il s'agisse chez eux de rhumatisme chronique partiel, de nodosités d'Heberden, d'hydarthrose chronique ou à répétition, ou de rhumatisme blennorragique, d'arthrite sèche, de pseudo-ankylose, de synovite tendineuse, ou encore de rétractions tendineuses, de suites d'entorses ou de traumatismes.

**Rhumatisants musculaires et nerveux.** — Qu'on soit en présence de rhumatisme musculaire, nerveux ou fibreux, ou qu'on soit en face de névrites, de névralgies sciatique, intercostale, etc., la médication de Dax est précieuse et, suivant les cas, on peut obtenir de la sédation ou de la stimulation, en variant les pratiques thermales, en modifiant la température.

**Lymphatiques et scrofuleux.** — De l'Établissement Salin relèvent tous les sujets chez lesquels la médication chlorurée sodique est indiquée : les lymphatiques et les scrofuleux, les tuberculeux à manifestations externes, ganglionnaires, articulaires ou osseuses; les rachitiques, les anémiques et les chlorotiques.

II. *Indications accessoires.* — Les *arthritiques* à manifestations extra-articulaires et les *herpétiques* sont justiciables de Dax, dont les eaux diurétiques opèrent la lixiviation de l'organisme. La cure de boisson conviendra à certains *dyspeptiques*, à certains *constipés*, aux malades atteints de *lithiase urinaire*, de *catarrhe vésical*, de *congestion hépatique*, de même qu'aux *goutteux* et aux sujets dont la peau est altérée.

Les bains tièdes, par leur caractère sédatif, peuvent donner des succès chez certains *névropathes*, chez les *hystériques*, les *choréiques*; ils calment les douleurs fulgurantes des *tabétiques*; ils sont utiles, en un mot, dans tous les cas où il faut de la sédation.

Les *utérines* trouvent un soulagement dans l'action calmante des bains sulfatés, ou dans les effets résolutifs des bains chlorurés sodiques ou d'eaux mères. Les femmes atteintes de *métrite, périmé-trite, salpingite* et *salpingo-ovarite*, ou même de *fibromes utérins*, peuvent suivre un traitement profitable, qui a l'avantage de pouvoir être modifié à volonté, suivant la réaction produite, par l'usage exclusif ou alterné de l'une ou l'autre, ou des deux à la fois, des médications thermales de la station.

**Contre-indications.** — Il faut éloigner de Dax les rhumatisants à la période aiguë et surtout les goutteux articulaires à la même période. Le traitement ne devra pas être appliqué aux malades atteints de phlébites, aux artérioscléreux confirmés, aux brightiques.

Chez les cardiopathes, il ne devra pas être question de traitement s'il y a de l'asystolie. Si les lésions sont bien compensées, on ne devra aborder que des températures modérées et progressivement élevées ; et il faudra toujours s'assurer que le fonctionnement du myocarde est satisfaisant.

## Préchacq.

Eaux sulfatées calciques hyperthermales. — Boues végéto-minérales. — Traitement surtout externe. — Bains minéraux. — Bains de boue. — Applications de boues.
Indiquées chez tous les rhumatisants chroniques.

Située au bord de l'Adour, au milieu d'une magnifique forêt de chênes, à 7 kilomètres de la gare de Laluque (ligne de Bordeaux à Bayonne) et à 12 kilomètres de Dax, la station thermale de Préchacq possède des eaux sulfatées calciques et des boues analogues à celles de Dax.

Elle comprend un établissement thermal confortable avec cabines de bains, salles de douches, piscines à boue à eau courante, cabinets pour applications des boues, douches de vapeur, pulvérisations et humage, et de nombreux appartements répartis dans plusieurs pavillons.

De toutes parts, on est entouré de verdure, situation qui fait de Préchacq une station estivale à la fois tranquille et agréable et qui explique sa vogue croissante.

Le climat est doux et sédatif; la température n'y est jamais très élevée, et l'atmosphère bénéficie des senteurs balsamiques des immenses forêts de pins du voisinage.

**Sources.** — Les nombreuses sources sulfatées calciques de Préchacq, extrêmement abondantes, ont 60° à leur émergence; leur minéralisation est de tous points semblable à celle de Dax; les boues qu'elles forment sont également similaires, comme origine et comme composition.

On trouve en outre une *source sulfureuse froide* (18°) qui jaillit à 200 mètres de l'établissement, qui est limpide et incolore, avec une légère odeur et une saveur sulfureuses. La presque totalité de l'hydrogène sulfuré qu'elle renferme est libre et non combiné, grâce à une assez forte dose d'acide carbonique; elle contient des traces d'arsenic.

Le mode d'administration des eaux de Préchacq est le même que celui de Dax; les indications thérapeutiques sont identiques.

L'eau sulfureuse employée en boisson, en bains, en pulvérisation et en humage, complète heureusement les ressources de la station, car elle est un excellent agent thérapeutique contre les manifestations respiratoires et cutanées des rhumatisants.

De plus, par sa teneur assez élevée en chlorure de sodium, elle a une action favorable chez certains dyspeptiques, dont elle excite la muqueuse gastro-intestinale, d'où un accroissement dans les sécrétions, une augmentation dans l'appétit.

### Barbotan.

Boues et eaux sulfureuses carbo-gazeuses radio-actives. — Traitement surtout externe (bains de boue, bains minéraux à eau courante). — Indiquées chez les sujets atteints de phlébites et chez les rhumatisants.

Située dans le Gers, à l'altitude de 120 mètres, aux confins des départements des Landes et du Lot-et-Garonne, sur la ligne de Mont-de-Marsan à Nérac, la station thermale de Barbotan, connue déjà des Romains, a un aspect des plus agréable, au fond d'une cuvette naturelle dont les bords sont formés de collines boisées. Le climat y est des plus sédatif et le sommeil apparait rapidement chez les nerveux excités.

**Sources** (1). — Les ressources thermales de Barbotan consistent en un gisement de boues sulfureuses, en eaux sulfureuses et carbo-gazeuses et en eaux ferrugineuses froides (une source ayant 24°).

Les *boues*, extraites d'un gisement naturel, ont une couleur

---

(1) Barbotan aurait dû être décrit parmi les sulfurées calciques à la suite de Gamarde et d'Eugénie-les-Bains, mais il a paru pratiquement plus logique de la rapprocher des autres stations de boues, ce mode de traitement constituant la caractéristique essentielle des stations qui l'utilisent.

rouge tout à fait spéciale; elles sont douces, onctueuses et présentent une odeur sulfureuse très accentuée : ce sont des tourbes minérales sulfurées. Au contact de l'eau chaude, dans le bain, elles produisent un dégagement gazeux considérable. Placées dans de vastes baignoires, elles sont traversées du fond à la surface par les sources jaillissant directement du sol au moyen d'orifices ménagés au fond de chacune de ces baignoires.

Les *eaux sulfureuses* sont fournies par neuf griffons donnant par jour plus de 250 mètres cubes, à la température de 35°,4 à 36°,5. Elles sont limpides, ont une saveur douceâtre et une odeur sulfureuse légère.

La minéralisation totale est très faible, ne dépassant pas 0gr,15, constituée essentiellement par des carbonates de chaux et de magnésie, des sulfates et des chlorures, de la silice et du fer à l'état de carbonate, à la dose de 0gr,03.

Les gaz sont caractérisés par de l'acide carbonique libre (150 centimètres cubes) et de l'hydrogène sulfuré.

L'eau de Barbotan présente une radio-activité assez prononcée, qui est de 0gr,22 pour la source du Roy Henry et de 0gr,35 pour la source des Templiers ; la radio-activité des gaz, dégagés spontanément par la source du Roy Henry est de 0gr,31 (J. Danne).

**Modes d'administration.** — Le *bain de boue* constitue la spécialité de Barbotan.

Les *bains minéraux*, très employés également, sont donnés à eau courante sans refroidissement ou réchauffement. Grâce à un dispositif spécial, le bain peut s'accompagner d'irrigations locales (injections vaginales et rectales), également à eau courante.

La *cure de boisson*, régulièrement prescrite, complète avec avantage le traitement externe; l'eau est d'une digestion très facile.

**Indications thérapeutiques.** — Laxative et diurétique, l'eau en boisson n'amène pas d'augmentation de la tension artérielle. Il en est de même avec les bains ; ces derniers amènent par contre une vive excitation vers la peau et une suractivité de la circulation périphérique avec vaso-dilatation quelquefois très intense et, chez certains sujets, prurit assez vif.

Cette action physiologique indique nettement la catégorie des malades qui ressortissent de Barbotan : artérioscléreux à tension artérielle élevée et à tendance congestive, sujets atteints d'affections du système veineux.

I. *Indications principales.* — **Sujets atteints de phlébites.** — L'activité imprimée à la circulation de retour, par la balnéation, explique les bons effets observés chez les personnes atteintes de phlébites œdèmes, varices, raideurs articulaires.

Crénothérapie.

**Rhumatisants**. — Les rhumatisants forment depuis longtemps la principale clientèle de la station ; c'est surtout dans le rhumatisme fibreux ou la polyarthrite ankylosante que l'on observe les résultats les plus remarquables.

**Névralgiques**. — En premier lieu, les sujets atteints de sciatique, puis ceux qui ont des névralgies des grands plexus, les tabétiques à douleur fulgurantes, trouvent à Barbotan une sédation inespérée.

**Utérines**. — La même sédation se produit dans les formes douloureuses des affections utérines et, après une poussée congestive d'intensité variable, la guérison définitive est la règle.

II. *Indications accessoires*. — Le traitement convient à toutes les lésions traumatiques des os et des articulations, les entorses, les fractures avec cal douloureux, etc.

**Contre-indications**. — Elles comprennent naturellement tous les états cachectiques, ou la date trop récente de l'état aigu, aussi bien pour les rhumatisants que pour les phlébitiques. Le traitement, dans ce dernier cas, ne tend pas à désobstruer le vaisseau atteint, mais à créer des voies de dérivation.

## B. — EAUX BICARBONATÉES CALCIQUES.

**Situation**. — Ces eaux forment un petit groupe situé dans le département de l'Aude ; elles prennent naissance dans les Corbières, qui sont constituées par un massif central de terrains de transition, flanqué de terrains houiller, permien, triasique, jurassique, crétacé et nummulitique.

Toutes les eaux des Corbières sourdent dans la vallée de l'Aude ou à ses abords, et dans la vallée de la Salz, un de ses principaux affluents.

A l'exception de celles d'Alet, les plus septentrionales du groupe, elles sont toutes sous la dépendance du terrain jurassique.

Le sulfate de chaux est en proportions sensiblement moindres que le bicarbonate de chaux, qui devient l'élément dominant.

Ces eaux sont rangées par quelques auteurs parmi les alcalines ; c'est là une interprétation erronée qui prête à la confusion avec les bicarbonatées calciques gazeuses du centre, qui, elles, appartiennent nettement au grand groupe alcalin.

Les bicarbonatées calciques pyrénéennes conservent au contraire le caractère d'eaux calciques, peu minéralisées, pouvant plutôt se ranger dans les oligo-métalliques, dont elles se rapprochent du reste par certaines applications thérapeutiques.

**Caractères**. — Elles sont toutes chaudes ou tièdes, de 20 à 46° ;

leur minéralisation est caractérisée par le bicarbonate de chaux à la dose moyenne de 0ᵍʳ,25 à 0ᵍʳ,30, dépassant quelquefois 0ᵍʳ,50 (Campagne) et toujours accompagné de bicarbonate de magnésie (0ᵍʳ,03 à 0ᵍʳ,12); les sulfates n'atteignent pas 0ᵍʳ,10; exceptionnellement ils s'élèvent à près de 0ᵍʳ,30 à Campagne, en raison de la présence, dans cette station, d'une certaine quantité de sulfate de soude. Les chlorures sont peu abondants; on trouve un peu de fer, une petite quantité d'arsenic et, dans certaines, des traces d'hydrogène sulfuré.

**Modes d'administration**. — Leurs applications thérapeutiques se divisent en deux grandes catégories : les unes s'employant surtout en boisson, les autres à l'extérieur.

Les premières agissent comme diurétiques et sédatives du tube digestif; elles trouvent leurs indications chez les dyspeptiques, les gastralgiques, les entéralgiques, les graveleux; les autres s'emploient chez les rhumatisants, les dermopathes, les malades atteints de sciatique, de raideurs articulaires, d'affections chirurgicales.

Toutes ces stations, malgré leurs richesses minérales, sont peu connues ; leur clientèle reste exclusivement régionale; seule la station d'Alet a une réputation assez importante.

L'établissement thermal de *Campagne*, à la fois établissement et hôtel, utilise trois sources de minéralisation à peu près identique et très abondantes, ayant de 20 à 26°, employées surtout dans le traitement de la chlorose, de l'anémie, des dyspepsies et des affections utérines.

*Ginoles*, près de Quillan, possède deux sources diurétiques et laxatives, employées dans les affections de l'estomac et de l'intestin, dans la gravelle et les maladies des voies urinaires.

La station de *Rennes* comprend trois établissements utilisant plusieurs sources thermales et froides, dont la minéralisation est à peu près identique avec 0ᵍʳ,21 à 0ᵍʳ,32 de bicarbonate de chaux. On se sert également de l'eau chlorurée de la petite rivière de la Salz, et de sources ferrugineuses d'une composition toute spéciale et exceptionnelle, minéralisées par du sulfate ferreux, du sulfate l'alumine et de l'acide sulfurique libre. La station s'adresse surtout aux rhumatisants et aux scrofuleux; les eaux ferrugineuses sont toniques et reconstituantes.

## Alet.

Alet est un bourg du département de l'Aude, situé sur la rive droite de la rivière du même nom, sur la ligne de Carcassonne à Quillan. à l'altitude de 150 mètres.

**Sources**. — Elles sont exploitées dans deux établissements thermaux, dont l'un a une assez grande importance. Les principales sont la source du Rocher (29°), spécialement affectée aux bains; la source Buvette (32°) employée en boisson; la source Communale (17°,8). Elles renferment de 0gr,21 à 0gr,33 de bicarbonate de chaux, 0gr,12 de bicarbonate de magnésie, des quantités infimes de sulfates et de chlorures, des traces d'arsenic, d'iodures, de phosphates, de borates; le fer y fait défaut.

Elles sont limpides, incolores, d'une saveur légèrement salée, onctueuses au toucher.

**Indications thérapeutiques**. — Les indications s'adressent aux dyspeptiques gastro-intestinaux, aux asthéniques à la suite de longues maladies, aux névropathes, aux anémiques.

## CHAPITRE IV

# GROUPE CHLORURÉ

Les eaux chlorurées forment un groupe hydrominéral d'une grande importance, représenté dans la région pyrénéenne par des stations de premier ordre, comme Salies-de-Béarn, Biarritz-Briscous, Dax-Salin.

Ces eaux forment une classe très naturelle minéralisée par des chlorures potassique, magnésien, calcique, mais surtout sodique; ce dernier sel l'emporte tellement sur les autres que le nom d'*eaux salées* répond bien à leur nature.

## SITUATION.

**Origine**. — L'origine géologique des eaux chlorurées sodiques est entièrement liée à celle des eaux calciques et magnésiennes; elles émanent, les unes et les autres, de la couche des marnes irisées du trias, connue sous le nom d'étage keupérien. Ces terrains sont, en France, répandus dans certaines parties du territoire; c'est pourquoi l'on rencontre, dans diverses régions, des sources chlorurées et des sources calciques et magnésiennes; ces dernières sont plus nombreuses que les premières, puisque les éléments de leur minéralisation font partie intégrante essentielle des roches qui constituent ces terrains, tandis que les gîtes salifères ne forment que de simples lentilles séparées par de grandes lacunes.

Des dislocations, ultérieures à la formation du trias, ont produit les failles par lesquelles les eaux de ces terrains remontent à la surface.

**Altitude et climat**. — Les stations d'eaux salées se trouvent à des altitudes très variées: les unes sont au bord de la mer (Balaruc, Biarritz); les autres, les plus nombreuses, en plaine ou dans des pays de coteaux; quelques-unes dans les montagnes (Salins-Moutiers, La Motte).

De ces altitudes et de ces situations très diverses résultent des climats très différents : chaud et sec (Balaruc) ; chaud, continental, sédatif (Salies) ; océanien et excitant (Biarritz).

Les stations de la Savoie, du Centre, du Sud-Ouest, du Jura, de l'Allemagne offrent, on le comprend, des conditions climatériques très différentes, qui doivent entrer en ligne de compte.

## CARACTÈRES PHYSIQUES.

Les eaux salées peuvent être chaudes ou froides, gazeuses ou non gazeuses.

Cette dernière particularité établit de suite, dans le groupe, deux divisions très nettes : les *chlorurées gazeuses*, qui se rencontrent en Allemagne, et les *chlorurées peu ou pas gazeuses*, les seules qui se trouvent chez nous.

Les chlorurées gazeuses sont froides (Selters, Hombourg, Kissingen) ; quelques-unes seulement sont chaudes (Nauheim, 17 à 39° ; Wiesbaden, 32° à 68°). Sauf Nauheim, dont la minéralisation atteint 40 grammes par litre, le chiffre de chlorure de sodium de ces sources n'est pas très élevé (1 à 10 grammes).

Les chlorurées peu ou pas gazeuses sont chaudes ou froides. Les premières sont souvent hyperthermales et doivent être refroidies pour l'emploi ; elles ne sont généralement pas très minéralisées (1$^{gr}$,28 à 12$^{gr}$,48).

Les chlorurées froides ont une température qui oscille entre 11° et 16° ; ce sont celles qui présentent les plus fortes minéralisations ; elles atteignent presque la saturation.

La *couleur* des eaux chlorurées est ordinairement nulle ; ces eaux sont limpides, blanchissent quelquefois en refroidissant (Bourbon-l'Archambault) ; certaines, en Allemagne surtout, laissent déposer un sédiment ocracé ; d'autres ont une coloration rougeâtre (Salies).

Leur *odeur* est également nulle, quelquefois légèrement sulfureuse après refroidissement (Bourbon-l'Archambault).

Leur *saveur*, fade dans les moins minéralisées, est plus ou moins salée suivant leur teneur en chlorure de sodium ; elle est parfois un peu amère, un peu aigrelette, lorsqu'il y a une quantité notable de gaz carbonique.

Les bassins de certaines sources sont tapissés de *conferves*.

## CARACTÈRES CHIMIQUES.

L'élément minéralisateur dominant des eaux salées est le chlorure de sodium, dont la teneur varie dans de grandes proportions, ainsi que le montre le tableau suivant :

| | Température. | Grammes. | Altitude. |
|---|---|---|---|
| Biarritz-Briscous......... | Fr. | 295 | N. de la mer. |
| Dax-Salin ............... | Fr. | 292 | 40 mètres. |
| La Mouillère............. | Fr. | 283 | 254 — |
| Salies-de-Béarn. ....... | Fr. | 245 | 40 — |
| Ischl................... | Fr. | 236 | 468 — |
| Nauheim ............... | 39° | 40 | 150 — |
| Salies-du-Salat......... | Fr. | 30 | 292 — |
| Salins-du-Jura........ . | Fr. | 22 | 360 — |
| Salins-Moutiers......... | 34°,5 | 12,48 | 600 — |
| Hombourg ............. | Fr. | 9,86 | 195 — |
| Balaruc............... | 48° | 7,04 | N. de la mer. |
| Wiesbaden............. | 68°,7 | 6,83 | 105 mètres. |
| Santenay............... | Fr. | 5,63 | 218 — |
| Kissingen .............. | Fr. | 5,27 | 200 — |
| Pouillon............... | Fr. | 5,23 | 40 — |
| Bourbonne............. | 65° | 5,20 | 280 — |
| La Motte........ ...... | 58° | 3,09 | 705 — |
| Bourbon-l'Archambault. | 53° | 1,77 | 260 — |
| Bourbon-Lancy......... | 56° | 1,28 | 240 — |

Le chlorure de potassium accompagne quelquefois le chlorure de sodium de quelques sources fortes, mais ne dépasse guère 2 grammes à 2$^{gr}$,50. Le chlorure de magnésium se rencontre aussi dans certaines. Quelques sources chaudes contiennent des bicarbonates calciques et sodiques à doses minimes.

Les sulfates de soude, de potasse, de magnésie et surtout de chaux se retrouvent dans toutes, ce dernier à la dose de 1 à 2 et quelquefois 4 grammes. On observe souvent la présence du fer, du lithium : certaines ont des bromures de sodium et de potassium ; enfin il y a du cuivre à Balaruc.

**Gaz**. — Les sources françaises ne renferment généralement pas de gaz ; seules celles de Bourbon-l'Archambault et de Salins-Moutiers contiennent de l'acide carbonique à la dose respective de 0$^{gr}$,36 et 0$^{gr}$,38.

En Allemagne, la plupart laissent échapper une quantité considérable de ce gaz, qui donne à ces eaux une physionomie toute particulière et des applications thérapeutiques spéciales. Il atteint 1$^{gr}$,93 à Nauheim et 1$^{gr}$,95 à Hombourg.

**Eau de mer**. — Parmi les eaux chlorurées sodiques froides, il faut ranger l'eau de la mer, dont les éléments minéraux sont les mêmes et sont contenus dans la même proportion que ceux des eaux minérales : 36 p. 1 000, dont 27 à 28 grammes de chlorure de sodium, les autres éléments étant des chlorures alcalino-terreux, des sulfates, des carbonates, du brome et de l'iode.

L'eau de mer, employée à peu près exclusivement *en bains* jusqu'à ces dernières années, a pris, depuis les travaux de René Quinton, une certaine importance en thérapeutique. Partant d'une théorie ingénieuse, sinon absolument démontrée, Quinton établit comme fondamental le fait que la vie animale a pris naissance dans la mer. Si certains êtres vivants ont peu à peu quitté leur élément d'origine pour vivre les uns dans l'eau douce, les autres dans l'air atmosphérique, leurs cellules, elles, ont conservé leur constitution originelle ; elles ne peuvent vivre que dans un liquide offrant une composition chimique et des conditions physiques semblables à celles de la mer telle qu'elle était autrefois, plus diluée, avant que sa régression progressive ne l'ait concentrée ; de fait, la lymphe, les plasmas interstitiels offrent la plus grande analogie de minéralisation avec l'eau de mer diluée. De là, il n'y avait qu'un pas pour employer l'eau de mer, ramenée à l'isotonie par addition d'eau filtrée, dans toutes les altérations humorales ou cellulaires. D'où l'emploi si fréquent, à l'heure actuelle, du *sérum marin* en injection hypodermique et même en ingestion stomacale.

## MODES D'EMPLOI.

CURE DE BOISSON. — Elle ne joue en France, à tort croyons nous, qu'un rôle secondaire, alors qu'à Kissingen elle constitue le principal traitement, pour ne pas dire l'emploi exclusif, et qu'elle est très en honneur dans les autres stations gazeuses. Chez nous, il n'y a guère que les stations ayant une faible teneur en chlorure de sodium (Bourbon-l'Archambault, Bourbon-Lancy) qui utilisent l'eau à l'intérieur ; encore n'est-ce que comme adjuvant de la cure qui, dans d'autres, est exclusivement externe.

Les doses sont très variables selon les sources et suivant qu'on veut obtenir un effet laxatif ou un simple effet résolutif. Souvent, l'eau n'est pas ingérée pure, mais plus ou moins diluée. A Balaruc, Planche donnait d'un quart à un verre, par gorgées, pendant le bain ; à Salies-de-Béarn, on donne 20 à 40 grammes comme laxatif, 150 grammes comme purgatif ; à Salins-du-Jura, la dose ordinaire est de deux verres après le bain.

USAGE EXTERNE. — Il comprend surtout la *balnéation*. Les eaux peu chargées de chlorure de sodium Bourbon-l'Archambault, Bourbon-Lancy, Balaruc, Salins-du-Jura, Salins-Moutiers) s'emploient pures.

Les eaux plus fortes doivent être diluées ; à Salies-de-Béarn, à Biarritz, on débute ordinairement par des bains à 6 ou 7 p. 100 pour aller progressivement à 12 et 15 p. 100 et même 22 ou 24 p. 100, c'est-à-dire à la salure complète. On se sert en général des expressions : bain au quart, au demi, entier. Le traitement ne peut se faire qu'au prix d'une surveillance médicale très étroite.

La *température* des bains varie suivant l'effet recherché : elle sera élevée (37-38°) si l'on vise un effet résolutif ; elle sera basse (30°) si l'on veut obtenir une action tonique et reconstituante.

On devra tenir compte de l'état d'éréthisme des sujets ; les pléthoriques devront prendre des bains frais ; les torpides, les lymphatiques, des bains plus chauds.

La *durée*, toujours plus courte chez les enfants que chez les adultes, est aussi sujette à variations suivant les cas. D'une façon générale, chez les enfants, on commence par des bains de dix minutes, qu'on prolonge jusqu'à vingt-cinq et trente minutes : chez les adultes, la durée initiale est de quinze à vingt minutes, pour arriver à trente et quarante minutes, quelquefois plus.

Les bains sont donnés en général le matin ; on les fait prendre tous les jours ; quelquefois, il est nécessaire d'interrompre tous les deux ou trois jours, surtout s'il survient un peu d'embarras gastro-intestinal.

EAUX MÈRES. — On ajoute souvent à l'eau diluée une certaine quantité d'*eau mère*. On nomme ainsi le liquide restant, lorsque, par une concentration progressive de l'eau salée, la majeure partie du chlorure de sodium a été précipitée.

Cette concentration est obtenue par une série d'opérations, qui consistent d'abord à évaporer la plus grande partie de l'eau. On emploie pour cela de vastes hangars ouverts de tous côtés, sous lesquels sont entassés des fagots d'épines, qui forment des murailles de 300 à 400 mètres de long sur 6 de large et 12 à 15 de haut. À la partie supérieure, est un canal horizontal percé de petites ouvertures le long des parois latérales. L'eau amenée à ce canal s'échappe par ces trous, descend lentement le long des fagots, se répandant en couches minces qui présentent au vent une grande surface d'évaporation. Elle se concentre ainsi peu à peu et se réunit sous le hangar, dans un grand bassin, d'où elle est renvoyée par des pompes au sommet, dans le canal qui la laisse échapper une deuxième, puis une troisième, et ainsi de suite jusqu'à six et sept fois.

Ces diverses opérations produisent, les hangars étant dits bâtiments de graduation, ce que les Allemands appellent la *Soole* ou eau graduée. Elle marque 18° à l'aréomètre Baumé : elle contient encore tout son sel.

On la soumet alors à l'ébullition dans une série de cuves que l'on chauffe doucement. Le sel se dépose peu à peu ; il est enlevé au moyen d'écumoires et mis à égoutter. Quand sa presque totalité est

déposée, il ne reste plus que l'eau mère (*Mittellauge* des Allemands),
qui marque 26° à l'aréomètre Baumé. Si l'on poussait plus loin la
concentration, les autres substances se précipiteraient à leur tour.
Ces substances sont : une quantité plus ou moins grande de chlorure de sodium restant, des chlorures de potassium et de magnésium, des bromures de potassium et de magnésium, des sulfates de
potassium, de sodium et de magnésium.

À Nauheim, Kreuznach, c'est le chlorure de calcium qui domine ;
à Biarritz, Dax, Salies-de-Béarn, c'est le chlorure de magnésium ; à
Salins-du-Jura, Salins-Moutiers, La Mouillère, c'est le chlorure de
sodium.

En général, les eaux mères ont l'apparence d'un liquide sirupeux,
jaune ou brun, très dense. On les ajoute aux bains dans des proportions diverses de 2 à 30 litres (10 à 20 en moyenne), soit pour augmenter la minéralisation trop faible du bain dans certaines stations, soit,
au contraire, pour corriger, dans d'autres, l'effet excitant des bains ou
provoquer l'action résolutive.

Applications locales. — Les applications locales ou *compresses* sont
très usitées en Allemagne (*Soolumschlag*). On les emploie aussi à Salies-
de-Béarn et à Biarritz. Ce sont les eaux mères qui servent à cet
usage, lorsqu'on veut obtenir un effet résolutif ou révulsif.

Dans ce dernier cas, on se sert d'une compresse trempée soit dans
l'eau mère pure et froide, qui provoque de l'abaissement de la température, puis de l'hyperémie et même des éruptions papulo-érythé-
mateuses, soit dans de l'eau mère chaude, qui amène une vive rougeur de la peau.

Pour obtenir un effet résolutif, on emploie 1 partie d'eau mère
dans 2 à 3 parties d'eau, et on augmente progressivement, en
surveillant la résistance de la peau. A Salies, l'eau mère destinée
aux compresses marque 28° à l'aréomètre.

Inhalation. — En Allemagne, on emploie les eaux chlorurées
sodiques en *inhalation*. On utilise pour cela les bâtiments de graduation (*Gradirhaus*). On a ménagé à cet effet de larges et longs
corridors-promenoirs, dans lesquels les malades, couverts de vêtements hydrofuges et de bonnets de toile gommée, passent plusieurs
heures, respirent un air ozonisé, pur et rafraîchissant, que l'on a
comparé à l'*air de la mer* (!). Certaines stations, comme Kreuznach,
possèdent, en outre, des salles fermées dans lesquelles sont des appareils de humage qui envoient profondément dans les voies respiratoires de l'eau poudroyée, soit au moyen d'appareils particuliers, soit
par l'emploi de vastes pulvérisateurs qui emplissent la salle d'eau
vaporisée.

INJECTIONS. — Les injections vaginales, vésicales, rectales, nasales, auriculaires ne présentent aucun caractère spécial. Les douches nasales se donnent avec de l'eau contenant de un vingtième à un dixième d'eau salée.

Les ADJUVANTS de la cure thermale sont ceux que l'on trouve partout : hydrothérapie, thermothérapie, massage, gymnastique, cure de terrain.

La DURÉE de la cure est de quatre à six semaines ; quelquefois il est utile de faire deux cures d'un mois séparées par un intervalle.

## EFFETS PHYSIOLOGIQUES.

**Boisson.** — L'eau contenant en dissolution du chlorure de sodium, prise à l'intérieur, provoque de la salivation et détermine, du côté de l'estomac, une augmentation de la sécrétion du suc gastrique, de l'acidité totale, du chlore combiné aux matières organiques, du chlore total et une diminution des chlorures fixes, diminution due à une transformation du chlorure de sodium en acide chlorhydrique libre. On doit en conclure immédiatement que les eaux chlorurées ne conviennent pas aux hyperchlorhydriques qui ont déjà de l'acide chlorhydrique en surproduction, mais au contraire qu'elles sont formellement indiquées chez les hypochlorhydriques.

Elles provoquent des contractions péristaltiques de l'estomac et de l'intestin et le fonctionnement sécrétoire des glandes, amenant ainsi des effets purgatifs. Du côté de l'intestin, elles accélèrent la dissolution de la fibrine par la pancréatine ; elles facilitent la circulation des liquides nutritifs, augmentent l'oxydation de l'albumine, d'où une excrétion plus abondante d'urée et une activité plus grande des échanges azotés.

Substance éminemment dialysable, le chlorure de sodium s'absorbe très aisément, provoque l'hyperchloruration du sérum sanguin et favorise l'oxydation des globules rouges.

Tous ces effets, bien étudiés pour l'eau de mer (P. Barrère), se retrouvent après l'ingestion des eaux chlorurées, avec quelques variantes provenant de leur minéralisation plus ou moins forte, de leur température et de la quantité plus ou moins grande d'acide carbonique qu'elles renferment.

Les eaux trop fortement minéralisées sont lourdes à l'estomac et doivent être ordinairement diluées ; les plus appropriées à la boisson sont celles qui sont gazeuses et ne renferment qu'une proportion modérée de sel.

**Balnéation chlorurée.** — La balnéation est, comme nous l'avons dit, la pratique la plus répandue. et c'est à son sujet que s'est posée la question de l'*absorption de la peau*, question résolue dans un sens opposé par de nombreux expérimentateurs, les uns niant toute absorption, les autres l'admettant sans conteste.

On regarde comme démontré depuis les travaux d'Albert Robin, à la suite des expériences de Gauly à Salies-de-Béarn, qu'il n'y a pas absorption et qu'il faut expliquer l'action des bains salés par l'effet d'une excitation, d'une stimulation des extrémités des nerfs périphériques, agissant par voie centripète sur les centres nerveux régulateurs de la nutrition élémentaire; il n'y a donc qu'une simple action réflexe, le sel jouant le rôle d'excitant chimique ou physique et provoquant des phénomènes réflexes (de Laurès, de Ranse); c'est une action catalytique ou *simple impression physique de contact*.

Cette opinion est peut-être exclusive, et il est vraisemblablement trop absolu de nier toute absorption, alors que des expériences fort sérieuses tendraient à faire penser que cette absorption existe. Il ne faut pas oublier que les eaux thermo-minérales donnent lieu par elles-mêmes à des courants électriques; que les eaux salées, au contact des pièces métalliques des baignoires, déterminent des courants que le galvanomètre rend évidents (Élevy), et que le corps humain est lui-même dans un état électrique.

Il est donc rationnel de penser que, lorsqu'on plonge un sujet dans un bain minéralisé, les *ions* des éléments salins sont séparés en anions et cathions et que ces éléments sont emportés dans le sens des courants qui s'échangent entre l'eau, la baignoire et le corps, toutes conditions éminemment favorables à l'absorption.

Quoi qu'il en soit de ces questions encore trop controversées, il ne faut pas, comme l'a fort bien dit Durand-Fardel, attacher plus d'importance qu'il ne convient à l'absorption de quelques centigrammes de sel, alors que l'absorption digestive peut en faire pénétrer plus facilement des quantités plus grandes dans l'organisme.

Ce qui est autrement intéressant, c'est le fait, certain celui-là, que la balnéation chlorurée sodique produit une stimulation cutanée qui se répercute sur le mouvement nutritif, et que ses effets retentissent sur d'autres organes, glandes salivaires, foie, pancréas, glandes digestives. On comprend dès lors que l'appétit soit stimulé, la digestion, les fonctions glandulaires excitées, la thermogenèse accrue, les forces augmentées.

L'excrétion de l'urée est augmentée, la quantité d'oxyhémoglobine accrue. L'activité des échanges nutritifs se traduit par l'augmentation de l'oxygène inspiré (15 p. 100) et de l'acide carbonique expiré (6 p. 100 et plus).

Cette modification du sang, cette activité plus grande de la circulation impressionnent fortement le système lymphatique et amènent des effets révulsifs, fondants, sur les exsudats et les engorgements de la scrofule.

Les eaux chlorurées agissent directement sur le système lymphatique, se distinguant en cela des sulfureuses, qui prennent le système nerveux comme intermédiaire pour arriver au même but.

L'action des bains salés doit toujours être surveillée avec soin : il est rare que, vers la fin d'un traitement, lorsqu'il a été administré une trentaine de bains, on ne voit pas apparaître des symptômes de saturation ou de satiété plus ou moins accentués. C'est surtout de l'insomnie, de la surexcitation vasculaire et nerveuse, se traduisant par de l'agitation, ou au contraire de l'abattement, des maux de tête, des vertiges, des palpitations, de l'anorexie et quelquefois de la fièvre ; chez certains sujets, on observe une éruption cutanée. Ces symptômes peuvent même se produire dès le début du traitement, s'il n'a pas été mené assez prudemment.

## INDICATIONS THÉRAPEUTIQUES.

Elles ont été formulées d'une façon très précise par le P<sup>r</sup> Albert Robin, qui distingue trois indications principales :

1° Tous les états morbides dans lesquels il y a *hypoazoturie* :

2° Tous ceux qui se caractérisent par un amoindrissement des *oxydations azotées* ;

3° Ceux qui réclament une *action d'épargne*, que la balnéation chlorurée sodique exerce sur les tissus riches en phosphore et sur ceux qui sont à la fois riches en azote et en phosphore.

Ces divers effets sont obtenus en variant le degré de richesse saline des bains ; la clinique a montré que le *bain au quart* doit être plutôt réservé aux malades, chez lesquels il n'y a lieu d'augmenter ni les échanges azotés, ni les oxydations, à ceux qui ont une tendance à maigrir, à ceux qui fabriquent de l'acide urique en excès.

Le *bain demi-sel* conviendra d'emblée aux malades chez lesquels il y a lieu de relever vivement les échanges azotés, sans accroître activement les oxydations.

Il est contre-indiqué chez les uricémiques, mais convient particulièrement aux affections ganglionnaires torpides, aux manifestations scrofuleuses, aux périostites, aux hyperplasies conjonctives, aux arthrites chroniques.

Le *bain pur sel*, agissant surtout sur les oxydations, est particulièrement indiqué chez les malades à oxydations retardées, à affections osseuses, à déchéances nerveuses, aux rachitiques, aux névrosés, à certains anémiques, aux arthritiques uricémiques, à tous les individus dont il faut reconstituer le système nerveux par voie d'épargne, tout en activant les mutations azotées, c'est-à-dire en accélérant le courant d'assimilation, mais en restreignant en même temps les actes désassimilateurs.

**Indications principales.** — Envisagées dans leur ensemble et succinctement, les indications de la médication chlorurée sodique s'appliquent aux *rachitiques*, aux *lymphatiques*, aux *scrofuleux*, aux sujets atteints de tuberculoses locales, à certains *anémiques*, ceux qui ont des échanges diminués et une oxydation amoindrie.

On l'emploiera avec succès chez les *sujets affaiblis* à la suite de maladies générales, chez ceux qui sont atteints d'*affections chroniques des os et des articulations*, chez ceux qui ont des *suppurations intarissables* (abcès, fistules, ulcères), ou des exsudats et *résidus d'inflammations chroniques*.

Les lymphatiques atteints de *rhumatisme articulaire chronique*, les *goutteux atones* et torpides, *certains diabétiques* auront recours avec avantage au traitement salé.

On connait les effets de ce traitement chez les femmes lymphatiques ou scrofuleuses atteintes d'affections gynécologiques (salpingites, métrites, annexites, ovarites), si l'inflammation est nettement torpide, condition essentielle.

Il va de soi qu'il s'applique essentiellement aux *troubles menstruels* liés à l'anémie et à la chlorose.

Les *fibromes utérins* sont souvent modifiés dans leur évolution, qui est enrayée ; tout au moins, la balnéation chlorurée sodique fait généralement disparaître les hémorragies qui constituent, dans bien des cas, le seul signe alarmant.

Le pouvoir oxydant des eaux chlorurées sodiques indique leur emploi dans les auto-intoxications d'origine gastro-intestinale, ou consécutives au surmenage, à la neurasthénie.

**Indications accessoires.** — Certains emplois spéciaux des eaux chlorurées sodiques les font appliquer, surtout en Allemagne, à la cure de certaines affections locales. Ainsi les inhalations et pulvérisations salines sont utilisées dans les *affections des voies respiratoires, des fosses nasales* et *des oreilles*, dans le *lupus*, les *granulations pharyngiennes* ; les douches nasales donnent de bons résultats chez les enfants affectés de catarrhe chronique de la muqueuse nasale, ou d'altérations de la sécrétion avec tendance à l'ozène.

**Contre-indications.** — En dehors des contre-indications, qui sont celles de toutes les cures thermales, il faut éviter la cure chlorurée sodique chez les tuberculeux pulmonaires, de même que chez les asthmatiques; chez les individus dont les reins sont malades, chez ceux dont le cœur est atteint de lésion organique.

S'il existe des plaies ou abcès étendus, s'il y a une suppuration très abondante, la cure salée présente plusieurs inconvénients, entre autres celui d'être très douloureuse; dans ce cas, les eaux sulfureuses, telles que Barèges, sont beaucoup mieux indiquées. Les herpétiques ne se trouvent pas bien en général du traitement chloruré, de même qu'ils ne supportent pas facilement le climat marin; mais cette règle n'est pas absolue, surtout lorsque les affections cutanées ont des rapports plus ou moins directs avec la scrofule.

## Salies-de-Béarn.

Eaux froides chlorurées sodiques fortes. — Employées exclusivement en bains. — Utilisées surtout chez les lymphatiques, les rachitiques et les scrofuleux, contre toutes les tuberculoses externes ainsi que dans les affections utérines torpides, surtout dans la fibromatose.

Située dans le département des Basses-Pyrénées, à l'altitude de 40 mètres, la ville de Salies-de-Béarn, qui compte 6 000 habitants, est bâtie au pied d'un coteau, dans une vallée abritée de tous les côtés, à 30 kilomètres au nord de la chaine des Pyrénées et à 30 kilomètres du littoral.

Son climat, intermédiaire entre le climat maritime et le climat de montagne, est doux, tempéré, toni-sédatif. Les printemps y sont hâtifs, les étés chauds, les automnes très prolongés, les hivers peu rigoureux. La cure peut se faire en toute saison, mais de préférence de mars en juillet, ou à l'automne. La station est desservie par un embranchement qui la relie aux grandes lignes du réseau du Midi.

**Sources.** — Deux sources artésiennes émergent près des thermes, le Bayäa et le Griffon. Une autre, celle d'Oraas, est conduite aux salines par une canalisation de 6 kilomètres.

Le *Bayaa*, la plus importante, a une température de 15°. Elle a une densité de 20 à 21°. Elle débite 37 mètres cubes par vingt-quatre heures. Sa coloration, jaune rougeâtre, est due à l'existence d'une flore et d'une faune microscopiques, qui lui donnent également une onctuosité remarquable. Sa composition est la suivante :

| | |
|---|---:|
| Chlorure de sodium | 245gr,45 |
| — de potassium | 2gr,30 |
| — de lithium | 0gr,017 |
| — de rubidium | traces. |
| Bromure de sodium | 0gr,16 |

Iodure de sodium........................................ traces.
Sulfate de calcium...................................... 2gr,74
     — de magnésium ................................ 3gr,37
     — de sodium ................................... 0gr,66
Carbonate de calcium ................................... 0gr,26
     — de magnésium............................... 0gr,03
     — de fer...................................... 0gr,04
Silice et alumine ?...................................... 0gr,18
              Total.................... 256gr,20

La source du *Griffon* est un peu moins saturée : elle est très abondante et fournit avec le Bayàa 200 mètres cubes par vingt-quatre heures.

La source d'*Oraas*, recueillie par un tube à 192 mètres de profondeur, est envoyée à Salies par une canalisation; sa température est de 15°, sa densité de 25°, son débit de 160 mètres cubes par vingt-quatre heures. Elle est incolore, limpide, rude au toucher. Sa minéralisation totale est de 301 grammes, dont 278 grammes de chlorure de sodium.

Une autre source, la source Carsalade, qui ne joue dans le traitement qu'un rôle très secondaire de boisson, a 1gr,12 de chlorure de sodium et 0gr,39 de bicarbonate de chaux.

Un bain de Salies, d'eau minérale pure, contient 80 kilogrammes de sels, dont 118 grammes de bromure de magnésium et 14 grammes d'iodure, quantités que l'on peut augmenter par l'addition d'eau mère.

*Eaux mères.* — Résidu de l'exploitation des salines, elles forment trois types : le premier, titrant 25°, est employé dans les bains ; le deuxième, ayant une densité de 28 à 32°, est utilisé pour les applications locales ; le troisième, pesant 34 à 35°, sert pour les bains à domicile. La composition des eaux mères de la source Bayàa est :

Chlorure de magnésium...................... 231gr,81
     — de sodium........................... 44gr,17
     — de potassium........................ 35gr,82
     — de lithium.......................... 1gr,05
     — de rubidium ........................ traces.
Bromure de magnésium........................ 10gr,31
Iodure de sodium............................ 0gr,018
Sulfate de potassium........................ 21gr,83
     — de sodium........................... 17gr,81
     — de magnésium ....................... 15gr,05
            Total.................... 317gr,89

**Modes d'administration.** — C'est la BALNÉATION qui tient à Salies la place prépondérante, la CURE DE BOISSON ne jouant qu'un rôle très effacé, en raison de la concentration de l'eau, qui ne se donne qu'à la dose de quelques cuillerées en général.

L'établissement thermal est organisé pour pouvoir donner huit cents bains par jour ; on utilise l'eau du Bayàa et du Griffon, l'eau d'Oraas n'étant employée que dans quelques cas particuliers.

Les *bains* sont donnés plus ou moins concentrés coupés d'eau douce ; on les utilise au quart, au demi, ou purs, suivant qu'on veut obtenir les effets sédatifs, stimulants, ou excitants en même temps que toniques, qu'Albert Robin a, comme on l'a vu plus haut, si heureusement synthétisés.

De plus, par l'addition d'une plus ou moins grande quantité d'*eau mère*, on peut atténuer l'action excitante de l'eau minérale en la rendant plus résolutive et sédative, sans rien diminuer de sa puissance tonique. On emploie également l'eau *en compresses* et même en pommades.

Les *douches* sont d'un usage fréquent à Salies ; elles complètent les effets des bains ; elles peuvent être données avec ou sans pression à la température désirée. On utilise fréquemment les irrigations nasales, qui se donnent dans une salle spéciale.

**Indications thérapeutiques**. — La caractéristique essentielle de l'action des eaux chlorurées sodiques est d'activer les mutations nutritives ; donc une eau qui, comme Salies, contient une dose élevée de chlorure de sodium, doit convenir chaque fois que la nutrition est languisante et a besoin d'un coup de fouet. C'est cette action qui explique son activité dans toutes les manifestations du lymphatisme et de la scrofule, dans les tuberculoses externes et dans certaines manifestations de l'arthritisme.

1. *Indications principales*. — **Lymphatiques, scrofuleux et rachitiques**. — En première ligne des indications de Salies, il faut placer celles qui s'appliquent aux sujets atteints de *tuberculoses externes*, aux porteurs de lupus, à ceux qui ont des adénites cervicales ou autres, de l'adénopathie trachéo-bronchique, des ostéoarthrites tuberculeuses (coxalgie, mal de Pott), aux hommes dont l'appareil génito-urinaire porte des lésions tuberculeuses, aux rachitiques.

**Certains obèses**. — Parmi les manifestations de l'arthritisme justiciables de la cure salée, il faut signaler l'obésité par nutrition retardante.

**Anémiques et chlorotiques**. — Les eaux chlorurées sodiques déterminent une augmentation de la richesse du sang, la rénovation du système musculaire lisse et la toni-sédation du système nerveux. d'où il résulte que Salies agit avec succès chez les chlorotiques, chez certains anémiques pour lesquels le fer serait inefficace ou mal supporté, notamment chez les anémiques avec troubles digestifs et menstruels, ou qui sont simultanément névropathes.

**Neurasthéniques débilités.** — La cure rend de grands services chez les surmenés, les débilités, les convalescents, les épuisés, et dans la neurasthénie qui en découle, surtout si ces malades sont des femmes, des adolescents, des enfants. L'action profonde sur les centres nerveux explique la puissance modificatrice de ces eaux dans les arrêts, les retards et les vices de développement, notamment chez les scoliotiques.

**Femmes atteintes de troubles génitaux torpides et surtout de fibromatose utérine.** — L'action résolutive que les eaux chlorurées sodiques exercent sur les exsudats inflammatoires plus ou moins anciens permet de comprendre pourquoi on peut obtenir des résultats favorables dans les affections du système génital de la femme, dans les métrites, périmétrites, paramétrites, salpingites et salpingo-ovarites, de même que dans les déviations utérines et les adhérences, quand ces affections sont liées à un état de faiblesse et d'atonie nettement dessiné, chez les femmes lymphatiques et scrofuleuses.

C'est cette action résolutive et modificatrice qui fait comprendre une des spécialisations de Salies, la cure de la *fibromatose utérine*. Les femmes qui ont des fibromes utérins sont toujours améliorées à Salies. Sous l'influence du traitement, on voit s'atténuer tous les symptômes causés par la tumeur, phénomènes de compression, douleurs et hémorragies. Le fibrome s'isole de la gangue inflammatoire qui disparaît à peu près complètement ; l'utérus se libère des adhérences qu'il a pu contracter avec les organes voisins ou avec la paroi abdominale ; la tumeur devient de ce fait moins volumineuse et surtout moins gênante. Si elle ne disparaît pas complètement, du moins sa tendance à l'augmentation est enrayée, et, puisque les inconvénients sont atténués ou même supprimés, il y a là un résultat thérapeutique évident.

II. *Indications accessoires.* — Elles comprennent tous les états qui dépendent des considérations précédentes, et notamment les *arrêts*, *retards* ou *vices de développement* qui provoquent des scolioses, ou des luxations par faiblesse ligamenteuse, pourvu qu'elles ne soient pas trop accentuées.

Certaines *affections du système nerveux* (chorée, paralysie infantile, goitre exophtalmique) peuvent relever de la cure, ainsi que certaines *inflammations articulaires* ou *périarticulaires*, de nature arthritique chez les adultes, ou dues à la croissance chez de jeunes sujets, de même aussi que certaines *ankyloses* et certains *exsudats* et *œdèmes périvasculaires* consécutifs aux phlébites.

**Contre-indications.** — Ce sont, tout d'abord, les affections aiguës, fébriles ou non, les lésions organiques du cœur mal compensées, la tuberculose pulmonaire avancée. On n'enverra pas à Salies les hépatiques, les asthmatiques, les albuminuriques, les cancéreux. Il ne sera pas non plus prudent de faire prendre des bains aussi excitants pour la peau chez les sujets qui ont des lésions cutanées étendues.

## Biarritz.

Station de bains de mer. — Eaux froides chlorurées sodiques, amenées de Briscous. — Combinaison possible des deux traitements auxquels s'ajoute le climat marin. — Indiquées chez les lymphatiques, les rachitiques, les scrofuleux, dans toutes les tuberculoses externes et dans les affections génitales des femmes, surtout dans la fibromatose utérine.

La ville de Biarritz, qui compte environ 10 000 habitants, est située dans le département des Basses-Pyrénées, à 6 kilomètres au sud-ouest de Bayonne, au bord de l'océan Atlantique.

C'est une station maritime des plus fréquentée et des plus connue ; son climat est essentiellement marin, tempéré, à humidité moyenne, demi-excitant et tonique. L'air y est très pur, les radiations solaires puissantes, mais la chaleur est toujours modérée par la brise du large ; l'automne, l'hiver et le printemps y sont doux. Aussi l'importance de Biarritz comme station hivernale devient-elle chaque année plus grande.

**Les eaux de Briscous.** — Biarritz possède, depuis 1893, un établissement luxueusement installé, situé à quelques centaines de mètres du littoral, à l'altitude de 40 mètres. On y exploite une eau chlorurée sodique forte provenant des *salines de Briscous*, petit village situé à 18 kilomètres de Biarritz.

L'eau des puits de forage est froide ; elle débite 600 mètres cubes par vingt-quatre heures ; sa densité est de 24°.

La minéralisation est, à peu de chose près, la même que celle des sources de Salies, avec une teneur un peu supérieure en chlorure de sodium : 295 grammes par litre.

Les eaux mères utilisées aux thermes proviennent de la saline de Mousserolles, aux portes de Bayonne.

**Modes d'administration.** — Le traitement de Biarritz est exclusivement EXTERNE et comprend seulement la BALNÉATION, composée d'un mélange en proportion variable d'eau salée et d'eau douce, ou d'eau salée pure, additionnée ou non d'une certaine quantité d'eau mère ; on y trouve aussi toutes les formes de douches générales et locales, dont l'une, dite *filiforme*, est une douche à piston munie d'un embout à très petit orifice qui permet de localiser le jet en un point très limité, et une autre, dite *de robinet*, est une douche sans pression.

La première est utilisée dans certaines adénopathies, l'autre dans le traitement des arthrites, ostéites, etc. On emploie également les compresses en *applications locales*, à une température variable, avec de l'eau mère à 25°.

On trouve aussi des appareils à irrigations locales et à inhalations qui poudroient de l'eau salée très étendue.

**Indications thérapeutiques.** — Elles sont celles des eaux chlorurées sodiques fortes en général ; tout ce qui a été dit à propos de Salies-de-Béarn peut s'appliquer à Briscous-Biarritz.

Mais ce qui différencie les deux stations, c'est leur situation topographique différente, le voisinage de la mer donnant à cette dernière une caractéristique spéciale, qui crée des indications spéciales.

Le voisinage de l'océan permet de combiner, chez certains malades, la médication thermale et la médication marine, le *bain de mer froid* avec le *bain salé chaud*.

Grâce à la douceur de la température, à l'abri de certaines des plages, on peut se baigner très longtemps à Biarritz. Les bains de mer sont d'intensité variable, suivant qu'on les prend soit sur la grande plage où la lame est violente et les vagues puissantes, soit sur la plage du Port-Vieux, qui est une anse étroite protégée contre le vent par de hautes falaises et où la lame est très atténuée.

L'air marin présente ici de sérieux avantages et intervient à titre curatif, lorsqu'on a affaire à des enfants débiles, rachitiques, lymphatiques et scrofuleux, à des jeunes filles anémiques, à des jeunes femmes atones, en un mot toutes les fois qu'il faut obtenir une stimulation intense.

**Contre-indications.** — Ce sont les mêmes que celles de Salies, mais avec une netteté encore plus grande, en raison de l'excitation que peut provoquer le climat. C'est ainsi que les rhumatisants en seront éloignés, à part ceux présentant des manifestations très torpides contre lesquelles les eaux mères peuvent intervenir efficacement.

L'excitabilité nerveuse, d'une façon générale, contre-indique Biarritz au profit de Salies. Le climat sera trop excitant pour certaines femmes utéro-ovariennes, qui sont, bien souvent, plus ou moins nerveuses. Une des principales causes de cette excitation réside dans les brusques changements de pression atmosphérique, si fréquents au bord de la mer, surtout en hiver et au printemps.

### Dax.

A l'exemple de Biarritz, Dax a canalisé l'eau provenant de salines situées dans les environs et l'exploite, dans un très bel établissement, dans des conditions analogues. La description de la station a été faite avec les eaux sulfatées.

### Salies-du-Salat.

Sur la rive gauche du Salat, dans le département de la Haute-Garonne, à l'entrée de la vallée de l'Ariège et à l'altitude de 292 mètres, est construite la petite ville de Salies-du-Salat, dont le climat est doux, égal, et qui possède un établissement thermal ainsi qu'un sanatorium où sont envoyés les enfants de l'hôpital de Toulouse.

**Sources**. — Au nombre de deux, l'une *sulfurée calcique froide* (0,11 de sulfure de calcium), l'autre plus importante *chlorurée sodique froide*, provenant d'un gîte de sel gemme situé à 200 mètres de profondeur.

Cette dernière contient 30 grammes de chlorure de sodium par litre et 3$^{gr}$,37 de sulfate de chaux. Cette minéralisation la rapproche essentiellement de celle de l'eau de mer.

**Modes d'administration**. — L'eau salée est employée en bains et en douches : on l'additionne d'eau mère suivant les indications.

**Indications thérapeutiques**. — Elles ne présentent rien de particulier à signaler, étant celles de toutes les eaux chlorurées sodiques. A noter cependant une utilisation assez suivie dans les affections chirurgicales, surtout osseuses et articulaires.

## CHAPITRE V

# GROUPE ALCALIN

La région des Albères, qui s'étend entre Céret et la Méditerranée, renferme un groupe très intéressant d'eaux alcalines.

Ce dernier chaînon des Pyrénées est constitué essentiellement par des gneiss et des micaschistes, avec des îlots de basaltes répandus sur le versant espagnol ou catalan, le tout recouvert de schistes de transition, vraisemblablement cambriens.

Les sources gazeuses prennent naissance à la limite des terrains cristallins et des schistes paléozoïques. On en rencontre à *Sorède*, à *Laroque*, à *l'Écluse* et à l'entrée de la plupart des vallons qui débouchent dans la plaine tertiaire de Perpignan. Toutes ces sources sont des bicarbonatées calciques acidulées contenant de 0$^{gr}$,75 à 1$^{gr}$,50 de bicarbonate de chaux, avec une quantité assez grande d'acide carbonique libre et du carbonate de fer à la dose de 0$^{gr}$,03 à 0$^{gr}$,05.

Celles qui sont exploitées à l'établissement de Saint-Martin-de-Fenouillat, près du Boulou, sont beaucoup plus importantes.

### Le Boulou.

Eaux bicarbonatées sodiques, froides, très gazeuses. — Employées surtout en boisson. — Utilisées chez les sujets atteints d'affections du foie, de l'estomac et de l'intestin, chez les paludéens et les coloniaux présentant de la diarrhée chronique.

Le Boulou est un bourg des Pyrénées-Orientales situé sur la rive gauche du Tech, non loin de Céret et à 5 kilomètres de la frontière d'Espagne.

L'établissement thermal est construit au milieu d'un beau parc, à 1$^{km}$,5 du village, sur la route d'Espagne, dans une situation ravissante. Le pic d'Estelle, au pied duquel il est abrité à l'altitude de 80 mètres, arrête les vents; le climat très doux permettrait facilement les cures d'hiver, avantage précieux qui n'a guère été utilisé jusqu'à présent.

**Sources.** — Au nombre de trois, ces sources, toutes froides

(17 à 19°), portent les noms du *Boulou, Saint-Martin-de-Fenouillat, Clémentine.* La première débite environ 1<sup>mc</sup>,5 par vingt-quatre heures ; la source Clémentine fournit près de 5 mètres cubes dans le même temps ; la source Saint-Martin-de-Fenouillat est plus abondante. Elles sont limpides, gazeuses, très agréables à boire.

Leur minéralisation dominante est le bicarbonate de soude, avec une proportion assez élevée de bicarbonate de chaux et de magnésie ; leur teneur en chlorure de sodium est légèrement plus élevée qu'à Vichy.

|  | Boulou. | Saint-Martin. | Clémentine. |
|---|---|---|---|
| Bicarbonate de soude...... | 3.08 | 5,33 | 5,02 |
| — de chaux...... | 0,98 | 0,94 | 0,60 |
| — de fer......... | 0.016 | 0.024 | 0.027 |
| Chlorure de sodium... ... | 0.88 | 1,07 | 1,15 |
| Acide carbonique libre..... | 2,33 | 1.59 | 2,24 |

On y trouve de la lithine, de l'iode, du brome, de l'arsenic et des phosphates ; la source du Boulou contient de l'oxyde de cuivre.

**Modes d'administration.** — Les eaux du Boulou sont employées en boisson, en bains et en douches ; toutefois, c'est l'*usage interne* qui constitue la base de la médication. L'eau se boit le matin à jeun, de quart d'heure en quart d'heure, à dose assez élevée, quatre à huit et même dix verres.

**Indications thérapeutiques.** — Les eaux du Boulou présentent une analogie frappante avec les eaux de Vals et de Vichy ; elles se rapprochent surtout des sources ferrugineuses de cette dernière station, ce qui a pu faire dire avec raison à Béchamp que le *Boulou était le Vichy du Midi.* Il est donc permis de penser que des eaux qui ont la même constitution doivent remplir les mêmes indications. C'est ce que la pratique enseigne et avait déjà démontré avant que la chimie ne vînt en donner les raisons.

Toniques, reconstituantes et sédatives, ces eaux sont diurétiques, augmentent l'appétit et les forces.

Elles sont employées avec succès dans les affections chroniques du *foie*, des *reins* et de la *vessie*, chez les *dyspeptiques atoniques* et les *gastralgiques*, chez les sujets atteints de *gastrite chronique* ou d'*ulcère simple de l'estomac*, chez ceux qui ont des engorgements viscéraux dus à l'*impaludisme* ou à un séjour prolongé dans les pays chauds ; elles donnent des résultats parfois surprenants chez les *coloniaux atteints de diarrhée.*

On constate particulièrement leur efficacité lorsque les manifestations morbides sont dues à une diarrhée ou à un état général mauvais, lorsqu'elles se rencontrent chez des goutteux, des uricé-

miques, des syphilitiques, des anémiques, des diabétiques, des albuminuriques, des personnes atteintes de polysarcie ou de pléthore
abdominale.

**Contre-indications**. — Elles sont analogues à celles de Vichy,
et, d'une façon générale, on peut dire que les eaux du Boulou doivent
être proscrites dès qu'il existe de la fièvre ou une lésion organique
grave de l'un des principaux viscères, et en particulier des poumons,
du cœur ou des reins.

# CHAPITRE VI

# SOURCES DIVERSES

## A. — EAUX FERRUGINEUSES.

Les sources ferrugineuses sont très répandues dans toute la chaîne des Pyrénées. Ordinairement, elles proviennent de la décomposition de la pyrite de fer, qui se trouve abondamment dans la plupart des terrains de la région et, en particulier, dans les schistes de la formation paléozoïque.

Il se forme, sous l'influence de l'eau, un sulfate ferreux auquel s'ajoutent des sulfates terreux quand le terrain renferme des assises calcaires. En même temps, il y a précipitation de peroxyde de fer hydraté.

On rencontre souvent dans les fossés et rigoles du bord des routes des dépôts rougeâtres provenant de cette précipitation.

Les sources ferrugineuses des Pyrénées sont la plupart inutilisées. Nous citerons seulement : Bulasquet, dans la vallée d'Aspe ; dans les Hautes-Pyrénées : Bué, Villelongue et les sources ferrugineuses de Bagnères-de-Bigorre ; dans la Haute-Garonne, Salles, à 4 kilomètres au nord de Luchon ; Castel-Vielh, Bargugnas et Sourrouille à Luchon ; dans l'Aude, Rennes, dont il a été parlé plus haut ; dans l'Ariège, Seintein, dans la vallée de Lez. L'eau de Seintein est des plus intéressante ; elle renferme 0$^{gr}$,059 de sesquioxyde de fer ; l'établissement n'est toutefois fréquenté que par les gens du pays.

## B. — EAUX FERRO-CUIVREUSES.

### Saint-Christau.

Eaux froides oligo-métalliques ferro-cuivreuses. — Utilisées à l'intérieur et surtout à l'extérieur en pulvérisations. — Spécialisées chez les sujets atteints de dermatoses et surtout d'affections des muqueuses en connexion avec la peau.

Dans les Basses-Pyrénées, à 8 kilomètres au sud d'Oloron, est la station de Saint-Christau, qui occupe, dans le gamme hydrominérale, une place toute spéciale, en raison de sa composition.

Le hameau de Saint-Christau, dépendant de la commune de Lurbe, est situé à l'altitude de 220 mètres, dans un petit vallon latéral à la vallée d'Aspe, au pied du mont Bénet, un des premiers contreforts des Pyrénées. L'établissement et les hôtels qui l'entourent sont construits au milieu d'un beau parc très ombragé. Cette situation rend le climat de la station relativement frais en été, même un peu humide, mais doux et tempéré et particulièrement sédatif.

**Sources**. — Au nombre de cinq, dont trois seulement utilisées : 1º la source des *Arceaux*, froide (12º), extrêmement abondante, limpide, presque inodore, d'une saveur légèrement styptique et d'une onctuosité très appréciable ; 2º la source du *Prieuré*, tiède (20º), limpide, à odeur légèrement sulfureuse : 3º la source du *Pêcheur*, froide, également sulfureuse, pure, abondante, utilisée seulement en boisson. Le débit des sources atteint 1 850 mètres cubes par jour.

La minéralisation des diverses sources de Saint-Christau est faible, puisqu'elle ne dépasse pas $0^{gr},27$ de résidu fixe pour la source des Arceaux et $0^{gr},47$ pour celle du Prieuré. Cette minéralisation est surtout constituée par des carbonates, des silicates et des sulfates alcalino-terreux, du fer à la dose de 1 à 3 milligrammes par litre, des traces d'iode, d'arsenic et de lithium, et, particularité intéressante, du *cuivre à dose pondérable*, $0^{gr},0003$ de carbonate de cuivre dans la source des Arceaux, quantité assez grande pour qu'on puisse rapporter à ce métal la prépondérance d'action dans les effets de ces eaux. Cette opinion est confirmée par ce fait que les malades auxquels on applique avec le plus de succès les solutions cuivreuses se trouvent particulièrement bien de la cure de Saint-Christau.

Il est logique de considérer cette station comme le type d'une classe d'eaux cuivreuses dont elle est le représentant à peu près unique en France (1), le cuivre ne se rencontrant en général dans les eaux minérales qu'à l'état de traces indosables ou uni à des éléments trop actifs pour lui laisser son activité propre. Si, toutefois, il y a lieu de penser que le fer joue, lui aussi, un rôle important à Saint-Christau, il faudrait tout au moins classer ces eaux comme *ferro-cuivreuses*.

L'eau du Prieuré a été analysée par Frenkel, et c'est à propos de cette analyse que le distingué chimiste a appliqué, pour la première fois en France, à une eau minérale, la théorie de la dissociation des éléments minéraux ; c'est à cette occasion qu'il a montré comment les éléments peuvent agir, malgré leurs proportions parfois infimes, avec une efficacité beaucoup plus grande que des solutions médica-

---

(1) La station de Trébas (Tarn) possède trois sources ferro-cuivreuses, dont l'une, la source Saint-Roch, renferme $0^{gr},0042$ de carbonate de cuivre.

menteuses contenant les mêmes éléments en quantité plus considérable.

**Modes d'administration.** — L'eau est administrée à l'intérieur
et à l'extérieur, en bains, irrigations, douches et pulvérisations.

La CURE DE BOISSON est surtout indiquée chez les sujets arthritiques,
dont elle dilue les urines, entraînant ainsi l'acide urique. On donne
généralement deux à six verres par jour ; cette dose provoque une
abondante diurèse ; elle stimule l'appétit et active les sécrétions de
la peau.

Les IRRIGATIONS nasales, buccales et utérines se donnent à pression
graduée.

Les BAINS généraux ou locaux, les douches, ne présentent rien de
particulier à signaler, si ce n'est une douche spéciale à Saint-Christau,
la DOUCHE EN ÉPINGLES, qui consiste en un faisceau de jets capillaires
lancés directement sur la peau avec une énorme pression (15 à
18 atmosphères) et qui font une révulsion des plus intense.

Les bains et les applications externes donnent à la peau une
douceur et une souplesse très agréables, mais qui peut, à la suite
d'emploi prolongé, amener un sentiment de sécheresse et d'amincis-
sement, paraissant dû à une action dissolvante sur les matières
grasses et la couche cornée de l'épiderme.

C'est surtout la PULVÉRISATION qui donne à la cure de Saint-Christau
son caractère spécial. A cet effet, le D<sup>r</sup> Bénard a construit une série
d'appareils particuliers permettant d'appliquer cette méthode de
traitement à toutes les parties du corps avec une graduation rigoureuse de la force, de la finesse, de la température de l'eau pulvérisée ;
on peut obtenir depuis le plus fin brouillard sous forme de projection,
jusqu'à une puissante gerbe d'eau poudroyée, et cela à la température
que l'on désire.

Les appareils les plus employés sont ceux destinés aux pulvérisations oculaires, nasales, intrabuccales, biauriculaires, ascendantes
ou ano-périnéales, et ceux qui servent aux douches tamisées à jets
multiples, fixes ou mobiles, puissant moyen d'action contre les dermatoses rebelles.

**Indications thérapeutiques.** — L'action de l'eau des Arceaux,
la mieux étudiée de toutes, est légèrement stimulante, résolutive et
cicatrisante ; elle s'exerce surtout avec avantage sur les *états inflammatoires chroniques* à tendance congestive, exsudative ou ulcéreuse de
la peau ou des muqueuses. En outre, elle amène une répercussion
profonde sur l'organisme, modifiant l'état constitutionnel, comme la
goutte et le rhumatisme, dont les manifestations cutanées ou muqueuses sont si fréquentes.

I. *Indications principales*. — **Sujets ayant des affections cutanées, ou des muqueuses en connexion avec la peau.** — Ce sont, en première ligne, ceux qui ont de la *leucoplasie bucco-linguale* (psoriasis buccal de Bazin) ou de la *sclérose linguale syphilitique*, accompagnée ou non d'ulcérations et de fissures. Les pulvérisations fines et chaudes agissent utilement chez les malades atteints de *blépharite*, de *blépharo-conjonctivite* catarrhale chronique, sèche ou suintante. Mêmes résultats favorables chez ceux qui ont des *affections eczématiformes*, eczéma impétigineux, séborrhéique, variqueux avec ou sans ulcères. Le traitement des *séborrhéides* constitue la principale indication de Saint-Christau, de même que celui de certaines formes rebelles de lichen plan, en particulier le lichen corné.

Les femmes atteintes de *leucoplasie vulvo-vaginale* bénéficient également du traitement dans une mesure proportionnée à la gravité beaucoup plus grande de cette affection.

II. *Indications accessoires*. — On traitera avec avantage à Saint-Christau les sujets atteints de *glossite desquamative* et de *glosso-dynie*, ceux qui ont de la *rhinite* et de la *pharyngite* chroniques, les femmes présentant de la *métrite chronique* du col à forme catarrhale, les sujets affectés d'acné ou de psoriasis.

Les *arthritiques* à manifestations cutanées, muqueuses ou rénales (gravelle urique), les neurasthéniques se trouvent bien de l'action sédative de l'eau et du climat.

Les lymphatiques, les chlorotiques, les anémiques peuvent largement bénéficier du traitement de Saint-Christau.

**Contre-indications.** — Les sujets atteints de blépharo-conjonctivite devront s'abstenir du traitement, s'ils présentent des lésions profondes de l'œil. Il est également contre-indiqué chez ceux qui ont de la rhinite hypertrophique, si l'affection est assez accentuée pour causer l'obstruction des fosses nasales.

Les dermopathes, dont l'état est aigu ou subaigu, se trouveront dans de mauvaises conditions pour faire une cure efficace ; la contre-indication sera formelle chez les sujets excitables, surtout chez les neuro-arthritiques. Elle le sera encore plus dans les lésions épithéliomateuses de la peau et des muqueuses.


## C. — EAUX A MINÉRALISATION COMPLEXE.

Le département des Landes renferme deux sources peu connues et cependant des plus remarquables, qu'il n'est pas possible de passer sous silence, car elles représentent, pour la région, des types qui ailleurs ont une grande réputation.

### Tercis.

A 6 kilomètres de Dax, se trouve le village de Tercis, qui possède un établissement fréquenté par les gens du pays, avec un hôtel au milieu d'un petit parc.

Cet établissement est alimenté par la source de la *Bagnère*, dont le débit est considérable et la température de 37°,5.

Cette eau, limpide, a une odeur sulfureuse, une saveur piquante et légèrement salée ; elle est onctueuse au toucher, dépose des cristaux de chlorure de sodium et des filaments de sulfuraire.

C'est donc une eau chlorurée sodique hydrosulfurée, dont l'analogie avec Uriage est frappante, avec une minéralisation toutefois un peu inférieure. Elle contient $2^{gr},16$ de NaCl et $1^{cc},81$ de $H^2S$.

Les indications thérapeutiques de Tercis rappellent d'ailleurs celles de la célèbre station du Dauphiné. Ce sont surtout les manifestations de la scrofule et du rhumatisme.


### Pouillon.

A 3 kilomètres du bourg de Pouillon et à 10 kilomètres de Dax, émerge la source de *Bidas* d'un terrain gypso-salifère où existent des affleurements très nets de marnes irisées (Jacquot).

Cette source, dont le débit est de 180 mètres cubes par jour, a une température de 20° ; elle est limpide, d'une saveur salée et amère. Elle contient $8^{gr},60$ de chlorure de sodium et $2^{gr},43$ de sulfate de soude.

C'est une *eau chlorurée sulfatée* dont la composition est très analogue à celle de la source Rakowsky (de Kissingen).

Cette eau, qui purge légèrement, est employée dans les affections scrofuleuses, les ulcères invétérés, les fièvres intermittentes rebelles et certaines affections du tube digestif. Son action sur l'estomac et l'intestin demanderait une étude approfondie qui serait vraisemblablement très intéressante.

# EAUX MINÉRALES DE LA MONTAGNE NOIRE

PAR

**Henri LAMARQUE,**

Ancien chef de clinique de la Faculté de médecine de Bordeaux.

Au nord de la plaine de l'Aude et en face des Corbières, s'élève le massif de la montagne Noire, qui forme un vaste plateau gneissique d'une centaine de kilomètres de longueur, entre Castelnaudary et Lodève, sur une largeur moyenne de 40 kilomètres. Il est terminé au Sud par une arête qui atteint près de 1300 mètres dans les monts de l'Espinouse.

Ce massif forme comme un appendice méridional au plateau Central, comme un trait d'union accentué entre les Cévennes et les Corbières ; il est séparé des premières par l'Hérault, des secondes par l'Aude.

Un assez grand nombre de sources minérales tirent leur origine de ce massif. Sur le versant septentrional, on rencontre un groupe important, réuni en un espace de 8 kilomètres, dans la partie supérieure de la vallée du Dourdon, affluent du Tarn, et comprenant les établissements de *Sylvanès*, d'*Andabre*, du *Cayla*, de *Prugnes*. Les sources qui alimentent les trois derniers forment le groupe dit de Camarès et ont une composition très voisine : ce sont des eaux froides *bicarbonatées mixtes* et *ferrugineuses*.

Non loin de là, sur la lisière septentrionale du massif de gneiss granulitique qui constitue la base de la montagne Noire, se trouve, au nord-est de Castres, *Lacaune*, dont l'eau légèrement thermale (24-25°) est *bicarbonatée calcique* et *ferrugineuse*.

C'est sur le versant méditerranéen de la montagne Noire que se trouvent les sources les plus importantes de la région. Dans les vallées de l'Orb et de la Villecelle, un de ses affluents, sont les sources d'*Avène* et de *Lamalou*.

Enfin, la plaine située au sud renferme un certain nombre de sources chlorurées sodiques, ou sulfatées calciques et magnésiennes, qui sont : *Cruzy*, dont la teneur en sulfate de magnésie atteint 88 grammes par litre avec 6gr,50 de sulfate de soude ; *Montmajou*, sulfatée calcique alimentant un petit établissement ; *Foncaude*, près

de Montpellier, bicarbonatée calcique hypothermale (25°), et *Balaruc*,
sur l'étang de Thau.

Quoique séparée de la montagne par une assez grande distance,
cette dernière station s'y rattache nettement, car elle a la même
origine que les autres sources, qui forment autant d'échelons entre
la montagne et la plaine et montrent les rapports existant entre
toutes; ces rapports correspondent aux divers pointements triasiques.

## Lamalou.

Eaux thermales bicarbonatées mixtes ferrugineuses métallifères. —
Employées à l'intérieur et à l'extérieur surtout en bains de piscine. —
Indiquées spécialement chez les myélopathiques et les tabétiques.

Lamalou est situé à l'extrémité occidentale du département de
l'Hérault, sur la ligne de Bédarieux à Montauban, dans un vallon
qui s'ouvre sur la vallée de l'Orb, au milieu des contreforts montagneux
qui unissent la montagne Noire aux Cévennes. Les sources sont en
rapport avec une traînée basaltique qui s'étend du sud vers le nord,
à l'est de Bédarieux, sur une longueur de 35 kilomètres.

La station est à l'altitude moyenne de 200 mètres : elle jouit par sa
situation d'un climat privilégié, en raison de la pureté de l'air et de
la douceur de la température. Aussi la saison y est-elle très longue,
du commencement d'avril à la fin d'octobre ; il est très facile de faire
deux cures annuelles, avantage dont profitent beaucoup de malades.
Il est d'ailleurs préférable, toute médaille ayant un revers, de se
rendre à Lamalou au printemps ou à l'automne, car la chaleur estivale est généralement un peu forte, bien que tempérée par des
matinées et des soirées toujours fraîches.

**Sources.** — Les nombreuses sources de Lamalou forment
trois groupes, échelonnés sur un espace de 1 300 mètres et possédant
chacun un établissement; ces groupes sont désignés sous les noms
de Lamalou-le-Bas ou l'Ancien, Lamalou-le-Centre, Lamalou-le-
Haut.

La température et la composition chimique des sources ne sont pas
les mêmes pour chaque groupe, de telle sorte que chaque établissement a des indications spéciales répondant aux diverses modalités
des affections pour lesquelles la cure de Lamalou est indiquée.

L'établissement de Lamalou-le-Bas comprend les sources Stoline,
Usclade, Souveraine, source des Bains ou Grande-Source. Ces sources,
dont la température à l'émergence va de 34 à 47°, sont, à part la
source Stoline, réunies dans un réservoir commun qui alimente les
baignoires et les piscines. L'eau du réservoir a une température de

35°,5, celle des piscines de 33°. La source Stoline, dont la température est de 30°,8, est employée isolément en bains et en boisson.

L'établissement Bourges à Lamalou-le-Centre est alimenté par trois sources dont la température va de 21°,5 à 24°,4, sources Bourges, Nouvelle et Marie ; cette dernière est employée seulement en boisson. Ce groupe comprend de plus la buvette Capus, dont l'eau est très ferrugineuse.

L'établissement de Lamalou-le-Haut a ses services balnéaires assurés par deux sources dont la température est de 29 et 30°. Dans le parc qui l'entoure, sont plusieurs buvettes alimentées par des sources froides : Petit-Vichy, Moïse, La Mine, Carrière.

Vues dans la piscine ou dans un réservoir, les eaux de Lamalou présentent un aspect louche et jaunâtre ; les parois des baignoires ont une nuance ocreuse, qui teinte également les peignoirs ; de nombreuses bulles d'acide carbonique viennent crever à la surface.

La minéralisation dominante est constituée par des bicarbonates de soude, de magnésie et de fer, de l'arséniate de soude et du cuivre ; le total des principes fixes va de 1$^{gr}$,50 à 3 grammes suivant les groupes, le plus élevé étant celui de Lamalou-le-Bas, où les bicarbonates alcalino-terreux sont en plus grande proportion. Les sources de Lamalou-le-Centre sont plus ferrugineuses et moins alcalines ; celles de Lamalou-le-Haut, moins chaudes, sont moins riches également en sels, mais contiennent plus d'acide carbonique.

| | Sources des bains (galeries). | Source Bourges. | Source Petit-Vichy. |
|---|---|---|---|
| Acide carbonique libre...... | 0,64 | 1,16 | 1,58 |
| Bicarbonate de sodium ..... | 0,66 | 0,10 | 0,41 |
| —         de potassium ... | 0,24 | 0,07 | 0,13 |
| —         de lithium...... | 0,002 | 0,001 | 0,002 |
| —         ferreux......... | 0,013 | 0,014 | 0,007 |
| —         de calcium..... | 0,71 | 0,28 | 0,56 |
| —         de magnésium.. | 0,31 | 0,12 | 0,23 |
| Sulfate de sodium .......... | 0,05 | 0,04 | 0,04 |
| Chlorure de sodium........ | 0,02 | 0,01 | 0,02 |
| Arséniate de sodium........ | 0,0009 | 0,0003 | 0,001 |
| Phosphate de sodium....... | 0,0008 | 0,0014 | Traces |
| Silice....... ............. | 0,05 | 0,03 | 0,05 |
| Total (moins l'acide carbonique). | 2,08 | 0,70 | 1,46 |

La teneur en fer s'élève à 0,07 à la buvette Capus et à 0,08 à la source de La Mine. A noter, en outre, la présence du cuivre, du nickel, du cobalt, du plomb, du strontium, du baryum, du cæsium, du rubidium.

**Modes d'administration.** — La cure de boisson joue à Lamalou un rôle certainement assez important, mais qui n'est qu'un auxiliaire de la cure balnéaire. Les buvettes peuvent se diviser en deux groupes : les unes, dont l'élément dominant est le fer, sont reconstituantes ; les autres, où les principes alcalins jouent le principal rôle, sont plus spécialement employées contre les troubles viscéraux qui accompagnent si souvent et compliquent les affections du système nerveux.

La *balnéation* constitue le principal moyen curatif, surtout par les *piscines*, qui sont presque exclusivement employées. Le rôle des *douches* est accessoire et répond à des indications spéciales ; tous les genres d'appareils sont représentés, mais on utilise surtout les douches en pluie fine à température moyenne et les douches chaudes sur les membres inférieurs. Rien de spécial à signaler sur les installations de *bains de pieds* à eau courante, de bains et douches locales d'acide carbonique, sur les cabinets d'électrothérapie et de massage, non plus que sur les autres services accessoires.

**Indications thérapeutiques.** — L'effet physiologique dominant de la cure de Lamalou est l'augmentation énergique imprimée à l'activité circulatoire et aux combustions organiques, ce que montre le taux de l'urée, qui s'élève dans de fortes proportions. C'est surtout sur les organes du bassin que cette stimulation se manifeste le plus : il y a toujours une action génitale marquée. Les phénomènes sensibles s'exaspèrent ; la peau est le siège de picotements et quelquefois de démangeaisons assez vives ; les plaies peuvent être avivées. Mais à la suite de ces effets de stimulation qui caractérisent la période d'excitation, on voit régulièrement se produire un résultat final et définitif de sédation en même temps que de remontement.

I. *Indications principales.* — **Myélopathiques surtout tabétiques.** — L'indication capitale, la spécialisation de Lamalou est fournie par tous les malades qui sont atteints d'affections nerveuses, et surtout d'affections de la moelle, et en particulier de *tabes*, d'*ataxie locomotrice.*

Les *troubles de la sensibilité*, qui constituent le mode de début le plus fréquent du tabes, les *douleurs fulgurantes* parfois si atroces, sont amendés d'une façon remarquablement constante ; l'hyperesthésie cutanée s'atténue parallèlement et aussi, mais avec moins de constance, les phénomènes douloureux connus depuis Charcot sous le nom de *crises gastriques*. Les troubles des fonctions génitales sont heureusement modifiés lorsqu'il y a seulement affaiblissement viril ; s'il y a anéantissement de la fonction, impuissance complète, le mal est irrémédiable.

Du côté des *troubles moteurs*, les effets produits par le traitement sont moins positifs ; il est rare que l'incoordination motrice cède complètement à l'action thermale, mais l'aggravation progressive est enrayée d'une façon à peu près certaine ; grâce à des cures successives, on peut maintenir le *statu quo* pendant fort longtemps.

Dans les *paralysies fonctionnelles*, l'action de Lamalou est rapide et s'exerce en premier lieu sur la motricité, contrairement à ce qui se passe pour le tabes. S'il y a une altération matérielle de la substance médullaire, il ne faut plus espérer de la cure que des effets palliatifs, une sorte de valétudinarisme de la moelle (Bélugou).

Quelle que soit la forme d'affection médullaire à traiter, l'efficacité de ce traitement sera d'autant plus grande, cela se comprend aisément, que les lésions seront moins anciennes ; il importera toujours de soumettre les malades au traitement, dès que la maladie sera reconnue. Si elle est d'origine syphilitique, l'eau de Lamalou sera un précieux adjuvant à la médication spécifique. Les effets les plus remarquables de la cure s'appliqueront aux cas où l'affection médullaire est d'origine rhumatismale, où elle est consécutive aux fatigues exagérées ou s'est développée à la suite d'une maladie infectieuse.

**Névralgiques**. — C'est dans le traitement des névralgies que la réputation de la station s'est faite primitivement ; l'étymologie patoise du nom de *La Malou* est « douleur ».

Que la névralgie soit sous la dépendance de la diathèse arthritique, qu'elle soit rhumatismale, qu'elle provienne de l'anémie et de la chlorose, ou qu'elle se déclare chez des sujets épuisés par le surmenage ou une infection grave, Lamalou agira efficacement.

**Hystériques**. — La nécessité, chez ces malades, d'un traitement à la fois reconstituant et sédatif est réalisée par les eaux toniques et antispasmodiques de Lamalou. Les métaux qu'elles contiennent, tels que le fer, le cuivre, le cobalt, le nickel, etc., jouent peut-être eux aussi un rôle important chez des sujets impressionnables comme le sont les hystériques ; c'est à propos de Lamalou que Barety a imaginé sa théorie de la *métallothérapie balnéaire*.

II. *Indications accessoires*. — Les effets physiologiques résumés plus haut font comprendre que les eaux de Lamalou ne sont pas seulement efficaces dans les formes nerveuses de la diathèse arthritique, mais qu'elles peuvent avoir aussi une action favorable dans toutes les *manifestations du rhumatisme*. Ils montrent également que des eaux ferrugineuses et arsenicales comme celles-là peuvent être avantageusement employées chez les *chlorotiques* et chez les *anémiques*.

**Contre-indications**. — Une des plus nettes est fournie par les affections cutanées. Les désordres nerveux d'origine herpétique doivent être traités à Lamalou avec la plus grande prudence. Il y a contre-indication formelle lorsque l'affection nerveuse succède à la disparition de la dermatose.

Les individus pléthoriques, sujets aux hémorragies, ceux qui ont de l'éréthisme vénérien, devront être dirigés vers une autre station.

On ne devra pas amener à Lamalou les myélopathiques dont la maladie a débuté par des ictus apoplectiformes, ni ceux qui sont encore à la période inflammatoire, en raison des complications que pourrait provoquer la période d'excitation du traitement.

Enfin il y aura contre-indication chaque fois qu'une affection nerveuse naturellement curable coexistera avec une altération grave du cœur; mais les troubles circulatoires et les affections du cœur compensées n'empêchent pas le traitement, qui devra seulement être surveillé plus attentivement.

## Balaruc.

Eaux thermales chlorurées sodiques. — Station maritime. — Emploi en boisson, bains, applications de boues. — Spécialisation chez les paralytiques et chez certains ataxiques.

Balaruc est un village de 1 000 habitants situé au sud du département de l'Hérault, à l'extrémité nord-est de l'étang de Thau. On s'y rend soit par les bateaux à vapeur qui vont en quinze minutes de Cette à Balaruc, soit par le chemin de fer, la station de Balaruc étant située sur un embranchement qui, de Cette, va rejoindre la ligne de Montauban à Montpellier.

Le climat est celui de la Méditerranée, doux et sec ; les pluies sont rares; la station est abritée du mistral par les élévations du sol situées au nord-ouest ; l'air est saturé des émanations des pins qui environnent l'établissement et des particules salines de la mer, conditions qui font de Balaruc une station à la fois thermale et climatique maritime. La cure peut se faire de mai à octobre, elle est plus agréable au début ou à la fin de l'été.

**Sources.** — Elles sont au nombre de trois : 1° la source Ancienne ou Romaine ; 2° la source Bidon : 3° le Puits communal.

Cette dernière, d'un débit insignifiant, d'une température de 21°, n'est pas utilisée. La source Bidon, dont la température est de 19° et le débit considérable, a une minéralisation à peu près analogue à celle de la source Ancienne, à laquelle on la mélange pour en abaisser le degré thermique. La source Ancienne, la plus importante, a une température de 47°,8 : son griffon est au centre de l'établissement ; elle est limpide, sans odeur, d'une saveur salée et piquante, nullement désagréable. Elle dégage de nombreuses bulles de gaz contenant de l'oxygène, de l'acide carbonique et surtout de l'azote ; son débit est de 70 mètres cubes par jour. Les sels prédominants sont :

| | |
|---|---|
| Chlorure de sodium | 7,04 |
| — de magnésium | 0,89 |
| — de lithium | 0,007 |
| — de cuivre | 0,0007 |
| Sulfate de calcium | 0,99 |
| — de potassium | 0,14 |
| Bicarbonate de calcium | 0,83 |
| — de magnésium | 0,21 |

On y trouve de plus des traces de bromure et de nitrates, du fer, de l'acide phosphorique, du manganèse, de l'alumine et de la silice.

**Modes d'administration.** — En boisson, l'eau de Balaruc, dont la digestion est facile, est franchement purgative à haute dose ; elle régularise les fonctions digestives et produit une sorte de congestion du système veineux hémorroïdaire, dérivatif heureux sur les affections cérébrales. A dose moindre, elle est laxative, et à petite dose elle devient résolutive.

Les bains ont une action stimulante, accélérant la circulation du tissu cutané, réveillant les réflexes et ramenant progressivement la motilité et la sensibilité.

Les *pédiluves* viennent augmenter la dérivation obtenue sur l'intestin, aussi sont-ils très usités dans les paralysies, suites d'hémorragies cérébrales. Les *douches* ajoutent, elles aussi, leur action stimulante par la révulsion qu'elles font sur les membres engourdis. Les *irrigations intestinales*, en réveillant la contractilité du gros intestin, viennent apporter leur contingent à la dérivation recherchée. Dans les inflammations utérines, les *douches vaginales* ont une action des plus nette sur les sécrétions, qu'elles tarissent rapidement.

Les lotions, les compresses, les gargarismes sont utilisés, comme dans les autres stations chlorurées sodiques, contre les manifestations externes de la scrofule.

Les eaux mères provenant de la saline de Villeroy viennent ajouter leurs propriétés à celles des bains chlorurés ; mais leur rôle n'est pas sédatif comme à Salies : il est au contraire excitant, ces eaux mères étant plutôt des eaux chlorurées sursaturées, et leur emploi étant réservé aux cas qui demandent une vive stimulation.

Boues. — Les vases extraites de l'étang de Thau et déposées pendant plusieurs mois dans le courant de l'eau thermale sont utilisées en applications locales, avec les résultats les plus satisfaisants, dans les affections articulaires de toutes sortes.

Ces boues forment une sorte de limon onctueux, très doux au toucher, de couleur gris de fer; elles dégagent une notable quantité d'acide sulfurique.

**Indications thérapeutiques**. — Comme les autres eaux chlorurées sodiques, les eaux de Balaruc sont essentiellement toniques, reconstituantes et s'appliquent à toutes les affections dans lesquelles la cure salée est indiquée. Mais leur caractéristique est la suractivité qu'elles impriment aux fonctions des glandes intestinales ; l'effet purgatif répété chaque jour entraîne une spoliation du torrent circulatoire, qui détermine à son tour une action altérante de l'organisme. La conséquence est la résolution des engorgements glandulaires, viscéraux et articulaires, ainsi que celle des caillots sanguins consécutifs aux hémorragies cérébrales.

I. *Indications principales*. — **Paralytiques**. — Ils constituent la spécialisation par excellence de la station. Deux grandes classes de paralytiques pourront s'adresser à ces eaux : 1° ceux qui ont une altération organique des centres nerveux consécutive à une hémorragie cérébrale, à un ramollissement du cerveau ou de la moelle ; 2° ceux dont le trouble fonctionnel est sous la dépendance d'un état diathésique, tels les rhumatisants ou les syphilitiques, ou bien d'un état morbide général comme la chlorose ou le scorbut, d'une intoxication saturnine, alcoolique ou autre.

Dans les paralysies organiques, le traitement ne devra être prescrit que longtemps après le début des accidents, lorsque tout danger de nouveaux mouvements fluxionnaires semblera écarté. Il devra d'ailleurs être toujours mené avec prudence.

Il en sera de même chez les autres malades justiciables de la station : les myélitiques, les sujets atteints d'atrophie musculaire progressive, les tabétiques.

**Ataxiques**. — Certains ataxiques ne relèvent pas du traitement de Balaruc, ainsi en est-il des éréthiques et des excitables, de ceux chez qui les troubles de la sensibilité dominent, ou encore des tabétiques rhumatisants. Au contraire, l'indication sera formelle dans les formes où les troubles moteurs constituent le principal symptôme. Il en est de même lorsque la lésion médullaire est greffée sur un terrain lymphatique ou scrofuleux, ou lorsqu'elle s'est développée chez un syphilitique à évolution torpide : elle se précise encore davantage lorsqu'il y a parésie intestinale, l'action purgative pouvant être un précieux facteur du traitement.

II. *Indications accessoires*. — La spécialisation de Balaruc mise en relief ne doit pas faire oublier que cette station convient essentielle-ment, comme les autres stations chlorurées sodiques, aux *lymphatiques* et aux *scrofuleux*, ainsi qu'aux porteurs de *tuberculoses locales torpides*.

On y traitera avec succès les *anémiques* et les *chlorotiques* comme à Salies ou à Biarritz, et il y a lieu de tenir compte que, de même que dans cette dernière station, le climat marin est un adjuvant précieux de la balnéation chlorurée.

Les *rhumatisants*, surtout ceux qui sont mous, lymphatiques ou très anémiés, retireront les plus grands bénéfices d'un traitement à Balaruc.

Les femmes atteintes d'*affections utérines*, de *fibromes* surtout, seront aussi améliorées, surtout si elles se présentent dans les mêmes conditions de lymphatisme ou d'anémie.

Enfin les indications communes à toutes les eaux chlorurées trou-veront ici encore leur application, par exemple les plaies atones, les anciennes fractures, les engorgements, les trajets fistuleux, etc.

**Contre-indications.** — Il ne faudra pas envoyer à Balaruc les sujets excitables, les névropathes, ceux qui ont des lésions cardiaques avancées avec altérations du myocarde, les athéromateux.

Les paralysies hystériques ne relèvent pas de ce traitement, qui leur serait plutôt défavorable. Chez les paralytiques dont la lésion date de plusieurs années, qui ont des contractures tardives ou des muscles définitivement atrophiés, le traitement sera absolument inutile.

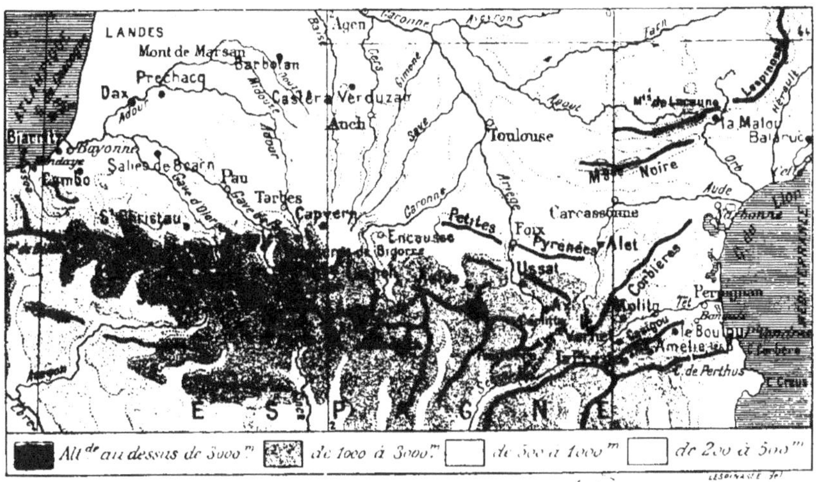



Alt^de au dessus de 3000^m    de 1000 à 3000^m    de 500 à 1000^m    de 200 à 500^m

CARTE I. — Stations thermales et stations d'altitude des Pyrénées (1).

(1) Les stations hydrominérales sont indiquées en bleu ; les stations d'altitude sont souli-
gnées - - -, les teintes bistres indiquent les altitudes.

# STATIONS DU PLATEAU CENTRAL

PAR

**Jean HEITZ.**
Ancien interne des hôpitaux de Paris.

Dans l'impossibilité de décrire, dans un ordre logique, les stations de cette région, nous avons cru devoir suivre simplement l'itinéraire des *Voyages d'études médicales*. Aussi avons-nous indiqué sommairement, au début de la description de chaque station, sa situation topographique générale et relative aux stations déjà décrites.

## Le Mont-Dore.

Eaux hyperthermales, à minéralisation faible, légèrement arsenicales. — Station d'altitude (1 050 mètres). — Cure de boisson, associée à des pratiques externes (demi-bains et bains de pieds hyperthermaux : inhalations). — Indiquées chez les arthritiques atteints de bronchites, laryngites, rhino-pharyngites congestives et spasmodiques ; chez les asthmatiques, les emphysémateux, les tuberculeux arthritiques.

La petite ville du Mont-Dore (2 000 habitants environ) est placée dans un site magnifique, au milieu des montagnes, à l'altitude moyenne de 1 080 mètres. Cette altitude constitue, comme nous le verrons, un puissant élément d'action de la cure.

Les vents sont relativement peu violents, car la vallée, large de 1 kilomètre, se trouve entourée presque de tous côtés par de hautes cimes qui forment abri surtout du côté du sud et de l'est (Sancy, 1 886 mètres). Elle est seulement ouverte du côté de l'ouest, et les vents de cette direction amènent souvent la pluie.

Le climat du Mont-Dore est un climat de montagne, c'est-à-dire sans très fortes chaleurs, et avec des matinées et soirées assez fraîches. La transition du coucher du soleil est très brusque, et les malades doivent éviter de s'y exposer. Les brouillards sont assez fréquents, surtout au printemps et en automne. Aussi la saison thermale est-elle une des plus courtes de France, ses limites extrêmes allant du 10 juin au 15 septembre.

La station est bâtie au fond de la vallée, sur un sol de trachyte

incliné. La rivière reçoit, à 600 mètres en aval de la ville, les collec-
teurs du tout à l'égout obligatoire. Deux sources captées dans la
montagne donnent une eau potable abondante et pure. Un service
d'inspection des viandes, un bureau d'hygiène muni d'appareils de

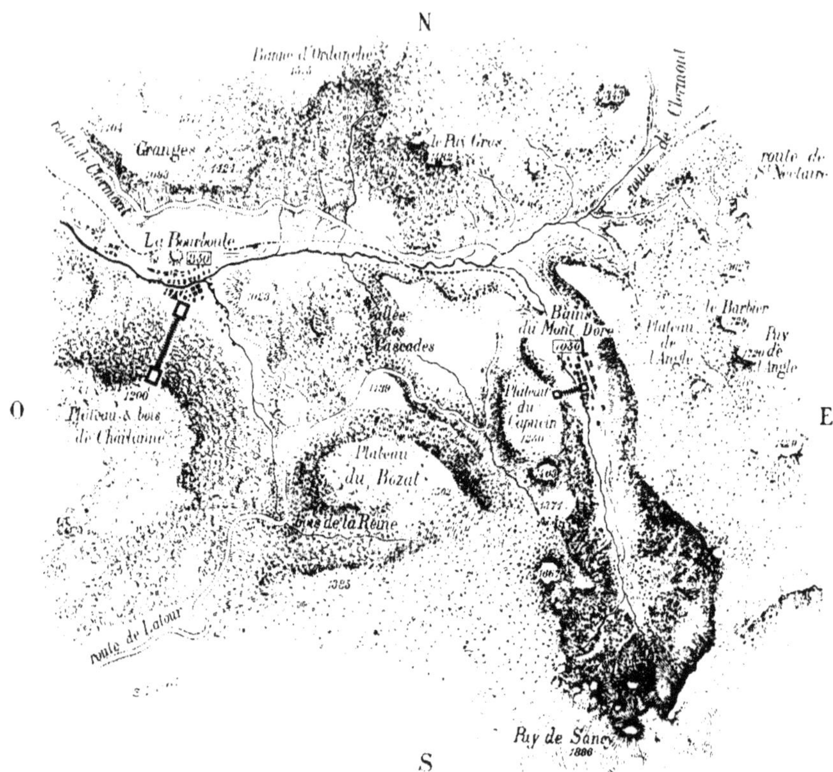



Fig. 27. — Situation géographique générale montrant la position réciproque du Mont-Dore et
de La Bourboule, à 6 kilomètres l'un de l'autre. La vallée, coudée à angle droit, est limitée
par des hauteurs boisées, auxquelles on accède par des funiculaires : au plateau du Capucin
pour le Mont-Dore ; au plateau de Charlanne pour La Bourboule.

désinfection, l'installation toute moderne (suivant les indications
du Touring-Club) de beaucoup d'hôtels et même de villas particulières font du Mont-Dore une des stations françaises les plus avancées au point de vue de l'hygiène, et l'on conçoit l'importance de
ces précautions dans une station où fréquentent des tuberculeux.

**Sources.** — Au nombre de onze, elles jaillissent des fentes du
trachyte, dans l'établissement même, et elles peuvent être immédiatement utilisées sur place, sans être pompées ni aspirées. Leur

débit total atteint 900 mètres cubes par vingt-quatre heures. Ce sont des eaux *hyperthermales* (38 à 47°), claires, faiblement alcalines. Peu minéralisées (2 à 3 grammes), elles contiennent surtout des bicarbonates, de l'oxyde de fer, de l'arséniate de soude à dose modérée et une grande proportion de silice.

Voici la moyenne de leurs analyses :

```
Bicarbonate de soude.................... .   0,536 à 0,543
     —        de chaux...................   0,272 à 0,342
     —        de magnésie................   0,163 à 0,176
     ...      de potasse.................   0,021 à 0,031
     --       de fer ....................   0,020 à 0,032
     —        de lithine.................   0,001 à 0,008
Chlorure de sodium.....................    0,358 à 0,368
Silice.................................    0,155 à 0,168
Sulfate de soude. .....................    0,066 à 0,075
Alumine................................    0,006 à 0,011
Arséniate de soude.....................    0,001
                                          ———————————————
     Minéralisation totale..............   2 à 3 gr.; Δ = 0,10 (1)
```

Il existe de plus des traces de bore, d'iode, de brome, de fluor (Carles), de manganèse, de cæsium et de rubidium. Elles sont enfin assez chargées en gaz : 99,5 p. 100 d'acide carbonique, des traces d'azote, d'argon et d'hélium (0,006 p. 100 de ces deux derniers corps selon Moureu). Leur radio-activité est faible (0,33 d'après Curie et Laborde, quatre jours après le puisement). L'état électrique des eaux du Mont-Dore au griffon a été démontré il y a longtemps.

Au total, il paraît difficile de caractériser ces eaux par leurs propriétés physiques ou chimiques. Le taux d'arsenic est modéré si on le compare à celui de La Bourboule ou même de Saint-Victor de Royat; peut-être leur haute teneur en silice a-t-elle plus d'importance, si l'on réfléchit que cette substance est un des éléments nécessaires du corps humain, plus abondant dans les tissus que le fer. La véritable caractéristique de ces eaux, nous la trouverons dans leur action clinique si spéciale.

**Modes d'administration.** — Les sources des Chanteurs, Madeleine, César, Ramond et Boyer servent presque exclusivement à la *boisson*. Celle-ci constitue un des éléments essentiels de la cure : on ordonne de un demi à quatre verres à jeun le matin et à quatre heures. Cette eau exerce sur la muqueuse gastrique une action excitante qui se traduit par l'augmentation de HCl libre. Aussi est-elle mieux supportée par les hypopeptiques que par les

(1) Lucaes Girard. Application de la cryoscopie à l'étude des eaux minérales. Thèse de Paris, 1905.

hyperpeptiques, chez lesquels des précautions spéciales sont parfois nécessaires. La constipation est fréquente pendant la cure, et il peut même se produire de légers embarras gastriques.

Les autres sources sont employées dans les différents services de *l'établissement*. Celui-ci, bâti sur le rocher même d'où jaillissent ces sources, fut restauré complètement en 1890. Les fouilles nécessitées pour sa reconstruction ont mis au jour de nombreux débris de sculptures provenant d'un établissement romain (fig. 32). Le bain de César, qui fut conservé, est le seul reste de l'installation primitive qui existait au début du xixᵉ siècle quand Michel Bertrand, alors médecin inspecteur du Mont-Dore, publia ses *Recherches*, qui rendirent la vie à la station.

L'établissement actuel est vaste, luxueux sans excès, facile à tenir propre. Le sol, recouvert de ciment, est lavé ainsi que les parois intérieures à la lance, à la fin des services de chaque matinée. Des plantes vertes, de belles sculptures antiques égayent les galeries, et un vaste hall permet la réunion des baigneurs les jours de pluie ou de brouillard. Les divers services en sont fort bien compris. Citons ainsi :

Les *demi-bains hyperthermaux* sont donnés dans de larges cuves de lave installées directement sur les griffons. Le malade s'y plonge jusqu'à la ceinture dans une eau à 39-42°, remuée de gros bouillons gazeux, riche de toutes les propriétés natives des sources. Le demi-bain constitue la plus ancienne, mais aussi la plus énergique des médications du Mont-Dore, et elle nécessite une surveillance particulière.

La première impression du malade, saisi par la haute température de l'eau, est une sorte d'angoisse légère avec accélération et augmentation des mouvements respiratoires, pouls dur et accéléré. Rapidement se développe au niveau des parties submergées une rubéfaction intense, en même temps que la partie hors de l'eau se couvre de sueur.

Au bout de cinq à dix minutes, le malade est rhabillé de flanelle, et on le porte en chaise jusqu'à son lit, où il se recouche une heure. La respiration est alors plus lente et plus ample, la tension artérielle abaissée.

Ce demi-bain n'agit pas simplement comme une large ventouse de Junot, car il provoque diverses réactions, prochaines ou éloignées, sur le système nerveux trophique (articulaires, dermiques, névralgiques, etc.) qui exigent des précautions attentives ; quant au mouvement fluxionnaire immédiat vers les membres inférieurs, il amène une décongestion notable et progressive des parties hautes, surtout évidente du côté de la petite circulation.

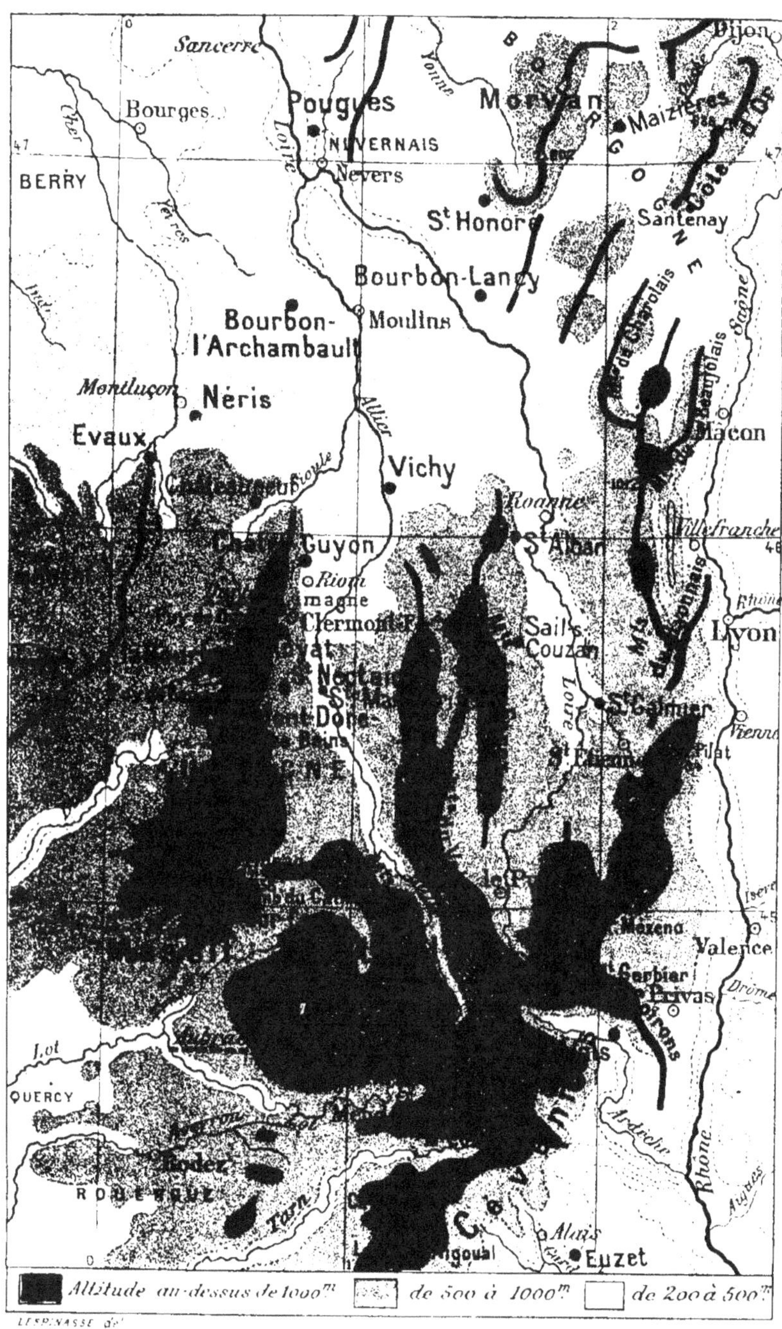



CARTE II. — Stations thermales et stations d'altitude du Plateau central

On peut le remplacer (et d'ailleurs il est parfois utile de continuer son action dans la journée même) par des *bains de pieds*, également hyperthermaux, donnés vers les cinq heures de l'après-midi, avec de l'eau native et courante, d'autant plus courts qu'ils sont à une température plus élevée. La différence de leur action avec celle des demi-bains est que ceux-ci déterminent toujours un spasme vasculaire très net au début, alors que le bain de pieds

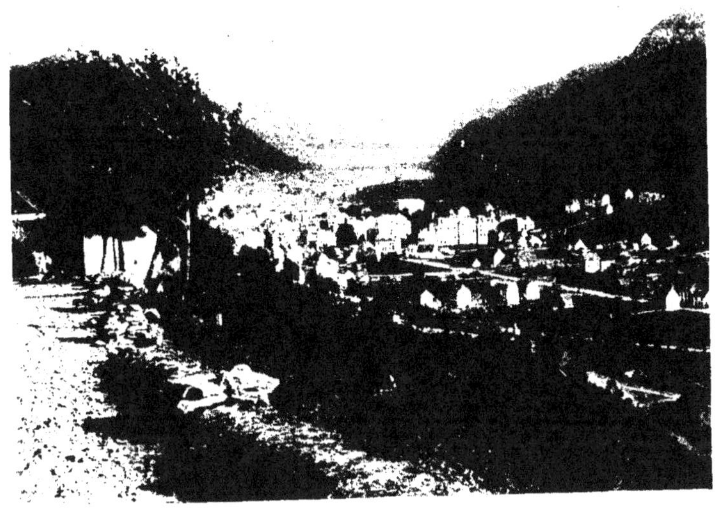

Fig. 28. — Le Mont-Dore : vue générale de la vallée.

produit d'emblée la décongestion des parties supérieures. Il est vrai que secondairement les téguments de la face et du thorax se couvrent de sueur, en même temps que le pouls devient plus rapide ; mais on peut arriver à éviter cette action seconde en arrêtant le bain de pieds dès qu'apparaît la moiteur des téguments (Perpère). Michel Bertrand avait noté que l'effet primaire de décongestion supérieure peut durer deux heures après la fin du bain de pieds. On conçoit, dans ces conditions, l'importance que revêt ce mode d'application des eaux. Chez les sujets variqueux, on le remplace parfois par des *bains de mains* donnés dans les mêmes conditions.

Les *bains généraux* à 35°, 38°, ne constituent qu'une pratique accessoire de la cure montdorienne. Ils sont destinés surtout aux organismes délicats qui ne supporteraient pas une médication trop énergique. Dans ce but, l'eau minérale, conservée dans un réservoir, est coupée d'eau refroidie jusqu'à température voulue. Ces bains n'ont pas l'action hypotensive des demi-bains et sont prescrits généralement dans un but sédatif.

Il en est de même des *douches chaudes* en pluie ou en jet données avec l'eau minérale. L'établissement comporte enfin une installation de *douches de vapeurs d'eau minérale*, que l'on réserve aux rhumatisants ou aux sujets souffrant de névralgies intercostales,

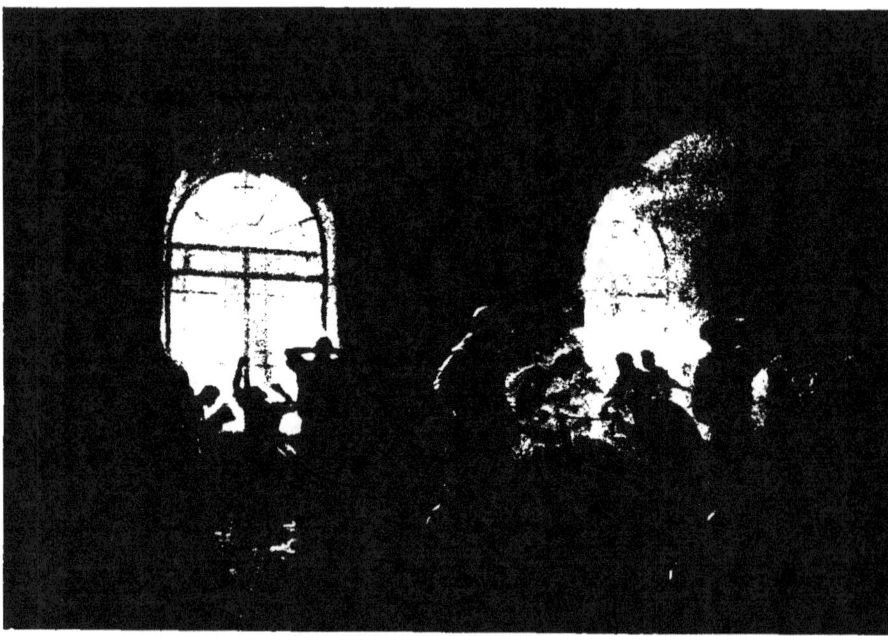

Fig. 29. — Une salle d'inhalation au Mont-Dore, d'après le tableau d'Aublet.

et parfois encore à quelques asthmatiques au début de l'accès.

Les *inhalations* constituent, depuis Michel Bertrand, une des médications essentielles de la cure, la troisième branche du trépied que forment avec elles les demi-bains ou pédiluves, et la boisson. Une série de grandes salles, hautes de plafond, sont remplies dès l'aube d'une tiède atmosphère de brouillard médicamenteux : une disposition spéciale de chaudières, placées au sous-sol, porte instantanément à 150° l'eau minérale amenée, en nappes ténues et froides, à travers un système de chicanes. La vapeur ainsi produite se trouve projetée, sous pression, dans les conduits de distribution où son admission est réglée à la partie inférieure des salles. Celles-ci se trouvent ainsi remplies d'un épais brouillard renfermant une proportion d'acide carbonique vingt fois plus forte que l'air extérieur, et des quantités dosables de tous les principes de l'eau. La proportion plus forte de l'arsenic (relativement aux autres éléments minéraux) est due à ce que son transport s'effectue sous la forme d'un chlorure volatil. A ce premier modèle de minéralisation, souvent seul utilisé, s'en ajoute un deuxième, qui résulte du poudroiement direct d'eau minérale froide, à la partie supérieure des salles, employé, suivant les besoins du service, à la fois pour régler la température, pour maintenir l'état nébuleux et pour abaisser le brouillard médicamenteux dans la zone utile aux malades.

Pour chaque salle donnée, la température est maintenue rigoureusement fixe, en dépit d'une aération constante à 28°, 29°, 30° et 32°.

C'est par ces salles que commence le plus souvent la journée de cure des malades. Ceux-ci revêtent

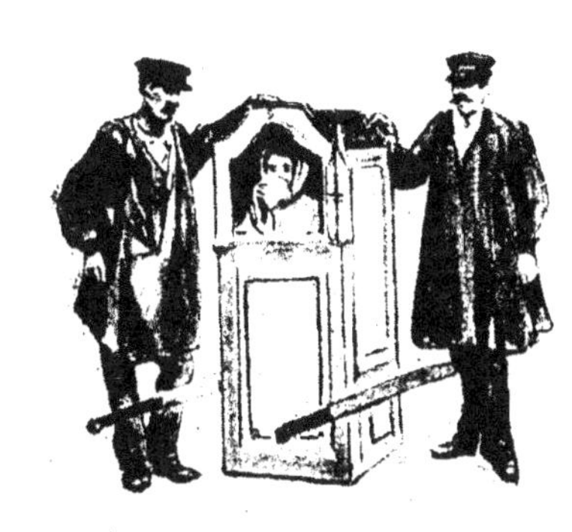

Fig. 30. — Le malade, enveloppé dans son costume spécial, est ramené à l'hôtel en chaise à porteurs.

pour s'y rendre un costume spécial, composé d'un manteau, d'un veston de flanelle avec capuchon et d'une chemise de nuit (qui doivent être quittés au vestiaire), puis d'un gilet de flanelle et d'un pantalon de flanelle à pieds et d'une chaussure de tennis (seuls vêtements à conserver dans les salles). Les dames gardent, en outre, une chemisette et un jupon de flanelle légère. Ainsi vêtus, c'est un spectacle des plus pittoresque de voir ces gens dans le brouillard se promener en causant par groupes ou se livrer à des manœuvres respiratoires (fig. 29). Après un séjour de vingt à vingt-cinq minutes, ils sont pris par une chaise à porteurs (fig. 30), et, après avoir bu un verre à la source, ils rentrent à l'hôtel, où leur lit, bassiné légèrement, les attend pour un repos d'une heure.

Certains malades, plus particulièrement atteints dans leurs voies supérieures, mettent à profit leur séjour dans les salles d'aspiration pour se soumettre à des *pulvérisations pharyngées* données à 29° avec de l'eau minérale poudroyée au moyen de la palette, du tamis (stérilisés) ou du système Giffard à vapeur.

Ces pulvérisations s'emploient aussi en dehors des salles de vapeur. Après une période transitoire d'irritation et d'érythème, elles déterminent une décongestion terminale à peu près constante.

D'autres sujets usent des *irrigations rhino-pharyngiennes*, données sous faible pression avec la même eau, ou de *douches nasales* de gaz, dont l'action décongestive locale paraît assez bien démontrée.

Il ne faut pas oublier que le traitement hydrominéral, sous les différentes formes que nous venons d'étudier, est administré à 1000 mètres d'altitude, dans un *climat de montagne* qui stimule l'appétit, provoque une vasodilatation périphérique, accroît les échanges respiratoires et peut-être le nombre des globules rouges du sang. Nous savons aussi que « les malades qui viennent les plus nombreux au Mont-Dore, à savoir les bronchitiques et les asthmatiques, s'y trouvent, de ce seul fait, astreints à une gymnastique respiratoire qui est loin d'être indifférente » (Landouzy).

Ajoutons qu'un funiculaire monte en quelques minutes du fond de la vallée jusqu'au Capucin,

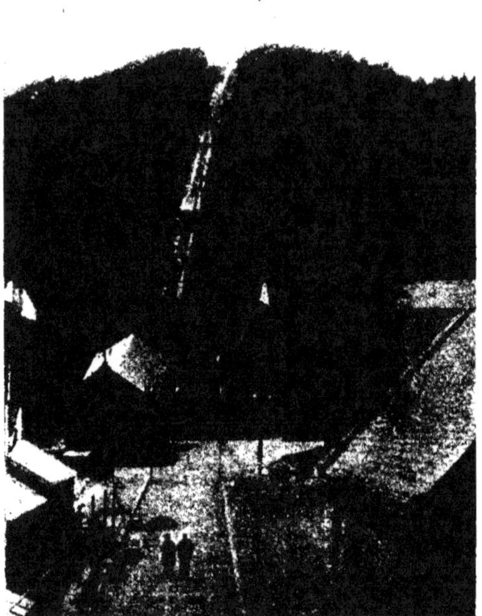

Fig. 31. — Funiculaire du Capucin, au Mont-Dore.

où, à 1250 mètres, les malades trouvent de grands bois ombragés qui leur forment un abri même au milieu du jour, contre le soleil brûlant de juillet.

**Indications thérapeutiques.** — La médication montdorienn , c'est-à-dire l'ensemble du traitement hydrominéral et du séjour d'altitude, modifie l'organisme pathologique à deux points de vue : s'adressant à la diathèse, elle modifie les *neuro-arthritiques* : témoin les décharges uratiques, les éliminations sudorales et respiratoires, nettement accrues pendant la cure.

Au point de vue fonctionnel, le Mont-Dore s'adresse aux *sujets atteints dans leur appareil respiratoire*, d'autant plus électivement que ce trouble évolue sur un fond plus arthritique. A ce même point de vue fonctionnel, l'intime *association* de la cure d'altitude à la cure hydrominérale, en augmentant l'expansion de l'appareil respiratoire, favorise l'action des inhalations médicamenteuses.

I. *Indication principale.* — **Arthritiques à manifestations respiratoires.** — Quelle qu'en soit l'étiologie, séquelles d'infection, comme la grippe, la rougeole, la coqueluche, suites d'intoxication par l'éther ou les vapeurs nitreuses, ou de surmenages professionnels (chez les chanteurs, orateurs, prédicateurs, avocats), le Mont-Dore améliore toutes ces manifestations, et cela quelle qu'en soit la localisation (du parenchyme pulmonaire jusqu'aux voies aériennes supérieures).

Ajoutons que la cure agira d'autant plus favorablement que l'allure générale des manifestations se rapprochera davantage de la manière classique des arthritiques, c'est-à-dire qu'elle sera plus congestive, plus spasmodique.

ARTHRITIQUES A MANIFESTATIONS BRONCHITIQUES OU PULMONAIRES, ARTHRITIQUES TUBERCULEUX. — La spécialisation du Mont-Dore vis-à-vis de ces variétés de malades remonte aux belles études de Michel Bertrand au début du XIXᵉ siècle. Mais, d'après les renseignements que nous a laissés un passé plus lointain, on peut conclure que dès l'époque romaine l'indication clinique du Mont-Dore était déjà connue comme de nos jours. Landouzy a rappelé une lettre de Sidoine Apollinaire où ce dernier, évêque de Clermont au Vᵉ siècle, désignait les eaux du Mont-Dore comme *aquæ phtisiscentibus mirabiles*, c'est-à-dire merveilleuses

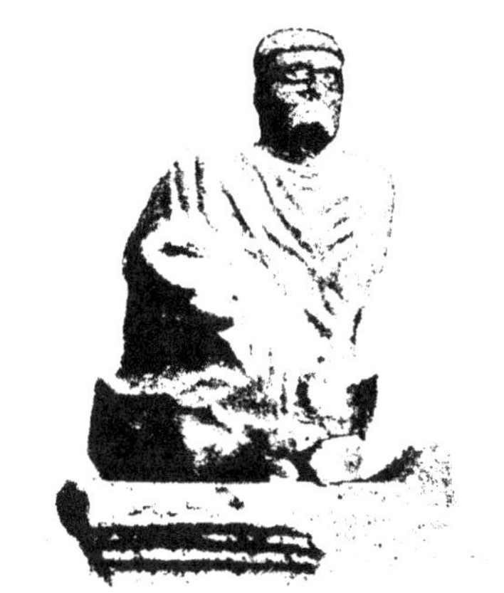

Fig. 32. — Sculpture romaine figurant un homme à thorax d'emphysémateux.

chez les débutants dans la phtisie. La statue de vieux Romain retrouvée dans les fouilles de l'établissement plaide dans le même sens, et Landouzy a bien fait remarquer « qu'avec ses épaules soulevées, son sternum bombé, sa poitrine voussurée, ses yeux saillants, ce personnage se présente avec l'habitus le plus net de l'asthmatique emphysémateux » (fig. 32).

Qu'il s'agisse d'asthmatiques, d'emphysémateux ou de tuberculeux, le traitement est dirigé de la même manière (boisson, demi-bains et pédiluves, inhalations). Ces dernières agissent d'une façon

locale, en pansant et décapant la surface des bronches; quant aux
pratiques externes, elles exercent une décongestion puissante de tout
l'arbre respiratoire; mais ces influences ne peuvent être séparées de
l'action totale de la cure. Celle-ci se manifeste souvent vers le huitième jour par une petite crise thermale avec état saburral léger,
oppression augmentée, voix rauque, herpès, urines rares et sableuses.

dépend du médecin traitant de réduire à un minimum ces différents

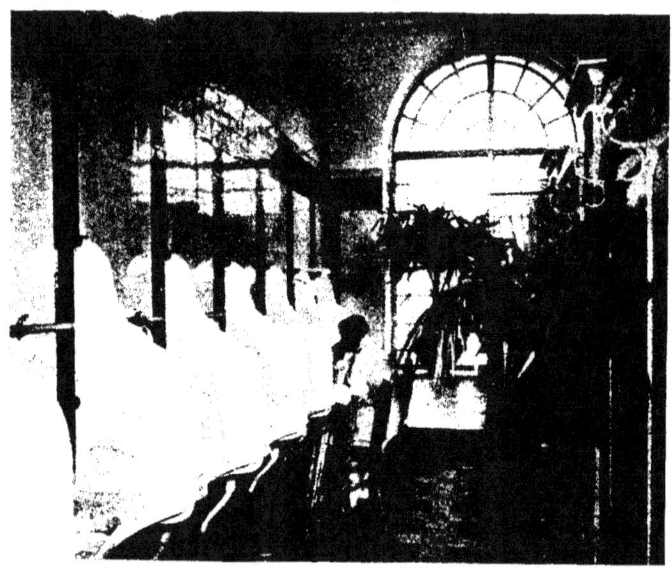

Fig. 33. — Le Mont-Dore : inhalations de gaz thermaux.

symptômes, qui cèdent d'ailleurs rapidement pour faire place à des
transpirations abondantes, odorantes même (M. Bertrand considérait
ce signe comme d'excellent augure), et à des urines plus abondantes.
La sédation s'exerce simultanément sur la toux et le spasme bronchique, les mouvements respiratoires sont amplifiés, l'expectoration
plus facile et plus abondante. L'action décongestive s'exerce avec tellement de force que, malgré l'altitude du Mont-Dore, les hémo-
ptisies des tuberculeux y sont réellement rares. A l'auscultation, on
constate, d'abord après les séances d'inhalation, puis d'une manière
permanente, le retour de la respiration dans les zones autrefois
obscures et submates.

Pour les *asthmatiques*, le Mont-Dore constitue le traitement de
choix. Il agit en partie par son altitude, — les malades se sentent soulagés quelquefois dès leur arrivée à la gare, — et surtout par la séda-

tion du spasme bronchique et inspirateur : le séjour dans la salle d'inhalation arrête souvent en quelques instants les accès les plus violents. Ajoutons que, dans les formes congestives, rien ne vaut l'effet du demi-bain hyperthermal. La cure est souvent utile dès la première saison, mais il est toujours recommandé d'en faire plusieurs consécutives, le soulagement pouvant n'être d'abord que temporaire.

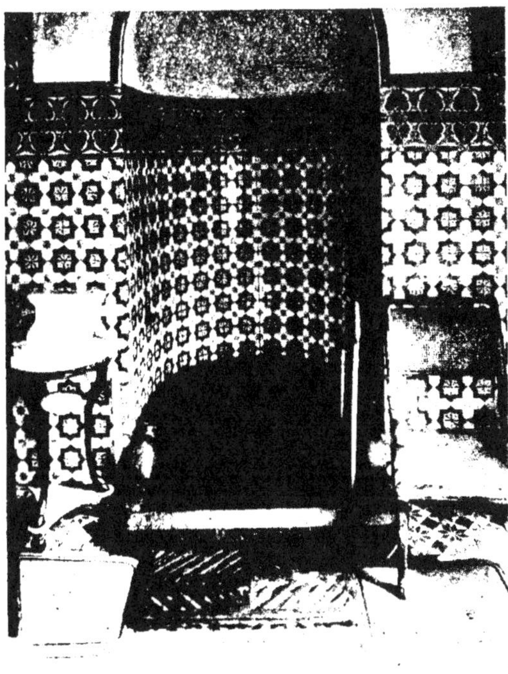

Fig. 34. — Le Mont-Dore : piscine individuelle.

Le Mont-Dore s'adresse à tous les âges (enfants, vieillards ayant dépassé la soixantaine) ; il s'adresse aussi bien aux sujets à forme sèche, nerveuse et spasmodique, dont les crises s'espacent progressivement, qu'aux catarrheux dont l'expectoration diminuera sensiblement après une phase transitoire d'augmentation. La cure agit sur ces malades à la fois en modifiant le terrain arthritique nécessaire à l'éclosion de l'asthme et aussi la bacillose larvée, épine parfois profondément cachée, que l'on trouve presque toujours à l'origine de la manifestation spasmodique. Nous verrons à quel point le Mont-Dore améliore certains tuberculeux déclarés et ouverts, lorsque la maladie a évolué sur un terrain arthritique.

Les *emphysémateux*, même lorsqu'ils ne sont pas asthmatiques, profitent de la cure du Mont-Dore pour des raisons analogues : ici encore, même terrain arthritique, bien souvent aussi, même épine tuberculeuse cachée. Le traitement reste, exception faite de l'emphysème aigu, sans action sur les lésions déjà existantes, mais il enraye les poussées de bronchite successives qui aggravent la situation du malade. On connaît ces trachéo-bronchites qui apparaissent, par exemple, à la suite d'une pharyngite, qui s'accompagnent de râles ronflants et sibilants et d'une dyspnée hors de proportion avec ces signes physiques. Parfois même une plaque de submatité et de râles fins, avec fièvre brusque et intense, s'y ajoute pour disparaître en quelques jours. C'est contre les séquelles et contre les récidives de cet ordre que le Mont-Dore est souverain. D'une manière générale, la respiration devient plus libre, l'expectoration plus aisée, l'essoufflement de marche et de montée s'atténue.

Il n'est pas jusqu'à certains *tuberculeux* que le Mont-Dore ne puisse soulager, même quelquefois guérir, et il ne s'agit pas ici seulement, comme l'a montré Landouzy, de simples bacillaires latents, mais bien de tuberculeux arrivés, à lésions ouvertes, à la condition que ces dernières évoluent dans le mode arthritique et avec un état général leur permettant de réagir. Il s'agit de malades qui peuvent avoir des bacilles dans les crachats, qui peuvent faire de loin en loin des poussées bronchitiques, des hémoptysies même (si elles ne sont pas trop abondantes ou prolongées), mais qui n'ont pas de fièvre, qui ne sont pas amaigris, qui tendent à faire de l'emphysème et du tissu fibreux autour de leurs foyers bacillaires. La cure thermale facilite la toux et l'expectoration, calme les congestions, éloigne les hémoptysies ; elle limite les associations microbiennes, assouplit le tissu pulmonaire périlésionel et les adhérences pleurales. La cure de ces malades doit être très surveillée, coupée de repos, et au total assez longue.

Citons encore parmi les arthritiques justiciables du Mont-Dore pour les voies respiratoires :

Certains *bronchitiques* dont les *manifestations spasmodiques*, auparavant annuelles, deviendront moins fréquentes et moins durables, ou encore les bronchiteux graillonnants, à toux quinteuse, expectoration difficile, visqueuse, présentant le tableau du *catarrhe sec de Laennec*. Chez ces malades, on obtient au Mont-Dore des résultats bien supérieurs à ceux que l'on observe chez les bronchectasiques anciens à copieuse expectoration muqueuse ou muco-purulente.

Les goutteux ou rhumatisants, sujets à des *congestions pulmonaires*, répétées, toujours d'évolution rapide, parfois localisées aux sommets, obtiennent au Mont-Dore une cessation durable de ces poussées congestives.

Jules Simon a insisté souvent sur les prompts effets du Mont-Dore chez les enfants, fils d'arthritiques, qui conservaient *à la suite de bronchopneumonies* grippales, coquelucheuses, rubéoleuses, des reliquats basiques, et cela même lorsque la plèvre avait été intéressée. La même indication se pose chez les adultes à la suite des congestions pulmonaires et de bronchopneumonies grippales, d'autant mieux que le sujet est plus arthritique et que les allures locales ont été moins trainantes. Sans être négligeables, les résultats sont, en général, moins satisfaisants lorsque l'affection a présenté des caractères plus torpides.

ARTHRITIQUES AFFECTÉS DANS LEURS VOIES RESPIRATOIRES SUPÉRIEURES. — Ce sont des malades affectés d'une façon presque toujours la même, par accès brusques, toujours d'origine congestive, à allures mobiles, alternant souvent avec d'autres manifestations arthritiques, articulaires ou abarticulaires.

Il s'agit souvent de *coryza* à répétition, se compliquant d'obstruction des fosses nasales, surtout lorsque le sujet prend la position horizontale, ainsi que d'épistaxis fréquentes. L'affection finit par passer au coryza chronique avec hypertrophie muqueuse. Le pronostic est alors moins favorable. Il l'est surtout lorsqu'on est arrivé à la phase atrophique. On n'obtient pas grand'chose dans les catarrhes chroniques. Au traitement général doivent s'associer en pareil cas les pulvérisations, les lavages des fosses nasales (qui doivent se faire sans aucune pression, pour ne pas provoquer de complications du côté des trompes), enfin les douches nasales de gaz acide carbonique dont l'action se montre analgésique et constrictive.

Le Mont-Dore donne de bons résultats chez les enfants arthritiques atteints de *rhino-pharyngite*, surtout après ablation chirurgicale des végétations. La cure est contre-indiquée chez les enfants scrofuleux.

On enverra au Mont-Dore les adultes atteints de cette même affection lorsqu'elle se caractérise par de la sécheresse et de la brûlure de la gorge, avec poussées congestives à chaque refroidissement ou chaque écart de régime (chatouillements de la paroi postérieure, toux spasmodique, pharynx rouge, capitonné, recouvert de mucus épais et desséché, qu'il y ait ou non granulations par hypertrophie folliculaire, même avec propagation tubaire et menaces de surdité. Lorsqu'il existe des polypes, l'ablation chirurgicale est indiquée avant de songer à la cure.

Enfants ou adultes atteints de *rhume des foins* se trouvent en général bien d'une ou de plusieurs saisons au Mont-Dore. Comme pour les malades précédents, il faut insister sur la dérivation par les bains de pieds prolongés, répétés, et les demi-bains, en y associant les inhalations, pulvérisations et douches de gaz.

Enfin contre les *laryngites*, lorsqu'elles apparaissent chez des arthritiques, surtout après surmenage professionnel, le Mont-Dore jouit d'une réputation méritée. La cure est surtout indiquée dans les formes congestives, avec accès de toux spasmodique. La congestion des cordes vocales disparaît, la toux se calme, et la parole en public redevient possible sans fatigue.

Des résultats remarquables sont également obtenus chez les enfants sujets aux attaques de faux croup, ou qui ont gardé d'une coqueluche des accès de toux spasmodique. Le résultat est moins bon en général dans les laryngites chroniques simples. On peut tenter l'essai de la cure chez les tuberculeux dont le larynx n'est intéressé que d'une manière peu profonde, ou peu étendue, surtout lorsque l'évolution s'est faite jusqu'alors apyrétique.

II. *Indications accessoires.* — Certains *diabétiques* se trouvent bien du Mont-Dore. Cette station a aussi une clientèle assez nombreuse de *rhumatisants* venus pour la plupart des régions voisines et qui forment presque à eux seuls la clientèle de l'hôpital thermal.

**Contre-indications.** — Elles sont assez importantes et de deux ordres différents :

Il est d'abord nombre de malades chez lesquels la cure du Mont-Dore est le plus souvent inutile, même lorsqu'elle est dirigée contre une affection des voies respiratoires : ainsi en est-il des lymphatiques à grosses amygdales, hydrorrhée nasale chronique, bronchite chronique, surtout ectasique, avec expectoration muco-purulente abondante et facile, sans spasme ni congestion associés. Ainsi en est-il aussi des tuberculeux fébriles, ou même apyrétiques, lorsqu'ils sont déchus et sans ressources pour la réaction, lorsqu'ils sont porteurs d'infiltrations laryngées étendues ou d'ulcérations.

Il est par contre d'autres malades chez lesquels la cure est véritablement contre-indiquée, pouvant exposer à des dangers plus ou moins sérieux. Ni le climat ni les eaux ne conviennent, par exemple, aux *néphrétiques* ou aux *hépatiques*.

Parmi les asthmatiques, il faut écarter les *artérioscléreux* à haute tension artérielle, dont les accès sont symptomatiques de l'insuffisance rénale : ces malades se présentent souvent d'eux-mêmes à la station, et il est assez difficile de les faire partir, car les inhalations déterminent au début un certain soulagement. Mais ils n'en restent pas moins soumis à des risques graves, tels que l'hémorragie cérébrale qui peut se produire sous l'influence de l'abaissement de la pression extérieure. On peut voir aussi une brusque défaillance du ventricule gauche, se traduisant par une crise d'œdème pulmonaire aigu mortelle.

Il faut également se méfier de certains dyspnéiques à forme pseudo-asthmatique, chez lesquels un examen plus approfondi mettra en évidence un anévrysme de la crosse de l'aorte.

Il y a des réserves à faire vis-à-vis des grands emphysémateux qui présentent de l'insuffisance cardiaque. Tant que le cœur droit suffit à sa tâche, on voit souvent la cure, prudemment conduite, décongestionner la petite circulation et apporter ainsi une aide appréciable au fonctionnement cardio-vasculaire. Mais, lorsque le ventricule droit a cédé plus ou moins, qu'il existe de l'insuffisance tricuspidienne avec gros foie et tendance à l'œdème des jambes, il ne faut plus laisser séjourner le malade à l'altitude du Mont-Dore. Il en est de même des sujets atteints de cardiopathie valvulaire, dès que leur lésion n'est plus complètement compensée.

Il est bon de se souvenir enfin que les malades *exceptionnellement excitables* ne devront pas être envoyés au Mont-Dore : les sujets *très nerveux* supportent mal les climats de montagne, d'autant plus mal qu'ils sont plus indisciplinés et qu'ils s'y laissent plus facilement entraîner à y commettre des imprudences.

## La Bourboule.

Eaux hyperthermales, à minéralisation moyenne, chlorurées, bicarbonatées sodiques, fortement arsenicales ; station d'altitude (850 mètres). — Cure de boisson, associée à des bains prolongés et à des inhalations d'eau poudroyée.
Indiquées chez les lymphatiques et scrofuleux ; chez les prétuberculeux. — Cure de choix pour les dermopathes, surtout de souche lymphatique et présentant des affections de nature squameuse.

La station de *La Bourboule* est située dans la vallée de la Dordogne, à 6 kilomètres en aval du Mont-Dore, et à l'altitude sensiblement moindre de 850 mètres. La vallée s'est coudée presque à angle droit, et elle s'ouvre largement vers l'ouest et les grands plateaux de la Corrèze. C'est par cette ouverture que pénètre le long de la rivière l'embranchement du chemin de fer d'Orléans qui amène en dix heures les express de Paris.

L'exposition de la station est excellente. Vers le midi, une large échancrure, la vallée du Vendeix, permet l'éclairage direct du soleil (fig. 37) ; au nord, au contraire, elle est protégée par des hauteurs de 1515 mètres (la banne d'Ordenche). Au sud-ouest, s'élève un plateau boisé, où un funiculaire mène à l'altitude de 1200 mètres.

Le climat est à peu de chose près celui du Mont-Dore, quoique avec moins de brouillards : c'est un climat de montagne, avec son insolation très forte, mais aussi ses nuits froides et ses changements brusques de température. Aussi la saison de La Bourboule n'est-elle guère plus longue que celle du Mont-Dore (25 mai au 1er octobre, limites extrêmes).

Il y a trente ans, ce n'était encore qu'un pauvre village, et il

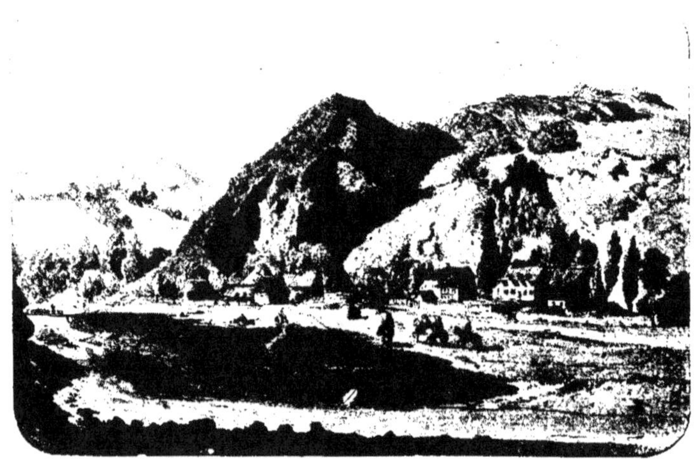

Fig. 35. — La Bourboule en 1860.

fallut, après la découverte de la source Choussy, la révélation de sa richesse en arsenic pour que, le flot des malades y arrivant de toutes parts, une ville neuve s'élevât comme par enchantement sur les bords du torrent. Actuellement, ce sont de larges rues, des parcs, de grands hôtels et des villas en pierre de taille, qui se pressent autour d'un vaste et luxueux établissement thermal.

**Sources.** — La plus importante de toutes les sources de **La Bourboule** est la source Choussy-Perrière, qui par deux puits voisins atteint la même veine liquide dans une faille du terrain primitif. Les 570 mètres cubes qu'elle débite en vingt-quatre heures sont aussitôt refoulés vers les différents services de l'établissement thermal. C'est une eau hyperthermale (56°), limpide, onctueuse. Elle contient 28 milligrammes d'arséniate de soude par litre, proportion qui dépasse de beaucoup celle de toutes les eaux minérales connues. La source française qui s'en rapproche le plus, Saint-Victor de Royat, n'en renferme que 4 milligrammes par litre. A ce point de vue spécial, un litre de Choussy-Perrière équivaut à XXI gouttes de liqueur de

Fowler ; mais il n'est pas nécessaire d'atteindre la dose d'un litre en vingt-quatre heures pour obtenir les effets de XXI gouttes de liqueur de Fowler. On connaît maints autres exemples d'effets thérapeutiques obtenus par la médication thermale avec des doses de principes minéraux très inférieures à la posologie courante.

La minéralisation totale est d'ailleurs forte, comme le montre l'analyse suivante, à laquelle on peut comparer celle de la source

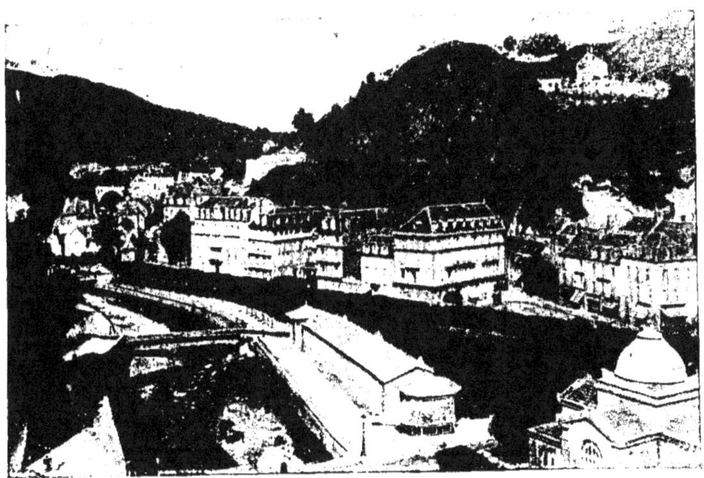

Fig. 36. — Vue de La Bourboule.

Croizat, plus récemment découverte dans la montagne, à 3 kilomètres de la station, et dont le débit par vingt-quatre heures est de 216 mètres cubes.

|  | Source *Choussy-Perrière* (1878), 56°. | Source *Croizat* (1898), 47°. |
| --- | --- | --- |
| Arséniate de soude | 0,02847 | 0,0171 |
| Bicarbonate de soude | 2,8920 | 1,8754 |
| Chlorure de sodium | 2,8406 | 5,6363 |
| — de potassium | 0,1623 | » |
| — de magnésium | 0,0320 | » |
| Bicarbonate de chaux | 0,1905 | 0,6351 |
| Sulfate de soude | 0,2084 | 0,4101 |
| Peroxyde de fer | 0,0021 | » |
| Acide silicique | 0,1200 | » |
| Acide carbonique libre | 0,0518 | » |
| Minéralisation totale | 6,4997 | 9,8439 |

Il existe de plus des traces de lithium, de manganèse, d'alumine, de fluor et de principes organiques. Au total, forte proportion d'arsenic, quantités notables de chlorure de sodium (surtout élevée à Croizat) et de bicarbonate de soude, qui rendent ces eaux très favorables au traitement des lymphatiques. Le taux du sodium total atteint à peu près celui de Vichy.

Ajoutons que la radio-activité de la source Choussy, mesurée en 1908 par Laborde, a été trouvée supérieure à celle de toutes les sources françaises et seulement inférieure à celle de Gastein (Autriche).

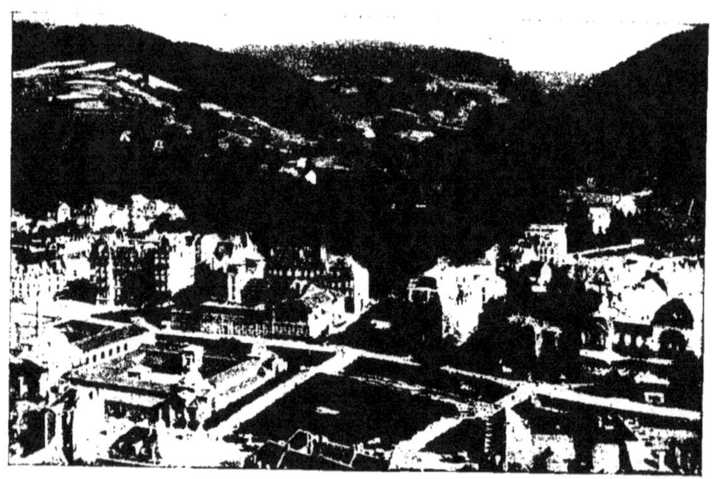

Fig. 37. — Vue de La Bourboule montrant la vallée du Vendeix largement ouverte au midi.

Quatre jours après avoir été puisée, l'eau présentait une puissance de 1,78 et les gaz de 11,02.

Il existe encore quelques sources froides qui présentent une minéralisation moyenne de 4 milligrammes d'arséniates par litre ; on les emploie surtout pour couper les sources chaudes.

**Modes d'administration.** — La *boisson*, pour laquelle on emploie surtout la source Choussy-Perrière, constitue l'acte principal du traitement. C'est celui que l'on doit le plus soigneusement doser et surveiller pour en obtenir tout l'effet utile sans avoir à craindre de troubles digestifs. Sagement administrée, elle relève l'appétit et la coloration des muqueuses ; le poids du corps augmente progressivement. Certains sujets cependant accusent au bout de quelques jours des pesanteurs d'estomac, des vertiges et de la diarrhée. Ce sont ces faits d'ailleurs assez rares qu'on a décrits à tort comme dus à une prétendue toxicité de l'eau de La Bourboule. Des expériences fort bien conduites de Billiard et Ferreyrolles ont montré qu'on pouvait injecter dans les veines d'un animal des quantités considérables d'eau de Choussy sans provoquer aucun accident, alors que des doses correspondantes d'arséniate de soude en solution artificielle se montraient nettement toxiques. On a rappelé à ce sujet que des moutons ont pu boire l'eau de la source Croizat pendant de longs mois sans en éprouver aucun trouble. Les troubles digestifs auxquels nous faisions allusion s'expliquent par une simple intolérance dont on peut venir à bout le plus souvent en usant de doses faibles et mieux graduées. Au besoin, on recourera aux injections hypodermiques (50 à 100 grammes tous les deux jours), comme l'ont proposé Gastou et Trémolières; nous verrons d'ailleurs que les inhalations, grâce à l'absorption considérable qui se fait au niveau des alvéoles, permettent l'introduction dans l'organisme d'une quantité déjà appréciable d'arsenic.

Que devient, chez le malade, l'arsenic une fois absorbé? Chez des moutons abreuvés d'eau de La Bourboule, Veyrières a retrouvé l'arsenic surtout abondant dans la laine, dans le foie et dans le sang. Sans aucun doute, ce sont, dans ce dernier tissu, les leucocytes qui s'en chargent le plus abondamment, comme Arnozan et Carles et aussi Besredka l'ont constaté en administrant de l'arsenic métallique. Une petite quantité se met aussi en réserve dans le corps thyroïde. Cet arsenic s'élimine surtout par la peau, les poils, les ongles; on en retrouve de petites quantités dans le lait et les urines, encore soixante-dix jours après le traitement.

On a recherché, chez des sujets sains soumis à un régime fixe, les modifications de l'élimination urinaire à la suite de la cure de boisson. Danjoy, Bernard ont noté une augmentation de l'urée, des phosphates et des chlorures. Heulz et Cathelineau, par contre, ont vu le volume total des urines diminué, ainsi que l'urée et le rapport azoturique; seul l'acide urique était augmenté. Et Maurel a conclu que l'action de l'eau sur le chiffre d'urée et la nutrition générale devait varier suivant les doses et suivant le terrain.

Ajoutons que les cures trop intensives, même lorsqu'il n'y a pas d'intolérance gastrique, déterminent parfois de la fatigue, de l'insomnie et, chez les dermopathes, des poussées à la peau qu'il importe de modérer.

Les bains et les douches font partie intégrante du traitement. Ils agissent par leur haute température, et il est probable aussi qu'il y a dans le *bain prolongé* absorption d'arsenic par la peau, surtout au niveau des régions malades qui ont perdu partiellement leur revêtement épidermique. Ces bains longs (une heure et même davantage) se donnent soit en baignoire, soit dans de petites piscines où le malade peut s'étendre sans fatigue : leur action est avant tout sédative,

ils apaisent le prurit pourvu que la température n'en soit pas trop
chaude. De plus, ils blanchissent la peau, la rendent souple, moite,
onctueuse, et ils ont sur les lésions une action nettement cicatrisante.
Tous les auteurs s'accordent à dire qu' « une affection cutanée, si
aiguë soit-elle, supportera toujours le bain de La Bourboule infini-

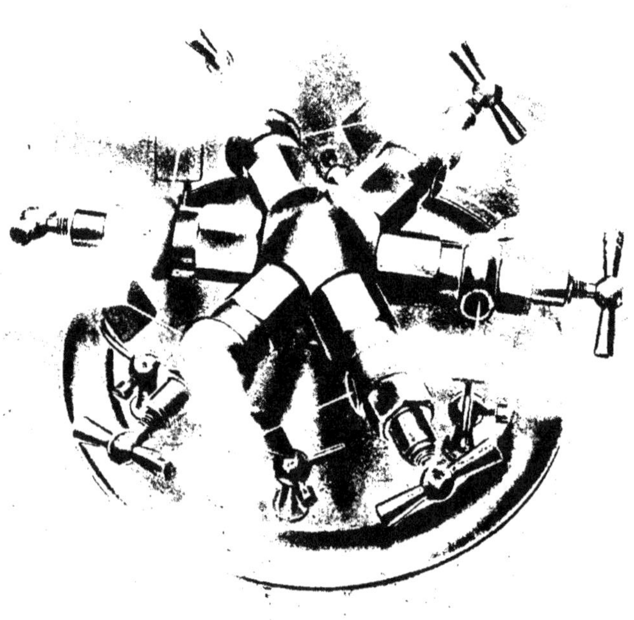

Fig. 38. — Inhalations de La Bourboule. — Appareil poudroyeur d'eau minérale à six jets
(en fonctionnement).

ment mieux que tout autre bain ». Bernard, puis Heulz et Cathelineau ont constaté de plus aux bains une action sur la nutrition différente de celle de la boisson : augmentation du volume urinaire, de
l'urée et du rapport azoturique.

Les *bains courts* (quinze à vingt minutes) sont réservés aux sujets
lymphatiques ou scrofuleux qui ont besoin d'un coup de fouet.
On leur associe parfois des *douches chaudes* ou hyperthermales, données

avec de l'eau minérale, ou des *douches froides* avec de l'eau de
montagne non minéralisée. Il existe également à l'établissement un
service de *massages sous l'eau*, qui se donnent le sujet étendu sous
une pluie d'eau minérale à 38 ou 40°.

Quatre vastes salles d'inhalations, bâties en 1904 sur des plans
absolument modernes, complètent l'installation des thermes. Elles
remplaçaient d'ailleurs de petites salles fonctionnant depuis 1878
et dont la disposition partait du même principe. Le brouillard
tiède qui remplit ces salles n'est pas formé, comme au Mont-Dore,
de vapeurs d'eau minérale, mais il est produit par le poudroiement
de jets d'eau arrivant sur des palettes avec une très forte pression.
Nous empruntons la description de ces appareils au livre récent de
Sersiron :

« Des tuyaux, venant directement de la source sans aucune communication avec l'extérieur, couverts partout de calorifuges, débouchent en
sous-sol dans des compresseurs à vapeur, où l'eau minérale se trouve immédiatement soumise à une pression de 100 atmosphères par centimètre carré.
Elle traverse alors une série de filtres, puis monte dans le corps d'un appareil situé dans la salle d'inhalation elle-même. Au sommet de cet appareil, l'eau se répartit en étoile, et à travers des ajutages d'agate se divise
en jets filiformes extrêmement durs qui se brisent avec une force énorme
sur des lamelles métalliques plates inclinées à 45°. Chaque petit jet est
réglé par un robinet qui évite les bavures et assure le poudroiement intégral de l'eau en buée. On peut à volonté diminuer ou augmenter l'arrivée
de cette buée, sa sortie, sa densité, en élever ou en abaisser la température. »

Ajoutons que ces salles sont à double paroi, de manière à éviter
les déperditions de température; qu'elles sont bâties à angles arrondis, le sol garni de carreaux perforés, de manière à pouvoir être aisément nettoyées à grande eau. La ventilation en est prise sur une
cour sans fenêtre, où l'air arrive toujours pur, et l'atmosphère de
chaque salle se trouve entièrement renouvelée cinq fois par heure.

Tout le long des parois sont déposés une série de bains de pieds
(170 au total), que l'on prend très chauds, pendant l'inhalation
même, de manière à éviter tout risque de congestion encéphalique.
Dans des services voisins, les malades peuvent prendre des *pulvérisations pharyngées* ou nasales et des *humages*.

Après un séjour d'un quart d'heure à une heure dans les salles,
ils passent dans une antichambre à température moyenne, et, après
s'y être rhabillés, rentrent à l'hôtel se recoucher.

Les inhalations n'ont pas dans le traitement de La Bourboule
l'importance de celles du Mont-Dore; elles constituent un procédé
accessoire, utile pour panser à la manière d'un topique les voies respiratoires et les muqueuses pharyngées de certains bronchitiques ou

scrofuleux, utile plus souvent encore pour provoquer, grâce à l'absorption pulmonaire, une action intensive de la cure qui ménage les voies digestives.

Les expériences de Cany ont montré la réalité de cette absorption alvéolaire. Chez des moutons maintenus deux heures chaque jour, pendant dix jours consécutifs, dans les salles de La Bourboule, cet auteur a dosé l'arsenic contenu dans les poumons, et, au lieu du taux normal de $0^{mg},002$, il a trouvé $0^{mg},015$, soit une proportion sept fois plus forte.

**Indications thérapeutiques.** — Les indications de La Bourboule sont celles de la médication arsenicale associée à la cure d'altitude. La *spécialisation générale* de la station s'adresse aux sujets dystrophiques, anémiques, qui penchent vers le lymphatisme et la scrofule. Elle s'adresse aussi à certains diabétiques ou paludéens anémiés. La *spécialisation fonctionnelle* s'adresse surtout aux malades atteints dans leur revêtement cutané ou muqueux, surtout lorsqu'ils sont de souche lymphatique.

I. *Indications principales.* — **Scrofuleux et lymphatiques.** — Beaucoup de ces malades sont des enfants qui doivent être envoyés à La Bourboule plutôt qu'au bord de la mer, souvent trop excitant pour eux, surtout lorsqu'ils sont de souche nerveuse. Ces enfants, qui dorment mal sous l'influence de l'air trop vif et du bruit des vagues, mangent peu et reviennent fatigués, pâles, affaiblis, avec leurs affections de la peau et des muqueuses exaspérées. Comme l'ont fait remarquer Landouzy et Lamarque, les éléments d'action de La Bourboule sont à la fois plus complexes et moins excitants.

On placera au premier rang, parmi ces enfants justiciables de La Bourboule, les hérédo-tuberculeux et aussi les hérédo-syphilitiques, chaque fois qu'ils seront affectés du côté du système lymphatique : par exemple les enfants porteurs de coryza chronique purulent ou de rhino-pharyngite, suite de rougeole ou de grippe ; les enfants atteints de fluxions ganglionnaires, suite d'impétigo ou de végétations adénoïdes infectées, fluxions qui finiraient par aboutir aux adénites cervicales chroniques.

Ces petits malades devront faire des stages prolongés et successifs à La Bourboule, dès leur première enfance, pour que la cure, agissant à la fois sur les éléments lymphatiques, sur les globules rouges et sur la peau, les arrête dans la voie des lésions et des maladies auxquelles les promet leur constitution héréditaire. Il ne faut pas attendre que ces privautés morbides aient le temps de s'affirmer et d'imprimer à l'enfant les traits bien connus du scrofuleux. Aussi doit-on envoyer ces enfants à La Bourboule dès l'apparition des ganglions à l'angle des maxillaires, même lorsqu'ils ne grossissent que par poussées successives, à l'occasion d'éruptions impétigineuses ou de petites maladies infectieuses; à plus forte raison si ces ganglions passent à l'état chronique, réalisant le tableau de la micro-polyadénie, laquelle peut être simple, mais souvent aussi précéder la première phase du développement bacillaire.

On devra se préoccuper chez ces enfants du rhino-pharynx, presque toujours envahi par des végétations adénoïdes plus ou moins développées. S'il existe un état d'inflammation chronique de ce côté avec coryza purulent, très grosses amygdales, la cure de La Bourboule devra souvent précéder l'intervention chirurgicale ; mais, après ablation des amygdales et des paquets de végétations, il sera toujours prudent de faire une ou plusieurs cures bourbouliennes pour arriver à la rétrocession complète du tissu pathologique (inhalations, pulvérisations, boisson).

Ajoutons que cette cure sera tout spécialement indiquée lorsqu'il existera des complications du côté de l'oreille moyenne, des manifestations oculaires (blépharites, dacryocystites, kérato-conjonctivites), ou des signes de développement des ganglions du médiastin (crises de toux spasmodique, zones de matité rétrosternales, altération du murmure vésiculaire dans certaines zones pulmonaires), que ces signes aient apparu spontanément ou à la suite de la coqueluche.

Les petits lymphatiques qui souffrent d'*asthme des foins* ne trouveront nulle part le soulagement que peut leur donner La Bourboule.

On adressera aussi à cette station les *enfants emphysémateux* et les *enfants asthmatiques*. A la vérité, les uns et les autres pourront, avec des chances à peu près égales de succès, essayer du Mont-Dore ou de La Bourboule. Il s'agit de question d'espèces, et l'on devra, en cas d'échecs ou de résultats insuffisants dans une des deux stations, essayer l'autre, qui pourra donner alors un résultat parfait. Rappelons que le Mont-Dore reste nettement indiqué pour les malades adultes. On doit faire cependant une exception pour ceux d'entre ces derniers dont les accès alternent avec des poussées d'eczéma.

Lorsque le lymphatisme et la scrofule ont évolué jusqu'à la *tuberculose pulmonaire confirmée*, il sera alors souvent trop tard pour la cure bourboulienne. Comme l'a dit Landouzy, « celle-ci est faite pour les *candidats à la tuberculose*, pour les menacés, pour les arrivistes, plutôt que pour les arrivés. On pourra encore soigner à La Bourboule, avec quelques chances de succès, les tuberculeux fermés, à la période de germination, qui n'ont encore ni hémoptysies ni fièvre, mais à la condition que l'estomac se prête volontiers à l'ingestion d'eau. La Bourboule pourra prévenir le développement de la tuberculose en modifiant le terrain, mais elle ne pourra le plus souvent la guérir une fois ce développement commencé. Il sera préférable alors d'envoyer le malade au Mont-Dore. Heureux ceux qui s'arrêtent à La Bourboule ! »

On pourra cependant faire une exception pour les tuberculeux sans localisation pulmonaire, c'est-à-dire pour les porteurs d'écrouelles ou de caries osseuses, même fistulisées. Si le fond est nettement scrofuleux, la cure bourboulienne pourra être utile, quoiqu'il soit préférable, dans la plupart des cas, de s'adresser alors au climat marin.

**Dermopathes**. — Ce sont là d'excellents clients de La Bourboule, ceux chez lesquels de tout temps la cure a donné les meilleurs résultats. Nombreuses sont les indications de détail, démontrées avec les années par l'empirisme accumulé.

Citons tout d'abord, formant transition avec les affections précédentes, les *lymphatiques* et les *scrofuleux*, porteurs d'*impétigo*, d'autant plus que ce dernier se complique souvent d'infections secondaires avec retentissement ganglionnaire ; sujets aux *engelures à répétition* avec leurs suites (déformations, indurations, aspect chagriné des doigts, acro-asphyxie) de *lichen scrofulosorum* ; il y a indication dans certaines variétés de lupus, surtout dans le *lupus érythémateux* ; dans certaines *tuberculides cutanées*. Ces diverses affections sont modifiées à la fois par le traitement interne, par les douches et par les bains.

Les *prurigineux* mériteraient d'être placés au premier rang des indications, car ils profitent d'une manière remarquable de l'action sédative des bains longs, qu'il s'agisse de lichen, de prurit nerveux ou de prurigo de Hébra. Cette dernière affection finit à la longue par devenir supportable.

La *prédisposition au strophulus et à l'urticaire* constitue aussi une bonne indication de La Bourboule.

Beaucoup d'*eczémateux* doivent être envoyés à La Bourboule, en première ligne ceux qui sont simultanément lymphatiques (eczéma torpide), ou impétigineux et dartreux. Il en est de même des eczémateux dont les manifestations cutanées alternent avec des accès asthmatiques. Chez ces derniers malades, il ne faut pas donner de douches, trop excitantes, et même être prudent avec les bains qui doivent être courts. Certains médecins les réservent aux malades qui ont des squames trop épaisses. Dans les autres cas, ils ordonnent des pulvérisations locales. Il faut éviter en tout cas les exacerbations trop prononcées. La cure est surtout indiquée chez les sujets à forme sèche, à évolution chronique ou subaiguë (eczéma sec ou craquelé des doigts).

Les résultats sont également bons chez les *séborrhéiques* et les *pityriasiques*.

Chez les *psoriasiques*, il faut savoir que le résultat n'est bien souvent que relatif : cependant les bains longs, donnés dans une période de calme, éloignent en général et atténuent les récidives (Besnier). Les *ichtyosiques* eux-mêmes s'améliorent à la suite de plusieurs cures, surtout lorsque l'affection a été prise dès l'enfance : on a signalé le retour de la transpiration.

Ajoutons que les médecins de La Bourboule ont remarqué que les bains, en détergeant la peau, la préparent à mieux tolérer et absorber

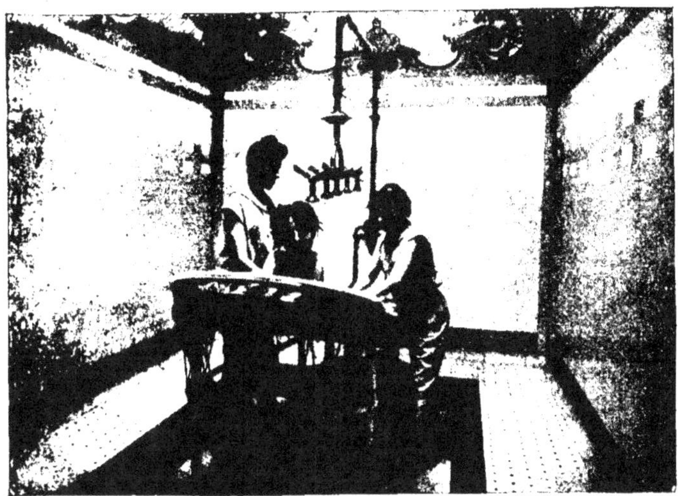

Fig. 39. — Établissement de La Bourboule. Salle de massage sous l'eau.

les pommades ou topiques médicamenteux. Aussi, dans certains cas, ne négligent-ils pas d'user de ces remèdes, ayant noté qu'il est des malades qui tirent plus de bénéfice encore des cures associées que de la cure hydrominérale seule.

II. *Indications secondaires.* — Les **anémiques** profitent à La Bourboule de la cure de boisson, des douches et du climat de montagne. La cure s'adresse avant tout aux *chlorotiques tuberculeuses*, malades qui sont loin d'être rares (Landouzy, Marcel Labbé), et aux chlorotiques issues de parents tuberculeux. Elle est profitable aussi aux *enfants* devenus *anémiques* à la suite de maladies infectieuses, de surmenage scolaire, ou de la présence dans leur naso-pharynx de végétations adénoïdes.

La cure et le climat sont également utiles aux *anémiques d'origine palustre*, même lorsqu'il existe déjà un certain degré de cachexie. On sait que, chez ces malades, l'arsenic peut venir en aide à la quinine, et même la remplacer dans une certaine mesure. Aussi serait-il à souhaiter, comme l'a demandé Sersiron, que l'on bâtisse à La Bourboule un sanatorium pour les malades revenant des colonies infestées par le paludisme.

**Diabétiques.** — Depuis les publications de Danjoy en 1877 et celles plus récentes de Verdalle, il est bien reconnu que certains diabétiques sont justiciables de La Bourboule ; ainsi en est-il en particulier des *diabétiques par hyperhépatie* de Gilbert, c'est-à-dire de ceux qui présentent un minimum de glycosurie dans les deux heures qui suivent les repas. Il en est de même de ceux qui ont de l'azoturie (plus de 30 grammes d'urée) et de la phosphaturie. Ces règles se justifient d'une manière générale, quoiqu'il se rencontre de temps en temps des exceptions. Au total, Danjoy a noté plus de 70 p. 100 d'améliorations très grandes et, dans les autres cas, un résultat encore appréciable.

Le résultat le plus immédiatement sensible est le relèvement rapide des forces. La soif et la sécheresse de la bouche diminuent, l'odeur de l'haleine disparaît, les muqueuses se colorent, le sommeil est plus calme et le poids reprend. La polyurie cède dans la moitié des cas ; simultanément la densité décroît, et on a voulu y voir la preuve d'une décroissance des pertes en matériaux solides, une restriction des actes exagérés de la nutrition. La quantité du sucre diminue progressivement (jusqu'à 50 p. 100), et cette diminution se maintient plusieurs mois. Parfois même, la glycosurie disparaît pour quelques années. L'urée diminue en général chez les azoturiques. Par contre, lorsque le chiffre en était faible, il se relève le plus souvent au cours de la cure (Maurel). L'albumine et l'acétone s'effacent dans beaucoup de cas.

L'indication existe encore dans les complications pulmonaires (tuberculose). A plus forte raison est-elle tout à fait nette au cas de troubles cutanés (diabétides génitales, prurit vulvaire). Il est seulement nécessaire de ne pas attendre une anémie trop forte ou la cachexie, et se rappeler enfin que les diabétiques jeunes, les diabétiques, pancréatiques, ne sont pas susceptibles d'amélioration.

Le traitement consiste, chez les malades encore florides, en douches tièdes suivies de frictions sèches, en massages dans l'eau, douches hépatiques locales chaudes, en boisson, en après-midi de marche sur le plateau. Chez les anémiques et les fatigués, il faut user de bains courts à 35°, faire boire et imposer le repos.

**Contre-indications.** — Nous avons dit qu'il ne fallait pas envoyer

à La Bourboule de tuberculeux confirmés, surtout lorsqu'il y a tendance à la fièvre ou aux hémoptysies. Ces dernières contre-indiquent
particulièrement la cure arsenicale, d'une manière beaucoup plus
impérative que celle du Mont-Dore.

Chez les enfants scrofuleux ou lymphatiques, il n'existe qu'une
seule contre-indication, à savoir l'existence de troubles digestifs
habituels. Et encore pourra-t-on souvent remplacer la cure de
boisson mal tolérée par les inhalations.

Il y a contre-indication chez les adultes qui rapportent des colonies un passé d'entérite, troubles hépatiques (congestion simple,
angiocholite), ou qui ont guéri d'un abcès du foie. On sait que l'arsenic s'accumule dans le foie, qui, de ce fait, est très sensible à cette
médication.

Les lithiasiques et les graveleux ne doivent pas venir à La Bourboule. Enfin les hypertendus (brightiques, artérioscléreux, goutteux) et les cardiaques à lésions mal compensées n'en supportent
pas l'altitude.

### Saint-Nectaire.

Eaux mésothermales, à minéralisation moyenne, chloro-bicarbonatées
mixtes. — Cure de boisson et de bains. — Action tonique et antianémique.
— Indiquées chez les albuminuriques par trouble fonctionnel ou lésion
rénale légère.

Saint-Nectaire, dominé par sa splendide église romane du
XIe siècle, s'allonge, sur une longueur de plus de 2 kilomètres,
le long de l'étroite vallée du Couranceau, sur le versant est du
Mont-Dore, à 12 kilomètres de cette dernière station. On
l'atteint généralement par la gare de Coudes, de la ligne P.-L.-M.
du Bourbonnais, dont la sépare une route de 20 kilomètres
parcourue par un service automobile. L'altitude moyenne est de
850 mètres; le climat, montagneux sans rudesse, en partie grâce à
l'abri qu'offrent les crêtes voisines contre les vents. Le sol de granit
fendillé est perméable, et le brouillard n'apparaît que rarement.
Aussi la saison s'étend-elle du début de juin jusqu'à la seconde moitié
de septembre.

La station se divise en deux groupes, situés aux points d'émergence des principales sources : vers le nord-ouest, Saint-Nectaire-
le-Haut avec l'établissement du Mont Cornadore ; et 1 500 mètres
plus bas, vers le sud-est, Saint-Nectaire-le-Bas, avec le principal
hôtel, le casino, les Bains Romains et le Nouvel Établissement.

Les eaux de Saint-Nectaire n'ont commencé à être bien connues que vers 1880. On les recommandait pour l'anémie et l'atonie générale, et ce n'est que plus récemment qu'ont été reconnus leurs heureux effets chez certains albuminuriques.

**Sources.** — Elles jaillissent par de très nombreux filets d'une faille du terrain granitique sur l'une ou l'autre rive du ruisseau. Leur débit total utilisable pour le traitement thermal atteint 400 mètres cubes (dont 250 à Saint-Nectaire-le-Bas). Ce sont des eaux chlorurées faibles, bicarbonatées mixtes (Durand-Fardel), dont la minéralisation oscille de 4 à 8 grammes (point cryoscopique 0,37 à 0,41). Elle est formée, pour les deux tiers, de chlorures et de

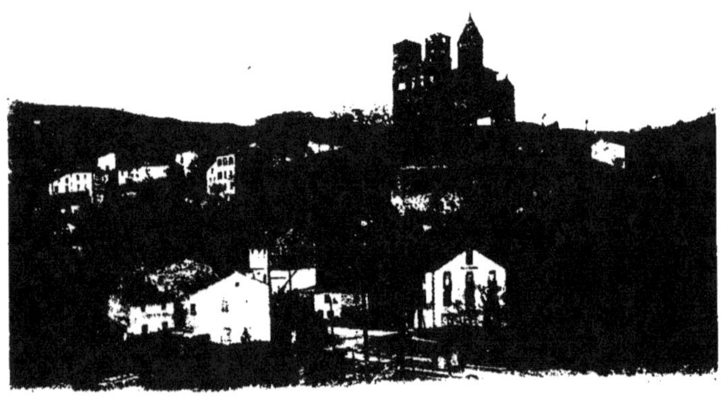

Fig. 40. — Vue générale de Saint-Nectaire-le-Haut.

bicarbonate de soude, avec des quantités faibles quoique non négligeables d'arséniate de soude (1 milligramme en moyenne), de fer, de lithine, de fluor. Elles contiennent enfin de la glairine et de l'acide carbonique libre ($0^{gr}$,650 en moyenne).

On peut les classer d'après leur température en trois groupes : *sources chaudes* (Mont-Cornadore, 41°; Saint-Césaire, 40°; Gros-Bouillon, 37°, les seules qui servent à la balnéation; *sources tièdes* (Coquille, 24°; source Rouge, 18°) ; *sources froides*, de saveur plus styptique (Parc, 18°, qui contient jusqu'à $0^{gr}$,07 de carbonate de lithine; Romaine, 10°, où l'on a dosé jusqu'à 5 milligrammes d'arséniates, et Dolmen, 16°, riche de $0^{gr}$,24 de sels de fer).

Voici leurs analyses comparatives.

*Saint-Nectaire-le-Bas.*

| DÉBIT par 24 heures. | Source SAINT-CÉSAIRE 40° 31 000 litres. | Source BOETTE 44° 42 000 litres. | Source GUBLER 40° 43 000 litres. | Source GROS-BOUILLON 37° 86 000 litres. | Source COQUILLE 24° 36 000 litres. | Source du DOLMEN 16° 4 500 litres. | Source des DAMES 13° 3 500 litres. |
|---|---|---|---|---|---|---|---|
| Acide carbonique libre. | 1,0599 | 0,8600 | 0,6868 | 1,5308 | 1,2946 | 1,3266 | 1,0440 |
| Silice................ | 0,1036 | 0.1128 | 0,1365 | 0,0196 | 0,0884 | 0,0905 | 0.1255 |
| Bicarbonate de chaux... | 0,6722 | 0,6590 | 0,6176 | 0,7050 | 0,6842 | 0,3096 | 0,6114 |
| — de magnésie... | 0,4467 | 0,4781 | 0,4960 | 0,4240 | 0,4128 | 0,2371 | 0,4762 |
| — de fer...... | 0,0116 | 0,0148 | 0,0102 | 0,0124 | 0,0186 | 0.0248 | 0.0167 |
| — de lithine.. | 0,0120 | traces. | 0,0630 | traces. | traces. | 0.0432 | 0,0786 |
| — de potasse. | 0,3346 | 0,2922 | 0.5055 | 0,2688 | 0.3024 | 0,3094 | 0,4522 |
| — de soude... | 1,8564 | 1,0511 | 2,6220 | 2,0881 | 1,9776 | 1,2715 | 2,4013 |
| Chlorure de sodium.... | 2.7743 | 2.7633 | 2.8069 | 2.4148 | 2,4921 | 1.2014 | 2.4705 |
| Sulfate de soude....... | 0,1639 | 0,1609 | 0,1802 | 0,1781 | 0,1401 | 0.0804 | 0.1521 |
| Arséniate de soude..... | 0,0014 | 0,0013 | 0,0013 | 0,0016 | 0,0019 | 0,0008 | 0,0015 |
| Minéralisation totale.... | 7.4723 | 7.3308 | 8,1200 | 7.7652 | 7.4329 | 4,8953 | 7,8300 |

*Saint-Nectaire-le-Haut.*

| DÉBIT par 24 heures. | SOURCE MONT-CORNADORE. 41° | SOURCE PARC. 18° | SOURCE ROUGE. 18° |
|---|---|---|---|
| Acide carbonique libre.... | 0,964 | 0,683 | 1,704 |
| Chlorure de sodium........ | 2,146 | 2,544 | 2,395 |
| Bicarbonate de soude....... | 2,031 | 2,127 | 2,700 |
| — de magnésie.... | 0,438 | 0,480 | 0,039 |
| — de fer.......... | 0,012 | 0,009 | 0,019 |
| — de lithine....... | 0,055 | 0,077 | 0,060 |
| — de potasse...... | 0,064 | 0,346 | traces |
| Sulfate de soude........... | 0,139 | 0,168 | 0,186 |
| Arséniate de soude........ | 0,002 | 0,002 | traces fortes. |
| Silice .................. | 0,104 | 0,125 | 0,086 |
| | 6,8805 | 7,137 | 8,631 |

**Modes d'administration**. — La *cure de boisson* se fait avec
toutes les sources, et leur grande variété de composition et de température permet d'en graduer aisément les effets.

On commence par les sources chaudes, qui, à dose de 100 à
200 grammes à jeun, excitent l'appétit, tout en diminuant l'acide

chlorhydrique (Arthus. 1893). Saint-Césaire semble avoir une action cholagogue. Toutes sont légèrement constipantes. On continue avec les sources tièdes, de digestion plus difficile, qui, données après le repas, augmentent HCl. Elles déterminent aisément de la congestion encéphalique avec un peu d'hypertension.

Les sources froides, surtout le Parc, ne se donnent guère qu'en fin de cure ou à une seconde saison : elles augmentent plus que les précédentes les excrétions d'urates, d'oxalates et de phosphates, mais elles peuvent aussi élever l'albumine chez les néphritiques et faire apparaître des hématies dans l'urine. Aussi ne faut-il jamais dépasser la dose de 300 à 400 grammes en vingt-quatre heures. Chez les malades uricémiques et qui ont besoin d'une cure de lavage, on emploie

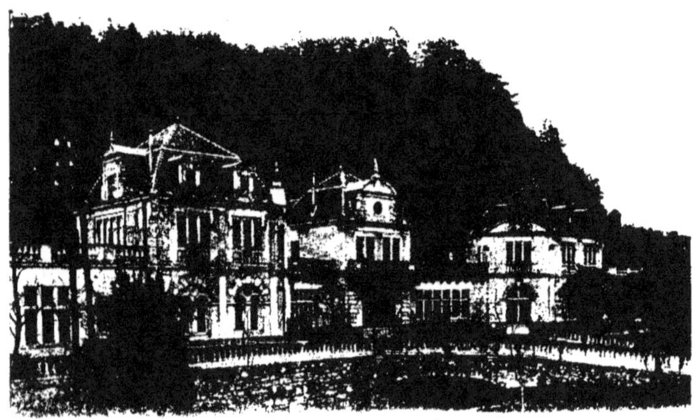

Fig. 41. — Le nouvel établissement de Saint-Nectaire-le-Bas.

surtout la *source Sachapt*, 9°, très peu minéralisée, qui agit à la manière de l'eau d'Évian.

La *balnéation* est donnée dans les établissements qui utilisent les trois sources chaudes : Mont-Cornadore, à Saint-Nectaire-le-Haut, d'installation déjà ancienne ; Saint-Césaire et Gros-Bouillon, à Saint-Nectaire-le-Bas. La première de celles-ci est utilisée dans les services du nouvel établissement, coquet édifice Renaissance bâti sur la source même ; il comprend un certain nombre de cabines de bains, chacune munie d'une installation de douche en pluie et de douche sous-marine. Les bains romains sont desservis par le Gros-Bouillon dans des conditions analogues.

Les bains les plus chauds, excitants, sont réservés aux rhumatisants. Chez les anémiques et albuminuriques, on emploie les bains tempérés à 35°, 36°, à eau dormante ou à eau courante, qui déterminent une révulsion cutanée, avec augmentation de la tension artérielle, pendant les premières minutes, puis abaissement dans la seconde partie du bain. Les bains du Gros-Bouillon à 34° ont une action plus tonique et plus douce.

On peut y associer soit des *douches chaudes* de 3 à 5 mètres de pression, que l'on dirige, chez les albuminuriques, sur la région lombaire, soit des *douches sous-marines*, administrées dans le bain et qui n'arrivent au contact des téguments qu'affaiblies par la traversée de 10 à 15 centimètres d'eau.

Des *irrigations vaginales* se donnent aussi soit par jet direct, soit à travers un spéculum grillagé. Il existe enfin une installation de pulvérisations pharyngées et oculaires, données avec l'eau de Saint-Césaire.

**Indications thérapeutiques**. — La spécialisation générale de Saint-Nectaire est en rapport avec l'action tonifiante, reconstituante, légèrement excitante même de ses eaux ; elle s'adresse aux anémiques, aux lymphatiques, aux débilités par des fatigues ou des toxi-infections. La spécialisation fonctionnelle s'adresse avant tout à la fonction rénale et tend à faire disparaître le symptôme principal du trouble de cette fonction, l'albuminurie.

I. *Indications principales*. — Les **anémiques** de toute nature sont justiciables de Saint-Nectaire. Chez les enfants, la cure non seulement relève le taux des globules rouges et de l'hémoglobine, mais encore modifie les hypertrophies ganglionnaires, les blépharites, à la condition que ces troubles n'aient pas atteint un degré trop marqué, qu'il ne s'agisse pas de scrofuleux vrais. Les adolescents qu ont grandi trop vite, qui souffrent de céphalées, de douleurs rachidiennes, de phosphaturie ; les paludéens anémiés ; les dyspeptiques fatigués et anémiés se trouvent les uns et les autres réconfortés, tonifiés ; ils prennent des couleurs, de l'appétit, du poids. Chez les jeunes filles chlorotiques, les époques s'établissent et se régularisent.

Certains **albuminuriques** devront être adressés à Saint-Nectaire, chaque fois que le symptôme apparaît comme étant sous la dépendance d'un état fonctionnel rénal ou d'une lésion discrète et qu'il ne semble y avoir aucun signe avant-coureur de néphrite avancée.

Ce sont là des cures qu'il importe de mener avec douceur et de surveiller de près : il se produit en effet vers la fin du premier septénaire, d'une façon presque constante Porge, Roux, une augmentation transitoire de l'albumine avec apparition d'hématies dans le culot de centrifugation. Cette réaction est peut-être nécessaire ; elle coïncide souvent avec une notable amélioration générale ; il importe toutefois de la maintenir à un taux modéré, et on y arrive plus facilement avec les sources chaudes qu'avec les sources froides. La balnéation s'associe à la cure de boisson, mais elle n'aurait qu'une importance accessoire.

Sous cette double influence se produit, dans la seconde partie de la cure, une augmentation de l'urée, des urates, des phosphates, avec élévation du rapport azoturique (Geneix, Ducrotet). Simultanément l'albuminurie s'abaisse souvent au-dessous du taux initial. Porge a noté, à cette même période, le retour de la glycosurie phlorizique chez trois malades qui ne possédaient pas cette réaction au début de la cure, et une augmentation notable de l'élimination du bleu de méthylène, signes évidents d'un meilleur fonctionnement de l'appareil rénal.

Dans les mois qui suivent, l'amélioration s'accuse, et elle aboutira souvent à la guérison lorsque *l'albuminurie sera résiduelle d'une infection récente* (scarlatine, fièvre typhoïde, diphtérie). Une cure prudente, quatre à cinq mois après l'apparition des phénomènes aigus, sera la meilleure prévention du passage à l'état chronique. Il en est de même des femmes atteintes *d'albuminurie post-gravilique*, chaque fois qu'il persiste encore des traces un mois après l'accouchement.

Le pronostic est souvent favorable chez les *dyspeptiques gros mangeurs*, hépatiques constipés, sujets à de fréquents embarras gastriques et qui transitoirement, puis d'une manière permanente, ont de l'albumine dans les urines. Meilleur encore est-il *chez les jeunes albuminuriques*, qui ont grandi trop vite, phosphaturiques, prédisposés à la tuberculose (Teissier).

La guérison est fréquente au bout d'une ou de deux cures chez les sujets adolescents des deux sexes qui présentent l'albuminurie de posture, *l'albuminurie de la station debout*, que ce trouble soit sous la dépendance d'une atteinte infectieuse ancienne, ou qu'il s'agisse, comme c'est le cas le plus fréquent, de simples troubles de la circulation rénale chez un sujet hypotendu, quelquefois tuberculeux.

On peut aussi envoyer à Saint-Nectaire, mais avec moins de chance de succès, les *diabétiques devenus albuminuriques*. On y traite encore les *uricémiques* et les goutteux, chez lesquels l'albumine apparaît au cours des décharges uratiques ou oxaluriques. Chez ces malades, on peut s'aider de l'action des bains, même s'il existe de l'hypertension artérielle, à la condition qu'il ne s'agisse que d'hypertendus relatifs, et non d'hypertendus permanents, porteurs de lésions de l'appareil circulatoire. Il faut alors se garder de rechercher la diurèse avec les sources fortes, mais s'adresser au contraire à l'action de lavage de la source Sachapt.

II. *Indications secondaires.* — Certains **rhumatisants** se trouvent bien des bains chauds du Mont-Cornadore, qui font disparaître leurs engorgements périarticulaires.

Enfin les **femmes lymphatiques**, *qui présentent des lésions utérines anciennes* à allure torpide, sont améliorées, surtout par la cure externe (bains tempérés à eaux courantes avec douche vaginale). On observe rapidement, sur ce terrain particulier, une modification de l'état local, avec décongestion du col et cicatrisation rapide des ulcérations. Cette cure doit être déconseillée chez les femmes qui ont des hémorragies, ainsi que chez les grandes nerveuses, et il vaut mieux envoyer les premières à Salies, les secondes à Néris.

**Contre-indications**. — Elles doivent être connues pour chacune des variétés de malades que l'on a tendance à envoyer à Saint-Nectaire. La cure, très utile aux lymphatiques anémiés, est, par contre, inutile chez les scrofuleux et même nuisible chez les tuberculeux avérés.

Parmi les albuminuriques, il en est chez lesquels la boisson et les bains peuvent être dangereux en provoquant des poussées congestives du côté des reins avec augmentation de l'albumine. Tels sont les sujets porteurs de *néphrite avancée*, avec albuminurie plus ou moins abondante, avec cylindres granuleux, signes d'insuffisance rénale, parfois hypertension, œdèmes, bruit de galop. Il importe de même d'écarter de Saint-Nectaire, dont l'altitude de 850 mètres est trop élevée pour eux, les *malades à tension élevée d'une manière habituelle*, surtout lorsqu'il existe chez eux de l'aortite ou des signes de sclérose cardio-rénale.

Il est à peine besoin de dire qu'un examen soigneux doit écarter d'emblée les *pyélonéphrétiques* et les malades affectés de *tuberculose du rein*.

### Royat.

Eaux mésothermales, gazeuses, alcalines, ferrugineuses, arsenicales, lithinées. — Bains carbo-gazeux naturels, cure de boisson. — Action élective sur la circulation. — Indiquées chez les arthritiques anémiés et chez les hypertendus ou insuffisants du cœur.

Royat est situé dans un site célèbre, à l'entrée d'une gorge profonde qui s'ouvre du plateau des Dômes vers la plaine de la Limagne. La station thermale, groupée autour des sources, domine de près de 100 mètres la plaine et la ville de Clermont-Ferrand. L'altitude moyenne de Royat n'est que de 475 mètres, mais le voisinage des hautes cimes lui donne un climat de petite altitude : air vif et tonique, nuits relativement fraîches. La température est plus douce et moins variable qu'à La Bourboule et au Mont-Dore.

et la saison s'étend du 25 mai jusqu'aux premiers jours d'octobre.

Un autre caractère important du climat est la sécheresse remarquable de l'air et du sol, laquelle tient à la fois à la pente rapide et à sa composition du terrain en roches volcaniques poreuses. Aussi n'y observe-t-on ni brume ni rosée, condition exceptionnellement favorable aux rhumatisants et aux cardio-rénaux, qui forment une grande partie de la clientèle.

**Sources.** — Les cinq sources de Royat jaillissent dans un espace restreint, sur une faille qui sépare les trachytes primaires des terrains tertiaires de la Limagne. Elles sont extrêmement abondantes (1 800 mètres cubes de débit total en vingt-quatre heures). Quatre d'entre elles présentent de grandes analogies physiques et chimiques : elles sont tièdes (de 35°,5 à 20°) ; gazeuses, la proportion de $CO_2$ libre s'élevant surtout dans les sources les plus fraîches. Leur minéralisation totale va de 28gr,85 à 5gr,6.

| SOURCES | ST-MART. | ST-VICTOR. | CÉSAR. | EUGÉNIE. | VELLÉDA. |
|---|---|---|---|---|---|
| Débit en 24 heures, litres.... . | 225 000 | 30 000 | 34 500 | 1 440 000 | 86 400 |
| Température................. | 31° | 20° | 28° | 35°.5 | 14°,5 |
| | Gr. | Gr. | Gr. | Gr. | Gr. |
| Bicarbonate de soude... | 0.8003 | 0,8886 | 0,3920 | 1,349 | 0,0861 |
| — de potasse.. | 0,1878 | 0,2300 | 0,2860 | 0,435 | 0,0310 |
| — de chaux... | 0,9696 | 1,0121 | 0,6860 | 1,000 | 0,0864 |
| — de magnésie. | 0,6508 | 0,6464 | 0,3970 | 0,677 | 0,0057 |
| — de fer...... | 0,0230 | 0,0560 | 0,0250 | 0,040 | néant |
| — de manganèse... | traces. | traces. | traces. | traces. | néant. |
| Sulfate de soude........ | 0,1463 | 0,1656 | 0,1150 | 0,185 | 0,0161 |
| Phosphate de soude..... | traces. | traces. | 0,0140 | 0,018 | néant. |
| Chlorure de sodium..... | 1,5655 | 1,6497 | 0,7660 | 1,728 | 0,0133 |
| Iodure et bromure de sodium............... | traces. | traces. | traces. | indices. | néant. |
| Silice............... | 0,0945 | 0,0950 | 0,1670 | 0,156 | 0,0354 |
| Alumine............... | traces. | traces. | traces. | traces. | traces. |
| Chlorure de lithium..... | 0,0350 | 0,0350 | 0,0090 | 0,035 | néant. |
| Arséniate de soude...... | 0,0013 | 0,0045 | 0,0007 | traces. | néant. |
| Total des matières fixes. | 4.4741 | 4,7829 | 2,8577 | 5,623 | 0,2740 |
| Gaz $CO_2$ libre........... | 1,709 | 1,492 | 1,229 | 0,377 | néant. |
| Alcalinité (en hydrate de soude) ............... | 1,08 | 1,12 | 0,58 | 1,20 | » |
| Point cryoscopique...... | 0,375 | 0,385 | 0,165 | 0,300 | » |
| Densité (1) ............ | 1004 | 1005 | 1001 | 1004 | » |

(1) L'alcalinité, le point cryoscopique et la densité ont été relevés au griffon même des sources (HEITZ et MESSARD, *Bull. Soc. d'hydrologie*, 1904 et 1905).

Le fond de la minéralisation est constitué de bicarbonates alcalins, parmi lesquels domine le bicarbonate de soude $1^{gr},35$ et les bicarbonates de chaux et de magnésie $1^{gr},67$ . Malgré la présence du $CO^2$ libre, le taux de ces sels est assez considérable pour donner au tournesol une réaction alcaline, surtout élevée à Eugénie, où elle atteint presque celle du sérum $1^{gr},46$ . Notons aussi le bicarbonate de fer : $0^{gr},040$ à Eugénie et $0^{gr},056$ à Saint-Victor. Cette dernière source est également très riche en arséniate de soude $0^{gr},0045$, chiffre arrivant immédiatement après celui de La Bourboule. Le lithium est surtout abondant dans la source Saint-Mart $(0^{gr},035$ . Carles a signalé des traces de fluor.

L'analyse des gaz exhalés a donné à Moureu : 99.4 p. 100 d'acide

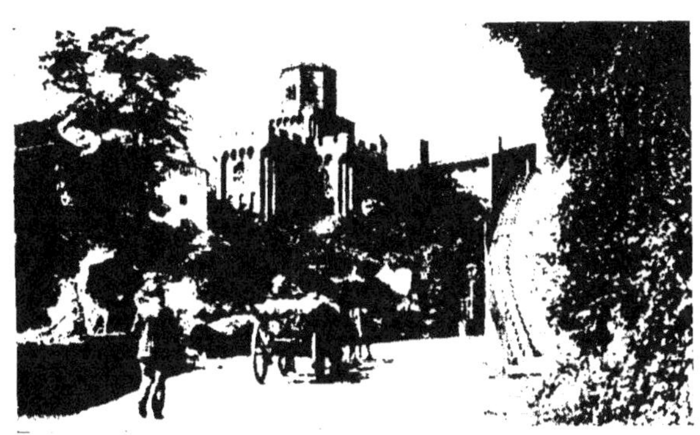

Fig. 42. — Vue de la station de Royat.

carbonique pur, 0,49 d'azote, 0,0052 d'argon et d'hélium. La radio-activité est faible (0,33, Curie .

Quant à la source Velléda, non gazeuse, à peine minéralisée, elle sert uniquement aux cures de lavage, lorsque la *quantité* de boisson à administrer apparaît comme l'indication principale.

**Modes d'administration.** — Les cinq sources s'emploient en *boisson*. Nous avons vu l'usage de Velléda.

César, la moins minéralisée des sources gazeuses, exerce une action légèrement excitante sur l'estomac. Prise avant le repas, elle augmente HCl libre et HCl combiné du suc gastrique.

Saint-Victor représente une médication ferrugineuse et arsenicale énergique : sous son influence, l'hémoglobine, la valeur globulaire et le nombre des globules rouges augmentent.

La source lithinée de Saint-Mart jouit d'une vieille réputation chez les goutteux. Des émissions de sable rouge surviennent souvent vers le milieu de la cure, et des études récentes ont montré que son administration augmentait le volume total des urines, l'élimination moléculaire totale, celle de l'urée et de l'acide urique.

La médication fondamentale de Royat consiste dans le *bain*. Nous avons vu que la température des sources Eugénie, Saint-Mart et César se rapproche assez de celle du corps pour qu'on puisse les utiliser en bains dans leur état natif. Ces *bains carbo-gazeux* naturels sont donnés, pour chacune des trois sources, dans un établissement spécial, *sans que la main de l'homme ait à intervenir pour modifier en quoi que ce soit cette matière médicale naturelle vivante* (Landouzy). C'est ainsi qu'est constituée une gamme progressivement active :

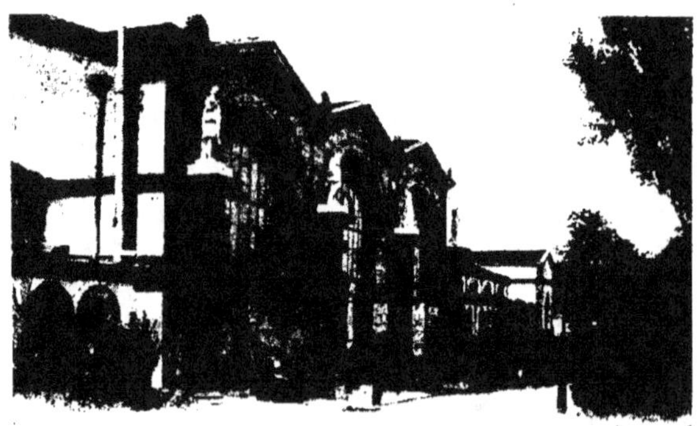

Fig. 43. — Façade de l'établissement thermal de Royat.

Bains Eugénie.    34°, avec  377 cg. $CO_2$, plus chauds, modérément gazeux.
Bains Saint-Mart, 30°, avec 1 700 cg. $CO_2$, frais, extrêmement gazeux.
Bains César,       27°, avec 1 200 cg. $CO_2$,        —        —

Les bains d'Eugénie, comme aussi ceux de César, comprennent deux variétés différentes : les *bains A*, donnés avec de l'eau qui a séjourné quelques heures dans un réservoir, où elle a perdu une partie de son gaz et de sa puissance, et les *bains B*, pour lesquels l'eau arrive directement du griffon avec tout son gaz et avec toute son énergie native. Chacun de ces bains différents peut être donné à eau dormante ou à eau courante. Aussi la balnéation carbo-gazeuse de Royat constitue-t-elle entre les mains du médecin un instrument d'une souplesse remarquable, « qu'on peut ordonnancer et posologuer selon les nécessités de chaque cas particulier » (Landouzy).

*L'action physiologique* de ces bains a été bien étudiée au cours de ces dernières années. Au moment où le malade se plonge dans la baignoire, il ressent, surtout dans les bains frais, une sensation de

froid avec pâleur de la peau, qui se dissipe rapidement dès que
le corps commence à se couvrir de petites bulles gazeuses. Cette
sensation et ce réflexe manquent dans les bains d'Eugénie à 34°
qui déterminent seulement une sensation de fraîcheur agréable.

Dans les bains les plus gazeux, le revêtement des bulles devient
bientôt presque continu; il se détruit à mesure que ces bulles grossissent et se détachent vers la surface du bain, mais pour se reformer
presque de suite, phénomènes qui provoquent sur tout le corps des
impressions alternativement fraîches et chaudes et qui aboutissent à
une vive excitation de la peau. Il en résulte une rubéfaction de toutes

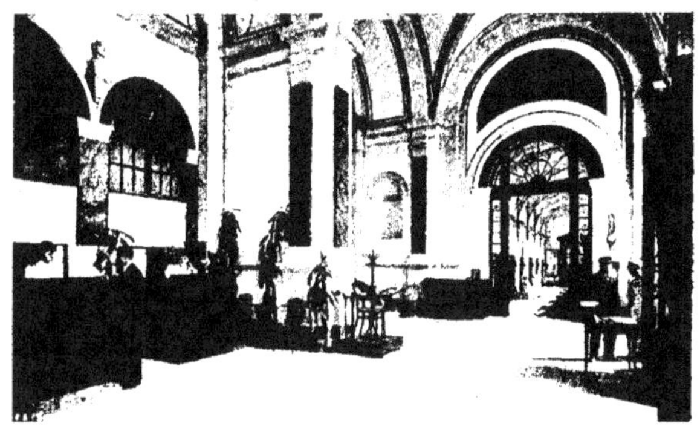

Fig. 44. — Grand hall de l'établissement de Royat.

les parties immergées, rubéfaction intense et qui s'arrête avec une
parfaite netteté au niveau de la surface du l'eau. Sur la peau ainsi
vaso-dilatée, on peut constater au compas de Weber l'augmentation
nette de la sensibilité. Le pouls capillaire est très amplifié, et l'appel
du sang à la périphérie provoque une chute de température rectale
qui atteint souvent 1°.

Des phénomènes cardiaques répondent à la vaso-dilatation cutanée :
c'est une notion ancienne que les bains de Royat ralentissent le pouls
de 4 à 8 pulsations. La pression artérielle (dans le bain d'Eugénie, 34°)
s'abaisse presque immédiatement après l'immersion (1). Les bains
plus gazeux et plus frais déterminent au contraire, au moment

(1) Chez un sujet normal, le bain d'Eugénie A déterminait au bout de vingt minutes une
baisse de pression de 20 millimètres de mercure au Riva-Rocci (artère humérale), de 35 millimètres au Potain (radiale), de 60 millimètres enfin au Gaertner (artère digitales). Ces abaissements persistaient pour moitié vingt minutes après la sortie, le sujet restant étendu et
chaudement enveloppé. Or le même sujet, plongé pendant le même temps dans un bain
d'eau ordinaire à même température, présentait à la vingtième minute des chiffres de tension
artérielle sensiblement les mêmes qu'à l'entrée dans le bain.

de l'immersion, une légère élévation de pression qui fera place rapidement à un abaissement.

Peu après la sortie, les chiffres reviennent rapidement au niveau initial. C'est que, secondairement, s'éveillent dans le bain, et surtout dans le bain frais, des réflexes antagonistes qui viennent balancer la vaso-dilatation cutanée. On remarque souvent, au cours même du bain, alors que la rubéfaction des téguments est à son maximum, un relèvement secondaire de la pression, lequel dépend à la fois de l'accroissement de la systole cardiaque et de la vaso-constriction splanchnique. Nous verrons que cette action antagoniste, désirable chez certains cardiaques, doit être évitée chez les hypertendus.

On note, dans les heures qui suivent le bain, une augmentation de la diurèse. L'élimination du bleu de méthylène se montre, sous son influence, avancée dans son début et notablement raccourcie.

*Au bout d'un certain nombre de bains*, l'état de vaso-dilatation tend vers la permanence. Le volume total des urines augmente. Quant aux variations des éléments solides éliminés, l'accord n'est pas complet entre les expérimentateurs qui les ont étudiées. Chez les malades, dont le régime alimentaire n'est pas réglé *en quantité*, on observe le plus souvent, pendant la cure, sous l'influence de l'excitation de l'appétit, une augmentation de l'urée et des matériaux solides. Le rapport azoturique et le coefficient d'oxydation du soufre s'élèvent d'une manière presque constante. On ne constate la baisse des éliminations urinaires que lorsque la cure fatigue le malade et que son appétit diminue (1).

Bernard a observé, à la suite d'une série de bains, une augmentation de la sécrétion gastrique. On constate parfois de l'excitation génitale chez l'homme (surtout après les bains frais très gazeux) et de l'avance des règles chez les femmes.

Aux examens du sang en série, l'hémoglobine se montre accrue, surtout chez les anémiques (20 p. 100 en moyenne d'après nos

(1) Les études que nous résumons ci-dessus ont été poursuivies, ou bien chez des diabétiques maintenus au régime classique, ou bien chez des cardio-vasculaires qui vivaient de lait et de légumes, par conséquent chez des malades recevant une nourriture stable, sinon en quantité, du moins en qualité, et comportant à peu près toujours les mêmes proportions des différentes catégories d'aliments. Dans ces conditions, on est en droit de considérer l'élévation du rapport azoturique et du coefficient d'oxydation du soufre comme caractérisant une oxydation plus complète des albuminoïdes.

Lorsque les sujets observés ont pu être maintenus à un régime *fixe* (tous les aliments étant soigneusement pesés), les résultats ont varié suivant que les quantités fixées étaient ou non suffisantes pour la somme du travail fournie en vingt-quatre heures. Dans le premier cas, on notait, en même temps que l'accroissement du poids, une augmentation de tous les principes solides de l'urine, avec élévation du rapport azoturique. Lorsqu'au contraire l'alimentation était insuffisante et que le sujet maigrissait, l'influence de la série des bains se traduisait par une baisse des éliminations azotées.

relevés. Il y a augmentation aussi du nombre des globules rouges de 600 000 à 1 000 000. Enfin le nombre des globules blancs, chez le sujet normal comme chez le malade, s'accroît au cours de la cure augmentation moyenne de 5 000 à 6 000 éléments, avec rupture de l'équilibre leucocytaire en faveur des éléments mononucléaires, dont le pourcentage s'accroît en moyenne de 14 p. 100. La constatation de cette « leucocytose de cure » vient confirmer l'existence, entrevue par la clinique, de la *crise thermale*, perturbation

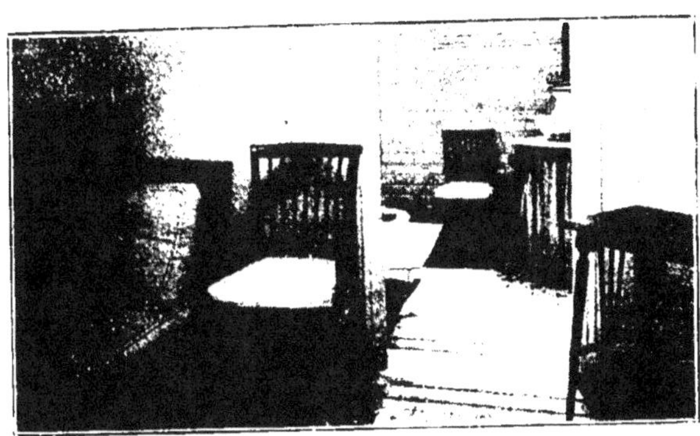

Fig. 15. — Établissement de Royat : une cabine de bains.

de l'organisme analogue à celle que produirait une légère infection. Elle explique d'autre part l'utilité de la *post-cure*, repos qui permettra aux fonctions momentanément troublées par la cure carbo-gazeuse de reprendre leur équilibre.

Du côté du cœur et des vaisseaux, les modifications sont en général peu appréciables chez les sujets normaux. C'est à peine si la pression artérielle tend à s'abaisser légèrement pendant la première moitié de la cure de bains. Nous verrons que, chez certains malades, on observe au contraire des changements très importants.

**Procédés accessoires.** — Les eaux de Royat sont encore appliquées en *pulvérisations pharyngées*, en *humages*, en *inhalations* : ces dernières sont données dans des salles remplies de vapeur d'eau minérale, et qui alternent toutes les heures.

Les *bains hydroélectriques* utilisent les propriétés du courant continu qui, comme l'ont montré Labatut, puis Leduc, entraîne à travers la peau intacte les sels en dissolution dans l'eau. Il y a ainsi pénétration des sels alcalins et lithinés de l'eau de Royat dans les tissus des membres plongés dans de grands vases de verre où baignent simultanément les électrodes.

Quatre salles de *massage sous l'eau*, des cabines de bains munies de *douches vaginales* ou *sous-marines*, une installation *hydrothérapique* complète terminent la liste des services de l'établissement. L'abondance extrême de l'eau d'Eugénie permet de remplir chaque jour deux très vastes *piscines*, l'une destinée à la natation, l'autre plus moderne (*piscine Duchenne de Boulogne*) à des exercices de rééducation.

**Indications thérapeutiques**. — La cure de Royat redresse la nutrition générale, tout en exerçant sur l'ensemble de l'organisme une action stimulante et anti-anémique. A ce titre, elle s'adresse aux *arthritiques anémiés* et *fatigués*. Mais, d'autre part, les bains carbo-gazeux jouissent d'une action toute spéciale sur la circulation ; ils régularisent le tonus artériel, tout en fortifiant l'énergie du myocarde : aussi s'adressent-ils aux *hypertendus* et aux *faibles du cœur*. On sait que les arthritiques ont en général une circulation défectueuse avec tendance aux congestions locales, et souvent tension artérielle élevée. Aussi la spécialisation générale et la spécialisation fonctionnelle de la station se confondent-elles pour beaucoup d'entre eux.

I. *Indications principales*. — **Arthritiques anémiés**. — « Tous les arthritiques ne sont pas à même de profiter du traitement de Royat. Il y faut envoyer de préférence les mous, anémiés, à tendances dépressives, à manifestations torpides, quel que soit d'ailleurs le siège de ces manifestations. » Particulièrement justiciables de la cure sont ceux qui présentent des manifestations alternantes : poussées eczémateuses succédant aux crises d'asthme ou de bronchite spasmodique ; accès migraineux remplacés par des crises goutteuses. Il en est de même des arthritiques sujets aux congestions locales brusques et passagères, aux bouffées de chaleur, aux œdèmes cutanés transitoires, etc.

Les *arthritiques affectés dans leur appareil respiratoire*, sujets aux poussées bronchitiques aiguës, avec fièvre et toux spasmodique, ou aux crises de congestion pulmonaire répétées (avec dyspnée, accès asthmatiques, parfois hémoptysies) se trouvent bien des aspirations, des bains à eau courante, de la boisson d'Eugénie et de Saint-Victor. Ainsi en est-il aussi des malades présentant le tableau du catarrhe sec de Laennec, avec toux quinteuse, sibilances et gros râles humides, crachats nacrés, secs. La cure est contre-indiquée au contraire chez les bronchitiques avec expectoration muco-purulente, chroniquement abondante.

Parmi les *arthritiques à manifestations cutanées*, citons les eczémateux à éruptions chroniques ou alternantes : les formes sèches sont surtout améliorées, mais on obtient de bons effets même dans les formes suintantes, lorsque le contact de l'eau minérale ne détermine qu'une recrudescence initiale modérée.

Citons aussi les acnéiques, les sujets atteints de blépharite, d'eczéma du conduit auditif, de fissures labiales, d'herpès récidivant, ceux enfin qui présentent des poussées fréquentes d'*urticaire* ou d'œdème aigu circonscrit de Quincke.

Certains *gastropathes* hypopeptiques souffrant de lourdeurs ou de céphalée après le repas se trouvent bien de l'eau de César et des bains très gazeux et courts. Chez certains hyperpeptiques, on peut arriver, par les bains prolongés, à l'exclusion de toute cure de boisson, à calmer les douleurs tardives.

Parmi les *diabétiques*, il faut tenir compte non pas tant de la quantité de sucre que de l'état général, et considérer comme l'indication principale l'anémie, l'asthénie, ainsi que la prépondérance de la glycosurie dans les trois heures qui suivent les repas (Gilbert et Castaigne). Le taux du sucre s'abaisse dans la moitié des cas; les forces augmentent ainsi que le nombre des globules rouges et la valeur globulaire; les manifestations cutanées s'effacent (prurit vulvaire, balanites).

La présence d'hypertension ou d'autres troubles circulatoires indique Royat chez les diabétiques de la manière la plus nette.

Certains *goutteux* sont justiciables de Royat, lorsqu'ils présentent des accès traînants, prolongés, peu douloureux, intéressant tout le pied, et qu'ils en restent fatigués et anémiés. Il faut faire exclusion des malades à accès suraigus ou fréquents, ou tout au moins éviter chez ces derniers de donner des bains qui pourraient réveiller un accès latent.

On se trouvera bien de Royat chez les *petits goutteux*, uricémiques à décharges fréquentes de sable rouge ou à accès migraineux, porteurs de camptodactylie, de nodosités des petites jointures (bains locaux hydroélectriques), de rhino-pharyngites chroniques avec pharynx capitonné ou granuleux (pulvérisations). Beaucoup de ces états peuvent, à la vérité, être traités dans d'autres stations, mais aucune ne remplace Royat lorsqu'il s'y joint de l'albuminurie, de l'hypertension ou d'autres troubles circulatoires.

**Malades affectés dans leur appareil circulatoire**. — Ici la cure tend à ramener le fonctionnement cardio-vasculaire à un type plus normal, et cela quel que soit le sens de la déviation pathologique. Les bains de Royat agissent en effet avec une absence complète de choc, selon un mode très doux, ce qui explique qu'on puisse les appliquer à des malades aussi délicats. Donnés peu gazeux et à température indifférente, les bains jouissent d'une action surtout hypotensive ; donnés très gazeux et plus froids, ils sont surtout toni-cardiaques. C'est ainsi que la cure peut s'adresser, avec des variantes de technique, à la fois aux *hypertendus* chez lesquels l'indication principale est d'abaisser la pression, et aux *sujets à cœur faible et dilaté*, qu'il convient de tonifier.

Nous ignorons le mécanisme intime qui règle l'abaissement de la pression chez les hypertendus ; mais on voit cet abaissement se produire à chaque bain en même temps que la vaso-dilatation, puis

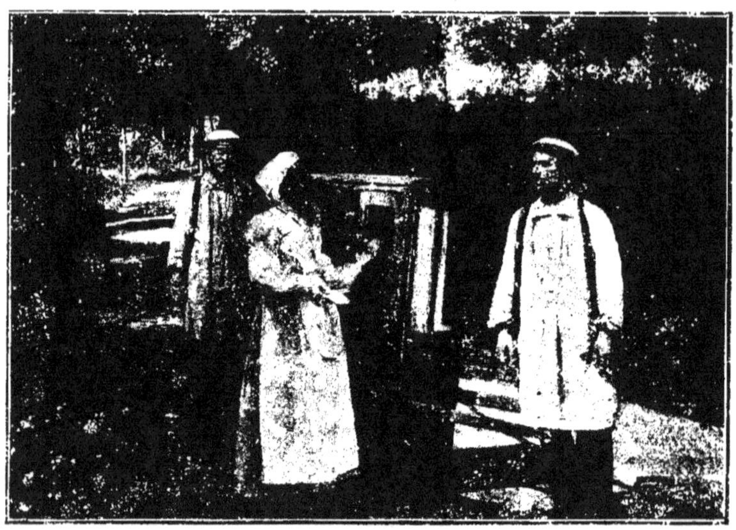

Fig. 46. — Après le bain carbo-gazeux, le malade est pris en chaise à porteurs et ramené à l'hôtel où il se couche une heure.

subsister partiellement après le bain, la différence d'avec le niveau initial s'accentuant peu à peu chaque jour, à travers quelques oscillations passagères. Dans une série d'hypertendus traités, il en est toujours un certain nombre qui résistent à la médication (20 p. 100 en moyenne) : il s'agit alors d'hypertensions permanentes, irréductibles. Les sujets chez lesquels on obtient les meilleurs résultats sont les hypertendus sans lésions vasculaires ou rénales évidentes, *hypertendus oscillants* comme les a qualifiés Vaquez, chez lesquels la tension n'est pas fixe, mais s'élève au-dessus de la normale par bouffées plus ou moins longues. Ce sont ces mêmes malades que Huchard désigne sous le nom de *préscléreux*. L'hypertension coïncide bien souvent avec une ou plusieurs manifestations arthritiques, qui déjà rendent les malades justiciables de la cure par elles-mêmes (diabétiques, goutteux, etc.). Souvent il s'agit de *femmes à la ménopause*, sujettes de ce fait à de nombreux troubles circulatoires, subjectifs ou objectifs.

L'abaissement obtenu persiste plus ou moins longtemps, selon les cas ; nous l'avons vu se maintenir une année entière chez des sujets qui ne suivaient qu'un régime peu sévère, alors que chez d'autres la tension remontait au bout de quelques mois, malgré une hygiène strictement suivie.

Chez les hypertendus qui présentent des signes d'altération plus ou moins marquées des artères ou du cœur, les résultats sont naturellement moins constants : ils modifient cependant la situation du malade d'une manière immédiatement utile. Ainsi en est-il chez les *athéromateux aortiques*, avec éclat clangoreux du second bruit et tendance à la dilatation du vaisseau : les bains, en abaissant la tension, font disparaître la distension aortique et ses conséquences (en particulier certaines crises angineuses). Il en est de même chez les *athéromateux avec claudication intermittente*, dont la marche s'améliore le plus souvent. Mêmes résultats favorables le plus souvent lorsqu'il existe des signes d'*artériosclérose viscérale débutante* ; les traces d'albumine et la faiblesse cardiaque sont les deux symptômes qui diminuent le plus aisément et qui parfois disparaissent pour une période plus ou moins longue. Le pronostic est naturellement moins bon lorsqu'il existe des altérations associées du cœur et des reins. Cependant, chez les *cardio-rénaux hypertendus*, on assiste bien souvent à la réduction de la matité cardiaque et à une disparition du bruit de galop, laquelle coïncide avec l'abaissement de la pression et une meilleure diurèse.

Chez les *cardiopathes à pression normale ou même faible*, l'action tonifiante exercée sur le cœur constitue l'effet le plus manifeste de la cure de Royat. Le ralentissement du pouls, sa régularisation plus ou moins complète, la diminution de volume du cœur se manifestent dans le bain même. Ainsi en est-il, à plus forte raison, à la suite d'une série de bains. Aussi assiste-t-on, chez beaucoup d'*insuffisants du cœur*, à des modifications notables à la fois des signes physiques et des signes fonctionnels : la dyspnée diminue, les palpitations se calment, le sommeil est meilleur. En même temps, l'œdème prétibial disparaît, le foie, s'il était gros et sensible, rentre dans l'ordre, les bases encombrées de petits râles fins se dégagent, les souffles de dilatation mitral ou tricuspidien disparaissent. Ils se renforcent au contraire lorsqu'il s'agit de souffles organiques.

La cure est particulièrement utile dans les quelques mois qui sui-

vent une maladie infectieuse, lorsque celle-ci (rhumatisme, scarlatine, fièvre typhoïde) a touché
plus ou moins sévèrement le
myocarde ou les valvules. Le
résultat est surtout visible,
lorsqu'il existe un certain degré
d'insuffisance mitrale. La dilatation et simultanément le
reflux valvulaire diminuent en
même temps que les troubles
fonctionnels. Il est cependant
exceptionnel de voir disparaître
le souffle systolique : le plus
souvent la lésion persiste,
mais la cure facilite grandement la compensation. Ajoutons que, s'il s'agit de suite de
rhumatisme articulaire, Royat,
agissant sur la diathèse, pourra
empêcher les récidives, si né-
fastes pour l'état organique et
fonctionnel du cœur.

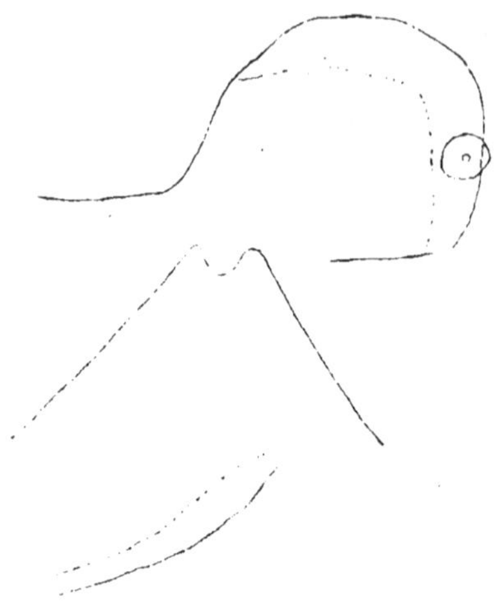

Fig. 47. — Insuffisance mitrale avec hyposystolie,
*avant la cure.*

Les lignes pleines représentent le contour de la
matité cardio-hépatique absolue avant le bain ; les
lignes en pointillé montrent la réduction obtenue
par le bain carbo-gazeux.

La lésion mitrale une fois constituée et compensée, la cure ne sera
indiquée que s'il survient
ultérieurement des troubles
nouveaux (dyspnée, palpi-
tations, dilatation facile).
Les résultats seront d'autant meilleurs que le sujet
sera plus jeune et qu'on
pourra plus facilement éloigner les causes qui ont
provoqué la décompensa-
tion (grossesse, émotions,
chagrins, surmenage). Deux
ou trois cures sont alors
souvent nécessaires pour
amener le malade à un
équilibre stable. Le pro-

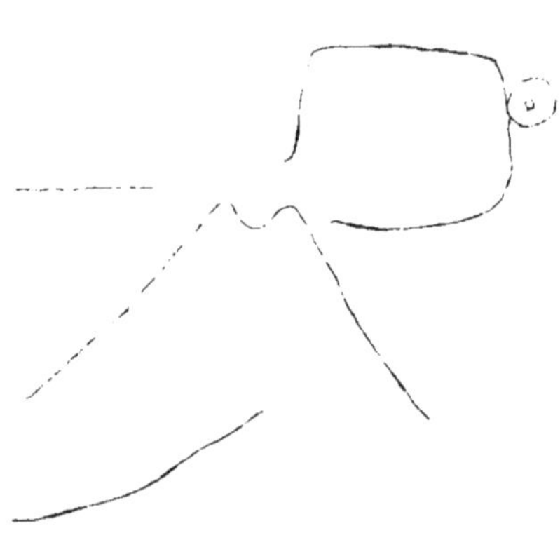

Fig. 48. — Même malade, *après la cure*
de bains carbo-gazeux.

nostic est toujours moins favorable lorsque l'insuffisance mitrale
s'est compliquée de rétrécissement. Lorsque la décompensation
aboutit jusqu'au voisinage de l'asystolie (arythmie, grande dila-

tation cardiaque, gros foie, les résultats sont moins parfaits : on arrive rarement à ramener le malade à la compensation parfaite, mais on peut cependant le mettre à même de mener une vie prudente et surveillée.

Chez les sujets porteurs *d'insuffisance aortique suite d'endocardite*, les bains font disparaître, avec les signes d'insuffisance cardiaque, les symptômes de pulsatilité artérielle qui sont souvent si pénibles.

Citons encore les *obèses avec surcharge cardiaque*, chez qui les

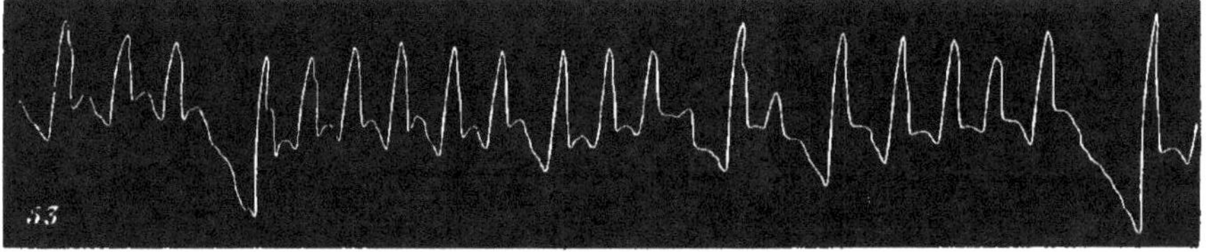

Fig. 49. — Pouls tachy-arythmique, chez un malade atteint de myocardite chronique, avant la cure.

bains doivent être associés, pour obtenir le maximum d'effet, avec un régime réduit.

Chez les *emphysémateux avec dilatation droite secondaire*, les bains

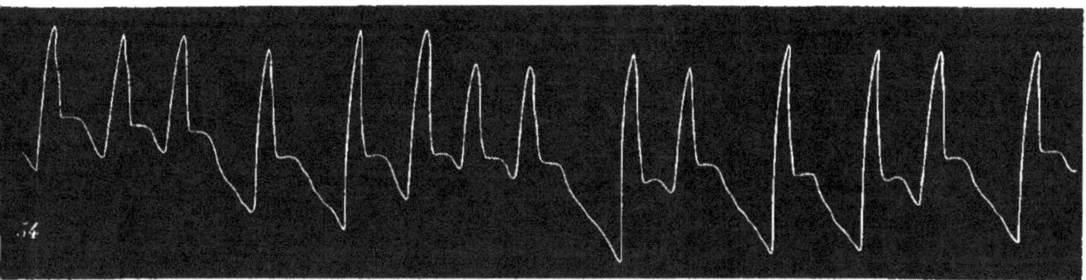

Fig. 50. — Même malade : ralentissement et régularisation du pouls, après la cure de bains carbo-gazeux.

carbogazeux devront être associés à des aspirations qui diminueront la susceptibilité bronchique.

Chez les *basedowiens*, les bains, tout en relevant le cœur, diminuent la tachycardie, le goitre, l'exophtalmie et le tremblement.

Enfin les *artérioscléreux du cœur à tension normale ou même faible* retirent souvent de leur cure des résultats appréciables, mais qui restent cependant inférieurs à ceux qu'on obtient chez les hypertendus.

II. *Indications accessoires.* — **Anémiques.** — Nous avons vu que, chez les arthritiques anémiés, le taux d'hémoglobine et le nombre des globules rouges s'élèvent habituellement en même temps que la pression s'abaisse. La cure se montre souvent aussi très efficace chez les jeunes chlorotiques, l'amélioration de l'état hématologique s'accompagnant de l'effacement des troubles cardio-vasculaires (essoufflement, palpitations) et de la dyspepsie.

**Tabétiques**. — Les bains carbo-gazeux, surtout ceux de Saint-Mart et de César, frais et très riches en gaz, donnent d'excellents résultats chez beaucoup de tabétiques. L'effet le plus précoce se manifeste du côté de la fonction vésicale (miction plus rapide et plus continue). On note parfois un retour plus ou moins complet des fonctions génitales. Les anesthésies, tant cutanées que profondes (musculaires et osseuses), diminuent progressivement en même temps que l'ataxie diminue et que la stabilité s'accuse. Le retour de la coordination des mouvements peut être hâté par des exercices de rééducation que l'on pratique dans une piscine spécialement disposée à cet usage sur les indications du Pr Brissaud (piscine Duchenne de Boulogne). Les douleurs fulgurantes ne s'amendent guère que quelques semaines après la cure, mais alors d'une manière le plus souvent bien nette.

Royat est surtout indiqué chez les tabétiques asthéniques et anémiés. Dans les formes éréthiques, il faudra préférer Néris.

**Contre-indications**. — Parmi les *arthritiques*, il faudra écarter de Royat ceux qui sont tuberculeux et les grands névropathes hyperexcitables.

Parmi les *hypertendus*, il en est, nous l'avons dit, un certain nombre qui résistent à l'action abaissante des bains : ce sont des hypertendus avec sclérose rénale. Chez ces malades, nous estimons qu'on peut le plus souvent tenter la cure sans inconvénients, à la condition de la mener avec prudence et de ménager des jours de repos suffisants. Il sera cependant préférable de s'abstenir chez les malades qui, avec une forte pression, présenteront une albuminurie dépassant 0gr,50, ou des cylindres granuleux abondants, ou un œdème persistant à la déchloruration. Il en est de même lorsqu'on constatera avec des douleurs angineuses l'existence d'un bruit de galop. La constatation de l'un ces symptômes isolés ne constitue pas une contre-indication, mais leur association chez un même malade doit faire penser à des altérations profondes de l'appareil circulatoire. On devra s'abstenir aussi lorsque le malade accusera dans ses antécédents des crises graves d'œdème pulmonaire aigu. Ici également on est en droit de soupçonner des altérations rénales et cardiaques irrémédiables.

Chez les *hyposystoliques*, l'existence d'une symphyse péricardique, d'un certain degré d'ascite, d'un état aystolique trop ancien, devra faire déconseiller la cure. Il en sera de même s'il existe une néphrite subaiguë, alors que l'albuminurie de stase demandera seulement quelques jours de repos avant le premier bain.

Les contre-indications sont fréquentes chez les artérioscléreux hypotendus : nous avons vu que le pronostic doit être plus réservé chez eux que chez les hypertendus : aussi devra-t-on déconseiller la cure s'il existe des crises d'œdème pulmonaire ou une forte albuminurie, ou des douleurs angineuses, ou encore un début d'anasarque.

## Châteauneuf et Sainte-Marguerite.

Un nombre restreint de malades viennent à Châteauneuf, petite station auvergnate, suivre un traitement surtout externe, et aucune étude clinique sérieuse n'a encore été faite sur cette station que recommandent cependant le grand nombre de ses sources, leur température qui va de 37°,30 à 28°, leur forte teneur en acide carbonique (1 gramme par litre en moyenne).

Climat tempéré, à l'altitude de 380 mètres, dans un très joli site aux bords de la Sioule. Les sources se divisent en deux groupes distincts de 800 mètres et qui possèdent chacun un établissement assez ancien et rudimentaire (groupe de Grands-Bains et Petites-Roches). La minéralisation totale varie de 28$^{gr}$,96 à 1$^{gr}$,60. Elle comprend en moyenne 1$^{gr}$,20 de bicarbonate de soude, 0$^{gr}$,02 à 0$^{gr}$,05 de protoxyde de fer, 0$^{gr}$,035 de lithine (Fruchot). Le débit total est d'environ 360 mètres cubes par vingt-quatre heures.

On ne boit guère que les sources les plus riches en fer. Les bains se donnent surtout dans des piscines, dont l'eau est renouvelée plusieurs fois par jour.

La cure est recommandée aux chlorotiques et aux arthritiques anémiés. Certains rhumatisants se trouvent bien des bains à 37°.

Une source très analogue (source *Sainte-Marguerite*) se trouve à Vic-le-Comte, à l'autre extrémité du Puy-de-Dôme. Minéralisation totale, 6$^{gr}$,97, avec 2$^{gr}$,9 de bicarbonate de soude, 0$^{gr}$,05 de bicarbonate de fer, des traces d'arsenic. Elle se distingue de Châteauneuf par une proportion assez forte (2 grammes) de chlorure de sodium.

La station n'a qu'une clientèle locale : ses eaux seraient efficaces en bains et en boisson chez certains dyspeptiques et chez certains hépatopathes.

### Châtel-Guyon.

Eaux alcalines, gazeuses, chlorurées-magnésiennes. — Traitement surtout
interne, associé à des bains à eau courante. — Indiquées chez les arthritiques asthéniques à manifestations intestinales (entéritiques constipés
avec rejet de muco-membranes et de sable, constipés simples par atonie).

Châtel-Guyon (Puy-de-Dôme) est située à 7 kilomètres de Riom,
à 380 mètres d'altitude, c'est-à-dire à l'entrée de la plaine de la
Limagne. Aussi le climat y a-t-il perdu presque tous les caractères
de la montagne (saison du
15 mai à mi-octobre).

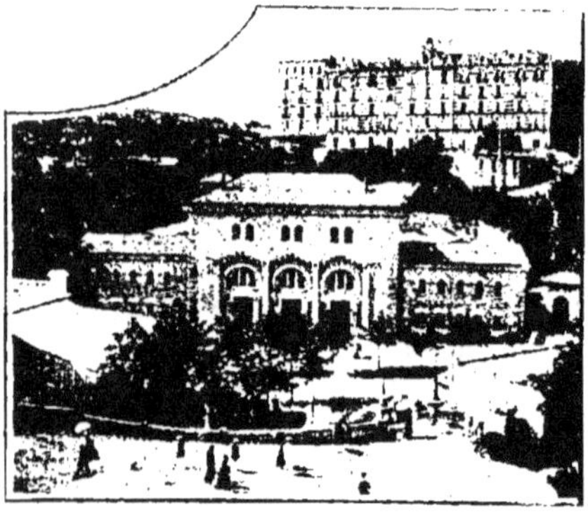

Les eaux de Châtel-Guyon
étaient encore presque ignorées il y a trente ans. En
1872, Gubler attira l'attention pour la première fois
sur leurs propriétés eupeptiques et laxatives. A. Baraduc, Laborde, Aguilhon
de Saran, par des études
cliniques et expérimentales,
montrèrent leur action spéciale sur la fibre musculaire
lisse intestinale. Le dévelop-
pement de la station, à partir de 1890, fut rapide et progressif : de
grands hôtels, des villas, un réseau d'égouts, une maison de régime
enfin y furent successivement construits. On amena de la montagne
l'énergie électrique et l'eau de source nécessaire à une hygiène
parfaite.

Fig. 54. — Châtel-Guyon : les Grands Thermes.

**Sources.** — Les sources jaillissent d'une faille sismique à la
jonction des marnes tertiaires de la Limagne et du porphyre rouge
primaire des monts d'Auvergne. Captées directement dans le roc,
leur température varie de 20 à 38°. Elles sont alcalines, gazeuses ;
leur minéralisation totale varie de 6 à 8 grammes par litre (point
cryoscopique 0,338 pour la source Gubler). Radio-activité faible
à 0,1. Les gaz de l'eau comprennent pour 100 parties : 97,4 d'acide
carbonique, 2,67 d'azote et 0,024 de gaz rares, dont 0,0046 d'hélium
(Moureu).

Les analyses des différentes sources montrent de 1gr,50 à 2 grammes
de chlorure de sodium, avec 1gr,30 de chlorure de magnésium. Il est
probable cependant que le chlore et le magnésium se trouvent dans

l'eau à l'état d'ions libres, ce qui expliquerait les différences que l'on remarque entre l'action physiologique du chlorure de magnésium chimique et celle de l'eau de Châtel-Guyon. Il existe de plus des traces de fer, de silice, de fluor, d'arsenic et de soufre.

| SOURCES. | SOURCE GUBLER. | SOURCE YVONNE. | SOURCE DEVAL. | SOURCE MARGUE-RITE. | SOURCE ROMAINE. |
|---|---|---|---|---|---|
| Température......... | 28° | 35° | 33° | 31° | 22° |
| | Gr. | Gr. | Gr. | Gr. | Gr. |
| Gaz acide carbonique libre. | 1,1120 | 0,787 | 1,2188 | 1,0800 | 0,5900 |
| Chlorure de magnésium.. | 1,5630 | 1,306 | 1,2168 | 1,1850 | 1,380 |
| Chlorure de sodium...... | 1,6330 | 2,092 | 1,8436 | 1,7790 | 1,800 |
| Bicarbonate de calcium.. | 2,1769 | 2,990 | 2,4697 | 2,3760 | 2,3160 |
| — de sodium... | 0,9550 | 0,241 | ......... | ......... | 0,1380 |
| — de fer....... | 0,0685 | 0,048 | ......... | ......... | 0,044 |
| — de lithium... | 0,0194 | ......... | 0,0250 | 0,0020 | 0,028 |
| — de potassium. | 0,2538 | ......... | 0,1798 | 0,0860 | ......... |
| Sulfate de chaux......... | 0,4990 | ......... | ......... | ......... | traces |
| Silice.................. | 0,1108 | 0,114 | ......... | ......... | 0,1200 |
| Arsenic........  ........ | traces | traces | traces | traces | traces |
| Acide phosphorique...... | traces | traces | traces | traces | traces |
| Acide borique .......... | traces | traces | traces | traces | traces |
| Alumine............... | traces | traces | traces | traces | traces |
| Fluor ................. | 0,009 | » | » | » | » |
| Total........... | 8,3914 | 8,990 | 7,5719 | 6,4280 | 6,4464 |

**Modes d'administration**. — Les eaux se prennent avant tout en *boisson*, le bain ne venant qu'en seconde ligne. On ordonne chez l'adulte 200 à 500 grammes d'eau, à doses progressives; chez l'enfant, seulement 100 à 250 grammes.

Il existe des buvettes chaudes à 33°, 38°; les sources tempérées, au-dessous de 30° (Gubler, Marguerite), sont habituellement mieux tolérées par les enfants et par les malades aigus.

L'action de l'eau se fait sentir à la fois sur la diurèse, sur la nutrition générale et sur l'ensemble des fonctions du tube digestif et de ses annexes.

L'action diurétique s'accompagne le plus souvent d'une augmentation légère de l'urée et plus marquée de l'acide urique. Dans des expériences poursuivies chez un sujet sain maintenu à un régime alimentaire fixe, Pessez a constaté une augmentation de l'azote total, de l'urée, des sulfates, et une augmentation plus notable encore des chlorures : ce dernier caractère dépend évidemment de l'ingestion

des chlorures de l'eau minérale. Pessez notait par contre une diminution de l'acide urique et des phosphates. Le rapport azoturique
s'élevait légèrement.

Du côté de l'estomac, les analyses de suc gastrique montrent une augmentation de l'acide chlorhydrique.

Les premières expériences sur l'action intestinale furent celles de Laborde et Aguilhon de Saran, qui se servirent non pas de l'eau naturelle de Châtel-Guyon, mais du chlorure de magnésium chimique. De Saran, par l'injection intraveineuse de ce sel, obtenait en trois ou cinq heures un effet purgatif. Laborde arrivait au même résultat en injectant dans une anse intestinale isolée 10 centimètres cubes d'une solution aqueuse contenant 2 grammes de chlorure de magnésium : au bout de deux heures

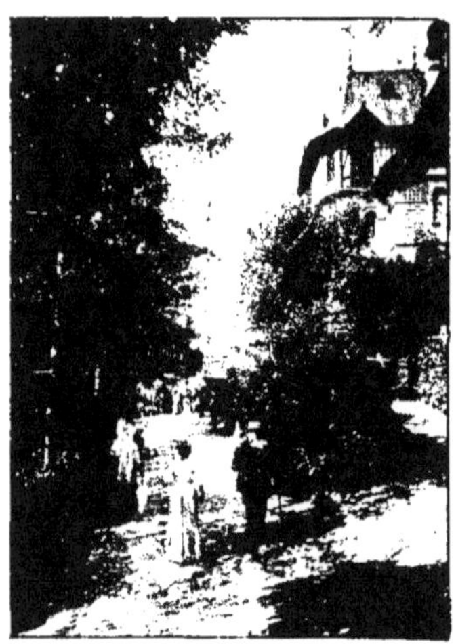

Fig. 52. — Châtel-Guyon : un coin du parc supérieur.

l'anse était gonflée, et il retirait 20 centimètres cubes au lieu des 10 injectés. Mais, plus récemment, Læper et Esmonet ont montré que, dans cette expérience, Laborde n'avait pas tenu compte des lois de l'osmose, en injectant un liquide qui n'avait pas le même degré de concentration moléculaire que l'eau de Châtel-Guyon. Celle-ci, ayant pour $\Delta$ 0,338, est hypotonique par rapport au sérum sanguin, et l'on pouvait douter que son action fût réellement purgative. Après avoir, en effet, injecté 10 centimètres cubes d'eau de Châtel-Guyon dans une anse isolée, Læper et Esmonet ont pu constater, au bout de deux heures, qu'il ne restait plus dans l'anse liée que 5 centimètres cubes de liquide ayant pour $\Delta$

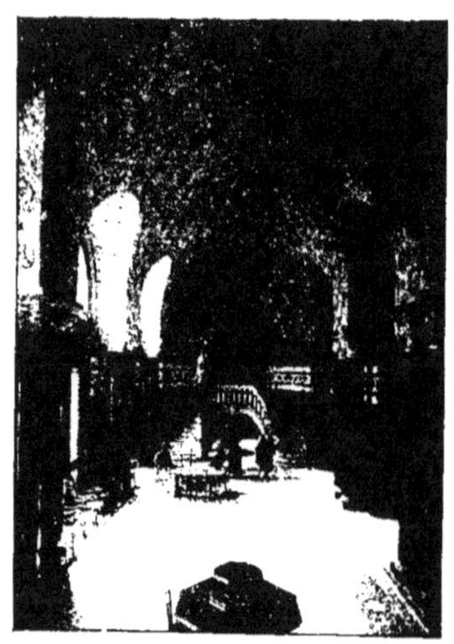

Fig. 53. — Châtel-Guyon : Hall central des Grands Thermes.

0,62 : au bout de trois heures, tout le liquide avait été résorbé.
Parallèlement, la clinique montre bien que seules les grosses

doses d'eau minérale donnent des effets laxatifs, sans doute par indigestion de l'eau. Les doses petites et moyennes sont plutôt constipantes, et beaucoup de malades sont obligés, pour obtenir des selles quotidiennes pendant la cure, d'user de procédés artificiels.

C'est sur la fibre musculaire lisse de l'intestin que l'eau de Châtel-Guyon exerce son action principale. On doit rappeler l'expérience de Laborde qui, à la suite d'une injection intraveineuse chez l'animal de 1gr,50 de chlorure de magnésium, constatait une augmentation extrême du péristaltisme intestinal, débutant au niveau de l'intestin grêle, puis s'étendant à tout l'intestin et même jusqu'à l'estomac. L'action de l'eau minérale est plus douce et ne se traduit pas toujours par le spasme, car on voit guérir à Châtel-Guyon des constipés chez lesquels le spasme jouait certainement un rôle plus ou moins important. Mais il est probable que l'eau de Châtel-Guyon régularise les fonctions de la fibre lisse et qu'elle rétablit l'eurythmie nécessaire entre les contractions des fibres longitudinales et celles des fibres circulaires.

La même action se produit sans doute du côté des voies biliaires. Laborde avait vu expérimentalement la contraction de la vésicule augmenter d'intensité et une quantité anormale de bile se projeter dans la cavité jéjunale. Il faut en rapprocher la recoloration des selles, qui se produit au bout de quelques jours de cure.

Nous ignorons encore l'action de l'eau de Châtel-Guyon sur la sécrétion pancréatique. Par contre, il est certain que le microbisme intestinal se trouve modifié. Pessez, par la méthode de Gilbert et Dominici, a pu constater, à la suite de l'ingestion pendant dix jours consécutifs de 600 grammes d'eau, que le nombre des bactéries par centimètre cube de fèces augmentait de 100 p. 100. Ce chiffre atteignait 13 fois la normale après ingestion de 1000 centimètres cubes d'eau, peut-être par accentuation du péristaltisme intestinal. D'autre part, Cohendy a vu s'atténuer nettement la virulence de cette flore intestinale.

On doit signaler enfin une action évidente sur la circulation portale. Les hémorroïdes augmentent souvent pendant les premiers jours du traitement, avec un léger flux sanguin : puis elles diminuent nettement.

Tout en ne venant qu'en seconde ligne à Châtel-Guyon, le *traitement externe* y conserve néanmoins une certaine importance. L'établissement principal, qui vient d'être entièrement rebâti, est luxueux, avec un grand hall central et deux étages de cabines de bains au total 134, d'installation très moderne. Les bains y sont donnés à 34°, avec l'eau des sources les plus chaudes, le plus habituellement à eau courante, et d'une durée de vingt minutes. On peut administrer dans le bain même la *douche sous-marine* sans pression, et à une température un peu supérieure à celle du bain. Ce bain moyennement gazeux provoque de la rubéfaction cutanée. On a remarqué de plus chez certaines femmes l'arrêt sous son influence de pertes utérines anormales, et aussi la rétraction des hémorroïdes. Aussi est-il admissible que la vaso-dilatation cutanée du bain s'accompagne à la longue d'une décongestion du territoire de la veine porte : le bain régulariserait la circulation intestinale, comme l'eau en boisson régularise la fonction de la musculature. Il provoque aussi des changements de la nutrition générale. Chez un sujet à alimentation fixe, Pessez a vu que les modifications urinaires dues à la boisson s'accentuaient lorsqu'à cette dernière on associe la balnéation.

Chez certains malades atones, le bain à 34° peut être remplacé par le bain plus gazeux à 29°, qui se donne à l'établissement Henry, à l'autre extrémité du parc.

Une installation hydrothérapique complète permet de donner des *douches générales* froides ou chaudes (avec ou sans arrêt sur le côlon), des bains de siège et des douches périnéales, surtout utiles chez les femmes affectées de lésions génitales avec troubles intestinaux secondaires ou associés.

Les *lavages d'estomac* se pratiquent à 30°, avec un tube à double courant. Baraduc a remarqué que l'amorcement de ce siphon se produit beaucoup plus vite avec l'eau de Châtel-Guyon qu'avec l'eau ordinaire. Chez les atones dilatés, la contraction de l'estomac apparaît de plus en plus rapidement au bout d'un certain nombre de lavages.

Les *irrigations intestinales* se donnent dans une quarantaine de cabines : le malade étant étendu sur un lit garni d'un matelas imperméable, la sonde est introduite doucement, et l'eau minérale pénètre avec une pression faible (30 centimètres) et à la température de 38°. On utilise à Châtel-Guyon la sonde sigmoïdienne de 0m.40, qui ne dépasse pas l'S iliaque, quelquefois la médio-colique (1m.15 de long) ou la sonde bicourant. L'opinion des médecins de Châtel-Guyon a varié sensiblement, quant à la valeur thérapeutique de ces irrigations, au cours de ces dernières années.

Des *installations électrothérapiques* et *mécanothérapiques* bien comprises peuvent être utilisées pour la cure à titre adjuvant.

**Indications et résultats cliniques.** — I. *Indications principales.* — La *spécialisation générale* de Châtel-Guyon, comme celle de la plupart des stations d'Auvergne, s'adresse aux neuro-arthritiques, et surtout à ceux d'entre eux qui sont asthéniques et anémiques. L'influence de l'eau et du bain se manifeste, comme nous l'avons vu, par une stimulation d'emblée, par des oxydations plus complètes et un relèvement de l'état nerveux.

La *spécialisation fonctionnelle* s'exerce d'une façon très élective sur le tube digestif et particulièrement sur l'intestin, et cela suivant un mode éminemment régulateur des fonctions sécrétoire, musculaire et circulatoire.

Parmi les malades affectés de troubles gastro-intestinaux, certaines variétés particulièrement se montrent aptes à profiter de Châtel-Guyon.

C'est ainsi que les malades affectés d'*entérite muco-membraneuse* constituent la majeure partie des clients de Châtel-Guyon, presque tous les types cliniques en étant nettement justiciables. On a voulu à une certaine époque faire une coupure nette entre les spasmodiques, qui devaient être adressés à Plombières, et les atoniques, seuls justiciables de Châtel-Guyon. En réalité, l'entérite muco-membraneuse n'existe guère sans un certain degré de spasme des fibres circulaires, à moins qu'il ne s'agisse

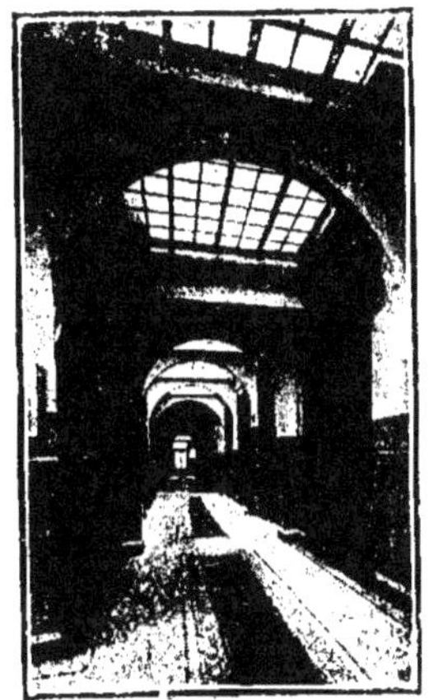

Fig. 54. — Une galerie de bains à l'établissement de Châtel-Guyon.

de formes très anciennes où l'atonie des fibres longitudinales constitue le caractère le plus saillant. Dans nombre de cas d'ailleurs, il y a coexistence de l'atonie et du spasme (Enriquez et Grenet), et cette simple remarque suffit à montrer que l'état de la musculature ne saurait être invoqué pour indiquer telle ou telle. On a voulu aussi réserver à Châtel-Guyon les entéritiques constipés, alors que les diarrhéiques resteraient par contre exclusivement justiciables de Plombières. Mais il est bon de ne pas oublier que les médecins de Châtel-Guyon soignent et guérissent nombre de malades qui de temps en temps présentent des selles liquides où nagent, avec des fragments de membranes, les scybales dures et ovillées, dont la présence avait provoqué l'irritation et l'hypersécrétion intestinales. Le résultat de la cure est par contre plus douteux lorsqu'il s'agit de diarrhée véritable, sans adjonction de scybales.

Au total, il semble vrai et clinique de dire que les seuls entéritiques chez lesquels Châtel-Guyon est contre-indiqué sont ceux qui présentent de fréquentes crises douloureuses. Nous voulons parler de sujets chez lesquels le spasme se complique de paroxysmes douloureux, quelquefois effrayants, lesquels surviennent de loin en loin sous l'influence de la coprostase. Il est certainement préférable de les adresser à Plombières, en réservant pour Châtel-Guyon ceux chez lesquels la constipation est le phénomène dominant, qui présentent plus d'auto-intoxication que de douleur, et cela sans trop se préoccuper de l'existence du spasme ou de l'atonie, qui, comme nous l'avons dit, peuvent souvent coexister.

On enverra donc à Plombières les sujets affectés d'entéro-colite muco-membraneuse avec paroxysmes douloureux et tendance à la diarrhée; à Châtel-Guyon, ceux qui sont avant tout des *constipés*, des *intoxiqués*, avec *digestions ralenties* et *tendance à la congestion des rameaux portes*.

Le traitement de ces malades est en général dirigé de la manière suivante : la boisson est prescrite à jeun, à doses espacées et assez faibles pour ne jamais provoquer d'effet purgatif. Il faut laisser l'absorption de l'eau se faire régulièrement, en provoquant les selles, si besoin est, par des laxatifs légers ou par des lavements. Les bains sont prescrits à eau courante et à 34°, quelquefois plus chauds chez les sujets dont la réaction se fait difficilement.

Quant aux irrigations intestinales, très employées pendant plusieurs années, leurs indications tendent actuellement à se restreindre. Il y a presque toujours nécessité, au début de la cure, de débarrasser l'intestin des matières qui y sont accumulées au moyen de deux ou trois irrigations quotidiennes d'un litre au maximum. Une indication formelle des lavages est fournie également par l'infection intestinale : sous leur influence, la fétidité des selles s'atténue assez rapidement. Il peut y avoir intérêt à continuer ces irrigations tous les deux ou trois jours si la constipation se prolonge, comme il est si habituel pendant la cure, en les interrompant si elles provoquent des douleurs, ou si leur introduction est rendue difficile par le spasme. On préfère généralement faciliter les selles par des laxatifs légers tels que l'huile de ricin ou par de simples lavements d'eau pure ou isotonique, ou encore par des lavages huileux.

Le *régime alimentaire* est actuellement très surveillé pendant la cure, les substances irritantes devant en être exclues, et la base de la nourriture se composant de lait et de farineux. Aussi des cartes de régime existent-elles dans tous les hôtels. On trouve même à Châtel une maison de régime fort bien comprise et fort bien dirigée.

Chez les entéritiques à constipation très accusée, qui ne supportent ni irrigations ni laxatifs, on se trouve bien d'appliquer la *galvano-faradisation* suivant la méthode de Delherm. On use de l'électricité statique chez les grands nerveux. Les *douches d'air chaud* donnent également de bons résultats chez les spasmodiques.

La *mécanothérapie* est utilisée — sauf en cas d'appendicite — pour rééduquer et tonifier les muscles de la paroi abdominale, lorsque l'atonie domine. Le *massage manuel*, par effleurage et foulements profonds chez les spasmodiques, par pétrissage régulier chez les atoniques accélère les effets de la cure thermale.

Au bout de la première semaine, la plupart des malades ressentent déjà une sensation de bien-être. Lorsqu'ils sont fatigués et qu'ils maigrissent légèrement, il faut ménager quelques jours de repos. La constipation, nous l'avons dit, se prolonge souvent une grande partie de la cure, et elle ne cède parfois qu'après la fin de cette dernière. La raison devrait en être cherchée, d'après Esmonet, dans l'apparition d'un spasme colique qui apparaît du troisième au huitième jour, sous forme d'un boudin aisément perçu dans le flanc gauche, puis qui remonte au côlon transverse et jusque vers le cæcum, pour disparaître vers le quinzième jour, en même temps qu'apparaissent les premières selles normales. Il peut exister encore au départ du malade et ne s'effacer que dans le mois qui suit. Chez les ptosés, chez les sujets porteurs d'empâtements péri-appendiculaires, il manque parfois, et dans ces conditions la constipation ne cède pas.

Quant aux fausses membranes, elles disparaissent dès les premiers jours du traitement dans plus de la moitié des cas, ou tout au moins tendent à devenir plus rares, en même temps que les selles se recolorent.

Les douleurs cèdent plus ou moins rapidement selon les sujets. Il peut se produire, surtout chez les enfants, une ou deux crises paroxystiques au cours de la saison, et aussi parfois dans le mois qui suit la cure. Mais en général ces manifestations ne tardent pas à s'atténuer, en même temps qu'apparaissent les premières selles spontanées.

La constipation constitue le symptôme le plus tenace : elle peut persister, alors que les autres troubles ont complètement disparu. Il peut être alors nécessaire de refaire deux à trois cures, en s'aidant de l'électrothérapie, de la mécanothérapie, des massages, etc.

Les malades atteints de *lithiase intestinale* sont tout à fait justiciables de Châtel-Guyon, et cela d'autant plus qu'ils ont toujours simultanément de l'entérite muco-membraneuse. Le traitement est le même, et le résultat habituellement aussi favorable, en particulier chez les enfants.

Les sujets *constipés d'une manière habituelle, même s'ils ne pré-*

*sentent pas de fausses* **membranes** *dans les selles,* tireront grand bénéfice de Châtel-Guyon. Les enfants d'arthritiques constipés sont en particulier tout à fait justiciables de cette cure, et ils en prolongeront les résultats par la cure à domicile, qui, en ce cas particulier (Carron de la Carrière), donne souvent des résultats excellents.

Chez ces constipés, l'atonie l'emporte le plus souvent sur le spasme : cependant ce dernier ne constitue une contre-indication que s'il s'accompagne de douleurs très vives. Les grosses doses laxatives ne sont utilisées que chez certains obèses gros mangeurs. Le plus habituellement, on ordonne, comme chez les entéritiques, des doses faibles, et les selles normales apparaissent, plus ou moins rapidement, après une période transitoire de spasme.

Certains *malades atteints de diarrhée chronique* peuvent tirer avantage d'une cure à Châtel-Guyon, lorsque cette diarrhée est consécutive à l'insuffisance ou à la congestion du foie, ou lorsqu'elle se produit régulièrement après chaque repas, comme chez certains hypochlorhydriques (Soupault).

La présence chez les constipés ou chez les entéritiques d'une *appendicite chronique* nécessite une cure très prudente (doses faibles de boisson, pas d'irrigations intestinales, pas de douches sous-marines, ni de pratiques externes d'aucune sorte). On a pu voir chez certains malades, à la suite du rétablissement des fonctions du gros intestin, l'empâtement de la fosse iliaque se résorber et les récidives douloureuses s'espacer. Si, au contraire, les signes locaux persistent après la cure thermale, l'opération est absolument indiquée.

II. *Indications accessoires.* — Elles existent chez certains sujets arthritiques qui souffrent de troubles fonctionnels de l'estomac ou du foie, en particulier chez les *dyspeptiques atones* avec insuffisance sécrétoire. Nous avons vu l'action tonique qu'exerce l'eau de Châtel-Guyon sur la musculature de l'estomac. Les bains à eau courante occupent également une place importante dans ce traitement; les lavages gastriques peuvent être employés lorsqu'il y a un état catarrhal.

Certains sujets atteints de *congestion du foie,* que cet état accompagne l'entérite muco-membraneuse, ou même qu'il existe à l'état isolé (*obèses, paludéens*), se trouveront bien de Châtel-Guyon surtout s'il existe simultanément un certain degré d'anémie et d'asthénie générale. Beaucoup de ces malades sont des coloniaux rapatriés, et le trouble hépatique a souvent succédé chez eux à une période plus ou moins longue de dysenterie ou de diarrhée de Cochinchine.

Il n'est pas jusqu'à certains *lithiasiques biliaires* qui ne puissent être améliorés dans cette station lorsqu'il existe de la stase portale ou de la constipation par insuffisance de sécrétion biliaire.

Les *utérines* chez lesquelles a apparu de l'entérite secondaire peuvent trouver à Châtel-Guyon un soulagement non seulement de leurs misères intestinales, mais encore souvent aussi de leurs affections pelviennes, par l'emploi simultané de la cure de boisson et des grandes irrigations vaginales prises dans le bain.

**Contre-indications.** — Nous avons déjà vu les principales d'entre elles chez les entéritiques et les constipés : rappelons encore que tous les malades dont l'état se caractérise par l'excès du spasme et surtout par la douleur doivent être écartés de la station. Il en est de même des gastropathes hyperchlorhydriques, à douleurs tardives.

D'autre part, la cure ne donne que des résultats médiocres ou nuls chez les entéritiques trop affaiblis, ou porteurs d'ulcérations tuberculeuses de l'intestin.

Lorsque les troubles circulatoires ne se limitent pas à de la simple stase abdominale, mais qu'il existe une hypertension artérielle permanente ou de l'artériosclérose, la cure doit se réduire à l'absorption de doses très modérées d'eau minérale. Les lésions cardiaques mal compensées, l'albuminurie abondante ou les signes d'imperméabilité rénale contre-indiquent absolument la cure.

## Vichy.

Eaux bicarbonatées sodiques fortes, chaudes, tièdes et froides. — Cure de boisson aidée de quelques pratiques externes (bains, douches-massages, hydrothérapie). — Indiquées chez les lithiasiques biliaires et la plupart des hépatopathes, les diabétiques, les dyspeptiques et, en général, chez la plupart des arthritiques.

La ville de Vichy occupe, sur les bords de l'Allier, le centre d'une vaste et riante cuvette que dominent des hauteurs moyennes. Cette situation, jointe à une altitude de 260 mètres, est cause d'un climat tempéré, chaud en été. Aussi la saison de Vichy est-elle une des plus longues parmi celles des stations françaises : elle s'étend du 1er mai au 15 octobre, et peut-être les mois de juin et de septembre sont-ils plus favorables pour la cure que le fort de l'été.

Vichy fut sans doute station thermale dès l'époque romaine, comme semblent l'indiquer son nom de *Vicus Calidus* et les débris de piscines retrouvés lors des fouilles. Elle renaquit au début du XVII<sup>e</sup> siècle : sous Henri IV, on construisit, près de la source de la Grande-Grille, son premier établissement de bains et de douches,

« la Maison du Roi ». Deux saisons de M^me de Sévigné lui donnèrent la célébrité. On sait que la spirituelle marquise y vint traiter, « par la douche et la suerie », une suite de rhumatisme articulaire aigu. La Maison du Roi fut rebâtie en 1786, à l'occasion du séjour de M^mes Adélaïde et Victoire, puis agrandie en 1803 par le D^r Lucas, qui planta les arbres du Vieux-Parc.

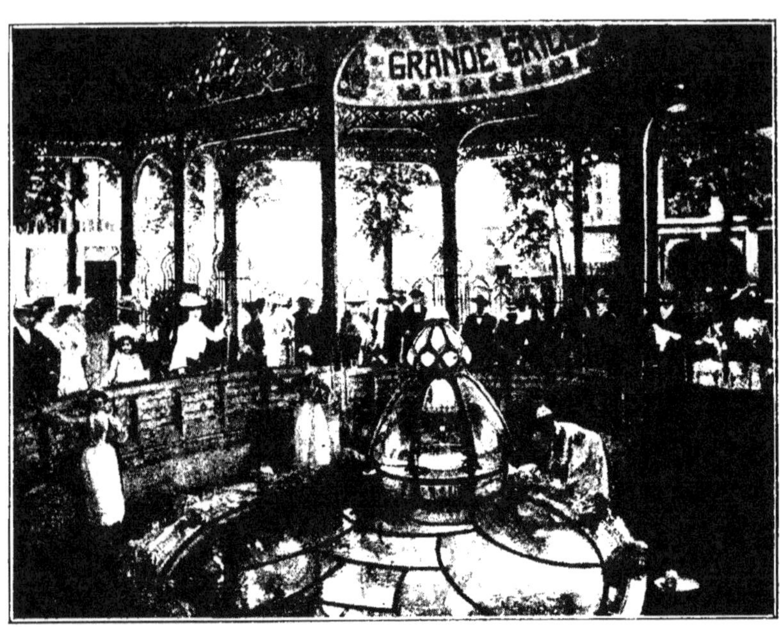


Fig. 55. — La buvette de la Grande-Grille, à Vichy.

En 1853, il venait à Vichy 8000 visiteurs. Le développement de la station s'accentua rapidement après les cures de l'empereur et sous l'impulsion des remarquables études cliniques de Max Durand-Fardel. En même temps que se construisaient le casino, le théâtre, la digue de l'Allier, que se plantait le Nouveau Parc anglais qui enveloppe toute la ville de ses belles frondaisons, les indications thérapeutiques se précisaient : parmi l'armée des arthritiques, certaines variétés se dégageaient (diabétiques, lithiasiques biliaires, graveleux) comme plus régulièrement aptes à être guéris par une administration plus raisonnée des sources de Vichy.

Depuis dix ans, de nouveaux et immenses progrès ont été réalisés, qui ont fait du Vichy actuel la plus grande des stations françaises et même du monde entier. En 1900, l'État propriétaire des sources a consenti à la Compagnie fermière une nouvelle concession de trente ans, lui imposant des constructions nouvelles, pour lesquelles fut dépensée une somme de 12 millions.

Le nouveau théâtre, les grandes et belles salles du casino, les galeries couvertes en élégante ferronnerie qui permettent le passage d'une source à l'autre, les belles buvettes des Célestins et du Vieux-Parc constituent un ensemble majestueux et confortable. Le nouvel établissement, qui déploie sa blanche façade à coupoles polychromes

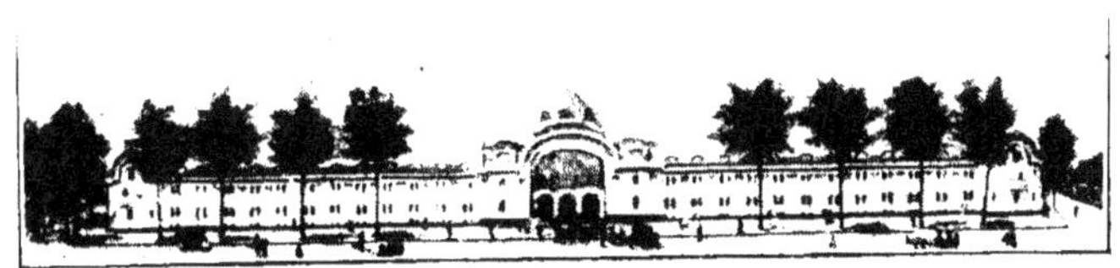

Fig. 56. — Façade du nouvel établissement thermal.

sur une longueur de 170 mètres, est aussi réussi dans son décor extérieur que dans les aménagements intérieurs. Aussi le nombre des visiteurs n'a-t-il cessé de s'accroître et approche-t-il, depuis deux ou trois ans, du chiffre de 100 000.

Simultanément, la vente des eaux en bouteilles a pris un développement prodigieux. Vu la conservation parfaite des sources froides leur exportation s'est étendue aux pays les plus éloignés, ainsi que celle, non moins importante, des sels extraits des eaux, à l'état brut ou sous forme de pastilles. L'effort médical n'est pas resté en arrière, et les progrès incessants de la clinique thermale promettent à Vichy un avenir plus brillant encore que le présent actuel.

**Sources**. — Elles jaillissent sur les deux rives de l'Allier, extrèmement nombreuses, formant un vaste bassin qui s'étend des monts d'Auvergne aux limites du Bourbonnais, et qui comprend, en dehors de la ville thermale, les groupes de *Saint-Yorre*, de *Haute-rive* et de *Cusset*. Elles sortent toutes du porphyre primaire, à une profondeur au-dessus du niveau du sol qui va de 150 à 300 mètres, et elles se font jour à travers les marnes tertiaires, recouvertes d'alluvions quaternaires. Les sources qui montent directement à la surface sont chaudes. Elles jaillissent froides, au contraire, lorsqu'elles se sont épandues dans les couches sablonneuses. Aussi les forages donnent-ils habituellement des eaux froides, à moins que, comme à Boussanges, ils n'atteignent par hasard la faille même (1).

_______________

(1) Actuellement les sources de Vichy sont protégées contre les forages par un périmètre très étendu.

Voici la température et le débit en mètres cubes des principales sources :

*Sources chaudes.*

|  | Température. | Débit. |
|---|---|---|
| Chomel et Puits-carré (réunies en 1884). | 44° | 130 |
| Grande-Grille. | 41°,8 | 51 |
| Hôpital | 34° | 43 |
| Lucas | 28° | 43 |
| Boussanges (forage 1903) | 40° | 200 |
| Dôme (forage) | 60° | » |

*Sources froides.*

|  | Température. | Débit. |
|---|---|---|
| Célestins (1) | 13° | 150 |
| Parc (forage) | 21° | 4 |
| Lardy (forage) | 23° | » |
| Larbaud (forage) | 15° | » |
| Dubois (forage) | 11° | » |
| Hauterive (à 7 kil. de Vichy) | 14° | » |
| Mesdames (à Cusset, 3 kil. de Vichy) | 16° | 16 |

La caractéristique de toutes ces sources est leur forte teneur en bicarbonates, et particulièrement en bicarbonate de soude, qui forme à lui seul les quatre cinquièmes de la somme totale de ces sels. Aussi méritent-elles leur nom de *bicarbonatées sodiques fortes.*

La minéralisation totale varie de 6 à 9 grammes : le bicarbonate de soude représente de 4 à 5 grammes (ce dernier chiffre à Chomel); les bicarbonates de K, Fe, Ca, Mg, atteignent à peine ensemble la valeur de 1 gramme. Ajoutons-y, en moyenne, $0^{gr},50$ de chlorure de sodium et $0^{gr},30$ de sulfate de soude.

La quantité de fer est particulièrement élevée à Hauterive, Lardy et Mesdames ($0^{gr},19$ à $0^{gr},23$ par litre). L'arséniate de soude varie, selon les sources, de 2 à 3 centigrammes, quantité qui est également celle du carbonate de lithine. Carles a trouvé, dans les sources de Vichy et en particulier à la Grande-Grille, 18 milligrammes de fluor, quantité qui n'est atteinte dans aucune autre station thermale.

Toutes ces sources contiennent de l'acide carbonique libre (400 à 800 centimètres cubes), gaz qui se trouve mélangé d'une proportion variable d'oxygène, d'azote, d'argon et d'hélium, comme le montre le tableau suivant emprunté à Moureu :

(1) La source des Célestins jaillit spontanément à la base d'un rocher d'*aragonite*, lequel s'étend verticalement sur une longueur de près de 1 kilomètre. Ce rocher s'est constitué, au cours des siècles, par les dépôts successifs formés par l'eau thermale à son émergence du sol. Il n'existe pas en profondeur. Cette curieuse formation a cessé de s'accroître depuis le captage, lequel remonte à trois cents ans environ. Ce captage a d'ailleurs été refait récemment à une profondeur de 28 mètres au-dessous du niveau du sol, ce qui le met complètement à l'abri de tous risques d'infiltration et permet, par suite, l'embouteillage dans des conditions d'asepsie absolue.

|              | CO2.   | Az et O. | Gaz rares en bbe. | Hélium.   |
| --- | --- | --- | --- | --- |
| Célestins    | 98,85  | 1,13     | 0,015             | non dosé. |
| Grande-Grille | 85,70 | 14,19    | 0,10              | non dosé. |
| Hôpital      | 88,30  | 11,61    | 0,09              | 0,0012    |
| Chomel       | 86,15  | 13,72    | 0,12              | 0,0013    |
| Lucas        | 98,9   | 1,08     | 0,01              | non dosé. |
| Boussanges   | 96,6   | 3,77     | 0,04              | 0,0038    |

La radio-activité est de 0,1 pour toutes les sources de Vichy (excep-

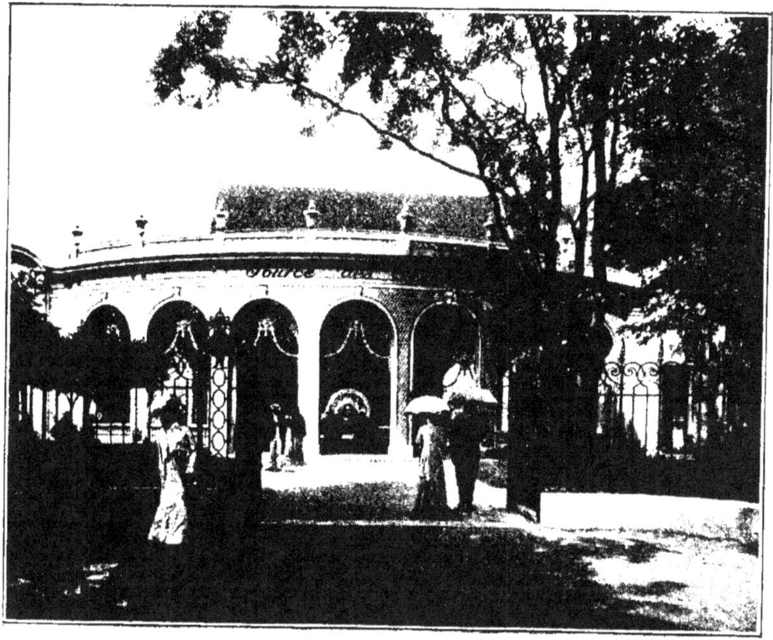

Fig. 57. — La nouvelle buvette des Célestins.

tion faite pour la source intermittente de Bellerive, qui a 0,33 . Le point cryoscopique est 0,220 aux Célestins, 0,210 à Lardy (Graux).

Les sources froides sont utilisées exclusivement en boisson, sur place ou exportées en bouteilles.

Certaines des sources chaudes (Grande-Grille, Hôpital, Chomel) sont également employées en boisson avec des indications un peu différentes entre elles, et différentes aussi de celles des sources froides.

Ces sources chaudes sont, de plus, utilisées pour le traitement externe. Chomel est très employée en gargarismes et Lucas en lotions cutanées. Cette même source est réservée aux services de bains et de douches de l'hôpital militaire. Chomel et la Grande-Grille servent aux établissements civils, ainsi que Boussanges, dont l'eau, amenée par une canalisation à travers l'Allier, s'accumule dans de vastes citernes où l'on peut mettre en réserve 3 000 mètres

### Analyse des principales sources de Vichy (1).

| | GRANDE-GRILLE. | CHOMEL. | LUCAS. | HÔPITAL. | CÉLESTINS. | PARC. | BOUSSANGES. |
|---|---|---|---|---|---|---|---|
| | Gr. | Gr | Gr. | Gr. | Gr. | Gr. | Gr. |
| Acide carbonique libre | 3,3748 | 0,3394 | 3,4200 | 3,5324 | 3,2645 | 3,5197 | 3,373 |
| des bicarbonates. | 0,8494 | 0,9729 | 1,6798 | 1,1770 | 1,7765 | 1,6936 | 1,626 |
| | (430 cc) | (492 cc) | (350 cc) | (595 cc) | (899 cc) | (857 cc) | (560 cc) |
| Bicarb. de sodium.. | 4,9849 | 5,0108 | 4,8436 | 4,9868 | 4,4325 | 4,9778 | 5,555 |
| Bicarb. de calcium.. | 0,3641 | 0,3612 | 0,5044 | 0,5445 | 0,7222 | 0,8883 | 0,486 |
| Bicarb. de magnésium. | 0,0736 | 0,9709 | 0,0757 | 0,0795 | 0,3016 | 0,0951 | 0,096 |
| Bicarbonate ferreux. | 0,0038 | 0,0012 | 0,0062 | 0,0038 | 0,0012 | 0,0118 | 0,016 |
| Bicarb. de potassium. | 0,3187 | 0,3215 | 0,2968 | 0,4010 | 0,2990 | 0,2863 | 0,397 |
| Bicarb. de lithium .. | 0,0303 | 0,0362 | 0,0244 | 0,0362 | 0,0281 | 0,0295 | 0,022 |
| Sulfate de sodium ... | 0,2795 | 0,2757 | 0,2660 | 0,2667 | 0,2734 | 0,2638 | 0,284 |
| Chlorure de sodium.. | 0,5737 | 0,5751 | 0,5679 | 0,5675 | 0,5291 | 0,5693 | 0,588 |
| Arséniate disodique.. | 0,0008 | 0,0008 | 0,0008 | 0,0012 | 0,00075 | 0,0009 | 0,002 |
| Silice............... | 0,0652 | 0,0640 | 0,0503 | 0,0620 | 0,0395 | 0,0487 | 0,109 |
| Acide borique, iode, strontium, rubidium. | traces | traces | traces | traces | traces | traces | traces |
| Matières organiques. | 0,0064 | 0,0083 | 0,0063 | 0,0015 | traces | traces | traces |
| Résidu sec par litre.. | 5,0164 | 5,0368 | 5,0240 | 5,1828 | 4,77365 | 5,1241 | 5,130 |
| Minéralisation totale sans l'acide carbonique libre........ | 6,7038 | 6,7325 | 6,7340 | 6,9490 | 6,4058 | 6,8849 | 8,483 |

cubes d'eau thermale. La source de l'Hôpital est utilisée à l'établissement d'hiver.

**Installations thermales.** — Il existe à Vichy, en dehors de l'établissement militaire, trois classes d'établissements civils qui mettent le traitement à la portée des malades les plus modestes, tout en offrant à la clientèle riche les aménagements les plus luxueux.

Le nouvel établissement de première classe, terminé en 1903, possède une installation à la fois très complète, très artistique et très confortable. Dans les *salles de bains*, on utilise les sources chaudes,

<hr>

(1) Ces analyses sont de Willm (1894) pour les six premières sources, de Bonjean (1894) pour Boussanges.

coupées de moitié d'eau douce. Le bain constitue, à Vichy, une pratique thermale qui fut tour à tour très employée, puis plus délaissée, mais dont l'importance au cours de la cure n'est contestée par personne. Un certain nombre de *piscines* individuelles ou collectives sont disposées dans diverses parties de l'établissement : on y adjoint le plus souvent une installation de douche sous-marine, celle-ci donnée avec de l'eau minérale surchauffée. Un service qui a pris un développement considérable depuis quelques années est celui des

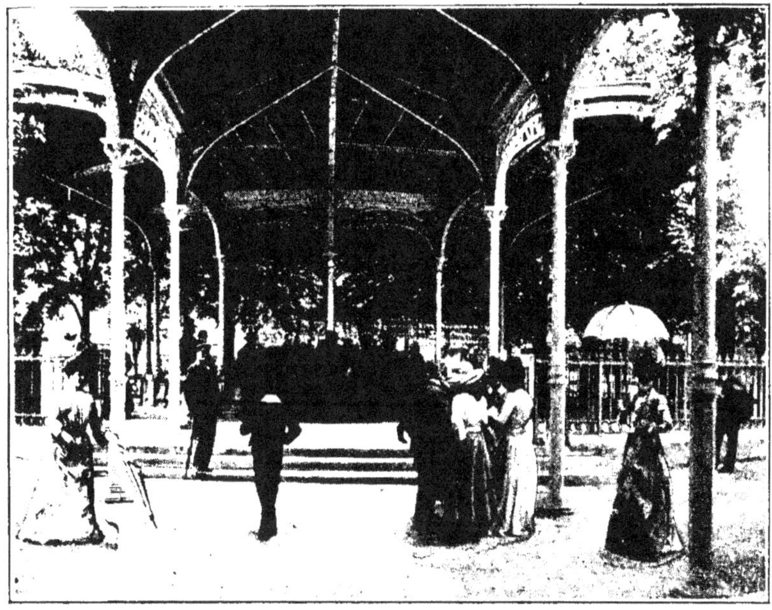

Fig. 58. — La source de l'Hôpital et les galeries.

*massages sous l'eau* : le malade est étendu sur un lit de sangle et reçoit une douche en pluie d'eau minérale coupée, à la température moyenne de 35°. Des masseurs ou masseuses très entraînés (une école spéciale existe pour eux à l'établissement même) font subir au patient des manœuvres d'effleurage et de pétrissage dans les conditions ordonnées par le médecin. Une douche en jet termine la séance, qui laisse au malade une impression de délassement et de souplesse recouvrée.

Souvent ordonnées, et formant dans des cas chaque jour plus nombreux partie intégrante du traitement, sont les *douches simples*, froides, chaudes, écossaises, pour lesquelles ont été organisés plusieurs services, dont l'installation peut être regardée comme modèle.

Cent mètres cubes d'eau sont gardés en permanence dans quatre réservoirs, superposés dans deux fortes tours, de manière à offrir tous les degrés voulus de pression. Une double canalisation, chaude et froide, a été établie spécialement pour chaque service, dans le but d'éviter toute modification du jet en cours d'exécution. Le service central d'hydrothérapie est dirigé par un médecin spécialisé, qui administre en personne toutes les douches, condition qui permet une surveillance réellement clinique des réactions individuelles.

Signalons les services de pulvérisations, de bains et de douches de vapeur, d'irrigations intestinales et de lavages d'estomac, pour lesquels est utilisée l'eau minérale de Chomel. Citons encore les bains d'acide carbonique *à sec* et les douches locales du même gaz, qui ont un effet sédatif général ou local (prurit vulvaire, rhinites spasmodiques).

Une immense salle est consacrée à la mécanothérapie, dirigée également par un médecin spécialiste et qui comprend la collection complète des appareils Zander. L'électrothérapie, les bains de lumière Dowsing et d'air chaud, complètent la liste de ces pratiques annexes au traitement thermal, qui réalisent à Vichy un ensemble à peu près complet de tous les procédés de la physiothérapie moderne.

**Conditions d'existence à la station**. — L'hygiène règne en maîtresse à Vichy. Le service d'adduction des eaux exerce un prélèvement dans l'Allier en amont de la ville : ces eaux sont filtrées et élevées dans de vastes réservoirs clos, de manière à assurer une distribution quotidienne de 400 litres par tête d'habitant. Le réseau des égouts, très complet, aboutit à une usine qui épand les matières usées sur une vaste plaine très en aval de la cité. Citons l'installation de la désinfection et les institutions du bureau d'hygiène.

Sans entrer dans des détails dont la place est ailleurs, disons dès maintenant comment ont été réalisés les régimes alimentaires nécessaires à beaucoup d'entre les malades traités dans cette station. Il est utile de répéter ici ce que les médecins de Vichy ont bien souvent démontré, à savoir qu'il n'est pas besoin, pendant cette cure, d'une réglementation aussi sévère que dans certaines autres stations qui troublent la fonction gastro-intestinale et rendent le malade plus sensible au moindre écar. de régime. Il suffit, le plus souvent, d'indiquer aux malades en cure de Vichy les règles générales dont ils ne doivent pas s'écarter.

Il existait, jusqu'à ces dernières années, dans tous les hôtels de Vichy, des tables d'hôte garnies de mets préparés d'une manière simple, lesquels se présentaient assez nombreux sur la carte pour que chacun pût y choisir soi-même, en évitant les plats interdits. On a fait mieux, et on a pu instituer les régimes d'une manière plus étroite, en remplaçant la table d'hôte par les petites tables, où ne sont présentés à chaque malade que les plats seuls autorisés par son médecin.

Il existe enfin à Vichy deux maisons de régime, comprenant autant de salles à manger et autant de cuisines qu'il y a de régimes spéciaux : cette disposition donne toutes garanties contre une erreur ou une distraction possible du personnel.

**Mode d'action de l'eau de Vichy prise en boisson.** — La température naturelle des sources de Vichy permet de les admi-

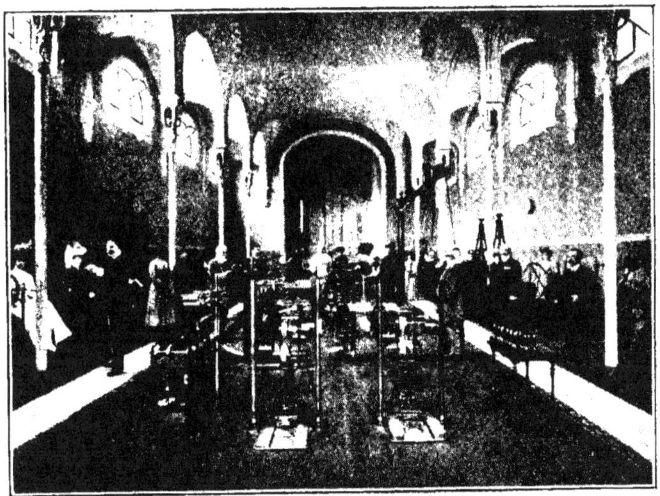

Fig. 59. — Mécanothérapie de l'établissement de Vichy.

nistrer *telles qu'elles jaillissent du sol*, c'est-à-dire conservant encore toute leur puissance en gaz et l'ensemble intégral de leurs propriétés physiques et chimiques. A l'exception de la source de Dôme (60°), non utilisée en pratique, les sources de Vichy forment une échelle allant depuis l'eau froide (Célestins, 13°) à la source hyperthermale (Chomel, 44°, chacun des degrés de cette échelle correspondant à des indications thérapeutiques spéciales.

D'une manière générale, on a abandonné les hautes doses d'autrefois (M^me de Sévigné prenait jusqu'à douze verres de Grande-Grille par jour. Actuellement on prescrit seulement quatre à six verres quotidiens de 60 à 120 grammes chacun, en général avant les repas, et à une demi-heure d'intervalle. L'eau doit parvenir autant que possible dans un estomac vide, et elle n'y doit pas séjourner trop longtemps, l'excitation provoquée sur la muqueuse par cette demi-heure de contact avec l'eau alcaline ne pouvant guère se prolonger sans inconvénients.

L'eau minérale ne détermine aucune sensation spéciale au moment de son arrivée dans l'estomac. Du moins en est-il ainsi de l'eau de l'Hôpital, qui est à la température du corps, et qui, comme toutes les autres sources de Vichy, a la propriété d'être à peu près isotonique au sérum sanguin. Au bout de trente à quarante minutes, se manifeste une sensation de faim, laquelle s'accentue parfois dans le cours de la cure, au point qu'on est forcé d'y voir une perturbation d'origine psychique.

Bien que le bicarbonate de soude constitue la plus grosse partie de la minéralisation de Vichy, ce serait une erreur de croire que l'action de cette dernière est exactement celle du bicarbonate de soude. On sait que ce sel neutralise l'acidité du suc gastrique, qu'il dissout le mucus et qu'il excite la sécrétion glandulaire, les contradictions des auteurs sur ce dernier point s'expliquant par ce fait que l'action excitante peut être masquée par la saturation de l'acidité (Linossier); enfin, qu'il stimule la musculature et active l'évacuation gastrique (Mathieu et Binet).

Les deux premières de ces actions (saturante de l'acidité, dissolvante du mucus) se retrouvent bien sous l'influence de l'eau minérale; mais les deux autres diffèrent. La sécrétion est excitée surtout par les sources froides : les sources chaudes, au contraire, étant plutôt sédatives de la sécrétion. Même action variable se remarque sur la musculature. Les sources froides sont excitantes; les sources chaudes sont antispasmodiques.

Et cependant on ordonne rarement les sources froides dans le but d'exciter les fonctions gastriques. Elles sont, en effet, moins bien tolérées que l'Hôpital, qui, avec sa température moyenne, semble la plus apte en pratique à augmenter la sécrétion gastrique et l'énergie des tuniques musculaires.

Quant aux sources chaudes, comme la Grande-Grille et Chomel, prises après les repas, elles apaisent les aigreurs et les douleurs tardives. Leur action sédative, due pour une part sans doute à leur teneur en gaz carbonique libre, est manifeste chez les hypersthéniques gastriques et les malades sujets au spasme pylorique.

Il est important de savoir que le chimisme gastrique ne se modifie guère sous l'influence de la cure minérale, et l'on en a conclu avec raison que Vichy agit plus sur la fonction nerveuse et musculaire que sur la sécrétion glandulaire de l'estomac.

*Du côté de l'intestin*, dans la plupart des cas, l'eau de Vichy détermine un certain degré de constipation que l'on peut expliquer par l'assimilation plus parfaite des déchets alimentaires. Il est aisé de lutter contre cette tendance, habituellement légère, en faisant prendre au malade des fruits rouges à chaque repas Max Durand-Fardel), ou un verre d'eau froide le matin à jeun, ou en s'aidant encore de quelques laxatifs appropriés. Lorsqu'il s'agit d'un trouble habituel aggravé par le traitement thermal, on aura recours au massage abdominal où à des manœuvres de mécanothérapie.

Chez certains malades, cette constipation est interrompue de loin en loin par des débâcles diarrhéiques, qui correspondent à des décharges biliaires (selles abondantes, fétides, verdâtres). Elles suivent habituellement de quelques jours le passage à la Grande-Grille (Willemin, Parturier).

Nous ignorons presque entièrement encore les modifications qui se produisent du côté de la sécrétion des glandes intestinales et même du *pancréas*. Un travail récent de Pewsner (1) tend à montrer que le bicarbonate de soude diminue la sécrétion du suc pancréatique, tout en augmentant sa richesse en ferments.

On est mieux fixé sur ce qui se passe du côté du *foie*, que la cure de Vichy modifie tant au point de vue physique qu'au point de vue fonctionnel. Le plus souvent, lorsque le foie est augmenté, on assiste à sa diminution progressive. En même temps, sa sensibilité s'efface. Mais ces résultats ne sont obtenus souvent qu'après une poussée congestive plus ou moins durable et que l'on constate surtout chez les sujets qui boivent la Grande-Grille. Il est même certains malades qui ne peuvent absorber cette source pendant vingt-quatre heures sans ressentir une douleur gravative dans l'hypocondre droit, et la palpation montre alors, ce qui n'existait pas les jours précédents, non seulement que la région vésicale est sensible, mais encore qu'il existe un ressaut net et douloureux sur toute la longueur du bord hépatique. Le tout cède spontanément ou après retour à l'Hôpital ou à Chomel, mais il importe de prévoir cette réaction et de savoir la diriger.

La *sécrétion biliaire* est modifiée d'une manière que nous ne connaissons qu'imparfaitement : il est à peu près certain que le bicarbonate s'élimine par la bile, la rendant plus alcaline, plus fluide, augmentant la solubilité de la cholestérine et des pigments. Des expériences inédites de Lœper et Binet semblent prouver, ce que l'on soupçonnait depuis longtemps, une action antiseptique et désinfectante de l'eau de Vichy sur les voies biliaires.

(1) *Soc. méd. de Berlin*. 11 juillet 1906.

Nous sommes mieux renseignés sur les modifications de la sécrétion interne du foie.

L'*opsiurie*, ou retard de la sécrétion urinaire, qui, comme l'a montré Gilbert, indique un certain degré d'insuffisance hépatique, diminue pendant la cure. Le *pouvoir uréopoiétique* est augmenté, comme le montrent les analyses comparatives de Gautrelet (élévation du rapport azoturique). On pourrait faire à ces résultats l'objection qu'il s'agissait de malades dont le régime alimentaire n'était pas fixe; mais Dufourt a noté la même élévation du rapport azoturique chez le chien mis à un régime fixe additionné de bicarbonate de soude, et Mauban a fait une constatation clinique identique chez 11 sujets sur 12, maintenus à un régime rigoureusement pesé pendant leur séjour à Vichy.

La *fonction glycogénique* du foie est également modifiée (Dufour, Mauban). Parturier, après avoir provoqué la glycosurie chez deux individus sains par l'absorption de 100 grammes de sucre, la vit disparaître à une nouvelle épreuve, pratiquée au bout de quinze jours de cure de Vichy. Des expériences analogues chez le lapin donnèrent le même résultat.

On a longtemps accusé Vichy de provoquer la destruction des *globules rouges* et l'anémie. En réalité, c'est là une influence que pourrait avoir seulement l'ingestion d'énormes quantités d'eau alcaline. Aux doses habituelles, Chomel insistait déjà sur les effets reconstituants et anti-anémiques de l'eau de Vichy. De Labaubie, Souligoux, Salignat ont montré que les hématies augmentaient au cours de la cure de un à deux millions, selon les cas, en particulier après administration de Mesdames et de Lardy.

La *diurèse* augmente chez tous les sujets en cure, quelquefois dans des proportions importantes. En général, les sources chaudes sont peu diurétiques; les sources froides le sont davantage, mais leur administration est parfois difficile à continuer, lorsqu'elles tendent à congestionner le rein. D'une manière générale, l'*acidité urinaire* diminue quelquefois après une phase transitoire d'élévation (Fauvel), et l'on voit assez souvent leur réaction devenir alcaline. Les analyses de Gautrelet et Raymond ont montré une augmentation fréquente de l'*acide urique* vers le huitième jour, suivie le plus souvent d'une diminution à la fin et à la suite du traitement. Mais le régime alimentaire de leurs malades n'était pas régulièrement fixé.

L'influence de la boisson sur l'*état général* est très variable selon les sujets et la dose d'eau ordonnée. Certains malades sont très déprimés par la cure, phénomène que l'on a cherché à expliquer par la présence de $CO_2$ en excès dans l'air de la station. D'autres malades,

surtout lorsqu'ils ont abusé des sources froides, présentent de la surexcitation, de la fièvre, du mal de tête, un ensemble de tendances
congestives que l'on a décrit sous le nom de « poussée thermale ». Ce
sont ces phénomènes qui ont fait admettre pendant la cure une élévation de la *pression artérielle*. Constatée au sphygmomanomètre par
Frémont, puis niée par Raymond et Gautrelet, cette influence
hypertensive semble prouvée par les recherches de Salignat : mais
elle n'existe que pendant les huit à dix premiers jours, accompagnant
souvent la congestion hépatique (1), et il est toujours possible de la
modérer en graduant les doses d'eau. En fin de cure, la pression
s'abaisserait, au contraire, chez les hypertendus, alors qu'elle
tendrait à s'élever chez les hypotendus, lorsque la cure ne les a pas
fatigués.

Il ne faut pas perdre de vue, en effet, que l'inconvénient des doses
fortes est souvent de déprimer certains malades affaiblis, en provoquant un état d'asthénie qui peut être assez long à se dissiper.
Cet état d'asthénie doit être évité au même titre que la poussée
thermale, « la cure de Vichy étant d'autant meilleure qu'elle a été
plus silencieuse, à la condition, naturellement, de ne pas rester à
des doses ridiculement réduites » (Max Durand-Fardel).

La clinique thermale a pu montrer certaines affinités électives
entre telle des sources de Vichy et telle fonction de l'organisme.
C'est ainsi que l'*Hôpital* facilite régulièrement la digestion gastrique, et qu'elle ne semble pas avoir d'action excitante générale.
La *Grande-Grille*, très digestive également, provoque une hyper-
activité hépatique, qui, comme nous l'avons vu, n'est pas quelquefois
sans inconvénients, mais qu'il faut savoir utiliser chez quelques
malades. Les *Célestins*, plus diurétiques, ont par contre l'inconvénient d'être excitants à la fois des voies urinaires et de la
circulation. « Ces affinités comportent donc, nous dit R. Durand-
Fardel, des contre-indications, plus peut-être que des indications. Il
faut bien comprendre, en effet, que ces actions congestives sur ces
différents organes, si elles peuvent être utilisées et recherchées à
juste titre dans les cas d'atonie, de torpidité ou simplement de
silence des états pathologiques, doivent au contraire être soigneusement évitées, dès qu'il s'agit d'états irritables, de lésions récentes
ou susceptibles d'être facilement réveillées. »

Ajoutons que Chomel, moins excitante que les Célestins et que la
Grande-Grille, rend souvent de grands services en permettant de
parfaire la cure de sujets les plus susceptibles.

(1) Pour Therre, cette influence hypertensive, nulle avec l'Hôpital, serait sensible pour
Mesdames, et surtout nette avec la Grande-Grille.

L'action physiologique des *diverses pratiques externes* est beaucoup moins profonde que celle de la cure interne, quoique souvent utile à rechercher en pratique. Nous la retrouverons en étudiant les différentes catégories de malades justiciables du traitement mixte.

**Indications de la cure de Vichy.** — Les malades auxquels les eaux de Vichy offrent des ressources certaines représentent des types très divers, que cependant leurs caractères communs permettent de ranger dans la grande catégorie des arthritiques. C'est que « la *spécialisation générale* de Vichy s'applique particulièrement aux déviations de nutrition, fonctionnelles ou organiques. Cette spécialisation *diathésique* des eaux de Vichy les faisait dire très justement par nos pères *altérantes*. Buvant à Vichy, l'arthritique n'y est pas simplement lavé, comme dans certaines autres stations où l'eau minérale agit surtout par sa masse, mais il y devient un autre lui-même, les changements produits par la boisson dans la vie cellulaire de l'hépatopathe, aussi bien que de celle du néphrétique, enrayant chez l'un comme chez l'autre les formations lithiasiques » (L. Landouzy).

Quant aux *spécialisations fonctionnelles* de Vichy, elles s'appliquent aux perturbations gastriques et surtout hépatiques. La boisson exerce en effet « une action élective qui se porte sur la *cellule hépatique* » et qui se traduit cliniquement par le redressement de ses fonctions les plus troublées, en restreignant ou en activant la fonction déviée et en la ramenant toujours à la normale. Cette action régulatrice ne semble pas limitée à la seule cellule hépatique, car elle s'étend aussi à la musculature des voies biliaires.

La même action régulatrice de l'eau de Vichy s'exerce sur les *différents plans de la paroi gastrique* ; mais il semble que les résultats les plus durables se voient chez les gastropathes caractérisés par l'hypersthénie des fonctions plutôt que chez les hyposthéniques.

*Indications spéciales de la cure.* — **Hépatopathes.** — Les plus nombreux parmi les malades qui s'adressent à Vichy pour des troubles hépatiques sont certainement les lithiasiques. L'expérience de plus de cinquante ans a montré que la cure de Vichy permet d'obtenir non seulement un soulagement, mais une guérison ou tout au moins un silence complet de leurs symptômes. La vogue de Vichy n'a même été en rien diminuée par l'ouverture de l'ère chirurgicale, l'intervention semblant devoir rester réservée aux lithiasiques à gros calculs, que Vichy n'a jamais réclamés.

C'est à Vichy qu'il faut adresser sans aucune hésitation les *lithiasiques larvés*, chez lesquels le diagnostic de dyspepsie est souvent porté jusqu'au jour où l'attention du médecin, à la suite d'une indi-

gestion plus forte, remarquée par la sensibilité de la région vésiculaire : il s'agit de sujets de souche arthritique et souvent cholémiques,
souffrant depuis longtemps de migraines, de constipation, de douleurs
gastriques tardives, parfois accompagnées de vomissements. Chez
les femmes, ces malaises se reproduisent surtout au moment des
règles. Leurs urines sont souvent un peu fortes en couleur, le foie
légèrement augmenté de volume et sensible. En pareil cas, la guérison est la règle; elle s'obtient en une ou plusieurs saisons.

Il en est presque toujours de même chez les *lithiasiques confirmés*,

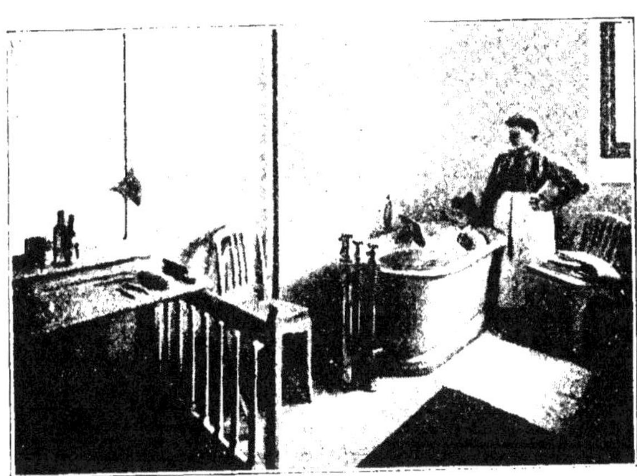

Fig. 60. — Une cabine de bains ordinaire.

où des crises répétées de coliques hépatiques avec ou sans ictère
se sont produites soit comme suite des troubles précédents, soit
d'emblée après une grippe ou une fièvre typhoïde. Il faut profiter,
pour la cure de Vichy, d'une période de calme, quelques semaines
étant écoulées depuis la dernière crise. Il ne faut, en effet, ni
exciter des voies biliaires éréthiques, ni affaiblir un sujet encore
fatigué par de récentes souffrances (1).

Sous cette réserve, on dirigera vers Vichy les malades qui
présentent le type *vésiculaire*, c'est-à-dire dont les crises semblent
provoquées par des calculs petits et descendant facilement, et
chez lesquels l'ictère s'est toujours montré passager, malades qui
n'ont jamais présenté ni fièvre ni signes d'insuffisance hépatique,
et qu'on doit considérer « comme des coliquards plutôt que de vrais
hépatopathes ».

On débutera par l'Hôpital et Chomel, en évitant de recourir d'emblée à de fortes dose de Grande-Grille ; et on s'abstiendra même complètement de cette dernière, si elle détermine de la congestion et de la douleur hépatique. Ces signes peuvent évidemment céder à quelques selles bilieuses, mais on risque aussi de provoquer une colique hépatique. Ces crises étaient autrefois recherchées du médecin qui les croyait expulsives et nécessaires : Max Durand-Fardel a fait justice de cette tendance, qui a, pour le moins, l'inconvénient d'interrompre la cure et qui n'aboutit que rarement à l'expulsion désirée. Le traitement externe est d'une grande importance. Max Durand-Fardel faisait grand usage de bains quotidiens, demi-minéralisés, à 35-37°, de vingt à trente minutes de durée. Il a montré qu'on obtient, grâce à eux, une sédation remarquable de l'excitabilité biliaire. Chez les sujets que le bain fatigue et fait maigrir, il faut ordonner les douches chaudes ou écossaises, qui exercent un effet tonique et sédatif du prurit ictérique. On termine par un jet vigoureux sur les pieds, ou bien on y associe des bains de pied très chauds à eau courante.

Bien souvent, les cures les mieux conduites sont suivies, à quinze jours ou trois semaines de distance, d'une *crise post-thermale*, ordinairement assez bénigne, et avec retentissement moins marqué sur l'état général. On a noté quelquefois, à cette occasion, des expulsions de calculs, mais, dans la grande majorité des cas, leur recherche est restée négative.

Faut-il expliquer le soulagement qui suit la cure par une action dissolvante qui s'exercerait dans la vésicule elle-même? La chose, sans être impossible, paraît assez douteuse, et il est beaucoup plus probable qu'on obtient seulement, comme le pense Gilbert, une *tolérance vésiculaire*. La vésicule semble s'arranger de la présence des calculs dans la cavité, et elle ne réagit plus par des contractions spasmodiques à la moindre excitation. Il est certain, de plus, que le processus de formation calculaire s'arrête après la cure de Vichy, par suite des modifications apportées à la nutrition générale, et aussi comme conséquence de l'accélération et de la désinfection du flux biliaire.

Est-il besoin de dire que, chez les lithiasiques confirmés, les cures doivent être répétées plusieurs années consécutives, les dernières saisons poursuivies plus énergiques et plus largement composées de Grande-Grille?

Il est d'autres lithiasiques chez lesquels les indications du traitement thermal sont moins constantes. Tels sont les sujets fébriles, ou ceux qui présentent des signes d'obstruction comme l'ictère chronique. Lorsqu'il y a fièvre continue ou même que les accès se répètent à intervalles peu éloignés, il est préférable de s'abstenir. On peut, par contre, traiter à Vichy — avec prudence — ceux qui n'ont plus présenté de fièvre depuis plusieurs mois.

En cas d'obstruction du cystique (grosse vésicule hydropique), on a vu la cure, toujours très douce, faire diminuer la tuméfaction sous-hépatique et le cours normal de la bile se rétablir. Si, par contre, on se trouve en présence d'un malade épuisé par des crises fréquentes dues à des tentatives infructueuses d'évacuation d'un calcul trop volumineux, on ne se risquera pas à un traitement thermal qui

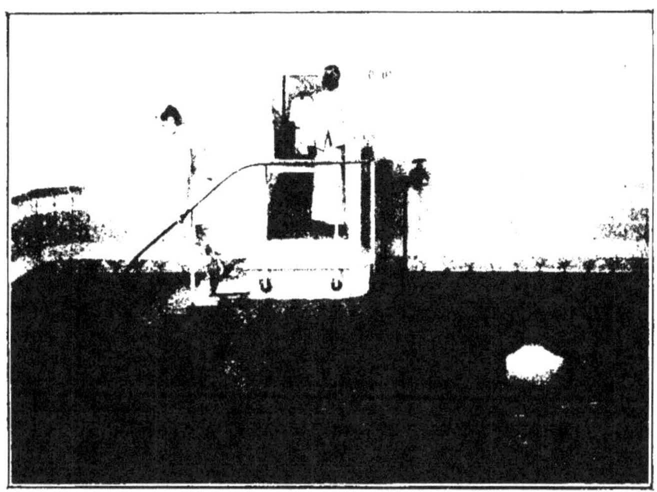

Fig. 61. — Une piscine de natation à l'établissement thermal de Vichy.

pourrait amener l'obstruction cholédocienne. La crénothérapie doit alors céder la place à la chirurgie.

En dehors des lithiasiques, il est de nombreux hépatopathes justiciables de la cure alcaline. Tels sont les malades atteints de congestion chronique post-calculeuse et les ictériques par obstruction du cholédoque, menacés de *cirrhose calculeuse* : leur foie est gros, dur ; le teint grisâtre plutôt que réellement ictérique ; il y a des signes d'insuffisance hépatique (opsiurie, pigments modifiés dans les urines). Il est essentiel d'exciter par une cure énergique la cellule hépatique et d'arrêter l'envahissement de la sclérose.

Même indication nette lorsque, chez un *dyspeptique ancien*, on voit survenir, après des années d'écarts de régime, des douleurs gastriques, des alternatives de diarrhée et de constipation, un foie dur augmentant de volume avec poussées de subictère. Indication aussi chez beaucoup d'alcooliques au premier stade de la *cirrhose de*

*Laennec* : on peut arriver à une guérison clinique si le malade consent à abandonner ses habitudes d'intempérance. L'ascite est souvent considérée comme une contre-indication, quoique R. Durand-Fardel ait vu guérir après Vichy deux malades déjà parvenus à ce stade.

Vichy réussit admirablement à la suite des crises prolongées d'*ictère catarrhal*. Lorsqu'on a laissé s'éteindre complètement les manifestations fébriles, une cure prudente rétablit un état fonctionnel normal et évite les récidives toujours possibles. La cirrhose de Hanot elle-même, au moins dans ses premières phases, apparaît comme justiciable de la cure alcaline.

Il est enfin une catégorie chaque jour plus nombreuse d'hépatopathes, où la grande station bourbonnaise produit chaque année des miracles : ce sont les malades qui ont fait de la *congestion du foie à la suite de dysenterie* ou de *diarrhée de Cochinchine*. Il en est de même chez la plupart des *paludéens* anémiés et déprimés au retour des colonies tropicales. Les hautes doses de Grande-Grille, souvent nécessaires ici pour dissiper l'engorgement hépatique, réveillent les fonctions cellulaires, font diminuer progressivement le foie et la rate, disparaître le subictère, en même temps que, sous l'influence des sources ferrugineuses, les globules rouges et l'hémoglobine augmentent à chaque numération, que la bouffissure des traits s'efface, que les forces se rétablissent.

**Diabétiques.** — La plupart de ces malades pourraient rentrer dans la grande classe des hépatopathes, car c'est sans doute en modifiant les fonctions du foie que la cure de Vichy agit si merveilleusement chez nombre d'entre eux. Vichy est surtout indiqué chez les malades qui font de la glycosurie par *anhépatie*, c'est-à-dire par assimilation du sucre insuffisante (Gilbert). Ce sont en général de grands arthritiques, quelquefois obèses, à système nerveux irritable, qui présentent de la polyurie, un foie gros et spontanément douloureux. La glycosurie est très variable, allant de quelques grammes à 100 grammes, habituellement plus marquée dans les heures qui suivent les repas (1).

Or ces malades voient diminuer en quelques jours leur polydypsie et leur polyurie. Ils partent débarrassés de leurs migraines, de leurs douleurs articulaires, leurs forces revenues. Leur sucre a disparu ou est tombé à quelques grammes. Chez ces malades, le

(1) Pariset a montré que la cure de Vichy diminue notablement, chez le diabétique comme chez le sujet sain, l'*amylase* de l'urine. On en peut conclure à une diminution parallèle de l'amylase sanguine, laquelle, sans doute sécrétée par le pancréas, a pour rôle de transformer le glycogène hépatique en sucre entraîné dans la circulation. L'augmentation de l'amylase du sang est constante chez le diabétique, et sa réduction sous l'influence de la cure de Vichy expliquerait pour Pariset les bons effets de cette cure chez les diabétiques.

traitement doit être en général assez énergique, avec de larges doses
d'eau de Grande-Grille et de Chomel. On s'aide des Célestins chez
les diabétiques avec uricémie, de Mesdames ou Lardy chez ceux qui
présentent un certain degré de déglobulisation. Comme adjuvants
externes, on use surtout des douches, écossaises ou même entièrement froides, qui excitent l'appétit et les forces et empêchent l'amaigrissement. Les injections vaginales de gaz carbonique sont très
utiles en cas de prurit vulvaire.

L'albuminurie chez le diabétique ne constitue pas une contre-indication. Lorsqu'elle existe à l'état de traces, liées à un début de néphrite
interstitielle avec hypertension et galop, elle persiste à l'abaissement
de la glycosurie : la présence du trouble vasculaire nécessite seulement l'abstention des sources froides et la surveillance de la tension artérielle. Lorsque l'albuminurie est au contraire fonctionnelle
(quelques centigrammes à 5 grammes), avec chiffre d'urée assez
élevé, sans cylindres, on la voit s'atténuer et disparaître au cours
du traitement (R. Durand-Fardel). Un certain degré d'acétonurie
permet encore la cure alcaline, qui a pour effet de diminuer l'acidité
du sang et de dissiper les symptômes d'auto-intoxication.

Vichy est moins indiqué chez les diabétiques avec dénutrition
(M. Labbé), chez les diabétiques maigres, lorsqu'il y a perte progressive des forces, acétonurie abondante, présence de maux perforants,
ou lorsque le malade a présenté des menaces antérieures de coma. La
cure ne produit alors qu'une amélioration inconstante et transitoire
de l'état général, sans modification de la glycosurie. Mêmes résultats négatifs chez les diabétiques jeunes, dont on ne modifie pas le
pronostic, si sévère chez les tuberculeux, chez les femmes enceintes.
Enfin il ne faut traiter qu'avec une extrême prudence les diabétiques
artérioscléreux, qui peuvent, sous l'influence de la cure, présenter
des troubles graves de la circulation.

**Gastropathes.** — Vichy est universellement renommé comme la
station des dyspeptiques, et cependant les indications et les résultats
de la cure ne présentent pas, chez ces malades, la netteté qu'ils ont
chez les lithiasiques. Vichy donne, chez beaucoup de gastropathes,
de fort bons résultats, mais au même titre que d'autres stations
thermales. Il est évident que les digestions sont facilitées par la
cure de Vichy chez la plupart des dyspeptiques, mais réussit-on à
établir un état fonctionnel stable, c'est ce qu'il n'est pas toujours
permis de dire, et ici surtout c'est évidemment une question
d'espèce. Le pronostic de la cure ne dépend exclusivement ni de
l'état chimique de la sécrétion, ni de l'état de la musculature, ni
même des symptômes subjectifs.

Il faut attacher plus d'importance à l'origine du trouble gastrique : c'est ainsi que les dyspeptiques les plus améliorés sont certainement ceux dont les symptômes se sont développés sur un terrain hépatique défectueux (dyspeptiques cholémiques, lithiasiques larvés). Ce sont ceux encore chez lesquels le trouble hépatique, secondaire aux perturbations gastro-intestinales, a retenti à son tour sur la dyspepsie. Ainsi en est-il de certains alcooliques tardivement entrés dans la cirrhose, de certains enfants qui, à la suite d'embarras gastrique, restent avec un foie gros en permanence.

Ou bien encore les troubles gastriques ne constituent qu'une des manifestations de la diathèse arthritique : avant de souffrir de l'estomac, ces malades étaient des goutteux, des obèses et des graveleux, et c'est en modifiant leur diathèse que Vichy modifie la dyspepsie. En même temps que les douleurs, on voit parallèlement disparaître chez eux les décharges sableuses, les traces d'albumine, les poussées urticariennes, l'eczéma facial ou périanal.

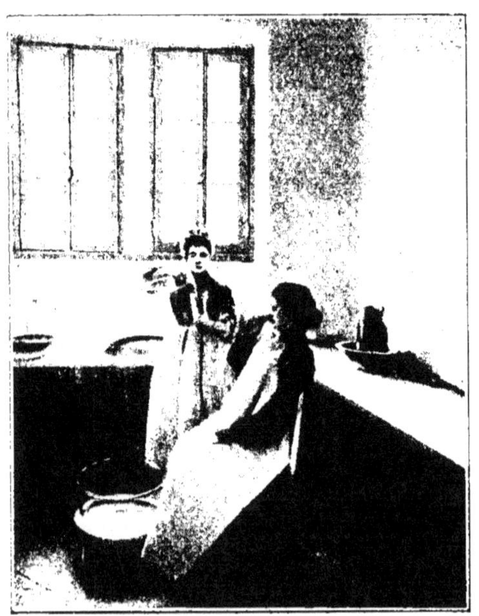

Fig. 62. — Vichy : Salle de lavages d'estomac.

En général, les *hypopeptiques* accusent à Vichy une amélioration évidente presque immédiate : les gonflements, la somnolence postprandiale disparaissent, la dilatation diminue, le taux de l'acide chlorhydrique tend à s'élever. L'appétit est augmenté, et comme il se produit un peu de constipation, il est prudent, pour éviter l'apparition de troubles ultérieurs, de ne pas laisser les malades trop élargir leur régime. Bien souvent l'euphorie obtenue dure peu, et on la voit disparaître quelques semaines après la fin de la cure. C'est chez les grands nerveux seulement que l'on obtient de vraies transformations, lorsqu'on sait leur donner une direction psychothérapique suivie.

On augmentera très notablement chez ces malades les résultats de la cure interne (Hôpital), en y associant des douches froides ou écossaises (surtout nécessaires chez les atones anémiés). On prescrira des irrigations intestinales et de la mécanothérapie en cas de constipation chronique. Quant aux lavages d'estomac, ils ne sont nécessaires et même utiles que lorsqu'il existe de la stase avec liquide résiduel le matin à jeun.

Chez les *hyperpeptiques*, l'amélioration est plus lente : elle n'est souvent obtenue qu'après une phase d'excitation des malaises, et l'on voit même parfois souffrir, pendant la cure, des malades qui n'avaient jamais jusqu'alors éprouvé de douleurs. Mais le résultat, pour être tardif, est aussi incomparablement plus stable (Linossier). Chose curieuse, mais actuellement bien démontrée, le malade amélioré et même guéri de ses douleurs tardives, de ses crises de vomissements, ne présente que peu ou pas de modification du chimisme gastrique : il reste hyperchlorhydrique, et on doit admettre que le résultat est dû à un meilleur influx nerveux.

Cette cure, assez délicate, ne doit être entreprise que dans l'intervalle des périodes d'exacerbation. Il importe de réduire au minimum la crise douloureuse provoquée et, pour cela, de s'adresser à des sources d'autant plus chaudes qu'il y a plus de tendance spasmodique (Grande-Grille, Chomel). On y associe le grand bain déminéralisé, alterné avec la douche tiède prolongée, et on maintient un régime sévère. Les résultats sont surtout bons chez les nerveux, chez les jeunes chlorotiques; on obtient peu de chose chez les grands hyperchlorhydriques; on échoue ordinairement chez les gastralgiques, où la douleur tend à revêtir la forme continue.

La question est encore discutée de savoir si l'on peut soumettre à la cure de Vichy les malades porteurs d'*ulcère simple*. La majorité des auteurs pensent qu'on peut la tenter avec précaution, en s'aidant du régime lacté, chez les sujets qui n'ont pas présenté d'hématémèses depuis longtemps. Linossier craint cependant de distendre l'estomac, et il est certain qu'il ne faut user que de doses faibles et fréquemment répétées de Chomel, la plus sédative des sources. Salignat a montré que les douleurs et les vomissements s'arrêtaient chez ces malades et qu'au bout d'une quinzaine de jours le tube, à jeun, ne ramenait plus de débris alimentaires. La cure de Vichy ne peut prétendre cependant remplacer la gastro-entérostomie, mais elle serait au moins utile pour en compléter les résultats.

L'état d'*apepsie absolue* est une contre-indication, car il indique un état de gastrite interstitielle incurable. Contre-indication plus absolue encore dans le cancer, où, si l'état semble s'améliorer au début, il se produit, sous l'influence de l'eau alcaline, une accélération secondaire de la marche de la maladie.

**Arthritiques, obèses, graveleux, goutteux**. — Ce sont habituellement des dyspeptiques, souvent constipés et migraineux, gros mangeurs, menant une vie de bureau trop sédentaire. Ils souffrent, par crises, de douleurs myalgiques, articulaires ou névralgiques (sciatique en particulier); ils ont souvent un gros foie, des urines sédimenteuses (urique et oxalique). Le traitement classique, chez ces malades, est, avec l'eau des Célestins et de l'Hôpital, la douche-massage, qui fait à chaque séance diminuer le poids de quelques centaines de grammes, tout en abaissant la pression artérielle (Raymond et Parturier). Le grand développement des installations de l'établissement thermal permet d'y associer, selon les besoins, les bains de vapeur ou d'air chaud, les bains de lumière à 120°, généraux ou locaux, enfin l'ionisation par les bains hydro-électriques à cellules.

Chez les *goutteux*, les résultats sont très bons, surtout dans les formes récentes à accès espacés. Les déformations considérables ne sont pas modifiées, non plus que les gros tophi; mais les accès deviennent de plus en plus rares et s'atténuent. On doit moins attendre dans les formes chroniques à accès traînants, incomplètement résolus. Il y a même certaines catégories de goutteux chez lesquels il est prudent de s'abstenir de tout traitement de Vichy : ainsi en est-il de ceux qui sont anémiques et cachectiques et des grands hypertendus aortiques ou albuminuriques qui risqueraient une rupture vasculaire.

Il peut être imprudent d'ordonner de hautes doses des Célestins, et Durand-Fardel a montré qu'en ordonnant l'Hôpital on voyait beaucoup plus rarement des crises de goutte survenir pendant la cure. Le traitement externe doit être réduit à sa plus simple expression : pas de bains généraux ni de douches-massages, mais tout au plus des bains de lumière ou l'ionisation contre les déformations des extrémités.

Certains *obèses* se trouvent très bien de Vichy : ce sont ceux qui présentent avec un gros foie des signes de stase dans la circulation porte (veinosités abdominales, constipation, hémorroïdes). La cure interne doit s'associer chez eux aux douches-massages et aux douches sous-marines abdominales (Binet et Parturier). Ces malades peuvent perdre 4 à 5 kilogrammes pendant la cure, en même temps que leur foie revient à des dimensions normales.

Les *graveleux* constituent une dernière catégorie d'arthritiques susceptibles de trouver à Vichy une amélioration à peu près constante.

C'est la règle lorsqu'il existe des dépôts sédimentaires, et même, par périodes, élimination de petits graviers arrondis. Avec plusieurs cures consécutives, ces malades peuvent voir disparaître et les éliminations sableuses et les coliques néphrétiques : la guérison radicale est cependant rare (Durand-Fardel). Les Célestins sont indiqués dans la gravelle sans douleurs, mais il y a bien des cas où le médecin a plus d'avantage à ordonner les sources chaudes, en particulier lorsqu'il craint une colique néphrétique. On a vu les hautes doses des Célestins provoquer des crises très douloureuses et de l'hématurie. Le bain est alors très utile, et on peut avec avantage le faire alterner avec la douche-massage.

Il existe une tendance à l'heure actuelle à envoyer ces malades de préférence aux eaux de lavage. Cependant celles-ci, tout en étant plus diurétiques, modifient peut-être la nutrition d'une manière moins profonde, alors que Vichy a l'avantage de prévenir la formation ultérieure en excès de l'acide urique. Il est cependant certains graveleux qu'il faut s'abstenir d'adresser à Vichy : ce sont les prostatiques qui risqueraient des crises de rétention ; les sujets atteints de néphrite interstitielle avec hypertension, ceux enfin qui font facilement de l'hématurie. La cure de Vichy semble moins active contre la gravelle oxalurique que contre la gravelle urique. Elle est enfin illogique chez les graveleux phosphatiques, dont l'urine pèche déjà par son alcalinité.

**Contre-indications de Vichy.** — « Elles sont aussi peu nombreuses qu'on les croyait importantes, alors que certaines écoles, plus doctrinales que cliniques, faisaient planer sur les eaux bicarbonatées sodiques fortes le spectre de la cachexie alcaline. Les résultats merveilleux obtenus chez les coloniaux anémiés, où le chiffre de l'hémoglobine augmente régulièrement à chaque septénaire de cure, ont fait justice de cette légende. Si l'on fait abstraction des cas spéciaux à chacune des catégories de malades que nous venons de voir, on verra que les contre-indications de Vichy sont celles que l'on rencontre partout où la cure est profondément modificatrice de la nutrition. » C'est à ce titre que doivent être écartés les phtisiques, tout en se souvenant qu'il est « tels tuberculeux qui peuvent avec fruit s'y remettre des troubles digestifs provoqués par une suralimentation plus réflexe que réfléchie » (Landouzy).

On n'enverra pas à Vichy d'asystoliques ; mais il faut bien savoir que les lésions cardiaques compensées n'empêchent en rien la cure dirigée contre d'autres affections, en particulier contre un foie trop gros par rapport à la lésion valvulaire initiale. Nous avons vu le danger que peut faire courir aux artérioscléreux et aux aortiques hypertendus une cure de Vichy insuffisamment surveillée.

## Vals.

Eaux bicarbonatées sodiques froides, à minéralisation faible. moyenne ou forte selon les sources. Même action que Vichy, un peu plus excitante.

Vals est une petite ville de l'Ardèche, reliée par un embranchement à la grande ligne de Paris-Marseille. Son altitude est de 250 mètres, son climat est assez chaud.

Vals constitue avec Vichy la plus importante des stations à eaux

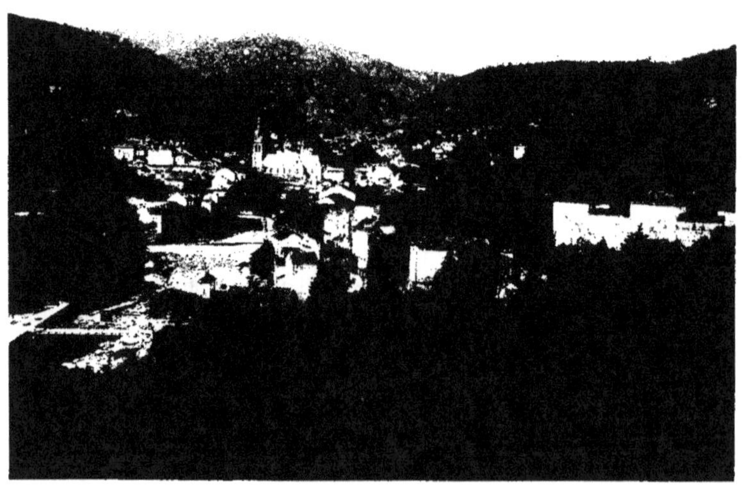

Fig. 63. — Vue générale de Vals.

bicarbonatées sodiques françaises. Elle en diffère principalement par l'absence complète d'eaux chaudes.

Toutes les sources de Vals sourdent du terrain granitique, dans un espace de moins de 1 kilomètre carré, à des températures oscillant entre 12 et 17°. Pour la plupart le résultat des forages, elles dépassent le chiffre de cent.

Très riches en $CO_2$ libre (0$^{gr}$,40 à 2$^{gr}$,60), elles se classent d'après leur teneur en bicarbonate de soude, laquelle va de 0$^{gr}$,50 à 9 grammes.

Les *sources faibles* en contiennent moins de 2 grammes, les *sources fortes* plus de 9 grammes. On désigne certaines de ces sources, telles les Vivaraises, par des numéros correspondant au chiffre de cette minéralisation. En plus du bicarbonate de soude, elles contiennent, pour la plupart, des bicarbonates de chaux et de magnésie (jusqu'à 0gr,90 de ce dernier corps dans certaines d'entre elles), du chlorure de sodium, un taux variable de sulfate de soude. Presque toutes sont ferrugineuses, en particulier la source Dominique, qui contient en plus 0gr,003 d'arséniate de soude. Saint-Louis dépasse même cette proportion (0gr,007). Mais l'arsenic n'existe qu'à l'état de traces dans toutes les autres sources.

Les eaux de Vals se prennent surtout en boisson : leur fraîcheur les rend plus excitantes que celles de Vichy à la fois sur la muqueuse et sur la musculature de l'estomac : elles sont nettement apéritives et augmentent la sé-

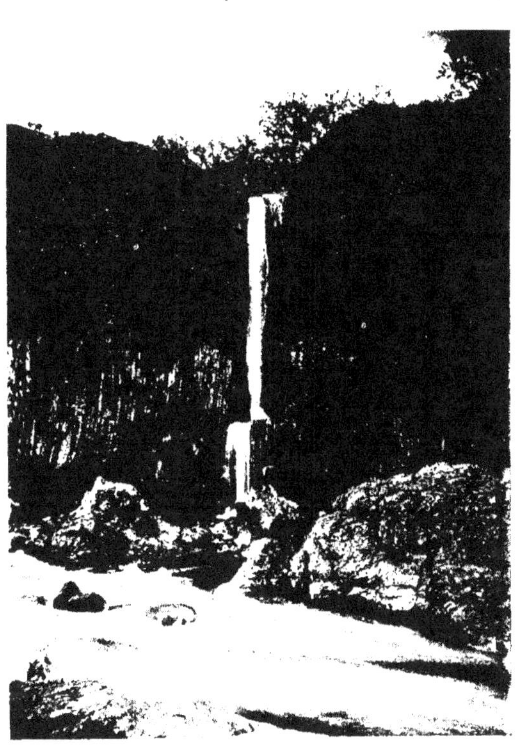

Fig. 64. — Environs de Vals.

crétion gastrique (Claude Bernard). De plus elles paraissent cholagogues, et certaines d'entre elles, au moins les plus riches en magnésie et en sulfate de soude, sont légèrement laxatives.

Leur action diurétique n'est pas douteuse, et les sources fortes déterminent rapidement de l'alcalinité urinaire. On n'est pas fixé quant à leur action sur les éliminations uriques.

La cure externe est peu développée. Il existe cependant plusieurs établissements de bains et de douches, où se donnent aussi des inhalations nasales et des injections vaginales du gaz carbonique si abondant dans les réservoirs des sources.

Les eaux de Vals se conservent admirablement en bouteilles et sont exportées en très grandes quantités. Mais les malades qui viennent se traiter à la station même sont relativement peu nombreux, et les indications de cette cure ne présentent pas la précision que nous avons vue à Vichy.

Parmi les dyspeptiques, sont plus spécialement justiciables de Vals les *hyposthéniques atones*, à la condition qu'ils ne soient pas trop dilatés et que leurs glandes non encore atrophiées se montrent capables de réagir à la médication. Les résultats semblent, par contre, moins heureux qu'à Vichy chez les hypersthéniques, l'excitation trop forte pouvant provoquer des recrudescences gastralgiques.

Les *lithiasiques biliaires* peuvent être traités à Vals, grâce à l'action progressive des sources faibles, moyennes, puis fortes, au moins dans leurs période de calme; mais on n'oserait envoyer à cette station des malades dont la vésicule biliaire est encore éréthique et qui sortent seulement d'une série de coliques hépatiques douloureuses. Les résultats sont plus assurés chez les *paludéens* et les coloniaux porteurs de gros foie : il est souvent nécessaire, chez de tels malades, d'inciter vigoureusement la fonction hépatique, et la source arsenicale de Dominique peut être utilisée contre leur anémie.

La cure de Vals s'adresse aux mêmes *diabétiques* florides, glycosuriques sans dénutrition, que nous avons vus justiciables de Vichy : ils tirent beaucoup de bien à Vals des eaux alcalines fortes associées à Dominique.

Les *goutteux, graveleux* et arthritiques divers retrouvent à Vals les indications et les contre-indications que nous avons vues pour les sources froides de Vichy. Rappelons qu'on peut commencer la cure de Vals par les sources les plus faibles, qui sont moins excitantes que les Célestins.

On n'enverra naturellement à Vals ni artérioscléreux ni malades hypertendus ou à tendances congestives, et on en écartera avec soin les sujets porteurs de cystite chronique et les prostatiques, qui souffriraient grandement de l'alcalinisation de l'urine ou pourraient faire des crises de rétention aiguë.


## Bagnols de la Lozère.

Petite station située sur les bord du Lot, à 10 kilomètres de Mende, à l'altitude de 940 mètres. Le climat est assez rude, et la saison relativement brève.

Des quatre sources, la principale est très chaude (45°), très sulfurée (1cc,7 d'hydrogène sulfuré); sa minéralisation totale est faible

(0,615) et composée surtout de bicarbonate de chaux et de soude, de sulfates et de chlorure de sodium. Les autres sources sont un peu moins chaudes et moins riches en soufre. Leur débit total, considérable, atteint 260 mètres cubes. Elles sont surtout employées pour le traitement externe, dans des conditions, il faut l'avouer, encore un peu trop primitives. On utilise les vapeurs produites par des chutes d'eau thermale, et on les fait pénétrer dans des étuves que maintient à 41° un courant continu d'eau minérale sous le dallage de la salle. Au sortir de ces étuves, les malades passent à la douche chaude ou au bain de piscine. On ordonne aussi parfois des bains de pieds hyperthermaux à eau courante.

Ce traitement, très énergique, s'applique aux *rhumatisants chroniques* ou convalescents d'accès polyarticulaires aigus. On y traite également, depuis de longues années, des *cardiopathes* à lésions valvulaires d'origine rhumatismale. Les résultats, étudiés surtout par l'école lyonnaise, sont souvent fort bons : il est vraisemblable qu'une action antirhumatismale s'exerce sur le myocarde et permet ainsi une compensation plus rapide des lésions valvulaires.

Les lymphatiques et les scrofuleux affectés dans leurs articulations, dans leurs muqueuses et leur revêtement cutané, complètent la clientèle de Bagnols.

## Chaudesaigues.

Petite station du Cantal, située à 20 kilomètres de Saint-Flour, dans un pays très pittoresque : altitude 650 mètres.

L'eau minérale, extrêmement abondante (1 000 mètres cubes de débit quotidien), jaillit par cinq sources à des températures de 52° à 82°. Ce sont les sources les plus chaudes de France. Elles se répandent, par des canalisations spéciales, à travers le village et le sous-sol des maisons, entretenant une température suffisante pour que les habitants n'aient jamais besoin de faire du feu malgré la rigueur du climat d'hiver.

Ces eaux sont très gazeuses; leur minéralisation assez faible (0$^{gr}$.9) est formée pour plus de moitié par le bicarbonate de soude. Un établissement, malheureusement sommaire, permet de les utiliser en bains, douches et étuves, chez les *rhumatisants chroniques*. Les résultats, qui semblent surtout dus à la thermalité, sont meilleurs chez les sujets atteints dans leurs muscles que chez ceux qui présentent des déformations articulaires. Certaines observations tendent à attribuer à ces eaux une action nette contre les atrophies musculaires secondaires aux arthropathies.

## Miers.

Petite station du Lot, desservie par une station de chemin de fer à 3 kilomètres de Rocamadour. Elle possède une source froide (15°), sulfatée sodique (2ᵍʳ,67) et magnésienne (0ᵍʳ,75) (4ᵍʳ,38 de minéralisation totale).

Cette eau est uniquement employée en boisson. A la dose de 300 grammes, elle stimule l'appétit et est légèrement diurétique. A partir d'un litre pour vingt-quatre heures, elle est légèrement purgative. On utilise cette action chez les dyspeptiques atones avec fermentations et constipation habituelle, surtout lorsque cet état s'est compliqué de congestion hépatique. Elle donne aussi de bons résultats chez les obèses à gros foie. Les intestins délicats la supportent difficilement.

## Vic-sur-Cère et le Lioran.

Vic-sur-Cère, station hydrominérale du Cantal, doit être considérée au même titre que le Lioran, son voisin, comme une station climatique de moyenne altitude.

Les sources de Vic-sur-Cère donnent, par vingt-quatre heures, 4 mètres cubes d'une eau gazeuse, froide (12°), bicarbonatée mixte et ferrugineuse, avec des traces d'arsenic.

*Analyse de la source de Vic.*

| | |
|---|---|
| Acide carbonique libre | 1,17 |
| Bicarbonate de soude | 1,86 |
| — de chaux | 0,72 |
| — de magnésie | 0,75 |
| — de fer | 0,05 |
| Sulfate de soude | 0,86 |
| Chlorure de sodium | 1,20 |
| Minéralisation totale | 6,61 |

Cette eau est apéritive et eupeptique; au bout de quelques jours, elle détermine fréquemment des selles bilieuses. Chez un malade maintenu à un régime alimentaire fixe, Tournier a constaté qu'elle augmentait l'élimination des chlorures, le chiffre d'azote total et qu'elle élevait le rapport azoturique.

Un petit établissement de bains (douze baignoires) et de douches est ouvert du 25 juin au 30 septembre.

Cette cure donne de bons résultats chez les obèses avec dyspepsie intestinale et constipation. Elle améliore aussi les goutteux et les graveleux.

Depuis la construction du grand hôtel confortable de la Compagnie d'Orléans, Vic-sur-Cère est devenu un lieu de séjour : son altitude de 672 mètres, sur une vallée large de 2 kilomètres, la met à l'abri des grandes chaleurs et lui procure des soirées toujours agréables. Le climat est sec; les brouillards sont rares, même au début de l'automne.

L'hôtel du Lioran, à 18 kilomètres de Vic-sur-Cère, a été égale-

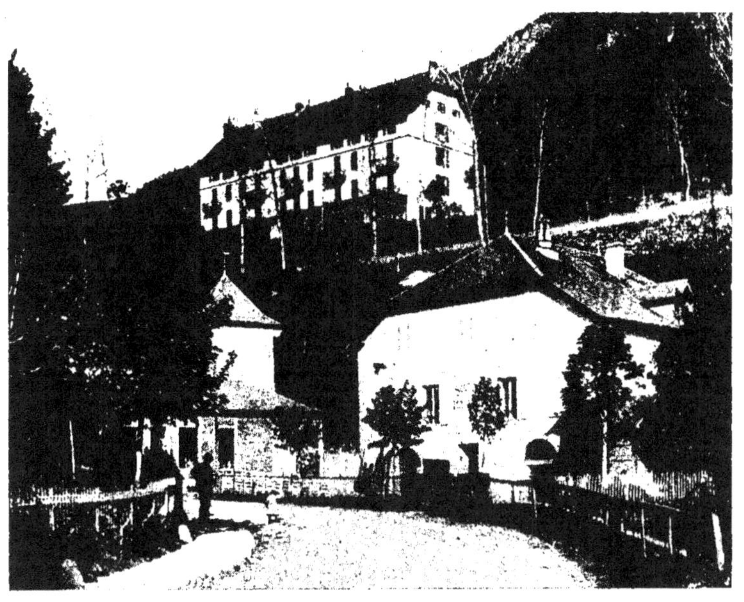

Fig. 65. — Aspect général de Vic-sur-Cère.

ment édifié par la Compagnie d'Orléans au milieu de grands bois de sapins. Son altitude est un peu plus élevée que celle de Vic (1 150 mètres). Les malades peuvent ainsi choisir, entre Vic-sur-Cère et le Lioran, selon la saison plus ou moins avancée, le séjour qui convient le mieux à leurs goûts et à leur état.

Le séjour de Vic et du Lioran est particulièrement indiqué chez les chlorotiques, les paludéens retour des tropiques, les convalescents de maladies aiguës.

Un nombre plus considérable de malades s'y vient reposer chaque année des cures faites aux grandes stations de la Basse-Auvergne et

de l'Allier. On sait en effet que les effets de ces cures sont bien
rarement tout à fait développés une fois ces cures terminées. Après
une série de bains carbogazeux de Royat, il persiste souvent de
l'instabilité du tonus circulatoire, une pression artérielle encore un
peu basse, une certaine leucocytose de cure. Au départ de Châtel-
Guyon, le constipé présente encore du spasme colique, qui ne

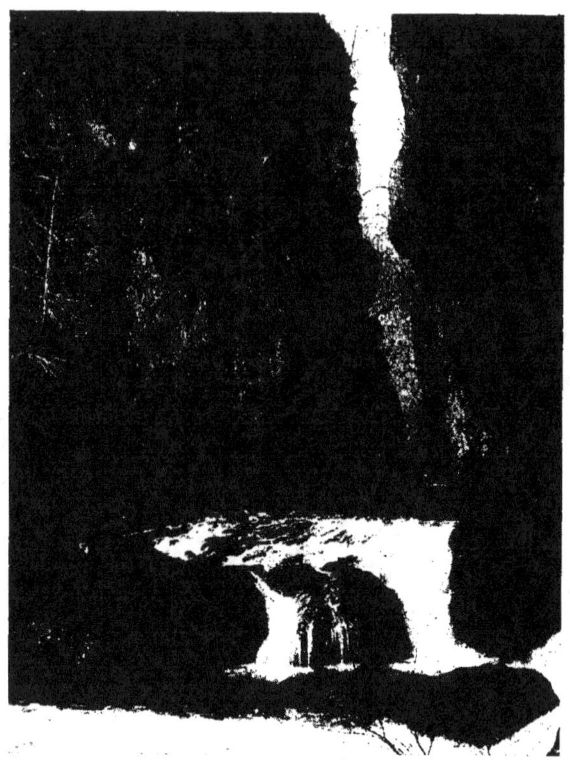

Fig. 66. — Cascade du Pas-de-la-Cère (Vic-sur-Cère).

s'atténuera qu'au cours de la quinzaine suivante. Il en est de
même des lithiasiques, qui gardent, après Vichy, un foie sensible
et que menace souvent la crise post-thermale. Tous ces malades
trouvent à Vic-sur-Cère et au Lioran, c'est-à-dire après un trajet de
deux ou trois heures seulement de chemin de fer, des conditions de
calme, de confort et de climat éminemment favorables au rétablissement de l'équilibre troublé et au plein développement des résultats
de la cure thermale. On évitera seulement d'envoyer au Lioran, vu

son altitude un peu trop élevée pour eux, des cardiopathes insuffi-

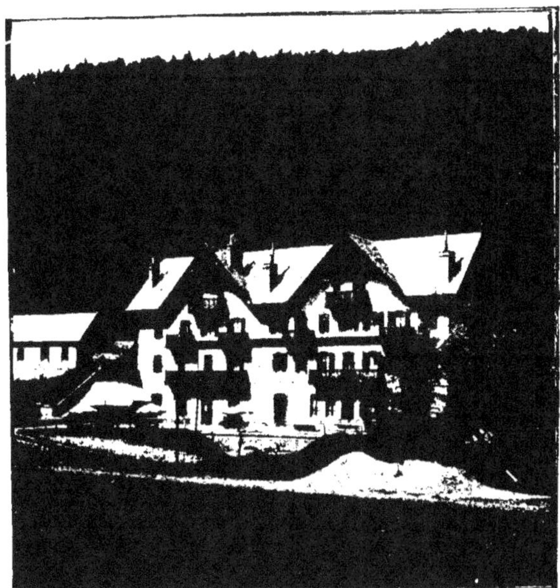

Fig. 67. — Le Lioran.

samment compensés ou des artérioscléreux à forte tension artérielle,

## Stations de la Loire.

Le département de la Loire comprend tout un groupe de stations caractérisées par leur altitude moyenne (400 à 500 mètres) et par les caractères de leurs sources, qui sont froides (10 à 30°), très gazeuses, faiblement minéralisées, bicarbonatées sodiques, calciques et ferrugineuses. On les utilise surtout en boisson.

*Sail-les-Bains*, dans les montagnes du Forez, a joui d'une véritable célébrité au xvie siècle; c'est actuellement une petite station, avec un établissement assez bien aménagé. Certaines sources légèrement sulfureuses sont employées chez les *dermopathes*; les sources bicarbonatées sont eupeptiques et légèrement diurétiques.

*Couzan* a des sources extrêmement riches en acide carbonique, avec une minéralisation totale de 2gr,15 (dont 0,50 de bicarbonate de soude et une faible proportion de carbonate de fer). La cure de boisson est assez excitante, et les bains déterminent facilement de l'insomnie. Ces eaux sont surtout exportées.

**Saint-Galmier** présente à peu près les mêmes caractères physiques et chimiques. Ces eaux, sursaturées de gaz, surtout exportées en bouteille, agissent favorablement chez les dyspeptiques, mais sans modifications durables du chimisme ni du dynamisme gastrique.

**Saint-Alban** a des sources un peu plus minéralisées ($2^{gr},60$). Également très gazeuses, contenant avec 1,21 de bicarbonate de soude 0,90 de bicarbonate de chaux et 0,38 de fer, elles sont utilisées en boisson chez les emphysémateux et les asthmatiques, dont elles calment la toux et facilitent l'expectoration. Leur pouvoir diurétique est suffisant pour qu'on en puisse obtenir de bons résultats chez les graveleux et certains lithiasiques biliaires.

C'est à Saint-Alban qu'on été donnés, par le D$^r$ Goin, en 1834, les premiers bains carbogazeux. Ils étaient appliqués à des rhumatisants. Vu leur température de 17°,5 à la source, les eaux étaient réchauffées par un courant de vapeur.

## Bourbon-Lancy.

Eaux hyperthermales, peu minéralisées, riche en hélium. — Traitement surtout externe (bains et douches sous-marines). — Action antirhumatismale, sédative de la fonction cardio-vasculaire.

Bourbon-Lancy est une petite ville de Saône-et-Loire, sur un embranchement de la ligne P.-L.-M. du Bourbonnais. L'altitude est de 240 mètres. La station se groupe dans une dépression en forme de cuvette qui l'abrite bien des vents. Aussi le climat est-il chaud, comme il convient à une station où l'on traite des rhumatisants.

**Sources**. — Elles jaillissent d'une faille qui termine à l'ouest les terrains cristallins du Morvan, les séparant des terrains tertiaires du pays plat. Au nombre de cinq, leur température va de 44 à 58° Le pourtour des puits est tapissé de grosses masses vertes dites *conferves*, variété d'algues dont les spores, sans doute apportées par l'air jusque dans l'eau minérale, y trouvent un milieu très favorable à leur développement.

La source la plus importante est celle du Lymbe (débit, 300 mètres cubes). Son analyse est à peu de chose près celle des sources voisines :

| | |
|---|---|
| Carbonate de chaux | 0,210 |
| Sulfate de soude | 0,130 |
| Sulfate de chaux | 0,075 |
| Chlorure de sodium | 1,170 |
| Chlorure de potassium | 0,150 |
| Acide silicique | 0,020 |
| Oxyde de fer | traces. |
| Minéralisation totale | 1,755 |

Il s'agit donc d'une minéralisation faible et constituée principalement par le chlorure de sodium. On a trouvé de plus des traces d'iode, d'arsenic, de lithium et de fluor. La réaction est acide au tournesol.

Moureu a dosé pour 100 volumes du dégagement gazeux :

|  | *Source du Lymbe.* | *Source de la Reine.* |
|---|---|---|
| Azote............. | 92.2 | 96,1 |
| Oxygène......... | 3,6 | traces. |
| Acide carbonique. | 0,30 | traces. |
| Argon-hélium..... | 3,04 | 2.9 |
|  | (dont 1.84 d'hélium). | (dont 1,75 d'hélium). |

La proportion d'hélium est extrêmement forte, inférieure seulement à celle de Mayzières (Côte-d'Or). La radio-activité, mesurée par Curie et Laborde, n'est pas proportionnelle à cette quantité con-

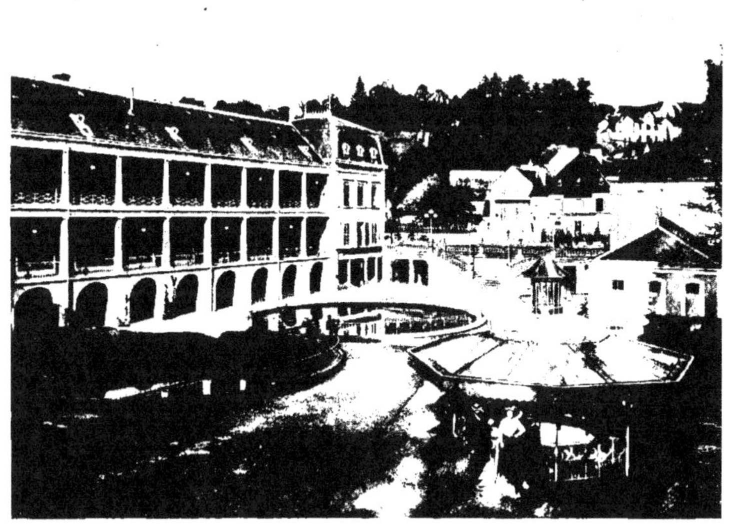

Fig. 68. — Bourbon-Lancy : établissement thermal et bassins de réfrigération.

sidérable d'hélium : quatre jours après avoir été puisée à la source, l'eau n'avait comme puissance radio-active que 1,03 et les gaz des sources 0,099.

**Modes d'administration.** — L'eau de la Reine (49°) se donne en

boisson à la dose de trois à quatre verres. Elle détermine facilement
de la sudation. On constate sous cette influence une augmentation
de HCl libre et une légère constipation (la source Descuves serait
légèrement laxative). Du côté des urines, on note une augmentation
du volume total de l'urée et souvent des urates (au vingtième jour,
l'acide urique dépasserait la moyenne habituelle de 0ᵍʳ,50 à 0ᵍʳ,80).

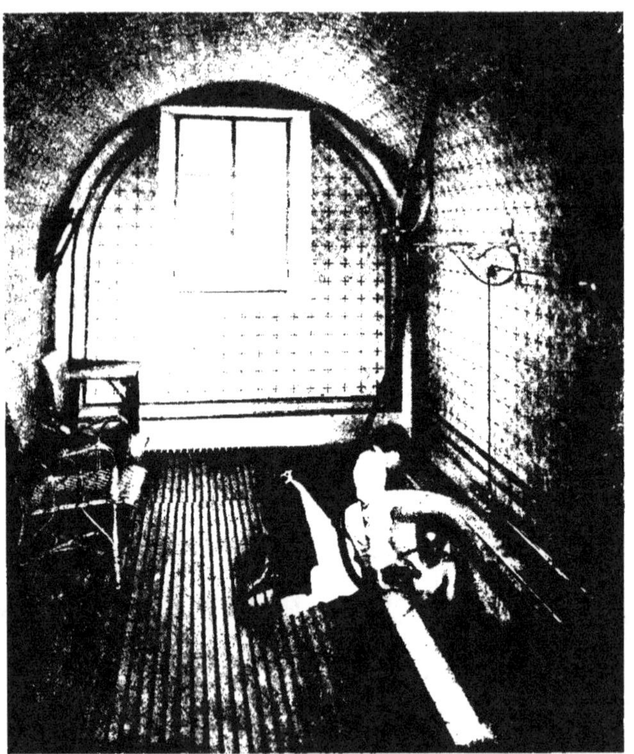

Fig. 69. — Bourbon-Lancy : administration d'une douche sous-marine.

La médication externe est de beaucoup la plus importante. Pour
refroidir l'eau hyperthermale, deux grands bassins ont été construits
à ciel ouvert dans une des cours de l'établissement. D'autre part,
l'eau arrivant des sources est refoulée par des machines élévatoires
jusqu'à un bassin fermé au-dessus de l'établissement, et on obtient,
par mélange de cette eau chaude et de l'eau refroidie à ciel ouvert,
la température de 35 à 40° nécessaire pour l'administration des
bains.

Ces derniers sont donnés en baignoires à eau dormante, longs environ de dix à vingt-cinq minutes. Le pouls du sujet baigné s'accélère au début pour se ralentir secondairement. Pendant les cinq dernières minutes, on administre habituellement une **douche sous-marine**, pratique qui fut longtemps spéciale à Bourbon-Lancy. Grâce à un long tuyau terminé par un ajutage mobile, aplati, on promène sur le corps du malade, en pleine masse liquide du bain et à 10 centimètres de distance, un jet de lance à la pression de 10 mètres.

Il existe de plus des *étuves* que l'on remplit de vapeurs à une température de 45 à 48°. Le malade y reste vingt minutes, une compresse froide sur la tête, en proie à une sudation abondante. On note un peu d'augmentation du choc cardiaque avec accélération du pouls à 110.

Après l'étuve, comme après le bain et la douche sous-marine, le malade est enveloppé dans un « maillot », ramené à l'hôtel en chaise à porteurs et mis au lit sous des couvertures, où il transpire abondamment.

On trouve enfin à Bourbon une installation mécanothérapique complète, qui permet de réaliser par action mécanique la plupart des mouvements actifs ou passifs de la gymnastique suédoise, les mouvements respiratoires, les vibrations, etc.

**Indications thérapeutiques**. — La source de la Reine, prise en boisson, possède une action éliminatrice des urates. D'autre part, l'ensemble du traitement, tant interne qu'externe, détermine une action sédative des plus nette sur le système nerveux et sur la circulation. Aussi la spécialisation générale de Bourbon-Lancy est-elle celle des *sujets excités*.

D'autre part, la station, par son sol très perméable, par la régularité de sa température et par sa situation abritée des vents, offre toutes les conditions climatiques favorables aux rhumatisants. Ceux-ci profitent également de la haute thermalité de ses eaux.

I. *Indications principales*. — **Rhumatisants articulaires et cardiopathes**. — Bourbon-Lancy est une des rares stations où l'on puisse adresser à la fois des rhumatisants articulaires subaigus, en même temps que ceux chez lesquels la maladie a passé à l'état chronique après des accès aigus, ou même des malades chroniques d'emblée. Pour ces deux dernières catégories, les stations susceptibles de donner des résultats favorables sont d'ailleurs nombreuses, alors qu'il en est peu où l'on puisse envoyer sans crainte les *convalescents de rhumatisme articulaire aigu*.

D'après les publications des médecins de la station, la cure peut être tentée, dès la chute de la fièvre, même s'il subsiste encore quelques douleurs ou un peu de gonflement des tissus périarticulaires. L'action sur l'état général est manifeste : ces malades, habituellement anémiés et amaigris, éprouvent un retour rapide des forces ; ils prennent un teint meilleur. On note parfois des éruptions cutanées ou du prurit ; du côté des urines, à plusieurs reprises, des décharges de sable rouge uratique. Quant aux douleurs, elles ne s'effacent qu'après une recrudescence passagère ; les empâtements péri-articulaires disparaissent ensuite plus lentement.

Cette action antirhumatismale s'étend jusqu'au cœur. Aussi la cure de Bourbon a-t-elle été préconisée chez les sujets qui, au cours d'une attaque de rhumatisme articulaire aigu, ont présenté des symptômes cardiaques, ou ont gardé, à la suite de cette attaque, des signes physiques indiquant la persistance d'une lésion organique plus ou moins grave.

Lorsque le cœur semble avoir été seulement léché par le rhumatisme et qu'il ne persiste ni souffle ni frottements, on peut espérer rendre au myocarde, sans doute atteint en quelques points limités, sa tonicité première. Lorsqu'il persiste des signes d'*endopéricardite*, les résultats sont encore le plus souvent très bons : le volume du cœur diminue, les frottements péricardiques s'effacent. Quant aux souffles valvulaires, ils ne disparaissent que tout à fait exceptionnellement, la cure thermale ne pouvant agir sur une cicatrice constituée.

Le traitement est à peu près identique chez les rhumatisants articulaires et chez les cardiopathes. Les bains sont donnés longs (vingt-cinq à trente minutes), quotidiens, à une température relativement élevée (37 à 40°), terminés par une douche sous-marine sur les articulations malades. Une séance de massage termine le traitement pour la matinée. On y associe, l'après-midi, mais seulement chez les rhumatisants non cardiaques, des douches chaudes et des bains de vapeur à 48°. L'action excitante sur le cœur de ces dernières pratiques pourrait en effet déterminer des troubles sérieux. .

Les malades *porteurs d'affections valvulaires anciennes d'origine rhumatismale* peuvent être conduits à renouveler leurs cures de Bourbon, non seulement si les douleurs articulaires viennent à reparaître, mais encore dans le but de profiter à nouveau de l'action des bains sur leur lésion cardiaque, lorsque la compensation n'en est pas parfaite. Le traitement, chez de tels malades, rétablit et maintient l'équilibre, tout en éloignant les récidives articulaires.

**Rhumatisants chroniques.** — Ils se trouvent également bien de Bourbon-Lancy, particulièrement lorsque les douleurs se sont installées à la suite d'une ou plusieurs crises aiguës, même si elles s'accompagnent de l'exagération des réflexes tendineux de voisinage.

La cure est conduite à peu près comme chez les convalescents de rhumatisme articulaire aigu, sauf qu'on y associe des manœuvres mécanothérapiques (surtout les mouvements passifs pratiqués par la machine). Ils sont plus énergiques et donnent de meilleurs résultats que le massage manuel.

Dans les formes déformantes progressives, les résultats sont habituellement médiocres.

**Goutteux.** — Ils sont également justiciables de Bourbon, lors-

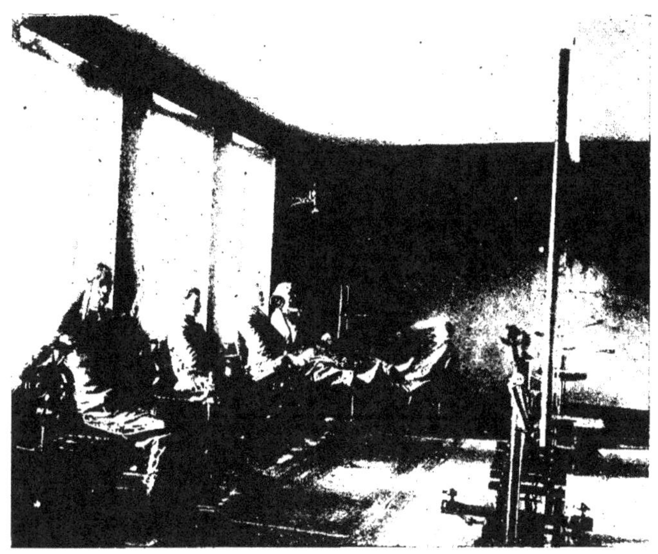

Fig. 70. — Bourbon-Lancy : salle de mécanothérapie.

qu'ils sont peu éloignés des dernières manifestations aiguës. La cure par la boisson de la Reine prend, dans ce traitement, une place prépondérante. Elle détermine des décharges uratiques importantes.

Dans les formes torpides, tendant à passer à la chronicité, on fait grand usage des bains longs (une demi-heure à 37°, avec douches sous-marines de plus en plus chaudes jusqu'à 41°. Pas de massage sur les articulations douloureuses, mais de l'effleurage général avec pétrissage des masses musculaires. Il se produit souvent une recrudescence douloureuse qui dure une huitaine de jours, comme chez les rhumatisants. En général, les résultats ne sont pas aussi bons que ceux que l'on observe chez ces derniers malades.

II. *Indications accessoires.* — **Malades présentant de l'excitation nerveuse de l'appareil circulatoire** — Certains névropathes du cœur se trouvent bien des bains de Bourbon lorsque leur système nerveux cardiaque a besoin d'être calmé plutôt que d'être tonifié.

On adressera à Bourbon-Lancy, dans la note que nous venons de dire, les jeunes gens nerveux atteints des symptômes de la soi-disant hypertrophie de croissance ; certains basedowiens ; certains tachycardiques, surtout lorsqu'ils sont sujets à des crises paroxystiques. Ces malades peuvent être guéris ou du moins grandement améliorés, en particulier les femmes au moment de la ménopause et les sujets intoxiqués par le tabac ou par le thé. Les résultats sont, par contre, beaucoup moins bons chez les tachycardiques artérioscléreux.

Enfin certains hypertendus se trouvent bien de la cure par l'eau de la Reine, associée aux bains à 36° suivis de douches sous-marines et de frictions. Le traitement agit surtout chez ceux de ces malades qui sont goutteux et dont le système nerveux a besoin d'une action sédative.

**Contre-indications**. — Parmi les cardiaques valvulaires, nous avons vu que l'on ne devait pas envoyer à Bourbon ceux qui présentaient des troubles de décompensation trop accusés : l'état hyposystolique avec arythmie n'est compatible avec la cure que s'il paraît sous l'influence d'une crise articulaire récente. L'asystolie est une contre-indication absolue. Il faut de même écarter de Bourbon-Lancy les anciens rhumatisants porteurs de lésions irréductibles telles que le rétrécissement mitral, la symphyse péricardique, le foie cardiaque, ou encore ceux chez lesquels il existe de l'albuminurie.

Lorsque la lésion valvulaire est due à une autre cause que le rhumatisme, la cure devra être déconseillée pour peu qu'il existe des signes un peu accusés d'insuffisance cardiaque.

Il faut écarter de Bourbon-Lancy les enfants et les jeunes gens à tempérament lymphatique ou scrofuleux. Il en est de même des artérioscléreux avec lésion rénale, même peu avancée. Tous ces malades se trouvent souvent affaiblis par la cure sédative de Bourbon-Lancy.

## Bourbon-l'Archambault.

Eaux hyperthermales, à minéralisation moyenne, constituée surtout par des chlorures. — Traitement surtout externe (bains, douches très chaudes, étuves). — Indiquées chez les rhumatisants chroniques à terrain lymphatique.

Bourbon-l'Archambault est une ville ancienne et pittoresque, à l'altitude moyenne de 270 mètres, séparée de Moulins (Allier) par 22 kilomètres d'un chemin de fer d'intérêt local qui la relie à la ligne P.-L.-M. du Bourbonnais.

Le captage de la source est romain, refait en partie par Gaston d'Orléans, mais la période de vogue de la station date du séjour qu'y firent, au xvii° siècle, M^me de Montespan et M^me de Sévigné. Elle devint dès lors célèbre comme lieu de cure du rhumatisme chronique, à une époque où la plupart des grandes stations françaises d'aujourd'hui étaient encore ignorées.

Il existe à Bourbon deux hôpitaux, civil et militaire. L'installation du premier est ancienne; celle du second, récente et bien comprise, comporte un centaine de lits.

**Sources.** — La Grande Source, seule utilisée pour le traitement thermal, jaillit à la température élevée de 52°. Son débit total atteint 1 200 mètres cubes. L'eau en est limpide et onctueuse ; elle se recouvre par refroidissement d'une mince couche calcaire. Sa composition chimique peut être résumée ainsi :

|  | Grammes. |
|---|---|
| Bicarbonate de chaux | 0,507 |
| — de magnésie | 0,470 |
| — de soude | 0,367 |
| Sulfate de chaux | 0,220 |
| — de soude | |
| — de potasse | 0,011 |
| Chlorure de calcium | 0.070 |
| — de magnésium | |
| — de sodium | 2.240 |
| Iodures alcalins | traces. |
| Bromures alcalins | 0.025 |
| Silicate de chaux | 0,370 |
| — d'alumine | |
| — de soude | 0,060 |
| Crénate de fer | 0,017 |
| Minéralisation totale | 4,357 |

On notera la forte proportion du chlorure de sodium (plus de la moitié de la minéralisation totale) : jointe à une proportion non négligeable d'iodures et de bromures, elle constitue la caractéristique de ces eaux. Il existe de plus une certaine quantité d'acide carbonique libre (un sixième du volume).

Trois sources accessoires, froides, gazeuses, ferrugineuses, peu chlorurées, servent surtout à la boisson (Saint-Pardoux, La Trollière, Jonas). Leur minéralisation n'atteint pas 1 gramme par litre.

**Modes d'administration.** — La *cure de boisson*, ici d'ailleurs accessoire, se fait soit avec les sources froides, à la fois diurétiques et reconstituantes par leur teneur en fer; soit avec l'eau de la Grande Source, plus énergique et plus diaphorétique.

Le *traitement externe* est de beaucoup le plus important. L'eau de la Grande Source est refoulée dans de grands bassins de réfrigération creusés au sommet de la colline, à laquelle s'adosse l'établissement. On possède ainsi toujours en réserve, à 15 ou 20 mètres au-dessus du niveau des baignoires, de grandes quantités d'eau refroidie qui permettent, par mélange avec l'eau à 54°, d'obtenir la température voulue, sous une pression suffisante pour la douche.

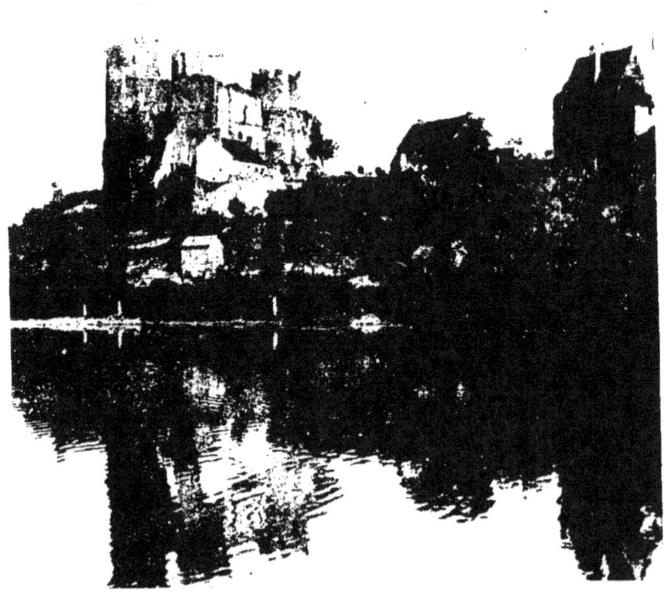

Fig. 71. — Bourbon-l'Archambault, le Lac et les ruines du château.

L'établissement est un splendide bâtiment, avec deux étages de cabines, comprenant soit des baignoires simples, soit de petites piscines individuelles où les malades descendent aisément à l'aide de quelques marches. Après le bain, qui dépasse rarement vingt minutes à la température de 36 à 38°, on donne immédiatement la *douche*, aussi chaude que possible, quelquefois jusqu'à 45°, et sous la pression moyenne d'une atmosphère, pendant cinq, dix minutes et même davantage.

Ce traitement, très énergique, est complété par des *étuves* générales ou partielles. Les premières sont peu employées, car leur usage, toujours déprimant, peut être dangereux chez les cardio-vasculaires. On utilise surtout les étuves limitées, pour les divers segments de membres. Elles se composent de cases métalliques, dans lesquelles les membres malades, maintenus par des manches de caoutchouc, reposent sur des claires-voies molletonnées. L'eau minérale arrive directement de la source, à la partie inférieure de la caisse. Elle est transformée en vapeur par des serpentins plongés dans l'eau bouillante, vapeur qui se répand autour du membre à l'intérieur de l'étuve. Un thermomètre permet de surveiller la température, qui s'élève à 44°, quelquefois 48°, vers la fin du traitement. La séance, d'abord de cinq minutes, s'allonge peu à peu jusqu'au quart d'heure. Elle s'accompagne de rougeur et de sudorification locale.

Le passage à l'étuve a lieu habituellement dès le matin ; il est alors immédiatement suivi du bain et de la grande douche ; puis le malade, bien enveloppé, est transporté en chaise à porteurs jusqu'à son lit, où il transpire abondamment. Certains sujets supportent mal le bain à 36°, après le passage à l'étuve. Lorsqu'ils sont suffisamment résistants, on leur donne l'étuve dans l'après-midi, mais celle-ci doit être, comme le bain du matin, suivie d'un repos au lit d'une grande heure.

**Indications thérapeutiques.** — La spécialisation générale de Bourbon-l'Archambault rappelle, comme toutes les eaux chlorurées sodiques, celle du bain marin. Elle s'adresse aux tempéraments lymphatiques et anémiés, aux scrofuleux. Au point de vue fonctionnel, la station est spécialisée avant tout pour les manifestations plastiques des articulations et des tissus périarticulaires.

I. *Indications principales.* — **Rhumatismes chroniques.** — Ils forment les quatre cinquièmes de la clientèle de la station. Les résultats sont surtout excellents lorsque les arthropathies se sont constituées sur un terrain lymphatique et un état général anémié, quelles que soient d'ailleurs l'étiologie apparente ou la forme clinique.

Les bains et les douches déterminent rapidement un mieux-être général avec augmentation de l'urée et des oxydations et recoloration rapide du teint. Mais, lorsque la cure est poussée trop activement, il peut survenir de la fatigue avec léger embarras gastrique et même un peu de fièvre. Localement, les exsudats se résorbent, plus rapidement lorsqu'on associe les étuves à l'hydrothérapie. En général, « il y a résolution, en fait de productions pathologiques, *de tout ce qui n'est pas définitivement organisé*, même dans les formes restées jusque-là les plus rebelles à la thérapeutique » (L. Landouzy).

L'indication est particulièrement nette chez les sujets porteurs d'arthrites chroniques avec hypertrophie des tissus périarticulaires. La forme sèche est plus aisée à guérir, mais les résultats sont également fort bons dans la forme avec hydarthrose. Ils sont meilleurs lorsque l'arthropathie s'est installée à la suite d'une attaque de rhumatisme aigu ou subaigu que lorsqu'elle est d'origine blennorragique ou tuberculeuse.

Chez les malades de la première catégorie, on doit pousser énergiquement le traitement, en usant de bains à 38° avec douches prolongées à 45°, d'étuves partielles, de massages avec mobilisation. Les mouvements reviennent peu à peu lorsque l'ankylose n'a pas été complète et que la cure est encore assez rapprochée du début des accidents.

Chez les rhumatisants bacillaires, il faut au contraire un traitement doux, composé de bains et d'étuves, mais pas de grandes douches.

Il faut penser à Bourbon-l'Archambault, chez les rhumatisants chroniques, chaque fois que les arthrites s'accompagnent d'*œdème*, de gonflement des sillons malléolaires ou des régions latérales des genoux, de bourrelets dépressibles au dos des pieds ou au niveau des espaces interdigitaux. Il faut envoyer de même à Bourbon les malades chez lesquels se remarque un début d'*atrophie musculaire* périarticulaire. Cette atrophie rétrocède le plus souvent lorsqu'elle n'est pas trop accusée; dans tous les cas, on arrive pour le moins à arrêter sa marche progressive.

Enfin, Bourbon est tout à fait indiqué en cas de *rhumatisme déformant*, quelle qu'en soit l'étiologie (même blennorragique), et quelles que soient la généralisation et le degré des déformations. Dans les cas rebelles et même progressifs, on pourra habituellement enrayer la marche de l'affection; de toutes manières, on supprimera les douleurs. Mais il ne faut pas hésiter à user d'un traitement très actif, et au besoin à faire deux saisons par an.

Une ou deux saisons viennent souvent à bout de la *talalgie*, manifestation si tenace surtout chez les anciens blennorragiques.

**Séquelles articulaires post-traumatiques.** — Les sujets porteurs de séquelles articulaires post-traumatiques s'améliorent presque tous à Bourbon. On doit les y envoyer dès que la période des accidents inflammatoires est passée et que les douleurs sont devenues modérées. Les raideurs articulaires, les arthralgies, l'hydarthrose, les callosités péritendineuses qui succèdent aux entorses et aux luxations, s'effacent à condition d'être poursuivies par un traitement très énergique. Il en est de même des suites de fractures (cals douloureux ou vicieux).

**Goutteux.** — Certains goutteux sont aussi justiciables de Bourbon, surtout s'ils sont simultanément lymphatiques. Lorsque la dernière crise est encore récente, le traitement doit rester en grande partie interne (six verres de boisson par jour, pendant les dix premiers jours). Plus tard on donnera des bains courts.

Lorsque les crises aiguës sont déjà éloignées et qu'il ne subsiste que des raideurs avec déformations légères des articulations, de l'engorgement des petites jointures, alors le traitement par les douches et les étuves s'associe heureusement à la cure de boisson : les douleurs disparaissent rapidement ; la mobilité et l'aspect extérieur des jointures redeviennent peu à peu normaux.

II. *Indications accessoires.* — Les publications de Regnault ont attiré l'attention sur les remarquables résultats obtenus par la cure de Bourbon chez les **paralytiques**. Il s'agit surtout d'hémiplégiques, soumis pendant leur séjour à la station à un traitement mesuré et dérivatif : boisson de la grande source pour activer la diurèse, irrigations froides sur la tête avec ventouses à la nuque, bains et douches tempérées à faible pression (2 mètres), de dix à trente minutes de durée, sur les membres paralysés, enfin bains de pieds à 45° le soir. Le bénéfice fonctionnel est notable, surtout quand les malades sont envoyés à Bourbon dans les quelques mois qui ont suivi l'ictus. On évite de la sorte les raideurs articulaires et l'atrophie des muscles. Ceux-ci reprennent une partie de leur force primitive, en même temps que la contracture s'atténue notablement.

De nouvelles études seraient nécessaires pour éclairer le mode d'action de cette thérapeutique.

Ajoutons qu'elle s'adresse également aux enfants paralysés plus ou moins complètement de leurs membres, à la suite de *poliomyélite aiguë* : les résultats sont surtout bons lorsqu'il s'agit d'enfants lymphatiques.

**Contre-indications.** — Parmi les rhumatisants, il faut écarter de Bourbon-l'Archambault tous ceux qui se trouvent en poussée aiguë avec fièvre, rougeur et douleurs vives. Il en est de même des goutteux au voisinage de leurs accès.

Il y a également contre-indication chez les sujets hypertendus, à perméabilité rénale diminuée, ou porteurs d'affections cardiaques mal compensées.

Le traitement doit être conduit avec beaucoup de modération chez les sujets variqueux : les bains doivent être alors courts, peu chauds, non suivis de douche. Il faut s'abstenir des étuves, surtout s'il se manifeste du gonflement ou de la lourdeur des jambes, le soir.

### Néris.

Eaux hyperthermales, peu minéralisées, radio-actives. — Traitement surtout externe (bains prolongés et douches). — Action sédative prononcée sur les différents troubles relevant de l'excitation nerveuse et sur les douleurs névralgiques ou articulaires.

La station de Néris est située sur un sol granitique, à l'altitude de 350 mètres, dans un pays assez accidenté et coupé de bois. La température, assez élevée en été et peu sujette aux variations brusques, exerce déjà sur l'organisme une action sédative, complémentaire de celle qui caractérise les eaux. Ces dernières étaient déjà exploitées par les Romains, comme le démontrent les restes d'un grand établissement. A la Renaissance, nous les trouvons signalées dans Rabelais. Depuis le milieu du xıxᵉ siècle, la vogue de Néris n'a cessé de s'accroître suivant une courbe continue.

Un hôpital thermal reçoit sept à huit cents indigents tous les étés, en général des rhumatisants. Des parcs paisibles et des promenades faciles aux environs conviennent aux malades qui craignent le bruit et le mouvement.

**Sources.** — Au nombre de six, elles jaillissent toutes d'une même nappe dans un espace restreint. Leur température ne s'écarte guère de 52°. Leur débit total atteint 1 800 mètres cubes. On les recueille dans de larges bassins ouverts, où se développent, comme à Bourbon-Lancy, des masses vertes de conferves pouvant atteindre jusqu'à 60 centimètres de hauteur.

L'eau est limpide, donnant à la peau une sensation onctueuse qui paraît due à la présence d'une matière organique dite *glairine*. La minéralisation totale est faible (densité 1001). Elle comprend principalement des bicarbonates, avec des traces de fer, de manganèse, de baryte, de plomb et de cuivre.

|  | Grammes. |
|---|---|
| Bicarbonate de soude | 0,41 |
| Bicarbonate de potasse et de magnésie | traces. |
| Bicarbonate de chaux | 0,14 |
| Chlorure de sodium | 0,17 |
| Sulfate de soude | 0,38 |
| Silice | 0,11 |
| Minéralisation totale | 1,26 |

Les travaux de Moureu ont confirmé ce que l'on savait déjà au sujet de la grande teneur en azote des gaz exhalés des sources. Il a pu doser pour 100 volumes :

Azote. . . . . . . . . . . . . . . . . . . . . . . . . . . . . . . . . . . . . . . . . . . . . . . .    85,09
Acide carbonique. . . . . . . . . . . . . . . . . . . . . . . . . . . . . .    11.8
Oxygène. . . . . . . . . . . . . . . . . . . . . . . . . . . . . . . . . . . . .    0,50
Argon-hélium. . . . . . . . . . . . . . . . . . . . . . . . . . . . . . .    2,11
                                    (dont 1,06 d'hélium pur).

Au point de vue radio-actif, Curie et Laborde ont reconnu à l'eau de César (quatre jours après la puisée) une puissance de 0,46 qui

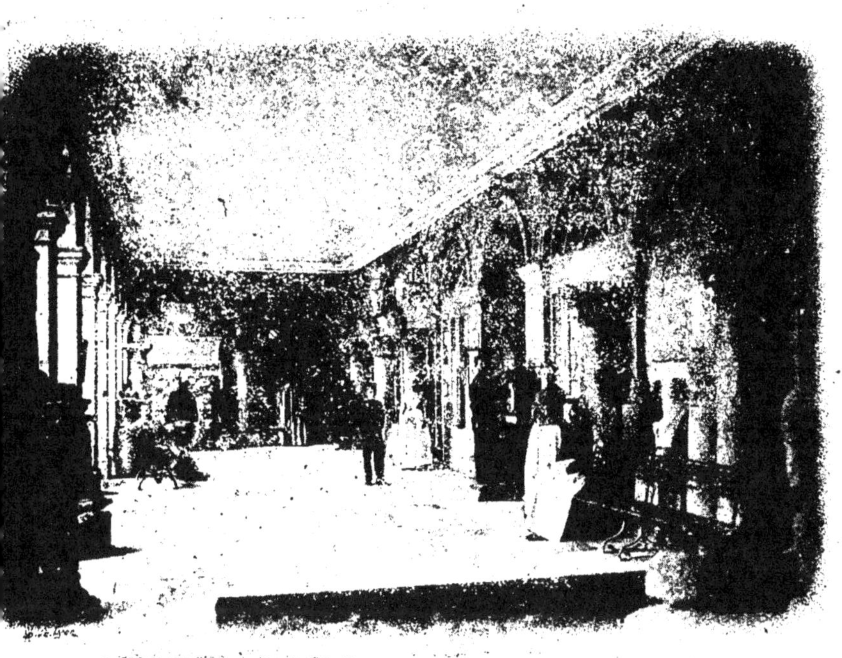

Fig. 72. — Néris, le hall de l'établissement et les sculptures romaines trouvées dans les fouilles.

classe cette eau immédiatement après celle de Bourbon-Lancy : aussi ces eaux, autrefois qualifiées d'indifférentes, méritent-elles d'être classées aujourd'hui comme radio-actives.

**Modes d'application.** — La cure de boisson est ici très secondaire. En gargarisme, l'eau de Néris peut améliorer certaines affections de la gorge.

Le traitement est à peu près exclusivement externe, et les bains en représentent la part la plus importante : le bain, et surtout le bain prolongé, représente la médication essentielle de Néris.

Il est pris, suivant les cas, tempéré à 34-35°, ou chaud à 37-40° : de toutes manières, l'eau native, arrivant à la température de 52°, est coupée en proportion voulue d'eau minérale refroidie, soit dans les grands bassins ouverts, soit en été, dans les périodes où l'on donne beaucoup de bains, au moyen d'appareils Pictet.

Les bains tempérés sont donnés presque toujours à eau dormante, en moyenne pendant une heure de durée. Dans certains cas, on les prolonge jusqu'à trois et même six heures sans interruption, le ma-

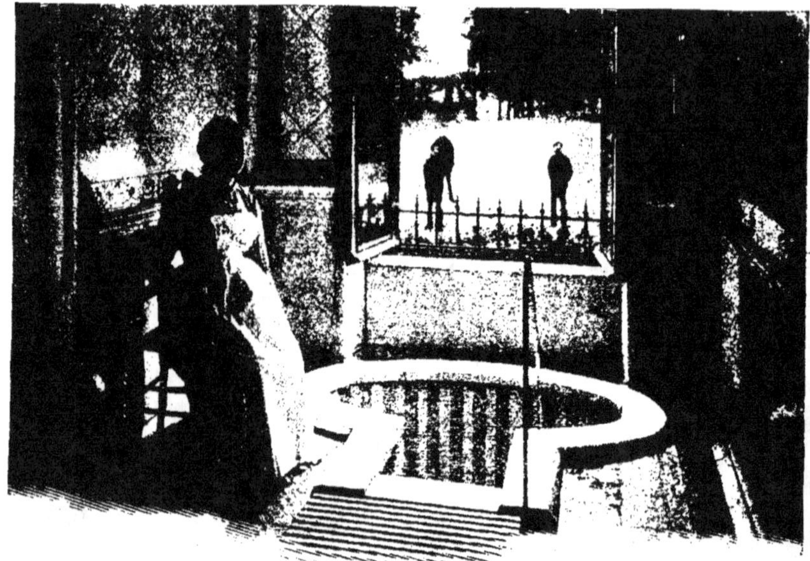

Fig. 73. — Une petite piscine à Néris.

lade se trouvant alors suspendu dans l'eau au moyen d'un hamac (fig. 74). On obtient ainsi, comme nous le verrons, des effets sédatifs manifestes.

Les bains chauds, plus courts, sont donnés soit en baignoire, soit dans de petites piscines (fig. 73). Ils sont moins sédatifs que les précédents, mais jouissent de propriétés résolutives.

Les deux établissements de Néris, dont l'installation est bien comprise, comportent des services d'hydrothérapie très complets : les douches chaudes sont données avec l'eau minérale entre 37 et 42°, les douches froides avec de l'eau ordinaire. On trouve aussi à l'établissement des installations de douches périnéales, vaginales, intestinales, de bains de siège, de massage sous l'eau. Ajoutons enfin certaines pratiques réservées aux rhumatisants ; douches de vapeur d'eau de Néris, étuves naturelles (ces dernières données dans des cabines bâties directement sur les bassins d'eau thermale dont les sépare seul un mince dallage). Dans certains cas, on utilise des applications de conferves chaudes.

**Indications thérapeutiques**. — La spécialisation générale de Néris s'adresse aux neuro-arthritiques. Fonctionnellement, la cure agit sur le système nerveux par une action sédative des plus mani-

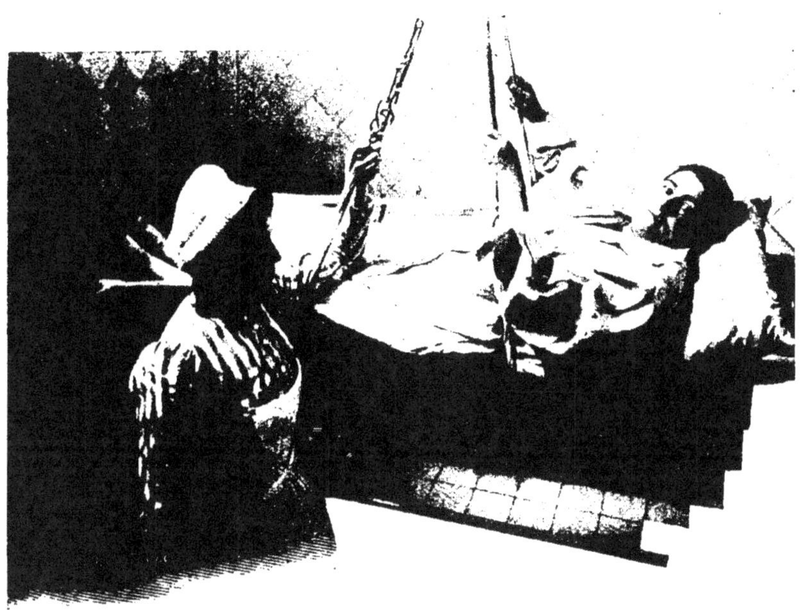

Fig. 74. — Le malade est descendu en hamac dans sa piscine individuelle, où il restera une heure (Néris).

feste, qui atteint en puissance, si elle ne la dépasse pas, celle de toutes les stations analogues. La sédation est surtout évidente du côté des manifestations douloureuses, quand ces dernières se trouvent sous la dépendance d'altérations articulaires ou de troubles purement névropathiques.

I. *Indications principales*. — **Névropathes sujets à des troubles douloureux, algiques, à localisations multiples ou diverses**. — L'action sédative des bains n'apparaît le plus souvent chez ces malades qu'au bout de la seconde semaine. Elle peut être précédée par quelques jours d'excitation : exagération des douleurs, frissons légers avec lourdeur de tête, somnolence le jour et agitation la nuit, état saburral de la langue enfin avec légers malaises intestinaux. Les urines, peu abondantes la nuit, déposent du sable rouge ; on note des éruptions cutanées. Ajoutons qu'avec une surveillance attentive cette « crise thermale » peut être évitée ou du moins très atténuée. Le sommeil revient ensuite avec la diurèse, cette dernière s'accompagnant d'augmentation des éliminations solides. Les douleurs se calment progressivement jusqu'à la fin de la cure, et cette amélioration, dans les cas favorables, s'accusera encore pendant les deux ou trois mois qui suivront cette dernière.

Le pronostic varie cependant suivant le siège, l'étendue, l'ancienneté des troubles algiques.

Les sujets atteints de *sciatique* sont presque toujours soulagés par les bains longs, suivis de douches plus chaudes ; les résultats peuvent également s'étendre jusqu'au facteur moteur, et l'atrophie musculaire est souvent arrêtée ; parfois elle rétrocède. Chez les vieillards qui, *à la suite d'un zona*, ont continué à ressentir ces douleurs interminables et si pénibles, l'effet de la cure est habituellement très heureux, mais il faut un séjour assez long. Chez les sujets qui souffrent de *névralgie faciale*, il est presque toujours impossible de prévoir le résultat : on associe avec avantage aux bains, comme pour les autres névralgies, des douches administrées sur le siège même de la douleur. Elles doivent, dans ce cas, être tempérées et d'une faible pression.

Il faut faire une mention particulière pour les malades souffrant de névralgies viscérales. Ainsi en est-il de certains *gastralgiques*, particulièrement des hyperchlorhydriques sujets aux douleurs tardives survenant régulièrement trois ou quatre heures après la fin du repas ; de certains entéritiques, dans les formes douloureuses et spasmodiques de l'*entérocolite muco-membraneuse* (bains très prolongés et douches sous-marines abdominales). Chez tous ces malades, il est essentiel que le traitement psychique ne soit pas négligé par le médecin, l'action morale de ce dernier, lorsqu'il sait prendre influence sur les malades, pouvant doubler pour le moins les effets de la cure.

On a voulu également attirer à Néris les sujets qui souffrent de névralgies cardiaques, au moins lorsque les crises angineuses apparaissent comme de nature surtout nerveuse, mais il semble préférable d'adresser ces malades aux stations qui, comme Bourbon-Lancy et Royat, possèdent une action élective sur la fonction circulatoire.

Les femmes qui *souffrent de douleurs pelviennes ou lombaires* peuvent venir en toute confiance à Néris, qu'il s'agisse de troubles douloureux névralgiques ou liés à d'anciennes lésions utérines ou

annexielles. On débarrassera les unes et les autres des points névralgiques, des crises périodiques dysménorrhéiques ; les secondes
profiteront en plus de l'action cicatrisante et tonique locale qui suit
les grandes douches vaginales prolongées dans le bain. Les médecins de Néris ont remarqué depuis longtemps qu'au bout de quelques
bains les ulcérations cervicales se cicatrisent plus rapidement.

Certaines variétés de tabétiques enfin sont justiciables de la cure,
à savoir les *tabétiques créthiques*, qui souffrent beaucoup. surtout
lorsqu'ils en sont encore aux premières périodes de la maladie. On
obtient souvent chez eux la sédation des douleurs fulgurantes, des
douleurs en ceinture, des céphalées. Le traitement doit être dirigé
d'une manière douce pour ne pas provoquer, pendant la première
semaine, de recrudescence trop vive.

**Rhumatisants.** — Ces derniers malades constituent certainement la plus grande partie de la clientèle venue des départements
voisins. Néris s'adresse surtout aux sujets atteints de troubles articulaires très douloureux, à évolution subaiguë et mobile, hyperexcitables et névralgiques. C'est dire que les manifestations musculaires,
tendineuses, seront soulagées au même titre que les manifestations
articulaires. On observe souvent. au niveau de ces dernières, après
une recrudescence passagère, une rétrocession marquée du gonflement et parfois même des déformations.

Certains goutteux peuvent aussi profiter d'un séjour à Néris, surtout les nerveux à crises très douloureuses.

II. *Indications accessoires.* — Tous les sujets qui souffrent de
l'excitation nerveuse se trouvent, de ce fait, plus ou moins justiciables de Néris.

Parmi les malades qui présentent de *l'excitation de la fonction
motrice* (spasmodiques d'origines diverses), nous citerons tout d'abord
certains *hémiplégiques avec contracture secondaire*, cette dernière
pouvant s'atténuer sous l'influence des bains et des douches chaudes ;
chez certains *paraplégiques* par myélite syphilitique. On obtient
parfois une diminution de la raideur musculaire. qui constitue pour
la marche, chez beaucoup d'entre eux. une gêne bien plus grande
que la paralysie elle-même.

Il n'est pas enfin jusqu'aux spasmes fonctionnels *crampe des écrivains* qui ne soient susceptibles d'être améliorés, à la condition
essentielle qu'on y associe une psychothérapie intelligente et ferme
(Macé de Lépinay .

Le tremblement et les raideurs s'atténuent quelquefois chez les
*parkinsonniens* et les *basedowiens.*

Les enfants atteints de *chorée*, après une légère exacerbation des mouvements, sont guéris presque toujours par une cure un peu prolongée.

Les névropathes *prurigineux* retirent presque toujours un bénéfice important de leur saison de Néris : sujets atteints de prurigo sénile ou de lichen, urticariens. Chez les femmes qui souffrent de prurit vulvaire, ce symptôme si pénible résiste rarement aux irrigations vaginales très prolongées et données dans le bain même.

Après tout ce que nous venons de dire, on comprendra sans peine que le traitement de Néris, surtout adjoint à une direction psychothérapique à la fois souple et sévère, puisse convenir à quantité d'autres névropathes dans leurs manifestations cliniques les plus diverses.

Des villas ont été disposées dans la station, qui se prêtent fort bien aux cures d'isolement pour neurasthéniques ou hystériques. Le plus souvent, en pareil cas, la cure thermale n'est plus qu'un prétexte, un moyen dont un médecin instruit se servira avec grand bénéfice pour rendre au malade la confiance, l'espoir d'une guérison prochaine : il ramènera le sommeil, l'appétit, l'embonpoint, tout en faisant disparaître progressivement les spasmes divers (*vaginisme, torticolis*), les céphalées, rachialgies et autres névralgies pour la plus grande part, sinon entièrement, d'origine psychique.

**Contre-indications.** — Elles sont de deux ordres différents. Il faut, parmi les névropathes, écarter de Néris tous ceux qui sont déprimés et que l'action sédative des eaux déprimerait encore davantage, en premier lieu les mélancoliques. On n'obtiendra rien non plus chez les paralytiques non spasmodiques, par exemple chez les convalescents de poliomyélite aiguë. Parmi les névropathes excités, il faut savoir que la cure restera sans effet sur les alcooliques et les cérébraux (en particulier chez les maniaques).

A un autre point de vue, il ne faut pas exposer aux risques de la crise thermale les sujets hypertendus ou artérioscléreux. Telle est la raison pour laquelle on doit surveiller avec soin les hémiplégiques, surtout lorsqu'ils sont encore rapprochés de leur ictus.

## Évaux.

Évaux, petite ville de la Creuse située à une faible distance de Néris, à une altitude de 100 mètres plus élevée, possède des sources minérales qui se rapprochent beaucoup de celles de cette station, tant par leurs caractères physico-chimiques que par leur propriétés thérapeutiques. Très abondantes (800 mètres cubes), ces eaux jaillissent d'une faille du terrain gneissique suivant une gamme allant de

28 à 58°. Minéralisation totale faible, avec prédominance du sulfate de soude (0$^{gr}$,71) et du peroxyde de fer.

| | |
|---|---|
| Bicarbonate de soude | 0,050 |
| —    de chaux | 0,152 |
| —    de magnésie | 0,045 |
| —    de strontium, fer, manganèse | traces. |
| Sulfure de sodium | 0,007 |
| Sulfate de soude | 0,717 |
| Silice | 0,170 |
| Chlorure de sodium | 0,167 |
| Iodures et bromures alcalins; fluor | traces. |
| Minéralisation totale | 1,79 |

Il existe de plus un dégagement gazeux considérable qui comprend 90 p. 100 d'azote.

**Modes d'administration et action physiologique.** — L'eau minérale s'administre en boisson, plus couramment que celle de Néris. Sédative des estomacs hyperpeptiques, elle agit bien dans la

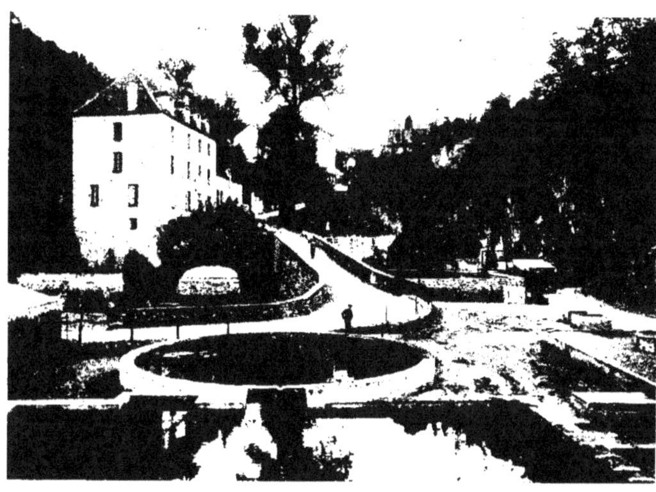

Fig. 75. — Évaux : les bassins de réfrigération.

congestion du foie, peut-être grâce aux sulfates qu'elle renferme.

Les bains constituent cependant la partie essentielle de la cure. Ils sont donnés avec de l'eau refroidie à ciel ouvert. L'établissement, bien installé, comprend quarante baignoires et une piscine, plus une installation de douches et un vaporarium à 42°.

**Indications thérapeutiques.** — L'action de la cure est sédative comme celle de Néris, avec une nuance peut-être plus tonique, qui tiendrait en partie à l'altitude plus élevée.

C'est ainsi qu'Évaux s'adresse, parmi les *rhumatisants subaigus et chroniques*, plutôt aux sujets légèrement torpides qu'aux exci-

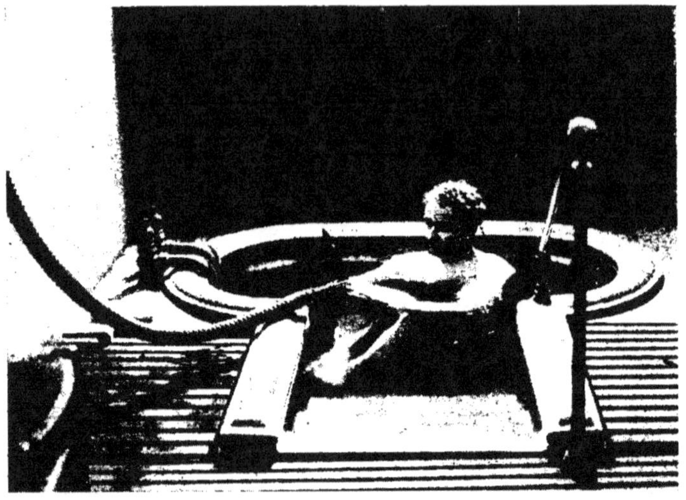

Fig. 76. — Petite piscine de l'établissement d'Évaux.

tables comme à Néris. C'est dans cet ordre d'idées qu'on traite à Évaux toutes les variétés de rhumatisants, musculaires, articulaires, et aussi les goutteux chroniques.

A noter l'influence heureuse exercée à Évaux, comme à Néris, chez les *sujets névralgiques*, chez les *enfants choréiques* et aussi chez les *utérines*.

Évaux est une des colonies de vacances de la ville de Paris.

Les contre-indications, comme à Néris, doivent être cherchées surtout du côté des sujets artérioscléreux et hypertendus.

## Saint-Honoré.

Eaux mésothermales, caractérisées par l'association du soufre et de l'arsenic. — Données en boissons et en inhalations suivies de douches de pieds chaudes. — Indiquées chez les enfants scrofuleux, chez les bronchitiques affaiblis et les tuberculeux apyrétiques.

Saint-Honoré est une petite station de la Nièvre, située à 300 mètres d'altitude sur le versant ouest du Morvan, dans un pays pittoresque, coupé de prairies et de forêts.

Le climat est tempéré, avec déjà un certain refroidissement nocturne qui indique le voisinage des montagnes. Aussi son action sur l'organisme est-elle à la fois tonique et sédative. L'établissement s'élève au milieu d'un beau parc qui se continue avec la pleine campagne.

**Sources.** — Saint-Honoré est la seule station sulfureuse de tout le centre de la France. Ce qui en fait la caractéristique essentielle, c'est l'association aux molécules soufrées d'une proportion relativement notable d'arséniate de soude (2 milligrammes par litre).

Par sa teneur en matériaux soufrés, Saint-Honoré vient immédiatement après les Eaux-Bonnes et Luchon ; en arsenic, après La Bourboule et Saint-Victor de Royat. Mais leur association, qui est unique dans la gamme des eaux minérales françaises, contribue à faire de l'action thérapeutique de Saint-Honoré une action tout à fait spéciale.

Quatre sources, de même composition, d'une température de 27 à 31°, donnent un débit de 900 mètres cubes par vingt-quatre heures. Voici l'analyse de la source de la Crevasse :

|  | Grammes. |
|---|---|
| Bicarbonate de chaux. | |
|     — de magnésie.. | |
|     — de soude | 0,229 |
|     — de potasse. | |
| Silicate de potasse, de soude. | 0,034 |
|     — d'alumine. | 0,023 |
| Sulfate de soude. | 0,132 |
|     — de chaux. | 0,032 |
| Chlorure de sodium. | 0,305 |
| Iodure de sodium et de lithium | traces. |
| Oxyde de fer. | traces. |
| Manganèse. | traces. |
| *Sulfures alcalins*. | 0,003 |
| *Arséniate de soude*. | 0,002 |
| *Gaz acide sulfhydrique libre*. | 0,100 |
| Minéralisation totale. | 0,867 |

(Point cryoscopique : 0,035.)

Ces eaux contiennent une certaine quantité de matières organiques ou glairine. Elles sont gazeuses (un neuvième du volume environ). Moureu y a trouvé, en plus de l'hydrogène sulfuré, des traces d'oxygène, 97,06 p. 100 d'azote et 2,08 p. 100 d'argon et d'hélium. En dépit de la proportion assez notable d'hélium, la radio-activité de Saint-Honoré est très faible.

**Modes d'administration**. — L'eau en *boisson* joue un rôle capital dans le traitement. Elle est assez facilement digérée, même par les enfants. On recommande cependant de ne pas l'administrer aux hyperchlorhydriques non plus qu'aux diarrhéiques.

Le traitement externe est donné dans les divers services fort bien aménagés de l'établissement. On y trouve les installations habituelles de bains et de douches, plus une *grande piscine d'eau sulfureuse à 31°*, réservée aux enfants. Mais les pratiques essentielles du traitement sont les *gargarismes*, les *pulvérisations* administrées avec les appareils les plus divers selon les cas, tamis, palette, appareils à vapeur), et enfin les *inhalations*.

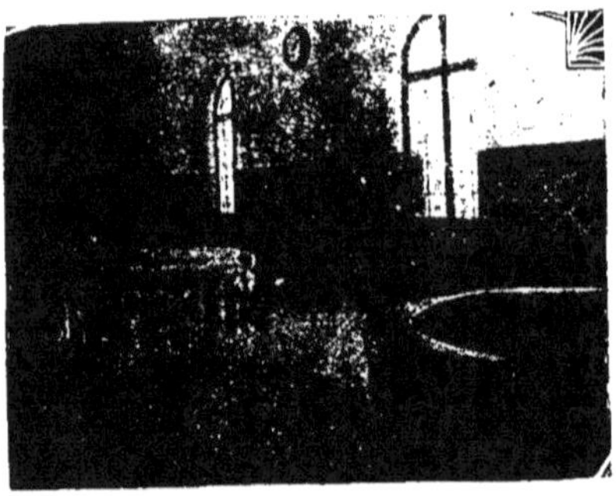

Fig. 77. — Saint-Honoré : une salle d'aspiration.

Ces dernières sont données dans une grande salle commune où les malades séjournent de cinq à quinze minutes, dans une épaisse vapeur ou plutôt dans un brouillard d'eau pulvérisée. Ce brouillard se forme par la rencontre de jets convergents d'eau minérale, dans des puits de 2 mètres de profondeur situés dans la salle même. Au sortir de cette salle d'inhalation, les malades prennent une *douche de pieds* qui se donne par un procédé spécial à la station. Une des parois d'un long couloir est percée d'ouvertures dans lesquelles passent les jambes. Un doucheur placé dans la salle voisine administre sur ces dernières une douche à 48°,

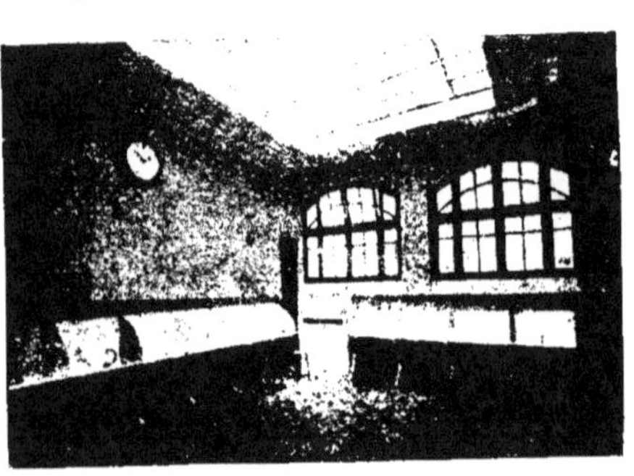

Fig. 78. — Une salle de pulvérisation à Saint-Honoré.

dont les effets très révulsifs ont pour but de réagir contre la tendance à la congestion encéphalique qui pourrait suivre le séjour dans les vapeurs sulfureuses.

**Action de la cure et indications thérapeutiques.** — La cure provoque quelquefois pendant les premiers jours une certaine excitation de l'organisme, en particulier ; lorsque les malades ont abusé des inhalations : il peut survenir de l'insomnie et un peu d'accélération du pouls. En général cependant, l'action de la cure est douce, plus douce que celle des stations pyrénéennes, et l'on a voulu voir dans l'association de l'arsenic au soufre la raison d'être de cette différence qui n'est pas niable.

L'effet terminal de la cure est toujours sédatif, cette action dernière se manifestant soit secondairement, soit d'une même façon primitive. Les troubles respiratoires s'atténuent en même temps que le sommeil devient meilleur, que e malade se sent reposé.

« Il s'agit donc d'une cure reconstituante, tonifiante dans la note douce, et c'est ce qui en fait une station d'enfants » (Landouzy).

C'est ainsi que Saint-Honoré s'adresse, comme toutes les eaux sulfureuses, aux lymphatiques et aux scrofuleux.

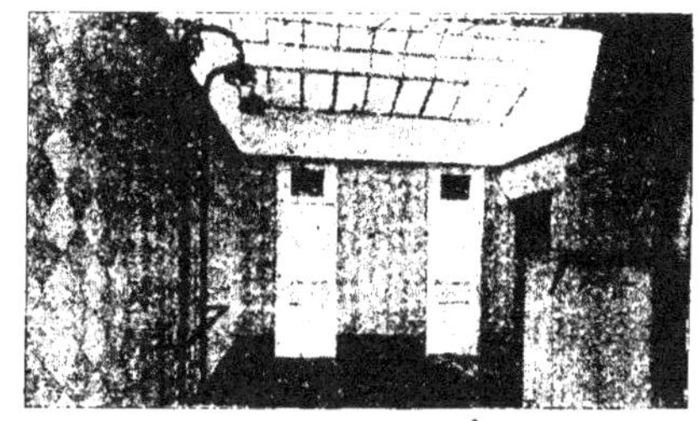

Fig. 79. — L'hydrothérapie à Saint-Honoré.

Quant à la spécialisation fonctionnelle de la station, elle est particulièrement dirigée vers les manifestations pathologiques des muqueuses respiratoires.

I. *Indications principales.* — **Enfants lymphatiques et sujets aux manifestations sur les muqueuses respiratoires.** — Les enfants supportent très facilement la boisson, ainsi que le bain de piscine à 31° et l'inhalation qui forment l'essentiel de leur traitement. Ajoutons qu'ils peuvent jouer et faire de la gymnastique dans un vaste parc bien ombragé et spécialement aménagé pour eux.

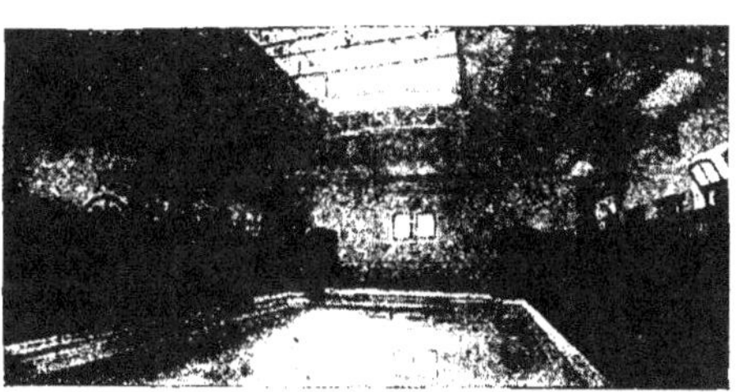

Fig. 80. — Établissement de Saint-Honoré : la grande piscine.

Comme l'a dit Landouzy, « sont particulièrement justiciables de cette cure les débiles de par leur hérédité, les enfants issus, d'unions tardives ou mal proportionnées, de conjoints déjà frappés par la maladie (diabétiques, tuberculeux), les syphilitiques héréditaires, qu'ils soient porteurs de manifestations actives ou seulement de tares générales. On doit aussi envoyer à Saint-Honoré les enfants porteurs, à la suite de rougeole ou de coqueluche, d'adénopathies cervicales ou trachéo-bronchiques, les adénoïdiens sujets à de continuelles poussées rhino-pharyngiennes ou ganglionnaires ».

Chez ces derniers petits malades, la cure devra le plus souvent suivre une ablation opératoire, et les pulvérisations tiennent une place importante dans le traitement. Les inhalations sont réservées aux petits lymphatiques tousseurs, qui prennent rhume sur rhume pendant les hivers. L'action du soufre et de l'arsenic s'exerce à la fois localement sur les muqueuses bronchiques et alvéolaires et aussi sur l'état général. On peut espérer, surtout par des cures répétées, modifier le terrain d'une manière assez profonde pour enrayer toute prédisposition à une tuberculose ultérieure.

**Sujets de tout âge et principalement vieillards affectés dans leurs voies respiratoires**. — Les vieillards profitent comme les enfants de la douceur toute spéciale de la cure de Saint-Honoré. A tous les âges d'ailleurs, les organismes débiles, fatigués, anémiés, en peuvent retirer d'excellents effets, qu'ils soient affectés du côté du nez, du larynx, ou même des bronches ou du poumon. La boisson et les inhalations surtout sont utilisées en pareil cas, ces dernières presque toujours suivies de douches de pieds très chaudes. Certains sujets peuvent prendre avec bénéfices des bains de durée moyenne.

Il faut faire une mention particulière des résultats obtenus par certaines catégories de tuberculeux; il s'agit ici non seulement de candidats à la tuberculose, mais même de tuberculeux confirmés, à la condition qu'ils n'aient pas de tendance à des réactions trop vives. En général, on s'entend à reconnaître que la cure de Saint-Honoré non seulement est sans inconvénient pour la plupart, mais peut même leur réserver de grands avantages : Durand-Fardel a même pu dire que la cure de Saint-Honoré est la dernière tolérée lorsqu'il existe un certain élément fébrile. Le traitement influence favorablement non seulement l'état général, mais aussi la bronchite, en dissipant les congestions pérituberculeuses. Il ne paraît pas provoquer les hémoptysies.

II. *Indications accessoires*. — Sur le terrain lymphatique, les eaux de Saint-Honoré peuvent améliorer d'autres manifestations que les manifestations respiratoires. C'est ainsi qu'on traite à cette station, par les bains associés aux douches vaginales, certaines *utérines* de tempérament scrofuleux.

*Les enfants impétigineux* se trouvent admirablement de la cure, et d'autres dermatopathes encore sont également susceptibles d'être modifiés et guéris. Citons certains sujets porteurs de tuberculides et même les psoriasiques et les eczémateux. On a noté que, pendant les heures qui suivent le bain (qui représente en ce cas la pratique essentielle), la peau revêt une souplesse et un velouté particuliers.

Les études cliniques sur ce point ne sont encore que peu avancées, et nous ne sommes pas à même de séparer les variétés de dermopathes justiciables de Saint-Honoré ou des autres stations plus riches en soufre ou en arsenic. Il sera sage de se laisser guider par cette règle de clinique générale, que la station s'adresse avant tout aux manifestations peu irritables du tempérament lymphatique et scrofuleux.

**Contre-indications.** — Il ne faut envoyer à Saint-Honoré ni congestifs, ni hypertendus, ni artérioscléreux.

D'autre part, si, parmi les tuberculeux, il est possible de faire un choix plus large que pour la plupart des autres stations, il importe de se souvenir cependant que ces malades ne devront jamais être envoyés à Saint-Honoré dans une période de poussée ou d'aggravation, mais seulement pendant une accalmie. Il n'y faut pas adresser non plus de tuberculeux en période fébrile continue, ou atteints d'hémoptysies abondantes.

## Pougues.

Eaux froides, très gazeuses, bicarbonatées calciques. — Cure de boisson associée à des pratiques hydrothérapiques et à la cure de terrain. — Indiquées chez les sujets débilités et anémiés et chez certains dyspeptiques.

La station de Pougues est située sur la ligne P.-L.-M. du Bourbonnais, non loin de la Loire, à l'altitude de 190 mètres. On y jouit d'un climat de plaine assez chaud. Les malades passent une grande partie de leurs journées sur le plateau de Bellevue, qui s'étend, à peu de distance de l'établissement et des hôtels, à l'altitude de 300 mètres.

**Sources.** — Des cinq sources de Pougues, Saint-Léger est la seule exploitée. Ses propriétés sont déjà mises en évidence dans les écrits de Jean Pidoux, médecin de Henri III, et de Jean Brau, qui vécut au xvii° siècle. Le développement de la station date surtout de ces dernières années, où furent réalisés un nouveau captage et l'installation perfectionnée de l'embouteillage.

Saint-Léger est une eau froide (12°), limpide et transparente, d'un goût agréable, aigrelet, légèrement styptique. Son débit est de 15 mètres cubes par vingt-quatre heures.

Elle comprend une très forte proportion d'acide carbonique (1 litre et demi par litre d'eau). Sa minéralisation solide se caractérise par plus de 2 grammes de bicarbonates de chaux et de magnésie. Aussi ces eaux, bicarbonatées calciques, acides au griffon par suite de l'excès du $CO^2$ libre, deviennent-elles rapidement alcalines dès que le gaz s'échappe à l'air : 1 litre de Saint-Léger neutralise 1gr,18 d'HCl.

|  |  | Grammes. |
|---|---|---|
| Bicarbonate de chaux | | 1,326 |
| — de magnésie | | 0,976 |
| — de soude | | 0,636 |
| — de potasse | | traces |
| — de fer | | 0,020 |
| Sulfate de soude | | 0.270 |
| — de chaux | | 0,190 |
| Chlorure de magnésium | | 0,350 |
| Silice et alumine | | traces |
| Glairine | | 0,030 |
| Minéralisation totale | | 3,834 |

(Point cryoscopique : 0,158.)

Le dégagement gazeux, examiné par Moureu, s'est montré composé pour 98,6 p. 100 d'acide carbonique pur, de 1,30 d'azote, 0,015 p. 100 d'argon-hélium (dont 0,002 de ce dernier corps). La radio-activité est très faible : 0,1.

**Modes d'administration.** — La cure de Pougues est avant tout une *cure de boisson*. Aussi des précautions spéciales ont-elles été prises pour assurer une prise d'eau parfaite, qui évite au médicament hydrominéral toute souillure, tout contact de l'air.

Le captage est fait dans la roche, à 35 mètres du sol. La source est recouverte d'une cloche en verre, avec joint hydraulique empêchant toute communication avec l'atmosphère. De cette profondeur, l'eau minérale est amenée à la buvette par des tuyaux larges, argentés à leur intérieur, qui pénètrent dans la couche liquide à 1m,50 au-dessous de son niveau supérieur. Les verres vont se remplir au fond du puits, grâce à un dispositif spécial. Ils sont munis d'un couvercle traversé par un tuyau par lequel l'eau descend jusqu'au fond du verre : l'air se trouve ainsi chassé par la couche superficielle en contact avec lui et qui est toujours la même. Le verre, une fois rempli, remonte à la surface du puits, toujours protégé par son couvercle, qui ne s'enlève qu'au moment où la donneuse d'eau le tend au consommateur.

*L'embouteillage* a été réalisé dans des conditions de même ordre et qui tendent à mettre une eau pure et munie de tout son gaz, dans une bouteille aseptique, fermée aseptiquement et d'une manière hermétique. La bouteille, d'abord rincée avec de l'eau filtrée au Chamberland, l'est à nouveau avec de l'eau stérilisée sous pression. Amenée au robinet de la source, elle est remplie par le fond, comme les verres à la buvette, puis immédiatement fermée avec des bouchons sortant d'un bain prolongé de bisulfite de soude.

La cure de boisson a lieu le matin à jeun, et avant les repas, à la dose totale de 400 à 1 500 grammes par jour.

Son action se résume en deux mots : stimulation générale, stimulation locale élective sur les fonctions gastro-intestinales. L'*influence sur les fonctions gastriques* serait due en partie à l'action de l'acide carbonique libre, mais aussi à la présence des sels alcalins et magnésiens. M. Durand-Fardel reconnaissait aux eaux bicarbonatées calcaires une action sur l'estomac plus superficielle que celle des bicarbonatées

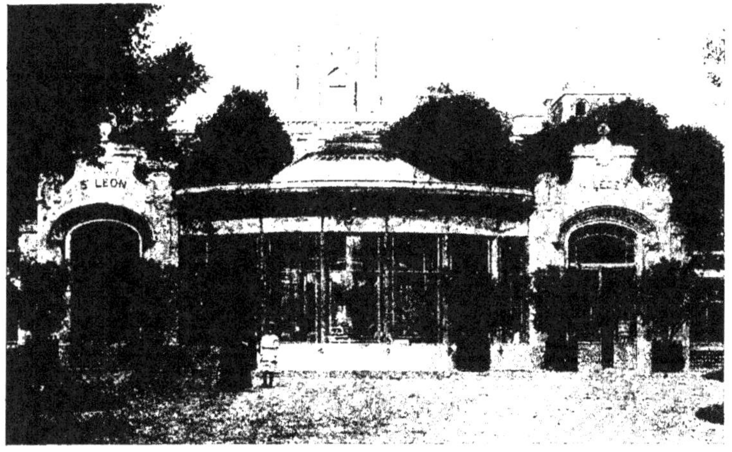


Fig. 81. — Pougues : la buvette Saint-Léger.

sodiques, mais aussi plus sédative. Ce n'est là d'ailleurs qu'une notion purement empirique. Il faut reconnaître avec Linossier que nous manquons totalement de données expérimentales permettant d'établir une différence entre l'action de ces eaux et celle des bicarbonatées sodiques comme Vichy. La plus grande fraîcheur des eaux de Pougues (12°) devrait les rendre *a priori* plus excitantes que les eaux chaudes de Vichy, et telle n'est pas cependant la conclusion à laquelle nous mènent les données cliniques.

Chez le sujet normal et chez l'*hypopeptique*, l'eau de Saint-Léger, prise avant les repas, augmente tous les éléments constitués du suc gastrique, à l'exception du chlore fixe (Hérard de Bessé). Elle stimule même la musculature gastrique, comme le prouve la rapidité accrue de sa traversée gastrique.

Chez les *hyperpeptiques*, on conseille, pour obtenir le maximum d'effet thérapeutique, de donner l'eau tiédie au bain-marie à 30°. Elle est ainsi rendue moins excitante à la fois par sa température moins fraîche et par la perte d'une grande partie de son acide carbonique. Dans ces conditions, surtout si l'eau est prise, au cours du repas, on peut obtenir, chez les hyperpeptiques, une diminution de tous les éléments du suc gastrique (Hérard de Bessé).

Du *côté de l'intestin*, les doses moyennes provoquent habituellement de la constipation.

Nous sommes documentés, quant à l'action de l'eau de Pougues sur la sécrétion urinaire, par des analyses comparatives d'arrivée et de départ. Cette méthode, imparfaite en ce qu'elle ne tient pas compte des variations de l'alimentation, montre habituellement une augmentation du volume total ainsi que du résidu sec et de l'acidité totale par vingt-quatre heures. L'urée augmente, et le rapport azoturique tend à se rapprocher de la normale. En ce qui concerne l'acide urique, on note au début de la cure une débâcle plus ou moins importante; vers la fin, l'élimination tend à redevenir normale. De même l'acide oxalique disparaîtrait des urines à cette période.

Un petit établissement thermal permet d'associer à la cure de boisson les différentes pratiques de l'hydrothérapie : grands bains, bains de siège, douches froides ou chaudes,

Enfin l'installation d'une *cure de terrain* entre le parc de l'établissement et le plateau de Bellevue a complété l'organisation de la station. Quatre itinéraires, de longueur et de pente variables, sur une distance de 1200 mètres en ligne droite, mènent au plateau, par une différence d'altitude de 120 mètres. Les malades ont le choix entre des grandes routes bien ombragées, ou des sentiers en lacets. Les uns et les autres sont en général exposés à l'ouest et bien protégés des vents froids du nord. Un système complet de poteaux et de plaques indicatrices jalonne la distance et permet au médecin de fixer chaque jour la dose d'entraînement auquel le malade doit se soumettre, ainsi que la manière plus ou moins rapide dont il peut prendre la pente. Arrivé au sommet, le malade peut s'y reposer en jouissant d'une belle vue sur la vallée de la Loire, ou y continuer sa marche sur un vaste terrain plat, où les conditions d'exposition solaire, de renouvellement d'air et d'abri des vents se trouvent réalisées d'une manière parfaite.

La cure de terrain (comme on dit en Allemagne, depuis que cette méthode de marche en sol incliné a été introduite par Œrtel dans la thérapeutique courante), et qui serait mieux dite en français la *cure de côte*, s'associe à la cure hydrominérale de Pougues pour remonter les forces et l'état général des malades. On sait qu'Œrtel a voulu en faire un puissant moyen pour développer la capacité de travail du cœur chez les obèses, et qu'on a cru pouvoir ensuite, exagérant sa pensée, en faire un mode de traitement de toutes les affections cardiaques décompensées. Tel n'est pas le but de l'installation de Pougues-Bellevue : « Il s'agit, chez les dyspeptiques obèses, ou chez les neurasthéniques qui ont désappris la marche, d'obtenir, selon une progression régulière et aisée à mesurer, une dose quotidienne d'exercice, qui active chez ces malades la sécrétion cutanée, l'exhalation aqueuse des poumons, la capacité respiratoire, en un mot

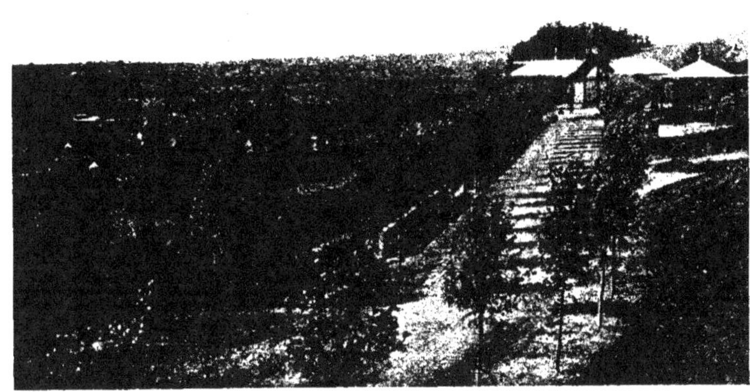

Fig. 82. — Le plateau de Bellevue, près de Pougues (cure de terrain).

l'ensemble des échanges nutritifs. La marche est en effet la gymnastique la plus douce et la plus complète, mais il est nécessaire de la régler dans sa technique, et c'est à quoi il est aisé de parvenir sur les côtes de Pougues-Bellevue » (Landouzy).

**Indications thérapeutiques.** — I. *Indications principales.* — **Spécialisation générale.** — Pougues convient spécialement aux sujets affaiblis, débilités, anémiés : la cure modifie ces malades à la fois par l'excitation générale que provoque l'eau en boisson et l'hydrothérapie, et aussi par l'emploi judicieux et répété de la cure de terrain.

Beaucoup de *paludéens* et d'*anémiques* se trouvent bien de ce double traitement. Il en est de même de beaucoup d'*arthritiques*, de *goutteux* affaiblis par les longues attaques.

Chez les *diabétiques* vieux, fatigués, à forces déclinantes, on constate le retour des forces et de l'appétit ; la polyurie diminue ainsi que la glycosurie. Il y a contre-indication seulement chez les diabétiques maigres.

**Spécialisation fonctionnelle de Pougues**. — C'est celle des *dyspeptiques*, surtout lorsqu'il existe simultanément des signes d'anémie et de fatigue générale.

Nous avons vu que la cure s'adresse aux hyperchlorhydriques aussi bien qu'aux hypochlorhydriques, à la condition de modifier la technique d'administration de l'eau. Chez les hyperchlorhydriques, on arrive à calmer les douleurs gastralgiques, et cela de l'aveu de Max Durand-Fardel, mieux que ne le fait parfois la cure de Vichy. Mais il est essentiel de commencer la cure pendant une période de calme relatif.

Parmi les hypochlorhydriques, les plus heureusement modifiés sont souvent les dyspeptiques pituiteux, ou catarrheux, sujets que l'on dit parfois atteints d'embarras gastrique chronique. Leurs digestions deviennent moins longues, les maux de tête qui survenaient régulièrement après les repas se dissipent, en même temps que les forces se développent et que le teint redevient meilleur. Des malades voisins par certains côtés des précédents sont les dyspeptiques nerveux, ou neurasthéniques faux gastropathes. Chez ces malades, la perturbation du système nerveux central apparaît souvent comme la cause première du trouble digestif. Aussi, pour réussir, la cure doit-elle être conduite par un médecin qui sache user des ressources de la psychothérapie. Un contact incessant doit être maintenu pendant toute la durée du séjour à la station, tendant à la restauration de la volonté propre du malade et à la constitution d'un meilleur influx nerveux qui détermine une sécrétion gastrique plus abondante, un fonctionnement meilleur de la fibre lisse gastro-intestinale. L'action de l'eau minérale sur la muqueuse gastrique et sur la nutrition générale s'ajoute heureusement à cette action psychothérapique.

Nettement justiciables de la cure de Pougues sont encore les jeunes filles à la fois *chlorotiques* et *dyspeptiques*.

II. *Indications accessoires*. — Certains *entéritiques constipés*, ayant eu ou non autrefois des muco-membranes dans leurs selles, mais toujours plus ou moins névropathes, se trouvent bien également de la cure de Pougues, associée à des manœuvres hydrothérapiques et à une direction psychothérapique.

On peut enfin envoyer à Pougues avec avantage certains *graveleux*, lorsqu'ils sont à la fois anémiés et dyspeptiques. Nous avons vu que la cure de boisson diminuait considérablement la production des principes urique et oxalique.

**Contre-indications**. — Elles sont peu nombreuses et concernent comme dans la plupart des stations, les tuberculeux ouverts ou les artérioscléreux trop avancés.

Parmi les gastropathes, citons les cancéreux, les malades chez qui les commémoratifs récents d'hématémèses indiquent l'existence d'un ulcère simple, ou encore ceux qui se trouvent en état gastralgique continu. Il faudra atténuer ces douleurs avant d'autoriser la cure, celle-ci, nous l'avons dit, ne devant être commencée que pendant une période de calme relatif.

### Santenay et Maiziéres.

A l'altitude de 218 mètres, abritée des vents du nord par les hauteurs de la Côte-d'Or, *Santenay* jouit d'un climat assez chaud. C'est un joli village, situé au milieu des vignobles les plus célèbres de Bourgogne, sur un embranchement de la grande ligne Paris-Lyon.

Il existe trois sources à Santenay.

La source salée jaillit naturellement à la surface du sol à 10°. La source Lithium et la source Carnot (18°, 65 et 84 mètres cubes de débit) ont été mises à jour par des forages artésiens.

Ce sont des eaux de minéralisation assez forte (9$^{gr}$,19), avec 5$^{gr}$,5 de chlorure de sodium, 2$^{gr}$,25 de sulfate de soude, 0$^{gr}$,86 de sulfate de chaux. On y a dosé 0$^{gr}$,09 de chlorure de lithium, ce qui met ces eaux, avec celles de Saint-Gervais, au premier rang des eaux minérales lithinées.

La cure est surtout interne (bien qu'à la source Carnot soit annexé un petit établissement thermal).

A forte dose, l'eau de Santenay est purgative ; au-dessous de quatre verres, elle est apéritive, digestive, laxative, et détermine une diurèse prononcée.

La clinique de Santenay est encore presque entièrement à faire : on y adresse surtout des dyspeptiques atoniques avec constipation et congestion hépatique, certains graveleux et goutteux.

La source de *Maizières-en-Morvan*, également dans la Côte-d'Or, chlorurée sodique faible, lithinée, est très radio-active (0,74). Son dégagement gazeux, analysé par Moureu, a donné, pour 100 volumes, 3 de $CO^2$, 86 d'oxygène, 9,45 d'azote, et la proportion considérable (la plus élevée que l'on connaisse) de 6,39 p. 100 de gaz rares, dont 5,34 d'hélium (la source du Lymbe à Bourbon-Lancy, qui vient immédiatement après, n'en contient que 1,84 p. 100).

Ici encore, on doit souhaiter la publication d'études cliniques qui dégagent les spécialisations de cette source si particulière. On y soigne pour le moment surtout des dyspeptiques et des névropathes.

# STATIONS DE L'EST ET DU SUD-EST

PAR

**Jean HEITZ,**

Ancien interne des hôpitaux de Paris.

## CHAPITRE PREMIER

## STATIONS DE DIURÈSE

Contrexéville, Martigny, Vittel (source Salée) sont des eaux de minéralisation moyenne, sulfatées calciques et magnésiennes; Vittel (Grande Source) et Sermaize, des eaux plus faiblement minéralisées, moins riches en sulfates; Évian, Thonon sont très faiblement minéralisées.

Cure de boisson pratiquée, selon les cas, en station debout ou dans le décubitus dorsal, et à laquelle s'associent secondairement quelques pratiques physiothérapiques.

Indiquées chaque fois qu'il est nécessaire de stimuler la fonction rénale et de pratiquer la dépuration des tissus chez les arthritiques graveleux, goutteux, lithiasiques biliaires, chez les albuminuriques ou pyuriques, enfin chez les artérioscléreux encore susceptibles d'une élimination rénale suffisante.

Nous réunissons dans un même chapitre l'étude de toute une série de stations de l'est de la France, spécialisées pour la *cure de diurèse*. Cette expression, proposée par Cottet en 1902, désigne un mode de médication qui consiste essentiellement à stimuler la fonction urinaire par l'ingestion méthodique de quantités variables d'eau minérale. On fait ainsi traverser l'organisme par un flot *lixiviant*, selon l'expression consacrée, lequel exerce son action bienfaisante non seulement sur l'appareil urinaire, mais aussi sur l'ensemble des tissus et des humeurs. Nous étudierons dans le chapitre actuel la cure de diurèse telle qu'elle se pratique dans les stations des Vosges (Martigny, Contrexéville, Vittel), à Sermaize (petite localité de la Haute-Marne), enfin à Évian et à Thonon, stations plus au sud sur la rive française du lac Léman (1). Il existe bien, comme nous allons le montrer, certaines différences de minéralisation entre ces différentes sources, et particulièrement entre celles du groupe des Vosges et celles du Léman, mais elles sont réunies,

---

(1) Les eaux de Capvern, d'Alet, d'Aulus, présentent des caractères chimiques et physiques presque identiques à celles dont nous nous occupons ici. La technique de leur cure, leur mode d'action n'en diffèrent pas sensiblement. Les détails spéciaux à ces stations se trouvent dans le chapitre consacré à l'étude des stations des Pyrénées.

aux yeux du clinicien, *par le remarquable pouvoir diurétique* qui leur est commun. Elles constituent les notes d'une même gamme, la gamme diurétique, entre lesquelles le médecin peut choisir en tenant compte des particularités propres à chaque station et à chaque cas clinique.

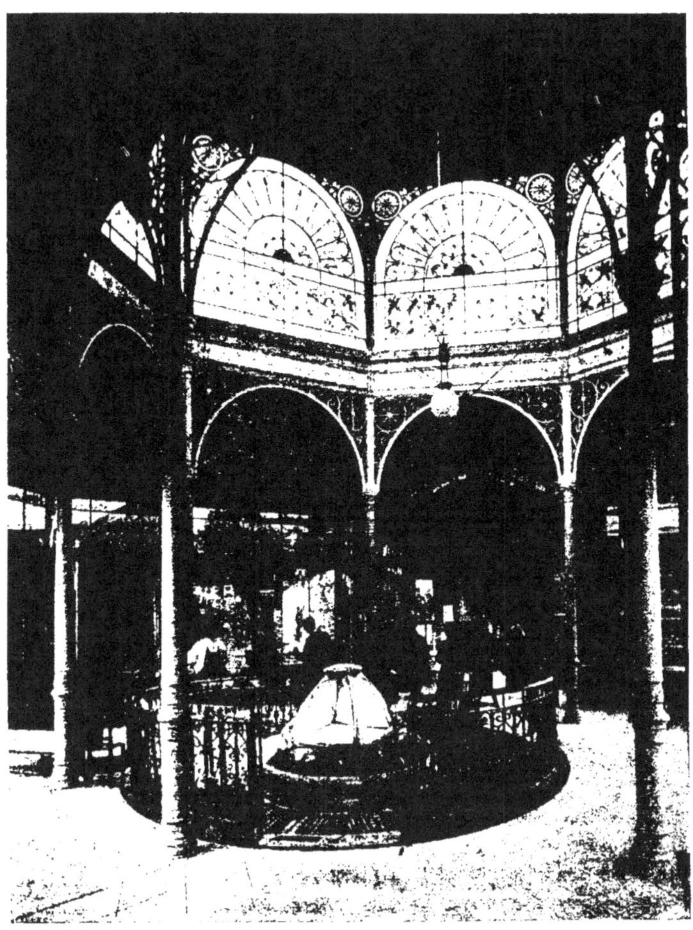

Fig. 83. — Contrexéville : source du Pavillon.

**Sources**. — Dans le groupe des Vosges, ce sont des eaux non gazeuses, froides, peu minéralisées, et remarquables par leur forte proportion en sulfate de chaux et en sels de magnésie. Elles jaillissent d'une nappe d'eau profonde qui s'étend entre des couches de marnes calcaires superficiellement recouvertes d'une argile compacte, qui préserve l'eau minérale des infiltrations de la surface.

**Contrexéville** possède six sources, dont la plus connue est celle du *Pavillon* (11°,5), très légèrement alcaline, de saveur fraîche avec arrière-goût ferrugineux. Sa minéralisation totale est de 2$^{gr}$,38 par litre, chiffre supérieur à celui de toutes les autres sources de la région (à l'exception de la source Salée de Vittel). Le fond de cette minéralisation est formé par le sulfate de chaux (1$^{gr}$,56), associé à 0$^{gr}$,23 de sulfate de magnésie. Il s'y ajoute du bicarbonate de chaux (0$^{gr}$,40), 7 milligrammes de bicarbonate de fer et 4 milligrammes du même sel de lithine. Le débit est de 244 mètres cubes par vingt-quatre heures.

**Martigny** fait usage surout de la *source Lithinée* (10°,2, débit 190 mètres cubes ; minéralisation totale, 2$^{gr}$,33), plus riche encore que le Pavillon en sulfate de chaux (1$^{gr}$,77) et un peu plus magnésienne (0$^{gr}$,12 de sulfate et 0$^{gr}$,18 de bicarbonate). Ajoutons-y 0$^{gr}$,18 de bicarbonate de chaux et une proportion mal fixée de sels de lithine (1). Dans la même station, la *source Savonneuse* (ainsi nommée à cause de la sensation onctueuse qu'elle laisse aux doigts et qui tiendrait au sulfate d'alumine), est moins sulfatée, plus riche en sels alcalino-terreux. On l'emploie surtout en usage externe.

A **Vittel**, deux sources principales : la *Grande Source*, qui jaillit au centre même de la station (11°,2, débit 129 mètres cubes), à peu près insipide, et qui se distingue de celles que nous venons de voir par sa minéralisation plus faible (1$^{gr}$,73). La proportion de sulfate de chaux surtout est notablement abaissée (0$^{gr}$,44). Il s'y ajoute 0$^{gr}$,43 de sulfate de magnésie et 0$^{gr}$,32 de sulfate de soude. Les bicarbonates divers sont représentés par des chiffres très inférieurs.

La *source Salée* est amenée à Vittel d'une distance de 3 kilomètres dans des conduites de grès profondément enterrées. Elle est plus minéralisée (2$^{gr}$,92) : à 1$^{gr}$,42 de sulfate de chaux s'ajoutent 0$^{gr}$,82 de sulfate de magnésie, ce qui la place au premier rang des sources vosgiennes pour la teneur magnésienne. Sa température est de 11°, son goût légèrement amer sans être salé.

(1) Le chiffre du bicarbonate de lithine de l'eau de Martigny serait de 0$^{gr}$,035 d'après les analyses de Jacquemin, de Held et de Desgrez ; il serait très notablement inférieur pour Debray, Wilm et Frenkel (0$^{gr}$,0002, selon ce dernier auteur). Ces discussions perdent beaucoup de leur intérêt en présence des récentes publications de Haig et de Fauvel, qui ont vu que la lithine semble contrarier plutôt la dissolution des sels d'acide urique.

|  | Contrexé-ville (Pavillon). | Martigny (Lithinée). | Vittel (Gr. Source). | Vittel (S. Salée). | Sermaize (Sarrasins). |
|---|---|---|---|---|---|
|  | Gr. |  |  | Gr. | Gr. |
| Acide carbonique libre. | 0,080 | traces. | 1 10 du vol. | 0,283 | 0,007 |
| Bicarbonate de chaux. | 0,402 | 0,153 | 0,185 | 0,318 | 0,688 |
| — de magnésie.. | 0,035 | 0,183 | 0,079 | 0,002 | 0,081 |
| — de soude ..... | traces. | 0,039 | | traces. | traces. |
| — de fer........ | 0,007 | 0,007 | 0,010 | traces. | 0,012 |
| — de lithine..... | 0,004 | 0,032 | 0,001 | traces. | » |
| Sulfate de chaux...... | 1,565 | 1,774 | 0,440 | 1,421 | 0,095 |
| — de magnésie . | 0,236 | 0,129 | 0,432 | 0,821 | 0,618 |
| — de soude...... | 0,030 | » | 0,320 | » | 0,137 |
| Silice................. | 0,015 | 0,009 | » | 0,034 | traces. |
| Chlorure de potassium. | 0,006 | 0,004 | » | » | 0,016 |
| — de sodium... | 0,004 | 0,004 | 0,220 | 0,015 | 0,016 |
| Arsenic............... | traces. | » | » | » | » |
| Minéralisation totale. | 2,584 | 2,544 | 1,739 | 2,922 | 1,701 |

***Sermaize***. — Très voisine des précédentes est la *source des Sarrasins*, sourdant à 11°, alcaline, présentant un goût ferrugineux qu'expliquent ses 0$^{gr}$,012 oxyde de fer, chiffre supérieur à celui présenté par les sources vosgiennes. Sa minéralisation totale (1$^{gr}$,70) rappelle celle de la Grande Source de Vittel; elle est surtout formée par du bicarbonate de chaux (0$^{gr}$,68) et du sulfate de magnésie (0$^{gr}$,64). Le débit est de 40 mètres cubes.

Le groupe du Léman comprend un grand nombre de sources qui émergent autour d'***Évian*** et de ***Thonon*** et qui présentent toutes des caractères physiques et chimiques très analogues. Nous ne nous occuperons ici que de la *source Cachat* d'Évian et de la *source Saint-François* de Thonon, les seules qui soient habituellement employées pour les besoins thérapeutiques.

L'eau de Cachat est très aérée, quoique non gazeuse, parfaitement limpide. Sa minéralisation totale (0$^{gr}$,51) est très sensiblement plus faible que celle des groupes précédents. Il en est de même naturellement de la concentration moléculaire, comme l'indique son point cryoscopique Δ = 0,024 (Vittel, Δ 0,035; Martigny et Contrexéville, 0,060). Les sels minéraux contenus dans l'eau de Cachat (carbonates divers pour la moitié) y sont à l'état d'*ionisation* totale, à l'exception du carbonate de chaux, qui n'est qu'incomplètement ionisé (Chiaïs).

Les analyses ci-dessous permettent de constater les ressemblances de la minéralisation d'Évian et de Thonon. Remarquons leur très faible teneur en chlorures (moins de 1 centigramme par litre).

| Évian (Cachat) (An. Brun). | Gr. | | Thonon (St-François) (An. O. Henry). | Gr. |
|---|---|---|---|---|
| Gaz azote (16cc,05) | 0,020 | | Bicarbonate de chaux | 0,274 |
| Gaz oxygène (5cc,5) | 0,007 | | — de magnésie | 0,094 |
| Acide carbonique total | 0,290 | | — de soude | |
| Acide sulfurique | 0,005 | | — de potasse | 0,020 |
| Acide azotique | 0,003 | | Chlorures | 0,0003 |
| Chlore | 0,006 | | Sulfate de soude | 0,017 |
| Potasse | 0,002 | | — de potasse | |
| Soude | 0,006 | | — de chaux | 0,021 |
| Magnésie | 0,035 | | Phosphates | traces. |
| Chaux | 0,110 | | Silice | 0,022 |
| Alumine | 0,002 | | Fer et alumine | 0,001 |
| Protoxyde de fer | 0,001 | | Matières balsamiques | 0,002 |
| Glairine | 0,014 | | Minéralisation totale | 0,4513 |
| Silice | 6.010 | | | |
| Minéralisation totale | 0,510 | | | |

**Situation et climat.** — Les trois stations des Vosges s'échelonnent du sud-ouest au nord-est, sur les premières pentes du plateau de Lorraine. *Martigny* est la plus méridionale et la plus élevée (à 377 mètres), sur un contrefort des monts Faucilles ; *Contrexéville* est la plus basse, à 312 mètres ; *Vittel* est à 350. Le climat, sensiblement le même pour les trois stations, offre le caractère continental, avec un air très pur, et des variations de température assez brusques. Il n'y fait jamais très chaud, même au fort de l'été. Ainsi la saison ne commence guère avant juin pour se terminer dans la seconde moitié de septembre.

*Martigny*, que son magnifique parc a fait surnommer « le Versailles-Thermal », possède un lac poissonneux, de grands terrains de golf qui en font une villégiature paisible et reposante.

*Contrexéville* offre au baigneur une vie plus mondaine avec son casino et son théâtre très fréquentés, ses galeries remplies des allées et venues des baigneurs qui s'y pressent en foule dès le début de l'été.

*Vittel*, créée en pleine campagne, donne l'impression d'un grand parc anglais, qui s'étend à l'infini vers les prairies voisines dont nulle limite visible ne les sépare. Son développement rapide a suivi un plan bien conçu, et Vittel est devenue depuis une dizaine d'années une des plus florissantes stations françaises.

Un peu à l'écart sur la frontière de Champagne et de Lorraine, à l'entrée de vastes forêts, la petite ville de *Sermaize* offre un climat plus chaud (altitude, 138 mètres).

Quant à *Évian* et *Thonon*, elles sont situées, le long de la rive méridionale du Léman, sur les premières pentes qui mènent aux Alpes de Savoie. Évian s'étage en amphithéâtre depuis la rive même

(380 mètres jusqu'à un plateau boisé qui domine le lac à 125 mètres plus haut. Thonon, plus à l'ouest, est bâtie en balcon, à l'altitude de 430 mètres. La première ville est un séjour très mondain, avec de splendides hôtels, de multiples organisations sportives (régates, fêtes de nuit sur le lac). Thonon, petite cité ancienne, réalise un lieu de séjour à la fois plus calme et plus campagnard.

Le climat du Léman est agréable et *remarquablement sédatif*; l'air y est particulièrement exempt de poussière, les chaleurs de l'été

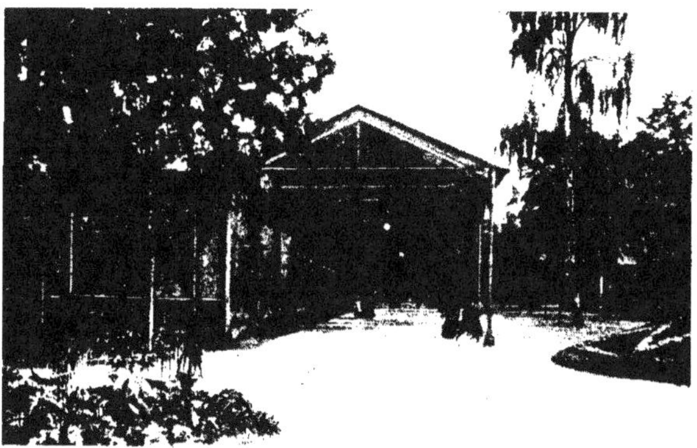

Fig. 84. — Galerie de cure à Contrexéville.

toujours rafraîchies par les brises du lac. La saison s'étend du 15 mai aux premiers jours d'octobre.

**Installations thermales.** — Bien que la cure soit avant tout, dans ce groupe de stations, une cure de boisson, les pratiques externes y présentent une certaine importance. D'autant plus que les disponibilités financières que procure l'exportation des eaux en bouteilles ont permis l'édification, au moins dans certaines d'entre elles, d'installations physiothérapiques aussi luxueuses qu'intelligemment adaptées.

Elles possèdent toutes un établissement de bains et de douches alimenté par l'eau minérale chauffée. A *Martigny*, la source la plus employée est la Savonneuse, qui, donnée en bains, exerce une action sédative générale et modificatrice de certaines lésions cutanées. A *Contrexéville*, la cure externe n'existait pour ainsi dire pas jusqu'il y a une quinzaine d'années; actuellement, on y fait assez largement usage de douches, plus encore que de bains, et aussi de bains de vapeur et d'air chaud. Dans l'installation du nouvel établissement de *Vittel*, ont été mis à profit les perfectionnements les plus récents, tant pour la balnéation et l'hydrothérapie que pour les pratiques annexes (douches-massages, bains de siège, bains de lumière Dowsing, mécanothérapie).

L'établissement thermal de *Thonon* est modeste, mais à *Évian* s'élève, au bord même du lac, sur deux étages, un véritable palais thermal, où la faïence blanche donne partout une impression de propreté et de confort : grandes piscines de natation et piscines individuelles, installations hydrothérapiques parfaites, services annexes d'électrothérapie et de mécanothérapie fonctionnant sous la direction de médecins spécialistes.

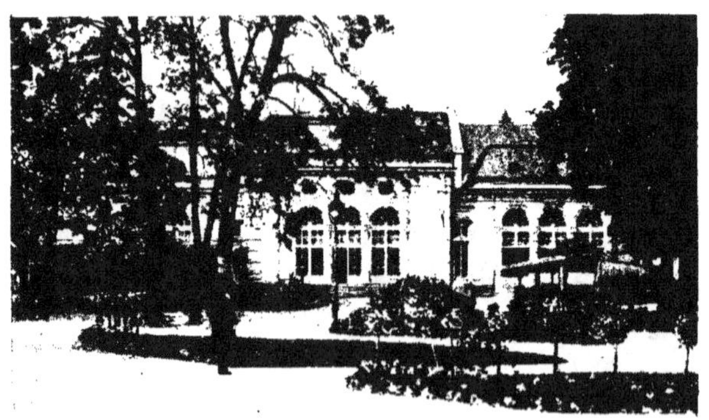

Fig. 85. — Le casino de Contrexéville.

Au voisinage des sources et de l'établissement, s'élève dans chaque station un *embouteillage,* que partout l'on s'est ingénié à rendre à la fois vaste, aseptique et toujours plus automatique. Lorsqu'on visite les vastes salles d'Évian ou de Vittel, toutes retentissantes du bruit des machines, on y voit les bouteilles successivement rincées par quatre opérations différentes dont aucune ne se fait à main d'homme, puis remplies d'eau minérale, bouchées, vérifiées et capsulées. On peut s'y convaincre *de visu* que rien n'est négligé dans aucune de ces stations pour assurer à la clientèle une eau ayant gardé la totalité des qualités physiques et chimiques qu'elle présentait à la source.

La diététique est fort bien surveillée, grâce à l'institution des tables et des cartes de régime dans les principaux hôtels. A Sermaize, ces tables sont sous la direction du médecin de l'établissement thermal. A Évian a été construit, il y a deux ans, sur la hauteur l'*Ermitage,* établissement diététique spécial, où, en plus du régime, on s'est ingénié à instituer le maximum de confort. Un funiculaire spécial le met à quelques minutes de la source Cachat.

On pratique à Sermaize, vu la proximité des vignobles champenois, la *cure de raisin*. Les malades absorbent quotidiennement 1 à 3 kilogrammes de grappes, une moitié le matin à jeun, le reste avant les deux grands repas. Il en résulte une action utile surtout chez les constipés et chez les malades affectés de congestion hépatique.

**Modes d'administration des eaux.** — « La manière dont on donne a, au point de vue des résultats de ces cures, autant d'importance, si ce n'est plus, que ce que l'on donne, » a dit Landouzy, et l'on verra que les progrès récents de la « posologie thermale » ont été suivis d'une amélioration considérable des résultats et de l'extension des indications de ces cures.

Il était habituel, autrefois, de donner dans ces stations jusqu'à vingt à trente verres par vingt-quatre heures. On a considérablement diminué ces doses, et, chez certaines catégories de malades, on ne dépasse pas même actuellement trois ou quatre verres. Il est des malades qui urinent plus, en effet, après l'ingestion de ces quantités d'eau réduites que sous l'influence des fortes doses d'antan.

Il faut considérer, pour chaque malade particulier, la dose, l'heure des ingestions, la température de l'eau, enfin l'attitude à garder pendant la période de boisson.

On commence ordinairement par un à deux verres de 200 à 300 grammes espacés de quinze à vingt minutes. Débuter d'emblée par des doses massives risquerait de congestionner le rein et de compromettre la cure. On augmentera progressivement, en se basant sur les caractères de la diurèse. Les doses maxima dépassent rarement 2 à 3 litres par vingt-quatre heures, et la dose moyenne est à peu près d'un litre et demi. Nous verrons que, chez les scléreux du rein, on se trouve fréquemment obligé de rester au-dessous d'un litre.

La *durée de la cure* est en moyenne de trois semaines, mais c'est là comme partout une limite purement arbitraire, et, chez les malades traités par de petites doses d'eau, il y a presque toujours avantage à allonger la durée de la cure. On diminue généralement les quantités de boisson les deux ou trois derniers jours, car il importe de ne pas terminer par des doses élevées.

La cure de boisson débute le matin à jeun, dès le lever, ce qui nécessite la suppression du petit déjeuner. Elle se prolonge d'autant plus que les doses sont plus élevées, mais elle doit toujours être terminée une heure et demie avant le premier repas, qui a lieu à Contrexéville et à Vittel à dix heures et demie. Chez la plupart des graveleux, et en particulier chez ceux d'entre eux qui ont de la pyurie, il y a intérêt à faire une absorption

matinale massive, qui restera alors unique pour la journée. D'autres
catégories de malades, comme les porteurs de cystite chronique avec
gravelle phosphatique, les prostatiques, les scléreux du rein, doivent
au contraire faire deux séances quotidiennes. La séance principale
a toujours lieu le matin, très réduite par rapport à celle des malades
précédents ; puis, entre cinq heures et six heures et demie du soir,
on leur fait prendre à nouveau deux à trois verres. Ou bien encore
un grand verre est bu avant chacun des repas de la journée.

Certains malades supportent mal l'eau froide, surtout aux premières ingestions matinales : elle détermine chez eux de la tension
épigastrique, du mal de tête, de l'angoisse précordiale. Il faut alors,

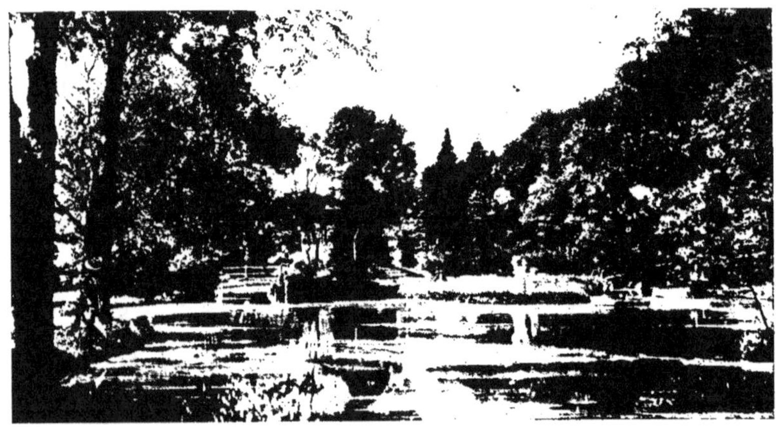

Fig. 86. — Martigny : parc de l'établissement thermal.

et aussi chez les femmes pendant les règles, réchauffer les premiers
verres, soit au bain-marie, soit par l'addition de quelques gouttes
d'eau bouillante que donne un samovar installé à la source même.

L'*attitude* à garder pendant la cure de boisson exige toute l'attention du médecin. Il a été longtemps établi comme un dogme qu'il
fallait « promener son eau », à la fois pour dissiper l'impression de
froid des premiers verres et pour pousser à la diurèse. Aussi les
stations possèdent-elles, au pourtour et aux alentours des sources,
de vastes et belles galeries de cure où les buveurs, pendant une
grande partie de la matinée, peuvent se promener à l'abri du
vent et de la pluie. On a souvent décrit l'animation brillante que
créent dans ces galeries de cure les rencontres quotidiennes et le
bruit des conversations, et chacun a pu entendre les regrets sus-
cités, parmi les buveurs d'autrefois, par la mise en pratique, de

plus en plus répandue, de la cure de boisson en position couchée. On n'a pas tardé à s'apercevoir, en effet, qu'il y avait inconvénient à généraliser ces promenades chez les affaiblis et les convalescents ; les malades se fatiguent énormément et la transpiration est au détriment de l'élimination rénale.

A la suite des publications de Linossier et Lemoine (1903), qui avaient remarqué que la diurèse est généralement plus facile dans le décubitus dorsal, Cottet a tenté à Évian la cure de boisson matinale au lit, et il en a précisé les indications chez un grand nombre de malades.

**Action physiologique de la boisson. — 1° Action immédiate. —** La boisson est généralement très bien tolérée, non seulement à Évian, mais même dans les stations où l'on emploie des sources plus minéralisées. L'eau est rapidement évacuée dans le duodénum et, au bout de quelques minutes, il est le plus souvent impossible de provoquer du clapotage. Les expériences de Monsseaux, pratiquées avec la Grande Source de Vittel chez des chiens munis de fistules duodénales, ont montré que l'eau minérale quittait l'estomac moins d'une minute après l'ingestion et que l'évacuation était terminée au bout de dix minutes (1).

La durée de la traversée gastrique s'abrège encore après quelques jours de cure. On note simultanément une amélioration du fonctionnement gastrique chez les dyspeptiques atones et une diminution de la dilatation, en même temps qu'une excitation remarquable de l'appétit, qui fait que les buveurs de Vittel et Contrexéville attendent avec une peine croissante le déjeuner de dix heures et demie.

L'absorption intestinale, également très rapide (Monsseaux), est ralentie seulement chez les sujets qui présentent de l'hypertension portale avec stase dans les réseaux veineux de l'intestin.

A Martigny et à Contrexéville, on note régulièrement, dès le troisième ou quatrième verre d'eau ingéré, une ou plusieurs selles liquides, souvent bilieuses, très fétides (peut-être par production de $H^2S$ aux dépens des sulfates de l'eau). Ces selles, toujours matinales, cessent de se produire après le déjeuner. Elles ne correspondent pas, comme on l'a dit quelquefois à tort, à une indigestion d'eau, car les sujets ainsi purgés conservent tout leur appétit et un très bon état général. A Sermaize, les selles liquides disparaissent au bout de quatre à cinq jours, et le malade ne présente plus, jusqu'à

---

(1) Monsseaux a noté que la température de l'eau recueillie au niveau de la fistule était déjà voisine de 35°, et que sa concentration moléculaire était très augmentée par suite d'un processus de chloruration : $\Delta$ a passé de 0,075 (point cryoscopique de Vittel, Grande Source) à 0,060 et même 0.150.

la fin de la cure, qu'une selle quotidienne. A Vittel, le phénomène est rare chez les buveurs de la Grande Source, mais régulier chez ceux qui font usage de la source Salée. A Évian et Thonon, le régime des selles n'est habituellement en rien modifié.

On note fréquemment du côté du foie, au moins chez les lithiasiques traités dans les Vosges, des congestions passagères du foie suivies de débâcles biliaires. La sécrétion biliaire est en effet augmentée, comme Monsseaux a pu le voir chez le chien fistulisé après absorption de la Grande Source, et comme Bouloumié l'avait con-

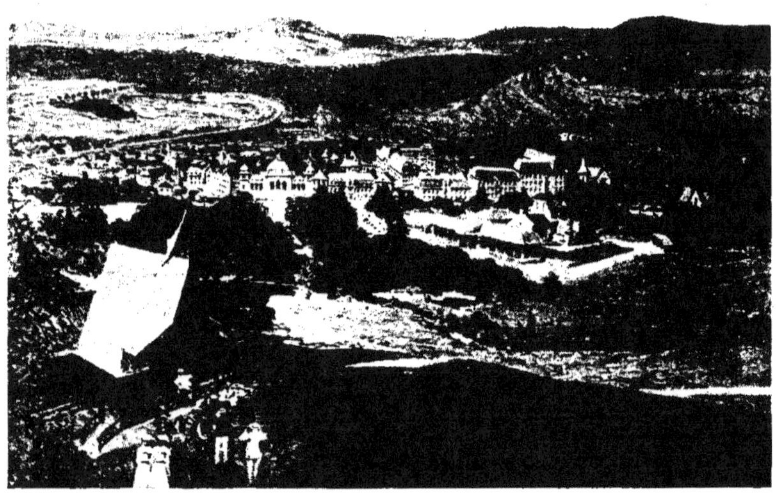

Fig. 87. — Vue générale de Vittel.

staté cliniquement avec la source Salée dans un cas de fistule biliaire, suite d'opération. Nous ignorons l'influence qu'exerce Évian sur la sécrétion biliaire, mais la cure y est habituellement silencieuse d'un bout à l'autre chez les hépatiques.

Après l'absorption de l'eau, il se produit vers le milieu du jour un certain degré de dilution sanguine (abaissement de 500 000 environ du nombre des globules rouges, d'après Monsseaux à Vittel) et une élévation transitoire de la tension artérielle, insaisissable à Évian, mais qui, dans les stations vosgiennes, peut atteindre 1 à 2 centimètres au Potain et au Gærtner (Monsseaux).

Elle s'efface dès que débute la diurèse pour faire place à une hypotension plus ou moins marquée. Lorsque, au contraire, les

urines n'augmentent pas ou n'augmentent que tardivement, il peut
se produire, à la suite de l'absorption des fortes doses, des bouffées
de chaleur, de l'accélération du pouls et des transpirations profuses.
C'est dans les mêmes conditions que l'on a vu des cures, faites sans
surveillance médicale, aboutir à des congestions locales, hémorroïdaires, prostatiques ou même cérébrales.

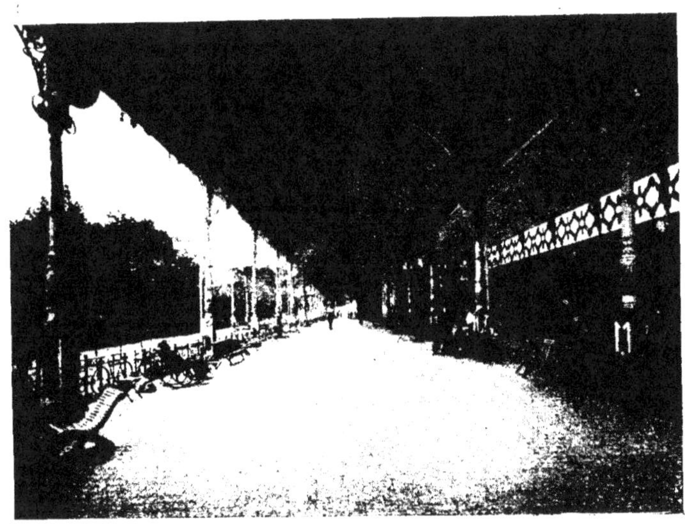

Fig. 88. — La grande galerie de cure à Vittel.

*La diurèse est donc le phénomène nécessaire*, et Chiaïs a eu le mérite de
montrer, il y a plus de vingt ans, que la cure était d'autant meilleure
que la diurèse était plus abondante et plus rapidement réalisée.
Pour cela, « il est indispensable que l'absorption, la filtration, l'écoulement de l'eau ingérée puissent se faire à l'arrivée comme au
départ. Il faut que la circulation, *toutes* les circulations soient
libres et, pour le plein succès de la cure de diurèse, qu'il y ait,
chez les malades, perméabilité rénale, hépatique et cellulaire.
Aussi la médication diurétique, toute logique qu'elle paraisse
être, peut-elle devenir une arme thérapeutique bonne ou dangereuse, selon qu'elle est savamment ou abusivement ordonnancée »
(Landouzy).

Chez l'individu normal, l'ingestion de l'eau est rapidement suivie
d'émissions successives d'urine claire, pâle, à densité très abaissée
(1010, 1005, 1003), et qu'on a appelé *l'urine de cure*. On l'estime
en mesurant la quantité émise depuis l'ingestion du premier verre,

jusque deux heures ou trois heures après celle du dernier (1).

On obtient ainsi une quantité d'urine qui dépasse ordinairement de 100 à 200 grammes, quelquefois de près de 50 p. 100, la quantité ingérée totale, à la condition expresse qu'il n'y ait eu ni sudation, ni purgation. Aussi l'urine de cure est-elle généralement plus abondante à Évian que dans les stations des Vosges.

L'analyse de l'urine de cure montre un abaissement très notable de l'urée, des corps xanthiques et des chlorures dosés par litre. Mais il faut prendre garde que les quantités éliminées pendant la période d'ingestion sont toujours supérieures aux éliminations habituelles pendant le même délai horaire : l'abaissement relatif correspond donc à une augmentation absolue par rapport à l'unité de temps. Et c'est bien là la preuve qu'il n'y a pas seulement, sous l'influence de la cure de diurèse, lavage mécanique de l'appareil urinaire, mais aussi lavage des tissus et des humeurs par stimulation physiologique de la fonction glandulaire du rein. Ces faits, d'abord étudiés expérimentalement par Albarran, ont été vérifiés récemment à Évian par Bergougnian.

La polyurie de cure cesse brusquement, et les urines émises pendant le reste des vingt-quatre heures sont colorées, de densité élevée : la quantité des chlorures y augmente ainsi que celle des substances azotées (Chiray), et l'on peut noter au fond du verre une fine poussière rouge. Il y a, en somme, une tendance à la dissociation entre la diurèse aqueuse, qui se produit pendant ou immédiatement après la boisson, et la diurèse solide, qui lui est postérieure.

Chez les malades, on retrouve, dans une proportion assez large de cas, un type de diurèse tout à fait semblable à celui de l'homme normal. Mais, bien souvent, il existe un certain retard de la polyurie de cure, laquelle ne s'établit que vers la fin des ingestions (c'est le phénomène que Gilbert a décrit sous le nom d'*opsiurie*). Ce type de diurèse se voyait autrefois chez 10 p. 100 des graveleux ; il est beaucoup plus fréquent aujourd'hui que l'on soigne dans ces stations de nombreux scléreux du rein.

Dans un certain nombre de cas, l'opsiurie s'atténue au bout de huit à quinze jours, et le type normal persiste alors jusqu'à la fin. Mais parfois elle persiste. La diurèse ne s'établit alors qu'après le déjeuner de onze heures, dans l'après-midi, ou même dans la nuit (*nycturie*). Parfois elle se répartit entièrement sur les vingt-quatre heures, à peine un peu plus accentuée à certains

_______________

(1) Une précaution nécessaire consiste à faire vider la vessie au moment où est absorbé le premier verre, de manière à éviter le mélange de l'urine de cure avec l'urine sécrétée antérieurement et encore conservée dans la vessie.

moments. Nous verrons que ces différents types de diurèse anormale commandent d'importantes précautions au cours de la cure et parfois même constituent des contre-indications absolues.

Selon Cottet, elles dépendraient de causes diverses : hypertension portale par gêne intrahépatique qui retarde l'absorption ; degré plus ou moins prononcé d'insuffisance cardiaque ; ou encore imperméabilité rénale qui peut être fonctionnelle (par congestion) ou lésionnelle.

Or il faut bien savoir que le décubitus dorsal peut modifier très avantageusement ces types de diurèse. Cottet a vu le même individu uriner 1 200 grammes en position couchée, alors qu'il n'en urinait que 200 lorsqu'il faisait sa cure en se promenant. Le décubitus dorsal semble agir dans une certaine mesure sur le fonctionnement rénal (Linossier et Lemoine), mais il agit également sur le retard de l'absorption (en facilitant l'évacuation gastrique et diminuant la stase portale), et il facilite aussi l'action cardiaque. Pour ces raisons diverses, il permet d'obtenir la diurèse chez des

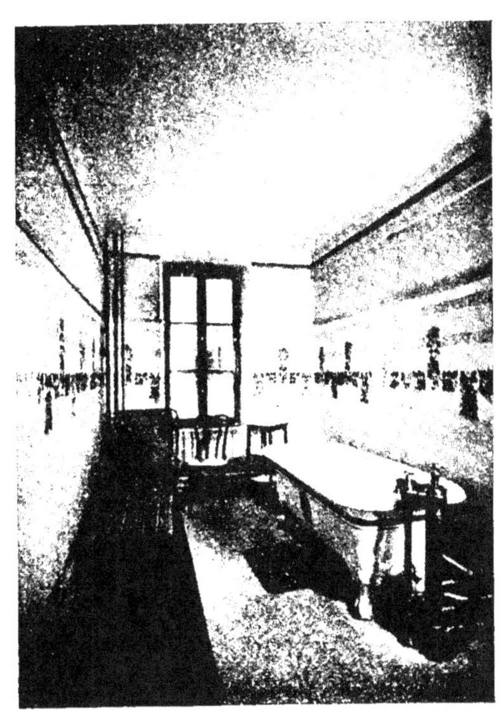

Fig. 89. — Vittel : une salle de bains.

malades qui ne l'auraient pas eue ou ne l'auraient eue qu'incomplète, et il rend la cure utile dans des cas où elle aurait été inutile et même dangereuse.

Par contre, chaque fois que la cure en attitude couchée ne pourra pas provoquer la diurèse, le pronostic devra être considéré comme sérieux à brève échéance.

2° **Action à distance.** — Nous avons déjà parlé de l'influence excitante exercée par l'eau sur la paroi gastrique et sur la sécrétion glandulaire. Elle se traduit, pour les sources des Vosges, par une élévation de HCl libre, qui peut ne pas être sans inconvénients chez les hyperpeptiques. De même les sources de Contrexéville et de Martigny peuvent parfois provoquer du spasme intestinal, et elles sont mal tolérées chez les entéritiques. L'eau d'Évian et celle de Thonon n'exercent aucune action excitante sur le tube digestif.

La *tension artérielle* s'abaisse fréquemment chez les hypertendus (Bouloumié, Bergougnian), et cela d'autant plus aisément que la diurèse s'est mieux établie. Mais il faut faire une distinction entre les malades : le retour de la tension à la normale ou à son voisinage est fréquent chez les arthritiques goutteux ou graveleux, qui forment la grande majorité de la clientèle des Vosges ; elle est moins habituelle chez les artérioscléreux avec néphrite interstitielle.

Chez les hépatiques, on remarque habituellement, tant à Évian que dans les stations vosgiennes, en même temps que la réduction des dimensions du foie, une augmentation de l'urobilinurie et une diminution régulière des pigments biliaires du sérum sanguin.

Les *analyses d'urine en série* montrent que les chlorures augmentent pendant la plus grande partie de la cure d'Évian (Chïaïs, Bergougnian). Cette déchloruration contribue pour une grande part à expliquer la perte de poids souvent observée pendant la cure et qui peut atteindre 2 à 5 kilogrammes. Les sources vosgiennes semblent posséder également une certaine action déchlorurante, mais les conclusions des auteurs sur ce point gardent encore une certaine réserve.

L'acidité urinaire diminue ordinairement chez les uricémiques. On note fréquemment, par contre, chez les malades à urines alcalines, un retour à la réaction acide normale (Debout d'Estrées).

L'urée augmente ainsi que le rapport azoturique, mais surtout le rapport de l'acide urique à l'urée, l'élimination de l'acide urique étant augmentée, au moins pendant la première partie de la cure. Cet excès initial d'acide urique « est fourni par le nettoyage des canalicules du rein et l'élimination de l'urate de soude déposé dans les tissus ; plus tard, sa quantité diminue, parce que, la nutrition étant plus physiologique, le relèvement des échanges organiques aboutit à une oxydation plus complète » (Landouzy).

Il est fréquent de voir, vers la fin du premier septénaire, se déposer une fine poussière rouge, même dans les urines des malades qui n'en ont jamais rendu. Certains ont des décharges massives (pouvant atteindre 1 gramme et plus par litre), se reproduisant deux à trois fois pendant la cure comme si le nettoyage des reins se faisait par foyers d'ensablement que l'eau atteint successivement. Ces décharges peuvent se répéter huit, quinze jours et plus une fois la

cure terminée ; quelquefois même, elles ne se produisent qu'à cette
époque tardive. Chez d'autres malades, on constate une augmentation
progressive, régulière, avec rejet de cristaux volumineux, épais,
jaune foncé. Ultérieurement succède un abaissement plus ou moins
tardif de l'acide urique, qui est constant et qui persiste plusieurs
mois, et même quelquefois l'intervalle de deux saisons.

**Indications des cures de diurèse**. — On peut considérer aux
cures de diurèse une double action : la plus évidente est une action

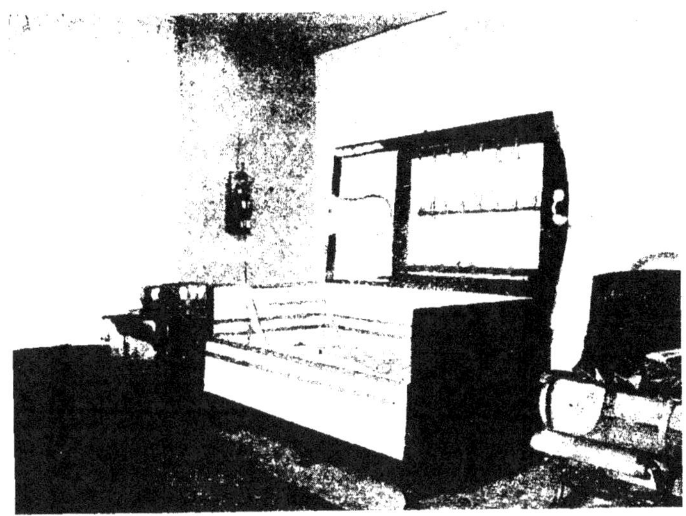

Fig. 90. — Vittel : le bain de lumière électrique.

de lavage de l'appareil urinaire ; c'est elle qui a tout d'abord attiré
l'attention, grâce aux éliminations sableuses qu'elle provoque (*action
expultrice* de Durand-Fardel). Elle s'adresse non seulement aux
malades qui présentent un obstacle siégeant dans le rein ou le
bassinet (gravelle, dépôts purulents), mais encore à ceux qui ont de
l'insuffisance rénale, ou du moins les formes légères, fonctionnelles,
de cette insuffisance, et chez lesquels un lavage des tissus pourra
être utile pour assurer l'évacuation des produits de désassimilation.

On admet, de plus, pour ces eaux, une action secondaire, modificatrice des phénomènes intimes de la nutrition générale (*action
altérante* de Durand-Fardel). Elle paraît démontrée, pour beaucoup
d'auteurs, par la diminution des éliminations uriques qui succède
pour de longs mois à la cure thermale.

La spécialisation des stations de diurèse est donc double : la *spécia-*

*lisation fonctionnelle* s'adresse aux *néphrétiques* et aux malades atteints
d'*insuffisance rénale*, mais encore indemnes de dégénérescence viscérale nette ; la *spécialisation diathésique* est *anti-arthritique, antigoutteuse, anti-uricémique.*

**1. *Indications principales*. — Graveleux**. — Il s'agit ici d'une
indication du premier chef : pour ces malades, aucune autre médication
ne peut être aussi efficace que la cure de diurèse. Toutes les catégories de graveleux, uriques ou oxaliques, rejetant du sable fin ou

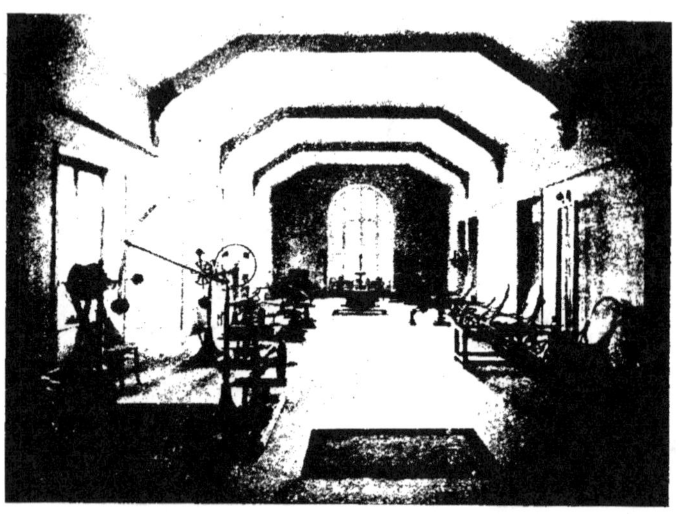

Fig. 91. — Vittel : la salle de mécanothérapie.

même déjà de petits graviers, ayant éprouvé ou non des douleurs,
quelquefois même de vraies coliques hépatiques, tous sont justiciables de la cure.

Certains d'entre eux ne sont encore que des graveleux larvés,
souvent issus de souche arthritique, bien portants en apparence,
quoique légèrement obèses, dyspeptiques ou migraineux : tous ont ce
point commun de présenter d'une manière habituelle des urines trop
concentrées, trop acides, déposant du sable rouge, d'abord seulement au fond du vase qui contient les urines de la nuit, plus tard même
à toute heure de la journée.

Fréquemment leur alimentation est trop abondante et trop substantielle ; la quantité de boisson absorbée en vingt-quatre heures est
trop faible, par suite d'une habitude vicieuse, provoquée par la crainte
d'engraisser ou imposée comme traitement peu judicieux de troubles
dyspeptiques. Ces malades en état d'*oligurie habituelle physiologique*

(Cottet) évoluent, plus ou moins rapidement selon leur hygiène et leurs antécédents diathésiques, vers la gravelle confirmée. La cure de diurèse a habituellement chez eux les plus heureux effets, surtout lorsqu'on réussit à les convaincre du péril auquel les exposent leurs fâcheuses habitudes. *Non agunt nisi soluta*, disait la pharmacopée des médicaments. — *Non exeunt nisi soluta*, pourrait-on dire au même titre, avec Landouzy, de la plus grande partie de nos matières usées.

Chez les graveleux plus avancés, dont les reins sont déjà encombrés de petits graviers et qui ressentent, depuis les courbatures lombaires persistantes jusqu'aux crises néphrétiques les plus atroces, le premier effet de la cure est surtout sédatif : les douleurs rénales et irradiées s'effacent, les reins se dégagent ; puis viennent les expulsions de sable (urique ou oxalique, le plus souvent reconnus mixtes à l'examen microscopique), ordinairement discontinues et accompagnées de chaleur et de fourmillement local. De véritables calculs sont même expulsés parfois (1), soit en fin de cure, soit une ou deux semaines après, et les malades accusent à cette occasion des douleurs généralement moins vives qu'aux expulsions précédentes. Les coliques néphrétiques sont d'ailleurs assez rares pendant la cure, au moins si l'on songe au grand nombre des graveleux chaque année traités dans les stations vosgiennes.

Ces cures doivent être menées par grandes masses d'eau données en une seule fois, le matin, en s'arrêtant aux limites de la tolérance gastrique et en prenant grand soin de ne pas élever la tension artérielle : on y associera les grands bains chauds (source Savonneuse à Martigny) chez les sujets susceptibles de coliques néphrétiques. On pourra user aussi des grandes douches tièdes ou même écossaises chez les malades fatigués ou nerveux, et parfois de douches locales données avec prudence sur la région des reins.

Le résultat à distance est habituellement très bon ; les expulsions de sable et les coliques disparaissent pour plusieurs années, quelquefois définitivement lorsque la cure a été assez précoce.

Il est intéressant de comparer ces résultats à ceux de la cure de Vichy, que l'on sait être également bons chez un grand nombre de graveleux. Il est cependant maints d'entre eux qui supportent difficilement la cure alcaline, en particulier les affaiblis ou les anémiés, ou encore ceux qui sont sujets à des crises néphrétiques fréquentes,

---

(1) On a beaucoup discuté autrefois pour savoir s'il y avait dissolution des calculs au cours de la cure de Contrexéville ; en réalité, les fragmentations observées avaient trait à des graviers phosphatiques agglomérés par du mucus et rendus libres par la dissolution de ce dernier.

violentes, accompagnées d'hématuries. Or tous ces malades profitent admirablement des cures de diurèse.

Nous avons vu aussi qu'il ne faut en aucun cas envoyer à Vichy les graveleux qui présentent de l'infection du bassinet, avec urines purulentes. On risquerait, en augmentant encore l'alcalinité urinaire, de provoquer des dépôts phosphatiques qui viendraient augmenter fâcheusement le volume des calculs peut-être déjà en formation. La cure de diurèse, au contraire, provoque en pareil cas des ébâcles de glaires mêlés de sédiments, et qui sont suivies au

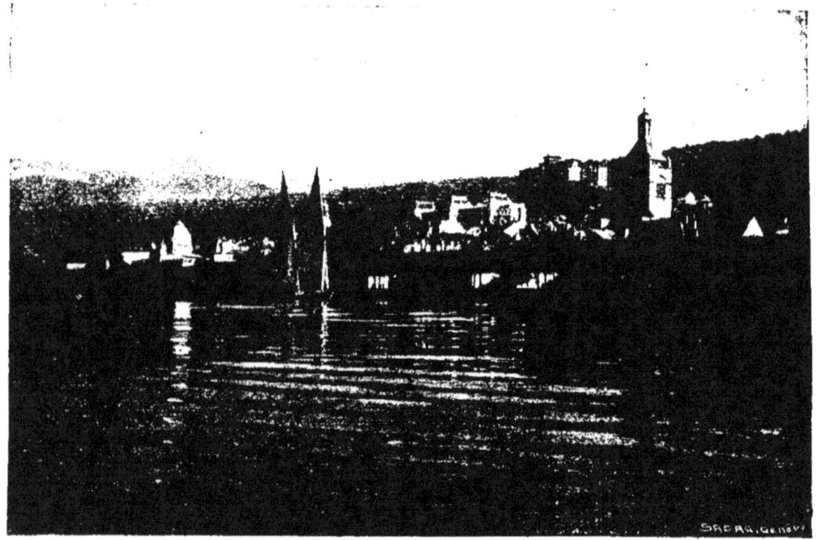

Fig. 92. — Évian : vue prise du lac.

bout de quelques jours d'émissions urinaires redevenues absolument claires. La guérison absolue est cependant rare, et des cures successives sont nécessaires pour maintenir le résultat obtenu contre l'infection.

Lorsque la gravelle phosphatique s'est installée secondairement à la faveur de l'infection urinaire, Contrexéville ou Évian, en luttant contre la pyurie, en éclaircissant les urines et en les ramenant à la réaction acide normale, pourront arrêter le processus de formation calculeux et réussiront parfois à désagréger des congrégations antérieurement formées.

La cure de diurèse est indiquée enfin chez les graveleux phosphatiques primitifs, qui émettent des graviers phosphatiques sans infection urinaire préalable.

Ce sont des cas rares, qui ne se voient que chez des coloniaux affaiblis ou des individus miséreux, simultanément dyspeptiques ou albuminuriques, et le traitement agira d'autant mieux sur cette variété de gravelle qu'on pourra mieux écarter les causes qui l'ont provoquée.

**Pyuriques**. — Beaucoup d'entre eux étaient primitivement des graveleux, ou le sont devenus par précipitations phosphatiques. Nous avons vu les heureux résultats que donne alors la cure de diurèse. Ils sont encore meilleurs lorsque la *pyélite* existe sans gravelle associée, résultant d'une inoculation par voie sanguine ou par propagation ascendante d'une infection vésicale. Aucun traitement ne peut rendre ici les services de la cure de diurèse, qui agit dans le sens du drainage naturel et sans nécessiter l'introduction d'instrument dans les voies urinaires.

Pour donner tous ses résultats, la cure doit être assez douce et plus prolongée qu'à l'habitude. Il n'y a contre-indication que dans la pyonéphrose par rétention.

Chez les sujets atteints de *cystite* subaiguë ou chronique, la cure de diurèse est indiquée chaque fois que l'évacuation se fait bien et qu'il n'y a pas d'envies très douloureuses. En général, on note, au début, un peu de ténesme du col et des envies impérieuses ; mais la tolérance augmente en fin de cure. Un traitement prolongé par de petites doses d'eau diminuera la pyurie et ramènera la contractilité vésicale. Les résultats seront bons surtout à distance, en facilitant l'action des balsamiques (1).

**Albuminuriques**. — Il ne faut pas envoyer aux stations de diurèse d'albuminuriques par néphrite parenchymateuse en évolution. La cure doit être réservée aux malades chez lesquels l'albuminurie traduit une irritation du rein plutôt que son inflammation : ainsi en est-il de certains graveleux, surtout oxaluriques, chez lesquels

(1) La cure de diurèse est souvent utile, même en l'absence d'infection ou de gravelle, contre certains troubles fonctionnels de la vessie, surtout lorsque l'urine est rare et acide, ou encore chez les enfants nerveux, pollakyuriques, cystalgiques ou présentant de l'incontinence d'urine. Il est nécessaire d'associer à la boisson des pratiques hydrothérapiques et une bonne psychothérapie.

Les prostatiques ne sont justiciables de la cure qu'autant qu'il y a infection viscérale, et alors dans le but de diminuer cette dernière et d'éviter l'infection ascendante, épée de Damoclès toujours suspendue au-dessus d'eux.

Ces malades n'ont pas grand bénéfice à attendre de leur séjour dans les stations de diurèse tant que les urines sont restées claires, et ils risquent au contraire de faire une congestion locale avec rétention si la diurèse s'établit mal. Les quelques résultats obtenus chez ces malades le sont seulement par les pratiques physiques associées (douches périnéales, bains de siège, massage de la prostate).

Les résultats sont également médiocres le plus souvent contre les écoulements urétraux anciens, sauf quelquefois chez des goutteux, où la diathèse joue un rôle dans la persistance de ce trouble.

l'albuminurie est provoquée par la migration des graviers. Elle disparaît alors pendant la cure.

L'indication est encore nette lorsque l'albuminurie est *résiduelle* d'*infection* ou de *grossesse*, ne dépassant guère 0gr,50 par vingt-quatre heures, sans polyurie, sans modifications notables de la composition de l'urine, sans retentissement cardio-vasculaire.

Il en est de même quand l'albuminurie est *intermittente* ou *ortho-statique*. Les sources des Vosges sont ordinairement trop minéralisées pour ce genre de malades, qu'il est préférable d'adresser à Évian ou à Thonon.

Lorsqu'il y a *néphrite chronique évidente*, la cure très douce, progressive, poursuivie en attitude couchée, peut être essayée si on l'associe à un régime strictement déchloruré et surveillé dans tous les détails. Si le malade réagit bien, par une diurèse établie sans trop de retard et accompagnée de décharges chlorurées, on sera autorisé à continuer. Quant à savoir si l'on peut en

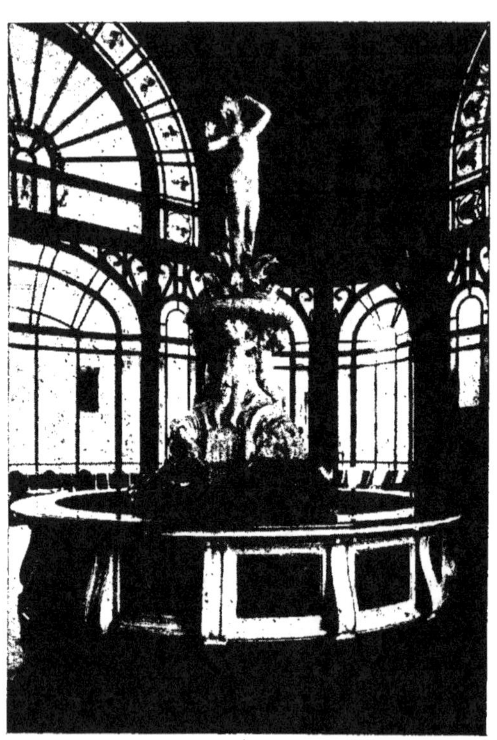

Fig. 93. — Évian : la source Cachat.

attendre une influence durable sur l'insuffisance fonctionnelle des reins, la chose est en général douteuse.

**Artérioscléreux.** — Ces malades sont justiciables de la cure de diurèse en raison de l'insuffisance rénale qui manque rarement chez eux, évidente ou latente, à une période précoce ou avancée de l'évolution scléreuse (Huchard). D'après cet auteur et ses élèves Bergougnian et Amblard, la cure de diurèse serait utile non seulement à la première période, où le trouble vasculaire se manifeste seulement par l'hypertension, mais encore à la seconde, où l'hypertension s'associe à des lésions cardiaques et rénales.

La plupart des hypertendus simples (ou *préscléreux de Huchard*) sont en même temps des graveleux ou des goutteux, déjà justiciables à ce titre seul de la cure de diurèse. Bouloumié a attiré depuis de longues années l'attention sur les abaissements de tension obtenus à Vittel chez les malades de cette catégorie, abaissements presque toujours associés à d'abondantes éliminations uriques. Les publications des médecins de cette station ont insisté à maintes reprises sur le synchronisme des décharges chlorurées et de l'abaissement de la pression artérielle. Les mêmes résultats sont obtenus à Évian.

Il est cependant d'assez nombreux sujets chez lesquels la pression ne s'abaisse pas ou s'abaisse d'une manière insignifiante. Ainsi en est-il souvent chez les artérioscléreux de la seconde période de Huchard, ou artérioscléreux à *type cardio-rénal*.

Cliniquement, ce sont le plus souvent des rénaux, avec hypertension et polyurie aqueuse. Leur perméabilité rénale diminuée se traduit par la pollakyurie nocturne et un certain degré de rétention chlorurée et azotée. Chez ces malades, on arrive rarement à abaisser beaucoup la tension, mais on peut espérer, par la cure en position couchée, une augmentation de la diurèse solide, ce qui diminuera la tendance à l'intoxication de l'organisme. En général, selon que l'on obtiendra ou non la polyurie de cure chez ces malades, on pourra porter pour l'avenir un pronostic assez bon ou au contraire très réservé.

D'autres, au contraire, sont surtout des cardiaques avec oligurie, tension artérielle faible et congestion rénale secondaire (Cottet). Lorsque, chez ces malades, la diurèse s'établit normalement, c'est-à-dire que le malade, prenant à intervalles fractionnés des quantités d'eau relativement faibles, en rend plus qu'il n'en a ingéré, il y a déchloruration, réduction de la masse totale du sang et consécutivement diminution du travail du cœur. Le myocarde peut alors reprendre des forces, et, la congestion rénale disparaissant, le malade entrera dans une voie d'amélioration progressive. Les résultats à distance d'une cure d'Évian ainsi conduite sont souvent excellents pour cette variété de scléreux.

**Goutteux.** — Presque tous peuvent tirer bénéfice de la cure de diurèse, depuis le goutteux à accès francs jusqu'au goutteux chronique affaibli et anémié, chez lequel Vichy serait contre-indiqué. « Le premier fera bonne cure en venant dans les Vosges aussitôt son accès passé, et il verra se résoudre très vite les exsudats articulaires s'il en reste; le second devra venir le plus loin possible de l'accès passé, se soignant préventivement contre l'accès futur » (Landouzy).

Le traitement sera toujours *purement interne*, les quantités d'eau se mesurant d'après la diurèse et devant être que prudemment progressives si l'état cardio-vasculaire n'est pas parfait. *Il ne faut pas donner de bains*, car ils risqueraient de provoquer un accès aigu, ni même de douches chaudes, mais se contenter de lotions et de frictions pour entretenir la propreté. Si l'on observe cette précaution, on pourra voir quelquefois survenir de petites poussées articulaires qui dureront quelques jours ; mais on évitera presque à coup sûr les grands accès, qui immobilisent le malade pour des semaines et qui risquent d'empêcher la cure.

Le plus souvent les raideurs et les gonflements diminuent ; les tophi se résorbent partiellement ; la marche, le travail intellectuel deviennent plus aisés ; l'appétit est plus vif, les digestions sont moins laborieuses. L'anémie, si fréquente chez les goutteux même en apparence florides, diminue peu à peu. Les accès deviennent plus rares, moins longs et moins douloureux ; ils peuvent disparaître pour quelques années.

L'albuminurie ne constitue pas une contre-indication, surtout lorsqu'elle est transitoire et secondaire au passage de cristaux d'acide urique (A. Robin), ou encore lorsqu'elle est cyclique, comme cela arrive chez certains jeunes hommes, lors des premiers accès. On voit souvent diminuer ou même disparaître transitoirement l'albuminurie permanente de certains goutteux oliguriques (de Grandmaison).

Chez les goutteux qui présentent, avec des traces d'albumine, de la polyurie, du galop et une tension artérielle élevée, la technique et les résultats du traitement ne diffèrent pas de ce qu'ils sont chez les autres artérioscléreux. La présence chez les malades de lésions aortiques, sans contre-indiquer la cure, impose une prudence toute particulière, car une élévation même momentanée de la pression artérielle pourrait provoquer des crises angineuses ou d'œdème aigu du poumon. D'une manière générale, Évian ou Thonon semblent plus indiqués chez ces goutteux que Vittel ou Contrexéville.

La cure de diurèse fait disparaître le plus souvent les complications abarticulaires de la goutte (catarrhe bronchique, congestions hépatiques, névralgies faciales et sciatiques). Il en est de même des conjonctivites ou iritis goutteuses, contre la répétition desquelles Galezowski conseillait Contrexéville ; des varices douloureuses, sujettes aux poussées de phlébite ; de certaines dermatoses que l'on traite à Martigny par les bains de la Savonneuse.

On peut encore essayer la cure, mais avec moins de chances de résultats, chez les goutteux à arthropathies déformantes, avec encroûtements cartilagineux, demi-ankylose, tophi volumineux, atrophies musculaires de voisinage ; on n'arrivera guère qu'à empêcher les aggravations.

On échouera le plus souvent chez les sujets, heureusement rares, dont les accès se succèdent subaigus et presque subintrants, avec état général presque toujours très altéré.

**Hépatopathes.** — Nous avons vu que la cure de diurèse décongestionne le foie et qu'elle détermine une augmentation du flux biliaire qui peut être utilisée pour laver la vésicule et les voies biliaires du mucus et du sable qu'elles contiennent. Il faut tenir compte

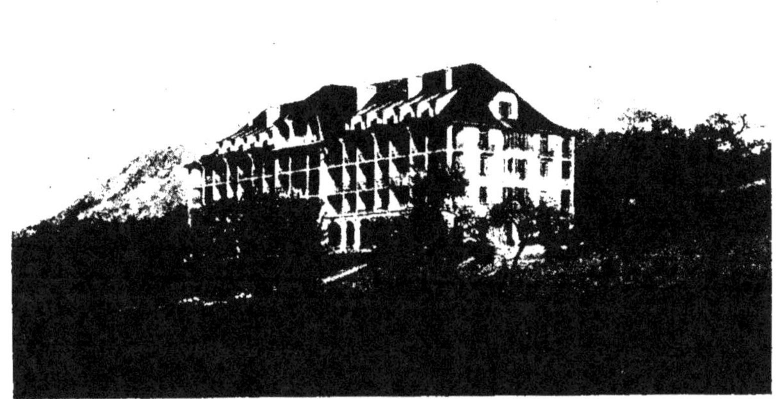

Fig. 94. — Évian : maison de diététique l'Ermitage.

aussi de l'action laxative très nette à Martigny, à Contrexéville et à Vittel, chez les malades qui boivent la source Salée, action qui active la circulation portale.

C'est sous cette influence que l'on voit très souvent diminuer, dans les stations de diurèse, les gros foies des dyspeptiques et des obèses. D'autre part, le lavage du sérum dû à la polyurie de cure diminue dans des proportions notables le degré de *cholémie*. Cette influence est surtout utile chez les malades atteints de l'affection familiale sur laquelle Gilbert et Lereboullet ont attiré l'attention. L'atténuation de la cholémie et des symptômes qu'elle provoque a été bien mise en évidence par Cottet à Évian, par Monsseaux à Vittel.

On comprend que l'on ait cherché à appliquer la cure de diurèse au traitement des *lithiasiques biliaires*. Les résultats se sont montrés surtout excellents chez ceux de ces malades simultanément atteints de

gravelle ou oliguriques d'une manière habituelle. De même, chez les
malades constipés par insuffisance de flux biliaire, la cure de Contrexéville ou de Vittel (source Salée) est suivie d'une sédation
remarquable et prolongée des coliques hépatiques.

On tendra à adresser aux stations diurétiques, plutôt qu'à Vichy

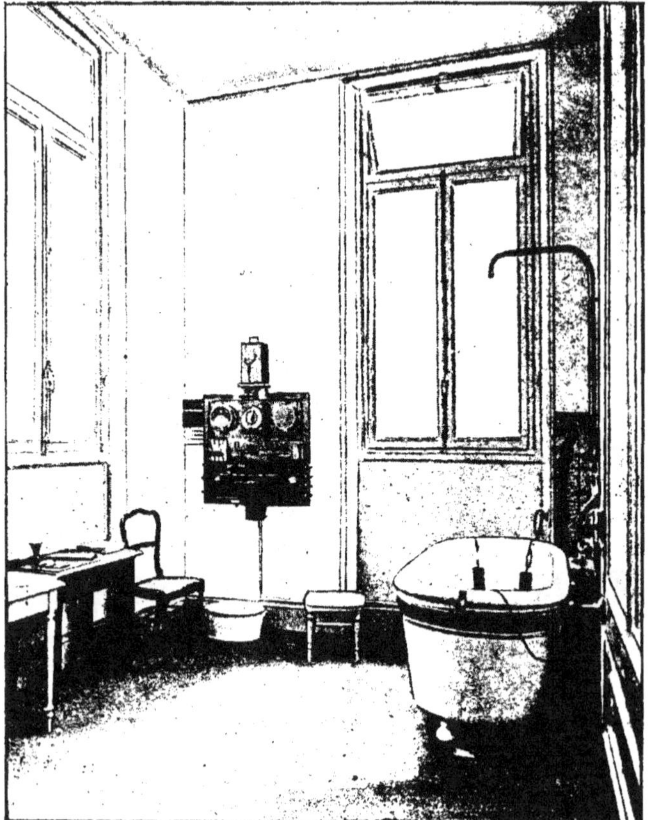

Fig. 95. — Évian : salle de bains électriques.

les lithiasiques très affaiblis et anémiés, les lithiasiques qui ont été
fébriles, ceux enfin qui présentent de l'oblitération du cholédoque pour
les préparer, par un lavage préalable du sérum, à mieux tolérer l'opération.

Chez certains lithiasiques à crises subintrantes, témoignant d'une
grande excitabilité des voies biliaires, les résultats de la cure de
diurèse sont parfois supérieurs à ceux de Vichy, bien que l'on puisse

voir aussi parfois un résultat diamétralement opposé, chez d'autres lithiasiques tout à fait analogues. C'est dire qu'on ne peut affirmer *a priori* le résultat de l'une ou l'autre cure et qu'il faut souvent procéder par tâtonnements.

Les résultats de la cure de diurèse sont nettement inférieurs à ceux de Vichy lorsqu'il y a insuffisance hépatique, ou début de cirrhose. Linossier considère que, chez les lithiasiques de cet ordre,

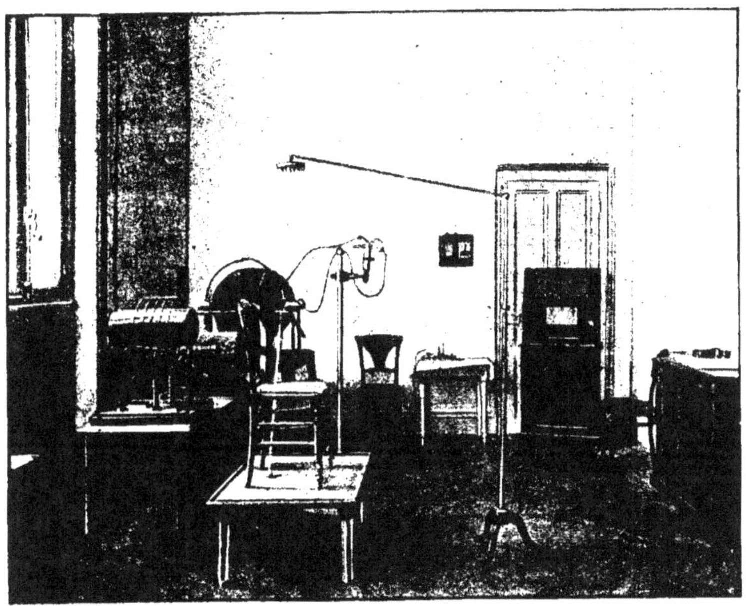

Fig. 96. — Evian . salle d'électrothérapie.

les eaux alcalines sont seules capables de donner à la cellule hépatique le coup de fouet nécessaire.

II. *Indications secondaires.* — Un certain nombre de **glycosuriques** se trouvent bien de la cure, surtout lorsqu'ils sont simultanément graveleux. Il est habituel de voir baisser le sucre, non seulement par litre, mais par vingt-quatre heures, au point de disparaître souvent ou de ne persister que dans les urines de digestion. L'albuminurie, si elle est légère, n'est pas une contre-indication; mais il faut considérer comme tel un état d'affaiblissement exagéré et la tendance à la désassimilation (M. Labbé).

On peut traiter utilement aussi certains **obèses**. On comprend comment peut agir la cure de diurèse, en accélérant la déchloruration bien souvent troublée chez eux et en diminuant progressivement le poids du corps grâce à la perte d'eau salée qui se fait régulièrement à chaque jour de cure. On arrivera à une réduction de 2 à 5 kilogrammes si l'on associe à la cure la suppression (ici aisée à obtenir) de la boisson pendant les repas, un certain régime, des bains de vapeurs ou de lumière et des marches progressives dans la campagne.

Certains **dyspeptiques**, atones et clapotants, se trouvent admirablement de la cure de boisson, lorsque celle-ci ne comprend que des ingestions moyennes et assez espacées pour permettre toujours à l'estomac de se vider entre chaque verre. Les malades doivent boire couchés, en s'inclinant par moments sur le côté droit. Il importe de plus d'instituer le régime sec pendant les repas et d'associer à la cure des pratiques hydrothérapiques. Ajoutons que l'eau d'Évian exerce sur les hyperchlorhydriques une action sédative qu'explique peut-être son action déchlorurante. Enriquez et Ambard ont montré l'heureux effet de la déchloruration chez beaucoup d'hyperchlorhydriques.

**Indications spéciales aux différentes stations diurétiques.** — Sermaize réclame, parmi les arthritiques justiciables de la cure de diurèse, les malades anémiés, qui peuvent tirer profit de la proportion de fer, relativement élevée dans les eaux de cette station.

Parmi les stations vosgiennes, il faut mettre à part Vittel, dont la Grande Source peut être utile aux malades qui ne supporteraient pas les eaux plus minéralisées de Martigny ou de Contrexéville. Les indications et contre-indications de la source Salée de Vittel sont à peu de chose près celles de ces deux stations.

On peut dire que Martigny, Contrexéville et Vittel (source Salée) doivent être être préférées chaque fois qu'il s'agit d'un malade constipé par insuffisance biliaire et atonie de l'intestin. De même, s'il y a congestion hépatique sans sensibilité de cet organe, on utilisera les propriétés laxatives de ces différentes sources, propriétés qui sont loin d'être aussi évidentes à la Grande Source de Vittel et qui manquent entièrement à Évian ou à Thonon. Par contre, on réservera à Vittel (Grande Source) et surtout aux stations du Léman les malades qui auront présenté, à un moment quelconque de leur existence, de l'entérite muco-membraneuse ou qui ont une tendance aux spasmes intestinaux et à la diarrhée.

Chez les malades affectés dans leurs voies urinaires, il faudra préférer Vittel et encore plus Évian ou Thonon, chaque fois que l'on aura quelques doutes quant à l'intégrité de la fonction dépuratrice des reins :

Contrexéville et Martigny donnent d'excellents résultats chez les graveleux dont les coliques néphrétiques constituent le seul symptôme morbide. Il en est de même pour les goutteux, tant qu'il n'aura apparu chez eux ni hypertension ni signes d'aortite.

Chaque fois au contraire que chez un goutteux, un infecté de la vessie ou du bassinet, on notera une tension artérielle anormale ou quelque autre signe pouvant faire douter de l'intégrité du rein, chaque fois que la polyurie de cure ne se déclarera pas avec netteté, il y aura tout intérêt pour le malade à abandonner les stations des Vosges pour la cure plus douce d'Évian. On pourra en dire autant des sujets atteints d'hypertrophie prostatique, qui sont bien souvent des scléreux suspects d'insuffisance rénale.

**Contre-indications des cures de diurèse.** — Toutes les fois que la capacité fonctionnelle rénale ne peut s'adapter aux conditions de la polyurie provoquée, il est inutile et dangereux de continuer la cure en raison du surmenage qu'elle impose sans profit aux reins et des risques courus par le malade de pléthore vasculaire (Cottet).

Il n'y a donc qu'inconvénients à continuer la cure de diurèse, après constatation de son échec en *décubitus horizontal*, chez les artérioscléreux et les malades atteints de néphrite. Il faut s'arrêter dès que l'on remarque une tendance à l'élévation de la tension artérielle ou à des manifestations congestives du côté de l'encéphale. Même si la tension reste basse, on n'insistera pas si l'on voit augmenter le poids du malade et le taux de l'albuminurie.

Il est un certain nombre de conditions locales susceptibles d'empêcher l'absorption ou la circulation de l'eau ingérée et qui, par suite, contre-indiquent aussi la cure : ainsi en est-il des sténoses pyloriques ou de certains états gastriques qui ne se prêtent pas à de grandes absorptions d'eau (hypersthénie avec crises gastralgiques, présence d'ulcus, état saburral chronique). De même l'existence d'une cirrhose hépatique avancée ne permettra pas l'absorption rapide au niveau des rameaux de la veine porte. Une lésion cardiaque décompensée empêchera la libre circulation de l'eau absorbée, et l'augmentation de travail qui en résultera pour le cœur pourra provoquer une crise asystolique. Enfin une trop grosse prostate ou un rétrécissement trop serré de l'urètre, gênant l'évacuation, pourront provoquer des accidents de rétention vésicale.

La présence d'une pierre dans le bassinet ou dans la vessie constitue aussi une contre-indication. Aussi est-il imprudent de commencer la cure chaque fois que des hématuries répétées pourront faire supposer la présence d'un calcul rénal trop gros pour franchir l'uretère. De même si l'on a l'assurance d'une pierre tombée dans le bas-fond de la vessie. La cure de diurèse risque, en pareil cas, d'exagérer les douleurs, l'hématurie, parfois d'engager le calcul dans l'urètre. Elle sera très utile, par contre, après la lithotritie ou après la taille, surtout s'il y a eu un certain degré d'infection vésicale.

On n'enverra pas dans les Vosges ou au Léman un cancéreux ou un tuberculeux en évolution ; même les tuberculeux guéris et devenus arthritiques, graveleux même à la suite de suralimentation (Monsseaux), devront être suivis avec une grande prudence si l'on ne veut pas provoquer chez eux d'hémoptysies. Quant à la tuberculose rénale, on sait qu'elle reçoit le plus souvent un coup de fouet, même des eaux les plus faiblement minéralisées.

## CHAPITRE II

# STATIONS DES VOSGES

### Bourbonne-les-Bains.

Eaux chlorurées sodiques hyperthermales. — Cure surtout externe, bains
et douches à haute pression. — Indiquées chez les scrofuleux et chez les
sujets affectés dans leur appareil locomoteur (rhumatisants, traumatisés).

Très fréquentée dès l'époque romaine, comme le montrent les
ex-voto retrouvés dans les fouilles, Bourbonne se développa à l'époque
de la Renaissance, une des premières parmi les villes d'eaux françaises. Elle acquit une grande renommée dans le traitement des
infirmités et des plaies de guerre, et elle a gardé jusqu'à nos jours
cette spécialisation contre les affections traumatiques.

C'est une petite ville de 4 500 habitants, qui s'élève sur un contrefort des monts Faucilles, à l'extrémité sud-ouest du plateau de Lorraine. Altitude, 255 mètres.

**Sources**. — Elles jaillissent très abondantes (500 mètres cubes)
par quatorze sondages et sont refoulées dans des réservoirs d'eau
chaude et des bassins de réfrigération échelonnés sur le penchant
d'une colline, de manière à assurer des pressions de 10 et de
20 mètres au-dessus des salles de douches.

*Analyse du puisard romain* (Wilm).

|  | Gr. |
|---|---|
| Acide carbonique libre | 0,026 |
| Chlorure de sodium | 5,202 |
| — de calcium | 0,078 |
| — de magnésium | 0,053 |
| — lithium | 0,088 |
| Bromure de sodium | 0,064 |
| Silice | 0,074 |
| Carbonate de calcium | 0,074 |
| — de fer | 0,002 |
| Sulfate de calcium | 1,398 |
| Minéralisation totale | 7,335 |

Il existe entre les différents sondages quelques différences négligeables de température et de minéralisation. La source dite du *Puisard romain* est la plus chaude (66°) et la plus abondante. Elle est remarquable par une forte proportion de chlorure de sodium (5$^{gr}$,20), associée à 1$^{gr}$,39 de sulfate de chaux et à des proportions relativement fortes de brome et de lithium.

On l'emploie pour la boisson, à la dose de trois à quatre verres par jour. Son goût, salé sans amertume, rappelle celui du bouillon de veau. Elle ne constipe pas et même, prise refroidie à jeun, elle exerce une action légèrement laxative. Elle n'est que faiblement diurétique.

Les expériences de Habert, sur sept sujets soumis à un régime constant, ont montré que, sous son influence, il y avait diminution de l'acidité et de l'acide urique (0,37 de différence moyenne entre le début et la fin de la cure), diminution des phosphates, augmentation de l'urée et du rapport azoturique (passé de 81 à 88 p. 100). On notait enfin une augmentation des chlorures suite de l'ingestion des chlorures de l'eau minérale.

**Traitement externe.** — C'est le plus important : il se donne dans un établissement civil, très confortable, en face duquel s'élève un vaste hôpital thermal, également des mieux installé, et qui peut recevoir 310 soldats et 90 officiers.

La pratique constante de Bourbonne est le *bain suivi de douche* : le malade reste dans le bain quinze à trente minutes au plus, l'eau thermale y étant ramenée, par mélange avec de l'eau refroidie, à la température de 34° (bain tiède surtout employé chez les nerveux qui souffrent beaucoup), plus souvent de 36 à 38° (bain chaud), quelquefois même de 40 à 42° (bain très chaud). Ce dernier est très énergique : il détermine de la congestion de la peau avec transpiration abondante des parties non immergées, accélération du cœur et de la respiration. Il importe donc d'en surveiller l'action et, chez les sujets âgés, de placer une compresse froide sur la tête, tout en faisant faire au malade des mouvements divers.

On peut renforcer progressivement l'action du bain en y mêlant une proportion plus ou moins forte d'*eaux mères*.

La douche suit immédiatement le bain ; elle est donnée un peu plus chaude que ce dernier, le malade *étant étendu* sur un châssis de toile ou sur un matelas imperméable, de manière à mettre les membres en état de relâchement complet. On douche alternativement les deux côtés des membres, par un mouvement de va-et-vient continu, avec un jet direct ou une pomme d'arrosoir, et l'on termine sur les pieds.

On se sert, au début, de la douche de 10 mètres de pression, en atténuant même le jet par réflexion sur une planche oblique, tant qu'il y a encore sensibilité des régions malades. On n'arrive à la douche de 20 mètres de pression qu'une fois la première réaction thermale épuisée.

**Indications thérapeutiques.** — La spécialisation générale de Bourbonne, dont les eaux sont toniques et reconstituantes comme toutes les chlorurées, est celle des sujets affaiblis, lymphatiques, voire même scrofuleux.

Fonctionnellement, la cure s'adresse, comme nous l'avons vu pour les eaux très similaires de Bourbon-l'Archambault, aux malades affectés dans leur appareil locomoteur, atteints de manifestations plastiques du côté des jointures. des muscles et des os.

I. *Indications principales.* — **Lymphatiques et scrofuleux.** — Jules Simon attira le premier l'attention des médecins d'enfants sur les excellents résultats que Bourbonne donne très souvent chez les lymphatiques avec adénites, impétigo, et un certain degré d'anémie. Ces résultats sont surtout excellents chez ceux de ces petits malades qui présentent des torticolis, de l'arthralgie et même des arthrites légères ayant laissé subsister des raideurs articulaires. Si l'indication n'est pas aussi précise que celle de Berck en cas de tumeur blanche nettement confirmée, elle l'est chez ces malades que Poncet considère comme atteints de rhumatisme tuberculeux. On a également conseillé Bourbonne en cas de trajets fistulisés d'origine ostéo-myélitique, même lorsque l'on peut soupçonner une origine bacillaire.

La cure est également très utile chez les fillettes de souche bacillaire, anémiées, et dont la formation se fait mal : on voit souvent les règles s'établir pendant le séjour à Bourbonne.

Le traitement est mixte chez tous ces malades, mais les pratiques externes (douches en particulier) figurent au premier plan.

**Malades ayant subi un traumatisme ostéo-articulaire.** — Bourbonne jouit d'une vieille réputation contre les *suites de fractures*. Elle hâte la guérison des fractures simples, en rendant plus rapidement aux membres la force et les mouvements. On voit quelquefois, lorsque le traitement est commencé trop près de l'accident. se produire une recrudescence des douleurs, surtout lorsqu'on use de douches locales très énergiques, mais il est ridicule d'accuser le traitement de provoquer la résorption du cal.

Il faut plutôt craindre, en attendant trop longtemps, de laisser passer le moment favorable : le mieux sera d'adresser les malades entre le deuxième et le troisième mois. La cure est surtout active contre les atrophies musculaires et les raideurs articulaires (fracture juxta-épiphysaire du genou en particulier); elle fait disparaître rapidement l'œdème et l'aspect violacé des membres (Rochard). On n'obtient rien dans les pseudarthroses et pas grand'chose en cas de cal volumineux au point de gêner les mouvements.

Lorsque, trois mois après une *entorse*, il subsiste du gonflement, de la laxité ligamenteuse, ou des raideurs (surtout après une hémarthrose), la cure de Bourbonne rend d'excellents services en rétablissant la liberté articulaire et en évitant l'atrophie musculaire secondaire. Mais il importe que les accidents ne soient pas trop éloignés, et de toutes façons la cure restera sans effet sur les déformations osseuses telles que l'élargissement de la mortaise tibio-tarsienne. Il en est de même en cas de *luxation*, lorsque, *après réduction*, le malade a continué à ressentir des douleurs, de l'impotence, et qu'il existe des troubles trophiques ou circulatoires. Si l'on n'a pas attendu que les muscles soient complètement rétractés, les résultats pourront être des plus utiles, à la condition de renouveler les saisons plusieurs années de suite.

On comprend que les eaux de Bourbonne puissent ramener la mobilité, au moins dans une certaine mesure, et éviter pour le moins l'atrophie musculaire réflexe, lorsque, à la suite d'un traumatisme (coup de pied de cheval, coup de feu), il s'est constitué une *arthrite ankylosante*. Les résultats sont moins bons en cas d'*hydarthrose chronique*, et il est nécessaire d'associer aux bains et aux douches le passage à l'étuve sèche ou aux bains de vapeur.

Bourbonne assouplit dans une certaine mesure les raideurs et les rétractions tendineuses qui survivent aux vastes phlegmons, même guéris, ainsi que les brides cicatricielles souvent si gênantes après les larges blessures.

Lorsqu'une plaie par arme à feu aura laissé subsister une fistule, la cure, en activant l'expulsion des esquilles, facilitera assez souvent la fermeture du trajet : cette action, plus rarement demandée depuis vingt ans en raison des progrès de la chirurgie, est encore très appréciable, surtout lorsque la complication a évolué sur un tempérament lymphatique.

**Rhumatisants chroniques.** — Le traitement mixte de Bourbonne donne d'excellents résultats chez la plupart des malades qui, sous des influences infectieuses ou dyscrasiques diverses, présentent des troubles arthropathiques chroniques (gonflements, arthralgies, raideurs, début d'ankylose). Ainsi en est-il lorsque l'affection reconnaît une origine blennorragique, qu'elle succède à une fièvre polyarticulaire aiguë, ou procède même de la toxémie tuberculeuse.

La cure agit fort bien aussi chez les *goutteux chroniques*, où les petites articulations sont prises de préférence aux grandes, sans douleurs très vives, mais avec déformations des surfaces articulaires, avec infiltrations tendineuses et musculaires. Il est nécessaire ici d'insister sur la cure interne et de garder les malades quatre semaines ou davantage, en leur faisant subir un traitement très progressif, sans user trop tôt des douches à haute pression, pour ne pas provoquer de recrudescences aiguës.

II. *Indications accessoires.* — Certains *paraplégiques*, surtout lorsqu'il s'agit de polynévrites arrivées à la période de déclin, voient leur guérison hâtée par la douche de Bourbonne. On peut adresser aussi à cette station, quoique avec des chances restreintes de succès, les enfants relevant de *poliomyélite*. De bons résultats se voient parfois chez les *hémiplégiques*, lorsque l'état circulatoire permet la cure sans danger.

Grâce à leur haute thermalité, les douches de Bourbonne viennent à bout assez souvent des névralgies les plus tenaces, telles que la *sciatique* ou la *talalgie* ; mais il faut veiller à ne pas exaspérer les douleurs, surtout pendant les huit à dix premiers jours.

On obtient enfin chez certaines *utérines*, en même temps que la résolution des lésions utéro-ovariennes, l'atténuation des névralgies irradiées et des arthropathies pelviennes. On associe aux bains et à la douche les irrigations vaginales données avec prudence.

**Contre-indications.** — Chez les arthropathiques et les traumatisés, il faut sinon s'abstenir, du moins retarder la cure chaque fois qu'on se trouvera en présence d'une lésion récente ou d'un état inflammatoire; chaque fois, disent les vieux médecins de la station, qu'il y a douleur au toucher.

Il est préférable de ne pas envoyer à Bourbonne les goutteux, au moins aussi longtemps qu'ils présentent des accès aigus, car le bain et la douche ne tardent pas à provoquer un nouvel accès.

Les grands nerveux, impressionnables et polyalgiques, voient leurs douleurs plutôt aggravées par la cure de Bourbonne, et il est préférable de les adresser, s'ils sont simultanément rhumatisants, à Bourbon-Lancy; s'ils sont névralgiques, à Néris ou Plombières.

Lorsque les scrofuleux ont atteint la période de tuberculose pulmonaire ouverte, il ne faudra plus les soumettre à la cure. Celle-ci est dangereuse enfin chez les hypertendus, les artérioscléreux et les cardiopathes en imminence de décompensation.

## Plombières.

Eaux hyperthermales, très faiblement minéralisées, hautement radio-
actives. — Cure surtout externe (bains, douches, irrigations intestinales).
Indiquées chez les malades éréthiques et sujets aux crises douloureuses, en
particulier chez les entéropathes avec colite muco-membraneuse, spasme
douloureux et diarrhée.

Plombières est située dans le département des Vosges, à l'altitude
de 450 mètres, dominé par des hauteurs qui atteignent la cote de
700 à 800 mètres.

Son climat présente les caractères du climat de montagne, sans
chaleurs très vives, avec des nuits fraîches. Aussi la saison est-elle
relativement courte (1er juin-20 septembre).

La station était déjà prospère du temps des Romains, qui entre-
prirent des travaux considérables pour isoler les sources chaudes
qui se perdaient dans le torrent. Ils construisirent une galerie souterraine en béton, qui traverse toute la cité, encore utilisée à l'heure
actuelle pour le captage et la distribution de l'eau minérale.

Plombières doit son développement actuel aux ducs de Lorraine.
Leurs constructions donnent aux rues de la cité thermale un charme
particulier, qu'augmentent encore les parcs et les allées d'arbres
séculaires qui mènent aux forêts voisines.

**Sources.** — Le granit porphyroïde les laisse sourdre au nombre
de 27, à côté de filons métallifères. La gamme de température en
est très étendue, depuis les sources froides à 12° jusqu'aux sources
hyperthermales à 77°. Leur débit total atteint 750 mètres cubes.

Ce sont des eaux très faiblement minéralisées (0gr,10 à 0gr,30
par litre), neutres au tournesol, bicarbonatées, siliceuses, avec des
traces d'arsenic.

Elles ont un dégagement gazeux, composé surtout d'azote et
d'argon (Moureu).

Curie a montré qu'elles étaient très radio-actives, ne le cédant,
parmi les eaux françaises, qu'à La Bourboule. Brochet, reprenant
cette étude, a vu que leur radio-activité n'était proportionnelle ni
avec la température ni avec le débit du gaz.

Vauquelin présente la température la plus élevée (72°). Encore
hyperthermales sont les sources des Dames (51°) (la plus riche en
arsenic), le Crucifix (47°) et les Capucines (46°).

Les Savonneuses (29-22°) sont tièdes ; elles doivent leur nom à
l'onctuosité que leur donne le silicate d'alumine.

Les sources ferrugineuses sont froides à 12°.

| Température............ | SOURCE des Dames, 51°. | SOURCE du Crucifix. 47°. | SOURCE Alliot. 26°. |
|---|---|---|---|
| Par litre. | Cent. cubes | Cent. cubes | Cent. cubes |
| Oxygène................... | 1,77 | 2,50 | 4,75 |
| Azote.................... | 9,62 | 10,50 | 12,24 |
|  | gr. | gr. | gr. |
| Acide carbonique libre......... | 0,01267 | 0,00825 | 0,00309 |
| Acide silicique.............. | 0,02731 | 0,00749 | 0,01589 |
| Sulfate de soude............. | 0,09274 | 0,10670 | 0,04685 |
| — d'ammoniaque......... | 0,00007 | » | traces |
| Arséniate de soude........... | tr. sensibles | » | traces |
| Silicate de soude............. | 0,05788 | 0,10611 | 0,04289 |
| Bicarbonate de soude ......... | 0,01143 | 0,02092 | 0,00818 |
| — de potasse........ | 0,00133 | 0,00233 | traces |
| — de chaux ......... | 0,03868 | 0,03639 | 0,04451 |
| — de magnésie...... | 8,00270 | traces | 0,01253 |
| Chlorure de sodium........... | 0,00967 | 0,01004 | 0,00651 |
| Fluor, fer et manganèse........ | traces | traces | traces |
|  | 0,25448 | 0,29823 | 0,18045 |

| | Radio-activité des gaz. | $CO_2$ p. 100. | Oxgène p. 100. | Azote p. 100. | Gaz rares en bloc. | Hélium. |
|---|---|---|---|---|---|---|
| | | | POUR 100 VOLUMES. | | | |
| S. Vauquelin... | 5,72 | 0,20 | traces | 97,75 | 2,03 | 0,258 |
| Capucins........ | 2,31 | 1,00 | 8,90 | 88,65 | 1,45 | 0,036 |
| Source n° 3..... | 3,19 | traces | 3,70 | 94,58 | 1,78 | 0,292 |
| — n° 5.... | 3,08 | 1,58 | 4,47 | 95,32 | 1,65 | 0,104 |
| Crucifix......... | non dosée. | traces | 3,30 | 95,14 | 1,56 | 0,201 |

**Cure de boisson.** — Quoique secondaire à Plombières, elle ne doit pas être cependant passée sous silence : on ordonne les eaux chaudes (Dames, Crucifix) après les repas chez les hyperpeptiques, comme sédatives de la sécrétion muqueuse et de l'énergie de la tunique musculaire de l'estomac. Avant les repas, elles ont surtout une action eupeptique. En général, leur influence sur l'intestin est légèrement constipante.

La source Alliot (la plus fréquemment employée des Savonneuses) exerce parfois une action laxative, mais elle est surtout utile pour pousser à la diurèse chez les graveleux, dont elle active les éliminations uriques.

**Cure externe.** — Elle se donne dans plusieurs établissements :

citons tout d'abord les **étuves romaines**, ancien *vaporarium* retrouvé en 1857, et laissé à sa destination première : elles comprennent une suite de salles à 25°, 28°, 30°, 35°, 45°, que remplit la vapeur fournie spontanément par la source Vauquelin, qui sourd sur place à 72°. Le malade éprouve d'abord, surtout dans les dernières salles, une légère oppression avec de l'accélération du pouls. Au bout de cinq à quinze minutes, il passe dans une salle de repos, où se continue la transpiration. Une disposition spéciale permet d'y donner à ce

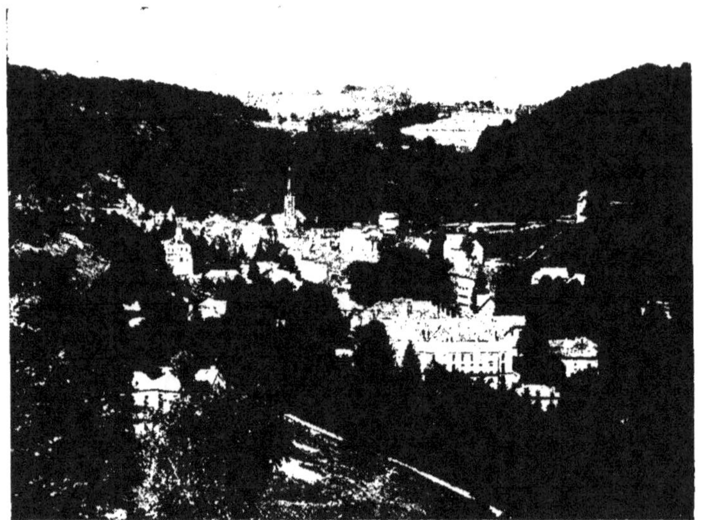

Fig. 97. — Vue générale de Plombières.

moment une douche froide. Les étuves sont surtout utilisées chez les rhumatisants ; elles exercent, comme l'ensemble de la médication, une influence nettement sédative.

Les **bains** sont donnés dans toute une série d'établissements : certains sont assez anciens comme le *bain Tempéré*, qui date du xviiie siècle (quatre grandes piscines destinées aux malades du sexe masculin). Le *bain des Capucins* a gardé la disposition romaine sous ses voûtes ogivales. Citons le *bain National* (1822), le *bain des Dames* (1845), le *bain Stanislas* installé avec beaucoup de confort dans l'ancien hôtel des dames chanoinesses de Remiremont ; enfin le *bain Romain*, pour lequel on utilisa en 1838 une grande piscine romaine récemment découverte. Ce dernier établissement est en demi-souterrain au milieu de la principale rue de Plombières.

L'énumération seule de ces établissements montre que l'on s'est efforcé d'utiliser les sources autant que possible au point même où elles jaillissent du sol, c'est-à-dire avec l'intégralité de leurs propriétés natives. Mais l'installation la plus importante et la plus moderne de Plombières est celle des *Nouveaux Thermes*, vaste construction reliée par des galeries couvertes aux principaux hôtels.

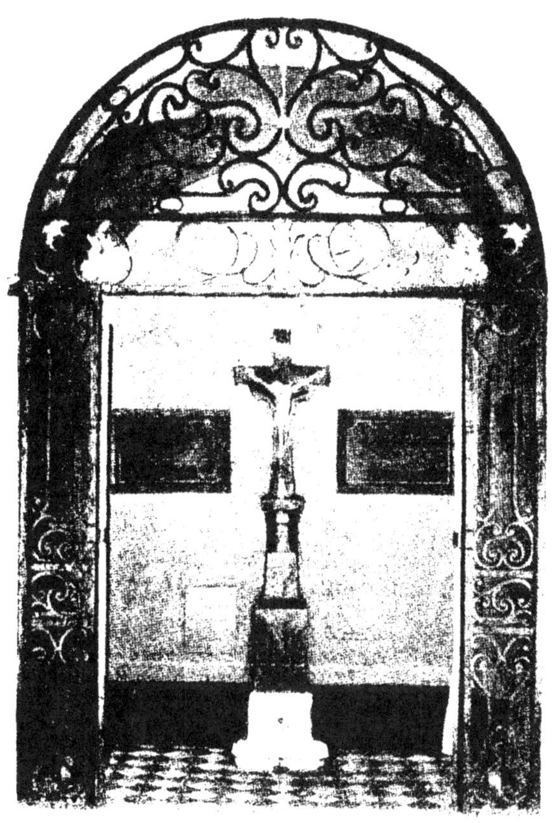

Fig. 98. — Buvette du Crucifix, à Plombières.

et qui comprend de nombreuses cabines de *bains* et de *douches*.

Il y a souvent intérêt, à Plombières, à faire suivre le bain d'une douche froide ou mieux écossaise. Le bain est en effet extrêmement sédatif, non seulement des douleurs et des spasmes, mais encore, chez certains malades, de l'énergie générale. Il faut alors ramener cette action à une certaine limite, en y associant la douche donnée à large jet et sous forte pression (douche oblique).

Le bain de Plombières ne détermine pas de vaso-dilatation cutanée, il ne pousse pas à la diurèse, il n'augmente pas l'élimination de l'urée ; mais en série il provoque des décharges uratiques et une diminution notable des phosphates urinaires (F. Bernard). Nous verrons qu'il provoque aussi certaines modifications du chimisme gastrique.

Chez certains malades, on use du bain très chaud (de cinq à dix minutes), en augmentant progressivement la température de 37°

Fig. 99. — Linteau de porte du bain Stanislas, à Plombières.

à 40°, 41°, ou seulement en le réchauffant vers la fin. Il en résulte une accélération cardiaque et respiratoire, une transpiration qu'on règle par des frictions sèches et un séjour au lit d'une heure. L'appétit est augmenté, ainsi que la diurèse ; mais on note souvent de l'agitation et de l'insomnie et parfois, en fin de cure, un léger embarras gastrique. Ces bains, comme les douches très chaudes, sont utilisés lorsque l'on désire exercer une action qui ne soit pas trop sédative.

On a donné à Plombières, depuis une dizaine d'années, un grand développement au service des **douches intestinales**. Elles ont remplacé les anciennes douches ascendantes prises en position assise et dont il était difficile de graduer la pression. Le malade est étendu sur un lit percé d'une cuvette en faïence. On introduit dans l'anus, sur une longueur de 30 à 40 centimètres, une canule en caoutchouc rouge, de calibre assez fin, en communication avec un réservoir de 10 litres. Celui-ci se meut verticalement le long d'une échelle graduée : mais on dépasse rarement une hauteur de 1 mètre. Un dispositif spécial de flotteurs et un thermomètre permettent au malade de se rendre compte de la quantité absorbée et de surveiller la température du liquide, en même temps qu'il peut, grâce à des robinets placés sous sa main, interrompre ou reprendre à volonté l'introduction de l'eau minérale. Ces installations perfectionnées ont été multipliées aux Nouveaux Thermes et dans plusieurs des anciens établissements.

Ajoutons encore plusieurs services de *douches-massages* ; un service de *pulvérisations*, pour lesquelles on utilise l'eau thermale et l'huile de sapin des Vosges ; des *douches de vapeur* et des *bains de vapeur locaux*. Au bain des Capucins, on montre encore un fauteuil de marbre, directement ouvert sur le griffon de la source : cette disposition permet aux femmes atteintes de stérilité de prendre un bain de vapeur local, bain d'antique renommée.

**Indications thérapeutiques**. — La **spécialisation générale** de Plombières est antiarthritique, la cure agissant sur la tendance uricémique. Elle est plus encore sédative et calmante. Plombières modère les manifestations de l'éréthisme nerveux, en atténuant les douleurs, les spasmes musculaires et en ramenant à la normale les hypersécrétions glandulaires.

**Fonctionnellement**, Plombières exerce son action d'une manière élective sur les parois du tube digestif et particulièrement de l'intestin. Ce serait une erreur de croire que les anciens cliniciens igno-

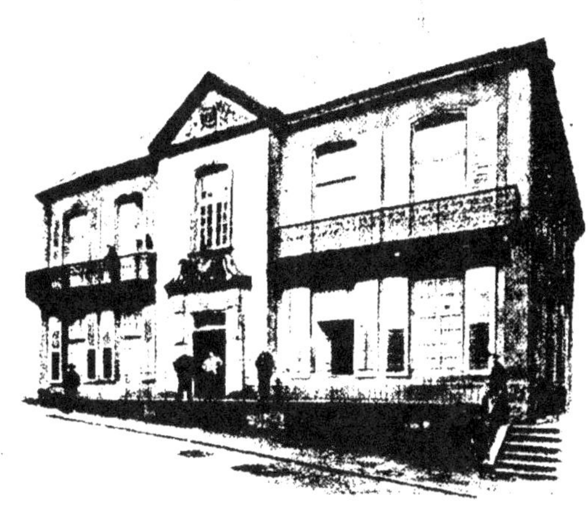

Fig. 100. — Bain Stanislas, à Plombières.

raient cette spécialisation fonctionnelle que les médecins de Plombières ont si brillamment mise en lumière au cours des vingt dernières années.

Berthemin, médecin des ducs de Lorraine, la signalait dès 1615, et, au siècle suivant, dom Calmet décrivait un rhumatisme abdominal qui rappelle de très près ce que nous appelons à l'heure actuelle l'entérocolite muco-membraneuse.

I. *Indications principales*. — **Entéropathes**. — Ils forment la grande majorité de la clientèle de Plombières, et parmi eux sont surtout nombreux les malades affectés d'**entérocolite muco-membraneuse**. Ce sont le plus souvent des femmes, en général jeunes, très nerveuses, neuro-arthritiques, et qui, après avoir souffert de rein flottant, de troubles divers de la sphère génitale, de dyspepsie, ont enfin réalisé le tableau bien connu de cette affection : alternatives de diarrhée et constipation, crises douloureuses paroxystiques, rejets continus ou intermittents de glaires, de muco-membranes et même de sable intestinal.

Les hommes sont plus rares à Plombières, parce qu'ils sont plus rarement atteints de ce genre d'affection.

Les enfants y sont relativement nombreux (15 p. 100 du nombre total des entéritiques), et, d'après Carron de la Carrière, aucun traitement, de quelque nature qu'il soit, ne semble susceptible de donner chez eux des résultats comparables à ceux de Plombières.

Plombières ne donne pas cependant les mêmes résultats à toutes les catégories de malades atteints d'entérocolite. La cure a dans cette affection des indications très nettes que les travaux de ces dernières

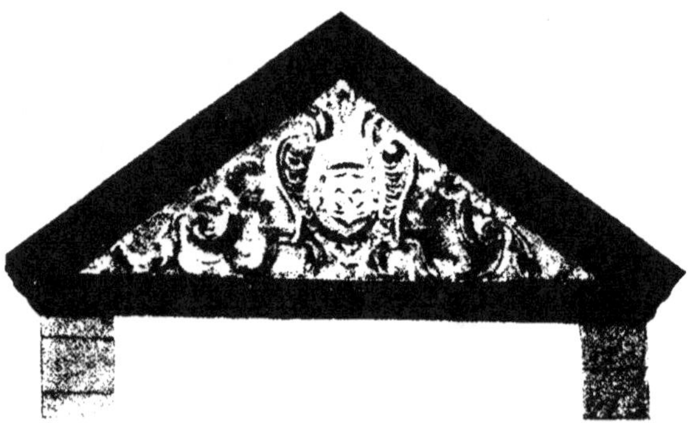
Fig. 101. — Fronton du bain Stanislas.

années ont bien dégagées. Ainsi en est-il des éréthiques nerveux (douleurs, spasmes) et des diarrhéiques.

On doit envoyer à Plombières les malades chez lesquels le gros intestin donne au palper l'impression d'une corde ou d'un tuyau de plomb lisse et douloureux, avec ou sans constipation chronique. C'est dans des cas semblables que Langenhagen a vu cette corde iliaque se relâcher au bout de quelques minutes d'immersion dans le bain, pour disparaître peu à peu vers la fin de la cure.

On enverra aussi à Plombières les grandes nerveuses, sujettes aux crises paroxystiques, ainsi que celles qui souffrent d'une manière habituelle, tantôt de l'estomac, tantôt du côlon, parfois de la région hépatique. L'atténuation des douleurs est lente et n'est réalisée le plus souvent qu'un ou deux mois après la fin de la cure, mais elle est obtenue dans l'immense majorité des cas. Quant aux muco-membranes, elles diminuent chez 50 p. 100 des malades et peuvent même parfois disparaître entièrement.

Les succès les plus brillants et les plus rapides sont obtenus chez les malades qui ont de la diarrhée, que cette dernière soit habituelle ou qu'elle survienne par débâcles douloureuses. On voit les selles diminuer de fréquence et devenir solides, quelquefois dès le quatrième ou cinquième bain. En même temps, l'impressionnabilité de l'intestin au froid s'efface progressivement. Le résultat final est très bon chez plus des trois quarts de ces malades. Il est à peu près con-

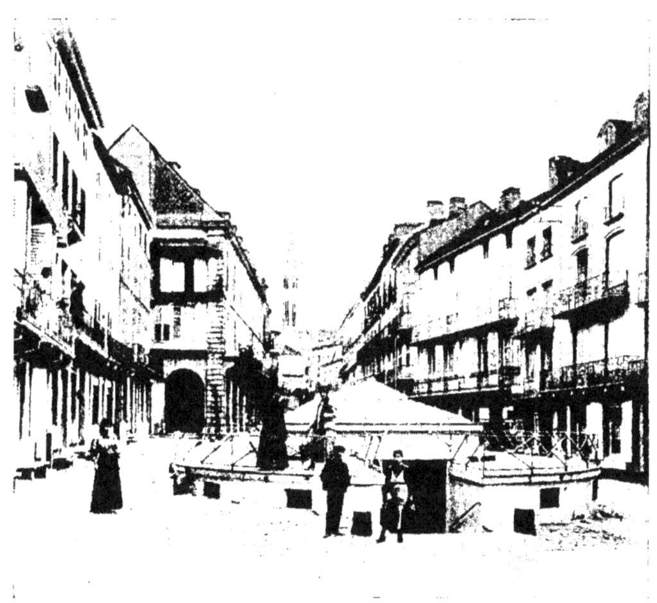

Fig. 102. — Plombières : le bain Romain.

stant chaque fois qu'il s'agit d'une diarrhée nerveuse sans infection intestinale.

Lorsque, par contre, l'entérite muco-membraneuse s'accompagne d'un état d'atonie partielle ou complète de l'intestin, les résultats de Plombières sont généralement très inférieurs à ceux de Châtel-Guyon. Il ne faut adresser à Plombières ces malades atones que lorsqu'ils sont simultanément des douloureux.

En même temps que ces troubles intestinaux, on voit bien souvent s'effacer tout ou partie des autres manifestations nerveuses qui leur faisaient cortège (palpitations, douleurs précordiales, troubles vaso-moteurs, angoisses, urticaire, cystalgies, etc.).

Souvent aussi le caractère se modifie dans une certaine mesure, au moins lorsque les troubles qui existent de ce côté ne sont pas de trop ancienne date et lorsqu'ils se sont développés à la suite des crises entéritiques.

Le traitement doit être très doux, si l'on veut éviter toute dépression nerveuse exagérée.

Les *bains*, qui sont toujours donnés à une température agréable (35-37°), ne dépassent pas quinze à vingt minutes de durée. Dans ces conditions, ils déterminent une détente nerveuse marquée. On ne les allongera que très progressivement, de manière à atténuer, dans la mesure du possible, la poussée thermale qui se produit souvent vers le cinquième jour, caractérisée par une recrudescence des douleurs et des autres symptômes morbides, avec agitation, insomnie, prurit, ou au contraire accablement, inappétence, état saburral.

Lorsque ces symptômes auront disparu, ou qu'on aura dépassé l'époque habituelle de leur apparition, on augmentera peu à peu la durée des bains, jusqu'à trente et soixante minutes, en y associant dans la mesure nécessaire quelques pratiques hydrothérapiques. Chez les sujets qui souffrent beaucoup, on use souvent avec profit des douches sous-marines à 45°, données avec un jet en pomme d'arrosoir à travers une couche d'eau de 20 à 30 centimètres et promenées sur le trajet des mouvements péristaltiques du côlon.

L'accord n'est pas fait entre les médecins de la station en ce qui regarde les indications des *lavages intestinaux* dans l'entérite muco-membraneuse. Ils ont été préconisés par Langenhagen dans le but de débarrasser la muqueuse colique des mucosités et des fausses membranes, et peut-être de modifier la sécrétion glandulaire. Langenhagen espérait aussi réveiller la contractilité musculaire en cas d'atonie.

Mais nous avons vu que la grande majorité des malades justiciables de Plombières est formée de spasmodiques. Or, chez ces derniers, beaucoup d'observateurs ont noté, sous l'influence des lavages abondants et répétés, même pratiqués dans les meilleures conditions de température et de pression, une recrudescence du spasme et des douleurs. Il est admis, à l'heure actuelle, qu'un certain nombre de malades (3 à 10 p. 100, selon les statistiques) ne supportent pas les lavages intestinaux, et tout le monde est d'accord, lorsque cette éventualité se présente, pour y renoncer complètement chez eux.

Tous les médecins de Plombières sont d'accord également avec Froussard et Bottentuit pour considérer la diarrhée comme la principale indication des lavages, lorsque la fétidité des selles indique un état d'infection intestinale que confirme l'état d'intoxication générale de l'organisme. Même indication précise chez les entéritiques dont l'intestin atonique ne se vide plus que par l'excitation quo-

tidienne du lavage. On a vu certains de ces malades recouvrer, sous
l'influence de l'eau de Plombières, une tonicité nouvelle des tuniques
intestinales. Mais il ne faut pas trop compter sur cette éventualité et
prendre garde, au contraire, de ne pas augmenter la dilatation et
l'atonie de l'intestin par des lavages trop abondants. En règle
générale, on n'introduira jamais, en une fois, plus d'un litre de liquide.

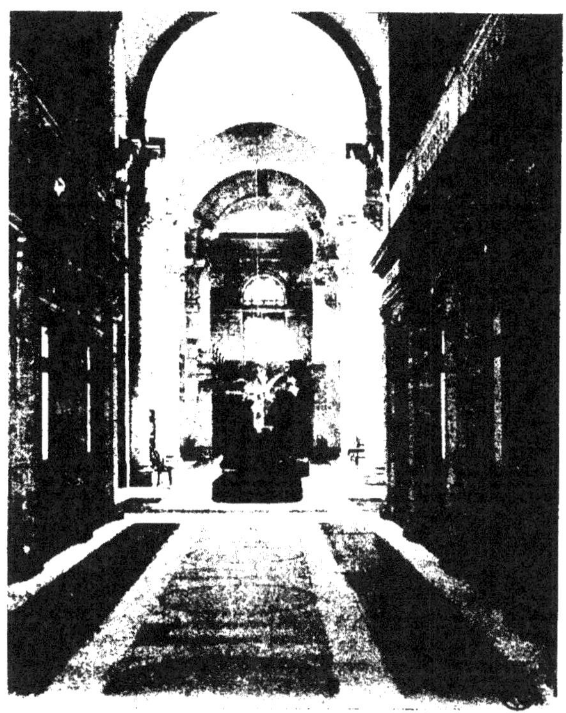

Fig. 103. — Les Nouveaux Thermes de Plombières.

Si l'évacuation des matières est imparfaite, on pratiquera un
second lavage consécutif d'un demi-litre, quitte à laisser reposer le
malade tous les deux ou trois jours.

On pourra associer aux bains et aux douches le *massage abdominal*
assez énergique chez les atoniques qui ne souffrent pas, très doux et
de caractère vibratoire chez les spasmodiques douloureux. On se
trouvera bien aussi, chez ces derniers, des *douches locales d'air chaud*
ou des séances de *galvanisation*.

De toutes manières, on n'oubliera pas que, chez les entéritiques,
la cure thermale doit être simultanément une cure de repos moral

autant que physique, et on ne les laissera pas s'écarter d'un régime sévère. L'installation des cartes de régime a fait de très grands progrès à Plombières au cours de ces dernières années, et cette question peut être considérée comme résolue en ce qui regarde cette station.

Il nous reste quelques mots à dire des entéritiques qui présentent simultanément ou ont présenté des signes d'**appendicite**. La plupart des médecins de Plombières admettent que cette coïncidence n'est pas exceptionnelle : 7 p. 100 des malades traités ces dernières années par F. Bernard présentaient les deux affections réunies et souvent aussi associées à de la lithiase intestinale.

La cure thermale est surtout indiquée chez les enfants qui font de temps à autre des rechutes sans gravité. On voit alors, au cours de la cure, disparaître la douleur au point de Mac Burney et la défense de la paroi. Chez les sujets plus atteints, la saison de Plombières précédera l'opération ou la suivra au contraire, selon les cas, pour faire disparaître les manifestations intestinales persistantes ou pour assouplir les adhérences péritonéales. Il faudra écarter le traitement thermal chaque fois que les crises appendiculaires tendront à se répéter ou à prendre une allure sérieuse, ou encore lorsqu'on soupçonnera l'existence d'un abcès.

Il est certains entéropathes chez lesquels le trouble intestinal se caractérise uniquement par la tendance à la **diarrhée**. C'est parfois une diarrhée facile, qui succède aux émotions, aux refroidissements, ou qui se produit spontanément après les repas chez certains dyspeptiques. D'autres ont gardé cette diarrhée de leurs séjours en Cochinchine ou aux Indes. Ce sont aussi d'anciens dysentériques. Parfois des muco-membranes ont apparu secondairement dans ces selles toujours liquides. Ces malades se trouvent presque toujours admirablement non seulement de la cure thermale, mais aussi du climat de Plombières, tonique, et qui restaure rapidement l'hémoglobine. Les bains exercent une influence remarquable sur les selles, qui sont souvent formées dès la première semaine. On y associe des douches tièdes sur le foie et sur la rate (chez les paludiques) et de petites doses des Savonneuses. Pas de lavages intestinaux chez ces malades, sauf parfois le matin, lorsqu'ils ont des mucosités intestinales trop abondantes.

II. *Indications accessoires.* — Les **gastralgiques**, dyspeptiques, hypersthéniques, se trouvent fort bien de Plombières, que cette affection soit isolée, ou au contraire associée à l'entérocolite (Robin). Les bains déterminent une diminution nette de l'acidité totale, de HCl libre et combiné F. Bernard . La boisson des sources chaudes (surtout après les repas), les douches hyperthermales, parfois la douche sous-marine complètent le traitement.

Les résultats sont d'autant meilleurs que les malades sont plus nerveux. Lorsqu'il y a flatulence par fermentations anormales, les résultats sont plus douteux ; il faudra alors s'aider des lavages de

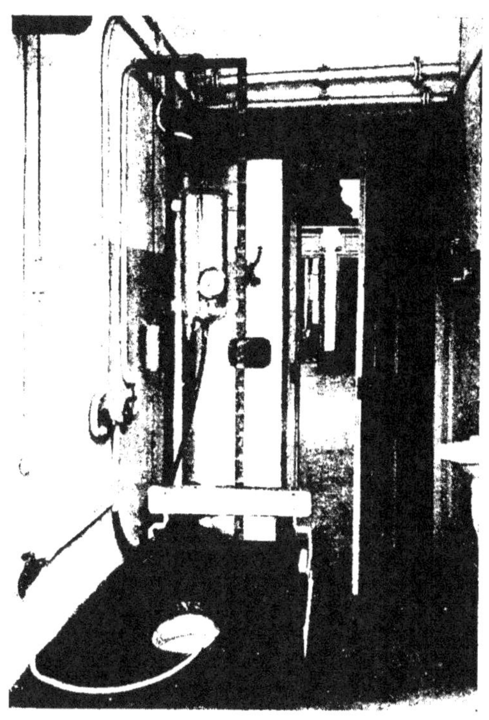

Fig. 104. — Plombières : salle d'irrigation intestinale.

l'estomac. On obtient peu de chose chez les gastralgiques avec hyposthénie.

**Névralgiques**. — L'action si nettement sédative de Plombières s'exerce non seulement sur les nerfs du tube digestif, mais aussi sur ceux du système général. Aussi traite-t-on avec succès à Plombières les sujets atteints de *sciatique*, de céphalée, de névralgie intercostale, surtout lorsqu'ils sont simultanément goutteux ; les *tabétiques éréthiques* dont l'affection se caractérise surtout par des douleurs fulgurantes ; les *névritiques*, chez lesquels l'élément douleur domine l'atrophie musculaire ; enfin certains *neurasthéniques* excités avec insomnie et gastralgie.

**Rhumatisants**. — Beaucoup profitent de la haute thermalité des eaux, données en bains, en douches, douches-massages, étuves, bains et douches locales de vapeur. Les meilleurs résultats sont obtenus dans les formes erratiques, surtout musculaires, caractérisées par l'intensité de la douleur, qui, chez les personnes âgées, peut amener une transformation du caractère. Ces malades ont besoin de cures sagement progressives, car on note souvent au début des récidives douloureuses. Il faut alors interrompre les bains pour quelques jours, ou prolonger la cure plus que les trois semaines habituelles. Les rhumatisants avec tendance déformante profitent du traitement moins que les précédents, mais ils sont cependant améliorés dans une certaine mesure.

**Utéro-ovariennes**. — Plombières a enfin une ancienne et solide réputation comme lieu de cure pour les **utéro-ovariennes**. Mais il faut tenir grand compte du tempérament propre de la malade. C'est dire qu'on n'y enverra pas les femmes lymphatiques à lésions torpides, mais au contraire les arthritiques, les nerveuses, qui présentent un maximum de douleurs avec un minimum de lésions. On y enverra les entéritiques qui souffrent des ovaires sans lésions appréciables au toucher vaginal ; les jeunes femmes nerveuses avec dysménorrhée ou vaginisme ; les femmes approchant de la ménopause avec métrorragies et troubles généraux de la circulation.

Nous avons déjà parlé des cures de femmes stériles. Lorsqu'il s'agit d'atrésie du col ou d'un état d'atrophie évolutive de l'utérus, on peut espérer quelque résultat des irrigations vaginales et des douches locales de vapeur du Capucin.

**Contre-indications**. — Elles sont relativement nombreuses. Plombières exerce, comme la plupart des stations hydrominérales, une influence accélératrice des plus nette sur la marche du cancer. On redoutera l'influence de ces eaux chaque fois qu'il existera une tendance hémorragique du côté des voies digestives (ulcère simple, dysenterie grave). On évitera d'y envoyer les malades sujets aux crises aiguës de goutte, qui pourraient être rappelées par les bains ; les utéro-ovariennes trop rapprochées d'une poussée locale.

On n'oubliera pas enfin la tendance qu'ont les bains à déprimer le système nerveux, et on écartera de ce fait les scrofuleux, les anémiques, en général tous les malades qui ont besoin d'être tonifiés. De même les paludéens trop cachectiques, les coloniaux épuisés par une diarrhée sanglante prolongée, supporteront difficilement la cure : il sera le plus souvent préférable de les adresser à des eaux plus reconstituantes.

## Bains-les-Bains.

Sources chaudes et froides, faiblement minéralisées, très radio-actives. —
Cure externe sédative et cure de diurèse. — Indiquées chez les malades
excités, sujets aux manifestations douloureuses, arthritiques ou artérioscléreux.

Petite station du département des Vosges, sur la grande ligne
Nancy-Vesoul, à 28 kilomètres d'Épinal. Bains est un séjour charmant, dans un pays verdoyant planté d'innombrables cerisiers,
à proximité de forêts et de belles promenades. L'altitude est de

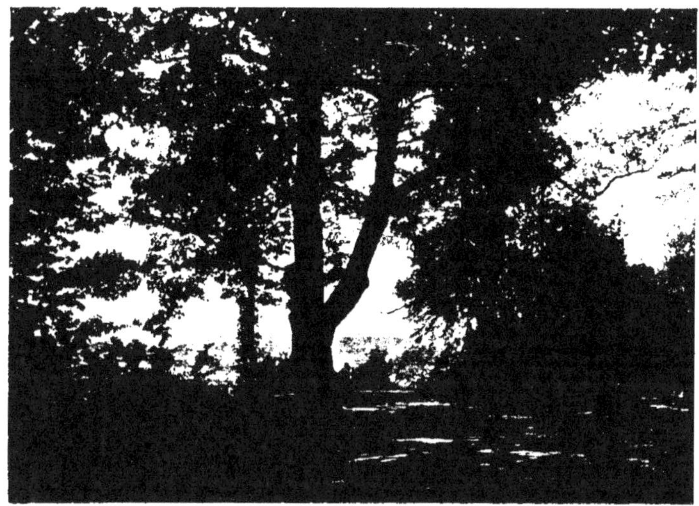

Fig. 105. — Vue générale de Bains-les-Bains.

405 mètres : c'est dire que le climat présente à peu près les mêmes
caractères que celui de Plombières. Il est tonique et relativement
frais dès la chute du jour.

L'origine romaine des thermes de Bains a été prouvée par la
découverte d'une suite de médailles frappées à l'effigie des empereurs
et qui furent mises au jour en curant une des sources. La renaissance de la station date du duc Stanislas. Le bain Romain fut
reconstruit il y a une trentaine d'années 1881 .

Les sources forment deux groupes distincts par leur lieu d'émergence et leur température.

Celles du *bain Romain* sont chaudes (51-36°). Celles du *bain de la
Promenade* sont tempérées 39-32° : elles sont dites savonneuses
à cause de leur onctuosité. Leur débit total atteint 680 mètres

cubes. Toutes sont limpides, alcalines. Leur radio-activité vient immédiatement après celle de Plombières (1.76 pour les gaz). Leur débit gazeux, assez important, comprend des traces de $CO_2$, 94,07 p. 100 d'azote, 1,24 p. 100 de gaz rares, dont 0,198 d'hélium (Moureu).

La minéralisation, très faible, est surtout formée de silice, de sulfates et de chlorure de sodium, avec des traces d'arsenic.

Il faut faire une mention particulière pour la source Colomban, également peu minéralisée (0,50), mais froide et ferrugineuse, très radio-active.

*Source Savonneuse.*

|  | Gr. |
|---|---|
| Sulfate de soude | 0,160 |
| Chlorure de sodium | 0,163 |
| Carbonate de chaux | 0,045 |
| Silice | 0,121 |
| Oxyde de fer | 0,002 |
| Arsenic | traces tr. notables. |
| Minéralisation totale | 0,491 |

Ces eaux sont données en boissons (surtout les sources tempérées et froides). Les premières sont eupeptiques, les secondes (et particulièrement Colomban) jouissent d'un remarquable pouvoir diurétique et provoquent des décharges de sable uratique.

Elles sont également employées pour la cure externe, dans deux établissements. Le plus important est le *bain Romain*, qui comprend, à l'étage supérieur, des cabines de bains, au rez-de-chaussée des salles de douche et d'irrigation intestinale, ainsi qu'un grand hall qui comprend trois grandes piscines à 34°, 36° et 39°.

Le *bain de la Promenade* comprend également des salles de douches et trois piscines à 32°, 34° et 35°.

**La spécialisation générale** de la station s'adresse aux malades éréthiques. L'action de la cure se traduit par une sédation générale qui se rapproche beaucoup de celle de Plombières.

Aussi traite-t-on à Bains-les-Bains les *entéritiques*, par la boisson, les bains prolongés et les irrigations intestinales. On y obtient aussi de bons résultats chez les *dyspeptiques* hypersthéniques.

Les *rhumatisants* forment une seconde classe de malades justiciables de Bains-les-Bains, ainsi que les névralgiques et les traumatisés (à la suite d'entorses ou de fractures). Pour ces malades, la source du Robinet de Fer jouit d'une vieille réputation. Enfin certaines *utérines* à manifestations douloureuses complètent la clientèle de la station.

Ces indications ne s'écartent guère de celles que la clinique thermale a assignées à Plombières. Il existe cependant une tendance, depuis quelques années, à attirer à Bains-les-Bains, parmi

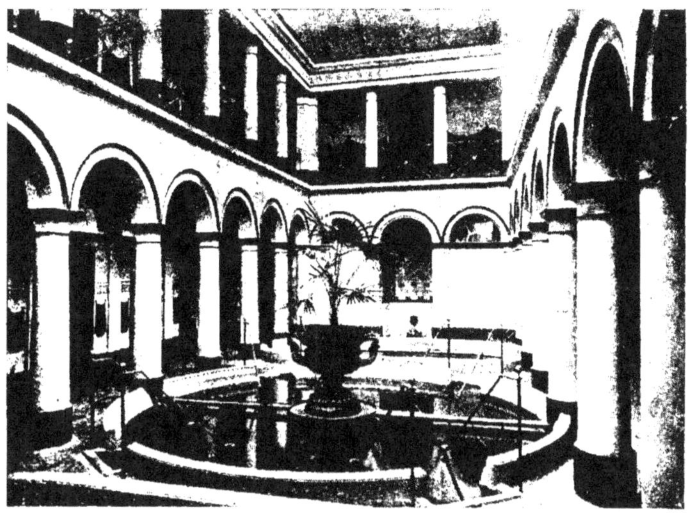

Fig. 106. — Les piscines de Bains-les-Bains.

les malades éréthiques et souffrants, ceux qui sont simultanément arthritiques ou même artérioscléreux et qui peuvent de ce chef profiter de la cure de diurèse de Saint-Colomban.

## Luxeuil.

Eaux chaudes et tièdes, faiblement minéralisées, chlorurées ou ferrugineuses, radio-actives. — Cure externe (bains, douches vaginales et rectales); boisson des sources ferrugineuses. — Indiquées chez les femmes qui souffrent de troubles utéro-ovariens et d'entérocolite.

Luxeuil est située dans la Haute-Saône, près de la limite du département des Vosges. Son altitude (300 mètres) est inférieure à celle des stations que nous venons de voir. Aussi son climat est-il plus doux, et la saison, ouverte le 1er juin, s'étend-elle jusque vers le 1er octobre.

**Sources**. — Elles sont au nombre de dix-huit, qui débitent par vingt-quatre heures 600 mètres cubes. Elles se divisent en deux groupes bien distincts par leur composition chimique.

Les *sources salines* sont les plus minéralisées (en moyenne 1 à

2 grammes; la source du Grand-Bain, 1gr,113). Elles sortent du granit à des température variant de 30 à 52°. On y a dosé environ 1 gramme de chlorures, 0gr,01 de lithine, des traces d'arsenic, de fer et de manganèse.

Les *sources ferrugineuses*, plus faiblement minéralisées, plus fraîches aussi (27 à 29°), sont remarquables par leur teneur en fer (0gr,012) et en manganèse (0gr,09). Cette dernière teneur ne se rencontre dans aucune autre source thermale.

| *Source du Grand-Bain.* | | *Source Ferrugineuse.* | |
|---|---|---|---|
| | Gr. | | Gr. |
| Carbonate de soude....... | 0,035 | Carbonate de chaux........ | 0,035 |
| — de chaux....... | 0,085 | Sulfate de soude........... | 0,070 |
| — de lithine....... | 0,010 | Chlorure de sodium........ | 0,257 |
| Sulfate de soude........... | 0,146 | Oxyde de fer.............. | 0,012 |
| Chlorure de sodium........ | 0,770 | Oxyde de manganèse....... | 0,07 |
| Arsenic................... | 0,0007 | Silice.................... | 0,108 |
| Fer et manganèse.......... | traces | Minéralisation totale... | 0,444 |
| Acide silicique............. | 0,065 | | |
| Minéralisation totale... | 1,113 | | |

Héraud a remarqué que ces eaux se refroidissaient plus lentement que l'eau ordinaire amenée à la même température. Elles sont, de plus, légèrement gazeuses, contenant une proportion notable de gaz rares, et elles sont nettement radio-actives.

| | Débit gazeux par an. | Gaz rares p. 100. | Hélium p. 100. | Radio-activité des gaz. |
|---|---|---|---|---|
| Grand-Bain..... | 36354 | 2,11 | 0,77 | 0,25 |
| Dames......... | 22995 | 2,09 | 0,87 | 0,62 |

On utilise les deux variétés de sources à la fois en boisson et en bains. Prises à l'intérieur, elles sont diurétiques et expulsent fréquemment du sable urique. Elles jouissent également d'une certaine vertu laxative. L'eau ferrugineuse est peut-être plus active, au moins chez les sujets anémiés.

Le traitement externe conserve cependant une importance supérieure. On ordonne surtout les bains, qui sont pris, assez longs, en baignoire ou en piscine à eau courante, soit tièdes (35-37°), cette température étant obtenue par le mélange des sources salines et ferrugineuses, soit frais à 29° (source ferrugineuse pure).

Les établissements comprennent des installations de douches, de massages sous l'eau et d'irrigations intestinales prises en position couchée. Les *douches vaginales* constituent une des pratiques les plus employées au cours du traitement de Luxeuil : elles sont données

à la température de 48-50°, avec de l'eau provenant des sources
salines, et amenée, par une canalisation spéciale et directe, de
manière à ne point subir le contact de l'air. La malade étant étendue dans son bain reçoit la douche vaginale à faible pression, soit
par l'intermédiaire d'un spéculum grillagé, soit par une canule de
verre percée de trous latéraux.

**Indications de la cure.** — La **spécialisation générale** des
eaux de Luxeuil rappelle quelque peu celle de Plombières : elles s'a-
dressent aux sujets éréthiques et douloureux et exercent sur eux une
action nettement sédative. Mais de plus, grâce à la présence du
chlorure de sodium, du fer et du manganèse, Luxeuil possède une
influence décongestionnante et aussi tonique et anti-anémique, ce
qui lui donne des indications particulières.

**Fonctionnellement,** Luxeuil agit d'une manière élective, sur l'intestin et sur l'appareil génital de la femme. On doit donc y adresser
les femmes affectées dans leurs organes pelviens. Les lymphatiques
et les anémiques profitent de l'action de ces eaux, aussi bien que
les névropathes et les excitées. Aussi Luxeuil apparaît-elle comme la
station de choix des misères féminines.

I. *Indications principales.* — **Utéro-ovariennes.** — Un des types
les plus communément observés à Luxeuil est celui des femmes
atteintes d'endométrite chronique avec utérus gros, maintenu immo-
bile en position défectueuse dans le petit bassin par la sclérose de
ses ligaments. Cette sclérose a succédé à une pelvi-cellulite généralisée *post partum* ou encore gonococcique. Les annexes sont souvent
enflammées uni ou bilatéralement. Ce sont des malades qui souffrent
dès qu'elles se fatiguent ou qu'elles restent debout même pendant
un certain temps. Ces souffrances s'exaspèrent pendant les règles,
qui viennent difficilement et sont allongées avec pertes exagérées
de sang et de caillots. Dans l'intervalle des règles, elles accusent
des pertes blanches, plus ou moins purulentes.

Les premiers bains réveillent le plus souvent les symptômes
habituels, c'est-à-dire les douleurs lombaires et irradiées ; ils font
gonfler le ventre et augmenter les pertes muco-purulentes. Si l'on y
associe, comme à l'habitude, les injections vaginales à 48°, on constate qu'au bout d'un quart d'heure de bain la paroi abdominale est
tendue ; que l'utérus, au toucher, apparaît dur, contracté, donnant
presque la sensation que l'on observe après une injection intra-uté-
rine chez une femme qui vient d'accoucher. Ce n'est qu'au bout
d'une dizaine de jours que les douleurs s'apaisent, que la paroi
reprend de la souplesse et que la matrice apparaît comme plus
mobile, en même temps que ses dimensions diminuent.

On associe avec fruit, chez ces malades, surtout lorsque les annexes sont très enflammées, les *irrigations rectales*, pratiquées en position couchée avec une sonde à double courant. On fait ainsi passer 9 à 20 litres d'eau minérale à 48° dans le rectum, pratique habituellement fort bien supportée, sauf par les cardiopathes, chez lesquelles il faut diminuer quelque peu la température. Les annexes se trouvent ainsi baigner chaque jour dans une masse liquide chaude qui exerce sur elles une action puissamment décongestive. Dans les cas favorables et récents, on les sent fondre d'un jour à l'autre à l'examen des culs-de-sac latéraux. Elles finissent par donner la sensation d'un cordon plus ou moins dur caractéristique d'une évolution scléreuse des lésions.

Ces cures doivent être longues (souvent quatre à six semaines), avec de fréquentes interruptions. Il importe de suspendre tout traitement pendant les règles. La malade doit être mise au repos complet, tant physique que moral, et les rapports sexuels complètement interdits pendant toute la durée du séjour dans la station. Il est également indispensable de prescrire une longue *post-cure*, car ce n'est guère que deux à trois mois après la fin du traitement que la malade en ressentira tous les effets. Quand la cure est poursuivie avec cette méthode et cette persévérance, elle donne souvent les magnifiques résultats qui ont fait dire à Landouzy que plus d'une fois « Luxeuil a retenu le bistouri du chirurgien déjà prêt pour l'exérèse des annexes ou de l'utérus ».

Un grand nombre d'autres types d'utérines sont encore à même de trouver soulagement et même guérison aux bains de Luxeuil.

Ainsi en est-il des jeunes filles non réglées, qui deviennent grandes filles après quelques bains ferrugineux frais, associés aux douches écossaises et à la boisson; ou de celles qui ont des règles très douloureuses et que soulagent les bains longs et les douches chaudes sédatives.

Citons encore les jeunes femmes *stériles* par faiblesse générale, justiciables des sources ferrugineuses en bains et en boisson, ou encore celles dont la fécondation est gênée par une métrite cervicale qui cédera aux bains et aux injections chaudes.

Un traitement bien dirigé ramènera à la normale les règles insuffisantes ou absentes chez certaines *congestives du petit bassin,* diminuera au contraire les pertes trop fréquentes et trop longues des jeunes mariées atteintes de métrite hémorragique.

Presque toujours améliorées sont les malades affectées de *pseudo-métrite de Doléris,* de *congestion primitive utérine de Richelot.* Cet état s'est développé chez des neuro-arthritiques sans doute à la suite d'infections atténuées : l'utérus est devenu gros et douloureux avec leucorrhée habituelle, quelquefois compliqué de prurit vulvaire. Si la malade approche de la ménopause, on est tenté, vu les dimensions anormales de l'utérus, de croire à l'existence d'un fibrome. Luxeuil diminue les douleurs et réduit quelque peu les dimensions de l'organe.

En cas de *fibrome*, on peut agir utilement chez les femmes voisines de leur ménopause et lorsque les pertes n'ont pas l'abondance excessive qui nécessiterait une intervention chirurgicale. Les bains et les irrigations vaginales à 48° diminuent les douleurs de compression et aussi le plus souvent les hémorragies, ce qui permet d'attendre la ménopause et la régression spontanée.

Enfin Luxeuil s'adresse, et c'est là une de ses indications les plus fréquemment rencontrées, aux névropathes qui font, *sina materia*, ou autour d'une épine organique souvent insignifiante, tout un cortège de symptômes bruyants plutôt que dangereux (névralgies pelviennes et ovariennes, polymorphes, troubles abasiques même pouvant simuler une paraplégie, etc.). L'action sédative des eaux devra toujours, dans ce cas, être aidée d'une direction médicale sévère, car de pareilles malades ne s'améliorent que si elles sont soumises à une psychothérapie intensive.

**Entéritiques.** — La plupart des malades précédentes (90 p. 100 peut-être d'entre elles) présentent, en même temps que leurs troubles utérins, de l'entérocolite muco-membraneuse, avec rejet de peaux et de glaires, avec constipation intermittente, souvent aussi avec crises douloureuses.

On a cherché à expliquer ces troubles intestinaux, souvent installés longtemps après les lésions utéro-annexielles, par des causes mécaniques (le prolapsus utérin et les brides péritonéales gênant la fonction rectale), ou par une infection de voisinage. Une autre théorie incrimine un réflexe parti des lésions génitales. Quoi qu'il en soit, Luxeuil donne, en ce qui regarde ces troubles intestinaux, des résultats qui ne le cèdent en rien à ceux de Plombières. Luxeuil est même plus indiquée chaque fois qu'il y a lieu de croire à une antériorité des troubles utérins, ou lorsque le spasme et les douleurs intestinales subissent des recrudescences régulières à chaque époque menstruelle.

La cure de Luxeuil donne également de bons effets contre les douleurs appendiculaires des génitales et contre certains troubles vésicaux associés aux lésions annexielles.

II. *Indications accessoires.* — Les **rhumatisants** chroniques ou subaigus, surtout avec douleurs erratiques, musculaires ou névralgiques, tirent profit des eaux chaudes de Luxeuil comme de celles de Plombières ou de Bains. On enverra à Luxeuil de préférence ceux qui sont anémiés.

Les femmes atteintes de **phlébites** pourront être adressées à Luxeuil et traitées dans cette station par les bains de piscine (quinze à quarante-cinq minutes à eau courante). Tarnier envoyait à Luxeuil beaucoup de femmes relevant de couches, estimant que la cure agissait à la fois sur les veines et sur les organes génitaux pour faire disparaître des unes et des autres les séquelles d'infection. On observe chez ces malades la résolution de l'œdème et le retour des mouvements plus rapidement encore lorsqu'on associe aux bains l'effleurage et les mouvements passifs articulaires.

Luxeuil exerce aussi une action analgésiante sur les *varices* douloureuses avec ou sans sciatique et sur le prurit qui accompagne souvent les dilatations superficielles.

**Contre-indications.** — On n'enverra à Luxeuil ni cancéreux, ni cardiaques en voie décompensation, ni artérioscléreux. On évitera d'y traiter les goutteux sujets à de forts accès.

Les contre-indications locales de la cure chez les utérines se voient dans l'existence de poussées fébriles fréquentes ou d'hémorragies abondantes et récentes ayant affaibli la malade.

### Bussang et Gérardmer.

*Bussang* est une station hydrominérale de moyenne altitude (670 mètres), située au pied des Vosges, dans la haute vallée de la

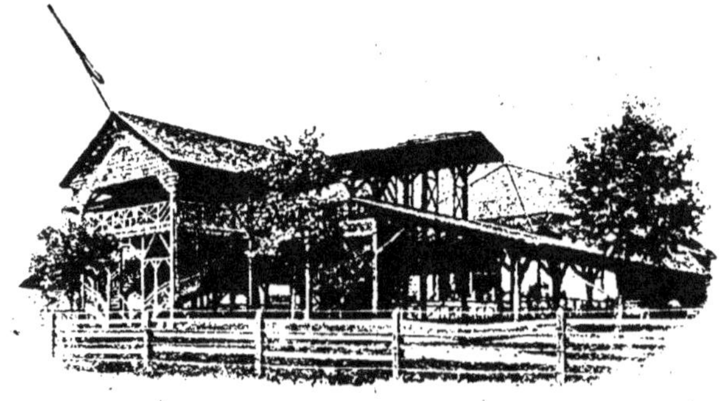

Fig. 107. — Bussang : le théâtre de la Nature.

Moselle. De vastes forêts de sapins l'entourent et s'étendent sur les premières pentes des Ballons jusqu'aux hauteurs de 1100 et 1200 mètres.

Les sources étaient déjà signalées par Berthemin au XVIIᵉ siècle (Salmade et les Demoiselles). Ce sont des eaux froides (11°,5), gazeuses, nettement radio-actives (1,27 Salmade et 0,73 Demoi-

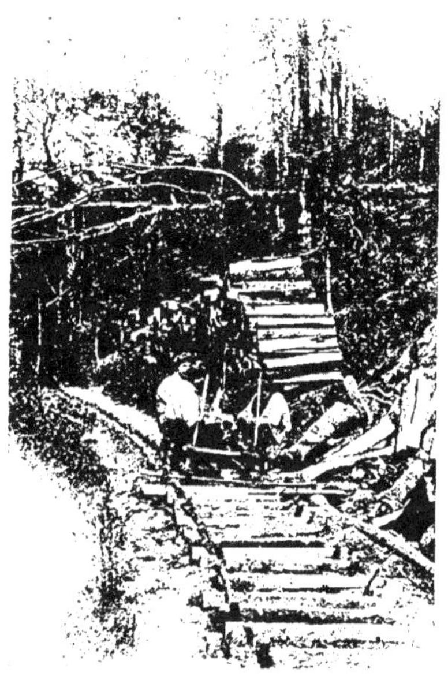

Fig. 108. — Les forêts des Vosges, près de Bussang.

selles). Moureu a dosé 82,7 p. 100 de $CO^2$, 16,7 d'azote, 0,24 d'argon, 0,329 d'hélium et de néon.

La minéralisation est faible (1ᵍʳ,50), caractérisée par la présence du fer et du manganèse et des traces d'arsenic.

*Analyse de la source Salmade* (Willm).

|  | Gr. |
|---|---|
| Acide carbonique libre | 1,788 |
| Carbonate de calcium | 0,379 |
| — de magnésium | 0,177 |
| — ferreux | 0,008 |
| — de manganèse | 0,003 |
| — de sodium | 0,628 |
| — de potassium | 0,061 |
| — de lithium | 0,006 |
| Arséniate de fer | 0,001 |
| Silice | 0,001 |
| Sulfate de soude | 0,133 |
| Chlorure de sodium | 0,083 |
| Minéralisation totale | 1,347 |

Prise en boisson, à la dose de trois à quatre verres par jour, l'eau de Bussang relève rapidement l'appétit et facilite les digestions. La présence du sulfate de soude et des sels de magnésium corrige l'action du fer, qui est bien toléré par l'intestin et ne provoque habituellement pas de constipation. Au bout de quelques semaines, on note un relèvement du taux de l'hémoglobine et du nombre des globules rouges.

A cette cure interne, on peut associer des douches froides ou écossaises, et des bains térébenthinés donnés dans un petit établissement hydrothérapique bien installé.

L'ensemble de la cure et des conditions climatiques s'adresse aux *anémiques*, et particulièrement à ceux qui relèvent d'une maladie infectieuse ou qui se sont laissés surmenés physiquement ou moralement.

Des hôtels bien installés et les représentations célèbres du théâtre de la Nature font de Bussang un séjour à la fois confortable et distrayant.

**Gérardmer**, à la même altitude de 670 mètres, est une station plus mondaine et surtout fréquentée par les touristes qu'attirent la vue des lacs, ainsi que les environs boisés et très pittoresques.

Les malades y trouvent, de plus, un petit établissement hydrothérapique, avec salles de douches, piscines, bains de bourgeons de sapin, bains de vapeur térébenthinés.

La sécheresse du sol, la pureté de l'air ozonisé et chargé de senteurs balsamiques, font de Gérardmer et de Bussang de parfaits lieux de séjour et aussi de post-cure pour les malades ayant déjà suivi un traitement thermal dans une des stations du groupe vosgien.

### Divonne.

Station climatique avec vaste établissement hydrothérapique utilisant une source jaillissant à 7° et des associations thérapeutiques multiples.
Séjour indiqué chez les névropathes et les surmenés.

Divonne n'est pas, à proprement parler, une station hydrominérale, mais un admirable lieu de séjour et d'hydrothérapie, dans le pays de Gex, c'est-à-dire à l'est de la chaîne du Jura, tout près de la frontière suisse et du Léman. Les communications se font par chemin de fer avec Bellegarde et avec Genève.

Divonne doit à sa position au pied du Jura d'être protégée des vents du nord et de l'ouest, et, malgré son altitude de 519 mètres (à 100 mètres au-dessus du Léman), de jouir d'un climat toujours tempéré. La température du pays de Gex n'est jamais très basse, même en hiver, et le milieu du jour est souvent ensoleillé. Sauf en juillet et août, les chaleurs n'y sont pas très fortes, et les nuits restent toujours fraîches. L'humidité et les brumes sont rares.

Ajoutons que les hôtels et l'établissement hydrothérapique s'élèvent au milieu d'un immense parc, coupé de bois et de pelouses, qui permet les longues promenades et rend possible un certain isolement. Aucune agglomération voisine, aucun bruit, pas de casino, mais de grandes salles de réunion, une bibliothèque de 1 200 volumes, un petit théâtre où les malades passent tour à tour auteurs et spectateurs, soit un ensemble de conditions admirablement comprises pour les cures de repos et pour la reconstitution du tonus nerveux.

Les hôtels, vastes et confortables, s'élèvent sur une terrasse d'où la vue s'étend au loin sur les Alpes et le Mont-Blanc. Beaucoup de chambres s'ouvrent sur un grand balcon couvert, exposé au midi, où l'on peut séjourner même pendant les journées de pluie. En hiver, les hôtels et les passages couverts qui les réunissent à l'établissement sont maintenus, par le chauffage central, à une température de 18°. Aussi la cure de Divonne dure-t-elle toute l'année.

Le séjour d'été est recommandé aux anémiques et aux sujets qui se réchauffent mal après la douche ; mais on conseille, au contraire, le printemps et l'automne pour les cures des nerveux (souvent plus souffrants à cette époque de l'année), la température plus douce permettant l'exercice à pied.

La durée du séjour à Divonne ne comporte pas de limite fixe : trois à quatre semaines sont généralement considérées comme insuffisantes pour une cure hydrothérapique sérieuse ; il faut compter parfois des mois pour certaines cures délicates, où des interruptions de cinq à dix jours s'imposent de loin en loin comme temps de repos, utiles aussi pour permettre au médecin de se rendre compte des résultats déjà obtenus.

« Terre classique de l'hydrothérapie, Divonne possède un des établissements d'Europe les mieux appropriés à leur objet, incessamment agrandi et perfectionné depuis sa fondation en 1884. Et en dehors de la manière dont s'y pratique l'hydrothérapie, ce qui caractérise Divonne-les-Bains, c'est cette eau d'une abondance extrême, qui coule ici comme un fleuve, toujours à la même température, 7° été comme hiver, comme si la Nymphe qui règne en ces lieux ne changeait jamais d'humeur » (Landouzy).

Quatre sources Vidart, Emma, Ausone (1) et Barbilaine sont utilisées dans les services de l'établissement, fournissant un débit de *85 mètres cubes par minute* qu'absorbent les services de l'établissement. Deux réservoirs, au sommet d'une tour de 15 mètres, renferment en permanence 12 000 litres d'eau froide à 8° et 6 000 litres d'eau très chaude que l'on utilise aux salles de douche. Celles-ci comprennent tous les appareils utilisés pour les douches mobiles, générales ou locales, pour les irrigations vaginales ou rectales, les bains de siège, etc.

La douche en jet est administrée en règle générale par le médecin qui, douchant lui-même, peut ainsi suivre la réaction du malade et graduer la percussion, la température et la durée pour chaque cas particulier. La fraîcheur extrême de l'eau permet d'obtenir une excitation suffisante parfois avec des douches de deux à quatre secondes seulement, que l'on renouvelle deux à trois fois en vingt-quatre heures, chaque fois précédées ou suivies d'une courte promenade dans le parc, ou, s'il pleut, dans le vaste hall de l'établissement.

On utilise aussi à Divonne le *bain de piscine*, d'abord tiède, puis rapidement donné froid, dans un vaste bassin où l'eau à 7° se renouvelle incessamment ; le *bain alternant*, où le malade est plongé et massé dans des baignoires successivement à 40°, à 8°, de nouveau à 40°, et enfin encore à 8°. Des services de bains d'air chaud, de vapeur simple ou médicamenteuse, de bains électriques, une mécanothérapie enfin complètent l'installation.

Mais le climat et l'hydrothérapie ne sont pas les seuls agents thérapeutiques de Divonne. Il ne faut pas oublier « l'importance considérable du décor, champ clos de multiples associations thérapeutiques : cure de repos, cure d'air, cure de soleil, de terrain, etc. » (Landouzy).

Nous avons déjà parlé de la *cure d'air* sur les balcons couverts ; de la *cure de terrain* qui se fait sur les sentiers en lacets et en pentes

(1) On a gravé, au-dessus de la source Ausone, ces vers du poète latin :

> Salve, fons ignote ortu, sacer alme, perennis,
> Vitree, glauce, profonde, sonore, illimis, opace,
> Salve, urbis genius, medico potabilis haustu,
> *Divonna*, celtorum lingua, fons addite divis,
> Non Aponus potu, vitrea non luce Nemausus
> Purior, aequoreo non plenior amne Timavus.

« Salut, fontaine à l'origine inconnue, sacrée, nourricière, éternelle, transparente comme le cristal, azurée, profonde, sans limon, ombragée. Salut, génie de la ville, boisson salutaire aux malades. Divonne, qui dans la langue celtique signifie : Fontaine mise au rang des Dieux. Ni l'Apone par ses eaux, ni Nimes par sa transparence ne sont plus pures, le Timave n'est pas plus abondant par son vaste courant. »

douces qui mènent au sommet de la montagne de Mussy (800 mètres). La *cure de diurèse* utilise la source de Divonne, très faiblement minéralisée comme le montre l'analyse suivante, légère à l'estomac, et qui se donne par demi-verres cinq à huit fois par vingt-quatre heures, chez les graveleux et les goutteux.

*Analyse de l'eau de Divonne* (Morin).

|  | Gr. |
|---|---|
| Bicarbonate de chaux................... | 0,225560 |
| —        de magnésie............... | 0,021590 |
| Phosphate de chaux.................... | traces sensibles. |
| Azotate de chaux...................... | traces. |
| Chlorure de potassium................. | 0,000670 |
| —     de sodium.... ............... | 0.000687 |
| Silice................................ | 0,001965 |
| Alumine............................... | |
| Oxyde de fer.......................... | 0,008395 |
| Oxyde de manganèse. .................. | |
| Substances organiques................. | 0,02040 |
| Minéralisation totale (1)............. | 0,287035 |

La *cure de gymnastique suédoise*, qui utilise des masseurs sous la direction du médecin, s'adresse à certains paralytiques, névralgiques, scoliotiques, etc.

La *cure de régime* est facilitée par l'installation de table et des cartes spéciales, régulièrement soumises à l'approbation du corps médical.

Enfin les hôtels de Divonne sont admirablement disposés pour la *cure d'isolement*, la dernière ressource offerte chez certains hystériques, dyspeptiques ou neurasthéniques. Les médecins de Divonne ont acquis une grande habitude des cures d'isolement et en général des cures psychothérapiques, qui associent utilement leur influence à celles du climat, du repos et de l'hydrothérapie.

On comprend, par cette seule énumération, quels sont les malades assurés de trouver à Divonne la guérison, ou tout au moins une sérieuse amélioration. Ce sont des *névropathes* (exception faite des mélancoliques et des douteurs obsédés contre lesquels l'effort thérapeutique échoue trop souvent) : Divonne est le séjour de choix des hystériques, des morphinomanes à désintoxiquer, des dyspeptiques et entéritiques amaigris par inappétence d'habitude, des spermatorrhéiques. Toutes les variétés de malade que l'on désigne habituellement sous le nom de neurasthéniques se trouvent bien de *longs séjours* à Divonne. Plus heureusement modifiés encore sont les

(1) La source est parfois traversée par de grosses bulles gazeuses qui donnent à l'analyse, pour 100 volumes : 80,9 d'azote, 16,2 d'oxygène, 2,8 de $CO^2$.

anémiques, les surmenés par travail intellectuel, émotions ou inquiétudes prolongées, les épuisés par une vie d'affaires trop intense et continuée des années sans repos suffisant.

Les ressources de la physiothérapie réunies à Divonne constituent chez ces malades les meilleures conditions de succès et leur assurent le plus souvent une guérison durable.

CHAPITRE III

# EAUX CHLORURÉES DE L'EST

## LA MOUILLIÈRE, LONS-LE-SAUNIER, SALINS-DU-JURA, LA MOTTE.

La Mouillière et Lons-le-Saunier : eaux froides très fortement salées et eaux mères bromurées.

Salins-du-Jura : eaux froides, contenant 22 grammes de chlorures ; eaux mères très riches en chlorures et bromurées.

La Motte : eaux thermales à minéralisation moyenne (7 grammes, dont la moitié seulement de chlorures).

Cures indiquées chez les enfants lymphatiques et scrofuleux et chez les femmes lymphatiques, affectées d'inflammations pelviennes torpides ou de fibromes utérins.

Ces eaux sont réparties en deux groupes : le plus important est le groupe du Jura, qui s'étend depuis l'extrémité nord-est de la Haute-Saône (sources salées de Luxeuil) jusqu'à Salins et Lons-le-Saunier, en passant par La Mouillière-Besançon. Les sources chlorurées utilisées dans ces différentes villes proviennent d'un banc de sel gemme ininterrompu, homogène dans sa composition, qui s'étend sur toute cette longueur sous les marnes irisées et sous l'infralias. Aux points où ces dernières couches se trouvent traversées par une faille, les eaux superficielles s'infiltrent et vont former, au contact du banc salin, une nappe profonde d'où elles jaillissent spontanément comme à Salins, ou d'où elles sont, au contraire, ramenées à la surface par un trou de sonde (La Mouillière).

Les sources salines de Luxeuil ont déjà été étudiées, en même temps que les sources ferrugineuses de cette station. Elles se distinguent d'ailleurs des eaux que nous allons voir par leur teneur plus faible en chlorures, par la présence de traces d'arsenic, de fer et de manganèse, enfin par leur radio-activité et leur dégagement gazeux riche en argon et hélium, qui expliquent peut-être leur influence sédative spéciale. Les eaux de La Mouillière, de Lons-le-Saunier et de Salins forment au contraire un groupe à propriétés sensiblement voisines.

Nous rapprocherons des eaux précédentes celles de La Motte, qui jaillissent beaucoup plus au sud, en Dauphiné, mais dont les propriétés thérapeutiques ne s'écartent pas sensiblement de celles du groupe jurassique.

## La Mouillière.

La Mouillière est un faubourg de Besançon, séparé de la ville par une boucle du Doubs. L'altitude de 240 mètres et le voisinage de la rivière donnent à la station un climat assez modéré, rappelant le climat de montagne par la fraîcheur relative des nuits, mais en différant par la moindre brusquerie des variations. La Mouillière profite des excellentes conditions hygiéniques réalisées à Besançon par son bureau d'hygiène (pureté de l'eau d'alimentation, rareté des maladies contagieuses), et qui font de cette ville de 60000 âmes une de celles de France où la mortalité se montre la plus faible.

<table>
<tr><td colspan="2">Analyse de l'eau minérale de La Mouillière.</td><td colspan="2">Eaux mères de La Mouillière.</td></tr>
<tr><td></td><td>Gr. par litre.</td><td></td><td>Gr. par litre.</td></tr>
<tr><td>Chlorure de sodium</td><td>283,800</td><td>Chlorure de sodium</td><td>114,011</td></tr>
<tr><td>— de potassium</td><td>0,917</td><td>— de potassium</td><td>49,130</td></tr>
<tr><td>— de magnésium</td><td>2,428</td><td>— de magnésium</td><td>135,074</td></tr>
<tr><td>— de calcium</td><td>4,037</td><td>Bromure de potassium</td><td>6,850</td></tr>
<tr><td>Bromure de potassium</td><td>0,108</td><td>Sulfate de soude</td><td>55,332</td></tr>
<tr><td>Iodure de sodium</td><td>traces.</td><td>— de chaux</td><td>0,093</td></tr>
<tr><td>Sulfate de soude</td><td>6,732</td><td>Silice, fer</td><td>traces.</td></tr>
<tr><td>Silice, fer, etc</td><td>traces.</td><td>Total</td><td>360,457</td></tr>
<tr><td>Total</td><td>298,022</td><td colspan="2">Densité à 15° : 1252.</td></tr>
</table>

L'eau minérale est captée à Moncey, à la sortie d'un trou de sonde, et amenée par une conduite de 3 kilomètres jusqu'à La Mouillière, où se groupent, dans un beau parc, un vaste et confortable établissement, le casino et un grand hôtel, le tout relié par des galeries de promenade. Le débit par vingt-quatre heures dépasse 100 mètres cubes. C'est une eau froide, dense (298 grammes par litre, dont 283 grammes de NaCl). Elle contient une faible proportion de bromure de potassium.

On l'utilise rarement pure : les bains sont habituellement donnés tout d'abord au dixième chez les enfants, au sixième chez l'adulte ; puis on augmente progressivement la proportion d'eau minérale jusqu'aux trois quarts, qui sont rarement dépassés. On y mélange souvent une proportion plus ou moins forte d'*eaux mères*, liquide sirupeux, de couleur fauve, de densité encore accrue et qui s'obtient par l'évaporation de l'eau minérale.

La teneur de l'eau mère en NaCl est inférieure (114 grammes) à celle de l'eau primitive; ce sel s'est en effet séparé en cristallisant, mais l'eau minérale renferme par contre une proportion beaucoup plus forte des autres chlorures (potassium et magnésium) et surtout des bromures, qui lui communiquent des propriétés sédatives précieuses. Aussi l'addition des eaux mères à l'eau de La Mouillière a-t-elle pour but de modérer, comme il est désirable de le faire chez certains sujets, l'action parfois un peu excitante de l'eau chlorurée naturelle.

L'établissement de La Mouillière est ouvert toute l'année pour les malades bizontins, mais la saison des étrangers n'existe guère que pendant les trois mois d'été. L'installation est fort complète, comprenant des salles de bains; de petites piscines individuelles, où se renouvelle incessamment un mélange d'eau minérale et d'eau douce, à la température de 23°; des salles de douches, chaudes, froides, écossaises, locales ou générales, données à une pression de 14 mètres. Des services de pulvérisation d'eau salée ou d'eaux mères, de massage, de gymnastique médicale, d'électrothérapie, en font un institut physiothérapique des plus complet.


## Lons-le-Saunier.

Chef-lieu du Jura, c'est une ville de 12 000 habitants, à l'altitude de 275 mètres, dans des collines boisées ou couvertes de vignobles. On connaissait depuis longtemps, à Montmorot, une saline dont l'exploitation fournissait une eau mère très minéralisée, contenant 183 grammes de chlorure de sodium. Mais un traité avec la Compagnie des Salines empêchait l'application médicale de ces eaux mères.

Il fallut un nouveau sondage, pratiqué au faubourg de Perrigny, et qui atteignit le sel gemme à 219 mètres de profondeur, pour obtenir les eaux mères actuellement utilisées dans le bel établissement thermal élevé par la ville de Lons-le-Saunier, à l'emplacement même de ce forage. La minéralisation de l'eau ainsi obtenue dépasse encore celle de La Mouillière, et les eaux mères qui en proviennent contiennent jusqu'à 6gr.20 de bromure.

Aussi les effets thérapeutiques obtenus avec les unes et les autres ont-ils été ceux que l'on espérait, à la fois tonifiants et sédatifs. L'établissement, vaste et bien installé, comprend une installation hydrothérapique complète, plusieurs grandes piscines et de petites piscines individuelles. Il s'élève dans un grand parc de 7 hectares.

*Eaux vierges des Salines de Perrigny.*     *Eaux mères de Perrigny.*

|  | Gr. par litre. | Gr. par litre. |
|---|---|---|
| Chlorure de sodium............ | 305,608 | 199,000 |
| —      de magnésium....... | 2,800 | 46 |
| —      de potassium .. ..... | traces. | 24 |
| Sulfate de magnésie.......... | 5,160 | 87 |
| — de soude.............. | 2,740 | 48 |
| — de chaux.............. | 2,650 | » |
| Bromures.................. . | 0,040 | 6,90 |
| Iodures.................... | traces. | traces. |
| Minéralisation totale.... | 319,256 | 370,600 |

La source du Puits-Salé, qui jaillit spontanément à Lons-le-Saunier, est beaucoup moins minéralisée, mais très gazeuse. Sa température est de 28°. Son débit par vingt-quatre heures atteint 300 mètres

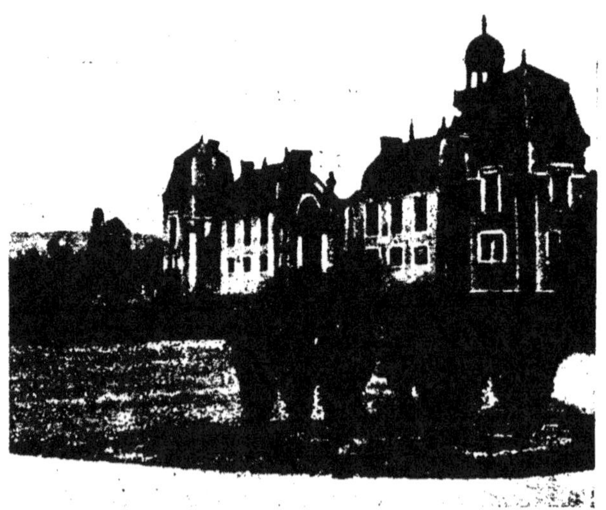

Fig. 109. — Établissement de Lons-le-Saunier.

cubes. Cette eau, prise à l'intérieur, est bien tolérée. Elle est eupeptique grâce à son acide carbonique et anti-anémique par son fer. Le traitement externe se donne dans un petit établissement spécial, en bains de piscine ou de baignoire. Malgré leur faible teneur en chlorures leur teneur en gaz les rend très reconstituants.

*Source du Puits-Salé.*

|                                |            | Gr. par litre. |
|--------------------------------|------------|------|
| Chlorure de sodium,            | ........... | 10,31 |
| — de calcium                   | ........... | 0,70 |
| — de magnésium                 | ........... | 1,11 |
| Carbonate de chaux             | ........... | 0,41 |
| — de magnésie                  | ........... | 1,61 |
| — de fer                       | ........... | 0,95 |
| Sulfate de soude               | ........... | 0,51 |
| — de chaux                     | ........... | 0,41 |
| Silice                         | ........... | 0,75 |
| Acide carbonique               | ........... | 2,30 |
| Minéralisation totale          | ........... | 18,21 |

## Salins-du-Jura.

C'est une petite ville sur un embranchement de la ligne Paris-Pontarlier, à l'altitude de 360 mètres, dans une vallée orientée du nord au sud, sur le premier plateau du Jura. Elle est entourée de belles forêts qui s'étendent à des cotes de 600 et 700 mètres.

C'est un climat de montagne, avec des nuits assez fraîches : aussi la saison ne s'étend-elle que du 20 juin au 14 septembre.

Trois sources jaillissent à Salins. La seule utilisée est celle du Puits-à-Muire, qui jaillit spontanément, dans une caverne de rochers, à 22 mètres de profondeur. Débit : 340 mètres cubes par vingt-quatre heures; température, 11°,5.

*Analyse de la source du Puits-à-Muire (Salins).*

|                              | Gr. par litre. |
|------------------------------|--------|
| Chlorure de sodium.          | 22,745 |
| — de magnésium               | 0,870 |
| — de potassium               | 0,256 |
| Sulfate de chaux             | 1,416 |
| — de potasse                 | 0,680 |
| Bromure de potassium         | 0,030 |
| Iodure de sodium             | traces. |
| Carbonate de chaux           | traces. |
| — de magnésie                | traces. |
|                              | 26,000 |

*Groupement des éléments, par litre d'eau mère de Salins.*

|                              | Gr. par litre. |
|------------------------------|--------|
| Chlorure de sodium           | 168,040 |
| — de magnésium               | 60,908 |
| Sulfate de potasse           | 65,585 |
| — de soude                   | 22,060 |
| Bromure de potassium         | 2,842 |
| Iodure de sodium             | traces. |
| Peroxyde de fer              | traces. |
| Eau, par différence          | 680,564 |
|                              | 1 000,000 |

Comme l'indique l'analyse ci-dessus, l'eau du Puits-à-Muire est beaucoup moins dense que celle de La Mouillière. Comme dans cette dernière, la minéralisation est constituée, pour la plus grande partie, par le chlorure de sodium, associé à des proportions plus faibles de chlorures de magnésie et de potassium, avec 1$^{gr}$,4 de sul-

fate de chaux et une petite quantité de bromure de potassium. On y
associe, pour le traitement thermal, des eaux mères qui contiennent, avec 168 grammes de chlorures, des proportions relativement élevées des autres sels, et en particulier 2$^{gr}$,84 de bromure
de potassium.

On fait à Salins la cure de boisson, par quarts de verre d'eau
minérale coupée de sirop de gomme.

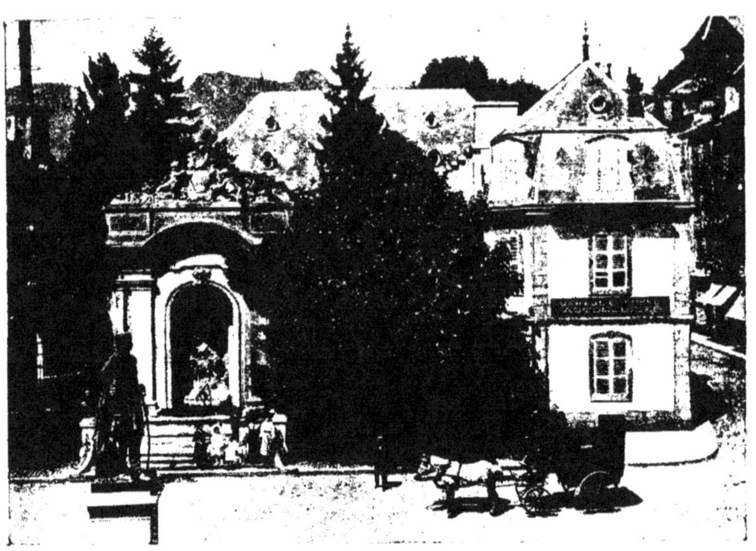

Fig. 110. — Établissement de Salins-du-Jura.

Pour la cure externe, l'eau minérale captée à la sortie du roc
est refoulée jusqu'à l'établissement. Ce dernier, créé en 1858, a
été plusieurs fois agrandi et amélioré. On y donne surtout des *bains*
à 35°, toujours additionnés d'eaux mères, à la fois pour accentuer
la densité de l'eau et pour augmenter l'action sédative. On y associe,
chez les femmes affectées dans leur appareil génital, des *douches
vaginales* à 47°. Les enfants peuvent nager dans une piscine de
marbre blanc, de 12 mètres de diamètre et de 1$^m$,30 de profondeur,
où l'eau se renouvelle sans cesse à 30°. Il existe enfin des services de
*pulvérisations pharyngées* et *nasales* et d'*irrigations rectales*. Les eaux
mères sont parfois appliquées en *compresses locales*, dont l'influence
est décongestionnante et sédative.

## La Motte.

Les eaux de La Motte jaillissent dans la vallée du Drac, à 30 kilomètres
au sud de Grenoble, avec laquelle les communications sont aisées
par le chemin de fer de La Mure. La station est formée presque exclusivement d'un ancien château fort, qui domine la vallée de son
piédestal rocheux. Les souterrains contiennent un énorme réservoir où aboutit l'eau minérale refoulée depuis son émergence au
bord du torrent. Les cabines, sur deux étages, s'ouvrent dans une
galerie demi-circulaire qui enserre en ceinture les fondations du
château. On y donne des *bains* et des *douches vaginales*. Il existe
également des installations de *douches intestinales*, des salles d'hydrothérapie, des *pulvérisations*, des piscines.

La source de la Dame, qui jaillit à 60°, n'est pas exploitée (débit,
244 mètres cubes). La source du Puits (débit, 135 mètres cubes)
est à 58° à la source et conserve encore 44° à son arrivée aux réservoirs du château. C'est une eau limpide, d'odeur de miel ou de lait,
agréable, avec arrière-goût salé.

Sa minéralisation totale (7$^{gr}$,50) est formée pour moitié (3$^{gr}$,80)
de chlorure de sodium associé à des sulfates et carbonates. C'est
donc une eau chlorurée *faible, thermale*, par opposition aux chlorurées sodiques *fortes, athermales*, que nous venons de voir. Il est à
noter également qu'on ne se sert pas d'eaux mères, à La Motte,
comme dans les stations du Jura.

*Analyse de la source du Puits à La Motte.*

|  | Gr. par litre. |
|---|---|
| Chlorure de sodium........................... | 3,80 |
| — de potassium ..................... | 0,06 |
| — de magnésium..................... | 0,14 |
| Carbonate de chaux........................ ⎱ | 0,80 |
| — de magnésie..................... ⎰ |  |
| — de lithine...................... | 0,10 |
| Sulfate de chaux........................... | 1,65 |
| — de magnésie.................... ...... | 0,12 |
| — de soude...................... ...... | 0,77 |
| Bromures alcalins......................... | 0,02 |
| Arsénite de fer. ......................... | 0,001 |
| Minéralisation totale............... | 7,50 |

Elle est extrêmement stable et non gazeuse.

On l'utilise en boisson, à la dose de un à deux verres par jour ;
son action est surtout eupeptique ; laxative à partir de trois verres.
Elle provoque une légère diurèse.

Le fond de la médication est cependant formé, comme dans les stations précédentes, par le bain associé dans un certain nombre de cas à la *douche vaginale*.

Le climat de La Motte est très sédatif, en dépit de l'altitude déjà assez élevée (640 mètres). On vante le calme extraordinaire de ce séjour, très au-dessus du bouillonnement du torrent, ainsi que l'absence de toute humidité même après le coucher du soleil. La saison dure du 1er juin au 20 septembre.

## Action physiologique et indications.

**Action physiologique et indications générales.** — Nous ne nous étendrons pas sur l'action que ces eaux exercent sur l'organisme, car elle ne diffère pas de celle des eaux chlorurées en général, laquelle a été déjà étudiée longuement à propos des eaux chlorurées pyrénéennes. Aussi renvoyons-nous le lecteur à ce chapitre pour tout ce qui concerne l'influence de la balnéation sur l'état général, sur l'hématopoièse, la diurèse et les modifications de la nutrition.

Nous rappellerons seulement que, si les premiers bains ont une action calmante sur le système nerveux, on note souvent, vers la fin de la cure, un peu d'agitation et d'irritabilité, avec inappétence et constipation, pouvant aboutir, lorsque la progression est insuffisamment ménagée, à de l'insomnie et à un léger embarras gastrique. Localement, on note souvent de légères congestions des régions malades, avec gonflement, augmentation des sécrétions et de la sensibilité. De même la cure interne, eupeptique et légèrement laxative le plus souvent, peut provoquer, chez les hyperchlorhydriques en particulier, des réactions gastriques douloureuses, sans parler des troubles de l'élimination rénale et de la pléthore vasculaire, qui pourraient suivre, chez les artérioscléreux, l'ingestion de doses relativement fortes de chlorures. Aussi la boisson, qui n'a jamais qu'une importance secondaire, doit-elle être toujours proscrite pour ces diverses variétés de malades.

Les indications de La Mouillière, de Salins, de Lons-le-Saunier et de La Motte sont, à peu de chose près (nous reviendrons sur les différences), celles des stations chlorurées pyrénéennes.

On y enverra les *enfants lymphatiques*, avec engorgements muqueux ou ganglionnaires, ou menacés de surdité ; les *scrofuleux*, à lésions cutanées, adéniennes, ostéo-articulaires (coxalgies traînantes, tumeurs blanches du genou ou du coude, fistules osseuses, synovites fongueuses ; les *affaiblis, rachitiques, scoliotiques*, relevant de chorée, de *paralysie infantile*, tous ces petits malades devant profiter de l'action reconstituante et tonifiante des eaux.

On y envoie aussi beaucoup de *femmes affectées dans la sphère génitale*, lorsqu'elles sont de nature molle et lymphatique, plutôt que nerveuse et éréthique. Ces dernières, nous l'avons vu, sont justiciables de Plombières et de Luxeuil, eaux sédatives et décongestionnantes ; alors que des lésions torpides profiteront plus de l'action décongestive et tonifiante des eaux chlorurées. Et nous verrons que certaines de ces eaux chlorurées de l'Est possèdent la propriété de tonifier sans exciter ou avec un minimum d'excitation.

C'est ainsi qu'on y voit guérir les séquelles de poussées aiguës d'annexite ou de pelvi-cellulite, lorsque les lésions sont arrivées au stade chronique (grosses poches salpingiennes non suppurées, métrites catarrhales avec ou sans déviation, douleurs, troubles de la menstruation). On y voit reparaître l'aptitude à la procréation, lorsque la stérilité dépend d'une métrite du col avec acidité des sécrétions, ou de déviations maintenues par des adhérences. La cure saline agit alors en ramenant l'alcalinité normale du mucus vaginal, en assouplissant les adhérences et en permettant ainsi le retour de l'utérus à une position plus normale, ou encore en améliorant l'état général.

On connaît enfin les excellents résultats de la balnéation chlorurée chez les femmes atteintes de fibromes, lorsqu'elles sont au voisinage de la ménopause, qu'elles ne sont pas trop surexcitables et qu'il n'y a pas de tendance hémorragique prononcée. Le fibrome ne diminue que peu ou pas, mais la cure agit sur ses conséquences fonctionnelles et organiques, faisant disparaître les états congestifs et inflammatoires de voisinage et diminuant les hémorragies. Parfois la cure est surtout utile pour relever l'état général avant de tenter la laparotomie.

**Contre-indications de la balnéation chlorurée.** — Elles sont bien connues : présence d'un cancer, d'une néphrite confirmée, d'une tuberculose pulmonaire ; tendances congestives chez les hypertendus, artérioscléreux et cardiaques décompensés. Chez les utérines, ce sont les manifestations fébriles faisant craindre la possibilité d'une poussée pelvienne ou salpingienne aiguë, ou les tendances hémorragiques trop prononcées.

**Indications spéciales à chaque station.** — *La Motte* possède, d'une manière plus marquée peut-être que les stations jurassiques, « la note tonique sans excitation, que l'on pourrait dénommer tonique sédative » (Landouzy). Il faut sans doute en chercher la raison dans sa thermalité native, plus certainement encore dans sa minéralisation moyenne et les qualités de son climat. On y enverra surtout les utérines et les fibromateuses, pour lesquelles on craindrait la moindre excitation. L'on est en droit d'espérer un bon résultat sans ces réactions locales que des eaux plus concentrées ne permettraient peut-être pas d'éviter.

Les eaux chlorurées thermales de La Motte conviennent aussi à certains *arthropathiques chroniques* avec engorgements et atrophies musculaires. Landouzy a rappelé que Lesdiguières voulait y amener, pour les guérir de leurs blessures, ses officiers et ses soldats.

**Salins-du-Jura** forme la moyenne entre La Motte et les eaux si riches de La Mouillière et de Lons-le-Saunier. La minéralisation y est modérée (22 grammes de sel) ; mais l'addition d'eaux mères permet d'augmenter la chloruration du bain, tout en utilisant l'action sédative des bromures.

Salins possède une clientèle féminine, et Durand-Fardel notait déjà la diminution, sous l'influence de cette cure, des hémorragies chez les fibromateuses. Mais on y envoie surtout des enfants lymphatiques, qui peuvent s'ébattre dans la piscine de natation. Ils y refont leur fonds de santé par des cures prolongées. On note habituellement chez eux une augmentation de $0^{kg},5$ à 2 kilos et, du côté de la taille, une différence de $0^{cm},5$ en moyenne.

Enfin certains obèses et diabétiques débilités profitent d'une manière élective de la cure de Salins.

**La Mouillière** et **Lons-le-Saunier** ont une action peut-être plus énergique et qui se rapproche davantage de celle de Salies-de-Béarn. Encore ici « c'est l'organisme en voie de croissance qui est surtout justiciable de La Mouillière : les enfants en état de déchéance, prédisposés à la scrofule ou déjà scrofuleux, les enfants frappés de rachitisme trouvent à La Mouillière une cure spéciale et un nouvel élan qui remonte et transforme leur tempérament affaibli » (Landouzy).

Dans ces deux stations, non seulement les enfants, mais encore même certains adultes affectés de tumeurs blanches et de fistules inguérissables obtiennent souvent des résultats inespérés.

Il n'est pas enfin jusqu'à certains tuberculeux pulmonaires qui ne puissent profiter de cette balnéation. Le D$^r$ Baudin a publié les observations de dix-huit tuberculeux très améliorés à La Mouillière quant au poids et aux phénomènes stéthoscopiques. Chez trois d'entre eux même, les bacilles, antérieurement constatés, avaient disparu des crachats. Il va de soi que ce traitement sera toujours réservé aux malades dont les lésions auront revêtu la forme torpide et qui seront apyrétiques.

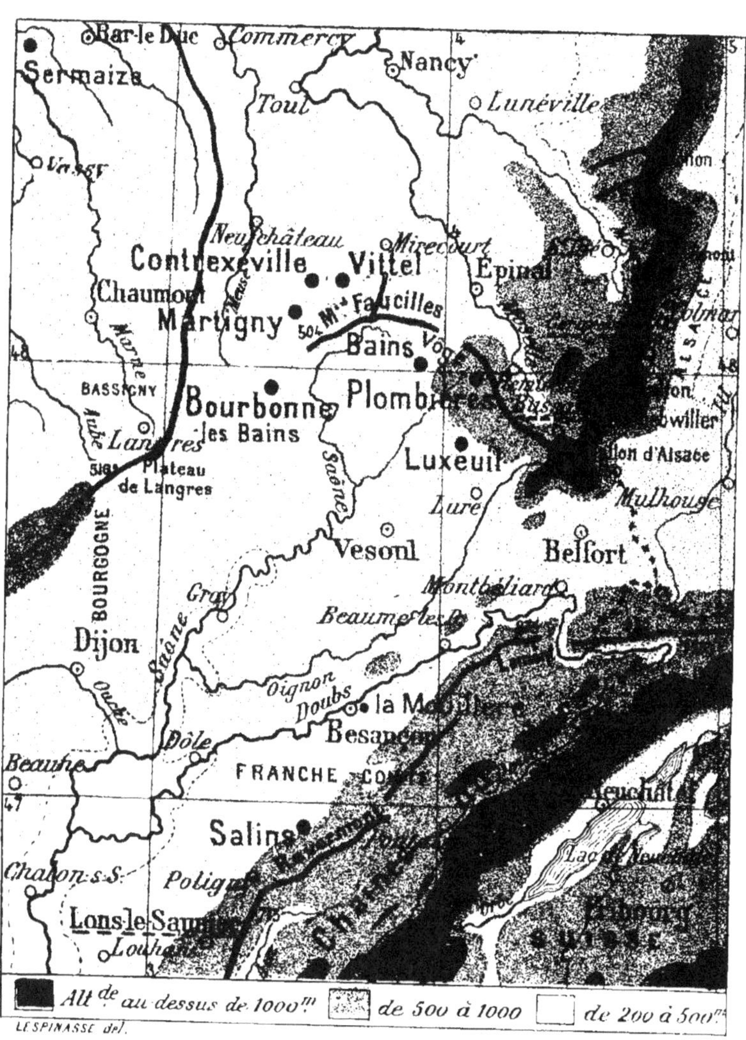


CARTE III. — Stations thermales et stations d'altitude de l'Est.

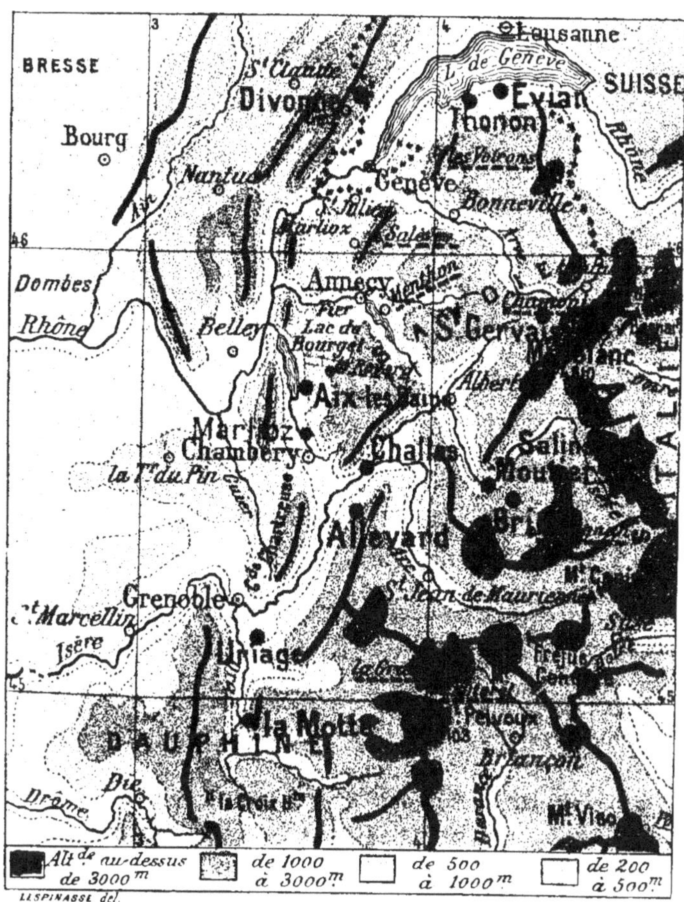


CARTE IV. — Stations thermales et stations d'altitude du Sud-Est.

# CHAPITRE IV

# STATIONS DU SUD-EST

## Allevard.

Eaux sulfurées calciques froides, très riches en $H^2S$. — Cure de boisson et
surtout de pratiques externes (inhalations, pulvérisations, gargarismes). —
Indiquées chez les malades affectés dans leurs voies respiratoires, plutôt
catarrheux que spasmodiques ou congestifs.

La station d'Allevard est située dans le département de l'Isère, à
40 kilomètres de Grenoble. Elle est reliée par un tramway à vapeur
à un embranchement du P.-L.-M. Son altitude est de 405 mètres; son
climat est tempéré, en raison de l'exposition de la station vers le sud
et de l'abri que lui donnent contre les vents du nord des cimes de près
de 3 000 mètres. La saison de choix, pour les bronchitiques souvent
fragiles que l'on adresse à Allevard, s'étend du 15 juin à la fin d'août.

La source d'Allevard, captée en 1840, donne un débit quotidien de
130 mètres cubes. Ce sont des eaux froides (16°,9), gazeuses au point
d'en apparaître opalines à la sortie du griffon, pour redevenir
limpides lorsque les bulles d'acide carbonique se sont entièrement
dégagées. En même temps leur réaction d'acide devient alcaline.
Son odeur d'œufs pourris est très prononcée, la teneur en soufre
étant exceptionnellement élevée, au point qu'on a pu dire qu'elle
battait le record des eaux sulfureuses de France et même du monde
entier (Landouzy). Le soufre y est presque entièrement à l'état
d'acide sulfhydrique ($0^{gr}$,037 ou $24^{cc}$,7), mélangé à 27 centimètres
cubes d'acide carbonique et à une faible proportion d'azote (4 centimètres cubes).

La minéralisation totale est faible ($2^{gr}$,24); elle est caractérisée
par la présence de sulfates ($1^{gr}$,20 au total) et de carbonates. Les
sels de soude sont les plus abondants ($0^{gr}$,50 de chlorure); puis
viennent les sels de calcium, qui ont fait classer Allevard parmi les
stations sulfurées calciques. Il existe enfin des traces d'iode et
d'arsenic.

*Analyse de la source d'Allevard.*

| | |
|---|---|
| Acide sulfhydrique libre | 24cc,7 |
| — carbonique | 97cc,0 |
| Azote | 4cc,0 |
| Carbonate de chaux | 0gr,305 |
| — de magnésie | 0gr,010 |
| Sulfate de chaux | 0gr,298 |
| — de magnésie | 0gr,523 |
| — de soude | 0gr,535 |
| Chlorure de sodium | 0gr,503 |
| — de magnésium | 0gr,061 |
| Acide silicique | 0gr,005 |
| Minéralisation totale | 2gr,240 |

**Modes d'administration.** — L'eau d'Allevard peut être bue soit à la source même, soit dans l'établissement après un parcours de 300 mètres en conduites. Elle est moins gazeuse et, par suite, moins active à cette dernière buvette, ce qui permet de graduer l'action de la cure interne. La plupart des malades l'absorbent à sa température native ; certains la font tiédir ou en corrigent le goût par l'addition de lait ou de sirop. On ordonne généralement un demi-verre à trois verres par vingt-quatre heures. Bien tolérée par l'estomac, elle provoque aisément de la constipation. On note une augmentation de l'appétit et une diminution de l'acidité gastrique. Lorsqu'elle est prise en excès, elle peut déterminer de l'embarras gastrique avec diarrhée et agitation nocturne (1).

La cure externe est peut-être plus importante. Elle se donne dans les services bien aménagés de l'établissement thermal. Celui-ci date de la fondation de la station (1842), mais il a été très agrandi en 1894. Il comprend une vaste galerie vitrée, reliant un grand hall central aux différents services. Citons les bains d'eau minérale pure ou coupée d'eau douce, donnés à la température de 36°; les bains aromatiques, les bains de vapeur, le service d'hydrothérapie générale, les services enfin les plus importants d'Allevard, à savoir ceux spécialisés pour le traitement des affections respiratoires.

Les *gargarismes* se donnent soit à la source, soit dans l'établissement, tiédis ; ils doivent être pris avec modération, si l'on ne veut pas qu'ils provoquent un certain degré d'irritation pharyngée (sécheresse, cuisson, sensation de corps étrangers). On y associe

(1) On a constaté depuis longtemps que l'eau d'Allevard se conserve très bien en bouteilles et qu'elle n'y perd même qu'une proportion relativement faible de son hydrogène sulfuré. Aussi l'eau d'Allevard, comme d'ailleurs celle de Challes et de la plupart des sources sulfureuses froides, se prête-t-elle admirablement à la cure à domicile.

souvent des *reniflements*, lavages des fosses nasales et du cavum, qui se font sans aucune pression, et des *douches pharyngées*.

Les **inhalations** d'Allevard ont été installées en 1852, sur les conseils de Niepce, et furent la première application de cette méthode actuellement si répandue.

Il existe à Allevard deux sortes de salles d'inhalations : les *salles d'inhalations froides*, au nombre de 7, d'une contenance de 200 mètres cubes, toutes semblablement installées. Au milieu de chacune d'elles, se trouve une grande vasque surmontée de plu-

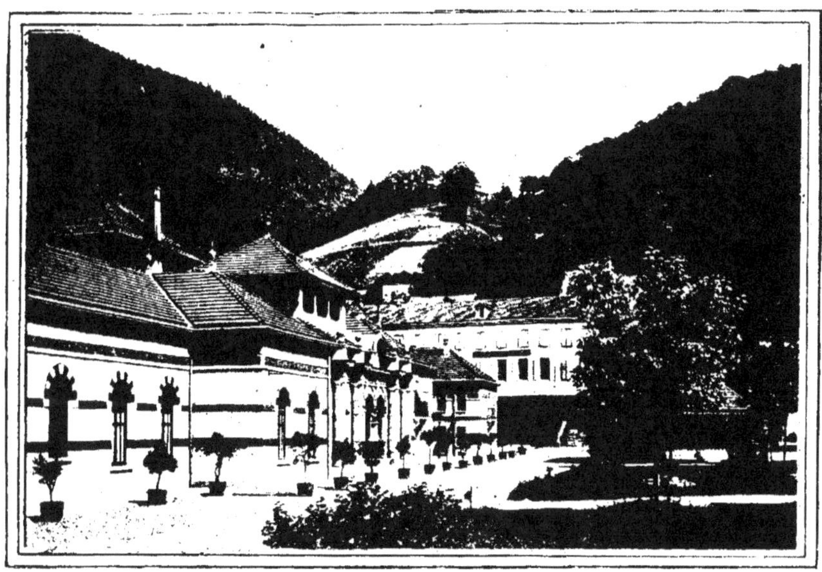

Fig. 111. — Établissement thermal d'Allevard.

sieurs autres vasques superposées et qui se rétrécissent de diamètre à mesure qu'elles s'élèvent. Du centre de la plus élevée s'élance un jet qui va se briser sur un chapiteau suspendu au plafond et qui retombe très divisé dans un bassin supérieur, dont le trop-plein se partage en se déversant dans la série des vasques superposées, pour être finalement entraîné au dehors.

Au moment où l'eau va quitter la salle, elle a laissé se dégager 95 p. 100 de gaz ($CO_2$, Az, $H_2S$). De ce dernier, en particulier, elle ne contient plus que 1 centimètre cube au lieu de 24. Aussi l'atmosphère de la salle est-elle bientôt saturée de ces gaz, la présence de $CO_2$ et de l'azote empêchant l'excitation trop vive que provoquerait à lui seul l'hydrogène sulfuré. Ajoutons que l'air en est entièrement renouvelé toutes les demi-heures.

Les malades séjournent trois à dix minutes au plus dans ce milieu à forte odeur sulfureuse, mais relativement sec, ce qui permet de garder les habits ordinaires. Ils passent ensuite dans l'antichambre pour une dizaine de minutes et peuvent faire ainsi progressivement jusqu'à quatre ou huit séances quotidiennes, toujours

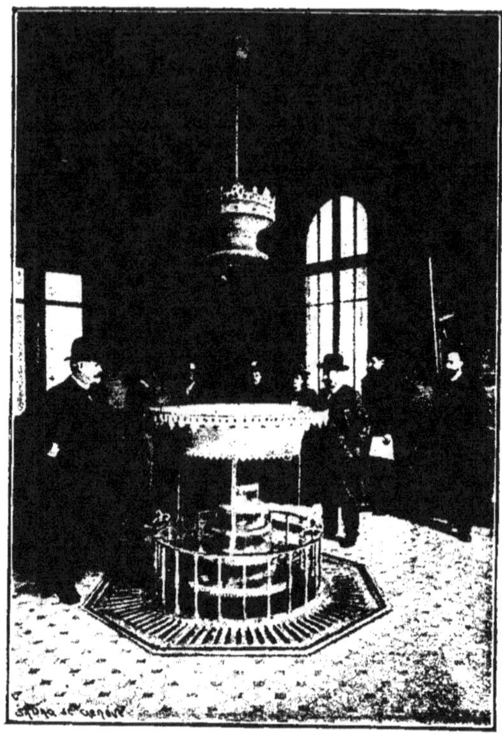

Fig. 112. — Une salle d'inhalation froide à Allevard.

suivant les repas, à deux ou trois heures de distance. Le soufre et l'iode contenus dans l'air inspiré se déposent entièrement à la surface des bronches, car l'air expiré que l'on fait barboter dans un tube laveur ne contient plus traces de ces deux substances, au moins lors des premières séances. La toux, d'abord surexcitée à l'entrée, se calme au bout de quelques minutes ; la respiration devient plus lente et plus profonde ; le pouls se ralentit. Si la séance se prolonge plus de huit à dix minutes, la toux reparaît, avec sécheresse de la gorge, un peu de pesanteur de tête, du serrement des tempes : enfin le pouls s'accélère à nouveau, et il peut même apparaître des vertiges.

Au bout de quelques jours, une odeur de soufre commence à se dégager de la peau du malade et de ses expectorations. En même temps, on constate l'augmentation des sulfates urinaires, preuve certaine de la pénétration de $H^2S$ par osmose jusque dans le milieu sanguin. Du côté des poumons, on note une diminution de l'expectoration, qui est plus claire et plus aérée, et aussi de la dyspnée. Mais il ne faut pas abuser de cette médication énergique, car la saturation peut apparaître sous forme de gastralgie, de diarrhée ou au contraire de constipation tenace, d'inappétence et d'insomnie.

Les *inhalations tièdes* sont plus sédatives et habituellement mieux supportées. Quatre salles en amphithéâtre sont remplies d'un mélange de gaz (obtenu par ce même procédé de cascades) et de vapeurs s'exhalant de l'eau minérale surchauffée à travers un plancher à claire-voie. La température y est constamment de 27° à 28°, l'odeur beaucoup moins forte, l'atmosphère plus douce à respirer. Aussi les malades y séjournent-ils trente à cinquante minutes, en partie déshabillés et couverts de grands peignoirs. Ils n'y éprouvent ni serrement de tête, ni céphalalgie, et la toux se calme incomparablement plus vite que dans les inhalations froides.

Les inhalations tièdes sont les seules administrées aux malades qui présentent des symptômes spasmodiques (toux sèche ou coqueluchoïde, avec cuisson de la gorge et de la trachée, crises asthmatiques) ou congestives (tendance hémoptoïque), et qui présentent de la fièvre le soir. On les ordonne en général pendant quelques jours à la plupart des malades, avant de les faire passer aux inhalations froides.

Les *pulvérisations tièdes* sont données au moyen d'un jet de vapeur qui entraîne des gouttelettes d'eau minérale : elles durent une dizaine de minutes. Leur action apaisante calme la cuisson de la gorge, mais elles sont moins sédatives que les inhalations tièdes. Moins stimulantes d'autre part que les inhalations froides, elles s'adressent surtout aux malades qui ne tolèrent pas le séjour dans les salles où se donnent ces dernières.

Au sortir des salles d'inhalations ou de pulvérisations, les malades doivent prendre de grandes précautions pour ne pas se refroidir. Aussi existe-t-il des salles de transition, qui servent aussi de vestiaires. L'action congestive que les inhalations pourraient exercer du côté de l'encéphale est combattue par des *bains de pieds* très chauds à 43-45°, de cinq minutes, qui, en dérivant le sang du côté des membres inférieurs, décongestionnent la partie supérieure du corps et la muqueuse bronchique. Ils sont particulièrement indiqués chez les malades qui présentent une toux tenace. On donne aussi des *douches de pieds* à la même température : leur action paraît encore plus active.

**Conditions hygiéniques.** — On peut dire qu'elles sont fort bonnes à Allevard, toutes précautions étant prises pour éviter les risques de contagion qui pourraient provenir des nombreux tuberculeux qui fréquentent la station. Partout, dans l'établissement, se rencontrent des crachoirs à circulation d'eau. Le service de désinfection dispose d'étuves à vapeur fixes et d'un autoclave portatif. Ajoutons qu'il existe dans certains hôtels une installation de chauffage central très utile pour les débuts et fins de saison et en cas de série de mauvais temps.

**Indications thérapeutiques.** — La spécialisation d'Allevard est due à son action *sédative* et *décongestionnante*. Aussi la clientèle de la station est-elle formée pour une part importante de sujets nerveux et surtout d'arthritiques. « Mais il faut surtout connaître la spécialisation fonctionnelle de la station, qui est des plus nettement dirigée contre les *manifestations respiratoires*, que celles-ci soient catarrhales, sécrétantes ou au contraire congestives, restées sans diapédèse appréciable. Les unes et les autres de ces manifestations seront traitées par les inhalations froides ou les inhalations tièdes » (Landouzy).

« Allevard, a dit Carron de la Carrière, est une des rares stations où l'on peut envoyer avec succès les malades catarrheux, à expectoration muco-purulente abondante, et aussi les irritables qui ont, le soir, un léger mouvement fébrile, ainsi que les affections pulmonaires à forme éréthique, à tendance congestive, avec toux quinteuse, phénomènes spasmodiques. Allevard possède des propriétés qui lui sont bien spéciales, modificatrices et calmantes tout à la fois pour toutes les affections des voies respiratoires. »

I. *Indications principales.* — Il faut donc envoyer à Allevard les **malades affectés de lésions inflammatoires et catarrhales des voies respiratoires**, quel que soit le siège des lésions constituées, mais surtout au premier degré de ces lésions et sans attendre qu'elles soient devenues trop profondes.

Ainsi en est-il des arthritiques atteints d'*amygdalites* chroniques et de *rhino-pharyngites* à poussées congestives répétées, spécialement quand il existe une sécrétion muco-purulente abondante avec hypertrophie de la muqueuse. Chez les sujets très excitables et congestifs, Allevard donnera souvent de bons résultats, sans qu'on puisse cependant les comparer à ceux du Mont-Dore. Il faut se rappeler par contre que, dans les formes catarrhales, Allevard est beaucoup plus indiqué que cette dernière station.

On retrouvera la même distinction chez les sujets atteints de *laryngite*. Allevard est surtout indiqué chez les catarrheux, qui se trouveront bien en général des inhalations froides, stimulantes. Chez les malades plus congestifs et plus spasmodiques, il faudra user des inhalations tièdes et, en cas d'échec, recourir au Mont-Dore.

Chez les *bronchitiques* à répétition, les résultats sont ordinairement très bons lorsqu'il y a expectoration abondante, ou même en cas de tendances éréthiques, à la condition que ces dernières soient peu accusées. Lorsque l'état bronchitique est consécutif à une inflammation aiguë, ayant persisté sans tendance à la guérison, une cure d'Allevard, en modifiant le terrain, permettra presque toujours le retour à l'état antérieur. On peut en dire autant des *convalescents de pneumonie*, qui ont gardé du catarrhe et qui marcheraient même, si l'on n'y prenait garde, vers la sclérose pulmonaire secondaire. La seule contre-indication de la cure, chez ces malades (et encore n'est-elle pas absolue) est la tendance aux hémoptysies, qui accompagnent si fréquemment la transformation scléreuse des alvéoles.

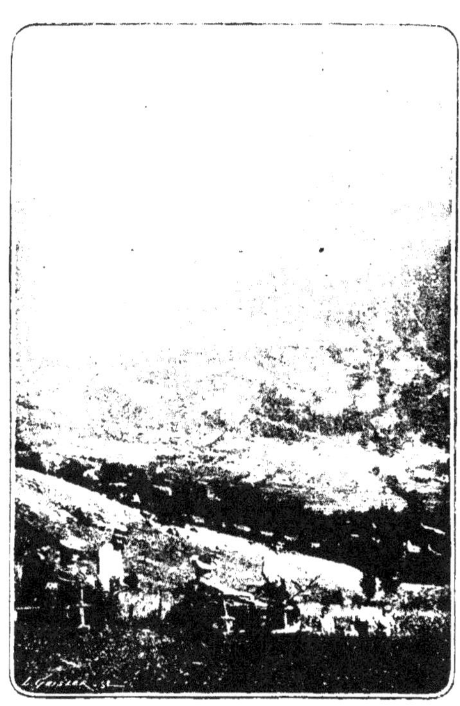

Fg. 113 — Vue générale d'Allevard.

Les *emphysémateux avec catarrhe* se trouvent très bien des inhalations tièdes, même lorsque l'emphysème n'est chez eux que la conséquence tardive d'une lésion tuberculeuse ancienne. Avec une diminution du catarrhe, on note aussi beaucoup moins d'essoufflement. D'une façon générale, chez ces malades, une expectoration muco-purulente assez abondante indiquera de préférence Allevard. Les résultats sont-ils au contraire insuffisants, ou se manifeste-t-il, par moments, des tendances éréthiques? On essayera le traitement du Mont-Dore, qui pourra donner alors de meilleurs résultats.

Hâtons-nous d'ajouter qu'il est parfois des sujets spasmodiques et congestifs chez lesquels le Mont-Dore paraissait indiqué, et qui, après échec de la cure arsenicale, se trouvent fort bien de l'eau sulfureuse d'Allevard. C'est dire que les règles ci-dessus données, tout en étant exactes dans la grande majorité des cas, souffrent des exceptions et que le médecin doit savoir se montrer éclectique.

La cure d'Allevard sera également très utile aux malades qui auront vidé une poche purulente pleurale par vomique et auront conservé des expectorations purulentes plusieurs fois répétées dans la journée : ils verront cette sécrétion se tarir par cicatrisation de la poche et de la fistule bronchique.

**Tuberculeux.** — Allevard agit ici non sur la lésion causale, mais sur les conséquences ou les séquelles de cette dernière. « La cure modifie les lésions péri et paratuberculeuses, a dit Landouzy, et nous n'hésitons pas, pour notre part, à envoyer à Allevard beaucoup d'individus qui ont eu maille à partir avec la germination tuberculeuse, alors que la tuberculose semble rentrée dans le silence. Il suffit en effet que la tuberculose laisse des lésions pour que les bronches restent en travail de sécrétion. On comprend ainsi qu'Allevard soit une arme de première force que nous puissions opposer aux catarrhes et aux poussées congestives secondaires à une épine tuberculeuse. »

Les meilleurs succès se voient chez les sujets lymphatiques, surtout quand il n'existe qu'une petite lésion bacillaire ayant provoqué le développement de l'emphysème et de la bronchite, ou encore lorsqu'on constate des manifestations asthmatiques. Ces dernières sont soulagées de la manière la plus nette par les inhalations tièdes que l'on a vu souvent faire avorter les accès dès l'entrée du malade dans la salle.

On enverra aussi à Allevard les convalescents de pleurésie, pour arrêter dans l'œuf le développement des lésions des sommets.

On y enverra même les tuberculeux pulmonaires en évolution franche, à condition qu'ils soient apyrétiques ou que les accès fébriles soient rares, qu'il n'y ait pas d'hémoptysies fréquentes, enfin que l'état général soit bon.

On note, après une courte période d'accentuation de la toux, sa diminution nette et progressive, la disparition de la fièvre, une respiration meilleure avec réduction de la zone de matité. Il est habituel de constater une augmentation sensible du poids au départ du malade.

Les vieillards qui font de la tuberculose fibreuse sont tout à fait justiciables d'Allevard.

II. *Indications accessoires.* — Les *scrofuleux à manifestations muqueuses ou ganglionnaires* ont été de tout temps traités à Allevard. C'est ainsi que Jules Simon et Carron de la Carrière ont recommandé d'y envoyer les enfants porteurs d'adénopathie trachéobronchique, surtout lorsqu'elle est récente, consécutive à la rougeole ou à la coqueluche, et lorsqu'il y a doute sur la nature de la lésion, à plus forte raison lorsqu'on rencontre des lésions pulmonaires déjà nettes.

Aux inhalations, il faut, en pareil cas, associer l'action des bains.

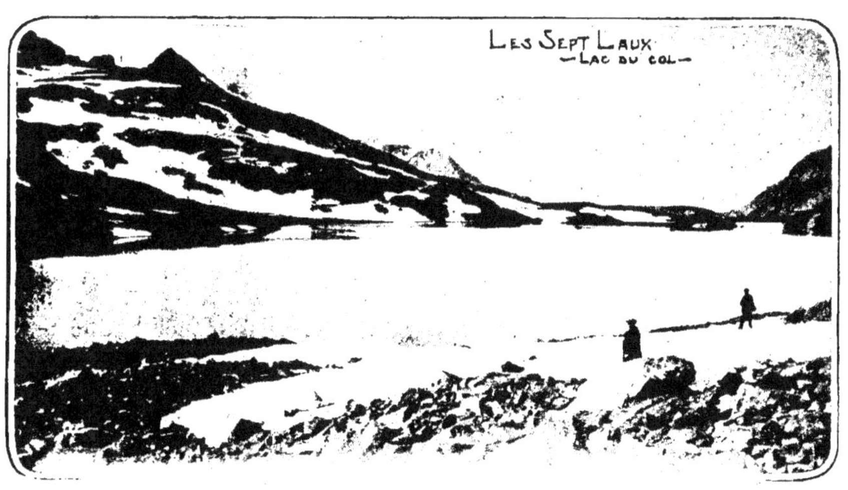


Fig. 114. — Environs d'Allevard : les Sept Laux.

Certains *rhumatisants*, certains *dermopathes* (eczémateux, enfants impétigineux) sont également justiciables d'Allevard, surtout lorsque ces manifestations alternent avec des troubles bronchitiques. Les lésions cutanées s'effacent après une légère poussée, et quelquefois guérissent entièrement.

**Contre-indications.** — Elles sont peu nombreuses : en dehors des artérioscléreux (hyper ou hypotendus) et des cardiaques décompensés, la cure n'est contre-indiquée que chez les bronchitiques en poussée aiguë, et d'ailleurs seulement d'une façon transitoire, jusqu'au retour à l'état chronique habituel.

Chez les tuberculeux, il faut considérer comme autant de contre-

indications un état fébrile continu, la présence de vomissements ou
de diarrhée, d'hémoptysies fréquemment répétées, ou la limitation
trop grande du champ respiratoire. Les lésions laryngées ne contre-
indiquent la cure qu'autant qu'elles sont arrivées à la période
ulcéreuse.

## Challes.

Eaux sulfurées sodiques froides, avec présence d'iode et de brome. — Cure
surtout interne. — Indiquées chez les lymphatiques et les scrofuleux à
localisations rhino-pharyngées et cutanées ; chez les syphilitiques héréditaires ou acquis.

Challes est située en Savoie, à 5 kilomètres de Chambéry, reliée
à cette ville par un tramway à vapeur. C'est une station familiale,
composée uniquement de l'établissement, des hôtels et de quelques
chalets à l'altitude de 280 mètres, dans une vallée bien abritée des
vents du nord et du nord-est et protégée des chaleurs du sud par
des glaciers. Aussi le climat est-il tempéré, exempt de variations
brusques, et la saison s'étend-elle, comme à Allevard, des premiers
jours de juin au milieu de septembre.

La source est froide (10°,5), limpide, alcaline, d'odeur faiblement soufrée (ce qui tient à la faible proportion d'$H^2S$ qu'elle renferme) ; sa saveur est amère et sulfureuse. Plus faiblement minéralisée qu'Allevard (0$^{gr}$,85), elle partage sa stabilité, ce qui lui permet
d'être exportée sans altération notable.

La teneur en soufre est très importante (0$^{gr}$,513 de monosulfure
de sodium) ; il est associé à des bicarbonates divers et à une faible
proportion de chlorure de sodium. C'est, d'autre part, la plus riche
des eaux sulfureuses en iodures (0$^{gr}$,012) et en bromures (0$^{gr}$,004).

*Analyse de a source de Challes.*

| | |
|---|---|
| Monosulfure de sodium | 0$^{gr}$,513 |
| Sulfure de fer | 0$^{gr}$,001 |
| Chlorure de sodium | 0$^{gr}$,155 |
| — de magnésium | 0$^{gr}$,010 |
| Iodure de sodium | 0$^{gr}$,012 |
| Bromure de sodium | 0$^{gr}$,010 |
| Carbonates divers | 0$^{gr}$,200 |
| Silicates | 0$^{gr}$,09 |
| Minéralisation totale | 0$^{gr}$,991 |

**Modes d'administration.** — La **cure de boisson** est de
première importance : l'eau absorbée, soit à sa température native,
soit tiédie à 30°, se boit aisément et est surtout très aisément

digérée (ce qui semble dû à la présence du bicarbonate de soude). Elle ne provoque jamais ni troubles intestinaux, ni poussées fébriles. Aussi les doses sont-elles assez fortes et peuvent-elles atteindre 500 et même 1 000 grammes par jour.

La **cure externe** comprend surtout des *pulvérisations*. L'installation de ces dernières a été très soignée : elles peuvent être données froides, par brisement d'un jet direct, ou tièdes, par entraînement au moyen d'un jet de vapeur (ces dernières plus souvent ordonnées). Il existe aussi des salles d'*irrigations nasales* et de *gargarismes*.

Ajoutons-y deux salles d'*inhalation* qui alternent d'une heure à l'autre. Leur installation rappelle celle d'Allevard, l'eau minérale se brisant en cascades successives et laissant dégager une certaine quantité de $H^2S$, par dislocation des monosulfures. Citons enfin les salles d'hydrothérapie (douches de pied et bains de pied) et les salles de *bains sulfureux*, où l'on emploie l'eau de la source étendue d'eau douce, pour tempérer la sulfuration.

**Indications thérapeutiques**. — Challes s'adresse aux tempéraments *lymphatiques* et même *scrofuleux*; c'est dire que la clientèle y est en grande partie enfantine. La cure, utile d'une manière générale chez ces enfants, l'est particulièrement lorsqu'ils ont été affaiblis par une maladie infectieuse, telle que la coqueluche ou la rougeole, d'autant plus que ces dernières laissent souvent après elles des séquelles du côté des fosses nasales, du cavum et des ganglions voisins.

Fonctionnellement, la cure est surtout active contre les *localisations muqueuses* et *ganglionnaires*. Les végétations adénoïdes, les hypertrophies amygdaliennes, l'écoulement muco-purulent chronique du naso-pharynx, les poussées antérieures d'otite constituent autant de raisons suffisantes pour que l'on puisse et doive poser l'indication précise d'une cure sulfureuse. Et Challes sera indiquée de préférence chaque fois que ces différentes manifestations auront une tendance plus ou moins marquée au catarrhe.

Bien souvent d'ailleurs, la cure de Challes ne devra intervenir qu'après ablation chirurgicale des végétations, et la cure thermale agira alors surtout à titre prophylactique pour éviter les nouvelles infections et, par suite, les nouvelles hypertrophies adénoïdiennes. Rappelons que les irrigations locales sont fort bien tolérées à Challes, peut-être à cause de la présence du bicarbonate de soude dans ces eaux.

Il y a lieu de faire une mention spéciale pour les *ozénateux*, que la cure de Challes améliore toujours et parfois même guérit complètement. Ce sont là des résultats assez rarement atteints dans cette maladie relativement fréquente.

La cure agit aussi contre les engorgements ganglionnaires cervicaux et même trachéo-bronchiques, à la fois par une action antiseptique et modificatrice des lésions muqueuses qui furent la porte d'entrée de l'inflammation ganglionnaire, et aussi par l'action tonique qui s'exerce sur l'organisme du fait des eaux et du climat.

Les chanteurs atteints d'enrouement avec expectoration quelque peu abondante devront être envoyés à Challes, tandis que les formes congestives seront plus généralement dirigées vers les eaux arsenicales.

La même distinction est à faire quand il s'agit des *bronchitiques* et même des *tuberculeux pulmonaires*. Parmi ces derniers, profiteront de Challes les mêmes à peu près que nous avons déjà vus profiter d'Allevard, c'est-à-dire les tuberculeux torpides, non hémoptoïques, avec emphysème, bronchite et catarrhe chronique. La cure de Challes, comme celle d'Allevard, est utile non pas tant contre le bacille que contre les manifestations péri et parabacillaires.

Parmi les lymphatiques et les scrofuleux qui forment la clientèle de la station, il est beaucoup d'*hérédo-syphilitiques*. C'est sur ce terrain qu'évoluent nombre d'affections rhino-pharyngées (rhinite atrophique avez ozène, obstruction nasale chronique, etc.), et Challes passe pour la station de choix contre les manifestations nasales tardives de la syphilis héréditaire.

Chez les syphilitiques acquis, la cure sera également des plus utile, en augmentant la tolérance mercurielle chez les individus qui ne supportent pas habituellement de fortes doses ; on peut ainsi venir à bout plus facilement de certaines localisations tenaces, comme sont celles de la langue ou de la paume des mains. L'ingestion de l'eau sulfureuse accélère, en effet, l'élimination du mercure et évite ainsi chez beaucoup de malades les accidents d'intoxication qui se produisaient chaque fois que l'on voulait forcer les doses ordinaires.

Nous reviendrons avec plus de détails sur cette question dans l'étude que nous ferons des eaux d'Uriage, car c'est surtout dans cette dernière station que l'on pratique sur une grande échelle le traitement des syphilitiques par la cure sulfureuse associée à l'administration des hautes doses mercurielles. Mais il importe de se souvenir que le même traitement peut être utilement poursuivi à Challes, vu la forte teneur en soufre de cette eau, presque toujours parfaitement tolérée par les estomacs même les plus délicats.

Challes est également active contre les *localisations cutanées des lymphatiques*; c'est dans cette station que l'on vient à bout le plus aisément des manifestations récidivantes de l'impétigo, si fréquent chez les enfants de cette souche et si difficile à guérir définitivement. Il en est de même des scrofulides cutanées. Les gommes ulcérées s'y cicatrisent assez souvent. On peut même traiter avec avantage les porteurs de lupus érythémateux et voir se résorber plus ou moins, sous cette influence, les masses indurées.

Les *séborrhéiques* y viennent aussi en nombre, et l'on voit disparaître sous les pulvérisations l'acné rosacée ou ponctuée, la couperose, l'eczéma séborrhéique sec ou suintant, la séborrhée pityriasique.

**Contre-indications.** — De même que d'Allevard, on devra éloigner de Challes les artérioscléreux hyper ou hypotendus, les cardiaques décompensés, les grands nerveux à manifestations congestives.

Parmi les tuberculeux, nous rencontrons encore ici les mêmes contre-indications (fièvre fréquente, état digestif défectueux, hémoptysies), et surtout les lésions ulcéreuses du larynx : il se fait assez souvent des manifestations congestives de ce côté sous l'influence de la cure de Challes, et l'on a pu signaler même des crises d'œdème de la glotte.

## Aix-les-Bains. — Marlioz. — Mont-Revard.

Eaux sulfurées calciques, hyperthermales. — Cure externe caractérisée par la douche-massage et les étuves générales ou locales. — On y associe la cure de diurèse avec la source des Deux-Reines. — Indiquées chez les arthropathiques à tendance chronique ou déformante, les goutteux chroniques et certains arthritiques.
Les eaux sulfureuses froides de Marlioz sont surtout appliquées aux lymphatiques affectés dans leurs voies respiratoires.
Les stations d'altitude des Corbières (700 mètres) et du Mont-Revard (1 600 mètres) sont d'excellents séjours de post-cure et de cure hivernale.

Aix-les-Bains renferme, juxtaposées dans un espace restreint, toute une série de conditions climatiques et thermales qui en font un groupement unique parmi les stations françaises.

Aix possède des eaux sulfureuses chaudes d'une abondance exceptionnelle qui a permis l'institution de la douche-massage telle qu'elle est pratiquée à l'établissement thermal. Non loin de là jaillissent, à Marlioz, d'autres eaux sulfureuses, froides, utilisables pour le traitement des affections respiratoires. Alors que le voisinage du lac du Bourget donne à la station un climat plutôt sédatif, les hauteurs du Mont-Revard, à l'altitude de plus de 1 600 mètres, par leur air tonique et excitant, constituent, à une heure de la station, le meilleur lieu de post-cure.

La petite ville d'Aix (8 300 habitants) est située dans le département de Savoie, sur la grande ligne Paris-Turin, au bord du charmant lac du Bourget, à l'altitude de 240 mètres. Des hauteurs de 1 600 mètres dominent la station de toutes parts, et dans la direction du midi se dressent les massifs de la Grande-Chartreuse et des Alpes Mauriennes, qui atteignent jusqu'à 3 000 mètres. Le climat des bords du lac est très doux : la vigne, le figuier et l'olivier y poussent en pleine terre. Aussi la saison est-elle très longue : les premiers malades arrivent, retour de la Côte d'Azur, dès la fin d'avril, et l'on peut s'y traiter avec fruit jusqu'aux premiers jours de novembre. L'établissement est d'ailleurs ouvert toute l'année.

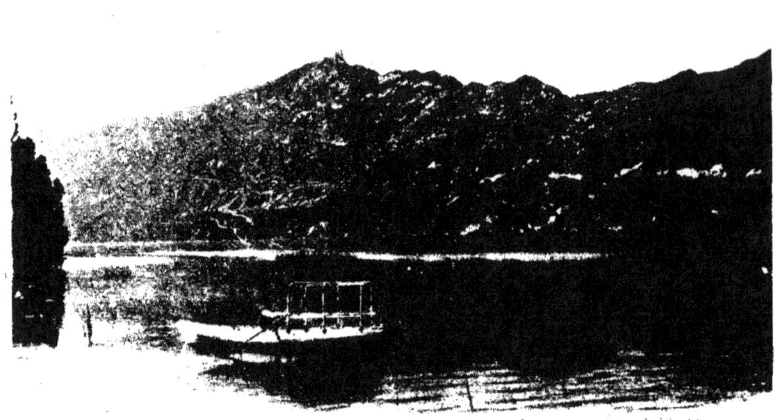

Fig. 115. — Le lac du Bourget et la dent du Chat

Le voisinage du lac et de ses magnifiques sites d'excursion, la présence de deux casinos très élégants font d'Aix-les-Bains un séjour de plaisir en même temps que de santé.

**Sources.** — Elles sont dites de Soufre et d'Alun (45 et 47) et ont à peu près la même composition chimique : ce sont des eaux limpides, fort gazeuses, très faiblement minéralisées ($0^{gr},49$ et $0^{gr},43$), d'odeur faiblement sulfureuse. Elles contiennent une certaine proportion d'hydrogène sulfuré et d'hyposulfite de soude, associés à des sulfates et à des carbonates calciques. On y voit flotter de légers flocons de *barégine*, matière organique qui rend l'eau onctueuse et éminemment propre au massage. Curie et Laborde ont constaté leur radio-activité (1,76 pour les gaz, 0,27 pour l'eau). Moureu a dosé les proportions relatives des gaz qui s'en émanent, soit 85,03 p. 100 d'azote, 9,4 d'oxygène, 4,38 de $CO^2$, 1,19 de gaz rares (dont 0,037 d'hélium).

|  | Source de Soufre. | Source d'Alun. |
|---|---|---|
| Hydrogène sulfuré libre........ | 0gr,0033 | 0gr,0037 |
| Soufre en hyposulfites........ | 0gr,0038 | 0gr,0036 |
| Acide carbonique............. | 47 cc. | 44 cc. |
| Azote...................... | 13 cc. | 12 cc. |
| Carbonate de chaux.......... | 0gr,189 | 0gr,162 |
| — de magnésie........ | 0.010 | 0.017 |
| — de fer............. | 0,001 | traces. |
| Silice..................... | 0.047 | 0.036 |
| Sulfate de chaux............ | 0.092 | 0.081 |
| — de magnésie......... | 0.073 | 0,049 |
| — de soude........... | 0,032 | 0.054 |
| — d'alumine.......... | 0,008 | traces. |
| Chlorure de sodium.......... | 0.038 | 0,027 |
| Phosphate de chaux.......... | 0.007 | traces. |
| Lithine.................... | traces. | traces. |
| Minéralisation totale........ | 0.492 | 0.443 |

**Modes d'administration.** — Ces eaux sont relativement peu utilisées en boisson. Certains malades boivent à la fontaine de l'Hôpital un à deux verres d'eau sulfureuse avant la douche, en particulier les syphilitiques, qui font simultanément une cure mercurielle. Mais leur utilisation est surtout externe.

L'établissement thermal, propriété de l'État, est bâti au pied des contreforts du Mont-Revard. Les services, très confortables et même luxueux, en sont alimentés par les deux sources de Soufre et d'Alun, la première jaillissant dans l'établissement même, la seconde amenée d'une distance de 80 mètres. Leur débit colossal (4000 mètres cubes par vingt-quatre heures) permet l'énorme consommation d'eau chaude qui y est faite au cours de l'été. Une source froide (11°) fournit 2000 mètres cubes d'eau douce pour l'hydrothérapie froide et pour le coupage de l'eau thermale.

Une centaine de masseurs et de masseuses sont attachés à l'établissement ; ce sont presque tous des gens du pays, spécialement entraînés dans la station même, sous la direction du corps médical, à la pratique de la douche-massage qui constitue le fond du traitement d'Aix.

La **douche-massage**, comme l'a appelée Forestier, ne date guère de plus d'un siècle, au moins sous sa forme actuelle. On pratiquait depuis longtemps à Aix, sous la douche chaude, abondante et prolongée, une friction des articulations malades et douloureuses. Un des médecins qui avaient accompagné Bonaparte en Égypte, le Dr Daquin, eut l'idée de substituer à la friction le massage, dont il avait appris la technique au Caire (1). Un écrit de 1826 nous montre déjà « deux doucheurs dirigeant l'eau, avec de longs tubes en forme de cornets, sur les diverses parties du corps des malades pendant qu'ils en frictionnent et qu'ils en massent les chairs ».

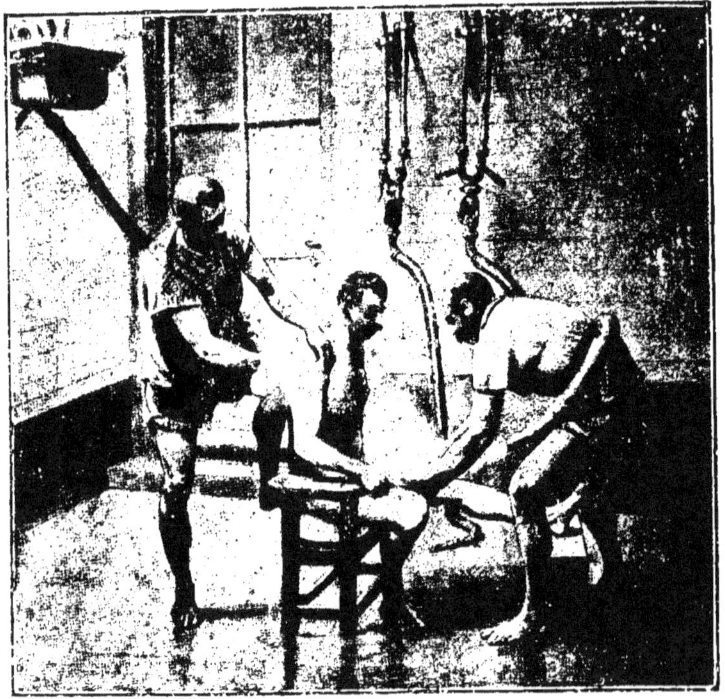

Fig. 116. — La douche-massage d'Aix.

Il faut distinguer la douche-massage générale et la douche-massage locale, le mode d'administration variant dans l'un et l'autre cas. La douche-massage générale se donne dans une trentaine de petites salles de 3 mètres de long sur 2m,80 de large, plus ou moins enfoncées au-dessous du seuil et précédées de vestiaires. Quelques-unes sont alimentées par l'eau thermale seule; mais habituellement on se sert d'eau thermale coupée d'eau froide en proportion nécessaire pour obtenir la température ordonnée.

(1) Les eaux thermales d'Aix-en-Savoie, Chambéry, 1808.

En général, la douche-massage est donnée à 35-41° limites
extrêmes, ceci au moins pour le jet destiné aux parties inférieures
du corps. Chaque masseur est armé de deux tuyaux souples, qu'il
maintient dans l'aine et sous le bras de manière à garder les mains
libres et à pouvoir simultanément masser et arroser une partie
déterminée du corps. Cela nécessite naturellement de la part du
masseur une certaine habitude de concordance des mouvements, qui
ne s'obtient qu'à la longue. Le tuyau destiné aux parties inférieures
du corps amène de l'eau à forte pression (12 mètres au rez-de-chaussée,
6 et 3 mètres aux étages supérieurs). L'autre tuyau, qui arrose la

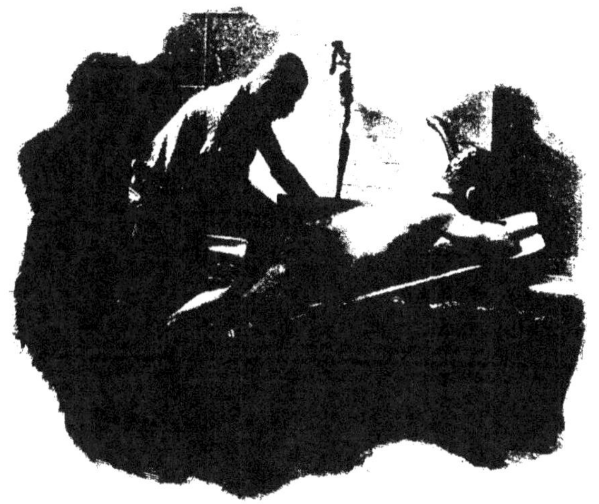

Fig. 117. — La douche-massage d'Aix, le malade étendu sur le plancher
pour le massage.

partie supérieure du thorax, ne fonctionne, à quelque étage que ce
soit, que sous une pression faible.

Les appareils de massage se composent d'un siège bas, de forme
allongée, avec un petit accoudoir où s'appuie le malade. Il y est
joint une planche, destinée à improviser une table en plan incliné
sur laquelle le baigneur s'étendra pour la seconde partie de l'opération : il suffit de faire reposer cette planche, en haut sur l'accoudoir,
en bas sur l'extrémité du siège.

Pendant la première partie de la séance, le malade reste assis;
les deux masseurs arrosent et massent sous l'eau les muscles des
membres des épaules, du cou et du dos. Le malade se couche à plat
ventre, et le massage se poursuit sur les muscles dorso-lombaires,

des hanches et de la face postérieure des cuisses. L'opération totale dure environ dix à quinze minutes, dont trois à quatre minutes pour la seconde partie. Ce massage est très différent du massage doux des Suédois, qui comprend surtout des manœuvres d'effleurage : il s'agit surtout ici d'un *pétrissage* énergique, le masseur saisissant et exprimant successivement sans les pincer toutes les masses musculaires du corps entre les doigts et le talon de la main. Pour les muscles plats que l'on ne peut prendre à pleine main, il exerce des pressions entre les extrémités du pouce et de l'index. Il importe que le relâchement musculaire soit aussi complet que possible et que ces pressions soient autant que possible dirigées dans le sens de la circulation. Au niveau des articulations, on remplace le pétrissage par un effleurage des tendons et des ligaments péri-articulaires, avec mobilisation progressive de la jointure.

Une douche chaude ou écossaise, de trente à soixante secondes, termine la séance. Elle diminue la sensation de lassitude qui persiste souvent après le massage. Après la séance, les malades sont habituellement ramenés en chaise à porteurs fermée de rideaux imperméables; puis, enveloppés chaudement, ils se couchent pour transpirer une heure.

La douche-massage locale, beaucoup plus simplement donnée, comporte essentiellement une douche à la pression de 9 mètres et un écran de bois percé d'orifices au travers desquels le malade passe le bras ou la jambe sans avoir besoin de se déshabiller entièrement.

Les unes et les autres de ces pratiques sont données sous la surveillance directe du médecin, qui assiste en général à la première séance et parfois aux suivantes.

Les modifications que la douche-massage imprime à l'organisme ont été fort bien étudiées : pendant la douche même, il y a accélération des battements de cœur avec augmentation de l'amplitude de ses mouvements. On a noté d'autre part, sans doute par suite de la vaso-dilatation périphérique, un certain degré d'abaissement de la pression artérielle (Forestier). D'après Marty, cet abaissement serait précédé d'une ascension brusque de 1 à 3 centimètres pendant les premières minutes. Il se produit aussi une légère augmentation de l'amplitude des inspirations.

Localement, il y a congestion de la peau des membres douchés et massés, mais aussi sans doute des régions profondes correspondantes, et il est à croire que cette congestion active s'accompagne, comme dans l'hyperémie passive de Bier, de modifications des échanges intratissulaires. Il y a de plus résorption, du fait de l'expression musculaire, des produits de déchet accumulés dans l'intimité des muscles par la fatigue et les causes pathologiques, et résolution progressive des nodosités et des épaississements fibreux.

Au bout de quelques jours de traitement, on note une augmentation de la densité urinaire, avec apparition presque régulière de dépôts uratiques. Des analyses en série ont permis de constater que l'élimination du résidu minéral était augmentée par rapport au résidu total, que les rapports azoturique et d'oxydation du soufre s'élevaient parallèlement, que seuls les phosphates était diminués (Forestier).

A la douche-massage s'ajoutent, faisant partie du traitement classique, les **étuves de vapeur** générales (Bouillons) ou locales (Ber-

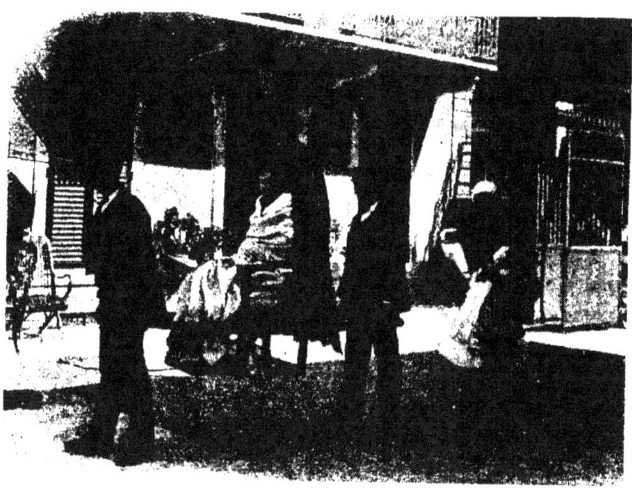

Fig. 118. — Après la douche-massage d'Aix, la malade est ramenée en chaise à porteurs.

thollet). Le *Bouillon* est une petite chambre remplie par la vapeur qui se dégage d'une pluie d'eau thermale à 45° : la température de la salle peut atteindre jusqu'à 40°. Le séjour dans ces salles précède ordinairement ou suit quelquefois l'application d'une douche-massage générale ; il dure trois à dix minutes et provoque une abondante sudation. Il existe à Aix douze salles semblables.

Les *appareils Berthollet* sont alimentés par la vapeur provenant de la chute du réservoir d'Alun et recueillie dans des caissons à la température de 43°. On trouve à Aix deux étuves en caisse où s'introduit le corps entier, soumis pendant quinze à vingt minutes à l'action de la vapeur, la tête seule restant à l'air libre.

Les étuves locales, plus employées, se branchent sur les caissons distributeurs, avec lesquels elles communiquent très largement.

L'établissement d'Aix comprend de plus des salles de **humage** ; la vapeur d'alun arrive jusqu'à la gorge du malade par des tuyaux flexibles, munis d'un embout spécial.

On utilise encore à Aix le **bain sulfureux**, souvent complété par la douche sous-marine, donnée au moyen de petites pommes d'arrosoir dirigées à travers la masse liquide vers les régions douloureuses. Il existe aussi six piscines, dont deux sont assez grandes pour qu'on y puisse nager. Certains malades, invalides par arthropathie des hanches ou des genoux, peuvent y essayer avec plus de facilité leurs premiers pas.

Les *douches intestinales et vaginales* sont utilisées seulement dans quelques cas spéciaux ; le réservoir mobile, de 4 litres, est entouré d'un bain-marie d'eau thermale qui maintient l'eau destinée à l'opération à une température constante.

Des *installations hydrothérapiques* complètes permettent les différentes variétés de douches. Enfin l'établissement comprend des salles de *pulvérisations* (par brisement d'un jet d'eau à 44° sous pression de 19 mètres) et de *douches nasales*.

**La cure de lavage ou de diurèse** prend depuis quelques années une importance croissante dans le traitement d'Aix. On emploie dans ce but, soit l'eau de Saint-Simon (19°,5, 0ᵍʳ,46 de minéralisation totale), soit plus souvent encore la source des Deux-Reines, qui sort à 12° des alluvions glaciaires du Mont-Revard et qu'une canalisation spéciale amène jusqu'à Aix. C'est une eau très faiblement minéralisée (0ᵍʳ,17 par litre), c'est-à-dire moins chargée encore qu'Évian. Elle est bicarbonatée calcique et magnésienne, comme le montre son analyse :

*Analyse de la source des Deux-Reines* (Bonjean).

| | |
|---|---:|
| Acide carbonique libre en volume | 80ᶜᶜ,6 |
| Oxygène dissous en volume | 7ᶜᶜ,8 |
| Bicarbonate de chaux | 0ᵍʳ,146 |
| — de magnésie | 0ᵍʳ,010 |
| Silice | 0ᵍʳ,005 |
| Sulfate de chaux | 0ᵍʳ,010 |
| Chlorure de sodium | 0ᵍʳ,003 |
| Résidu total à 120° | 0ᵍʳ,175 |

Les malades en prennent deux à trois verres à jeun de grand matin, avant la douche-massage, puis encore un verre une demi-heure à une heure avant les deux principaux repas.

L'utilité qu'il y a à faire boire, abondamment, et en dehors des repas, les malades qui font une cure d'Aix tombe sous le sens.

« Lorsqu'on jette de la boue dans la circulation, a dit Landouzy, il faut fournir l'eau qui l'entraînera à travers les reins. »

Lorsque la cure d'Aix était encore presque exclusivement externe, on voyait souvent les urines se concentrer à un point extraordinaire, surtout pendant les périodes de grande chaleur, et chez les sujets qui faisaient des séjours dans l'étuve ou qui transpiraient longuement dans le maillot après la douche-massage. Il en pouvait résulter des troubles congestifs sérieux, qu'on mettait sur le compte d'un trai-

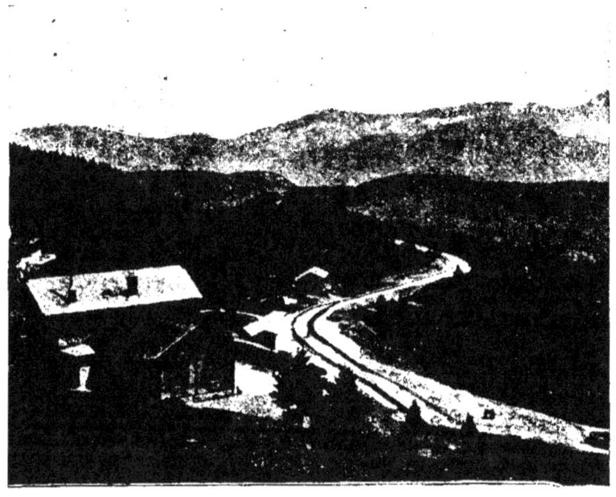

Fig. 119. — Le sommet du Mont-Revard (au loin la chaîne du Mont-Blanc).

tement trop actif et qui n'existent plus à l'heure actuelle. Forestier a noté sur lui-même, en se soumettant à la cure mixte de douches-massages et d'eau des Deux-Reines, une augmentation de l'urée qui est passagère et qui cesse dans la seconde moitié de la cure, une élévation du rapport azoturique et un abaissement progressif de l'acide urique. Ce dernier point a été également vérifié par Duvernay, qui, en mettant quelques sujets à un régime à peu près constant, a pu constater que les variations de l'acide urique d'origine exogène, c'est-à-dire apporté par l'alimentation, persistaient sans modifications, et que seul se réduisait l'acide urique endogène, c'est-à-dire formé aux dépens des purines de l'organisme.

D'autre part, Forestier et Berthier ont noté, sous la même influence de la cure des Deux-Reines associée à la douche-massage, un abaissement régulier de la pression artérielle.

Une **mécanothérapie** est installée dans un institut spécial, fondé en 1899 et qui comprend tous les appareils Zander. Elle rend des services signalés aux arthropathiques si nombreux à la station, en assouplissant leurs raideurs et leurs semi-ankyloses et aussi en réalisant l'exercice régulier des muscles en voie d'atrophie. On trouve dans le même institut un service complet d'électrothérapie, des bains de lumière électrique Dowsing (locaux ou généraux) donnant une chaleur sèche de 100 à 150°, enfin des bains carbo-gazeux artificiels.

Deux *petits hôpitaux* sont disposés pour recevoir les indigents : l'hôpital thermal de la Reine-Hortense, fondé sous le premier empire et agrandi par Napoléon III, et l'asile évangélique.

**Cure de Marlioz.** — A 2 kilomètres du grand établissement d'Aix s'élève, dans un joli petit parc, le petit établissement de *Marlioz*, où l'on utilise une eau sulfureuse froide (14°) et alcaline. L'eau de Marlioz vient de suite après celle de Challes par sa teneur en monosulfure de sodium, et sa proportion d'iodure apparaît comme loin d'être négligeable.

*Analyse des sources de Marlioz* (Willm, 1878).

|  | Grammes. |
|---|---|
| Carbonate de chaux | 0.1912 |
| —       de magnésie | 0.0011 |
| Monosulfure de sodium | 0.0268 |
| Sulfate de soude | 0.2631 |
| —       de chaux | 0.0605 |
| Chlorate de magnésie | 0.0640 |
| Iodure de sodium | 0.0015 |
| Silice | 0.2660 |
| Alumine | 0.0024 |
| Bromures | traces. |
| Minéralisation totale | 0.6393 |

Les installations thermales sont très confortables. L'*inhalation* constitue la pratique la plus importante : c'est une inhalation froide, qui se prend, en toilette ordinaire, dans des salles remplies du gaz sulfhydrique dégagé par le brisement de l'eau en cascades successives, comme à Allevard et à Challes.

On trouve aussi à Marlioz des *pulvérisations* froides par brisement du jet d'eau minérale sur une palette ; ou tièdes, avec entraînement de gouttelettes d'eau par un jet de vapeur ; des *douches nasales*, des *gargarismes*, enfin des salles de *bains* d'eau minérale pure ou coupée d'eau douce.

Les médications du traitement de Marlioz ne diffèrent guère de celles de Challes : on y traite des enfants lymphatique et scrofuleux, porteurs d'adénopathies ou de rhino-pharyngites chroniques (surtout après ablation chirurgicale de leurs végétations).

Les bronchitiques catarrheux, emphysémateux et asthmatiques tirent grand profit des séances d'inhalation.

**Séjours d'altitude.** — Ces séjours, qui dominent la vallée d'Aix, sont ordinairement utilisés après la saison thermale : les malades y font, dans une température plus fraîche, leur repos de post-cure. Quittant les bords et le lac (à 240 mètres), ils trouvent déjà aux *Corbières* (700 mètres), au milieu des châtaigniers et des pâturages, un

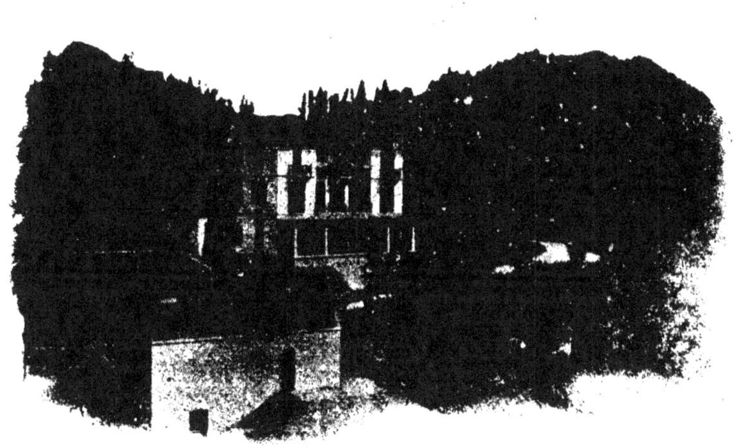

Fig. 120. — Environs d'Aix. Hôtel du col du Chat.

*climat encore sédatif*, mais moins déprimant que celui de la plaine pendant les périodes de grandes chaleurs. C'est le séjour idéal pour les nerveux, les éréthiques, les anxieux tourmentés par l'insomnie (Landouzy).

Ceux qui ont besoin d'un climat surtout tonique continueront l'ascension par le chemin de fer à crémaillère qui réunit Aix aux *Corbières* et au *Mont-Revard*, et qui met ce dernier à une heure de trajet de la station. Le Mont-Revard forme un vaste plateau de 15 kilomètres sur 5, à l'altitude de 1545 mètres. Non loin d'un bois de sapins, essence qui pousse seule à cette hauteur, s'élèvent des hôtels munis du chauffage central, ouverts toute l'année, et qui peuvent servir non seulement pour les post-cures d'été, mais pour les cures d'air et de soleil en hiver. Le plateau du Revard est en effet couvert de neige pendant près de cinq mois. Ensoleillé huit heures durant, il reçoit, d'après les relevés de Monard, poursuivis plusieurs années de suite, une somme de radiations solaires supérieure à celle de Davos. Le thermomètre à boule noire y marque en plein hiver jusqu'à 43°, alors que la température nocturne est au contraire très basse.

Le plateau est ouvert de tous côtés, ce qui permet d'y jouir d'un merveilleux panorama sur le massif du Mont-Blanc, et cependant l'air y est généralement calme. Ce fait, paradoxal en apparence, tient à ce que le Mont-Revard borde le grand massif des Alpes, et qu'il n'y a pas, entre les altitudes 600 et 1 600 de cette région, de grands courants aériens. Le Mont-Revard représente, vis-à-vis des Corbières plus sédatifs, la *note excitante* (Landouzy). C'est un lieu de séjour indiqué pour les anémiés, les neurasthéniques, les convalescents.

Enfin la *Dent du Chat*, à l'extrémité opposée d'Aix, constitue, à une altitude légèrement inférieure à celle du Revard, un autre séjour d'où l'on jouit d'une très belle vue sur le lac et sur les Alpes.

**Indications thérapeutiques.** — Les eaux d'Aix ont une action des plus nette sur la nutrition générale. On peut dire avec Landouzy qu'elles ont une *spécialisation diathésique* antiarthritique, antigoutteuse, antirhumatismale. Au point de vue fonctionnel, elles agissent électivement sur les *articulations* et sur les tissus qui les entourent.

I. *Indications principales*. — **Arthropathiques.** — Ils sont justiciables d'Aix, quelle que soit la cause, traumatique ou infectieuse, qui a provoqué l'apparition des symptômes articulaires. C'est chez les individus ayant gardé des raideurs, de la douleur, de l'atrophie musculaire de voisinage *à la suite d'une entorse*, d'une *luxation*, d'une *fracture juxta-articulaire*, qu'Aix a obtenu de tout temps les résultats qui ont fait sa réputation.

Ces malades bénéficient, en plus de l'action des eaux, de l'installation mécanothérapique, qui permet, par la rupture ou l'extension des adhérences, de mobiliser progressivement les articulations en voie d'ankylose.

Chez les *convalescents de rhumatisme articulaire aigu*, on s'entend généralement à ne recommander Aix que lorsque toute poussée aiguë est absolument apaisée, qu'il n'y a plus de fièvre ni de gonflement des jointures. La cure est indiquée, surtout à titre préventif, chez les sujets qui font des rechutes fréquentes, et où la maladie tend à passer à l'état chronique. Elle éloignera les récidives et,

tout en remédiant aux raideurs et aux relâchements ligamenteux,
viendra arrêter le progrès des atrophies musculaires. La présence
d'une cardiopathie valvulaire ne contre-indique la cure d'Aix que
si la lésion n'est pas bien compensée.

Il ne faut pas oublier, en effet, que le cœur s'accélère pendant la séance de douche-massage et que le traitement doit être,
chez les malades dont le myocarde n'est pas intact, conduit avec
beaucoup de prudence : bains alternés avec les séances de massage, celles-ci d'ailleurs courtes, avec jours de repos interrompant fréquemment la série, surtout vers la fin du séjour du
malade.

Les *blennorragiques* à localisations articulaires tirent généralement grand bénéfice d'un traitement d'Aix, qui peut et doit être
ici assez énergique. On arrive, en renouvelant les saisons plusieurs années consécutives, à des résultats favorables même dans
l'arthrite du genou à forme ankylosante, et aussi dans ces affections, si douloureuses et si tenaces, des gaines du cou-de-pied ou de
la bourse achilléenne. On arrêtera même, en les prenant au début,
les processus chroniques à tendance déformante qui se voient quelquefois chez les femmes sous la dépendance de cette cause étiologique, et qui deviennent irrémédiables lorsqu'on a laissé le temps
s'écouler avant d'intervenir.

Il semble, par contre, de l'expérience des médecins d'Aix, que ces
iaux ne doivent pas être employées chez les *tuberculeux* qui font
des arthropathies (rhumatisme tuberculeux de Poncet). Cette
proscription est en effet très justifiée dans les formes fongueuses et
qui rappellent de plus ou moins près la tumeur blanche classique ;
peut-être doit-elle être moins sévère vis-à-vis des simples arthropathies fibreuses, qui ne se différencient ni par leur aspect clinique,
ni par leur évolution, des autres arthropathies chroniques.

Même lorsqu'on ignore l'étiologie, on pourra toujours envoyer à
Aix les sujets affectés d'une *arthropathie chronique*, qu'elle soit
localisée au genou, aux articulations du rachis ou aux sacro-
iliaques. Tant qu'il n'y a pas de déformations constituées, on
pourra toujours espérer, sous l'action du traitement, sinon la guérison, tout au moins la diminution des douleurs, de l'hydarthrose,
de l'atrophie musculaire, l'atténuation des craquements, une plus
grande étendue des mouvements.

On arrêtera même souvent le développement de l'*arthrite sèche de
la hanche*, si douloureuse et si aisément ankylosante, lorsque la
cure d'Aix aura été instituée de bonne heure et renouvelée régulièrement.

Chez les malades dont l'affection évolue vers les *déformations progressives*, on sera en général moins heureux, et l'on ne pourra guère espérer que retarder la marche des lésions. Lorsque les déformations se trouveront déjà constituées, la cure sera cependant encore utile en combattant les atrophies musculaires et en calmant les douleurs. Maints malades ont vu de ce fait l'existence redevenir à peu près tolérable.

Les résultats sont surtout bons lorsque les malades n'en sont encore qu'au début, porteurs de simples déformations fusiformes des doigts et des orteils. Ainsi en est-il chez les sujets âgés. La cure est déjà moins utile chez les femmes atteintes à leur ménopause; elle est à peu près sans effet chez les jeunes gens. On a des chances d'obtenir de meilleurs résultats chez les malades qui présentent de temps en temps de petites poussées subaiguës que chez ceux dont l'évolution est tout à fait chronique.

De toutes manières, il importe de se souvenir que la cure d'Aix, devant être menée assez énergiquement, peut fatiguer beaucoup les malades.

Il faudra donc faire les saisons assez longues et entrecoupées, ou mieux même faire chaque année deux saisons de **chacune** trois semaines, séparées par au moins deux mois d'intervalle.

On s'abstiendra lorsque les déformations évolueront chez un sujet artérioscléreux ou arrivé à la phase de cachexie.

La cure d'Aix est contre-indiquée chez les *tabétiques porteurs d'arthropathies*, ou du moins les résultats sont-ils, en pareils cas, habituellement négatifs.

**Goutteux.** — Les indications de la cure d'Aix ne sont pas encore absolument réglées chez les goutteux. On a longtemps considéré Aix comme tout à fait contre-indiqué chez les *goutteux sujets à des attaques aiguës*, et, à l'heure actuelle, encore bien des médecins ne traitent encore ces malades, à la station, que par la cure de diurèse (avec l'eau des Deux-Reines) et les bains de lumière électrique ou les étuves partielles locales. La douche-massage pourrait cependant, d'après Forestier, leur être appliquée avec fruit lorsqu'ils sont déjà assez loin de leur dernier accès et qu'aucun signe ne permet de redouter chez eux une nouvelle crise. On assiste, en général, à l'éloignement progressif et même parfois à la disparition complète des accès de goutte.

La cure s'adresse cependant de préférence aux *goutteux chroniques*, et Garrod (1) a beaucoup insisté sur les excellents résultats

(1) *Lancet*, 4 mai 1889.

que ces malades retirent des douches-massages d'Aix, lesquelles agissent non seulement sur les arthropathies, mais encore sur la nutrition générale des goutteux. Il en juge par la disparition, sous cette influence, des migraines, névralgies, iritis et conjonctivites à rechutes, poussées eczémateuses, etc.

Très proches de ces malades sont ceux que l'on désigne souvent comme atteints de *rhumatisme goutteux* (*irregular gout*, comme

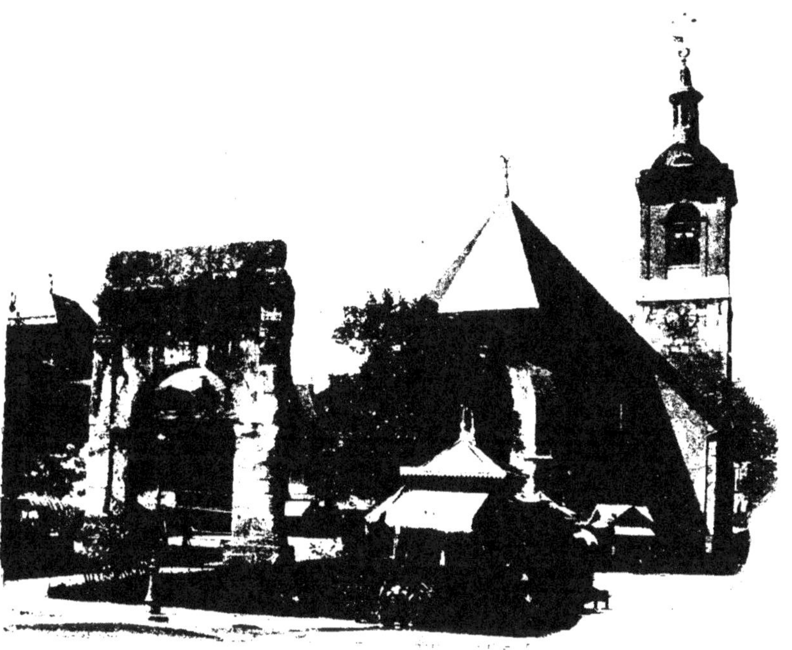

Fig. 121. — Aix-les-Bains, l'arc de Campanus et la vieille église.

disent les auteurs anglais), et qui présentent une tendance à l'anky lose des grandes et petites articulations, à l'atrophie musculaire, aux encroûtements des cartilages et des ligaments articulaires, aux *tophi* sous-cutanés volumineux, en particulier au niveau des coudes. Le traitement doit être mixte, car la cure de diurèse y joue un rôle aussi important que le traitement externe : ce dernier sera assez doux, les bains alternant avec les douches-massages. On y associera avec fruit la mécanothérapie et les bains de lumière.

Il sera préférable de s'abstenir chaque fois qu'on rencontrera chez ces malades des signes d'artériosclérose et d'imperméabilité rénale.

c'est-à-dire une pression artérielle élevée en permanence, et que la diurèse ne s'établira pas, même en faisant boire les malades dans le décubitus. On s'abstiendra également chez les sujets trop cachectiques.

**Arthritiques**. — Tirent un grand bénéfice d'Aix, surtout les arthritiques sujets à des manifestations douloureuses musculaires (*lumbago, torticolis, myosite deltoïdienne*) ou nerveuses (*sciatique*).

Les résultats d'Aix en pareil cas sont bien établis : ces malades tirent grand bénéfice des bains prolongés, surtout en piscine, qui permettent la marche et la natation, sans réveiller la douleur. On massera sous l'eau seulement ceux qui ne souffrent plus et qui n'ont gardé que de l'atrophie musculaire, ou qui souffrent relativement peu.

Après une aggravation transitoire, la sédation se manifeste, progressive surtout à partir du second mois qui suit la cure.

Certains *eczémateux* peuvent être soumis utilement à la douche-massage : ce sont ceux qui portent sur les bras ou la poitrine de petits placards secs ou des papules isolées. Lorsqu'il y aura tendance au suintement, on se trouvera mieux des pulvérisations et des bains sulfureux.

Les *diabétiques* peuvent être traités par la douche-massage, qui, comme l'a montré Forestier, fait tomber graduellement la glycosurie, l'azoturie et la phosphaturie, même sans modification du régime alimentaire.

Les *obèses* peuvent être traités avec fruit à Aix : la douche-massage, les étuves, la mécanothérapie s'associent utilement avec le régime et un exercice gradué, tel que l'aviron sur le lac du Bourget.

II. *Indications secondaires.* — Le Pr Raymond a attiré l'attention sur les bons effets de la douche-massage d'Aix chez les **polynévritiques** arrivés à la période de réparation, lorsque l'hyperesthésie des masses musculaires et des nerfs est déjà à peu près calmée.

L'atrophie musculaire rétrocède rapidement, et le rétablissement total du malade se trouve accéléré.

Les **syphilitiques** soumis à la douche-massage d'Aix et à la boisson sulfureuse peuvent de ce chef supporter des doses exceptionnellement fortes de mercure. Tout ce que nous dirons de ce traitement mixte à propos de la cure d'Uriage peut, pour une grande part, être appliqué au traitement d'Aix. Ces cures doivent être prolongées jusqu'à trente jours et quelquefois davantage.

Une indication toute spéciale est fournie par les paraplégiques syphilitiques, chez lesquels la douche-massage diminue les tendances spasmodiques, en même temps que la médication sulfureuse permet de traiter intensivement l'infection causale.

**Contre-indications**. — Elles étaient autrefois relativement nombreuses ; elles le sont moins depuis qu'à la cure externe a été associée la diurèse par l'eau des Deux-Reines, qui permet une élimination plus facile des principes jetés dans le torrent circulatoire

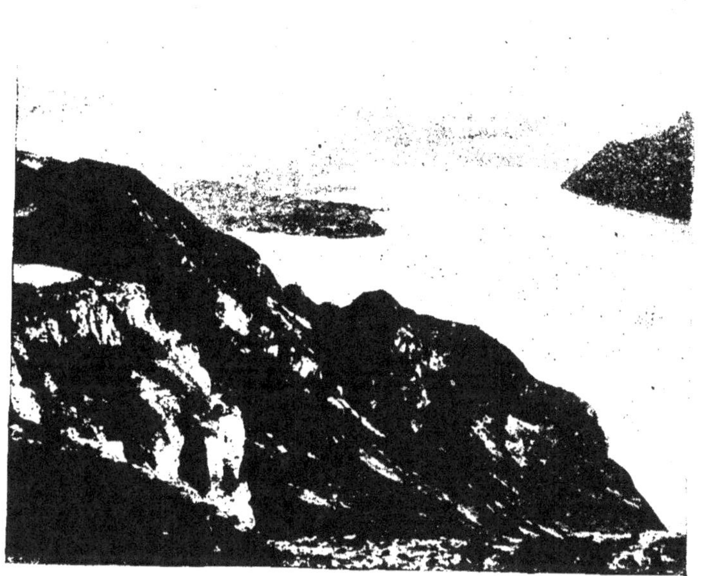

Fig. 122. — Panorama du lac du Bourget (vue prise de la Chambotte).

par le massage. On peut actuellement traiter à Aix beaucoup de malades plus ou moins hypertendus, présentant même un léger degré d'insuffisance rénale, malades chez lesquels la douche-massage provoquait autrefois des troubles congestifs qui pouvaient obliger à interrompre la cure (artérioscléreux, porteurs de pyélite ou d'hypertrophie de la prostate, etc.).

Il n'en est pas moins vrai qu'il faut être toujours très prudent chez les malades de cette sorte, en particulier quand la diurèse reste insuffisante. Il faut savoir, d'ailleurs, que le traitement échoue le plus souvent contre les troubles articulaires (arthralgies et craquements), qui se montrent, plus ou moins généralisés, chez certains

Crénothérapie.                                                    29

artérioscléreux. La cure, qui n'est pas sans quelque danger chez eux, est donc souvent destinée à rester sans résultat appréciable.

Chez les porteurs de lésions valvulaires cardiaques, le traitement peut être utile lorsqu'ils sont rhumatisants; on peut le tenter malgré la présence de la cardiopathie, aussi longtemps que cette lésion reste bien compensée, mais à la condition que des jours de repos soient ménagés assez nombreux entre les séances et que la température de la douche-massage ne soit pas trop élevée.

D'une manière générale, il importe de prendre des précautions pour éviter le surmenage cardiaque chez la plupart des gens âgés et chez les sujets asthéniques ou même simplement anémiés.

La cure convient généralement mal, nous l'avons dit, aux porteurs d'arthropathies bacillaires à tendance fongueuse et aussi aux tuberculeux pulmonaires. Les emphysémateux et les asthmatiques supportent mal l'atmosphère de la salle de massage.

Les grands nerveux sont fréquemment surexcités par le traitement.

Enfin on interrompra toujours la cure chez les rhumatisants qui viendraient à présenter une poussée fébrile ou du gonflement articulaire. De même chez les goutteux à la première menace d'un accès aigu.

Certaines causes locales peuvent encore gêner l'application des douches-massages, telles les lésions eczémateuses suintantes et les varices volumineuses des membres inférieurs.


### Salins-Moutiers. — Brides. — Pralognan.

Salins : eaux chaudes, chlorurées sodiques, très gazeuses, employées presque exclusivement en cure de bains.
Brides : eaux chaudes, sulfatées sodiques et magnésiennes, ferrugineuses et gazeuses; utilisées en boisson comme cholagogues, déplétives de la circulation portale.
Pralognan (1424 mètres), lieu de post-cure.
Indication nette des deux cures chez les obèses et chez les arthritiques avec congestion hépatique. Salins s'adresse spécialement aux enfants lymphatiques et aux utérines.


« Les stations thermales et climatiques de Salins-Moutiers, Brides et Pralognan forment, par leur association, une médication de premier ordre, unique en son genre. S'il est possible, en effet, de trouver autre part des agents thérapeutiques semblables à ceux-ci, nulle part on ne les rencontre, dans une pareille unité de lieu, groupés de manière à pouvoir être utilisés simultanément (Landouzy). »

Les stations sont étagées comme trois échelons superposés, aux altitudes de 490, 600 et 1 500 mètres, dans la pittoresque et sauvage vallée des Dorons, affluents de l'Isère.

Salins et Brides ne comprennent, en dehors du groupe thermal, que quelques maisons. Les deux stations, distantes de 4 kilomètres, sont reliées entre elles par un tramway électrique, qui se prolonge jusqu'à la petite ville de Moutiers. Cette dernière, évêché autrefois capitale de la Tarentaise, actuellement sous-préfecture du département de la Savoie, est le point terminus de la voie ferrée qui

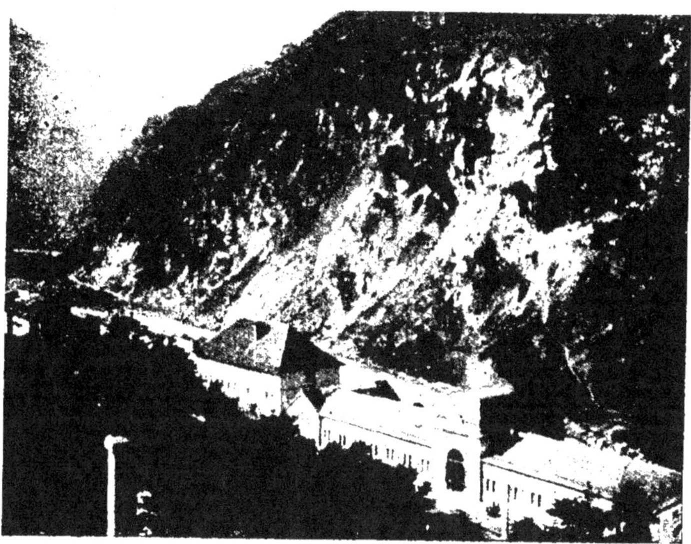

Fig. 123. — Salins-Moutiers.

rejoint, par Albertville, la grande ligne de Paris-Mont-Cenis-Turin et qui met ainsi les stations à douze heures de la capitale.

La vallée des Dorons est dirigée de l'est à l'ouest, abritée des vents du nord et du midi. C'est le climat de montagne, avec température relativement fraîche, surtout à partir du coucher du soleil, grâce à la présence de deux torrents d'eau glacée. L'action tonifiante de l'air des cimes et des forêts voisines est manifeste chez tous les malades qui se traitent à Salins et à Brides, et nous verrons que Pralognan, à 1000 mètres plus haut, complétera pour les fins de cure les bons effets climatiques de la station thermale.

**Salins** (490 mètres d'altitude) doit son nom à des salines qui furent exploitées, dit-on, par l'armée d'Annibal, lors de son passage à travers les Alpes, et en tout cas par les Romains dès l'époque d'Auguste. Les eaux ne furent données en bains que vers 1845, époque où l'on construisit l'établissement thermal, entièrement rebâti en 1893.

Les sources de Salins jaillissent à 34° et à 36°,6. A la source, l'eau est limpide et claire, onctueuse au toucher, fortement salée au goût. Assez rapidement, au contact de l'air, il se forme un dépôt ocre jaune, coloré par des sels ferreux, et qui, après évaporation, donne une boue épaisse douée de vertus thérapeutiques attribuables, vraisemblablement, à sa radio-activité (0,33, Laborde), et que l'on emploie en applications locales.

*Analyse de Salins* (Willm, 1890).

|  | Gr. |
|---|---|
| Acide carbonique des bicarbonates | 0,5906 |
| — libre | 0,3854 |
| Carbonate de calcium | 0,6488 |
| — de magnésium | 0,0089 |
| — ferreux | 0,0136 |
| Silice | 0,0332 |
| Chlorure de sodium | 12,4886 |
| — potassium | 0,1695 |
| Sulfate de potassium | 0,3950 |
| — lithium | 0,0046 |
| — calcium | 2,0638 |
| — magnésium | 0,8460 |
| Arséniate de sodium | 0,0007 |
| Phosphates, iodures, bromures, | traces. |
| Matières organiques et pertes | 0,0192 |
| Minéralisation totale | 16,6910 |

Il s'agit donc d'une eau thermale, chlorurée sodique forte, sorte d'eau de mer dans les Alpes, arsenicale, très ferrugineuse et fortement gazeuse. Les gaz émanés de la source, dosés par Moureu, se sont montrés composés de 62,54 p. 100 d'azote, 36,70 de $CO^2$, 0,77 p. 100 de gaz rares (dont 0,21 d'hélium).

Ajoutons que la source est au griffon à 36°,6, ce qui permet de donner des bains à eau courante, sans en adultérer la composition par les manipulations que rendent nécessaires dans d'autres stations la thermalité plus élevée ou moindre de l'eau, ou bien la concentration excessive ou trop faible de sa minéralisation. Aussi l'utilise-t-on directement et immédiatement dans des baignoires ou des piscines où l'eau minérale est constamment renouvelée, grâce à son énorme débit (3 500 mètres cubes par vingt-quatre heures).

La richesse de l'eau en acide carbonique libre en fait un bain carbo-gazeux, doué par suite d'une action stimulatrice très nette sur la circulation et sur la nutrition générale. De ce fait, et aussi par sa thermalité native de 36°, le bain de Salins-Moutiers présente une supériorité incontestable sur la plupart des autres bains chlorurés sodiques.

Les eaux sont encore utilisées en *irrigations vaginales* ou *nasales*, en *pulvérisations* pharyngées; enfin, comme nous avons vu, en *applications locales de boue*.

On ordonne quelquefois l'eau de Salins en boisson, à la dose de 300 à 400 grammes chez certains sujets débilités.

**Brides** (600 mètres d'altitude) est à 4 kilomètres en amont de Salins, toute la vallée étant semée de bois à travers lesquels un réseau de routes et de sentiers garnis de bancs offre de charmantes promenades pour la *cure de terrain*, si utile aux obèses, qui forment une grande part de la clientèle thermale.

Les sources de Brides, connues sans doute dès l'époque romaine, plusieurs fois ensablées, sont signalées pour la première fois dans une lettre du XVIIe siècle adressée à l'archevêque de Tarentaise par le R. P. Bernard, de l'observance de Saint-François. Il y mentionne les bienfaits de cette eau dans les catarrhes de l'estomac et de l'intestin, ainsi que son action favorable dans les affections de la matrice.

L'eau de Brides est claire, limpide sous un faible volume, ocreuse en couche épaisse et formant, après quelque temps d'exposition à l'air, un dépôt brun rouge. Sa saveur, légèrement styptique, est masquée en partie par l'acide carbonique qui y est contenu en proportion notable. Sa température est de 34°,5 au griffon. Sa minéralisation, plus faible que celle de Salins, se rapproche sensiblement de celle du sérum sanguin.

*Analyse de Brides* (Willm, 1890).

|  | Gr |
|---|---|
| Acide carbonique des bicarbonates. | 0,2934 |
| —                libre | 0,1017 |
| Carbonate de calcium | 0,3133 |
| —        de magnésium | 0,0112 |
| —        ferreux | 0,0078 |
| Silice | 0,0464 |
| Chlorure de sodium | 1,8318 |
| Sulfate de sodium | 1,1604 |
| —        potassium | 0,0946 |
| —        lithium | 0,0095 |
| —        calcium | 1,7143 |
| —        magnésium | 0,5288 |
| Arséniate ferrique | 0,0008 |
| Phosphates, bromures, iodures | traces. |
| Minéralisation totale | 5,7189 |

Il s'agit donc d'une *eau alcaline, chlorurée sodique et calcique*, mais avant tout *sulfatée mixte sodique et magnésienne* (3gr,50 de sulfates au total). Elle est surtout utilisée en cure de boisson, à la dose de 200 à 1 500 grammes, admirablement tolérée, grâce à son isotonie et à sa thermalité, qui est exactement celle de l'organisme.

De plus, son débit relativement considérable (400 mètres cubes) permet de l'employer en bains. L'établissement s'élève dans un beau parc : il comprend deux grandes piscines, des cabines de bains et de douches intestinales installées suivant les règles aujourd'hui classiques. On y trouve aussi une installation hydrothérapique modèle, des salles de massage, deux appareils Berthe, des bains de lumière électrique, en un mot toutes les ressources que la physiothérapie peut utiliser chez les obèses.

**Pralognan**, à 1 425 mètres d'altitude, au milieu d'un cirque de hautes montagnes d'une sauvage et grandiose beauté, à proximité de grands bois de sapins, possède depuis quelques années de bons hôtels pourvus de tout le confort moderne. Une belle route desservie par des cars automobiles le met à 21 kilomètres de Brides.

C'est un merveilleux séjour d'altitude, bien abrité des vents du nord et du sud, à radiation solaire intense et air particulièrement ozonisé. Il convient parfaitement pour un séjour de post-cure, à la suite du traitement si actif de Brides-Salins.

**Action physiologique de la cure de Brides-Salins**. — La **cure interne**, presque exclusivement constituée par la boisson de Brides, exerce tout d'abord une influence apéritive, eupeptique, avec excitation de la sécrétion et de la contractilité gastrique. Au bout de deux ou trois jours, les selles se modifient, deviennent claires, jaunes, vert-bouteille et d'une fétidité particulière : ces selles sont caractéristiques d'une augmentation de la sécrétion biliaire.

L'action de l'eau de Brides sur le foie se manifeste aussi par l'augmentation de l'urée urinaire et du pouvoir glycogénique (la glycosurie alimentaire se réduit dans une assez forte proportion). En même temps, le foie diminue de volume, quelquefois après une augmentation passagère. Sous l'influence des purgations répétées quotidiennement, et qui cependant ne déterminent aucun affaiblissement notable du malade, l'hypertension portale s'efface, le volume diminue, et le poids se réduit considérablement, surtout chez les obèses.

Enfin, effet notable dès les premiers jours de la cure, malgré l'abondance des évacuations alvines, la diurèse est augmentée, et elle l'est non seulement en quantité, mais aussi en qualité, car la densité ne diminue pas ou ne diminue que faiblement, et l'on note à plusieurs reprises, pendant la cure, des décharges de sable uratique. Les analyses d'urines en série montrent habituellement l'augmentation du rapport azoturique, celle du soufre total et du soufre complètement oxydé, celle enfin de l'acide urique.

Vers la fin de la cure, on constate la diminution de l'urobiline. L'indican et les corps sulfo-conjugués ont aussi baissé, ce qui indique une meilleure fonction intestinale. Lorsque l'on cesse la boisson, le

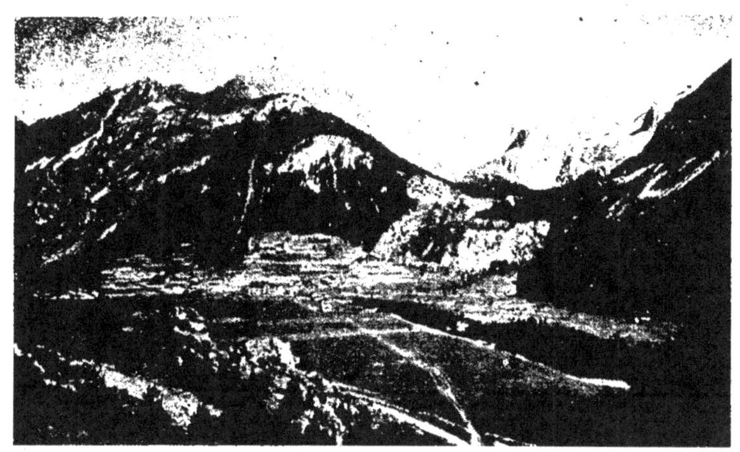

Fig. 124. — Pralognan.

régime normal des selles se rétablit sans constipation. Les examens du suc gastrique à cette période ont montré à Arbois de Jubainville la diminution des acides de fermentation et l'augmentation de HCl libre et combiné.

La **cure externe** (cure de bains chlorurés et gazeux de Salins) tonifie l'ensemble des fonctions de l'organisme, mais surtout la circulation. La première impression du malade plongé dans ce bain est, comme à Royat, une impression de fraîcheur, que suit, dès que les petites bulles gazeuses se sont déposées sur la peau, une sensation de bien-être avec vaso-dilatation. On note, au début du bain, une légère accélération du pouls, bientôt suivie d'un ralentissement plus ou moins prononcé. La tension artérielle se relève nettement chez les hypotendus. Elle s'abaisse après une élévation transitoire chez les hypertendus (Arbois de Jubainville).

**Indications thérapeutiques.** — L'effet total de la cure de

Brides-Salins est une tonification générale de l'organisme, surtout
nette chez les anémiés et les asthéniques, avec augmentation des
éliminations, réduction sensible du poids, du volume hépatique et de
la tension portale, souvent aussi, dans une certaine mesure, de la
tension artérielle.

La spécialisation diathésique de Brides s'adresse aux individus
ralentis dans leur nutrition (glycosuriques, goutteux, polysarciques).
La spécialisation diathésique de Salins s'adresse aux mêmes malades,
mais de plus aux enfants débiles, lymphatiques, strumeux et même
rachitiques.

Au point de vue fonctionnel, la cure de Brides est surtout efficace
chez les hépatopathes, les dyspeptiques gastro-intestinaux atones,
les pléthoriques ; celle de Salins chez les utérines, les fibromateuses,
les femmes affectées de pelvi-péritonite.

1. *Indications principales*. — **Obèses.** — Ils forment à eux seuls
plus de la moitié des clients de Brides-Salins. « La cure est très utile
chez eux, dit Furet, d'abord parce qu'elle leur permet, momentanément
écartés du milieu habituel, de trouver réunies à la station toutes les
conditions requises pour suivre un régime sévère et s'entraîner aux
exercices nécessaires. Mais il y a plus : elle leur rend service en diminuant la tension portale et la surcharge abdominale, en améliorant les
digestions, en favorisant l'élimination des déchets et en achevant les
oxydations. Enfin elle prévient les complications qui peuvent résulter
de la rétention chlorurée et de la surcharge adipeuse du cœur. »

Comme l'a dit Landouzy, « les obèses n'auront qu'à se louer de
leur séjour en Tarentaise, à condition qu'ils s'y soumettent au traitement qu'on leur impose, car, là plus qu'ailleurs, la manière de donner
vaut autant que ce qu'on donne : la diététique, l'entraînement gra-
duel par la marche, le massage leur y sont posologués au même titre
que la médication hydrominérale ».

La *diététique* est en effet sévèrement réglée dans les hôtels de
Brides, et les aliments gras et hydrocarbonés restreints, par ordonnance spéciale à chaque malade suivant ses conditions physiologiques.
On y fait également grand usage du régime déchloruré ou tout au
moins hypochloruré depuis les recherches de Henri Labbé et Furet,
qui ont montré qu'il existait fréquemment chez les obèses une
tendance à la rétention chlorurée. En dehors des repas, les boissons
sont abondantes, de manière à aider à la lixiviation des tissus.

Les *bains de vapeur ou de lumière* sont quelquefois utilisés au début
de la cure pour obtenir une première perte de poids, mais on les
associe alors à des boissons abondantes, afin d'éviter une trop grande
concentration urinaire.

Plus tard, la *cure de terrain* rend de grands services en augmentant les combustions et en développant les masses musculaires des membres inférieurs, souvent atrophiées au milieu de la surcharge graisseuse. Elle diminue également, comme l'avait pensé Œrtel, la surcharge graisseuse du myocarde. On peut la faire précéder, chez les obèses très affaiblis, du *massage général* des masses musculaires, qui lutte contre la tendance de ces dernières à s'atrophier.

Chez les obèses anémiés, on se trouve souvent bien de l'hydrothérapie froide, ou si elle détermine de l'insomnie, des douches écossaises. Mais on tirera plus de bénéfice encore de la balnéation gazeuse et chlorurée de Salins dont les effets reconstituants s'accusent rapidement.

« La *cure combinée de Brides et de Salins-Moutiers* constitue donc pour les obèses une médication d'une exceptionnelle rareté, car, d'une part, elle stimule la sécrétion des glandes insuffisantes et, d'autre part, elle rend le *tonus* aux fibres musculaires lisses du tube digestif et des parois circulatoires. Un séjour de post-cure à la station climatique de Pralognan complétera ce qu'on peut dénommer le triumvirat de Tarentaise (Landouzy). »

Les résultats sont surtout excellents chez les obèses atones (*obèses hypofonctionnants* de Marcel Labbé et Furet), souvent anémiés, avec troubles génitaux (frigidité chez les hommes, dysménorrhée chez les femmes), apathiques et somnolents, à digestion laborieuse, à élimination chlorurée troublée, comme l'indiquent leurs faces bouffies et le léger degré constant d'œdème prétibial. Chez ces malades, la cure de Brides, associée aux bains de Salins, une alimentation tonifiante et de digestion facile, un exercice sagement progressif détermineront une perte de poids sensible, associée à un relèvement de l'état général. Tous deux sont d'autant plus appréciables qu'ils sont ici le plus souvent durables (Furet).

Les résultats sont également très bons chez la plupart des obèses qui tendent à devenir des *cardiopathes*, soit parce que leur myocarde s'est laissé surcharger de graisse, soit parce que leur cœur droit commence à se laisser dilater devant l'emphysème, dont la coexistence avec l'obésité est loin d'être exceptionnelle. On voit disparaître, sous l'influence de Brides et des bains toni-cardiaques de Salins, la cyanose, les râles des bases pulmonaires, le godet prétibial ; l'essoufflement enfin diminue dans une certaine mesure.

Chez les *obèses florides* à digestions normales ou exagérées souvent constipés, à facies vultueux, la cure donnera toujours un amaigrissement appréciable, mais qui malheureusement ne sera souvent que passager. C'est qu'il s'agit là de sujets victimes de leur mauvaise hygiène alimentaire. Comme le dit Furet, ils sont incapables de résister longtemps à leurs impérieux besoins de manger. Ils trompent leurs médecins et se trompent eux-mêmes sur la quantité d'aliments absorbés, et, après quelque mois d'efforts, retombent bien souvent dans leurs anciens errements.

On ne traitera à Brides qu'avec beaucoup de prudence les obèses nettement artérioscléreux, traces d'albumine et avec tension artérielle élevée en permanence, car ces malades supportent mal la cure, et en particulier les bains de Salins.

**Hépatopathes.** — Beaucoup d'entre eux tirent un grand bénéfice de la cure de Brides. Ainsi en est-il surtout des *obèses avec congestion hépatique*, lorsque cette dernière est sous la dépendance, soit de l'alcoolisme, soit du surmenage prolongé des voies digestives. Ce sont habituellement des dyspeptiques avec langue blanche et haleine fétide ; un certain degré d'hypertension portale se traduit par du météorisme habituel et des hémorroïdes ; les conjonctives sont subictériques ; le foie gros, le plus souvent indolore, quelquefois cependant sensible à la pression. Ces malades quittent Brides avec des fonctions digestives meilleures, un ventre tombé, le foie rentré dans l'ordre, les urines et les conjonctives de nouveau claires.

La même action cholagogue et déplétive de la circulation porte rendra les plus grands services aux sujets même non obèses, mais qui présentent de la *congestion du foie* d'origine digestive, ou à la suite de *diarrhée des pays chauds* ou de *paludisme*. En même temps que le foie, on voit, chez les derniers malades, la rate diminuer de jour en jour et le teint se recolorer.

La cure sera très souvent utile chez les *cholémiques*, chez les sujets qui *sortent d'un ictère catarrhal prolongé*, chez les *lithiasiques biliaires*. L'eau de Brides provoque chez ces malades un flux biliaire très énergique et qui rappelle l'action de Carlsbad. L'absence totale de bicarbonate de soude ne permet pas cependant l'influence régulatrice si nette à Vichy sur les fonctions de la cellule hépatique. L'association d'une cure de Brides à la cure de Vichy remplira toutes les indications. Lorsque le malade ne pourra faire les frais de deux saisons, on choisira Brides, de préférence, en cas de foie très congestionné et de stase portale évidente.

II. *Indications secondaires.* — Nombre d'arthritiques, **goutteux**, **diabétiques**, **graveleux**, se trouvent fort bien de la cure de Brides lorsqu'ils présentent simultanément un certain degré d'obésité ou de congestion du foie, voire de subictère, ou encore de la constipation avec hémorroïdes.

En même temps que l'action déplétive de la circulation porte et un certain degré d'amaigrissement, les goutteux présentent des décharges uriques, et leurs articulations recouvrent de la souplesse. Les crises ultérieures s'espacent ou même disparaissent.

Le sucre diminue rapidement, ainsi que les autres symptômes du diabète. Parmi les diabétiques, on enverra surtout à Brides-Salins, pour les faire profiter de l'action tonique des bains salés et gazeux, les malades asthéniques, anémiques ou avec chiffre d'urée abaissé et glycosurie surtout accentuée dans les heures qui suivent les repas (diabétiques par anhépatie de Gilbert).

Parmi les **dyspeptiques**, on enverra à Brides surtout les hypopeptiques, flatulents, avec gros foie, constipation habituelle par atonie. La cure profitera même à ceux de ces malades qui présentent de loin en loin des muco-membranes dans les garde-robes.

Sont particulièrement justiciables des bains de Salins, en dehors des malades que nous avons déjà cités :

Les enfants **lymphatiques** et **scrofuleux**, qui réagissent mal ou trop activement à la mer (adénoïdiens, adénopathiques, strumeux). Ils profiteront admirablement de la balnéation chlorurée gazeuse et du climat de montagne. Une post-cure prolongée à Pralognan complétera les effets amorcés à Salins.

Chez les femmes affectées dans la **sphère génitale**, et en particulier chez celles atteintes de fibromes (même sujettes à des métrorragies répétées), Salins agit comme toutes les eaux chlorurées, en diminuant les congestions périfibromateuses et leur permettant d'atteindre l'époque de la ménopause. Une cure prudente de Brides pourra diminuer aussi la congestion passive dans les vaisseaux des ligaments larges.

Beaucoup de femmes anciennement affectées de pelvi-péritonite ou de lésions annexielles sont améliorées au même titre que les précédentes.

**Contre-indications.** — Elles sont relativement peu nombreuses et ont trait particulièrement aux troubles graves de la circulation et de l'élimination rénale. C'est dire que les cardiopathes décompensés, les artérioscléreux hypertendus, les porteurs de néphrite subaiguë ou chronique ne devront pas être envoyés à Brides ou à Salins.

Il en est de même des diabétiques tuberculeux ou des bacillaires arrivés par réaction arthritique exagérée à la polysarcie.

## Uriage.

Eaux chlorurées sulfurées sodiques, tièdes et isotoniques. — Cure de
boisson laxative et diurétique ; bains et pulvérisations. — Indiquées
chez les enfants lymphatiques et anémiques et chez les dermopathes. —
Chez les syphilitiques acquis ou héréditaires, elles s'associent à la cure
mercurielle.

Uriage est une petite ville de 2 000 habitants, à 12 kilomètres
de Grenoble, à qui la relie un tramway électrique partant de la
gare P.-L.-M. La station, entièrement séparée du village, élève

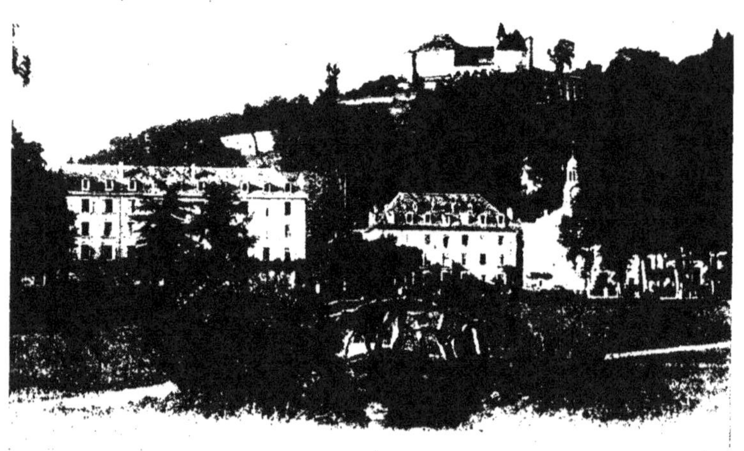

Fig. 125. — La station d'Uriage.

ses hôtels, ses villas et son établissement autour d'une vaste prairie qui occupe toute la partie médiane de la vallée. Les pentes
voisines sont couvertes de bois de sapins et de châtaigniers.

L'altitude est de 414 mètres, le climat relativement doux, avec
les caractères du climat de petite montagne. La saison s'étend du
25 mai au 1er octobre.

**Sources.** — La plus importante est la *source Sulfureuse*, qui
sourd à 27° limpide, mais se trouble assez vite à l'air. La présence de
conferves la rend onctueuse au toucher. Doyon a fait remarquer
que son point cryoscopique ($\Delta = 0,53$ à la source) s'éloigne relativement très peu de celui du sérum sanguin (0,56). Les globules
rouges s'y conservent très bien, l'hémolyse ne commençant à se
produire que dans des solutions diluées par plus de 50 p. 100 d'eau

distillée. Cette isotonie de l'eau d'Uriage explique la tolérance remarquable qu'ont pour elle les peaux et les muqueuses les plus irritables. La minéralisation atteint 10$^{gr}$,50, dont 6 grammes de chlorure de sodium, associés à des sulfates divers. Le soufre y est à l'état d'acide sulfhydrique (0$^{gr}$,11 ou 7$^{cc}$,4), et peut-être s'y ajoute-t-il une faible proportion de monosulfure de sodium.

L'autre source, dite *Ferrugineuse*, contient 0$^{gr}$,24 de bicarbonate de fer, 0$^{gr}$,10 de bicarbonate de chaux, 0$^{gr}$,09 et 0$^{gr}$,05 de sulfates de chaux et de magnésie. Elle n'est employée qu'en boisson, alors que la Sulfureuse sert à la fois à la boisson et aux usages externes.

*Analyse de la source Sulfureuse* (Lefort).

| | | |
|---|---|---|
| Azote | 19$^{cc}$,5 | Gr. |
| Acide carbonique libre | 3$^{cc}$,2 | ou 0.0062 |
| — sulfhydrique | 7$^{cc}$,4443 | ou 0.1108 |
| Chlorure de sodium | | 6,0567 |
| — de potassium | | 0,4088 |
| — de lithium | | 0,0075 |
| — de rubidium | | traces. |
| Iodure de sodium | | |
| Sulfate de chaux | | 1.5205 |
| — de magnésie | | 0,6048 |
| — de soude | | 1.1875 |
| Bicarbonate de soude | | 0.5555 |
| Hyposulfite de soude | | traces. |
| Arséniate de soude | | 0.0021 |
| Sulfure de fer | | traces. |
| Silice | | 0.0790 |
| Matière organique | | traces. |
| Minéralisation totale | | 10.5392 |

**Modes d'administration.** — La source Sulfureuse est purgative à la dose de quatre à six verres par jour : elle détermine alors des selles copieuses, sans coliques. A plus faible dose, elle est surtout apéritive, diaphorétique, diurétique. Son administration provoque, surtout pendant les premiers jours de la cure, des décharges uriques assez abondantes. Simon, Ayrignac et Ameuille ont noté, avec l'augmentation du soufre total urinaire, l'élévation du coefficient d'oxydation du soufre et la diminution des sulfo-conjugués, ce qui semble indiquer, avec une nutrition meilleure, une diminution des fermentations intestinales. Cette conclusion est confirmée par la diminution du scatol fécal et de l'indol urinaire. La source Sulfureuse est mal supportée par les nerveux hyperexcitables.

Quant à la source Ferrugineuse, elle est réservée aux anémiques.

L'établissement thermal a été rebâti en 1898, sur l'emplacement des thermes romains, dont on a retrouvé de nombreux débris de murailles, des *ex-voto* et même un *hypocauste* pour le chauffage de l'eau.

Les *bains* y sont donnés assez longs (trente à quarante minutes), purs ou coupés d'eau douce, mais toujours ramenés à la température de 35 à 36°. Ils sont remarquablement tolérés par les peaux les plus irritables, infiniment mieux que ne le seraient des bains d'eau ordinaire, et ils laissent une impression de bien-être et de force. Les *douches* d'eau minérale, chaudes ou écossaises, sont données suivant un mode qui est spécial à la station, resté tel qu'il fut institué par Gerdy : le malade est étendu sur une sorte de lit de camp, incliné et terminé par un rebord élevé qui garde l'eau chaude au niveau des pieds. La douche vient frapper verticalement le malade en état de relâchement musculaire complet et est toujours accompagnée d'une sorte de massage.

Citons encore les *gargarismes*, les *lotions cutanées*, les *inhalations tièdes*. Les *irrigations naso-pharyngées* sont données sans pression (*bain nasal*) et ne déterminent jamais de douleur, même sur les muqueuses les plus enflammées.

Il existe enfin plusieurs salles de *pulvérisations*, dirigées sur les lésions pharyngées, nasales ou sur certaines lésions cutanées. Des salles spéciales sont réservées pour le traitement de certaines localisations. Une installation récente permet de graduer la température de ces pulvérisations depuis 27° jusqu'à 70°. On les prolonge chez les dermopathes jusqu'à trente et quarante-cinq minutes, en les faisant précéder d'un décapage à l'alcool lorsque la peau est trop grasse.

Les conditions d'hygiène générale sont excellentes à Uriage : l'eau potable est captée avec soin dans la montagne ; il existe un réseau complet d'égouts et une installation pour désinfection parfaitement comprise. Toutes les précautions sont prises contre les contacts possibles (draps changés après chaque douche, etc.).

**Indications thérapeutiques.** — La *spécialisation diathésique* d'Uriage s'adresse aux lymphatiques et aux scrofuleux, de souche tuberculeuse ou syphilitique. Nous verrons que la cure d'Uriage, associée au traitement mercuriel chez les syphilitiques, héréditaires ou acquis, en renforce singulièrement l'action.

Au point de *vue fonctionnel*, la cure s'adresse électivement aux dermopathes, surtout lorsque l'affection cutanée évolue sur un tempérament lymphatique.

I. *Indications principales*. — **Lymphatiques et scrofuleux.** — La boisson, les bains et les douches chauds, le climat de petite montagne, les jeux à l'air libre sur la prairie agissent d'accord

pour tonifier et même modifier profondément le tempérament
des enfants les plus strumeux. « Uriage est une des stations, a dit
Landouzy, où les petits malades parviennent le mieux à se débarrasser de leurs tares lymphatiques. Aussi est-ce à ce titre qu'Uriage
est devenue une station d'enfants, et je voudrais les voir ici aussi
nombreux que les fleurs dans la prairie. C'est trop tard, beaucoup
trop tard le plus souvent que se prescrivent les eaux. Pour que l'on
parvienne à s'évader des tares ancestrales, scrofuleuses et syphilitiques, il faut venir à Uriage *tôt*, en même temps que *souvent* et
*longtemps*. Bien des adolescents mêmes devraient faire ici deux fois

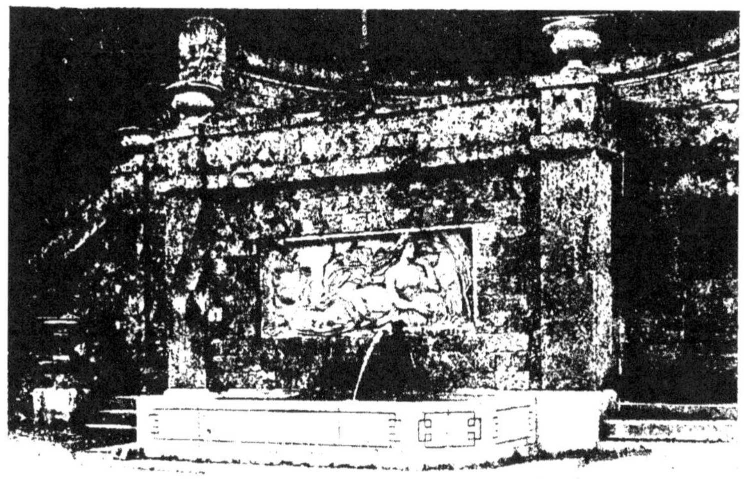

Fig. 126. — Uriage : la fontaine Sappey.

chaque année les vingt-huit jours du lymphatisme, en profitant de
ces *bains de mer sulfureux* à l'altitude de 400 mètres, près des montagnes boisées. »

On voit, en effet, se modifier et guérir à Uriage presque toutes
les localisations pathologiques si fréquentes chez les lymphatiques
(rhinites et rhino-pharyngites succédant aux maladies infectieuses,
adénopathies, vulvites et vulvo-vaginites, débuts de coxalgie, arrêts
de croissance, etc.). On obtient particulièrement de bons résultats
chez les enfants porteurs de blépharites chroniques, de conjonctivites
pustuleuses, de kératites superficielles, grâce en partie aux pulvérisations locales, fort bien tolérées en raison de l'isotonie de l'eau.

Les inhalations améliorent l'état local des petits tousseurs, en même temps que les douches écossaises les rendent moins sensibles aux refroidissements.

Il n'est pas jusqu'aux *rachitiques* enfin qui ne se trouvent grandement améliorés, surtout par la balnéation. Il en est de même chez les hérédo-syphilitiques ; mais ici il est toujours utile d'associer à la cure le traitement mercuriel.

**Syphilitiques.** — On a cru longtemps que les eaux sulfureuses mettaient en évidence les infections syphilitiques latentes en faisant apparaître certaines éruptions caractéristiques, et l'on envoyait les malades au « jugement des eaux », comme disait Fournier, pour constater si le traitement mercuriel devait être prolongé encore, ou si l'on pouvait permettre le mariage. Il est bien reconnu, à l'heure actuelle, que les éruptions obtenues n'étaient bien souvent que des érythèmes artificiels, et tous les spécialistes ont vu des malades qui n'avaient pas réagi à la cure sulfureuse et qui présentaient plus tard des accidents nettement syphilitiques.

A l'heure actuelle, la cure sulfureuse (et la cure d'Uriage en particulier) est surtout employée comme adjuvance du traitement mercuriel : on a reconnu qu'elle favorisait l'élimination du mercure et aussi son action contre le tréponème et ses manifestations.

Chez le syphilitique traité par le mercure seul, on voit presque toujours l'élimination urinaire de ce médicament se faire par périodes irrégulières, même lorsqu'il n'existe aucun accident d'intoxication. Il est probable, dit Simon, que, pendant les périodes où l'élimination est suspendue, le mercure reste fixé dans un point de l'organisme, probablement à l'état de combinaison albumineuse insoluble. De toutes manières, si l'on continue à ce moment l'administration mercurielle, on risque une intoxication. Mais la redissolution du mercure est facilitée d'une manière remarquable par la présence du soufre dans les liquides chlorurés, et c'est un fait que l'ingestion de l'eau sulfureuse provoque presque immédiatement la réapparition du mercure dans les urines (Desmoulières, Berlier). En même temps, on voit souvent des lésions spécifiques, qui semblaient jusqu'alors irréductibles, se réparer activement, sans doute par la mise en liberté du mercure accumulé, mise en liberté qui peut alors se produire sans dangers vu la facilité apportée à l'élimination.

On a constaté depuis longtemps que les malades tolèrent à Uriage des doses mercurielles relativement fortes (10 à 20 grammes d'onguent napolitain, ou 3 à 6 centigrammes de biiodure) si l'on associe à ce traitement 300 à 800 grammes d'eau sulfureuse et des gargarismes à la source. Les accidents d'intolérance sont exceptionnels, et Doyon a pu dire que, en cinquante ans, il n'avait pour ainsi dire jamais vu la stomatite mercurielle.

La cure mixte (mercurielle et sulfureuse associées) doit être surtout conseillée :

Aux *syphilitiques fatigués et fortement anémiés* : la reconstitution globulaire est rapide et accompagne la disparition des accidents secondaires ;

Aux syphilitiques affectés de lésions bénignes en apparence, mais *rebelles au mercure*, ou qui présentent incessamment des récidives *à jet continu* ;

Aux sujets présentant la forme dite *maligne précoce*, avec ulcérations multiples et état général grave ;

A ceux enfin qui présentent un accident résistant au traitement normal, tel qu'une roséole granitée péripapillaire, une *syphilide psoriasiforme de la paume* des mains ou de la plante des pieds, des syphilides papulo-croûteuses, une localisation laryngée, oculaire, un syphilome diffus des lèvres ou de la langue (Simon).

On traitera enfin, par la boisson, la douche et les bains les *hérédosyphilitiques* arrêtés dans leur développement, ou atteints de rhinites, d'otites ou de kératites, et aussi les *tabétiques* encore frustes, les *paraplégiques* spasmodiques, voire même les *hémiplégiques*, chez lesquels on soupçonne une étiologie spécifique.

**Dermopathes.** — Ils sont d'autant mieux soulagés à Uriage que leurs réactions générales se rapprochent plus de celles des lymphatiques, c'est-à-dire qu'Uriage agit remarquablement sur les affections cutanées des enfants scrofuleux, en particulier sur l'*impétigo* et sur les *eczémas impétiginisés* des narines, des yeux, des commissures buccales, du cuir chevelu, des plis cutanés, des oreilles. Le bain semble agir ici en partie par son influence antiseptique (1) ; de toute manière, on n'observe jamais d'irritation sous son influence, non plus que sous celle des pulvérisations locales, qui sont très souvent utiles. Quant aux lésions tuberculeuses de la peau, elles semblent moins profondément modifiées qu'à La Bourboule.

Les *eczémateux* sont modifiés surtout dans les formes humides, suintantes : Doyon n'a vu que rarement se produire une irritation sous l'influence des bains, et celle-ci se calme alors d'elle-même au bout de quelques jours, sans jamais arriver à une poussée, et sans

(1) Simon et Ameuille ont observé que le staphylocoque doré ou le colibacille, ensemencé dans plusieurs tubes de bouillon mélangé à de l'eau d'Uriage, ne poussaient qu'avec un retard considérable (au bout de deux à trois jours au lieu de douze heures), ou même ne poussaient plus du tout lorsque le bouillon était dilué aux trois quarts. Cette action empêchante de la culture doit être attribuée à la présence de $H^2S$, car, si on chasse ce dernier en faisant séjourner à l'étuve le tube ouvert, le retard ne se produit plus.

que l'on ait besoin d'interrompre les bains. Ici encore les pulvérisations sont très employées, et aussi, lorsqu'il y a prurit, les douches tièdes générales (en évitant de percuter les régions malades).

Les *séborrhéiques* sont en général guéris. Les dartres volantes du visage, si désagréables aux jeunes femmes, sont utilement traitées par les pulvérisations prolongées, et aussi l'eczéma séborrhéique de l'nna, à localisation médio-thoracique.

Mêmes résultats chez les *acnéiques* (acné vulgaire de la puberté, acné rosacée, acné télangiectasique des femmes à la ménopause). De même encore chez les malades sujets aux *poussées furonculeuses*, aux *poussées herpétiques* récidivantes buccales ou génitales (Doyon), aux *dermatoses bulleuses* (Doyon). Les bains savonneux, les pulvérisations prolongées, parfois les purgations répétées par fortes doses de la source sulfureuse (surtout lorsqu'il s'agit de dyspeptiques atones) forment le fond du traitement.

Les *psoriasiques* sont souvent blanchis par les bains (Brocq); on peut y associer la douche-massage chaude, qui exerce une action décapante plus efficace encore.

Il faut enfin savoir qu'Uriage apporte quelque soulagement aux enfants affectés de *prurigo de Hebra*.

II. *Indications secondaires*. — Uriage apporte un grand soulagement par ses bains et ses douches vaginales aux *utérines*, lorsqu'elles sont de tempérament lymphatique, qu'elles présentent de l'endométrite avec leucorrhée abondante, utérus gros et plus ou moins dévié.

Certains *bronchitiques* à expectoration muco-purulente abondante, ou à poussées d'asthme alternant avec des manifestations cutanées, profitent beaucoup de la cure de boisson, associée aux inhalations et aux pulvérisations chaudes.

**Contre-indications**. — Il ne faut pas envoyer à Uriage les nerveux hyperexcitables, qui supportent mal la cure, tant externe qu'interne (choréiques, épileptiques); non plus que les hyperchlorhydriques et les gastralgiques. Il en est de même des hypertendus et des pléthoriques à tendances congestives (Doyon).

Les femmes à la ménopause ne supportent la cure qu'autant qu'elles ne présentent pas de ménorragies abondantes.

Les cardiopathes décompensés ou à compensation instable, les tuberculeux pulmonaires, les lithiasiques biliaires doivent, pour des raisons diverses, être également écartés d'Uriage.

## Saint-Gervais.

Eaux sulfureuses et sulfatées. lithinées. bromées, mésothermales. —
  Employées en boissons et en bains.
Action à la fois tonique et sédative. — Indiquées chez les enfants lympha-
  tiques, les névropathes, les eczémateux irritables.


Saint-Gervais serait mieux dit Le Fayet-Saint-Gervais, car les
sources et la station même sont au Fayet, à quelques centaines de
mètres seulement du terminus du chemin de fer (altitude, 630 mètres).

Quant au village de Saint-Gervais, il est à 4 kilomètres plus haut.
dans la vallée de l'Arve, à l'altitude de 680 mètres : il offre aux
baigneurs qui ont fini leur saison thermale des villas et des hôtels
leur permettant un séjour de demi-altitude.

Un projet de tramway est en voie de réalisation, qui transportera
les malades à Molivan (1 200 mètres), sur les contreforts du mont
Blanc. Chamonix n'est d'ailleurs pas loin (19 kilomètres), avec ses
hôtels confortables et bien chauffés, pour les journées froides du
début et de la fin de saison, et aussi pour les séjours d'hiver.

Le calme de l'air, les senteurs des immenses forêts de sapins qui
entourent la station se joignent à l'altitude pour faire de Saint-
Gervais à la fois un lieu de cure et de séjour. « Le milieu dans lequel
vivent les baigneurs à l'établissement est sédatif, sans l'être trop. »
La saison s'y étend du 1er juin aux derniers jours de septembre.

**Sources.** — Découvertes en 1806, elles sont au nombre de trois :
la source du Torrent (40°, débit 36 mètres cubes), de beaucoup
la plus sulfureuse ; les sources Gontard (39°, 288 mètres cubes) et
de Mey (38°, 43 mètres cubes), qui ne contiennent que des traces
de $H_2S$. Limpides et incolores, elles sont onctueuses au toucher.
Leur minéralisation totale atteint en moyenne 5 grammes (moitié
environ de celle d'Uriage).

Cette minéralisation est constituée par du chlorure de sodium,
associé à des sulfates de soude, de calcium et d'autres bases terreuses; leur teneur en lithine ($0^{gr},07$) les met. avec Santhenay, au
premier rang des sources lithinées connues. Elles sont également
très riches en bromures ($0^{gr},040$).

Le dégagement gazeux, très abondant à la source, comprend
90 p. 100 d'azote et 10 p. 100 de $CO_2$. Il faut y ajouter, pour la source
du Torrent, $0^{gr},0049$ par litre de $H_2S$.

|  | GONTARD 39°. | DE MEY 38°. | TORRENT 40°. |
|---|---|---|---|
|  | Gr. | Gr. | Gr. |
| Acide carbonique des bicarbonates .. | 0,1525 | 0,1408 | 0,1490 |
| —          —          libre............ | 0,0505 | 0,0504 | 0,0506 |
| Hydrogène sulfuré libre........... | traces. | traces. | 0,0049 |
| Carbonate de calcium............. | 0.1715 | 0.1555 | 0.1677 |
| —          de magnésium.......... | 0,0015 | 0,0038 | 0.0014 |
| Silicate de magnésium............ | 0.0237 | 0,0605 | 0.0298 |
| Silice en excès................. | 0,0279 | 0.0081 | 0.0277 |
| Sulfate de sodium............... | 1.7150 | 1.7732 | 1.7184 |
| —          de potassium.......... | 0,1070 | 0.1088 | 0.1166 |
| —          de lithium............. | 0.0770 | 0.0748 | 0.0715 |
| —          de calcium............. | 0,9017 | 0,9577 | 0.9321 |
| —          de magnésium.......... | 0.1194 | 0,0695 | 0.1267 |
| Chlorure de sodium. .. ........ | 1.7198 | 1.7530 | 1.7509 |
| Bromure de sodium ..... . ....... | 0,0361 | 0.0369 | 0.0407 |
| Iodure de sodium................ | traces, | traces. | traces. |
| Total des matières fixes par litre.... | 4.8997 | 5,0018 | 4,9835 |

**Modes d'administration et action physiologique**. — En *boisson*, l'effet obtenu est variable suivant la dose. En général, elle excite l'appétit et « les fonctions des glandes gastriques, intestinales, hépatiques. La preuve en est dans une hépatalgie fréquente et légère qui disparaît dès les premières selles liquides ». L'action laxative est moins aisée à provoquer qu'à l'riage, au moins chez certains sujets. Il faut souvent agir par de petites doses fractionnées à intervalles réguliers dans la journée, ou faire précéder l'action de l'eau minérale par une vraie purgation au sulfate de soude. Grâce à cette technique, on arrive à décongestionner le foie et la circulation porte, comme parfois le montre le dégonflement des hémorroïdes. Lorsqu'on recherche surtout l'effet diurétique, on y parvient aisément en usant de doses moindres, prises à jeun. Les urines augmentées se montrent alors plus riches en urée et en acide urique. Les chlorures et l'acidité totale diminuent après une élévation qui ne dépasse guère la première semaine et qui est parfois très prononcée.

En *bains*, ces eaux exercent sur le système cutané une action le plus souvent *sédative* et *décongestionnante*, qui tient sans doute à leur température et leur teneur en azote. Mais il faut pour cela que la durée du bain reste modérée, car le bain long, surtout s'il est plus chaud que 36°, exerce au contraire une action légèrement excitante. La congestion de la peau, qui est nette dans le bain, n'aboutit cependant jamais à la poussée. On note, au contraire, chez beaucoup de dermopathes, une diminution notable du prurit, des nuits plus calmes, sans ces insomnies et ces traumatismes par grattage nocturne qui contribuent tant à exaspérer le système nerveux. Comme l'a dit Besnier, « suivant le mode d'emploi, la forme, la durée de la médication, l'action du bain de Saint-Gervais est sédative ou excitante, mais elle reste de toutes manières dans la main du médecin traitant ».

On trouve, dans les salles du bel établissement reconstruit en 1893, des installations parfaites de *douches* nasales et pharyngées, d'*irrigations* rectales et vaginales et de *pulvérisations* pharyngées ou cutanées.

**Indications thérapeutiques.** — « Si vous voulez, en une phrase, synthétiser la station de Saint-Gervais, dites-vous que la *médication* y est sédative et reconstituante à la fois par les eaux et par le climat ; que la *spécialisation diathésique* est antiarthritique ; que la *spécialisation fonctionnelle principale* s'applique aux malades atteints d'affections cutanées » (Landouzy).

I. *Indications principales.* — Saint-Gervais s'adresse avant tout aux **dermopathes** et, en premier lieu, « aux *eczémateux*, lorsqu'ils sont *neuro-arthritiques, prurigineux*, encore plus irritables subjectivement qu'objectivement. Ce sont des malades à eczéma rebelle, plutôt sec qu'humide, parfois traversé transitoirement dans son évolution indéfinie par des exacerbations avec suintement. Saint-Gervais s'adresse aussi aux sujets porteurs de localisations torpides, rebelles, intertrigineuses, ano-vulvaires ou scrotales » (Landouzy).

La cure nécessite souvent des modifications individuelles, des interruptions, l'adjonction de certains moyens adjuvants. Il faut se baser, pour la conduire, non seulement sur les lésions cutanées objectives, mais aussi sur les lésions viscérales concomitantes, sur les troubles généraux dont l'éruption n'est souvent que la manifestation en un lieu de moindre résistance. C'est ainsi, pour en donner un exemple, qu'il faut traiter avec douceur à Saint-Gervais les vieillards, les brightiques, les goutteux invétérés, afin de ne pas réveiller chez eux de manifestations alternantes, telles qu'une poussée de rhino-pharyngite ou de bronchite, des crises d'asthme ou même d'œdème pulmonaire (Bastian). On doit, chez ces malades, insister sur la révulsion intestinale, mettre entre les bains de nombreux jours de repos, faire la cure douce et assez longue.

Quelquefois la lésion cutanée persiste à la fin de la cure, mais il n'y a pas lieu de s'en inquiéter si l'état général et si surtout l'état nerveux s'améliorent. On a constaté souvent que des baigneurs, partis désespérés après une cure normale étaient tout étonnés de voir leur éruption disparaître insensiblement, et sans autre traitement un mois, quelquefois plus, après leur retour chez eux.

L'eau de Saint-Gervais s'applique encore aux dermopathes pruригineux, à éruptions sèches, comme le sont certains *lichens* ou *eczémas lichénifiés*, c'est-à-dire reposant sur un derme infiltré et sclérosé. Les douches générales tièdes et les pulvérisations soulagent beaucoup ces malades. Il en est de même chez les *séborrhéiques* (dartres volantes du visage, séborrhée médio-thoracique de Unna) et chez certains *psoriasiques*.

II. ***Indications secondaires***. — « Pour particulièrement spécialisé que soit aux dermopathes l'emploi de l'eau de Saint-Gervais, son application se fait avec succès chez maints sujets nerveux dont les manifestations revêtent surtout le caractère douloureux : malades *algiques*, *excitables*, irritables, par tendance diathésique ou acquise, au lendemain de maladies infectieuses ou toxiques de l'enfance ou de l'âge adulte. Aussi voudrai-je voir les *héritiers des neuro-arthritiques* venir plus souvent ici, du seuil de l'enfance à la pleine adolescence, faire des *manœuvres annuelles de santé* » (Landouzy).

Jules Simon envoyait beaucoup de ces enfants à Saint-Gervais, et Carron de la Carrière conseille toujours d'y envoyer les lymphatiques, fils d'arthritiques, s'ils sont nerveux ou s'ils présentent des manifestations cutanées.

On traite à Saint-Gervais les *dyspeptiques*, *hyperchlorhydriques*, qui trouvent dans la boisson de Gontard et dans les bains une atténuation de leurs gastralgies, de leurs aigreurs et de leur tendance aux spasmes pyloriques.

Certains *hépatopathes* (lithiasiques avec vésicule très éréthique, ou atteints de congestion de l'organe à la suite de diarrhées des pays chauds), certains *goutteux* de tempérament nerveux et excitable, se trouvent bien de l'association de la cure et du climat de Saint-Gervais.

**Contre-indications.** — Comme la plupart des stations sulfureuses, Saint-Gervais convient peu aux hypertendus, de même qu'aux artérioscléreux et aux cardiaques mal compensés. L'altitude de la station est d'ailleurs déjà un peu élevée pour eux.

Il en est de même des malades porteurs de lésions rénales subaiguës ou chroniques et des tuberculeux pulmonaires.

### Montmirail.

Montmirail est une petite station du département de Vaucluse, à l'altitude de 180 mètres. Son climat est doux.

Elle comprend trois sources : l'une est *sulfurée calcique* (16°, $H^2S$ libre, 0gr,07 ; sulfure de calcium, 0gr,04, pour une minéralisation de 3gr,23). On l'utilise en bains et douches, en pulvérisations et inhalations, dans un petit établissement.

La source Verte est sulfatée magnésienne (18°), contenant 9gr,3 de sulfate de magnésie, 5gr,06 de sulfate de soude et 1 gramme de sulfate de chaux. C'est une des rares eaux purgatives françaises, et elle est surtout utilisée pour l'exportation.

La source Ferrugineuse (0gr,007 d'oxyde de fer) complète les ressources thérapeutiques de la station.

La cure sur place, pratiquée avec la source Sulfurée, s'adresse surtout aux *bronchitiques* et aux *dermopathes*. On peut, chez ceux de ces malades qui ont besoin de décongestionner leur foie ou de faire de la révulsion intestinale, combiner la cure sulfurée avec la boisson de la source Verte.

### Euzet.

Petite station du Gard, au pied des derniers contreforts des Cévennes (altitude, 132 mètres), Euzet jouit d'un climat tempéré, un peu chaud en été.

Les sources jaillissent d'un terrain lacustre, auquel elles empruntent les *principes organiques bitumineux* qui leur assignent une place à part dans la famille des sulfureuses. Au nombre de trois, elles ont un débit total de 53 mètres cubes. Leur température va de 10° à 18°. La minéralisation moyenne atteint 3gr,13, dont 1gr,66 de sulfate de chaux. Elles contiennent 0gr,0047 de $H^2S$ libre et de l'acide carbonique.

Un établissement assez bien installé permet l'usage de bains en baignoire et en piscine, d'étuves et d'inhalations.

Ces eaux sont surtout utilisées chez les malades affectés de *rhinopharyngites*, de *laryngites* et de *bronchites*. On y traite également les arthritiques sujets aux congestions hépatiques et aux dermatoses cutanées.

### San-Salvadour.

San-Salvadour élève ses hôtels et son établissement thermal sur les bords du golfe de Giens, à quelques kilomètres d'Hyères (Var).

Protégée des vents du nord par des collines boisées, elle jouit d'un climat idéal en hiver, sans grandes variations de température, *sans humidité au crépuscule*; aussi peut-on faire cette cure pendant les mois d'hiver, du 1er octobre au 1er juin.

La source est froide (17°), peu minéralisée (1gr,035 au total), contenant surtout des bicarbonates, 0gr,29 de sulfate de chaux, et la

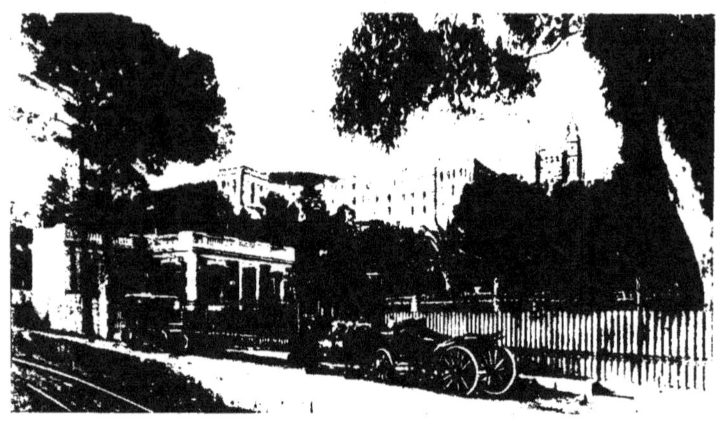

Fig. 127. — San-Salvadour.

forte teneur de 0gr,06 de chlorure de lithine (analyse de 1903)

La cure de boisson, qui est une *cure de diurèse*, s'adresse aux arthritiques et particulièrement aux goutteux et aux rhumatisants. Un petit établissement, relié par un passage couvert à l'hôtel, permet d'y associer un traitement d'hydrothérapie, de douches-massages et de bains de lumière.

# STATIONS DU NORD ET DE L'OUEST

PAR

**Jean HEITZ,**
Ancien interne des hôpitaux.

## Saint-Amand.

Boues sulfureuses, utilisées en bains généraux ou locaux chez les arthropathiques. — Sources tièdes, sulfatées calciques, diurétiques et sédatives de l'estomac.

Petite ville du département du Nord, située dans une vaste plaine, à la très faible altitude de 37 mètres, au milieu de vastes forêts, Saint-Amand est connu par ses sources et surtout par ses boues, utilisées dans d'excellentes conditions depuis le xviie siècle.

Il y a trois sources à Saint-Amand : elles jaillissent à la température de 26° (la Fontaine-Bouillon, l'Évêque-d'Arras et Vauban).

Ce sont des eaux faiblement minéralisées, contenant surtout des sulfates de chaux et de magnésie, légèrement bicarbonatées, assez voisines de celles de Vittel et de Contrexéville. On les ordonne à la dose de dix verres par jour, leur température tiède les faisant admirablement tolérer par l'estomac, sur lequel elles exercent une action eupeptique et nettement sédative, parfois légèrement laxative. Comme les eaux des Vosges, elles sont puissamment diurétiques, et leur usage détermine rapidement de fortes décharges uriques.

*Analyse des sources* (Willm).

|  | Gr. |
|---|---|
| Acide carbonique des bicarbonates | 0,2098 |
| — — libre | 0,0440 |
| Bicarbonate de calcium | 0,2078 |
| — de magnésie | 0,0258 |
| Sulfate de calcium | 0,6120 |
| — de magnésie | 0,3243 |
| — de sodium | 0,0288 |
| — de potassium | 0,0170 |
| Chlorure de sodium | 0,1135 |
| Silice | 0,0256 |
| Fer | traces. |
| Iode | traces. |
| Minéralisation totale | 1,3548 |

Non loin de ces sources, s'étend une prairie à terre grasse et molle, au milieu de laquelle s'élève la rotonde Vauban, bâtie sur pilotis et qui recouvre complètement le bassin des boues.

Celles-ci sont formées d'une terre noire, onctueuse, reposant sur une marne grasse, qui recouvre elle-même une couche de sable mouvant, à travers lequel sourdent, dans un espace restreint, un nombre infini de petites sources sulfureuses. L'épaisseur de la couche de boue est de 2 à 3 mètres ; elle est formée en majeure partie de silice, associée à une proportion importante de sulfure de fer qui lui donne sa teinte noire. Le développement d'algues sulfuraires y introduit de la glairine et de la barégine, qui la rendent onctueuse.

*Analyse des boues* (Croix).

| | |
|---|---|
| Acide carbonique | 0,10 |
| —  sulfhydrique | 0,03 |
| Matière extractive | 12,30 |
| —     organique | 68,80 |
| Carbonate de chaux | 15,09 |
| Carbonate de magnésie., | 5,68 |
| Soufre | 2,00 |
| Fer | 14,50 |
| Silice | 304,00 |
| Eau | 550,00 |

Pour 1 000 grammes.

L'intérieur de la rotonde est partagé en 120 cases par d'épaisses cloisons en bois qui s'enfoncent de 1$^m$,80 dans la boue, et dans lesquelles sont placés des serpentins de vapeur permettant d'élever la température de la boue de 28 à 37° et même 45°. Chaque case est réservée à un seul malade pendant toute la durée de sa saison ; à son départ, elle est entièrement vidée de cette boue, qui ne resservira plus. Il est à peine besoin de montrer combien ce mode d'application des boues est supérieur à celui des stations où l'on se sert de terres apportées et mélangées sur place avec l'eau minérale.

Pour prendre son bain, le malade s'enfonce dans cette case jusqu'aux aisselles, non sans un certain effort pour lutter contre la poussée verticale de la boue. Les bras restent généralement libres, et il demeure de la sorte deux à trois heures, prenant souvent son petit déjeuner et absorbant plusieurs verres d'eau de Vauban pour calmer la soif qui provoque une transpiration profuse. On note une accélération notable du pouls, qui devient plus ample, avec élévation de la tension artérielle. La peau rougit et les articulations se sentent plus souples, malgré la compression intense subie par elles de tous côtés.

Après le bain de boue, le malade, enveloppé de peignoirs chauds, est transporté jusqu'à un bain laveur ou à la douche.

Certains malades, qui n'ont besoin que de soins locaux, sont soumis à l'action des *lutations*, vastes cataplasmes de boue à 45° ou 50°, que l'on applique sur un membre, le tout recouvert, pour plusieurs heures, de grosses couvertures de laine.

**Indications thérapeutiques**. — La *cure de boisson* s'adresse à deux catégories de malades : aux *graveleux*, qui retirent de Saint-Amand un bénéfice très comparable à celui des stations de diurèse

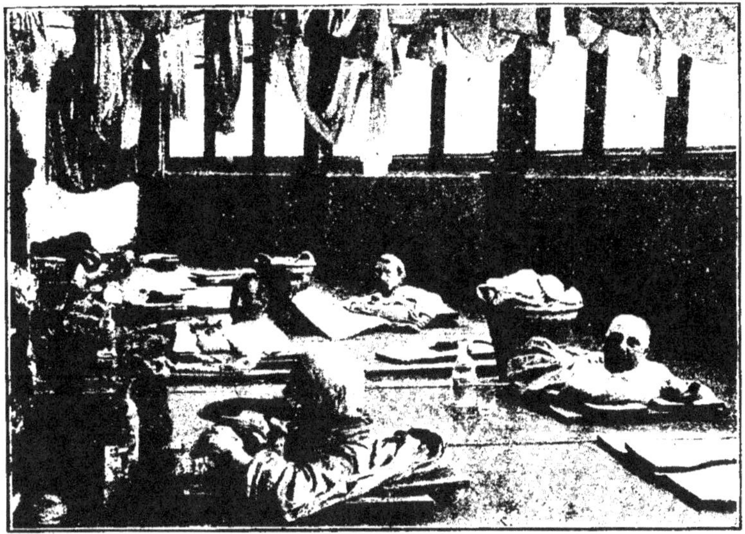

Fig. 128. — Saint-Amand : malades prenant leurs bains de boue à l'intérieur de la rotonde.

des Vosges ; à certains *gastropathes hypersthéniques*, qui se trouvent fréquemment soulagés de leurs crises douloureuses tardives et des vomissements qui les accompagnent souvent. Par contre, la cure doit être déconseillée aux hypopeptiques atones.

La *cure de bains de boue* s'adresse surtout aux *arthropathiques chroniques*. Les malades affectés de séquelles de rhumatisme aigu ou blennorragique retrouvent rapidement une mobilité articulaire plus grande, une meilleure énergie musculaire. Les résultats sont encore très appréciables, même lorsqu'il y a tendance aux déformations progressives : la tuméfaction diminue, les muscles atrophiés reprennent leur force, les épaississements synoviaux et périarticulaires fondent. On note souvent, au bout de la première semaine, une légère exacerbation des douleurs avec du prurit et un peu d'eczéma. Il est à ce moment nécessaire d'insister sur la cure de diurèse. Dès la seconde semaine, on pourra associer aux bains de boue du massage et des mouvements, d'abord passifs, puis actifs avec résistance très douce. La cure est complète en vingt ou trente bains ; les malades partent en général très améliorés, quoique la totalité des effets ne se fasse souvent sentir qu'au bout de quelques semaines.

Les bains de boue ont une action analgésiante chez les sujets *névralgiques* (en particulier chez ceux affectés de sciatique) et chez certains *goutteux atoniques*. Ils exercent une action fondante et mobilisante chez les *convalescents de fractures ou d'entorses* et chez les convalescents de *phlébites*.

Thiroux a publié de fort bons résultats obtenus par lui chez des femmes atteintes de *métrites parenchymateuses*, de *pelvi-péritonites anciennes* ou de *salpingites* passées à la phase torpide. Le bain de boue se donne avec un spéculum grillagé et est suivi d'une injection vaginale à 45°, puis d'une heure de lit : le col se décongestionne, l'utérus redevient mobile, et les douleurs s'apaisent souvent d'une manière remarquable.

**Contre-indications.** — Elles sont très nettes chez les goutteux susceptibles de crises aiguës et surtout chez les cardiopathes et les artérioscléreux à tendance hypertensive.

### Enghien et Pierrefonds.

Eaux sulfurées calciques froides. — Cure de boisson, pulvérisations, inhalations. — Indiquées chez les sujets affectés de catarrhe chronique du larynx et des branches.

Enghien est situé à 12 kilomètres au nord de Paris, dans un joli site, au bord d'un lac, non loin de la porte de Montmorency (altitude, 44 mètres). La saison y dure du 15 mai au 15 octobre. La proximité de la grande ville, à laquelle Enghien est réunie par de nombreux services rapides, met la cure sulfureuse à la portée des personnes que leurs occupations retiennent en permanence à Paris. Mais cette cure, le plus souvent faite entre deux trains, n'exerce qu'une influence superficielle, chaque fois que l'état morbide local procède de causes générales. On sait que ces dernières ne se laissent modifier par les eaux qu'autant que l'organisme est simultanément mis dans des conditions de repos et d'ambiance spéciale.

Pierrefonds (84 mètres d'altitude) est plus éloigné de Paris, à la lisière de la forêt de Compiègne. La saison y est un peu plus courte (1er juin au 1er octobre).

**Sources.** — Ce sont, de part et d'autre, des eaux sulfureuses

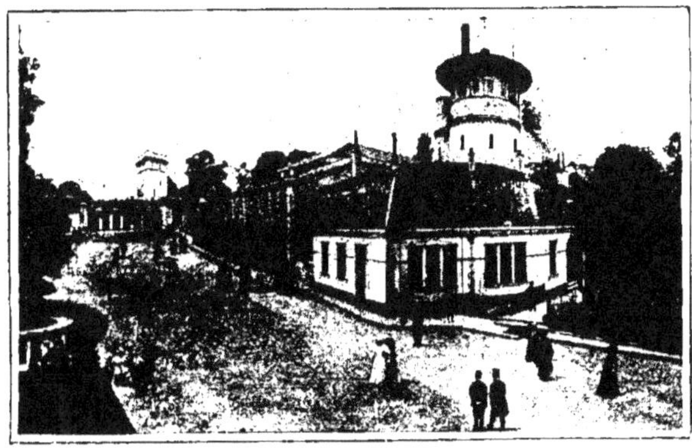
Fig. 129. — Établissement thermal d'Enghien.

froides (10 à 14° pour les neuf sources d'Enghien, 12° à Pierrefonds).

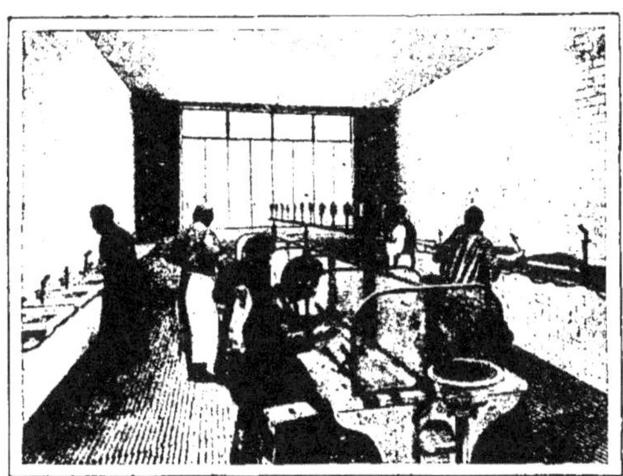
Fig. 130. — Enghien : salle de pulvérisations.

Voici le résumé de leur minéralisation, plus forte, comme on peut le voir, à Enghien :

|  | Enghien. | Pierrefonds. |
|---|---|---|
|  | Gr. | Gr. |
| Sulfure de calcium | 0.116 | 0.015 |
| Acide sulfhydrique | 0.018 | 0.002 |
| Sulfate de calcium | 0.024 | 0.020 |
| Chlorure de sodium | 0.050 | 0.020 |
| Minéralisation totale | 0.900 | 0.349 |

Il existe de plus à Pierrefonds une source ferrugineuse contenant 0gr,139 de bicarbonate de fer et qui ne sert qu'à la boisson.

Les sources sulfureuses sont utilisées pour la cure interne, à doses

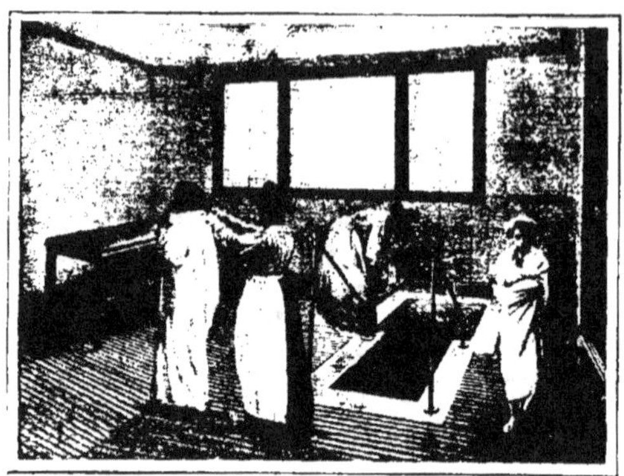

Fig. 131. — Enghien : une piscine individuelle.

variables selon les malades; elles le sont aussi en gargarismes et dans les différents services des établissements thermaux.

Celui d'Enghien est très moderne et très complet, comprenant des

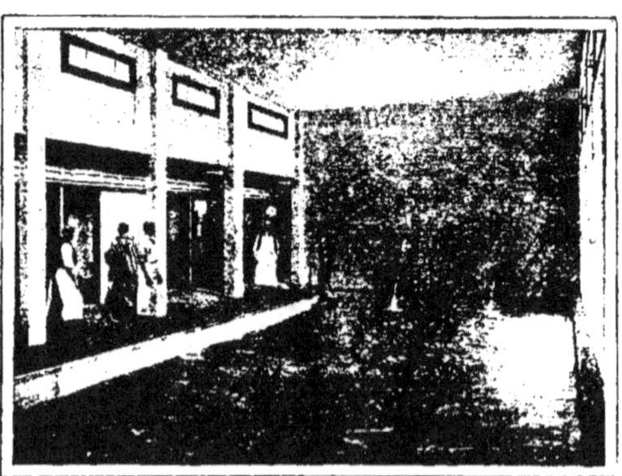

Fig. 132. — Enghien : la grande piscine.

salles de *bains sulfureux*, qui sont donnés purs (avec l'eau minérale réchauffée à l'aide de serpentins) ou mitigés d'eau douce, en piscines ou en baignoires. Les services les plus développés sont ceux des *pulvérisations*, des *douches pharyngées* et *nasales*, des *inhalations*. Dans ces dernières salles à 22 ou 25°, remplies d'une brume d'eau poudroyée sous pression, les malades séjournent un temps variable, habillés d'un manteau de caoutchouc. Citons les installations d'hydrothérapie générale et de douches-massages.

L'établissement de Pierrefonds est plus simple : on y donne des bains, des douches et des pulvérisations. Ce mode d'application fut d'ailleurs inventé et installé pour la première fois à Pierrefonds par le Dr Sales-Girons.

**Indications thérapeutiques.** — Elles sont sensiblement les mêmes, les eaux exerçant dans les deux stations une action quelque peu excitante (surtout pendant la première moitié de la cure).

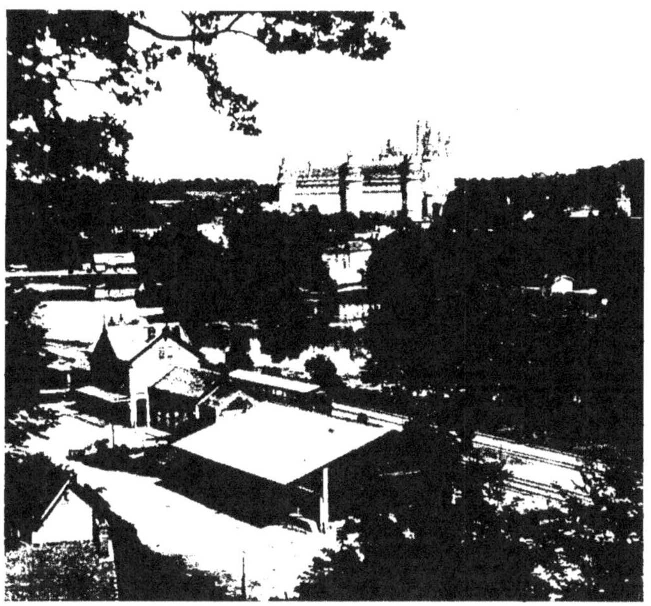

Fig. 133. — Vue générale de Pierrefonds.

Les muqueuses paraissent d'abord sèches, quelquefois un peu douloureuses ; en même temps, l'appétit augmente, le pouls s'accélère ; on note même parfois un peu d'excitation génitale. Du côté de la peau, on voit apparaître, chez les prédisposés, des éruptions érythémateuses ou miliaires. Secondairement, l'expectoration devient plus claire et plus abondante ; la sédation s'opère.

La cure s'adresse aux enfants *scrofuleux* atteints d'hypertrophies amygdaliennes ou de végétations (surtout après ablation opératoire) et de rhino-pharyngite ; aux adultes affectés de *pharyngites* ou de *laryngites granuleuses* (chanteurs, orateurs) et de *bronchites chroniques*, surtout lorsque l'expectoration est assez abondante.

Certaines femmes lymphatiques, avec *métrite chronique* et leucorrhée continue, sont améliorées par le bain et la douche vaginale.

On peut traiter dans ces stations certains *dermopathes* à tendance chronique, qu'une poussée légère permettra de modifier avantageusement (eczémateux anciens avec lichénification, acnéiques, séborrhéiques, psoriasiques). On y fait également, comme à Uriage et à Luchon, la cure mercurielle intensive chez les syphilitiques.

**Contre-indications.** — L'action quelque peu excitante de la cure empêche de l'appliquer aux hypertendus, aux artérioscléreux, à la plupart des goutteux. On ne peut la tenter chez les tuberculeux qu'avec de grandes précautions et seulement au premier degré, lorsqu'il n'existe aucune tendance éréthique, si l'on ne veut pas provoquer d'hémoptysies.

## Forges-les-Eaux.

Eaux froides, ferrugineuses et gazeuses. — Cure surtout interne. — Indiquées chez les anémiques et les chlorotiques.

C'est une station de réputation ancienne, dans un très joli paysage normand, sur la ligne du chemin de fer Paris-Dieppe, à l'altitude de 160 mètres. Trois sources émergent dans un rayon très rapproché et qui portent les noms de Reinette, Royal et Cardinal, en souvenir du séjour qu'y firent Anne d'Autriche, Louis XIII et Richelieu. Ce sont des eaux froides (7°), de goût acidulé et ferrugineux, légèrement radio-actives (0,1). Leur minéralisation n'est que de 0gr,40, mais elles contiennent, avec une petite quantité de $CO_2$, une proportion notable de protocrénate de fer allant de 0gr,012 (Reinette) à 0gr,67 et 0gr,98 (Cardinale), gamme qui permet de graduer aisément le traitement. A la cure interne (50 à 100 grammes selon les cas), sont adjointes ordinairement des pratiques hydrothérapiques froides ou écossaises, que facilite la basse température des sources, ou des bains courts à 30°, les unes et les autres donnés dans un établissement bien installé.

Les eaux de Forges exercent sur l'organisme une action d'abord légèrement excitante (accélération du pouls, céphalée légère, augmentation de l'appétit), laquelle se calme secondairement, en même temps que la diurèse s'établit nettement. On n'observerait généralement pas, d'après les écrits des médecins de la station, la constipation, qui est presque de règle chez les malades qui absorbent du fer.

On y envoie surtout des *anémiques*, chez lesquels le nombre et la valeur globulaires ont fléchi à la suite d'hémorragies répétées (épistaxis des jeunes sujets, métrorragies *post partum* ou de la ménopause), ou d'une intoxication oxycarbonée. Chez les jeunes filles *chloro-tiques*, les résultats, pour être moins rapides que chez les malades précédents, n'en sont pas moins le plus souvent très bons. La nervosité s'efface avec le retour des couleurs et une menstruation plus régulière. Chez ces malades, la cure doit être douce et longue, associée à beaucoup de repos, avec séjour au lit de douze heures sur vingt-quatre. Une post-cure d'altitude est presque toujours indiquée.

On traite aussi à Forges certains diabétiques, certains paludiques, et, depuis des siècles, des *graveleux*, avec ou sans catarrhe vésical.

On n'y doit envoyer, en raison de l'action excitante exercée sur la circulation, ni cardiaques décompensés, ni artérioscléreux, ni tuberculeux pulmonaires.

## Bagnoles-de-l'Orne.

Dans un canton très accidenté de la Haute-Normandie, à l'altitude de 228 mètres, la station de Bagnoles groupe ses hôtels et ses villas

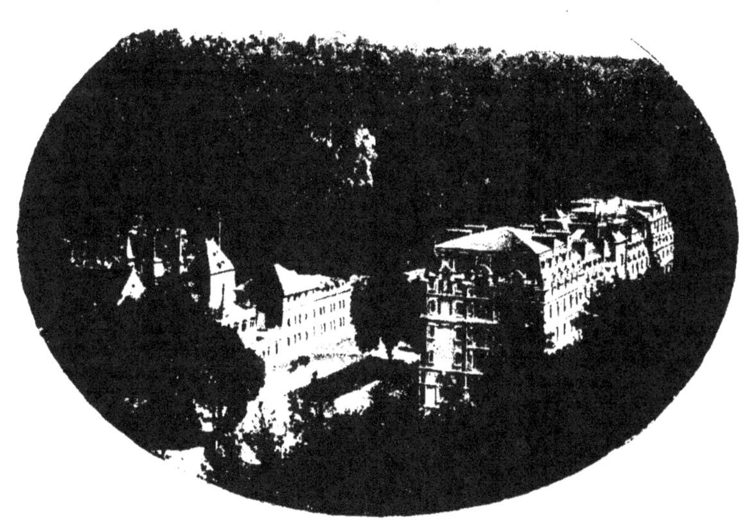

Fig. 134. — Vue générale de Bagnoles-de-l'Orne.

au milieu de riches pâturages et de belles forêts. Son développement, remarquablement rapide au cours de ces dernières années, a été provoqué par les études cliniques qui ont mis en évidence l'action de ces eaux sur les états pathologiques veineux.

**Sources.** — La *Grande-Source de Bagnoles* est peut-être la moins minéralisée de France (0gr,075 seulement par litre), moins minéralisée et surtout moins ferrugineuse que toutes les autres sources de pays. C'est dire qu'elle est d'une provenance spéciale. Le fait qu'elle émerge au point de contact du massif primaire breton avec les terrains du bassin de Paris vient confirmer l'hypothèse de Gautier, qu'elle serait d'origine plutonienne. C'est une eau limpide, azurée en masse, onctueuse. Son débit atteint 600 mètres cubes; sa température est de 26°. Les principes qui dominent sa minéralisation sont la silice, le bicarbonate de chaux, le sulfate de soude. On y a trouvé des traces de plusieurs métaux rares. Les gaz, abondants, ont été dosés par Bouchard et Desgrez, qui ont noté 5 p. 100 de $CO^2$, 25 p. 100 d'azote, 4,5 p. 100 d'argon avec des traces d'hélium. La radio-activité est de 0,36 (Moureu) pour les gaz.

*Analyse de la Grande-Source.*

|  | Gr. |
|---|---|
| Acide carbonique libre. | 0,0049 |
| Silice. | 0,0128 |
| Bicarbonate de fer. | 0,0016 |
|    —    de chaux. | 0,0119 |
| Phosphate de chaux. | traces. |
| Sulfate de chaux. | 0,0034 |
|    —    de magnésie. | 0,0030 |
|    —    de potasse. | 6,0051 |
|    —    de soude. | 0,0144 |
| Arséniate de soude. | traces. |
| Chlorure de sodium. | 0,0144 |
|    —    de lithium. | traces. |
| Matières organiques. | traces. |
| Minéralisation totale. | 0,0715 |

La *source des Fées*, ferrugineuse, froide (12°), n'est employée qu'à titre adjuvant, en boisson.

**Modes d'administration.** — On boit peu à la Grande-Source, qui est surtout utilisée en *bains prolongés* (une demi-heure à une heure), donnés à 35° par mélange d'eau venue de la source et d'eau minérale chauffée.

On y associe souvent des arrosages en pluie fine, des irrigations vaginales, périnéales, anales. Il existe aussi une piscine à eau courante à 23°.

**Action physiologique.** — Le bain de Bagnoles-de-l'Orne possède une action générale excitante sur l'organisme : elle se traduit

par une sensation de réconfort pour le malade et par l'augmentation
des sécrétions hépatique et rénale (augmentation de la diurèse et
décharges uratiques). Mais, de plus, il exerce sur les cellules musculaires lisses des petits vaisseaux une action stimulante qui est véritablement spécifique, et qui se traduit par la constriction des petits
vaisseaux, avec décoloration progressive des téguments et diminution de saillie des veines superficielles.

Cette action vaso-constrictive, qui se produit dans tout bain frais
à une température inférieure à 35°, mais qui disparaît dès qu'on a
dépassé cette température, persiste au contraire à Bagnoles pour
ne cesser qu'au delà de 38° (Quiserne). Il en résulte un relèvement
de la circulation périphérique, avec légère élévation de la tension
artérielle. Elle est remplacée, vers la fin du bain, par un phénomène inverse de dilatation vasculaire. Le pouls se ralentit pendant
la première moitié du bain, puis s'accélère secondairement.

Les malades qui présentent un certain degré d'ankylose remarquent
fréquemment que leurs articulations se plient dans le bain plus
aisément et sans douleurs. On constate aussi une atténuation des
douleurs névralgiques.

**Indications thérapeutiques.** — On peut dire que la cure de
Bagnoles est décongestionnante et régulatrice de la circulation
périphérique. Aussi s'adresse-t-elle électivement aux malades qui
présentent un défaut de tonicité vasculaire avec stase sanguine primitive ou secondaire, surtout lorsqu'il s'y joint un élément congestif
ou inflammatoire. Ainsi en est-il surtout des sujets affectés dans
leur système veineux, et qui voient disparaître, à la suite de la
cure de Bagnoles, la plupart des phénomènes inflammatoires
locaux, en même temps que la congestion passive.

I. *Indications principales.* — **Convalescents de phlébites.** —
On adressera ces malades à Bagnoles lorsque l'infection causale
paraîtra terminée, la température étant redevenue normale depuis au
moins trente jours, et qu'à la place d'un caillot mobile, en formation
ou en évolution, on pourra considérer qu'il existe déjà une obstruction cicatricielle définitive (Hannequin, Quiserne). Le résultat
sera d'autant meilleur qu'on aura attendu moins longtemps, cette
limite étant passée.

On fera bien cependant d'attendre soixante jours après la dernière
poussée fébrile lorsque la phlébite aura procédé par poussées multiples, atteignant successivement divers segments de la veine
enflammée, ou prenant ensuite les veines symétriques. Ces phlébites
présentent, comme on sait, une grande tendance aux rechutes.

La cure semble faciliter la résorption de l'œdème et activer la formation des voies de suppléance. On voit peu à peu la peau s'assouplir, les traînées brunâtres disparaître. Les douleurs post-phlébitiques, qu'elles aient le caractère d'élancements névralgiques au repos, comme les a bien décrites Vaquez, ou qu'elles se manifestent au contraire seulement aux mouvements, s'atténuent progressivement. Les cordons indurés s'effacent. Enfin les raideurs articulaires provoquées par la phlébite et entretenues par l'immobilisation commencent à se résoudre. Il n'est pas jusqu'à l'atrophie musculaire qui ne rétrocède lorsque le malade, arrivé souvent impotent à la station, commence à faire quelques pas dans la journée ou le matin avant le bain.

On associe généralement à la balnéation l'*effleurage des veines*, que Hannequin préférait à l'effleurage musculaire, et qu'il considérait comme éminemment sédatif des douleurs veineuses: de même, le *massage des muscles*, qui tend à leur rendre la contractilité. Enfin la *mobilisation* est souvent nécessaire pour rompre les raideurs périarticulaires. Cette dernière manœuvre peut quelquefois provoquer une recrudescence d'œdème et de douleur qui se calme par vingt-quatre ou quarante-huit heures de repos. « Il faut commencer ces manœuvres dès le début du traitement thermal, si l'on veut renvoyer les malades complètement ou à peu près guéris, » disait Hannequin, qui attachait, avec raison, une importance considérable à ces moyens adjuvants de la cure. « Ils décuplent l'action curative de l'eau minérale, en rajeunissant pour ainsi dire les lésions anciennes et en rendant les tissus altérés plus susceptibles d'être modifiés par elle. Ne pas les employer, c'est se priver de puissants modificateurs, c'est prolonger inutilement l'impotence du membre atteint. »

Les résultats de la cure sont surtout excellents chez les femmes qui relèvent de *phlébites puerpérales*, ou en cas de phlébites post-typhiques ou post-pneumoniques.

Ils sont moins bons chez les *goutteux*, surtout dans les formes tenaces de phlébites, à poussées successives sans cesse récidivantes. Ces malades emportent de Bagnoles un soulagement, mais on ne peut les considérer comme garantis contre les rechutes ultérieures.

Les résultats sont variables dans les *phlébites variqueuses* : on voit ordinairement disparaître les nodosités douloureuses simples sur le trajet des veines, et aussi les cordons indurés qui ne s'accompagnent ni d'œdème généralisé, ni d'impotence du membre. En pareil cas, l'effleurage était considéré par Hannequin comme encore possible et même utile, mais non plus le massage des muscles. On obtient peu de résultats, ou du moins des résultats lents à se manifester, lorsqu'il existe une zone enflammée autour de la veine, sous forme de tuméfaction rouge et indurée (Quiserne). Il est préférable, dans cette forme, de s'abstenir complètement de l'effleurage.

**Variqueux**. — Bagnoles semble agir ici sur les phénomènes inflammatoires qui marquent le début de l'évolution variqueuse et qui précèdent le stade de dilatation veineuse. On voit, à la suite de la cure, disparaître les crampes et les douleurs (même celles de la sciatique variqueuse), ainsi que la sensibilité à la pression sur le trajet des saphènes. On ne voit guère se réduire les varices anciennes et étendues à toute la longueur de la veine; mais l'œdème diminue, la douleur disparaît, et le malade semble préservé, au moins pour quelque temps, contre les complications infectieuses toujours possibles.

Les résultats sont habituellement bons aussi contre les lésions cutanées qui souvent compliquent les varices (eczéma sec ou suintant, dermite hypertrophique, début d'ulcère). Nous avons vu ce qu'on pouvait espérer de Bagnoles en cas de varices enflammées.

**Hémorroïdaires**. — La même action bienfaisante que nous avons vue chez les variqueux se retrouve chez les hémorroïdaires. Les hémorragies cessent habituellement, en même temps que les hémorroïdes internes cessent d'être procidentes ou du moins rentrent beaucoup plus facilement. Les engorgements douloureux se flétrissent, les excoriations et les fissures se cicatrisent (bains généraux et douches locales).

II. *Indications secondaires*. — Certains **prostatiques** simultanément variqueux ou hémorroïdaires voient à Bagnoles diminuer le nombre des mictions, en même temps que le toucher rectal dénote une réduction considérable du volume de la prostate (Quiserne). Il s'agit probablement chez eux de dilatation avec peut-être légère inflammation du plexus veineux périprostatique, et Bagnoles semble agir sur ces lésions comme sur les dilatations veineuses plus superficielles.

**Certaines femmes au moment de la ménopause** présentent des troubles de la circulation veineuse contre lesquels Bagnoles est également indiqué : cyanose légère des membres inférieurs, développement marqué de marbrures et de fines varicosités aux cuisses, à la partie inférieure des jambes, à la face même quelquefois.

Chez les **goutteuses**, ces varicosités se compliquent de douleurs névralgiques surtout sciatiques, qui cèdent au bain de Bagnoles mieux qu'à tout autre traitement.

**Certaines utérines**, à matrice restée grosse et molle après des grossesses répétées et des infections légères, sont débarrassées de leur tendance aux congestions de cet organe, de leurs hémorragies et de leurs douleurs, sans doute par une meilleure circulation locale et la tonicité rendue aux fibres musculaires lisses.

**Contre-indications.** — Nous avons vu que la cure doit être ajournée, chez les phlébitiques, aussi longtemps que tous les phénomènes infectieux n'auront pas complètement disparu.

On doit l'écarter chez les cachectiques (tuberculeux, cancéreux), dont l'organisme ne pourrait pas réagir à la cure thermale. On n'exposera pas aux dangers pouvant résulter de la vaso-constriction périphérique les cardiopathes en voie de décompensation, non plus que les artérioscléreux hypertendus.

## La Roche-Posay.

La Roche-Posay, dans la Vienne, possède trois sources froides (12°) alcalines, onctueuses au toucher, légèrement radio-actives (0,049 d'après Moureu et Laborde). Leur minéralisation totale est de $0^{gr}$,45, comprenant surtout de l'acide carbonique ($0^{gr}$,225) combiné à de la chaux, quelques centigrammes de chlorure de sodium, $0^{gr}$,30 de silice et des traces absolument nettes de *sélénium*.

La cure interne détermine une diurèse marquée lorsque les doses dépassent 500 grammes; les bains tiennent une place importante dans le traitement, ainsi que les douches tièdes sans pression.

La Roche-Posay réclame surtout les *eczémateux* (Morichau-Beauchamp et Œconomo), lorsqu'il s'agit de formes chroniques ou même caractérisées de loin en loin par des poussées aiguës. Le traitement améliore les formes sécrétantes comme les formes sèches et agit même chez les malades rebelles à tout traitement local. Le prurit s'améliore dès les premiers bains; l'on observe rarement une véritable poussée.

Mêmes heureux résultats chez les sujets affectés de lichen ou d'urticaire chronique. On n'obtient rien, par contre, chez les psoriasiques.

Accessoirement, la cure s'adresse aussi aux graveleux et à certains lithiasiques biliaires; elle agit chez ces malades à la manière des eaux diurétiques des Vosges.

# STATIONS DE LA CORSE
# DE L'ALGÉRIE ET DE LA TUNISIE

PAR

**Henri LAMARQUE,**

Ancien chef de clinique de la Faculté de médecine de Bordeaux.

La description des stations thermales françaises ne serait pas complète si quelques pages n'étaient consacrées aux eaux minérales de la Corse et de l'Algérie, terres essentiellement françaises et non moins riches que la métropole en sources thermo-minérales. La plupart des sources n'ayant pas encore été mises en valeur, nous ne ferons que les énumérer, réservant seulement quelques détails pour celles qui possèdent des installations et peuvent recevoir des baigneurs.

## CHAPITRE PREMIER

## EAUX MINÉRALES DE LA CORSE

L'île de Corse, dont la superficie est de 8 747 kilomètres carrés, a un relief des plus accentué, constitué essentiellement par une chaîne montagneuse principale qui la traverse dans toute sa longueur, du nord-ouest au sud-est, avec des altitudes atteignant 2 000 mètres, 2 300 mètres et même 2 710 mètres au mont Cinto, point culminant de l'île ; cette chaîne envoie à l'ouest des contreforts s'avançant dans la mer par des promontoires abrupts, entre lesquels sont des golfes magnifiques, dont l'un est celui d'Ajaccio. Dans la partie nord-est, un massif montagneux secondaire s'élève à l'est de Corte, avec des altitudes de 1 000 et 1 200 mètres, et exceptionnellement de 1 760 mètres au mont San-Piétro. Entre ces massifs, coulent des rivières ou plutôt des torrents, dont les principaux sont, à l'est, le Golo, le Fium'alto et le Tavignano ; à l'ouest, le Grosso et le Gruzzini, dont la réunion forme le Liamone, le Gravone et le Prunelli, qui débouchent dans le golfe d'Ajaccio, et le Taravo.

La plaine ne consiste pour ainsi dire qu'en une étroite bande de terrain marécageux, s'étendant le long de la côte orientale et n'ayant guère que 3 kilomètres de large, sauf au centre, où elle forme la plaine d'Aléria.

La constitution du sol de la Corse est encore à l'étude ; on y trouve des micaschistes, des terrains de transition analogues au silurien, des terrains carbonifères, du trias ainsi que des roches éruptives. Elle forme, avec la Sardaigne, un système géologique complet et absolument indépendant, ne présentant pas la moindre analogie avec les Alpes, sur le prolongement desquelles on a voulu le placer sans motif plausible. Elle n'a pas davantage de rapport avec les Pyrénées, comme on l'a également affirmé ; la seule analogie existant entre ces deux régions consiste en une certaine affinité au point de vue hydrominéral.

Par sa richesse en eaux minérales, la Corse occupe un des premiers rangs parmi les départements français. Elle ne possède pas moins de quatorze établissements, alimentés les uns par des sources sulfureuses, les autres par des eaux ferrugineuses bicarbonatées. On y trouve également une source calcique, émergeant à Ornaso, et rappelant assez la composition des eaux d'Alet, ainsi qu'une source à minéralisation faible, l'eau Dirza, dont la radio-activité donne le chiffre de 0,21.


## EAUX SULFUREUSES.


Les eaux sulfureuses de la Corse sont pour la plupart des *eaux sulfurées sodiques chaudes*. Complètement assimilables à celles des Pyrénées, remarquables par leur nombre, leur thermalité et l'espace sur lequel elles s'étendent, elles appartiennent toutes à la grande chaîne et sont situées sur son versant occidental, sauf l'une d'elles, Pietrapola, qui est sur le revers oriental, au sud. Le tableau suivant montrera la physionomie générale de ces sources :

| | Altitude. | Nombre de sources. | Température. | Monosulfure de sodium. | Débit en mètres cubes. |
|---|---|---|---|---|---|
| | M. | | Degrés. | Gr. | |
| Pietrapola......... | 115 | 8 | 53 à 55 | 0,025 | 200 |
| Guagno........... | 436 | 2 | 38 à 49 | 0,024 | 90 |
| Guitera........... | 430 | 1 | 45,2 | 0,020 | 90 |
| Baracci........... | 12 | 1 | 48 | 0,014 | 115 |
| Urbalacone ....... | 185 | 1 | 35 | 0,010 | 36 |
| Caldaniccia....... | 45 | 1 | 34.4 | 0,009 | 20 |
| Caldane de Tallano. | 451 | 1 | 40 | indét. | 40 |

Les *sources sulfurées calciques* de Puzzichello sont, comme presque toutes les eaux de ce groupe, et à l'inverse des sulfurées sodiques, froides et situées dans la plaine. Elles jaillissent en effet à 8 kilomètres d'Aléria et près de la côte orientale de l'île.

## EAUX FERRUGINEUSES.

Elles forment un groupe compact des plus remarquable, au sud du Golo, à la limite de Bastia. Elles sont situées à l'est du San-Pietro, dans la petite chaîne de la côte orientale. Elles émergent de schistes anciens et tirent la proportion relativement considérable de fer qu'elles renferment de la décomposition des pyrites contenues dans les schistes. Elles sont connues sous le nom générique d'Orezza, bien qu'elles sourdent, au nombre d'une douzaine, non seulement dans le canton d'Orezza, mais encore dans les cantons limitrophes de Valle d'Alesani et de La Porta. Elles présentent toutes, à quelques variantes près, la même minéralisation, de telle sorte qu'elles peuvent être ramenées à un type unique, qui est l'eau de la source départementale.

C'est l'eau minérale la plus connue de la Corse ; c'est par elle que nous commencerons la description sommaire des principales stations de l'île.

### Orezza.

Eaux ferrugineuses bicarbonatées gazeuses. — Utilisées en boisson avec installations hydrothérapiques complémentaires de la cure. — Chlorose et anémies diverses, ainsi que les états morbides en dépendant.

La partie de l'île où se trouvent les sources d'Orezza est couverte d'une immense et magnifique forêt de châtaigners séculaires, entourée de hautes montagnes. A l'altitude moyenne de 600 mètres, sont étagés les nombreux villages qui forment le canton d'Orezza, un des plus beaux de la Corse. Cette région a un caractère à la fois sauvage et poétique ; l'air y est sain, oxygéné, vivifiant, les excursions et les promenades y sont admirables, les points de vue incomparables.

On ne peut regretter qu'une chose, c'est que les moyens de communication ne soient pas plus faciles. La saison dure du 1er juin au 15 septembre.

**Sources.** — Au nombre d'une douzaine, elles peuvent être ramenées au type fourni par la source départementale, la plus importante de toutes. Cette eau jaillit sur la rive droite du Fium'alto ; elle est captée à son point d'émergence dans l'endroit même où elle s'échappe du granit ; elle se rend de là, par des canaux en verre, dans une vasque de granit en forme de conque, d'où elle émerge en bouillonnant. Elle est appelée dans le pays *Sorgente sottana*, en raison de ce fait qu'elle jaillit au-dessous d'une autre source moins importante, dite *Sorgente soprana*.

A côté de la buvette, s'élèvent les bâtiments d'embouteillage, ainsi qu'une belle installation d'hydrothérapie et des salles de bains, alimentées par de l'eau ordinaire.

La température de la source est de 15°; son débit, de 144 mètres cubes par vingt-quatre heures; elle est limpide et transparente à son émergence; sa saveur est piquante et aigrelette avec un goût franchement ferrugineux.

Sa composition est la suivante :

|  | Poggiale, 1853. | Labat, 1900. |
|---|---|---|
|  | Gr. | Gr. |
| Acide carbonique libre | 1gr,24 | 2.15 |
| Carbonate de chaux | 0,602 | 0,500 |
| — de magnésie, | 0,074 | 0,500 |
| — de fer | 0,128 | 0,122 |
| — de lithine | traces. | traces. |
| — de protoxyde de manganèse. | traces. | traces. |
| Sulfate de chaux | 0,021 | 0,011 |
| Chlorure de potassium | 0,014 | 0,022 |
| — de sodium | 0,014 | 0,022 |
| Alumine | 0,006 | |
| Acide silicique | 0,004 | 0,010 |
| — arsénique | traces. | traces. |
| Fluorure de calcium | traces. | |

D'après le Pr A. Gautier, la teneur en carbonate de manganèse serait de 0gr,0107, quantité des plus remarquable.

L'eau puisée au griffon est absolument stérile.

**Modes d'administration**. — La cure consiste essentiellement dans la *boisson*. L'eau s'emploie à raison de deux à quatre verres au début du traitement, dose qui peut être portée, dans certains cas, jusqu'à six à huit verres. Le buveur peut facilement juger de la quantité de liquide qu'il est capable de supporter, car, dès qu'il dépasse la dose qui lui convient, il éprouve des régurgitations, de l'ivresse, de la somnolence et de la lassitude.

C'est entre huit et onze heures du matin que la cure se fait le plus utilement.

A *l'extérieur*, on n'emploie pas l'eau minérale, mais de l'eau naturelle, en bains et surtout en douches. L'établissement d'hydrothérapie rend de très grands services aux personnes qui fréquentent la source, comme adjuvant de la cure ferrugineuse.

**Indications thérapeutiques**. — La constitution de l'eau les fait immédiatement pressentir.

I. *Indications principales*. — **Chlorotiques et anémiques**. — Ce sont ces malades qui constituent l'indication primordiale de la cure d'Orezza, qu'il s'agisse de chlorose dépendant d'une maladie des organes génitaux internes; que l'anémie soit consécutive à des hémorragies ou occasionnée par une maladie infectieuse; qu'elle soit la suite de suppurations ou de traumatismes; qu'elle résulte d'un surmenage physique ou intellectuel; ou encore qu'elle ait pour origine un séjour prolongé dans un climat dangereux comme celui des pays chauds.

**Névropathes**. — Dans les névralgies, les troubles neurasthéniques ou hystériques, qui sont souvent sous la dépendance de la chloro-anémie, l'eau ferrugineuse est tout indiquée et donne souvent une guérison qu'on aurait vainement attendue des antispasmodiques

**Dyspeptiques**. — L'eau d'Orezza offre une précieuse ressource chez les dyspeptiques, chez les sujets qui ont des troubles intestinaux caractérisés par de l'inappétence, des digestions lentes, pénibles, paraissant liées à un défaut d'activité motrice ou sécrétoire des organes digestifs, troubles dépendant souvent des maladies générales et de la chlorose en particulier.

**Utérines**. — Il est un dicton populaire en Corse « qu'une femme stérile, après être allée à Orezza, est une femme qui peut faire des enfants ». On comprend en effet que ces eaux stimulantes de la nutrition puissent faire cesser la *stérilité* en congestionnant les ovaires, en les excitant et en améliorant leur état physiologique. C'est par le même processus que s'explique leur action dans les autres affections gynécologiques, l'aménorrhée, la leucorrhée, la dysménorrhée et certaines métrites.

II. *Indications secondaires*. — De ces considérations découlent d'autres indications qui expliquent que l'eau d'Orezza soit favorable dans certaines *affections des voies respiratoires* et de *l'appareil circulatoire*, dans certains états généraux tels que le *diabète* ou le *rhumatisme chronique*, lorsque l'affaiblissement du malade est très caractérisé. Chez les *paludéens*, son effet est parfois prodigieux. Il n'est pas moins remarquable chez certains enfants lymphatiques, rachitiques.

**Contre-indications**. — On ne devra pas ordonner les eaux d'Orezza aux personnes pléthoriques, aux sujets atteints de maladies aiguës du poumon, à ceux qui ont des affections cardiaques avec poussées congestives, chez certaines chlorotiques douteuses, chez les anémiques suspectes de tuberculose.

Elles seront sans effet dans les troubles gastro-intestinaux ne dépendant pas de l'anémie, dans les affections aiguës du foie, chez les hystériques et les neurasthéniques excitables, chez les artérioscléreux, enfin chez les femmes sujettes aux hémorragies utérines, chez celles qui ont des fibromes ou des lésions graves de l'utérus ou des annexes.

### Pietrapola.

Eaux sulfurées sodiques chaudes. — Employées en boisson et en bains. — Indications des eaux de cette classe avec prédominance d'action sur l'appareil gastro-intestinal.

Le hameau de Pietrapola est bâti à 16 kilomètres de la gare de Ghisonaccio, à 115 mètres d'altitude, sur un terrain granitique. Le climat est doux et tempéré et permet de faire un traitement thermal pendant toute l'année, la saison la plus favorable étant mai et juin.

**Sources**. — Au nombre de huit, situées à quelques mètres les unes des autres, elles ont un débit évalué à plus de 200 mètres cubes par jour, et encore le captage est-il incomplet.

Leur température varie entre 53 et 55°; leur odeur est à peine hépatique : elles sont très onctueuses au toucher et contiennent une forte proportion de silicates ainsi que de la glairine en abondance à leur point d'émergence.

La minéralisation de la source Rastello, la plus importante, accuse un résidu sec de 0$^{gr}$.35, dont 0$^{gr}$.025 de monosulfure de sodium et 0$^{gr}$.011 d'hyposulfite de soude.

**Modes d'administration**. — L'établissement comprend quatorze baignoires et deux grandes piscines, qui servent en même temps de salles d'inhalation. L'eau qui les alimente a une température de 45°, bien trop élevée. D'ailleurs les divers modes de traitement, boisson, bains, douches, bains de vapeur, inhalations, sont administrés sans méthode et ne constituent par un traitement réellement médical (Zuccharelli). C'est ainsi que l'eau est absorbée parfois à la dose de quinze à vingt verres par jour, sans provoquer toutefois de malaises ni d'accidents.

On pratique également à Pietrapola, d'une façon très suivie, des applications de boues, recueillies sans précautions et administrées sans méthode. Ces boues renferment du soufre, des traces d'arsenic et des sulfures de fer et de cuivre en assez forte proportion.

**Indications thérapeutiques**. — Malgré leur mode d'emploi très défectueux, les eaux de Pietrapola donnent des résultats thérapeutiques surprenants, qui sont ceux des eaux sulfurées sodiques en général, avec prédominance d'action sur l'appareil gastro-intestinal.

I. *Indications principales.* — **Dyspeptiques.** — Dans les dyspepsies atoniques. les succès sont presque constants; mêmes résultats dans les entéralgies des rhumatisants.

**Malades affectés dans leur appareil broncho-pulmonaire.** — Les sujets dont le naso-pharynx et le larynx sont enflammés, ceux qui ont de la bronchite chronique, les arthritiques atteints d'asthme catarrhal, les tuberculeux torpides peuvent compter sur des résultats positifs.

**Arthritiques.** — Les arthritiques sont très sensibles à l'action de l'eau de Pietrapola, surtout ceux qui ont des névralgies et en particulier de la sciatique. ceux qui souffrent de myalgies, de lumbago, de torticolis, de névralgies intercostales, de pleurodynie. Dans certaines arthrites, on voit parfois des guérisons inespérées.

**Goutteux.** — Les goutteux peuvent eux aussi retirer grand bénéfice d'une cure, à la condition que le traitement soit surveillé de près et qu'il soit fait pendant les périodes d'atonie. Il doit être surtout interne; l'effet diurétique de l'eau ne tarde par à amener des décharges uratiques salutaires.

**Sujets atteints de lésions consécutives à un traumatisme.** — Très nombreux sont les malades qui viennent chercher la guérison d'accidents consécutifs à une fracture, tels que cals volumineux ou douloureux, arthrites ou périarthrites, contusions profondes, paralysies; de complications à une luxation ou à une entorse; de suites de plaies par armes à feu; de brûlures, etc.

**Dermopathes.** — Mêmes résultats heureux chez les acnéiques, les eczémateux, les lymphatiques atteints d'impétigo, chez ceux qui ont du prurit, des ulcères variqueux.

II. *Indications secondaires.* — On retirera de grands avantages de la cure, chez les *syphilitiques*, les *lymphatiques*, chez les personnes atteintes d'affections des *organes génitaux*, chez les sujets qui ont des *troubles urinaires*.

**Contre-indications.** — Ce sont celles de toutes les sulfurées sodiques; il est superflu de les énumérer de nouveau.


### Guagno.

A 13 kilomètres de Vico, s'élèvent les bains de Guagno, sur la rive gauche du Grosso. dans une vallée accidentée et fertile, à 436 mètres d'altitude. Un service d'automobiles relie la station à Ajaccio.

Le site est des plus agréable et d'une majesté sauvage due au voisinage des pics du Rotondo et du Monte d'Oro. Le climat est doux, uniforme. réparateur; en même temps que la cure thermale.

on peut faire la cure d'air et la cure climatique. La saison s'étend du mois de mai au mois d'octobre.

**Sources**. — Il y a à Guagno une source principale, la *Grande-Source*, dont le débit quotidien est de 80 mètres cubes par jour, et la *source Goccie*, dont le débit est moindre. La température est de 49°. Sa sulfuration est de 0$^{gr}$,024 de monosulfure de sodium, de 0$^{gr}$.009 d'hyposulfite de soude, avec une notable proportion de silicates et de la silice en excès et une quantité appréciable de glairine.

La source Goccie a 38° à l'émergence ; elle est légère, digestive et quelque peu laxative. Elle n'a presque pas d'odeur et une saveur un peu amère. Elle contient 0$^{gr}$,011 de monosulfure de sodium, 0$^{gr}$,003 d'hyposulfite de soude et des silicates.

**Modes d'administration**. — Ces sources sont exploitées dans un établissement composé d'un bâtiment principal, auquel se rattachent deux ailes latérales. On y trouve seize salles de bain, quatre piscines, des appareils de douches et une salle de vapeurs.

Les étages contiennent des appartements pour les baigneurs, avantage précieux qui permet de regagner sa chambre au sortir du bain ou de la douche, sans avoir à redouter le refroidissement du dehors.

La boisson est très en faveur ; l'eau très légère de la source Goccie peut être prise à dose assez élevée.

**Indications thérapeutiques**. — En tout semblables à celles de Pietrapola, elles ont été bien étudiées lorsque fonctionnait l'hôpital militaire, dont la statistique accusait des résultats parfaits chez les dermopathes, les rhumatisants, les névralgiques, ainsi que chez tous ceux qui avaient subi un traumatisme, plaies par armes à feu, trajets fistuleux, cicatrices vicieuses ou adhérentes, etc.

Depuis 1883, cet hôpital ne fonctionne plus, et les militaires qui se trouvent en Corse doivent être envoyés sur le continent lorsqu'ils ont besoin d'une cure thermale, anomalie pour le moins singulière. Avec peu de modifications, la station de Guagno pourrait offrir aux étrangers des installations tout à fait satisfaisantes et complètes.

## Caldaniccia.

A 8 kilomètres d'Ajaccio, Caldaniccia, station de chemin de fer, possède un petit établissement qui renferme vingt baignoires, alimentées par une source légèrement sulfureuse, dont la température est de 34°,4.

Cette eau, utilisée surtout en boisson et en bains, a une action sédative qui fait qu'elle convient avant tout aux sujets excitables, aux névrosés, aux personnes affaiblies et délicates, aux femmes dont les organes génitaux sont malades. Elle est nettement diurétique et tire de cette particularité une indication dans les affections des voies urinaires.

### Puzzichello.

Eaux sulfurées calciques froides. — Employées surtout en boisson. — Action puissante chez les arthritiques respiratoires et chez les herpétiques.

Les sources de Puzzichello sourdent dans la plaine d'Aleria, à 8 kilomètres de cette localité et à 2 kilomètres de la ligne du chemin de fer. L'altitude est de 85 mètres.

La station est encaissée et les élévations de terrain des alentours lui font un horizon des plus borné. Les environs ont une végétation exubérante et sauvage : c'est le màquis dans toute sa splendeur.

Les ressources se bornent à un seul hôtel et à l'établissement thermal, qui contient dix-sept baignoires, une piscine et un local pour l'emploi des boues.

La saison, qui dure trois semaines en général, peut être faite du 20 avril au 20 juin. Après cette époque, la plaine d'Aleria est regardée comme dangereuse à habiter en raison du paludisme qui l'a désolée si longtemps, mais qui n'est pour ainsi dire plus à craindre, depuis qu'on a exécuté des travaux de desséchement.

**Sources.** — Au nombre de quatre, d'inégale importance, elles présentent des différences notables dans leur aspect et leur minéralisation. La température des deux principales est de 17°; celle de droite a un aspect louche et opalin, celle de gauche est claire et limpide.

Elles ont une forte odeur d'œufs pourris due au dégagement abondant de $H^2S$. Cette odeur est si intense qu'elle se répand à une certaine distance des sources. Elles sont onctueuses au toucher, ont une saveur styptique et légèrement amère.

Elles contiennent, l'une $0^{gr},047$, l'autre $0^{gr},045$ d'hydrogène sulfuré libre et respectivement $0^{gr},021$ et $0^{gr},012$ de sulfure de calcium ; leur minéralisation totale est de $0^{gr},91$ et $0^{gr},66$, caractérisée surtout par des carbonates et des sulfates.

**Modes d'administration.** — Employées en bains, gargarismes, pulvérisations, applications locales, elle sont surtout utilisées en boisson.

La boisson constitue presque à elle seule la cure tout entière. C'est la source de gauche qui est généralement réservée à cet usage ; elle doit être prise avec une certaine prudence et par petites doses. L'abus amène parfois des troubles divers, surtout gastro-intestinaux.

Il n'est guère prudent de dépasser 500 à 600 grammes par jour.

Les bains sont amenés au degré voulu par le mélange de l'eau minérale naturelle avec de l'eau minérale fortement chauffée. Ce chauffage présente quelques inconvénients, car l'hydrogène sulfuré est en partie chassé, et il y a précipitation du carbonate de chaux et du soufre.

**Indications thérapeutiques**. — L'eau de Puzzichello parait douée d'une grande énergie ; elle éveille l'appétit, stimule la digestion, supprime peu à peu les fermentations intestinales. Elle a sur le torrent circulatoire une action stimulante, excitante même, qui se traduit par une modification des sécrétions bronchiques, qui deviennent plus fluides, par une exagération des sécrétions de la peau et par une diurèse plus abondante.

C'est surtout dans les manifestations de l'arthritisme que se fait sentir l'action de ces eaux, action considérable et qui amène des guérisons inespérées chez les sujets atteints d'affections pulmonaires ou de maladies de peau.

Malheureusement, l'installation de l'établissement n'est pas en rapport avec l'importance de ses sources. Les boues ne sont employées que d'une façon défectueuse ; des modifications considérables s'imposent ; elles sont justifiées par les propriétés curatives remarquables de ces eaux, qui paraissent supérieures à toutes les stations similaires de France.

Le tableau des indications de Puzzichello peut se résumer ainsi :

Sujets atteints d'affections du nez, du pharynx et des bronches.

Sujets atteints d'inflammations broncho-pulmonaires, surtout de nature arthritique ; d'emphysème ; d'asthme chronique ; de tuberculose pulmonaire au début, dans les formes apyrétiques.

Malades ayant de l'entérite chronique, des fermentations gastro-intestinales.

Rhumatisants et goutteux chroniques.

Dermopathes et syphilitiques, les eaux agissant chez ces derniers comme adjuvant de la cure mercurielle.

Sujets atteints d'inflammations génito-urinaires, urétrite chronique, cystite chronique, métrite chronique.

**Contre-indications**. — En raison de leur activité, les eaux de Puzzichello doivent être employées avec prudence ; elles seront proscrites dans tous les états aigus, dans les affections organiques du cœur, de l'aorte et des artères, dans la goutte franche avec crises aiguës, dans la tuberculose fébrile et, d'une façon générale, dans toutes les affections avec poussées aiguës, avec tendance aux hémorragies.

CHAPITRE II

# EAUX MINÉRALES D'ALGÉRIE

Il est à peu près impossible, à l'heure actuelle, de faire une étude
méthodique des eaux minérales de l'Algérie, la plupart d'entre elles
n'ayant pas été analysées complètement, et le plus grand nombre
n'étant captées que d'une façon très rudimentaire. Ces eaux sont en
effet très nombreuses ; elles forment environ soixante-dix groupes,
qui peuvent être divisés en trois catégories : ceux qui possèdent des
eaux exploitées, ceux dont les eaux sont utilisables par les Européens,
enfin ceux qui ne peuvent être utilisés que par les indigènes. Les
premiers sont au nombre de seize, les seconds au nombre de dix-huit,
les troisièmes au nombre de trente-six. Il serait utile d'aménager
d'abord les principales stations pour les indigènes ; « ce serait leur
rendre service et mettre en même temps en évidence les vertus
curatives des eaux » (Hanriot). Il y aurait lieu de substituer au
bain de piscine, généralement employé, le bain individuel, qui
éviterait les dangers de contagion actuellement à craindre et qui
donnerait aux colons un commencement de satisfaction.

On trouve des eaux minérales sur tout le territoire de l'Algérie,
ce que permet de comprendre aisément la structure du sol ; cette
structure est très simple et se ramène à deux grands plis de terrain
formés d'éléments à peu près parallèles, orientés dans la direction
générale de la côte, c'est-à-dire de l'ouest à l'est, en remontant un
peu vers le nord. Le pli septentrional est constitué par les montagnes
du Tell, qui bordent la Méditerranée ; celui du midi, par la chaîne
saharienne, qui longe le désert. Entre les deux est une terrasse
allongée, dont l'altitude va de 500 à 1 000 mètres et que l'on désigne
ordinairement sous le nom de Hauts-Plateaux.

Les brisures des deux chaînes, généralement dirigées du nord au
sud, forment un certain nombre de groupes montagneux secondaires,
entre lesquels coulent les divers cours d'eau, dont aucun n'est navi-
gable. C'est généralement dans ces vallées que se rencontrent les
groupes thermaux, nombreux surtout dans la province de Constantine, où l'on en compte 34, contre 20 dans celle d'Alger.

La plupart des eaux minérales de l'Algérie sont *sulfureuses* ou *chlorurées sodiques*; il y a aussi un assez grand nombre de sources *ferrugineuses*, quelques eaux *alcalines*, enfin des eaux *calciques* et *thermales simples*.

Presque toutes sont chaudes, la plus grande partie hyperthermales, quelle que soit la classe à laquelle elles appartiennent.

**Eaux sulfureuses.** — Les unes sont *sulfurées sodiques*, les autres *sulfurées calciques*; leur température est ordinairement élevée, leur captage généralement rudimentaire, consistant le plus souvent en un bassin naturel ou creusé dans le rocher, quelquefois couvert.

Dans la province d'Alger, le *Hammam-el-Biban* a des sources ayant de 56 à 76°, extrèmement abondantes, réunies dans une piscine auprès de laquelle est une maison d'habitation; celles de *Berouaguia* ont 45° et se rendent dans un bassin naturel de la roche; celle d'*Aïn-Hammam* a 40° et se rend dans deux grottes naturelles auxquelles on accède par des escaliers; *Ksar-Ksenna*, près d'Aumale, est très fréquenté par les Arabes et les Kabyles; les sources ont de 30 à 70° et sont reçues dans des baignoires naturelles formées par le rocher.

La province d'Oran contient la source de *Hammam-Bou-R'ara*, non loin de Tlemcen, très en honneur chez les femmes juives et arabes, car elle passe pour guérir toutes les infirmités et rendre les femmes fécondes. Dans la province de Constantine, on peut signaler les quatre groupes très importants situés au voisinage de *Souk-Ahrras*, dont les nombreuses sources ont été connues des Romains; *Hammam-el-Salahin* (bains des saints), près de Biskra, dont la source (46°) est exploitée dans un établissement rudimentaire, fréquenté néanmoins par les Européens et les Arabes; près de la mer, les groupes de *Hammam-Cheffia* et de *Hammam-el-Mazen*.

**Eaux chlorurées sodiques.** — Les plus intéressantes sont celles de *Hammam-Melouan*, à 35 kilomètres d'Alger, qui ont 39 à 40°, et qui, bien captées, pourraient fournir 345 mètres cubes par jour. Elles contiennent 26 grammes de chlorure de sodium, $0^{gr},43$ de chlorure de magnésium, $0^{gr},24$ de potassium et $3^{gr},12$ de sulfate de chaux; elles sont très réputées chez les Arabes dans le cas de rhumatisme chronique, engorgements abdominaux, ostéites, suites de plaies d'armes à feu.

Très abondantes et très chaudes (47 à 54°) sont les sources de *Hammam-Bou-Sellam* et de *Hammam-Bou-Taleb*, situées les unes et les autres à moitié chemin d'Alger à Constantine.

**Eaux alcalines.** — Dans la province d'Alger, les eaux froides de *Ben-Haroun*, exportées, contiennent $1^{gr},25$ d'acide carbonique, $0^{gr},90$

de carbonate de soude, 1gr,29 de carbonate de chaux. 0gr,20 de carbonate de magnésie, 1gr,06 de chlorure de sodium. 0gr,95 de sulfate de soude et 0gr,016 d'oxyde de fer.

Elles sont donc bicarbonatées chlorurées, ce qui est d'ailleurs le cas de la plupart des autres sources alcalines d'Algérie, par exemple de celles de *Hammam-Bou-Hadjar*, de celles d'*Aïn-el-Hammam-Ben-Hanefia*, sur la route de Saïda à Mascara ; ces dernières ont de 63 à 66° et sont utilisées dans un établissement de bains fréquenté par les Arabes et les Européens.

Dans la province de Constantine, le *Hammam-Grous* (*Balneum Pompeianum* des Romains), a une eau thermale (38°) qu'on dit analogue à celle de Vichy. Près d'Oran, l'eau d'*Arcole* est une eau surtout gazeuse, qui se vend comme eau de Seltz. On peut ranger dans la même catégorie, malgré leur faible minéralisation, les sources d'Aïoum-Sekkakhna ou *Frais Vallon*, situées à 3 kilomètres d'Alger, qui contiennent des bicarbonates de soude et de chaux, ainsi que du chlorure de sodium, et qui sont utilisées à distance comme eaux très digestives.

**Eaux calciques.** — Près d'Oran, se trouve l'établissement qui reçoit les sources du *Bain de la Reine*. Ces sources émergent au bord de la mer, à 17° ; elles sont employées dans les affections rhumatismales anciennes, dans les arthrites chroniques, certaines névralgies, la goutte ainsi que dans les dermatoses.

C'est également une source chaude (36°) qui alimente près d'El-Kantara la piscine *El-Hammam* (*Aquæ Herculis*).

Dans ce groupe se rangent les établissements les plus importants de l'Algérie, celui d'Hammam-R'irha et celui d'Hammam-Meskoutine.

### Hammam-R'irha.

Eaux sulfatées calciques hyperthermales. — Employées surtout à l'extérieur. — Action héroïque chez les névropathes, les névralgiques, les arthritiques.

À trois heures de chemin de fer d'Alger, et à quarante-cinq minutes de la gare de Bou-Medfa, se trouve la station thermale de Hammam-R'irha, à la fois remarquable par ses eaux, sa situation et son climat.

Ce climat est en effet idéal, surtout en hiver, où le thermomètre ne descend pas au-dessous de 15 à 20° en moyenne ; la localité possède une luxuriante forêt de pins, comparable à celle d'Arcachon ; le voisinage de la mer lui donne les avantages toniques de l'air salé ; l'altitude moyenne de 550 mètres la rend favorable à tous les cas pathologiques ; c'est donc une station climatique d'été et d'hiver des plus précieuse.

**Sources.** — Les sources qui jaillissent à Hammam-R'irha sont au nombre d'une vingtaine ; leur altitude s'échelonne entre 505 et 575 mètres ; leur température oscille entre 42 et 70°. Elles sont limpides, sans odeur, ni saveur marquée. Leur composition moyenne est la suivante :

| | |
|---|---|
| Sulfate de chaux | $1^{gr},40$ |
| Bicarbonate de chaux | $0^{gr},30$ |
| —        de magnésie | $0^{gr},05$ |
| —        de fer | $0^{gr},02$ |
| Chlorure de sodium | $0^{gr},50$ |

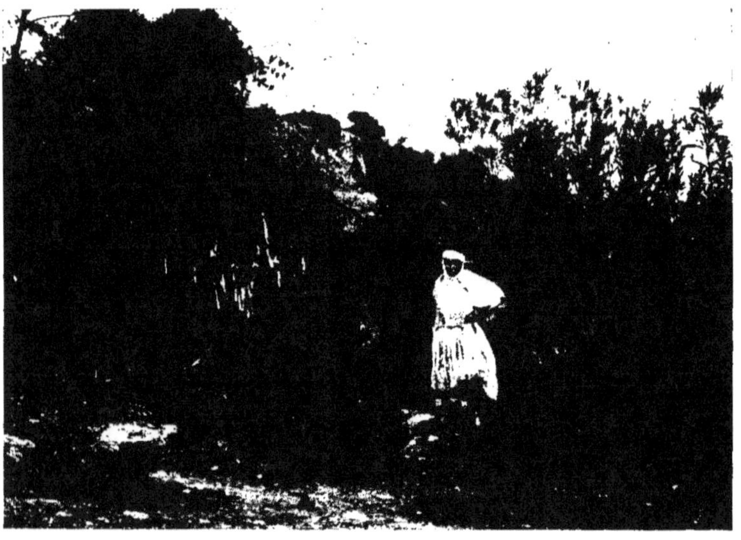

Fig. 135. — Hammam-R'irha. Source Arles Dufour. Les Morceaux d'étoffes suspendus à gauche sont autant d'ex-voto déposés par les indigènes.

Le total de la minéralisation est contenu, selon les sources, entre $2^{gr},20$ et $2^{gr},80$. Elles appartiennent nettement au groupe des *sulfatées calcique hyperthermales*.

Une autre source située à 1 500 mètres des autres, à peu près froide, est gazeuse et ferrugineuse et rappelle les eaux d'Orezza et de Spa. Légèrement acidulée, elle constitue une eau de table parfaite, digestive et reconstituante.

**Modes d'administration.** — C'est surtout le *traitement externe* qui fait la base de la cure thermale. Les pratiques les plus usitées sont les bains, les douches de toute nature, les irrigations vaginales, les douches ascendantes, le massage sous l'eau, pratiques rendues faciles par une excellente installation située dans le sous-sol du Grand-Hôtel, où se trouvent deux belles piscines de natation.

A l'hôtel Bellevue, situé en contre-bas, sont installées, d'une façon plus modeste, des piscines, des salles de bains, de sudation et d'hydrothérapie.

Une des ailes de cet hôtel est affectée à un *hôpital civil*, qui reçoit

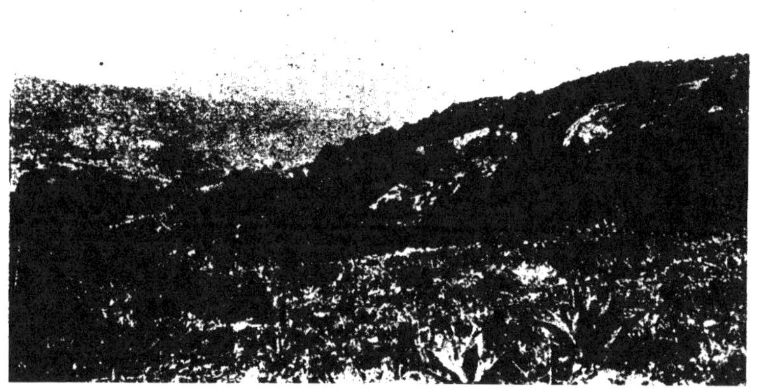

Fig. 136. — Les environs d'Hammam-R'irha.

à des époques déterminées des malades des hôpitaux d'Alger, d'Oran et de Constantine.

Au-dessous de la terrasse de l'hôtel, se trouvent quatre piscines réservées aux indigènes et fréquentées chaque année par plus de 15 000 Arabes, et, non loin de là, l'*Hôpital militaire*, qui reçoit à différentes époques les soldats de l'Algérie auxquels est prescrit le traitement thermal. La balnéation y est assurée par trois piscines.

**Indications thérapeutiques**. — L'eau d'Hammam-R'irha, par sa haute température et sa minéralisation, exerce sur l'organisme une action puissante, nettement stimulante, caractérisée par l'accroissement de l'activité cérébrale, l'augmentation de l'appétit, l'excitation des sécrétions, des modifications dans le fonctionnement de la peau et des muqueuses.

Il n'est pas rare de voir se produire de la *fièvre thermale* si le traitement n'est pas conduit avec prudence.

1. *Indications principales.* — **Sujets atteints de troubles nerveux**. — L'influence manifeste du traitement sur le système nerveux tout entier, et particulièrement sur l'axe cérébro-spinal, explique les résultats favorables obtenus chez les personnes atteintes de paralysies partielles, de névralgies et de névroses de tout siège,

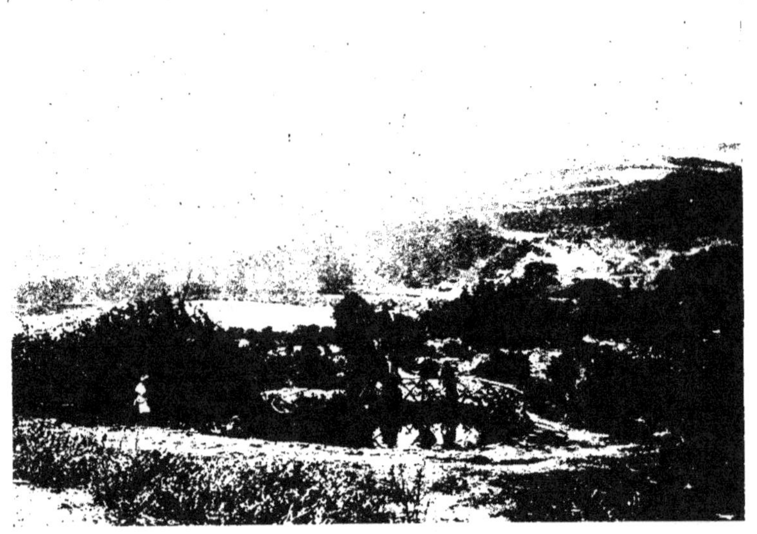

Fig. 137. — Vue générale d'Hammam-R'irha.

surtout lorsque les affections nerveuses sont d'origine rhumatismale.

L'action est plus spécialement favorable chez *certains névropathes*, pour lesquels on peut combiner heureusement le traitement thermal externe et le traitement interne par l'eau ferrugineuse.

**Dermopathes**. — Par leur excitation des fonctions cutanées, les eaux chaudes amènent souvent une transformation heureuse de certaines dermatoses.

**Arthritiques**. — Cette stimulation de la peau retentit profondément sur les autres organes, modifie les muqueuses dont les sécrétions sont transformées, se répercute sur les manifestations protéiformes du rhumatisme et de la goutte, et sur la classe innombrable des affections articulaires et osseuses.

II. *Indications secondaires.* — La secousse imprimée à l'organisme par le traitement thermal et ses applications locales, l'action des carbonates, celle du fer, ainsi que les effets du climat expliquent les effets salutaires qu'on peut retirer du traitement chez *certains dyspeptiques*, chez certaines femmes atteintes de *troubles utérins*, de métrites rebelles, de troubles de la menstruation, chez les *chlorotiques*, les *anémiques*, les *lymphatiques*.

On comprend ainsi pourquoi ces eaux donnent des résultats positifs dans tous les *états viscéraux chroniques*, conséquences de l'impaludisme, de l'alcoolisme, de la syphilis.

**Contre-indications**. — En raison de l'action puissante exercée par l'eau, les personnes atteintes de maladies du cerveau, du cœur, des gros vaisseaux, des poumons surtout, ne devront pas faire usage des eaux d'Hammam-R'irha, qui, pour elles, pourraient être dangereuses; d'une façon générale, tous les pléthoriques devront s'abstenir de faire un traitement dans cette station.

## Hammam-Meskoutine.

Eaux hyperthermales calciques, les plus chaudes connues. — Employées exclusivement à l'extérieur. — Action héroïque chez les rhumatisants et dans les suites de traumatismes.

La station d'Hammam-Meskoutine est située dans le département de Constantine, à 18 kilomètres de Guelma et à l'altitude de 300 mètres. Les sources et l'établissement se trouvent sur un plateau qui domine l'oued Chidakra, dans lequel se déversent les eaux chaudes. Ce plateau a été formé par les dépôts calcaires successifs laissés par ces eaux; il se présente comme un immense mamelon, laissant sourdre à chaque pas des filets d'eau minérale qui se réunissent en une cascade pittoresque.

Le climat, chaud et pénible pendant l'été, est très agréable pendant l'hiver et surtout au printemps; la saison dure du 1er avril au 15 juin. On a discuté sur la salubrité de la station, à cause des cas de paludisme observés dans les premières années de l'occupation; or, depuis longtemps, il n'a été constaté aucun cas de fièvre contractée pendant le séjour.

**Sources**. — Elles sont extrêmement nombreuses; les principales sont les sources de la Grande-Cascade, la source des Bains, la source du Pont; les autres ne sont pas utilisées.

Ces sources sont remarquables par leur débit et surtout par leur température. Le débit a été évalué à 48000 mètres cubes par jour; la température va de 72 à 96°. Ce sont les *eaux minérales les plus chaudes connues*, si on excepte les geysers d'Islande, dont la température dépasse 100°.

Elles sont toutes d'une limpidité parfaite ; elles ont en général, à leur émergence, une forte odeur d'hydrogène sulfuré, qui disparaît complètement par le refroidissement. A ce moment, elles n'ont plus aucune saveur. Elles sont très incrustantes ; leurs dépôts, formés de sels de chaux et de magnésie, sont d'une blancheur éclatante.

La minéralisation des sources est de $1^{gr},50$ à $1^{gr},60$ ; celle de la Grande-Cascade peut être prise comme type :

| | |
|---|---|
| Chlorure de sodium | $0^{gr},41$ |
| — de magnésium | $0^{gr},07$ |
| Sulfate de chaux | $0^{gr},38$ |
| — de soude | $0^{gr},17$ |
| Bicarbonate de chaux | $0^{gr},25$ |
| — de magnésie | $0^{gr},04$ |

On trouve en outre, de la strontiane, de l'arsenic, de la silice, des fluorures et de l'oxyde de fer.

Les gaz contiennent p. 1000 : acide carbonique, 970 ; acide sulfhydrique, 5 ; azote, 25.

Quelques sources, non utilisées à l'heure actuelle, sont ferrugineuses et contiennent $0^{gr},05$ d'oxyde de fer. Ces eaux sont donc des *hyperthermales peu minéralisées, à prédominance calcique.*

**Modes d'administration**. — Les eaux de Hammam-Meskoutine sont surtout employées à l'extérieur, en bains de piscine, bains de vapeur, douches, etc. Leur haute température est plutôt une gène pour l'emploi ; car le long parcours qu'elles doivent faire pour se refroidir avant l'usage les appauvrit encore ; l'eau des bains ne contient plus aucun gaz ; elle a perdu une certaine quantité de ses principes calcaires et magnésiens.

Les bains sont généralement pris entre 38 et 42°, c'est-à-dire à haute température. L'installation des établissements est sommaire. *L'établissement civil*, peu fréquenté, contient quatre petites piscines ; *l'établissement militaire* utilise d'anciennes piscines romaines restaurées.

Les douches se donnent dans des cabinets creusés dans le roc ; ce sont toutes des douches de chute ; la hauteur est de $1^{m},50$ à $2^{m},50$.

Les bains de vapeur se prennent dans un petit bâtiment sous lequel passe un canal d'eau chaude ; le malade s'asseoit sur un siège à claire-voie, au-dessus de ce canal.

L'eau circule partout dans des rigoles à ciel ouvert ; il n'y a pas de tuyautages, que les sédiments obstrueraient rapidement.

**Indications thérapeutiques**. — L'action physiologique des eaux de Hammam-Meskoutine est celle des bains très chauds, légèrement chlorurés ; dans les premiers jours du traitement, l'appétit est augmenté, les digestions sont facilitées ; la constipation cesse et fait souvent place à une petite diarrhée. Vers la fin, au contraire, l'appétit diminue et disparaît parfois.

Les anciennes douleurs sont réveillées fréquemment au cours du traitement ; plus fréquemment, on voit apparaître de la céphalalgie, de l'insomnie, du malaise général.

Les fonctions de la peau sont fortement activées, et on observe parfois une véritable *poussée thermale*, avec éruption miliaire et urticaire. Par contre, la sécrétion urinaire est diminuée ainsi que l'excrétion de l'acide urique ; mais l'urée, les phosphates et les chlorures sont en quantité plus grande, ce qui montre que l'excitation de la nutrition est puissante.

I. *Indications principales.* — **Rhumatisants.** — L'excitation de la nutrition explique l'indication particulière des eaux de Hammam-Meskoutine chez les rhumatisants, surtout s'il s'agit de *rhumatisme articulaire chronique*, à condition que le traitement soit assez prolongé.

Les *rhumatismes musculaires et erratiques* fournissent, eux aussi, une proportion de guérisons considérables. Quelquefois, dans les premiers jours du traitement, on observe un réveil des douleurs, allant même, chez certains sujets, jusqu'à une véritable attaque de rhumatisme aigu.

S'il y a dyspepsie, dysenterie concomitantes, les effets du traitement sont aléatoires ; lorsque le rhumatisme s'accompagne d'une lésion cardiaque, même minime et bien compensée, il est prudent de s'abstenir de l'emploi des eaux. Dans le *rhumatisme noueux*, il est possible d'obtenir quelques améliorations, plus certaines dans les cas d'*arthrite sèche*, d'*arthrite blennorragique*, de même que chez les malades atteints de *névralgies* ou de *paralysies* d'origine rhumatismale.

**Sujets atteints d'affections traumatiques.** — Ce groupe d'affections a été particulièrement étudié par les médecins militaires, qui indiquent des résultats fort beaux dans les suites de fractures, les arthrites chroniques traumatiques, les blessures par armes à feu ; dans les cas d'ankylose, de raideurs articulaires, d'ostéopériostites.

II. *Indications secondaires.* — Le traitement thermal peut être employé comme *adjuvant* du traitement de la *syphilis*, de l'*impaludisme*.

Dans les *maladies des femmes*, on enregistre des succès, de même que dans les *états anémiques*, les *dermatoses*, sans réaction inflammatoire, les tuberculoses osseuses, les bronchites chroniques.

**Contre-indications.** — Ces eaux sont formellement contre-indiquées chez les tuberculeux pulmonaires, car elles peuvent provoquer des hémoptysies et des congestions ; chez les cardiaques, en raison de la suractivité circulatoire imprimée par le traitement.

Elles peuvent être dangereuses chez les sujets épuisés, chez ceux dont les vaisseaux ne sont pas en bon état ; leur action devra toujours être surveillée de près chez les personnes âgées, chez les alcooliques.

Elles sont nuisibles chez les dermopathes à réaction inflammatoire, dans toutes les affections à la période aiguë ; chez les azoturiques en raison de leur action sur les combustions.

## Hammam-Bou-Hadjar.

Bou-Hadjar est situé à l'altitude de 100 mètres environ, à 55 kilomètres au sud-ouest d'Oran et à 25 kilomètres de la gare de chemin de fer d'Er-Rahel. Le climat est généralement sec et tempéré en hiver ; les chaleurs de l'été sont supportables, à cause de la brise de mer.

**Sources.** — Il y a sept groupes de sources, disposées en fer à cheval, autour d'un établissement simple mais fort bien installé, contenant huit cabinets de bains, une salle de douches, une piscine.

Ces sources ont une température qui oscille entre 27 et 75°, un débit de près de 700 mètres cubes par jour.

Elles contiennent en moyenne 2$^{gr}$,50 de chlorure de sodium, 1$^{gr}$,60 de bicarbonate de chaux, 0$^{gr}$,50 de sulfate de magnésie, 0$^{gr}$,20 de sulfate de chaux. Ce sont des *chlorurées bicarbonatées*. Elles sont très incrustantes.

**Modes d'administration.** — La boisson ne joue pas un rôle très considérable dans la cure ; on fait généralement boire un demi-verre dans le bain.

Les bains se prennent très chauds, à 38°, 40° et plus ; on y reste de quinze à vingt-cinq minutes ; souvent on prend deux bains par jour, ou un bain et une douche. La douche est ordinairement suivie d'une séance de massage.

Les indigènes sont admis dans un établissement appelé *Vieux-Bain*, d'une simplicité un peu trop grande comme installation.

**Indications thérapeutiques.** — Elles sont encore assez mal précisées ; ce qui paraît certain, c'est que les *rhumatisants* trouvent, à ce Hammam, soulagement et guérison.

Il est permis de supposer que ces eaux chlorurées sodiques et bicarbonatées, à base de soude et de chaux, doivent agir à la façon des eaux de cette catégorie, dans des maladies comme le paludisme, l'anémie, la lithiase biliaire ou urinaire, les dermatoses, etc. ; c'est d'ailleurs ce qui paraît résulter des observations déjà recueillies à l'établissement.

# EAUX MINÉRALES DE LA TUNISIE

Les deux chaines de montagnes qui parcourent l'Algérie de l'ouest à l'est, le Tell et les monts de l'Atlas, traversent également la Tunisie. Elles se sont rapprochées sensiblement l'une de l'autre et dessinent les deux berges de la Medjerda, la principale rivière de la Régence. Elles se terminent, l'une au Ras-el-Mekki, l'autre au cap Bon. Entre ces deux promontoires, se creuse le golfe de Tunis.

Les eaux minérales sont répandues dans tout le territoire; elles sont, pour ainsi dire, toutes thermales et en majeure partie chlorurées sodiques.

Toutes exploitées autrefois par les Romains, elles sont appelées, en raison de leur richesse de minéralisation, à reprendre leur ancienne importance.

Leur énumération complète serait fastidieuse; nous ne citerons que celles qui ont un aménagement moins rudimentaire que les autres et qui sont fréquentées tout au moins par les indigènes.

Dans le territoire de Béja, se trouve la source de *Hammam-Saïsala*, chlorurée sodique thermale, que la municipalité exploite dans un établissement de construction récente.

Sur la frontière algérienne, les sources de *Bordj-el-Hammam*, chlorurées sodiques fortes, ayant 44 et 51°, sont réunies dans un bassin où l'on se baigne.

A 30 kilomètres de Gabès, sur les bords de l'oasis El-Hammam, sont cinq sources thermales dont la principale, *Aïn-el-Bordj*, qui a 48° et débite 7 000 mètres cubes par jour, est captée dans une piscine. Elle est chlorurée sulfatée. Malgré cet aménagement sommaire, 150 baigneurs fréquentent annuellement cette source.

Celles d'*El-Hamma*, dont la température est de 34 et 45°, son exploitées, à côté de la Koubba de Sedi-Hakit, dans un petit établissement, moderne à l'extérieur, antique à l'intérieur.

Dans la ville de Gafsa, émergent deux sources : *Hammam* et *Gafsa*; elles ont 28 et 30° et débitent 6 000 mètres cubes par jour.

A 12 kilomètres d'Enfidaville, au centre d'une région excessivement pittoresque, jaillit la source d'*Aïn-Garci*, très recherchée par les indigènes. Cette eau pourrait être exportée comme eau de table, car

elle contient : $1^{gr}$,93 de principes fixes, dont $1^{gr}$,02 de bicarbonate de
soude, $0^{gr}$,58 de bicarbonate de chaux, $0^{gr}$,003 de bicarbonate de fer,
soit une composition très analogue à celle des eaux faibles de Vals,
ou à celles de Couzan et de Seltz. Ses qualités digestives la rendent
très recommandable, et son emploi paraît tout indiqué dans les
affections des organes abdominaux, estomac, reins, etc.

### Hammam-Lif.

Eaux chlorurées sodiques chaudes. — Employées surtout à l'extérieur. —
  Indiquées chez les scrofuleux, les rhumatisants chroniques, les dermopathes et chez ceux qui ont eu une lésion traumatique. — Station avant
  tout hivernale.

Les eaux thermales d'Hammam-Lif émergent à 8 mètres au-dessus
du niveau de la mer, à 15 kilomètres au sud-est de Tunis.

La station est formée d'une réunion de palais groupés dans le
voisinage de celui du souverain de la Régence. Elle est réunie à Tunis
par une bonne route et par le chemin de fer; elle est à la fois la plus
belle plage du golfe de Tunis et une station thermale qui offre ce
précieux avantage de pouvoir être utilisée pendant l'hiver; cette
région offre aux malades tous les avantages des climats chauds, par
son beau ciel, sa température douce, son air pur, ses jardins
d'orangers.

**Sources**. — Elles sont au nombre de deux, qui portent les noms
d'*Aïn-el-Bey* et *Aïn-el-Ariane*.

La première a un débit de 222 mètres cubes par vingt-quatre heures et
une température de 47° au griffon; la seconde est située un peu plus à
l'est et à environ 500 mètres d'Aïn-el-Bey; son débit est de 172 mètres
cubes. Elle a dans la galerie de captage 51°; elle dégage dans ce
parcours une grande quantité d'acide carbonique, qui nécessite
l'usage de ventilateurs, lorsqu'on veut faire des recherches dans
cette galerie.

Elles ont toutes deux une saveur très salée, une limpidité parfaite,
pas d'odeur, sauf parfois une légère émanation sulfureuse qu'elles
doivent à la présence de matières organiques. Leur composition
est la suivante :

|  | Aïn-el-Bey. | Aïn-el-Ariane. |
|---|---|---|
| Chlorure de sodium | $8^{gr}$,74 | $10^{gr}$,15 |
| — de calcium | $1^{gr}$,31 | $1^{gr}$,53 |
| Sulfate de chaux | $1^{gr}$,45 | $1^{gr}$,59 |
| — de magnésium | $0^{gr}$,10 | $0^{gr}$,18 |
| Carbonate de magnésie | $0^{gr}$,34 | $0^{gr}$,39 |
| Silice | $0^{gr}$,06 | $0^{gr}$,07 |
| Total | $12^{gr}$,01 | $13^{gr}$,92 |

Ce sont donc des *eaux chlorurées sodiques hyperthermales.*

**Modes d'administration**. — La source d'Aïn-el-Bey est exclusivement réservée au palais du Bey et de ses dépendances ; elle alimente six piscines, dont deux réservées à la famille beylicale. A côté du palais, se trouve un établissement créé anciennement par le Gouvernement tunisien pour le public, et qui contient trois piscines et une trentaine de chambres, louées à un prix modique, aux personnes qui vont faire usage des eaux.

La source d'Aïn-el-Ariane est exploitée dans un bel établissement qui contient vingt cabinets de bains précédés d'un vestiaire, dont quatre munis de douches diverses ; ces robinets sont placés autour d'un *patio* au milieu duquel se trouve une grande piscine. L'établissement renferme, en outre, deux grandes douches installées dans des cabinets spéciaux, une grande étuve pouvant être sèche ou humide à volonté, deux buvettes, enfin une piscine réservée aux indigents.

Dans la partie de l'établissement qui regarde la mer, sont aménagés des appartements pour les baigneurs.

Les eaux d'Hammam-Lif sont employées exceptionnellement en *boisson* dans un but purgatif, à la dose de cinq à six verres ; mais c'est surtout l'*usage externe* qui fait la base de la médication. Les bains ont une action fortement excitante, qui détermine une diaphorèse considérable et modifie profondément la nutrition. Elles produisent un remontement général qui fait passer les organes de l'inertie à l'activité ; quelquefois même, cette activité peut arriver jusqu'à l'insomnie, l'inappétence, l'exaspération des anciennes douleurs, en un mot à la *fièvre thermale,* si le traitement est trop vivement conduit.

**Indications thérapeutiques.** — Elles n'ont rien qui leur soit spécial ; ce sont celles de la classe des chlorurées sodiques, à laquelle les eaux d'Hammam-Lif appartiennent. Ces eaux, essentiellement utilisées chez les *scrofuleux,* qu'il s'agisse de manifestations cutanées, ganglionnaires, osseuses ou articulaires, ou même de certains troubles nerveux dépendant de la faiblesse de l'organisme, chorée, paralysies, etc. ; elles combattent avec avantage les diverses formes du *rhumatisme chronique.*

On peut encore adresser à ces thermes les sujets atteints de *lésions traumatiques,* ceux qui ont des cicatrices ou des cals douloureux, des fistules, des affections osseuses, ceux qui ont des *dermatoses sèches* sans suppuration.

Enfin il résulte des observations recueillies jusqu'à présent qu'elles peuvent avoir une action efficace chez les *paludéens,* en combattant la cachexie et en décongestionnant les viscères abdominaux.

**Contre-indications.** — Ce sont celles des eaux chlorurées sodiques : il est inutile d'insister davantage.

## Korbous.

Eaux chlorurées sodiques chaudes. — Station d'hiver. — Employées surtout à l'extérieur.
Elles donnent d'excellents résultats chez les arthritiques, les scrofuleux et les lymphatiques, ainsi que dans certaines affections utérines.

Korbous (*Aquæ Calidæ* des Romains) est situé au bord de la mer, dans le golfe de Tunis, sur le versant occidental du cap Bon. Le village est serré dans le pli d'un ravin abrité des vents du nord et du nord-ouest par la masse du Djebel-Korbos, d'où un climat encore plus tempéré que celui de Tunis. La vue de la côte est, de cet endroit, merveilleuse, car on découvre toutes les localités qui bordent la mer jusqu'à la Goulette, Carthage et le lac Bahira, à l'extrémité duquel s'étage Tunis.

**Sources.** — Au nombre de huit, limpides, sans odeur, ou à faible odeur sulfureuse, d'un goût salé, onctueuses au toucher en raison de leur teneur en glairine, elles ont une température qui oscille entre 44 et 60°, sauf l'une d'elles, qui, moins minéralisée que les autres, est en même temps froide (18°) et a des propriétés thérapeutiques différentes. Le débit total est considérable, supérieur à 4 000 mètres cubes par vingt-quatre heures.

La source d'Aïn-el-Atrous, située à 3 kilomètres de Korbous, se jette dans la mer par une fort belle cascade.

La composition de la source d'Aïn-Kebira est la suivante ; c'est à peu près d'ailleurs la composition des diverses sources chaudes :

| | |
|---|---|
| Chlorure de sodium | 6$^{gr}$,83 |
| — de potassium | 0$^{gr}$,65 |
| — de magnésium | 0$^{gr}$,73 |
| Sulfate de chaux | 2$^{gr}$,26 |
| Bicarbonate de chaux | 0$^{gr}$,57 |
| — de magnésie | 0$^{gr}$,41 |
| — de potasse | 0$^{gr}$,52 |
| Phosphate de calcium | 0$^{gr}$,002 |
| Bromure de magnésium | 0$^{gr}$,001 |
| Phosphate de fer | 0$^{gr}$,0005 |
| Oxyde de fer | 0$^{gr}$,005 |
| Arséniate de fer | 0$^{gr}$,0002 |

La source froide d'Aïn-el-Okteur ne contient que 1$^{gr}$,38 de chlorure de sodium, 0$^{gr}$,31 de sulfate de chaux, 0$^{gr}$,33 de bicarbonate de chaux.

Les eaux de Korbous sont donc des eaux chlorurées sodiques hyperthermales, sulfatées calciques, phosphatées.

**Modes d'administration**. — Ces eaux s'emploient en *boisson* et
en *applications externes* (bains, douches, etc.). Prises à l'intérieur,
elles exercent sur le tube digestif une action qui n'est ni purgative
ni laxative, mais qui constitue plutôt un lavage, une véritable enté-

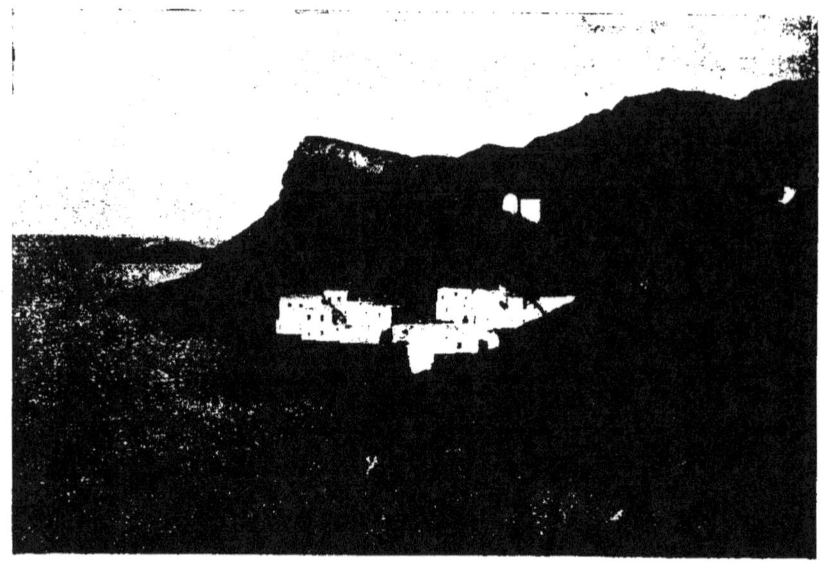

Fig. 13  — Vue générale de Korbous.

roclyse par la voie supérieure, ne déterminant ni coliques ni
fatigues. Les doses absorbées sont assez considérables.

L'établissement du Dar-el-Bey est pourvu de toutes les installations les plus perfectionnées. L'hôtel des Thermes offre un confort
tout moderne.

Les indigènes fréquentent l'ancien établissement (anciens bains
romains), qui leur est exclusivement réservé.

**Indications thérapeutiques**. — L'action des eaux de Korbous
est, comme celle des eaux d'Hammam-Lif. celle des chlorurées
sodiques : c'est-à-dire une action tonique et reconstituante, stimulant les organismes à énergie défaillante ; une action altérante
activant les échanges ; une action réparatrice, réveillant les cellules
en état de moindre fonctionnement.

I. *Indications principales*. — **Arthritiques**. — Qu'il s'agisse de

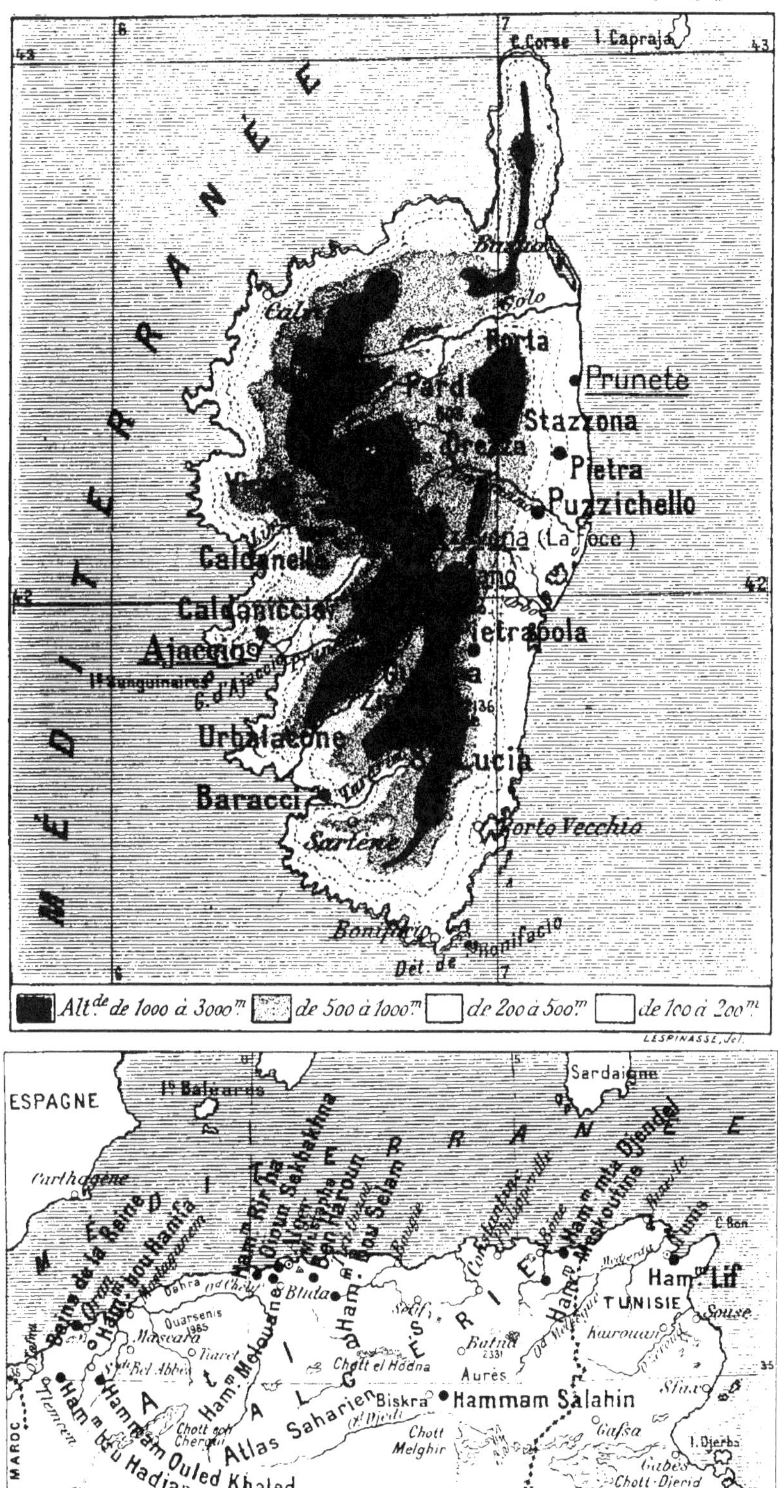
MÉDITERRANÉE
I. Corse
I. Capraja
Bastia
Golo
Porta
Prunete
Pardo
Stazzona
Orezza
Pietra
Puzzichello
(La Foce)
Caldanella
Pietrapola
Caldaniccia
Ajaccio
Prun.
H. Guagno mines
G. d'Ajaccio
Urbalacone
Lucia
136
Baracci
Tavaro
Sartene
Porto Vecchio
Bonifacio
Det. de Bonifacio
Alt.de de 1000 à 3000m
de 500 à 1000m
de 200 à 500m
de 100 à 200m
LESPINASSE, del.
ESPAGNE
I. Baléares
Sardaigne
Carthagène
Bains de la Reine
Orée bou Hanifa
Hamm. Rirha
Oyun Sekhakhna
Ham. Meskoutine
Ham. mta Djendel
Ham. Righa
Bou Selam
Ben Haroun
Ham. Melouane
Ham. Lif
TUNISIE
Tunis
C. Bon
Souse
MÉDITERRANÉE
Dahra
Bluda
Ouarsenis
1985
Mascara
Tiaret
Batna
2331
Chott el Hodna
Aurès
Sfax
S. Bel Abbès
ALGÉRIE
Chott gott
Cheraia
Atlas Saharien
Biskra
Hammam Salahin
Kairouan
Ham. bou Hadjar
Ham. Ouled Khaled
Chott Melghir
Gafsa
I. Djerba
Gabès
Chott-Djerid
MAROC
Tlemcen

CARTE V. — Stations thermales et stations d'altitude de la Corse, de l'Algérie et de la Tunisie.

rhumatisme articulaire, subaigu ou chronique d'emblée, de rhumatisme déformant, de rhumatisme musculaire (pleurodynie, torticolis, lumbago,) l'affection est toujours améliorée par le traitement combiné (bains, douches sous-marines avec massage). Les goutteux sont justiciables du traitement, quand il s'agit de formes atoniques pures.

A cette classe de malades on peut rattacher les graveleux, les obèses, les cardiopathes, qui pourront, sous une direction minutieuse, faire un traitement profitable.

**Scrofuleux et lymphatiques.** — L'activité imprimée à la nutrition, l'augmentation du mouvement incessant d'assimilation et de désassimilation montrent le rôle de l'eau de Korbous chez ces malades; il en est de même chez les anémiques et les cachectiques de toute nature, chez les neurasthéniques par surmenage physique et intellectuel et chez les anémiques, notamment lorsque l'anémie se relie au paludisme.

**Utérines.** — Les affections gynécologiques occupent, on le sait, une place importante dans la cure thermo-minérale salée; il y a lieu de tirer les indications de cette cure de l'état d'atonie ou d'irritabilité, de la tendance aux congestions et aux hémorragies, de la réaction de l'état général, de l'état diathésique, de l'état des forces, du fonctionnement du système nerveux, du tempérament du malade. Le traitement sera à recommander dans les métrites catarrhales des femmes strumueuses ou lymphatiques, dans les vieilles salpingites et périmétrites, chez les dysménorrhéiques et surtout chez les femmes qui ont un fibrome utérin, non ou peu hémorragique. Dans ces cas, on utilise à Korbous ce qu'on a appelé l'*irrigation vaginale sous-marine*, qui se donne à température voulue et à pression graduée.

II. *Indications secondaires.* — Il suffira d'énoncer les *affections digestives*, atonie gastro-intestinale, dyspepsies diverses, entérite muco-membraneuse; les *maladies des voies respiratoires supérieures*, la bronchite chronique, la prétuberculose et même la tuberculose au début, surtout dans les formes torpides chez les sujets lymphatiques; les *dermatoses* et les manifestations cutanées de la syphilis; les affections chirurgicales et les suites des *lésions traumatiques*.

**Contre-indications.** — Celles de la classe des chlorurées sodiques.

---

# CLIMATOTHÉRAPIE

PAR

**F. LALESQUE,**
Membre correspondant de l'Académie de médecine.

---

## CHAPITRE PREMIER

## DÉFINITION. HISTORIQUE
## BUT. LOIS. PRINCIPES GÉNÉRAUX

I. Le *climat*, synthèse d'agents multiples, a une action manifeste sur l'homme.

La *climatothérapie* utilise cette action pour la cure des maladies. Avant Hippocrate, on connaissait les bénéfices dus à un changement de climat. En groupant l'étude des *airs*, des *eaux*, des *lieux*, le père de la médecine fondait la climatothérapie.

A l'époque des civilisations anciennes, en Italie, Égypte, Grèce, presque exclusivement réservée aux consomptions, elle jouissait d'une valeur confirmée par plusieurs siècles d'observation. Mais de nos jours, l'école allemande, fière de ses cures d'altitude, lui dénia, ou peu s'en fallut, toute valeur thérapeutique. Il appartint au Pr Landouzy, s'inspirant du long passé climathérapique de la France, de revendiquer, à Berlin même, l'efficacité des climats, ne fût-ce qu'à titre d' « adjuvance ».

Loin de s'effacer, cette méthode doit élargir son cadre. Déjà elle y tend. Que si les maladies respiratoires en sont surtout justiciables, elle convient encore à d'autres états morbides. Et dès lors, les climats doivent être considérés comme ayant une valeur plus importante que celle de simples adjuvances thérapeutiques. Ils constituent des *modificateurs fonctionnels* trop puissants pour ne pas être utilisables au même titre que des médicaments énergiques (Manquat). Grâce aux découvertes modernes, la cure climatique *semble être le summum, la quintessence de la thérapeutique par les agents physiques* (Arnozan).

II. Un principe domine toute la question : le *changement de climat*. Fuir une grande ville, s'installer à la campagne, dans un même climat, c'est faire une *cure d'air*, souvent fructueuse, grâce à la pureté atmosphérique. Cette *aérothérapie* n'est qu'un fragment de la climatothérapie.

Celle-ci a pour but : 1° *De soustraire le malade à tout milieu atmosphérique prédisposant aux inflammations simples ou microbiennes de l'appareil respiratoire* : ACTION PROPHYLACTIQUE. Les inflammations catarrhales répétées de la muqueuse trachéo-bronchique favorisent la tuberculose. Apanage des climats variables, humides, sombres, venteux, ces catarrhes entretiennent les « séquelles » broncho-pleuro-pulmonaires propices à la fertilisation bacillaire. Éloigner d'une telle atmosphère tout sujet prédisposé, c'est supprimer une cause majeure de son mal. Jamais la cure climatique n'est mieux indiquée ; son succès, bien qu'indirect, est des plus complet.

2° *De transporter le malade d'un climat imposant une vie sédentaire et cloîtrée, donc débilitante, dans un climat où, sans difficultés de provenance atmosphérique, il puisse vivre libre, à l'air, au soleil* : ACTION PROPHYLACTIQUE et CURATIVE. Arracher des métropoles sombres, froides, humides, à demeures closes et surchauffées, tous les aboutissants d'une civilisation effrénée, tous les contingents de la tuberculose, de la syphilis ou de l'alcool, tous les amoindris, pour les transplanter à la montagne ou à la mer, c'est les mettre en état d'améliorer leur nutrition. Pour cette légion de vaincus, le salut est là.

3° *De transporter le sujet du sein des populations denses à milieu vicié, dans une région sans agglomération ni infection de l'air respirable* : ACTION PROPHYLACTIQUE. Nous savons que l'accroissement des maladies infectieuses est en raison directe de la densité populaire, où la contagion s'exerce sans entraves. Le changement de climat, à l'air infecté des agglomérations urbaines ou familiales, substitue l'air pur de la montagne ou de la mer : écarte ou supprime le contage. C'est ce qu'a réalisé Grancher en sauvant la *graine*, c'est-à-dire les enfants de tuberculeux ou restés en contact avec des parents phtisiques. D'où toutes ces œuvres : colonies de vacances, hôpitaux marins, dont les résultats prouveraient, au besoin, la puissance prophylactique et curative de cette méthode.

4° *De placer le malade en climat complémentaire.* Il existe entre le climat pathogène et le climat curateur certain rapport, car l'observation prouve que, dans tel climat, plus souvent que dans tel autre, les malades d'une contrée déterminée ou s'améliorent ou empirent. Faute de documents, ce rapport est encore mal défini et n'a point pour base une antithèse climatologique. Dans ce cas, il suffirait d'opposer un pays chaud et humide à un pays froid et sec. Au contraire, les faits indiquent que mieux vaut faire choix de climats de *même formule météorologique*, mais *améliorée dans le climat de cure*. Les malades originaires de pays chauds s'adaptent mal aux rigueurs de l'altitude, ceux des pays humides se trouvent bien de l'humidité tiède des climats marins. Aussi la notion « climats complémentaires » doit s'entendre non de climats inverses, mais similaires.

5° *D'imposer outre le changement de climat, le changement d'existence;* faute de quoi, c'est aller à l'insuccès. Ainsi, un employé atteint d'adénites tuberculeuses, émigre à Nice, et là, dans un autre magasin, reprend sa profession et son ancien genre de vie. Neuf fois sur dix, il meurt aussi vite que s'il était resté chez lui. Autre exemple. Un malade riche, à peine effleuré par la maladie, un *averti*, émigre au « pays bleu » dans une grande ville, gaspillant son temps à l'hôtel, au casino, au cercle; en un mot, il ne modifie rien au genre de vie qui, en le débilitant, a favorisé l'éclosion de son mal. Le résultat, déplorable malgré le climat, ne se fait pas attendre.

Telle est pourtant la « manière » d'un trop grand nombre de demi-malades, persistant dans cette *fatale illusion, qu'un bon climat est tout et suffit à lui seul*, alors qu'il tire ses principaux, *ses seuls avantages*, de conditions météorologiques permettant, en toute saison, la vie active et saine. Ces exemples font comprendre pourquoi, même en région idéale, tous les grands centres où peu à peu l'encombrement s'établit » (Arnozan) deviennent suspects en tant que *station de cure*. Cela encore parce que le désir de logements plus luxueux que confortables, les exigences mondaines auxquelles on ne veut ou ne sait se soustraire, le besoin du cercle ou du concert (Lindsay), font que les stations deviennent de grandes villes pourvues de toutes les tentations et des moyens d'y succomber. Ainsi le climat de guérison devient le climat de perdition. On l'incrimine, mais à tort, et comme conséquence le climat, agent thérapeutique, passe pour une non-valeur. « L'air, la lumière, la beauté, la sérénité du ciel, la constitution et la fécondité du sol, l'état hygrométrique et la pression barométrique », tout cela ne comptait plus (Huchard). Par contre l'altitude, en dépit de ses rigueurs, devenait une panacée. Ses succès semblaient confirmer ce paradoxe, alors qu'ils étaient dus, moins à l'altitude qu'au changement d'existence, à la rigoureuse technique de cure imposés aux malades. Il n'est pas de démonstration plus éloquente de la nécessité du changement d'existence, comme corollaire du changement de climat.

6° *De maintenir le malade en climat favorable jusqu'à guérison absolue ou relative.* S'il s'agit de terminer ou compléter la convalescence de typhiques, d'influenzés, des scarlatineux, de rhumatisants, la climatothérapie aura tôt fait de rendre l'équilibre de nutrition. Quelques semaines, quelques mois au plus suffiront. Mais, hors de ces cas, l'action du climat est toujours lente et graduelle. « Une cure efficace nécessitera une impression d'assez longue durée. C'est pourquoi le malade qui aura pu trouver le climat auquel ses fonctions s'adaptent le mieux devra souvent s'y maintenir pendant un temps plus ou moins long » (Manquat). En réalité, la climatothérapie telle qu'on la pratique souvent est illusoire. Sans doute il existe des tuberculeux qui, fuyant dès l'automne, à la mer ou à la montagne, avec retour chez eux à la fin du printemps, vivent indéfiniment en état de guérison suffisante. Mais combien plus nombreux ceux qui, après un bénéfice de cure, subissent, dès leur retour au pays, une rechute grave et franchissent la période au delà de laquelle la climathérapie devient inutile. La règle est donc non d'hiverner en climat favorable, mais d'y résider un temps, variable pour chaque maladie et pour chaque malade. Agir différemment, c'est perdre les bénéfices réalisés, rendre nuls les sacrifices de temps, d'argent et de famille consentis. Il faut oser le dire et savoir le faire pratiquer.

# BASE BIOLOGIQUE ET AGENTS PHYSIQUES, CHIMIQUES, BIOLOGIQUES DE LA CLIMATOTHÉRAPIE

I. **Base biologique**. — Le milieu régit les conditions générales de la vie. Composé d'éléments variés, il actionne l'organisme par l'intervention isolée ou simultanée de ces éléments. Toute variation du milieu se répercute sur les phénomènes vitaux. A chaque instant, suivant la température, l'éclairage, la pression, le degré hygrométrique de l'air, « les humeurs se modifient dans leur composition, le fonctionnement des organes est troublé, la nutrition s'altère. On peut dire que, d'un moment à l'autre, chaque homme n'est plus le même qu'il était antérieurement » (Le Noir). Les modifications atmosphériques, même peu accusées, « entraînent la maladie ; des variations un peu plus étendues causent la mort » (J. Courmont). Aussi l'influence *longtemps prolongée* d'un ou de plusieurs éléments de l'atmosphère imprime à l'individu des *modifications durables*. Ces données forment la *base biologique* de la climatothérapie, dont les éléments atmosphériques sont les *agents*.

II. **Agents physiques**. — 1° *Température*. — Elle est, sans contredit, le plus important. Tous à peu près lui sont subordonnés (Angot). Sa répartition est telle que, par leur température, certains points du globe présentent entre eux des différences considérables. Au Sahara, le thermomètre a pu atteindre + 50° et marquer — 72° à Verkhoïansk (Angot). L'homme subit ces températures, vivant également à l'équateur ou au pôle. Sans atteindre ces limites exceptionnelles, la température, *chaude* ou *froide*, du milieu ambiant, provoque des accidents graves ou des modifications physiologiques appréciables.

*Action de la chaleur*. — La radiation solaire produit parfois un *érythème*, presque toujours bénin, incapable, en tout cas, de lésions locales profondes ; mais, *par action générale*, plus fréquente, elle peut

entraîner des troubles graves : *coup de chaleur* ou *insolation* (1).
Sans aller jusqu'à la maladie, la chaleur modifie le fonctionnement
normal des organes, qui d'ailleurs possèdent d'actifs moyens de
défense. La mise en défense est en corrélation immédiate avec toute
variation de chaleur extérieure dépassant, pour un climat donné, les
points extrêmes de ses oscillations coutumières. Quelque étendue ou
brusque que soit la variation thermique ambiante, l'organisme a pour
mission fondamentale de maintenir *constante* sa propre température ;
sinon l'énergie fonctionnelle se trouble d'abord, s'altère ensuite.
Cette constance de la température humaine exige, pour son maintien,
que l'organisme perde, dans un temps donné, autant de chaleur
qu'il en produit. Lorsque le milieu ambiant excède certaines limites
de chaleur ou de froid, l'équilibre entre la production et la perte est
troublé ; alors commence la défense.

Pour se défendre de la chaleur extérieure, pour garder son équilibre thermique, l'homme doit réduire sa production de chaleur et
en augmenter la perte. A cet effet, il ralentit ses combustions et
accentue l'évaporation cutanée et pulmonaire, d'où refroidissement
superficiel et profond. Cet acte défensif entraîne donc : diminution
de $CO^2$, témoin d'oxydations ralenties ; accélération respiratoire,
favorisant l'évaporation pulmonaire ; rapidité du pouls et chute de
la pression, conséquence de la vaso-dilatation périphérique ; sueurs
abondantes, nécessaires au refroidissement exigé. Le trouble apporté
à la thermogenèse, à la respiration, à la circulation, se répercute
sur tous les organes : la sécrétion biliaire s'exagère, l'urinaire
diminue, l'appétit fléchit, le système nerveux se déprime, l'activité
générale succombe. Aux climats chauds appartiennent les maladies
du foie, de l'appareil digestif, du système nerveux, les anémies, etc.

*Action du froid.* — L'homme, en particulier l'enfant, le vieillard,
l'alcoolique, est très sensible au froid. Son effet maximum, congélation partielle ou totale suivie de mort, ne s'observe pas en climathérapie. Mais, par *action générale*, le froid détermine des congestions
pulmonaires ou cérébrales graves. Par *action locale*, il cause l'*enge-
lure*, plus liée à sa répétition qu'à son intensité, de même que par
influence sur les nerfs superficiels il provoque des névralgies, des
paralysies locales, des myopathies.

L'économie se défend du froid encore par un double mécanisme,
inverse du précédent. Faire de la chaleur, en perdre le moins possible,
tel est son rôle. La production de chaleur se révèle par l'activité des
échanges respiratoires (ralentissement respiratoire avec amplitude

---

(1) Voy. description et pathogénie du *coup de chaleur* par Le Noir, *in* Traité de pathologie
générale de Bouchard, t. 1, p. 623. Paris, 1895.

plus grande, augmentation de $CO_2$), par des besoins organiques plus intenses (appétence, digestion facile des graisses, etc.). Afin de restreindre la perte de calorique, la peau, stimulée par le froid, entre en vaso-constriction, d'où ischémie de surface et suppression ou diminution de la respiration cutanée et de l'évaporation pulmonaire; d'où encore, par balancement fonctionnel, sécrétion urinaire augmentée; pendant que, toujours par effet vaso-constricteur, la tension artérielle s'élève et ralentit le cœur. Dans les climats froids, prédominent les maladies du tube digestif, celles de la nutrition (goutte, diabète, obésité, etc.).

En somme, le froid exalte les fonctions de nutrition, la chaleur les ralentit.

On entrevoit quelles modifications fonctionnelles devront subir les malades dans les climats *variables* ou *inconstants*. Si l'homme sain lutte, sans usure, dans un milieu *constant*, il est moins apte à supporter les fréquentes et brusques alternatives de défense commandées par les variations de même ordre du milieu ambiant. Dans ce cas, c'est la fatigue, pénible à l'homme sain, préjudiciable au malade. Ainsi s'explique la recherche, en climatothérapie, de climats à courtes oscillations thermiques. La stabilité de la température importe plus que son degré, l'expérience l'a prouvé, et la formule de Fonssagrives relative à cette stabilité reste entière, que celle-ci soit fonction d'un climat chaud, tempéré ou froid. Stabilité thermique ne s'entend pas d'un climat dépourvu de toute oscillation, ce qui serait défectueux, mais d'un climat à régime thermique et où l'on ne soit pas exposé à des alternatives brusques de chaleur ou de froid.

La stabilité joue un rôle prépondérant dans les effets prophylactiques des climats. Depuis longtemps, on sait le froid capable de provoquer les affections dites *a frigore* (angines, laryngites, bronchites, pneumonies, rhumatismes aigus, hémoglobinuries paroxystiques, néphrites, etc.). « Ces faits d'observation ont conservé toute leur valeur » (Le Noir), bien que les notions acquises sur le microbisme normal et sur le microbisme latent aient rendu moins simple leur interprétation étiologique. C'est en mettant l'homme en état d'opportunité morbide que le refroidissement réveille une infection latente. Le froid, par exemple, facilite la localisation pleurale du bacille de Koch (Landouzy). Est-ce à dire qu'une contrée froide soit plus apte à cette pathogénie? Nullement. La préservation des maladies *a frigore* n'est l'apanage ni des climats chauds, ni des climats froids; c'est par son inconstance thermique qu'un climat s'en fait l'agent occasionnel.

2° **Humidité**. — L'atmosphère contient de la vapeur d'eau, soit *invisible* ou vapeur d'eau proprement dite, soit *visible* ou hydrométéores (rosée, pluie, brouillard, neige, etc.). Elle règle la répartition de la chaleur; elle est le principal facteur de l'égalité des climats. Sans elle, la température du jour, même au pôle Nord, serait excessive; et les nuits, aux tropiques, deviendraient glaciales. Médicalement on apprécie le degré de sécheresse ou d'humidité atmosphérique d'après les tables de Vivenot, J. Arnould, Jaccoud, H. Weber. L'air est *très sec* au-dessous de 55 p. 100 d'humidité relative ; de *sécheresse moyenne*, entre 55 et 75 p. 100; d'*humidité moyenne*, de 75 à 90 p. 100; *très humide*, de 90 à 100 p. 100.

*En air sec*, et pour une température déterminée, l'évaporation pulmonaire s'exagère : d'où refroidissement. L'air très sec, en pénétrant dans les bronches, leur empruntant beaucoup de vapeur d'eau, les dessèche, favorise et entretient l'irritation de leur muqueuse, accroît la viscosité des crachats, dont il rend le rejet difficile, paraît rude et même terrible aux poitrines délicates (Onimus, Weber, Jaccoud), quand il ne provoque pas l'hémoptysie (Daremberg). Par contre, pour les catarrhes chroniques abondants (coryzas, trachéo-laryngites, dilatations bronchiques, etc.), le séjour dans une atmosphère sèche est recommandable, car les sécrétions y tarissent fréquemment (H. Weber). En *air humide*, l'exhalation pulmonaire s'atténue, d'où absence de refroidissement. En réduisant cette évaporation, l'air humide stabilise la température des organes respiratoires, atténue la toux (Lindsay, Hayem), calme l'irritation des muqueuses (Weber). En effet, en diminuant la viscosité des sécrétions, en lubrifiant la muqueuse bronchique, un état hygrométrique moyen facilite l'expectoration : d'où secousses expulsives amoindries de fréquence, d'intensité, de durée. En somme, et sans conclure à l'absolu, *l'air sec excite* et *l'air humide calme les bronches*.

A la peau, l'action de la vapeur d'eau se caractérise mieux encore. *En air sec*, la fonction sudorale s'active, évaporant une quantité d'eau double de celle que, à température égale, elle élimine en air humide (Wolpert). L'évaporation est si rapide que « les lèvres se fendillent ; les cheveux et la barbe deviennent durs ; les sécrétions pathologiques exagérées disparaissent de suite » (P. Regnard). Cette activité sudorale diminue la fonction urinaire (Forbes, Watson et Becker). En *air humide*, la fonction cutanée amoindrie atténue, chez l'homme sain, le refroidissement général lié à l'évaporation. Cette double suppression, pulmonaire et cutanée, diminuée, appelle la suppléance rénale. Les urines deviennent abondantes, claires, éliminant tous les produits excrémentitiels, qui, obligés de prendre une autre voie, peau ou surface pulmonaire, deviendraient pour ces dernières une nouvelle source d'irritation directe (Vivenot, Beneke). Le taux de l'urée et de l'acide sulfurique s'élève, celui des acides phosphoriques et uriques baisse, rapports démontrant l'activité des échanges nutritifs. L'humidité de l'air détend le système nerveux des excités ou des surexcités, calme l'insomnie (Lindsay, Hayem). En somme, l'air sec stimule, l'air humide calme. Quoique nets, ces effets ne sont pas isolables de ceux qu'entraîne la température extérieure : les uns et les autres s'actionnent réciproquement. D'une façon générale, l'humidité exagère les inconvénients de la chaleur et du froid. Dans les *milieux chauds et humides*, on ne peut, par l'évaporation, lutter contre l'excès de chaleur. L'homme est capable de séjourner dix minutes, dans un four sec, à 132° (Tillet, Fordyce et Blazden), mais non de résister à 51°, même quelques minutes, dans la vapeur (Boyer et Delaroche). L'imprégnation constante de la peau par la sueur expose bien plus au refroidissement, outre que sa quasi-macération facilite certaines dermatoses. Dans les *milieux froids et humides*, le froid se supporte mal, le pouvoir absorbant de la vapeur d'eau pour la chaleur (Tyndall) rendant plus intense la perte de celle-ci, tout en ralentissant la nutrition. Aussi aux climats froids et humides appartiennent les manifestations goutteuses, rhumatismales (Bouillaud, Charcot, Potain), l'hémoglobinurie paroxystique, l'albuminurie, certains œdèmes de la peau, les catarrhes trachéo-bronchiques, etc.

Pour l'état hygrométrique comme pour la température, le régime importe plus que le degré. Dans tout climat, il faut tenir un très grand compte de la variabilité de son humidité (Gavarret). C'est par son inconstance hygrométrique qu'un climat se fait agent morbigène. Rohden signale « les hémorragies pulmonaires, si fréquentes quand il se produit une augmentation subite de l'humidité atmosphérique ». D'où la nécessité de rechercher, outre la stabilité thermique, la stabilité hygrométrique, d'ailleurs météorologiquement liées l'une à l'autre.

3° **Vents**. — Les effets du vent, justement redoutés, tant ils déséquilibrent un climat, dépendent : *a*. de sa vitesse ou force ; *b*. de sa température et son humidité.

*a*. Une station ne doit être ni éventée ni calme. Un vent léger stimule l'amplitude respiratoire, amoindrie par un vent fort (Detweiler, Blumenfeld), qui refroidit le corps par le renouvellement de la couche d'air en contact et en équilibre thermique avec celui-ci, et par l'accélération de l'évaporation cutanée. Aussi la climatothérapie apprécie-t-elle les abris naturels qui tempèrent le vent (Manquat), les forêts en particulier.

*b.* Deux types de vents se caractérisent par les effets liés à leur température et leur humidité : les *vents continentaux*, les *vents marins*.

Les premiers, ou *vents de terre*, à température inconstante, froids en hiver, sont toujours secs. Froids l'hiver, parce que venant des sommets neigeux ; secs parce que « descendant en latitude » (de Martonne), ils s'échauffent en perdant de leur vapeur d'eau, qu'ils empruntent, alors, au sol, aux végétaux, à la muqueuse respiratoire, à la peau des animaux. Le mistral est de ces vents continentaux dont la vitesse cause un refroidissement intense (Huggard); dont la sécheresse, favorable à quelques malades, devient désastreuse pour d'autres (Daremberg), énerve les phtisiques, augmente les quintes et les difficultés de l'expectoration (Daremberg). L'autan du Languedoc et d'Aquitaine, chaud, sec, violent, n'est pas moins nuisible.

Les *vents marins*, à température constante, tiède l'hiver, fraîche l'été, soufflent toujours humides. Tièdes ou frais, parce que réchauffés ou rafraîchis, selon la saison, par la traversée de l'Atlantique ; humides, parce qu'imprégnés des vapeurs de l'Océan. Leur température modérée, leur humidité bienfaisante évitent les inconvénients d'une évaporation excessive (A. Claisse). Capables toutefois d'exagérer l'état hygrométrique de certaines régions, ils provoquent les malaises d'un milieu humide et chaud.

En somme, « les deux caractères nuisibles du vent sont la force et la sécheresse » (Guinon) ; le premier palliable, le second inévitable.

4° **Pression**. — Les couches supérieures de l'air, *corps pesant*, compriment les inférieures. De 763 millimètres au niveau de la mer, la pression atmosphérique décroît avec l'altitude; 670 millimètres à Chamonix (1050 mètres) ; 600 à Saint-Moritz (1856 mètres). Haute ou basse, elle entraîne des phénomènes différents.

*a.* **Hautes pressions**. — Au niveau et au bord de la mer, l'air naturellement comprimé (Peter) contient $0^{gr},259$ d'oxygène par litre (Regnard). La quantité d'oxygène augmentant plus par l'amplitude que par la fréquence respiratoire (Mathieu et Urbain), et l'inspiration d'un demi-litre d'air ventilant mieux les poumons que deux inspirations de 300 centimètres cubes l'une (Gréhant), il s'ensuit qu'au niveau de la mer chaque inspiration introduit, en poids, la plus grande quantité d'oxygène sous le plus petit volume possible. D'où pour l'équilibre de l'hématose : respiration moins fréquente, mais plus ample (H. Weber, Lalesque); outre que la combinaison d'oxygène et d'hémoglobine se fait d'autant mieux que la pression est plus élevée (P. Bert), et que l'amplitude, renforçant l'aspiration thoracique, permet « au sang d'affluer plus abondamment dans les réseaux pulmonaires » (François-Franck et Lalesque). Sur la circulation générale, G. Sée, Weber, Lalesque signalent un léger ralentissement du pouls, comparativement même à ce qui se passe dans des contrées situées au-dessus de 100 à 300 mètres.

*b.* **Basses pressions.** — Plus on s'élève, plus la pression baisse et avec elle le poids d'oxygène par litre. Pour compenser ce déficit, parer à l'anoxyhémie consécutive, le nombre des mouvements respiratoires augmente passagèrement (Weber, Veraguth, Jaccoud) et même inconstamment (Mermod, Mosso, Jacquet). Le plus souvent l'amplitude inspiratoire reste normale (Regnard) avec augmentation de la ventilation pulmonaire (Mermod, Marcet) peu considérable (G. Kuss) et passagère (Mosso, Schumburg et Zuntz). L'effort d'adaptation va plus loin. Dès que la tension de l'oxygène diminue, l'hématopoïèse entre en jeu par une explosion immédiate (Marcet) de globulins, puis de globules imprégnés d'hémoglobine (Viault, Egger, J. Sellier) rétablissant le taux d'oxygène nécessaire à la compensation respiratoire. Plus est grande l'altitude, plus le taux des globules s'accroît (Mercier) : hyperglobulie réelle, par néoformation pour les uns, relative ou apparente (A. Delisle et Mayer, von Sahli et Grawitz, G. Kuss et Davesne) par accumulation globulaire dans les réseaux sanguins périphériques sous diverses influences.

L'accélération du pouls (Parrot, Lortet, Veraguth, Jaccoud, Mermod, etc.), transitoire (Mosso), peut aller jusqu'aux palpitations. Par le passage plus fréquent du sang dans les réseaux alvéolaires, elle corrige la faible teneur de l'air en oxygène. La tension artérielle, diminuée pour Veraguth, Lazarus et Sirmunski, augmentée d'après Liebig, Aron, serait sans modifications pour Fraenkel et Geppert, A. Levy, Regnard.

Tout ce syndrome physiologique cesse dès l'adaptation au milieu, mais s'exagère par une ascension trop rapide ou par travail musculaire, donnant lieu au mal de montagne (1), dont les causes déterminantes sont, en effet, l'*anoxyhémie aiguë* (Jourdanet) et l'*effort musculaire* (Richet).

3° **Lumière.** — Pour se développer et vivre, la plupart des êtres ont besoin de lumière. Par action directe et trop vive, elle lèse les membranes de l'œil (conjonctivites des régions polaires, des neiges, des sables) ; elle brûle au premier ou second degré les parties de la peau non recouvertes : *érythème solaire* ou *coup de soleil*, dû moins aux

_______

(1) Voy. la magistrale étude du *mal de montagne*, in REGNARD, La cure d'altitude, Paris, 1897.

rayons rouges ou caloriques qu'aux rayons violets ou chimiques (Bouchard).

Son influence bien connue sur la nutrition des végétaux est moins évidente, mais réelle, sur l'homme. Elle active l'exhalaison de $CO^2$ (Moleschott, Fubini, Platen), et par les rayons jaunes agit sur la respiration (Pott). « Les radiations solaires brunissent la peau, le système nerveux est impressionné soit directement, soit par l'intermédiaire des impressions visuelles. On sait qu'une impression lumineuse vive est capable de déterminer chez les hystériques un accès de catalepsie ; la grande clarté développe les sentiments gais, tandis que l'obscurité ou les temps sombres favorisent l'hypocondrie ou le spleen » (Le Noir).

« L'antisepsie par le soleil est universelle ; l'azur céleste, qui n'est en somme que de la lumière polarisée, est microbicide » (Malgat).

**III. Agents chimiques.** — 1° *Constants.* — L'oxygène indispensable, sauf à la vie de quelques microbes anaérobies, entre, dans la proportion de 21 p. 100, dans la composition centésimale de l'air, ses variations oscillant de 20,86 à 20,99 (Regnault). On peut conclure « que, pratiquement, aussi bien dans les altitudes que dans les plaines, la quantité d'oxygène contenue dans l'air est invariable » (Regnard). L'azote (79 vol. p. 100) nécessaire à la dilution de l'oxygène, directement absorbé par les végétaux, sans effets connus sur la vie animale, a des variations naturelles insignifiantes. L'acide **carbonique** (0,03 à 0,04 p. 100 volumes) n'a que des variations également minimes. Pour ces trois gaz, aucune différence entre l'atmosphère des altitudes, de la mer ou de la plaine. L'**ozone** ou oxyde d'oxygène ($O^3$), né des effluves électriques et des oxydations lentes des produits végétaux, se répartit inégalement et varie dans un même climat. Manquant souvent dans les villes ou n'y atteignant que de faibles proportions ($1^{mg},7$ Paris), il s'élève à la montagne ($3^{mg},5$ Chamonix, M. de Thierry), à la mer ($4^{mg},20$ Hyères, Gautrelet ; $5^{mg},68$ Arcachon, Duphil), et encore davantage dans les forêts de conifères où se produit une véritable *surcharge d'ozone* ($9^{mg},4$ Grands-Mulets, M. de Thierry ; $6^{mg},30$ Hyères, Gautrelet ; $8^{mg},100$ à $10^{mg},600$ Arcachon, Duphil). Plus oxydant que l'oxygène, bien connu chimiquement, son rôle atmosphérique reste encore mal défini. C'est un gaz qui ne fait jamais défaut dans un air salubre. En dehors de ce fait important, « le seul effet sensible des petites proportions d'ozone consiste dans une augmentation du sommeil » (Hayem). Donc région riche en ozone : *salubre* et *calmante.* L'**argon**, de découverte récente, est inconnu dans son rôle hygiénique.

2° **Accidentels**. — Ils sont encore assez habituels. Deux ont surtout attiré l'attention. Le **chlorure de sodium** se trouve à l'état de *traces* dans l'air des continents (Demange, A. Guiès, Kirchoff, Gernez), *a fortiori* du voisinage de la mer, où on le décèle *presque constamment* (A. Claisse), même par *temps calme* (Long-Savigny). De nombreux auteurs anciens (Morogue, Assegond, Gaudet, Rochard, Le Roy de Méricourt, Dauvergne) et modernes (Casse, Lalesque, Fiessinger, A. Gautier, Duphil, Dupuy) déclarent le NaCl un élément inconstant, accidentel, de l'atmosphère marine. Par temps calme ou vent de terre, ce corps disparaît à courte distance des vagues. Les phénomènes sont inverses par vents du large ou par tempête. Même en tempête, la teneur de l'air en NaCl est minime ($0^{mg},022$ par litre d'air, Manche, A. Gautier; $0^{gr},015$ par mètre cube d'air, Atlantique, Duphil). « Par la respiration, on absorbe peu de chlorure de sodium, d'après Widal; 1 décigramme par vingt-quatre heures, selon Lalesque » (Ch. Lesieur). Aussi son action climathérapique, si elle existe, ne saurait être considérable et valoir au NaCl le titre d'agent spécifique des cures marines. L'**iode** atmosphérique, révélée par Chatin, abonde treize fois plus à la mer qu'à Paris et provient des algues, lichens, spores en suspension dans l'air. Comme pour le NaCl, la teneur de l'air en iode varie selon la direction des vents. Par vent de terre, elle est quatre fois moindre que par vent marin (Duphil). Les effets thérapeutiques de l'iode atmosphérique restent inconnus. La cure de la tuberculose pulmonaire par l'épandage de varechs dans les chambres de malades fut une pieuse illusion de Laennec! L'iode pas plus que le NaCl, à présence inconstante, ne fait la spécificité de l'air marin.

IV. **Agents biologiques**. — Des êtres vivants, microbes et champignons, peuplent l'atmosphère, mais n'existent pas normalement dans l'air, qui par lui-même ne peut leur servir de milieu de culture (J. Courmont). *L'air ne contient de microbes que grâce aux poussières* et, dirons-nous, *aux grosses poussières* (Courmont). D'où proscription thérapeutique formelle des pays à poussières, car la **pureté atmosphérique** prime tout. Absolue aux altitudes de 2 000 à 3 000 mètres (Pasteur, Freudenreich) et à la mer, à 100 kilomètres des côtes (Lindsay, Moreau et Miquel, Ficher), la pureté atmosphérique décroît dans les vallées, dans les villes, au point de faire place à la souillure atmosphérique, comme il ressort des chiffres de Miquel : 600 bactéries par 10 mètres cubes d'air dans une chambre d'hôtel à Thoune ; 7 600 au parc de Montsouris ; 55 000 rue de Rivoli. Divers agents modifient la teneur de l'air en éléments figurés. La lumière solaire, par ses rayons violets, tue les germes; le froid reste sans effet; l'humidité favorise l'éclosion des moisissures; l'électricité trouble la vie microbienne (d'Arsonval et Charrin). Les vents continentaux disséminent au loin les germes, en augmentent le nombre dans l'air des champs, que purifient les vents marins. En précipitant les poussières sur le sol, pluie et neige épurent le milieu ambiant (Miquel). Les forêts, en particulier les forêts de pins (Lalesque et Rivière, Gautrelet, Duphil) jouent un grand rôle purificateur, grâce à leur surabondance d'ozone.

**V. Agents telluriques. — Sol.** — « Il doit avoir une pente suffisante ou à défaut être doué d'une grande perméabilité, tel le sable, le plus salubre des terrains. Le libre écoulement des eaux, le drainage du sol sont des conditions de la plus haute importance. S'ils font défaut, la région devient marécageuse, le sol se contamine et toutes les maladies germent alors sur ce terrain véritablement pourri » (Arnozan).

**Forêts.** — Elles brisent les vents et constituent pour bien des stations un précieux écran. Les forêts résineuses sont surtout recherchées (Knoff, Lindsay, Lalesque, Vidal, Léon Petit); elles font l'office de serres chaudes en régularisant la température; tamisent la grande lumière, sans l'arrêter; amoindrissent l'humidité du sol et de l'air; sont riches en ozone, contiennent des vapeurs de térébenthine (Duphil).

## CHAPITRE III

# CLIMATS MARINS. — CURES MARINES

## CLIMATS MARINS. — CARACTÈRES ET EFFETS GÉNÉRAUX.

Vaste réservoir de calorique, puissant agent de régulation thermique, la mer n'impose à l'air ambiant que des variations à la fois très réduites et très lentes ; aussi la chaleur atmosphérique est-elle répartie beaucoup plus uniformément au bord de la mer (climats marins) qu'à l'intérieur des terres (*climats continentaux*). En un mot, toute « la météorologie des climats marins, surtout si on la compare à celle des autres climats tempérés éminemment variée et changeante, se fait remarquer par son uniformité (Ch. Lesieur).

A. **Caractères généraux**. — 1° *Température constante*, avec des étés frais, des hivers doux. La variation diurne, très atténuée sur la côte, se fait presque insensible au large. « *Cette égalité de la température quotidienne, mensuelle, annuelle, est d'autant plus marquée pour une station maritime que cette station est plus strictement marine* » (A. Martinet). Mais, on l'ignore trop, cette régulation thermique dépend plus de la surface de la mer que de sa profondeur. De telle sorte qu'en pénétrant et s'étalant dans l'intérieur des terres, dans les baies presque fermées par exemple, l'Océan diffuse, parfois assez loin de ses rives, le climat marin.

2° Un état *hygrométrique élevé*, à régime stable comme celui de la température, et d'ailleurs intimement liés l'un à l'autre par les lois de la météorologie.

3° Des *pluies abondantes*, condition moins défavorable qu'on pourrait le croire (Hayem) : le régime important plus que la quantité. Il tombe plus d'eau dans une forte averse littorale d'une demi-heure qu'il n'en tombe en deux jours de petite pluie dans une région brumeuse et sans soleil (Corrigan). D'où régime pluviométrique marin plus abondant, mais de moins longue durée que le régime continental.

4° La *prédominance des vents du large*, tièdes, humides, avec alternance de brises de terre et de mer. Ils sont les agents actifs de l'équilibre thermique et les facteurs principaux de la pureté atmosphérique (p. 523).

5° Une *pression barométrique maxima*, à variations *normales* régulières, de courte amplitude comme celles de la chaleur, les unes et les autres étant solidaires. D'ailleurs le régime des vents de terre et de mer ne s'établit que grâce à cette faible variation de la pression générale (E. de Martonne). Quant aux variations *accidentelles*, les orages et les tempêtes les rendent parfois brusques et profondes.

6° Une *grande insolation*, parce que « aux rayons directs du soleil s'ajoutent ceux qui sont réfléchis par la surface du sable blanchâtre et par celle de la mer » (de La Harpe).

7° La *richesse de l'air en oxygène, la surabondance d'ozone, la présence passagère de substances minérales* (p. 525-526).

8° La *pureté atmosphérique*, absolue en haute mer, encore prédominante sur le rivage (p. 526).

**B. Effets généraux.** — L'air marin augmente l'excrétion d'urée, diminue celle de l'acide urique (Bouchard), active la nutrition par une plus grande absorption d'oxygène (Ide), rend l'élimination plus complète en accroissant le coefficient urinaire et en favorisant la perspiration cutanée (Ch. Lesieur). L'air marin, dit le Pr A. Robin, « plus dense, plus constant dans sa température, assaini par les vents et les flots, chargé d'électricité et d'ozone, saturé (?) d'embrun salé et iodé, baigné de lumière, stimule toutes les fonctions organiques, l'appétit, la digestion, l'assimilation et les divers actes chimiques de la nutrition élémentaire. La respiration y puise des éléments plus purs et plus réparateurs. Il régularise l'hématose et les rénovations moléculaires ».

A mon avis, les climats marins déterminent, en *nuances variées, selon les zones littorales*.

1° Des *effets de préservation*, dus à la stabilité thermique, hygrométrique (p. 522) et barométrique. Toutefois l'état hygrométrique élevé et la pluviosité du climat marin collaboreraient à altérer ces effets de préservation, si l'humidité de l'air s'aggravait de l'humidité du sol. En ce cas, un correctif est nécessaire. Le sol est-il ou non perméable ? Tout est là. On sait, en effet, « que la nature du sol même suffit à modifier l'état hygrométrique. C'est ainsi qu'avec un sol sablonneux, un terrain incliné, l'air est beaucoup plus sec » (Lauth).

2° Des *effets de sédation*, conséquences de l'état hygrométrique (p. 528) de la forte pression barométrique et des vents marins. Le rôle de la pression est ici très accusé. L'air condensé de la mer ralentit le cœur et le poumon, amplifie la respiration (p. 525) ; outre qu'à la mer « l'effort d'adaptation ne se produit pas, puisque la fonction pulmonaire, au lieu d'être entravée, se trouve facilitée. Le malade n'a qu'à subir passivement les effets salutaires de l'air marin » (F. Lagrange). L'action sédative des vents marins, ou mise en doute A. Martinet) ou contestée, découle, selon nous, de leurs caractères hygrométriques (p. 523). A vrai dire, H. Barbier les range parmi les éléments défavorables ou dangereux du climat marin, leur violence les pouvant, parfois, transformer en agents d'excitation. Là encore un correctif s'impose. « Un abri constitué par des dunes, des montagnes, des collines, surtout si celles-ci sont boisées, peuvent permettre à un malade de bénéficier, pour son séjour, des conditions climatiques générales favorables du littoral, et d'échapper en tout ou partie aux autres (H. Barbier). La forêt est « l'écran par excellence, parce qu'elle accroche, retient et brise le courant » (Guinon).

3° Des *effets toniques* inhérents à la pression barométrique, à la luminosité, à la pureté de l'air et qui, outre les phénomènes déjà signalés (p. 523 *et passim*), se révèlent par l'augmentation du taux de l'hémoglobine, du nombre des globules rouges (Cazin, Banea et Dhourdin, Ranvier, Motz et Lalesque, Badaloni, Marcou-Mutzner ; Krant) ;

4° Des *effets antiseptiques* attribuables à l'intensité de la lumière, en particulier des rayons chimiques, à la richesse de l'air en oxygène, à la surabondance d'ozone.

Dans son ensemble, l'action marine est donc *sédative, tonique, antiseptique*. Cette formule n'est pas immuable. De tonique par exemple, elle peut, en certaines rives, se faire excitante par la violence du vent, la trop vive lumière, le bruit continu des flots et « peut-être, au moins dans la zone marine, par la teneur de l'air en substances minérales » (A. Martinet). C'est qu'en effet certains auteurs, Montenuis, Long-Savigny, Legrand, Lavergne, Claisse chargent le NaCl de tous les méfaits, jusques et y compris la *fièvre marine* (?) et l'hémoptysie (Legrand). Mais d'autres (Demange, Calmette, Vaudremer, Cazin, Hayem, Marcou-Mutzner) lui attribuent tout ou partie des bienfaits de la mer. Si les uns et les autres diffèrent sur le mode d'action de ce corps, tous en font l'élément spécifique des climats marins. A l'encontre de ces derniers, J. Arnould, Rochard, Le Roy de Méricourt, Van Merris, Daremberg, L.-H. Petit, Casse, Lalesque soutiennent que ce n'est ni aux chlorures, ni aux bromures, ni aux iodures que l'air de la mer doit son action. En d'autres termes, ils nient la spécificité de l'atmosphère marine liée à la présence d'ailleurs accidentelle et circonscrite (p. 526) des substances minérales (1).

A la vieille formule basée sur l'action, en tout cas, *secondaire* des

____

(1) Voy. sur ces questions, objets de tant de controverses : F. Lalesque, La mer et les tuberculeux, Masson, Paris, 1901 ; les travaux des *Congrès de Thalassothérapie* (Ostende, Boulogne, Biarritz), de *Climatothérapie* (Nice, Arcachon, Biarritz, Cannes).

*agents chimiques*, nous substituons la formule basée sur l'action *pré-dominante des agents physiques*.

## LES CURES MARINES. — INDICATIONS ET CONTRE-INDICATIONS GÉNÉRALES.

La climathérapie marine, prônée aux temps anciens, se vit, par la suite et de nos jours encore, officiellement méconnue et à ce point redoutée que la pathologie entière, ou peu s'en faut, devait fuir le voisinage de la mer! Laennec fut impuissant à la fixer au cadre thérapeutique. Depuis quelque temps, la cure d'air marin a pris, en France, une rapide extension, et « l'on est heureux de constater que notre pays marche, cette fois, en tête de tous les autres » (Fernand Lagrange). Mais, au début de cette étude, il faut répéter ce que je n'ai cessé d'écrire : « Dans toute cure marine, à quelque affection qu'elle s'adresse, c'est beaucoup affaire de climat, c'est presque autant affaire de *discipline*. »

## I. — Candidats à la tuberculose.

Que les maladies constitutionnelles, héréditaires ou acquises, prémonitoires de la bacillose, soient amendées ou guéries par la mer, tous les auteurs, ou peu s'en faut, le reconnaissent. A Schweningue, les « scrofuleux se guérissent et ne deviennent point phtisiques lorsqu'ils peuvent jouer sur le bord de la mer » (Foucault). La climathérapie marine, loin de hâter, prévient l'éclosion de la phtisie (Cazin, Perrochaud, Van Merris, Calot, Casse, Monteuuis, Kuborn, Buttura, H. Weber, Herard, Cornil et Hanot, Thaon, Jaccoud, Proust, Barella). « Jusqu'à ce que le vaccin antiphtisique ait été trouvé, le séjour au bord de la mer est le meilleur préservatif de la tuberculose. Si l'on songe que sa valeur prophylactique est également puissante contre la tuberculose pulmonaire, qui nous trouve à peu près désarmés, l'on comprend que les hygiénistes modernes prêchent la croisade de l'émigration des grandes villes vers la campagne et surtout vers la mer » (Calot).

Le P<sup>r</sup> Landouzy qualifie de « supérieur » ce rôle préventif de la mer. « Il n'y a rien d'exagéré à dire que, chez toute cette légion d'enfants débiles, rachitiques, lymphatiques, adénitiques, logés aux enseignes de la scrofule fruste ou affirmée ; que chez toute la légion des dégénérés, des dystrophiques, des fils de tuberculeux, des fils d'alcooliques prêts à toutes les misères et à toutes les contagions ; que chez une légion de menacés et de candidats à la tuberculose, le séjour prolongé à la mer fait des merveilles, résolvant les engorgements ganglionnaires, donnant aux tissus, comme aux appareils, une moindre susceptibilité, modifiant les modalités nutritives comme les autres activités fonctionnelles de l'organisme, en un mot, faisant d'enfants malingres des individualités transformées, des constitutions et des tempéraments renouvelés » (Landouzy). Ce serait méconnaître la thérapeutique marine, ajoute notre maître, que « de ne pas s'en servir comme moyen *préventif* contre la tuberculose », constatant d'ailleurs « qu'en dépit des meilleures ressources qu'offrent nos vingt-quatre hôpitaux marins, en dépit des résultats qui s'y obtiennent,... pas plus en France qu'ailleurs, on n'a su encore tirer tout le parti désirable » de cette action prophylactique.

En un mot, tous les sujets adultes ou enfants candidats à la tuberculose de par leur hérédité, ou leur habitus extérieur, ou leur histoire pathologique, doivent bénéficier ou bénéficient de la mer. Dans le même cadre, nous devons placer les *anémiques*, les *chlorotiques*, toute la légion, aux limites imprécises, des prétuberculeux.

## II. — **Les affections phtisiogènes**.

A cela ne se borne pas la prophylaxie marine. Elle s'exerce également à l'égard de certaines affections de l'arbre aérien, préfaces parfois trop communes de la phtisie.

1° **Adénopathies broncho-médiastiniques**. — En pathologie infantile, connaissant le rôle prépondérant des adénopathies intrathoraciques, les sachant « dans l'immense majorité des cas d'origine tuberculeuse » (Guinon), on comprend l'importance de toute thérapeutique efficace contre elles. Or l'efficacité tant prophylactique que curative de la mer n'est plus discutée. Ainsi Bergeron, qui interdisait la cure marine pour tout enfant portant trace de tubercules du poumon, la prescrivait sans hésiter à ceux atteints « d'adénites du médiastin ou des bronches ». Barety préconise la mer ; Zuber, les climats marins du Midi, de la Méditerranée, du golfe de Gascogne. Un séjour de plusieurs mois à la mer remplit la plupart des indications relatives à l'adénopathie trachéo-bronchique, selon springer, qui préfère « les plages de l'Océan, où s'exerce l'influence du Gulf-Stream, à celles de la Manche. On laissera jouer le plus possible les enfants au bord de la mer ». Pour Marfan, Bagot, Gandy, les adénopathies forment les plus beaux succès de la cure marine. Et, comme le dit le Pr d'Espine, « en guérissant l'adénopathie bronchique par la cure marine chez l'enfant, on diminue d'autant le nombre des malades qui succombent à la phtisie dans la force de l'âge ».

2° **Coquelucheux**. — Dauvergne disait, il y a soixante ans : « J'ai manifestement reconnu que le changement d'air, si nécessaire dans certaines coqueluches, ne m'avait produit de conséquences réelles que lorsque mes jeunes malades étaient allés sur le bord de la mer. » Peu après, Cazin signalait la cessation presque subite de la toux coquelucheuse dans l'atmosphère marine. Malgré l'autorité de ces auteurs, dominé par la doctrine traditionnelle encore régnante en 1884, j'interdisais la cure marine aux coquelucheux. Mais, plus tard, l'expérience m'amenait à partager et à défendre les idées de Dauvergne et de Cazin, comme Festal l'avait fait en 1895. Aujourd'hui la cure marine est ouverte à la coqueluche, dont elle diminue la durée (Pr Lemoine).

Cette heureuse action de la mer n'est pas l'apanage de tel ou tel littoral. Kuborn la constate à Middelkerque, Bagot à Roscoff, Gandy à la Méditerranée l'hiver, aux côtes de l'Océan l'été. Existe-t-il des indications ou contre-indications dépendantes de la forme de la maladie ou du tempérament du malade? Festal réserve la cure marine aux enfants mous, lymphatiques, à coqueluche traînante, avec catarrhe abondant. Pour Kuborn, la mer, avec habitat sur la plage, convient à toutes les périodes de la maladie.

D'une façon générale, la cure marine convient aux coquelucheux, quel que soit l'état de leurs voies respiratoires, cure marine mitigée pour les cas fébriles, intensive et directe pour tous les autres.

Quoi qu'il en soit, quand on envisage les dangers phtisiogènes de la coqueluche, ce *vestibulum tabis* de Willis, « il faut se souvenir que, pour les combattre, nous possédons une arme puissante, un remède curatif efficace, en même temps que préventif et prophylactique : la cure marine » (Dhourdin et Lalesque).

3° **Séquelles broncho-pleuro-pulmonaires**. — Tous les reliquats d'affections broncho-pleuro-pulmonaires, de spléno-pneumonie, de congestions, d'indurations nées d'une infection générale (rougeole, typhisme, et surtout grippe en particulier) sont heureusement influencés par la mer. On y voit de vieilles pleurésies, de vieilles pneumonies mal résorbées, guérir; de vieux états bronchiques simples ou compliqués s'atténuer ou disparaître ; parfois même, quoique plus rarement, de vieilles suppurations bronchectasiques tarir.

### III. — Tuberculoses et tuberculeux.

**1° Tuberculoses locales.** — « L'action bienfaisante de l'habitat marin sur ces tuberculoses locales ne se discute plus. Non seulement elle est démontrée, mais encore déterminée et pour ainsi dire pesée et mesurée, d'après des statistiques basées sur plus de *cent mille* cas et établies par les médecins de tous les pays qui ont la bonne fortune d'être baignés par une mer » (Van Merris). Bien que quelques indications ou contre-indications de second plan restent litigieuses, la démonstration curative de la mer « est archi-faite et la sanction pratique en a été l'édification de ces sanatoriums marins pour enfants, si florissants (Berck, Arcachon, Hendaye, San-Salvadour, etc.), où les cures de tuberculoses osseuses ganglionnaires et cutanées ne se comptent plus » (A. Martinet). Depuis les travaux de Brochard, Perrochaud, Cazin, Van Merris, jusqu'à ceux d'Armaingaud, Calot, Barbier, Denucé, toutes les publications réfutent l'opinion isolée d'Iscovesco, déniant à la mer toute action prophylactique ou médicatrice, en particulier dans les affections scrofuleuses.

En effet, qu'il s'agisse des manifestations *osseuses*, *ganglionnaires*, *cutanées* ou *oculaires*, de la *scrofulo-tuberculose*, l'action marine est « si nette, si éclatante, qu'elle n'est plus contestée » (A. d'Espine). A l'air marin « universellement reconnu comme le facteur principal de la thalassothérapie » sont dus ces résultats. D'où l'indication pour les malades de *vivre sur la plage*. La climathérapie marine reste la méthode de choix contre les *abcès froids*, contre la scrofule *ganglionnaire*, molle ou dure, même suppurée, volumineuse, déformante. Cette donnée classique, confirmée par Richardière, rallie le Pr Robin jusqu'alors réfractaire.

**2° Péritonites chroniques tuberculeuses.** — La doctrine interdisant la mer à toute manifestation viscérale ou séreuse de la bacillose en éloigna la tuberculose péritonéale. Tout au plus Spillmann et Ganzinotty disaient-ils d'elle qu'on pourrait chercher le maintien de sa guérison par le séjour dans le Midi ou au bord de la mer.

Depuis peu, un revirement s'est fait en faveur de la cure marine, avec les recherches de A. Martin, Maurange, Comby, Marfan, Ch. Leroux, Méry, Lalesque, Weliaminoff, Calot, d'Espine. D'un lot de 8 cas (6 guéris, 2 aggravés par entérite tuberculeuse et cachexie), Ch. Leroux conclut que la cure marine est indiquée avec de grandes chances de succès, que, même, avec une *bonne technique*, les résultats se feront excellents et probablement supérieurs à ceux de l'intervention chirurgicale. Calot ne pense pas autrement, ayant en quinze

ans vu guérir à Berck 25 péritonites tuberculeuses sur 26 cas, par
l'aération, le repos, avec immobilisation et compression abdominale.
Comby remarque l'importance des constatations de Calot, qui, « très
interventionniste autrefois », accorde toutes ses préférences au
traitement marin hygiénique et médical. Déjà le Pr d'Espine déclarait la tuberculose péritonéale, tout comme les autres tuberculoses locales, justiciable de la mer, où « elle guérit sans intervention
généralement assez vite et sans laisser de traces apparentes » (Pierre).
Mon mémoire paru en 1905, mes observations ultérieures confirment
qu'à la mer la tuberculose du péritoine « accélère sa tendance naturelle à la guérison » (Guinon).

Quelles formes en sont justiciables ? La lecture des faits publiés
indique que toutes les *formes anatomiques* (ascitique, fibro-caséeuse,
adhésive) ont bénéficié ou guéri par la mer. De l'*évolution clinique*
semblent découler certaines contre-indications. Pour le succès du
traitement marin, la tuberculose doit être nettement localisée, sans
imminence d'une poussée aiguë (Camino), sans complications intestinales ou pulmonaires (Ch. Leroux). Si torpide et apyrétique, la
tuberculose péritonéale se trouve « mieux encore du bord de la mer
que de la campagne » (Marfan); fébrile, elle doit en être éloignée.
Cependant, ai-je écrit : « la cure marine n'est contre-indiquée ni
dans les formes fébriles, ni dans les formes compliquées de localisations pulmonaires », entendant bien qu'il ne saurait s'agir de lésions
viscérales graves ou étendues. Ces opinions contradictoires, basées
de part et d'autre sur les faits observés, mettent une fois de plus en
relief l'importance du littoral à prescrire. La formule de Manquat
résume pour l'heure présente cette dernière particularité : « Quelques
points abrités des côtes de Normandie, du littoral du golfe de
Gascogne, les bords de la Méditerranée, Hyères surtout, offrent à ce
point de vue (péritonite tuberculeuse) des ressources précieuses. »
Mais où qu'on la pratique, la cure marine de la tuberculose péritonéale doit être appliquée dès le début du mal et faire l'objet d'une
technique rigoureuse.

3° **Tuberculose pulmonaire**. — « On a beaucoup discuté et
l'on discute encore sur les effets du climat marin dans le traitement
de la tuberculose pulmonaire depuis Rochard (1856), qui la considérait comme néfaste, jusqu'à Lalesque, qui en a montré les avantages et qui s'est fait le champion de la thalassothérapie chez les
tuberculeux » (A. Gaussel). Avant et depuis mon intervention, cette
méthode climathérapique avait été ou a été défendue, entre autres,
par Gilchrist, Bayle, Laennec, Andral, Rilliet et Barthez, Payet,
Pietra-Santa, Williams, Van Merris, H. Weber, G. Sée, Daremberg,

Landouzy, Chuquet, Comby, Calot, Bagot, Camino, Bardet, Festal, Guinon, Brinch, etc.

« Les détracteurs de la cure marine se basent avec statistiques à l'appui, sur la fréquence de la tuberculose chez les marins aussi bien dans la marine de [guerre que dans la marine marchande » (Gaussel). Cette doctrine de Rochard, confirmée par Johnson, Copland, Rush, Cazalas, exerça un tel empire que Fonssagrives, conscient cependant des heureux effets de la cure méditerranéenne, — la seule alors connue, — déclarait les stations de la Riviera utiles aux tuberculeux, non *parce que*, mais *quoique* au bord de la mer. A Rochard et ses continuateurs « les partisans du climat marin répondent que la morbidité par tuberculose sur les navires tient aux mauvaises conditions d'hygiène, au surmenage, à l'insuffisance de nourriture, etc., c'est-à-dire, en somme, aux facteurs ordinaires de la tuberculisation » (A. Gaussel). C'est qu'aux vagues notions étiologiques de jadis se sont substituées la démonstration de la contagion tuberculeuse et la découverte du bacille de Koch, qui, si elles expliquent les statistiques de Rochard, réduisent à néant les déductions qu'on en tirait contre la climathérapie marine. En fait, l'atmosphère marine exerce une excellente influence sur les manifestations tuberculeuses ; mais, à l'intérieur du navire, les couchettes, les hamacs, la parcimonie d'air, la mauvaise nourriture, la promiscuité des ustensiles de cuisine, constituent autant de *foyers de contagion* (A. Raybaud et A. Bruneau). De telle sorte que l'immunité incontestable des populations marines se perd du fait de l'habitat dans le milieu factice et contaminant qu'est le navire, ce dont ne sont responsables ni l'air ni le climat marins. Aussi, opposant formule à formule, dirons-nous : si les hommes embarqués, officiers, matelots, chauffeurs, etc., se tuberculisent dans les lamentables proportions relevées par Rochard, c'est *quoique* et non *parce que* vivant à la mer.

Certes l'opposition faite à la climathérapie marine de la tuberculose pulmonaire n'est point vaincue. Toutefois l'évidence des guérisons obtenues sur la Riviera par la cure « hiverno-marine » (Landouzy), les résultats de Camino à Hendaye, ceux de Bagot à Roscoff, les miens à Arcachon ont forcé quelques résistances. Le dogme de la mer fatale aux tuberculeux a perdu de son absolutisme. *Ce qu'il faut aux tuberculeux, c'est le climat marin atténué*, déclare Guinon, tout comme pour A. Martinet : « Les seules stations marines qui puissent être favorables à certains tuberculeux sont celles où précisément le climat marin est atténué du fait d'une position relativement abritée des vents, d'une luminosité modérée, d'un éloignement relatif de la mer ou de telle autre disposition géographique, bref d'une *atténuation des facteurs stimulants, excitants* : telles sont par exemple Arcachon, Cannes, Menton, Venise, etc., climats *marins mitigés* ». Quelque instructive qu'elle soit, cette acceptation du séjour à la mer pour les tuberculeux réalise une conquête en regard de l'ostracisme dont, il y a quelques années encore, la cure marine était l'objet, même en climat atténué, où nous subissions « l'influence d'une despotique tradition qui nous représentait la cure forestière comme la seule efficace : la cure marine, au contraire, pleine de dangers sans nombre » (A. Festal). D'autre part, il est non moins certain que, pour des climats marins rudes, nullement atténués, (mer du Nord, Manche, Atlantique), Bénéke, From, W. Bennet, Verhaeghe, Cazin, Van de Mandele, Mess, Calot, Pierre, Casse, Déjardin, Decrequy, Frederick, Barella, Vandame, Brinch, Daralde, Adema, Leroy, Gibotteau, Elevy, de Lostalot ont vu des tuberculeux s'améliorer ou guérir. Quoi qu'on dise, ces faits sont acquis. Aussi ma conviction reste-t-elle ferme que le climat marin, *intégral aussi bien qu'atténué*, convient à la cure de la tuberculose pulmonaire (1) ; mais que, selon les formes de la maladie et le tempérament du malade, telle zone littorale convient mieux que telle autre. C'est affaire de spécialisation.

*Indications et contre-indications.* — En l'état actuel de la question, pour ne tenir compte que des *climats marins atténués*, A. Martinet reconnaît qu'on peut y admettre : 1° la plupart des tuberculeux âgés de plus de trente-cinq ans (Daremberg) ; 2° la plupart des tuberculoses infantiles pulmonaires ou locales, compliquées ou non de manifestations ganglionnaires, articulaires ou osseuses ; 3° les tuberculoses pulmonaires des adultes à marche chronique sans réactions exagérées fébriles, congestives ou nerveuses.

La **fièvre** n'est pas une contre-indication. On a dit que le seul séjour au bord de la mer provoque la fièvre (Gaudet, Cazin, Montenuis), et cette idée de *fièvre marine* hante encore médecins et public. De là à conclure que le littoral par sa fièvre marine était néfaste aux tuberculeux (J. Simon, Pierre, Lavergne, Legrand), il n'y avait qu'un pas. Par contre, pour Van Merris, Gérard, Lalesque, Camino, etc., « la fièvre due à la seule influence de l'atmosphère marine n'existe pas » (Casse). Si cet accident survient, il n'a rien de spécial à la mer, il n'est que la conséquence du surmenage (Casse, Lalesque, etc.). On incrimine le climat ; en réalité, c'est la négligence qui est en cause (Springer). Aussi, se basant sur de nombreuses observations, Lindsay, Casse, Lalesque, Camino, Bagot, etc., soutiennent que la fièvre

---

(1) Les récents travaux du Congrès d'Abbazia confirment cette manière de voir.

n'est pas une contre-indication, et cela d'autant mieux que
P. Verneau n'a jamais constaté chez les tuberculeux apyrétiques la moindre élévation thermique. La fièvre de suppuration, mieux que la fièvre de tuberculisation, est favorablement
influencée par l'air aseptique de la mer (Lalesque). Quant à la
fièvre de surmenage, elle tombe à la mer aussi bien qu'ailleurs sous
la réserve formelle d'une technique rigoureuse.

**Toux. Expectoration.** — La toux sèche est justiciable du climat
marin, dont l'état hygrométrique élevé facilite les expectorations
par diminution de leur viscosité. Cette action toute mécanique est
vraie, parce qu'elle ne souffre que peu ou pas d'exceptions.

**Hémoptysie.** — Tout comme pour la fièvre, la doctrine de la mer
productrice d'hémoptysie (Gillebert d'Hercourt, J. Simon, Jardin,
Houzel, Monteuuis, Legrand, Lagrange) a longtemps prévalu,
malgré l'opinion contraire de Clark, Garnier, Pouget, Maclaren,
Th. Williams, Bénèke, Mittermaïer, Lindsay, Castelain, etc., Hérard,
Cornil et Hanot signalent, comme un fait intéressant, la rareté de
l'hémoptysie à la mer. « Je ne connais pas, dit Casse, d'hémoptysie
ayant débuté à la mer. » Fromm, Salis-Cohen, ne disent pas autre
chose. Au sanatorium d'Hyères, Vidal n'a jamais constaté d'hémoptysie,
bien que l'âge des pensionnaires ait varié de cinq à trente-cinq ans.
A Hendaye, « jamais, dit Camino, nous n'avons eu d'hémoptysie ».
Aussi comprend-on que Guillermet ait pu dire : « l'hémoptysie contre-
indique, bien moins qu'on ne le suppose, le séjour de la Riviera » et
que A. Martinet n'en fasse pas une contre-indication formelle.

C'est grâce à son état hygrométrique élevé et stable (Bénèke et
Mittermaïer, Lalesque), combiné à la cure méthodique, que la mer
non seulement ne produit pas, mais pallie et guérit l'hémoptysie.
Cet effet symptomatique de l'humidité marine n'a pas échappé aux
médecins d'Ajaccio. L'état hygrométrique de leur île, disent-ils, est
un merveilleux agent de sédation qui prévient les poussées congestives
et les hémoptysies.

**Formes cliniques.** — Des trois grandes modalités cliniques de la
tuberculose pulmonaire : a. *chronique ulcéreuse*; b. *pneumonique* ou
*pneumonie caséeuse* ; c. *miliaire aiguë ou granulie*, la première est celle
qui convient le mieux à la climathérapie marine. Mais encore, pour
en préciser les indications, y a-t-il lieu de tenir grand compte du
terrain sur lequel évolue cette forme chronique, commune. Car
l'évolution de la maladie relève autant, sinon plus, de la nature du
terrain envahi que de l'intensité de l'infection bacillaire. Là encore
intervient la spécialisation des climats littoraux (Voy. Chap. IV).

**Complications respiratoires.** — Le *catarrhe laryngé simple*, la *trachéo-bronchite inflammatoire*, compagnons et compléments de la tuberculose pulmonaire, constituent des indications de la cure marine. Ces manifestations vulgaires greffées à la bacillose sont les premières à s'amender, puis à disparaître. Quant à l'*ulcération laryngée*, le séjour sur les plages chaudes et humides peut en rendre les douleurs supportables (H. Weber). Aussi la *phtisie laryngée* au début est-elle souvent amendée par la mer. En aucun cas, sauf à ses périodes ultimes, elle ne saurait être une contre-indication formelle, sauf pour Ladreit de Lacharrière et Castex, et ce, à toutes les périodes.

## IV. — Affections diverses.

**Rachitiques**. — Ils sont justiciables de la mer. Jules Simon avait dit : « Il est avec la scrofule une autre maladie contre laquelle la mer est merveilleusement salutaire : c'est le rachitisme. » On ne l'avait pas oublié, mais les récents travaux de H. Barbier, du Pr M. Denucé, ont consolidé cette notion. « Le traitement hygiénique par l'air marin suffit à lui seul pour tous les cas légers ou moyens de rachitisme ; on voit des déformations osseuses très accusées se redresser et se réduire après quelques semaines ou quelques mois de séjour au bord de la mer » (Comby). Telle n'est pas l'opinion de Privat : « Jamais, sous la seule influence de l'air, on ne voit des déformations rachitiques des membres ou du dos disparaître » (cité par Denucé). Mais Calot a écrit : « Pour le rachitisme, plus encore peut-être que pour la tuberculose, le grand guérisseur, c'est l'océan, » affirmant que le séjour à la mer corrige les déviations des rachitiques sans le secours du chirurgien, à ce point que « le traitement marin a supprimé le traitement chirurgical du rachitisme ». Benoît, Lalesque, tout comme Cazin, Leroux, ont également obtenu ces redressements spontanés des incurvations rachitiques, à la condition d'astreindre les enfants à un repos prolongé, étendus sur la plage, d'interdire toute marche aux plus déformés. Dans ces cas, mer, repos, alimentation donnent au bout de quelques semaines « une amélioration supérieure à celle donnée par plusieurs mois de savants massages et de gymnastique raisonnée » (Benoît). Le jeune âge est une condition de succès. A l'encontre des règlements en vigueur ailleurs, Armaingaud a eu l'heureuse idée de créer au sanatorium d'Arcachon un service de rachitiques pour enfants de moins de deux ans. « Ces enfants arrivent dans des conditions lamentables ; ils sont déformés au delà de tout ce qu'on peut supposer quand on ne pratique pas cette clientèle. Eh bien, sous la seule influence de la climathérapie et de la thalassothérapie, ils se redressent d'une façon remarquable, sans aucun recours à des appareils » (Lalesque). Enfin J. Guyot estime que c'est entraver l'action bienfaisante de la cure « que d'immobiliser les membres déformés dans des appareils plâtrés inamovibles ».

**Arthritiques et rhumatisants**. — Tout ce qui dépend de l'arthritisme s'aggrave à la mer (Verneuil, Calot, Ovion) et, d'une façon générale, l'expérience enseigne « que le séjour au bord de la mer ne convient pas aux goutteux et aux rhumatisants ». Pour les goutteux, la contre-indication ne saurait être absolue; nombre de ces malades se trouvent bien du climat de la Riviera (Moriez, Martinet). A l'égard des rhumatisants, l'opinion ancienne se modifie. Si le froid humide et surtout le refroidissement réveille ou aggrave les manifestations rhumatismales, il est non moins certain que, *même au bord de la mer*, des stations sèches, chaudes, exposées au soleil, ont une influence salutaire (H. Weber). L'action prophylactique et préservatrice du climat de la Méditerranée est démontrée par Moriez, Chiaïs, Sardou. Sur la Riviera, les indigènes sont rarement rhumatisants. Cette remarque peut s'appliquer au littoral atlantique, qui, moins efficace que la Méditerranée, n'a pas d'action nocive sur les rhumatisants, grâce à son humidité relative, à sa chaleur tempérée et surtout à la stabilité de ces éléments. Si, pour ma part, j'ai pu y observer le réveil, passager d'ailleurs, de douleurs musculaires, je n'ai jamais constaté de poussées articulaires. « La nocivité semble surtout évidente pour la Manche et à un degré moindre pour l'océan (Martinet). Bien que ce sujet soit encore à l'étude, il semble que le rhumatisme ne soit qu'une *contre-indication relative* de la cure marine.

**Cardiopathes**. — Le séjour marin que les anciens, et, de nos jours, Dutroulau, Monteuuis, Leroux, Manquat, Barié, Lobit, Vaquez, Martinet déconseillaient aux cardiopathes, a cependant les faveurs de Peter, Constantin Paul, Fiessinger, Huchard, Renaut, Chiaïs, Lalesque, Caramano. Les voyages sur mer constituent un des meilleurs cardio-toniques à notre disposition (Merklen).

Les **faux cardiaques**, si nombreux, peuvent aller à la mer, sous condition de ne souffrir que d'un état dyspeptique ou d'avoir un système nerveux ni trop déprimé, ni trop hyperexcité (Fiessinger). Aux **cardiopathies valvulaires**, à lésions bien compensées, la « cure marine est excellente » (Fiessinger, Sardou, Dieterlen, de Langenhaguen, Lalesque, Le Piez, Balestre). Quant aux **cardiopathies artérielles**, outre les auteurs précédents, Cochez et Daremberg les réclament en climat marin. « Après une pratique de trente ans, je crois pouvoir dire que non seulement on peut envoyer les cardiopathes sur notre littoral, mais qu'on doit y envoyer le plus grand nombre de ces cardiopathes. Notre littoral est vraiment le paradis des artérioscléreux (Daremberg).

Huchard, peu favorable, dans ses premiers travaux, à cette thérapie, a écrit depuis : « Tous les cardiopathes, à la condition qu'ils ne soient pas arrivés à la période asystolique et qu'ils ne présentent pas certaines complications,... peuvent toujours et doivent souvent passer l'hiver dans le Midi. L'innocuité et même les bons effets du littoral méditerranéen sur les cardiopathes valvulaires ou artériels est un fait bien établi » (Huchard). Selon le Pr Renaut, le climat est un véritable médicament pour le cardiopathe, à la condition que le climat soit stable, uniforme, incapable de donner des à-coups circulatoires, des changements brusques de tension. Tel le climat marin. Après avoir montré l'importance des agents climatiques sur le cœur périphérique, dont il rappelle et précise le rôle prépondérant, Renaut ajoute : « Avec Huchard, je soutiendrai toujours que telle condition qui assurera le calme et la régularité des circulations périphériques sera la condition majeure ou de maintien ou de restauration de la fonctionnalité normale du système cardio-vasculaire entier. Rien, à mon sens, ne sera bon pour le cardio-vasculaire de ce qui, brusquement, par à-coups et pour des périodes constamment mouvantes et changeantes, suscitera des variations rapides et intenses dans les territoires vasculaires de sa périphérie. Tout ce qui concourra au maintien de la régularité de la circulation dans ces mêmes territoires lui sera au contraire favorable. Et, comme on peut dire que toutes les variations du débit des artères directement accessibles aux grandes causes externes — chaleur, lumière, état hygrométrique de l'air, pression atmosphérique — *sont fonctions des variations du climat*, on peut dire que le cardiopathe, c'est-à-dire l'être entre tous vulnérable à ce point de vue, vivra bien dans un climat clément et constant, mal dans un climat extrême, ou dur et variable ».

La climathérapie marine convient à la majorité des affections de l'appareil circulatoire, sauf l'*asystolie*, la *tachycardie paroxystique*, les *anévrysmes* et les *dilatations de l'aorte*, l'*angine de poitrine coronarienne*, la *pseudo-angine de poitrine* (névralgie ou névrite du plexus cardiaque par péri-aortite), qui en sont des contre-indications (Huchard). D'autres interdictions de la mer se déduisent non de la nature ou du degré du mal, mais du tempérament du malade. C'est ainsi que Huchard, Fiessinger, Merklen, Barié, Vaquez, s'accordent à signaler les mauvais effets de la mer sur les cardiopathies « accompagnées de phénomènes d'hypersystolie ou d'éréthisme cardiaque avec palpitations fréquentes ».

**Neurasthéniques**. — La cure marine des neurasthéniques a soulevé autant de controverses que celle de la tuberculose pulmonaire. Recommandée ou acceptée par Gilchrist, Wilson, La Harpe, Ide, Weber, Mendelssohn, Louis et Paul Murat, proscrite, suspectée ou très restreinte par Manquat, Arnozan, Beard, Bouveret, Mathieu, Grasset, Ballet, Godlewski, A. Descamps, la climathérapie marine, pour les nerveux, a été précisée et, disons-le, révolutionnée par le Pr Régis.

S'il est, dit-il, « une indication généralement admise en thalassothérapie nerveuse, c'est que la mer convient aux déprimés, tandis qu'elle est nuisible aux excités. Jusqu'à ce jour, nous avons vécu pour ainsi dire sur cette formule traditionnelle, et il n'est personne d'entre nous qui ne l'ait prise pour guide habituel de ses déterminations en pareille matière.

« Il semble en effet très logique de penser que la mer a une influence dynamogénique sur le système nerveux, par suite qu'elle est indiquée chez les neurasthéniques affaissés, et contre-indiquée chez les neurasthéniques excités, dont elle accroit l'agitation sensitive, motrice et cérébrale. Or cette vieille croyance paraît être une erreur. Déjà, nous l'avons vu, Ide et Mendelssohn attribuent au traitement marin une action sédative sur le système nerveux, et ce dernier va jusqu'à soutenir que, lorsque cette action sédative est précédée d'excitation, la cause en est psychique et non climatique.

« Nous savons, d'autre part, que l'état psychique, capable de déterminer chez quelques malades une intolérance plus ou moins violente à l'égard de la mer, en prédispose d'autres, au contraire, même excités, à subir très favorablement son influence.

« Les faits que j'ai observés et ceux que m'ont communiqués plusieurs de mes collègues me permettent d'aller plus loin et de dire que non seulement l'excitation n'est pas une contre-indication à la cure océanienne chez les neurasthéniques, mais encore que très souvent cette excitation s'apaise et tombe au premier contact du climat marin. Depuis que j'ai été chargé de la rédaction du présent rapport, j'ai interrogé systématiquement, à ce point de vue, tous les névropathes qui se sont présentés à moi, et j'ai été surpris du grand nombre de ceux, même excités, qui se calment et dorment mieux au bord de la mer. Je suis, en particulier, actuellement un neurasthénique atteint de psychonévrose aiguë de l'âge critique, dont l'agitation violente, accompagnée d'insomnie complète, a cédé comme par enchantement dès son arrivée à Biarritz. Consulté il y a quelques années, je n'eusse jamais osé conseiller le bord de la mer à un pareil malade. »

Puis conclut Régis : « La dépression et l'excitation ne constituent pas une indication et une contre-indication formelles à la climato-thérapie océanienne. En dehors de l'idiosyncrasie, on tiendra compte de ce fait que, dans l'excitation purement nerveuse, le climat marin est bienfaisant, ou tout au moins inoffensif, tandis qu'il n'est pas sans inconvénients ni dangers dans l'excitation cérébrale, manifestation d'un syndrome neurasthénique lié à des lésions organiques du système nerveux. On retiendra que la dépression ne doit pas se compliquer d'une débilitation trop profonde.

« A part les cas d'intolérance, la neurasthénie infantile et la neu-rasthénie juvénile s'améliorent notablement par le traitement marin, surtout dans les cas de retard de croissance, de rachitisme, de lymphatisme, de spermatorrhée.

« Les neurasthénies féminines, sous toutes leurs formes, relèvent spécialement de la thérapeutique marine, surtout à la ménopause, dans les cas de dysménorrhée, d'affections utéro-ovariennes, de ptoses viscérales, d'anémie, d'asthénie. Les contre-indications se tirent de la susceptibilité barométrique ou de la faiblesse générale. L'hystérie n'est pas un obstacle à la cure.

« Il faut, par contre, être très prudent pour les neurasthénies pré-séniles et séniles, en raison des troubles circulatoires du cerveau auxquels elles sont souvent associées. Cependant des hommes à l'âge critique peuvent retirer d'excellents effets du traitement. C'est surtout l'individu bien plus que l'étiologie de la névrose qui règle les indications.

« Le climat marin convient dans les neurasthénies générales à prédominance asthénique ; il ne convient pas dans la neurasthénie gastro-intestinale, surtout compliquée d'entérite muco-membra-neuse. Il n'existe pas de règle fixe pour les neurasthénies psychiques. Les neurasthénies symptomatiques, surtout préorganiques, s'accom-modent mal du climat marin.

« Pour le système nerveux des tuberculeux, le climat marin est considéré tantôt comme sédatif, tantôt comme excitant. Comme indications complémentaires, il faut enfin tenir compte des con-ditions locales de la station et de l'hygiène. »

Pour les neurasthéniques, comme pour les autres malades, le choix de la région marine a son importance. Ainsi Bouveret, Ballet, Godlewski reconnaissent que les plages tranquilles, sans mondanité, à moyenne hygrométrique élevée, donnent de bons effets dans certaines formes de neurasthénies. « Mais à la condition expresse, comme l'a dit Mendelssohn et comme y insiste le Pʳ Régis, que le malade soit bien *discipliné* » (Lalesque).

**Utérines**. — Les publications de Doleris et de Lavergne ont éclairé cette importante question de climathérapie marine. « Bien que l'infection constitue le facteur étiologique capital dans les affections des maladies utéro-ovariennes, on ne saurait refuser une part importante aux états constitutionnels dans leur développement, dans leur mode d'évolution. Leur influence, trop prônée autrefois, est, de nos jours, trop méconnue » (Lavergne). Le climat marin convient aux *utérines lymphatiques*; il réussit également très bien chez les *arthritiques* lymphatiques dans leur enfance, devenues arthritiques à l'âge d'adulte; il peut et doit être prescrit aux *utérines neuro-arthritiques* (Lavergne).

**Syphilitiques**. — C'est surtout lorsque la syphilis se greffe sur le lymphatisme ou la scrofule qu'on peut compter sur l'efficacité des cures d'air. Pour l'hiver, on enverra les malades dans des stations du midi, à climat maritime de préférence, à moins de contre-indication (H. Bourges).

Le récent travail de Hennig (1) est plein d'enseignements inédits. L'auteur soutient que la *syphilis floride a une évolution moins grave* sous un climat marin que sur le continent. Il a observé que les malades soignés seulement par la cure d'inhalations spécifiques guérissent moins bien que lorsqu'ils font la même cure au bord de la mer, à Cranz (Baltique). Quant à la *syphilis associée à la tuberculose*, l'auteur soutient assez logiquement que, puisque les avantages du climat maritime ont été bien reconnus dans certaines formes de la tuberculose, nécessairement cette cure sera plus indiquée dans l'association de ces deux maladies. La cure marine rend les récidives moins fortes, et Hennig n'a pas observé de manifestations héréditaires, quoiqu'il ait déjà suivi trois générations de syphilitiques dans la pratique de trente ans. Il conseille donc de faire suivre la cure antisyphilitique d'une autre cure énergique au bord de la mer, ou même encore, si cela est possible, de continuer la cure spécifique sous le *climat marin* (Travail analysé par Kolbe).

Le D<sup>r</sup> Castigliome, médecin en chef du Lloyd autrichien, affirme également l'influence du climat marin sur la syphilis. Sa statistique embrasse 20 000 cas, et elle met en évidence la bénignité de la maladie chez les sujets observés. On constate, par exemple, très rarement chez eux la *paralysie progressive*.

**Dermatopathes**. — Qu'il s'agisse de la mer ou de la montagne, « on sent que la climatothérapie peut jouer un rôle considérable dans le traitement de certaines dermatoses, mais jamais encore les dermatologistes ne se sont sérieusement occupés de cette question »

_______________

(1) Hennig, *dans* La thalassothérapie dans la syphilis.

(L. Brocq). On a vu des *eczémas* rebelles guérir par l'habitat au bord de la mer ; de même des *lupiques*. Quant aux *urticaires*, « j'en ai vu que l'on ne pouvait guérir dans les villes disparaître par le séjour à la campagne, même au bord de la mer » (L. Brocq).

**Affections oculaires et auriculaires**. — Elles sont encore proscrites de la mer. Pour les premières, quelques récents travaux, tel celui de Thomas Bret, imposent certaines réserves. Pour les secondes, s'il s'agit d'*otites aiguës*, l'accord sur leur contre-indication semble fait. Mais, au cas d'*otorrhée*, la climathérapie marine se trouve

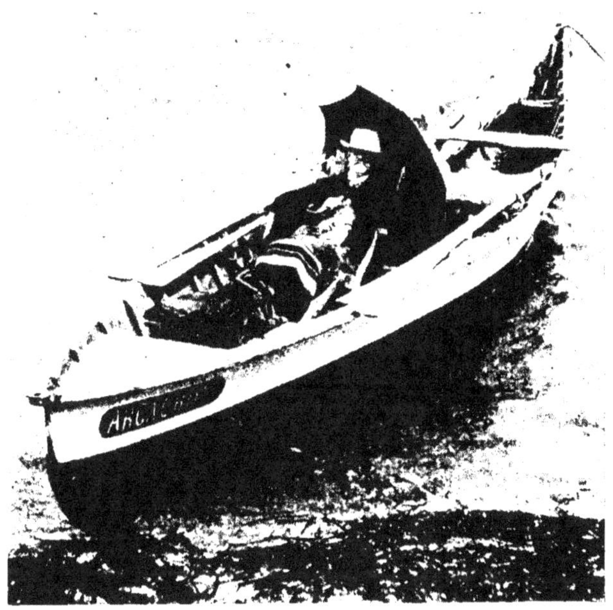


Fig. 139. — Cure de barque.

indiquée (Leroux, Ladreit de Lacharrière, Castex, Lavraud, Hovent, etc.). Oculaires ou auriculaires, ces affections ne constituent que des *contre-indications relatives* (Martinet).

## V. — Technique de la cure marine.

La technique de la climathérapie marine, adaptable à tous les malades, vise surtout les tuberculeux. Pour cette adaptation du climat marin à la cure d'air et de repos, il y a deux procédés : *voyages sur mer, séjour au littoral*.

**Voyages sur mer**. — Ils ont de tout temps réalisé la double cure d'air et de repos, mais empiriquement, et sans que médecins ou malades aient pu en soupçonner l'importance thérapeutique. En principe, le voyage doit avoir une longue durée. Une année à la mer permet d'espérer la guérison. Dans la majorité des cas, on conseille un navire à voiles, de préférence à ces steamers rapides qui, supprimant les distances, semblent placer les antipodes à nos portes (Lindsay). Le malade n'a nul besoin de faire un voyage rapide. Il a pris la mer dans le but de profiter de l'air, de l'existence, des loisirs qu'on y trouve; plus long sera le voyage et plus marqués seront les bénéfices de santé. De plus, la marche lente des voiliers gradue les changements de température, alors que le steamer a tôt franchi plusieurs degrés de latitude, soumettant le malade aux transitions trop brusques.

Le voilier possède d'autres avantages : l'encombrement y est moindre, les cabines plus commodes. A son bord, ni poussière, ni résidus de fumée, pas d'odeur nauséabonde du graissage des appareils de chauffe, pas de grincement continuel de la machine, pas de trépidation d'hélice. Par beau temps, le voilier marche lentement, glisse sur l'onde, procurant sommeil et bien-être. A peine existe-t-il une légère trépidation à la proue, un léger clapotis à la poupe, à peine un léger claquement des voiles, sinon tout est silence dans cette marche calme et majestueuse. Sans crainte du froid, le malade peut rester sur le pont la journée entière, qu'il s'étende en chaise longue, ou se promène à loisir. En mer, nul autre souci que manger, dormir, se laisser vivre; nulle occasion d'activité, d'où épargne de toute dépense musculaire que rien n'exige. C'est là, avec la vie en air pur, le secret de l'efficacité des voyages en mer. Elle est telle que, pour ma part, je conseille aux malades originaires de villes du nord (France, Belgique, Hollande, etc.), voisines d'un port maritime, de préférer le voyage d'aller et retour par bateau au transport par chemin de fer. Au début de l'automne (voyage d'arrivée), à la fin du printemps (voyage de retour), la mer est belle, la navigation facile. Sur le pont du voilier, le malade aéré, reposé, sans trépidations, sans poussières, se trouve dans des conditions autrement favorables qu'enfermé dans un wagon de chemin de fer, si confortable soit-il. Les résultats obtenus sont tels que je tiens cette pratique pour excellente et m'inquiète toujours de sa possibilité.

**Séjour sur le littoral.** — Que le malade hiverne dans les îles ou sur les côtes, la technique sera la même, mais on pourra graduer la cure marine, qui se poursuivra soit en recul de la mer, soit au bord de la plage ou sur la mer. Nombre de stations offrent la facilité de cette graduation que recommandent beaucoup de médecins. D'une façon générale, sauf de rares exceptions, on doit tendre à l'utilisation maximum de l'atmosphère marine, à se rapprocher le plus possible du voyage en mer. C'est ce que réalise la *cure de barque*, dont j'ai été l'initiateur. Approuvée par Guiter et Chuquet, qui regrettent de ne la voir pas plus souvent utilisée aux golfes de Cannes et de la Napoule, préconisée par Bagot et Fistié sur la Manche, j'ai pu,

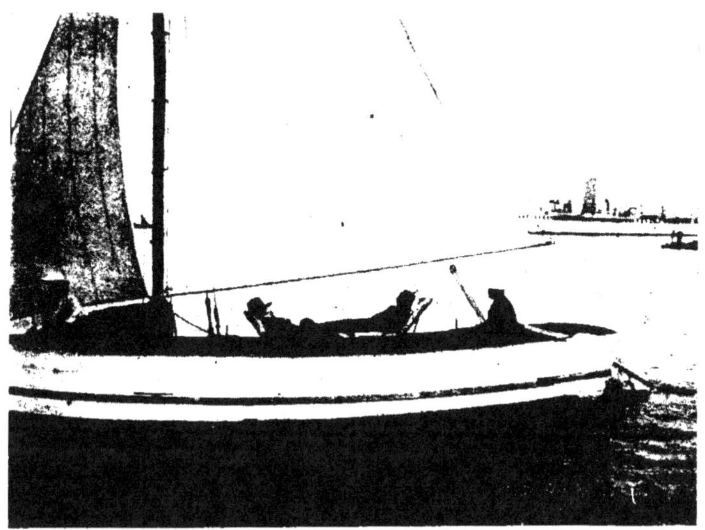

Fig. 140. — Cure de barque.

l'été, bien que de loin, la faire suivre par quelques-uns de mes malades, à Trégastel et à Portrieux-Saint-Quay.

Dans tel cas, le malade, en chaise longue, en hamac, s'installe avec ou sans paravent-abri, sur la terrasse d'un jardin directement baigné par le flot. Pour la *cure de barque*, ou bien le bateau, ancré à quelques encâblures du rivage, berce doucement le malade, pendant de longues heures, ou bien — c'est un degré de plus — la barque mise en marche par la rame ou poussée par ses voiles promène le malade abrité du soleil par un simple parasol, protégé des embruns ou du vent par un *capot de cure*. Vite entraîné, le malade ne redoute ni houle ni vent.

Variable en durée, selon les indications, la cure de barque comporte au début une heure de promenade, par temps calme. Peu à peu, avec l'entraînement, la sortie en mer se prolonge plusieurs heures ou des journées entières. Tel le cas d'un malade cavitaire qui, en

quatre-vingt-cinq jours, fit cinq cent soixante heures de cure de
barque. Il y a dans cette technique toute une gamme, tout un
ensemble d'adaptation que le P⁰ Landouzy appelle la *cure
marine surveillée*.

Cette technique a pour but de faire aussi intime que possible le
contact des surfaces respiratoires avec l'élément incontesté du
climat marin, l'*air pur*; outre qu'elle met en jeu la plus grande
lumière, procurant ainsi au malade, avec le bain d'air, le *bain de
lumière*. La rapidité avec laquelle l'air marin hâle la peau démontre
les effets particulièrement actifs de ses rayons chimiques (ultra-

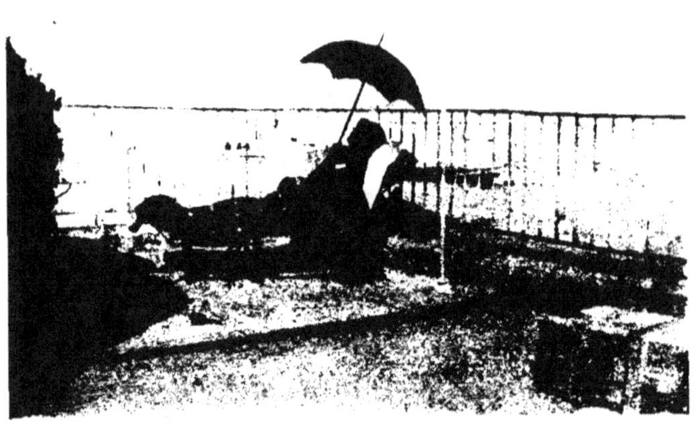

Fig. 141. — Cure de plein air marin.

violets). On sait les expériences de Widmark, qui, projetant la
lumière électrique sur une nappe liquide, constate l'arrêt des rayons
caloriques et le passage des rayons chimiques, producteurs de l'érythème cutané. A la mer, la nature réalise cette expérience. L'état
hygrométrique de l'atmosphère, son ciel nuageux ou couvert constituent une couche de vapeur d'eau interposée, arrêtant les rayons
caloriques et livrant passage aux rayons violets. Ainsi s'explique la
plus grande fréquence de l'érythème solaire, à la mer, par temps
couvert que par ciel pur. Or on connaît aujourd'hui l'action des
rayons actiniques sur les microbes, sur la végétation, etc.

Enfin la cure de barque tire profit du mouvement imprimé au
bateau par l'action combinée de la mer et du vent : tangage ou
roulis, oscillations horizontales ou verticales, combinés en une

série de composantes complexes. Pour les malades condamnés à l'inaction musculaire, il est précieux de leur procurer les bénéfices de l'exercice sans troubler leur cure de repos, sans leur demander aucun effort. Tel l'exercice passif ou *repos actif* de Kuborn. Or tout mouvement passif, c'est-à-dire transmis par un agent extérieur (ici mer et bateau), détermine des contractions musculaires inconscientes, régies, dans le cas qui nous occupe, par les lois de la stabilité, même pour le malade étendu en chaise longue. Ce travail musculaire, trop peu marqué pour produire la fatigue (au sens physiologique du mot), suffit à provoquer dans l'organisme des réactions auxquelles se rattachent certains des bons effets de la cure de barque.

Grâce à cette technique, on obtient, en particulier chez les tuberculeux, la diminution de la toux, le retour du sommeil, le réveil de l'appétit, une restauration générale plus rapide, l'euphorie. Le retour du sommeil est souvent le phénomène le plus saillant (H. Weber, Lindsay, Lalesque), preuve de l'action sédative de la cure marine.

## CHAPITRE IV

# CLIMATS MARINS ET STATIONS CLIMATHÉRAPIQUES MARINES DE FRANCE

Par le fait de circonstances régionales ou locales, le climat marin subit d'appréciables modifications; et la France, baignée par trois mers : une grande, l'Atlantique; une moyenne, la Méditerranée; une petite, Manche et mer du Nord, possède trois climats côtiers différenciables.

## I. — MANCHE ET MER DU NORD.

**A. Climat.** — De Dunkerque à Brest, le littoral possède un climat marin non atténué. Les courants aériens, passés sur l'Océan, y tempèrent le froid d'hiver, la chaleur d'été. Sa moyenne annuelle (Dunkerque, 10°,18 ; Le Havre, 11°,20 ; Cherbourg, 11°,41 ; cap Fréhel, 11°,50) en fait un climat tempéré. Janvier, mois le plus froid, donne : Dunkerque, 4°,0 ; Le Havre, 5°,0 ; Cherbourg, 6°,5 ; cap Fréhel, 6°,6. L'amplitude de la variation diurne de sa température, relativement faible, y témoigne de la grande régularité thermique due au voisinage de la mer. Cette amplitude se mesure (moyenne annuelle) pour Dunkerque par 7°,35 ; Le Havre, 7°,55 ; Cherbourg, 4°,53 ; cap Fréhel, 6°,18. État hygrométrique élevé, grande quantité d'eau pluviale, jours de pluie nombreux (Dunkerque, 154 ; Le Havre, 171 ; Cherbourg, 156 ; cap Fréhel, 176) caractérisent la Manche. Dix mois sur douze, les vents dominants sont d'ouest, nord-ouest. Insolation très atténuée. En somme, climat marin dont deux éléments, humidité et force du vent, peuvent nuire à celles de ses stations ou dépourvues d'abris naturels ou à sol imperméable.

**Indications et contre-indications générales.** — L'action franchement tonique de la Manche peut aller jusqu'à l'excitation par le fait du vent.

Nuisible pour les excités, les nerveux, les éréthiques, ce littoral se montre particulièrement favorable aux tempéraments mous, lymphatiques. Aussi est-ce « un climat de choix pour les *prétuberculeux* lymphatiques, mous, atones, pour les tuberculoses chirurgicales, ainsi qu'en témoignent les succès obtenus à Berck-sur-Mer » (A. Gaussel). Sur la Manche, toutes les manifestations de la *scrofulo-tuberculose* sont modifiées, améliorées, guéries. La *prophylaxie de la tuberculose* s'y affirme. A Scheveningue, près La Haye, les enfants scrofuleux guérissent et ne deviennent pas phtisiques lorsqu'ils peuvent jouer sur les bords de la mer (Foucault). A Berck, empêchant la scrofule héréditaire d'éclore, la mer oppose aux

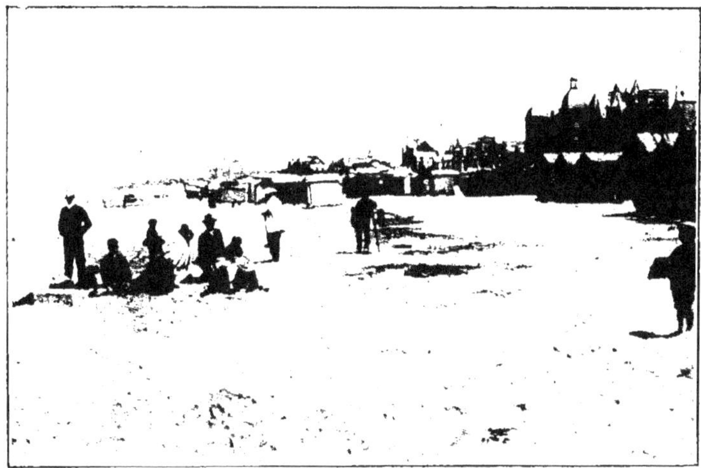

Fig. 142. — Vue générale de Berck.

ravages de la phtisie la seule digue efficace (Perrochaud, Cazin, Calot, etc.).

A la climathérapie de la *tuberculose pulmonaire*, sur cette zone, on objecte la violence du vent. Casse n'accepte pas l'objection. Le malade, dit-il, peut facilement rester à l'air, sans subir l'influence des vents, en s'abritant, par exemple, dans des cabines de formes déterminées. Ce serait simple affaire d'adaptation du matériel de cure aux conditions météorologiques.

Telle est bien la pensée de Fistié, lorsque, dans sa légitime tentative de « relever les côtes de la Manche du discrédit jeté sur elles, en ce qui concerne la cure de la tuberculose pulmonaire », il dit : « Tout aussi bien qu'Arcachon et que la Côte d'Azur, les plages de la Manche peuvent se prêter à une cure des tuberculeux, sauf à modifier bien des détails dans l'hygiène et l'administration du traitement. » C'est la réponse à l'affirmation de Daremberg que « les phtisiques peuvent difficilement vivre sur les côtes humides, sombres et froides ».

*Quels sont les tuberculeux justiciables de cette zone?* — Presque tous les auteurs signalent aux diverses stations de la Manche, et même en des stations de latitude beaucoup plus septentrionale (Hollande, Suède, Danemark), des améliorations et guérisons de tuberculoses cavitaires (Bénéke, Fromm, Cazin, Casse, Calot, etc.); preuve que l'on guérit la tuberculose pulmonaire à la mer et ce dans des conditions mauvaises et presque désespérées.

Sur ces faits exceptionnels, indispensables à connaître, ne saurait s'étayer la spécialisation phtisiothérapique de la Manche, quoique encore, nous venons de le voir, l'existence de lésions étendues ou cavitaires ne constitue pas, pour quelques-uns, une contre-indication formelle.

La spécialisation fondamentale de la Manche s'adresse à la *tuber-*

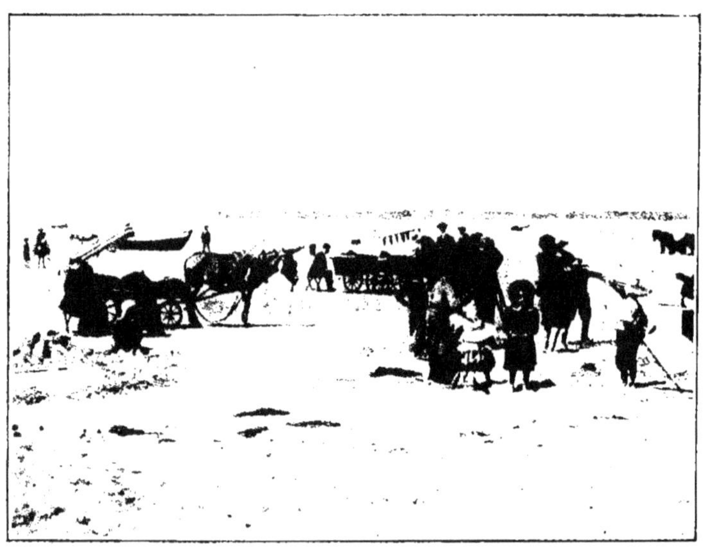

Fig. 143. — La plage de Berck.

*culose pulmonaire chronique*, *de forme torpide*, en première période, évoluant sur un terrain mou, lymphatique, de réactions nerveuses et vasculaires faibles (Verhaereghe, Cazin, Castelain, Barella, Casse, Houzel, Calot, Fistié, Edel). Compétent entre tous, Cazin disait à

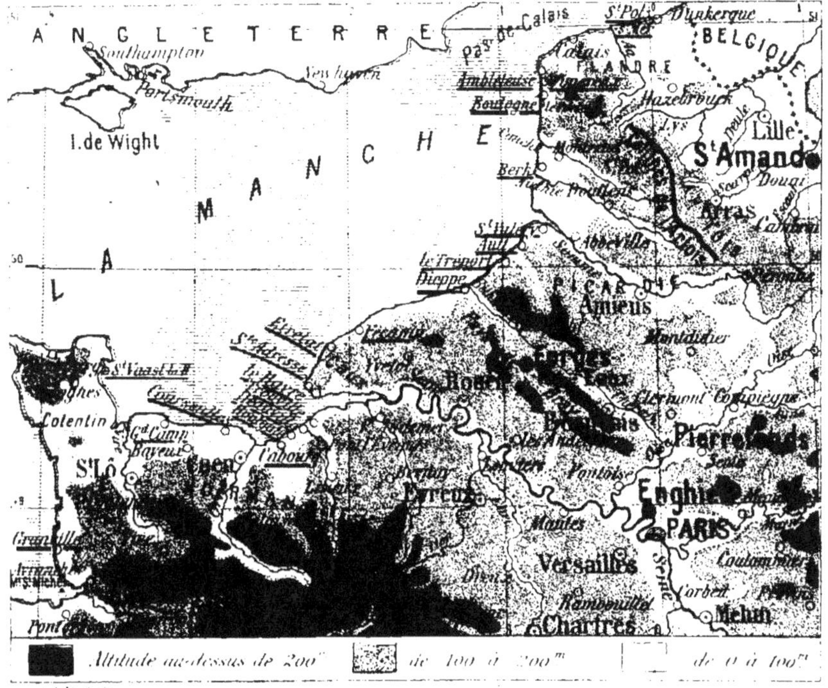


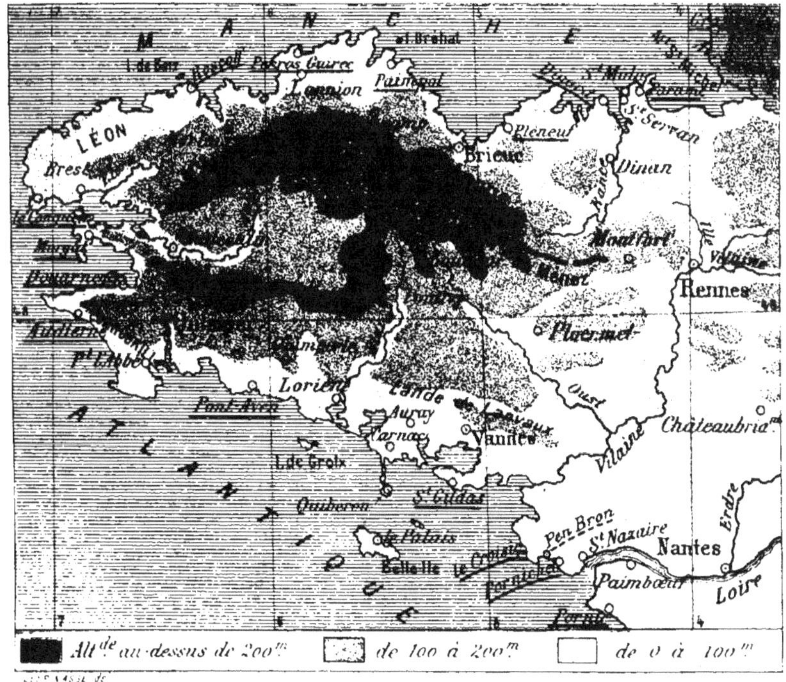


Carte VI. — Bains de mer du Nord et de l'Ouest.

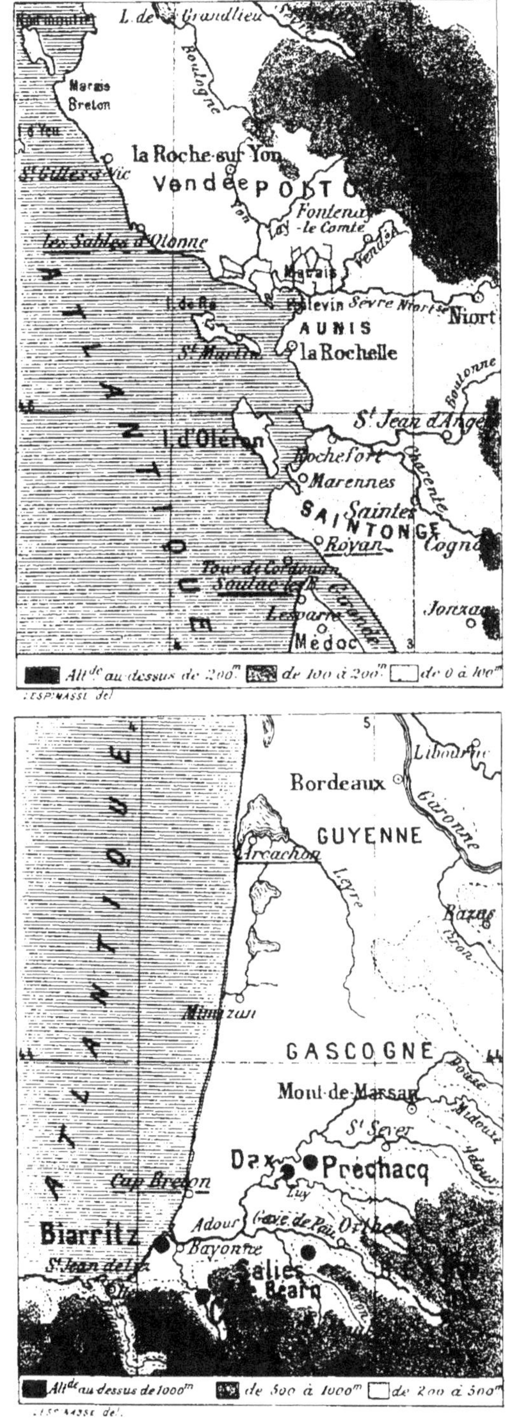




CARTE VII. — Bains de mer du Sud-Ouest.

propos de Berck : « La *forme torpide s'en trouve très bien.* » La phtisio-
thérapie marine sur la Manche ne convient ni aux *tuberculeux avancés,
cachectiques,* ni aux tuberculeux à température élevée, ni aux *formes
fébriles, galopantes* (Cazin, Calot, Pierre, Montenuis, Casse, Houzel,
Verhaereghe, Barella, Bagot, Edel).

L'*hémoptysie, contre-indication* pour Montenuis, Houzel, ne l'est ni
pour Casse, ni pour Castelain, pas plus d'ailleurs que les congestions pulmonaires.

L'époque de l'année n'est pas indifférente à la pratique de la cure.
Possible en tout temps d'après quelques-uns, la majorité estime
l'époque du 1er mai au 1er octobre, soit comme période de choix, soit
comme période unique.

Les porteurs d'*adénopathie médiastinique,* les *coquelucheux convalescents,* les *tuberculoses péritonéales* sont justiciables de la Manche. Il
faut en éloigner tous les *arthritiques,* tous les rhumatisants, les
cardiaques, « tous les malades à système nerveux excitable, sujets
aux névralgies, à l'insomnie » (A. Martinet).

**B. Stations.** — Riche, jusqu'à la surabondance, en stations
balnéaires, la Manche n'offre guère de stations climatériques proprement dites. Non point que son climat ne soit utilisable et n'ait
parfois été utilisé contre certaines affections, mais parce que la
balnéation prime tout sur cette côte.

*Bretagne.* — Elle est, en particulier, remarquable par son climat
tempéré, son état hygrométrique élevé, ses vents marins, sa grande
constance thermique, dont témoigne une flore caractéristique
(camélias et figuiers fleuris en pleine terre à Brest, Roscoff), peut
être utile aux lymphatiques, aux anémiques, aux scrofuleux et, en
général, à tous les affaiblis et convalescents qui ont besoin d'un
climat tonique (Bardet et Klein); tout comme il peut « fort bien
convenir aux prédisposés à la tuberculose, aux adénopathies bacillaires, aux bacillaires nerveux ou éréthiques (A. Martinet). Pour
Lyon également, sur les côtes de Bretagne, nombre de stations très
abritées sont recommandables pour une cure d'air, en hiver :
Paimpol, Dinard, Saint-Briac, Saint-Jacut, Erquy, Val-André,
Roscoff.

*Roscoff.* — La seule étudiée, en tant que climathérapie, par Bagot
et Fistié, Roscoff est une petite ville de 3 000 habitants, située à l'extrémité nord du Finistère et jouissant d'un climat exceptionnel «attesté,
d'ailleurs, par la production de nombreux légumes, même au cœur
de l'hiver (Bagot).

La moyenne des températures mensuelles donne :

Janvier............................................ 6°
Février............................................ 6°,2
Mars.............................................. 7°,8
Avril.............................................. 9°,7
Mai............................................... 11°,7
Juin.............................................. 14°,3
Juillet............................................ 16°,2
Août.............................................. 16°,2
Septembre......................................... 14°,8
Octobre........................................... 11°,6
Novembre.......................................... 9°,5
Décembre ......................................... 7°,1

L'amplitude de la variation diurne n'excède pas, le plus souvent, 2 à 3°. Les pluies fréquentes affectent, dans la belle saison, le type nocturne. Vents permanents, souvent violents en hiver, assez prononcés en toute saison, avec prédominance du sud-ouest et du nord-est. Ciel nuageux ; luminosité atténuée.

En résumé, constance de la température, pas d'écarts brusques, mais grande uniformité et grande lenteur dans les modifications thermiques ; extrêmes modérés ; humidité moyenne, sans exagération, contribuant par son régime nocturne ou matinal à égaliser les températures de la nuit et du jour ; des vents réguliers, une pression barométrique élevée, très stable en été, caractérisent le climat de Roscoff (Bagot).

Ses indications relèvent des indications des climats marins. Anémies, dystrophies de causes diverses, états de langueur, de dépérissement général, maladies de la nutrition dans lesquelles l'état général prime l'état local, conviennent au climat de Roscoff, qui « produit des effets remarquables ». Les enfants délicats, lymphatiques, les adénoïdiens (après l'enlèvement de leurs végétations), ceux qui présentent de l'adénopathie trachéo-bronchique, se développent à vue d'œil et reprennent rapidement appétit, forces et couleurs (Bagot). Quant à la *tuberculose pulmonaire*, notre confrère s'exprime en ces termes : « Lorsque le malade en est à cette période que l'on distingue par l'euphémisme de « rhume négligé », lorsqu'il présente de la toux avec crachats *bacillaires*, des craquements secs aux sommets, sans fièvre ou avec peu de fièvre, et que l'état général n'est pas encore gravement atteint, le climat de Roscoff est encore excellent... Dans les périodes plus avancées, lorsque la fièvre est continue, surtout dans les périodes éréthiques avec pouls fréquent et instable, l'effet du climat de Roscoff est souvent nuisible, sans doute à cause de sa vivacité. « Les formes fébriles ou avancées, hémoptysiques, sont plutôt contre-indiquées, bien que Bagot ait obtenu « quelque-

fois des améliorations inespérées ». L'asthme, l'emphysème s'y
aggravent. Les affections chroniques du système digestif (estomac,
intestin, foie) ou de l'utérus et de ses annexes tirent bénéfice d'un
séjour sur cette plage, qui convient aux formes dépressives de la
neurasthénie, tandis que les formes éréthiques s'y aggravent.

Entre autres moyens d'action, Bagot met en œuvre l'aération
continue et la navigation. Le séjour peut, sans inconvénient, durer
la majeure partie de l'année, sauf pour les sujets à poitrine délicate,
auxquels convient surtout la période du 1er juin au 1er septembre ou
fin octobre, si le temps est doux.


## II. — **ATLANTIQUE**.


**A. Climat**. — Le littoral atlantique, étendu de Brest à Hendaye,
bien étudié, dans ces dernières années (Lalesque, Camino, Marcou-
Mutzner, Legrand, Claisse, etc.), a fait l'objet d'un remarquable
rapport de F. Courty, aide astronome à l'Observatoire de Bordeaux.
Sans entrer dans le détail des moyennes (nous les dirons à propos
de chaque station), les conclusions de F. Courty suffisent pour préciser la climatologie de ce littoral.

« La considération des résultats météorologiques que nous venons
d'exposer, tout sommaires qu'ils soient, démontre à l'évidence l'action
prépondérante de l'Océan sur le climat de nos côtes atlantiques.

« Les courants marins, liquides ou aériens, ainsi que la grande
capacité calorique de l'eau, sont les causes essentielles de la douceur,
de la régularité thermique et hygrométrique accusées dans les
points les plus voisins du rivage, dans ceux de la zone ouest plus
spécialement.

« A côté des avantages multiples que présente le climat atlantique
français, certains penseront peut-être qu'il existe un point défavorable : l'intensité parfois grande des vents du large. Il ne faut pas
oublier, d'une part, que les vents forts, ceux qui en climatothérapie
pourraient être nocifs, sont relativement peu fréquents et qu'en
outre, au lieu d'accentuer les écarts thermiques et hygrométriques,
ils tendent au contraire, *par leur direction même*, à en réduire l'amplitude.

« Nous venons de voir, dans les résumés du vent, la grande influence
qu'exerce la topographie des lieux sur la direction du vent ; on
conçoit aisément les changements que peut éprouver le vent dans sa
vitesse, suivant les situations différentes des points considérés : il
suffit d'un obstacle relativement faible pour s'abriter des vents les
plus violents.

« Sur notre littoral atlantique en particulier, la chaine des dunes et les immenses forêts de pins qu'on rencontre dans le voisinage immédiat de la côte constituent un écran grandement efficace contre l'impétuosité du vent. C'est là une protection quasi-naturelle que le choix d'une exposition spécialement appropriée accentuera encore.

« Le calme de l'air pouvant s'ajouter à ses qualités physiques exceptionnelles, les variations très courtes et lentes des divers éléments atmosphériques sont des avantages qu'on trouve réalisés, presque sans exception, tout le long de la côte océanienne française.

« Il est aisé d'en déduire les nombreux et précieux résultats que doivent en tirer les stations climatiques. »

D'où découle que le climat du littoral atlantique est un climat marin par excellence (E. Reclus, Lalesque) avec ses caractéristiques : stabilité thermique, stabilité hygrométrique; pluies nocturnes, vents de la haute mer, grande pureté de l'atmosphère, pression barométrique à faibles variations.

D'une façon générale, sur le littoral français, de Dunkerque à Bordighera, les variations barométriques *régulières* s'équivalent. Mais, lorsqu'il s'agit des variations *accidentelles*, entraînant des *bourrasques*, nous nous trouvons en présence des résultats suivants :

| | | |
|---|---|---|
| Manche...... | 30 | par an. |
| Méditerranée...... | 20 à 25 | — |
| Bretagne...... | 20 | — |
| Gascogne...... | 10 à 15 | — |

C'est là, on en conviendra, une constatation importante autant qu'imprévue pour quiconque n'a pas étudié la météorologie de la France. Elle libère les côtes de Gascogne de cette réputation qui les fait, encore de nos jours, considérer comme le point d'élection et l'aboutissant de toutes les tempêtes littorales! En fait, les côtes de Nantes à Biarritz se trouvent déjà un peu éloignées de la ligne de parcours la plus ordinaire des mauvais temps. D'autre part, la saillie de la péninsule hispanique abrite la Gascogne des premières atteintes du mauvais temps du large, et sa protection est d'autant plus efficace qu'on est plus près du massif pyrénéen.

**Indications et contre-indications générales.** — « Le climat de l'Atlantique, grâce à un certain degré d'humidité plus chaude, due au voisinage du Gulf-Stream, a des propriétés sédatives appréciables, surtout à Arcachon, Hendaye, Biarritz, Saint-Jean-de-Luz »

(A. Gaussel). Action tonique d'une part, action sédative d'autre part, se combinent, en nuances variées, pour constituer la formule climatologique de ce climat. Sans nier qu'un des facteurs du climat : la force du vent, soit susceptible d'en troubler les effets sédatifs, du moins cette formule (climat sédatif) reste-t-elle entière pour la bande littorale qu'abritent les forêts et les dunes.

Ici, comme au littoral de la Manche, toutes les manifestations de la scrofulo-tuberculose, locales ou générales, toutes les adénopathies externes ou internes, les coquelucheux en évolution, les péritonites

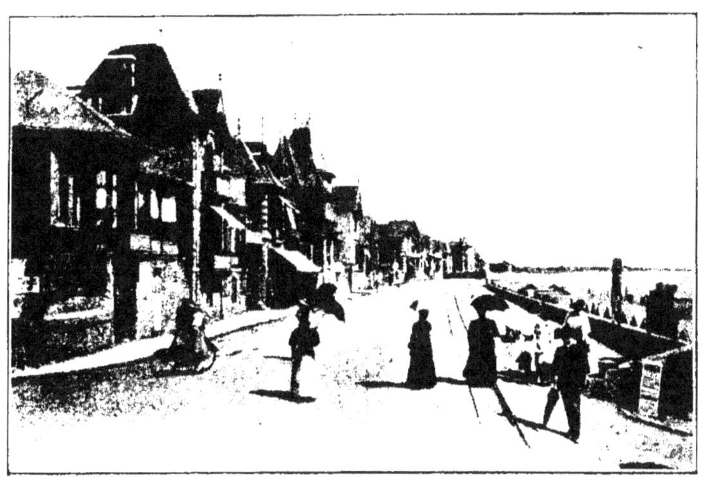

Fig. 144. — Vue générale de La Baule.

tuberculeuses, etc., s'améliorent et guérissent, mais à la condition d'évoluer sur un terrain éréthique et congestif. Ce littoral est désigné « pour les prédisposés constitutionnels et pulmonaires, pour la phtisie scrofuleuse, la tuberculose pulmonaire chronique à ses trois périodes, la pneumonie caséeuse dans la période de fièvre, les formes fébriles et la forme hémoptysique. Les contre-indications s'étendent aux formes lentes en non-activité, à la granulie, à la cachexie tuberculeuse caverneuse, aux phtisiques avancés dont personne ne veut et sont rejetés comme parias hors de toutes ces cures » (Renon). Une seule station atlantique, Biarritz, nous le verrons, repousse indistinctement tous les tuberculeux, facilement sujets dans cette station aux accidents congestifs (A. Claisse).

B. **Stations**. — Sur la côte atlantique, plus riche à ce point de vue que la Manche, s'échelonnent d'importantes stations climathé-rapiques. Les unes nettement déterminées soit par leur situation topographique, soit par l'étude dont elles sont l'objet, les autres encore simplement entrevues, mais encore valables, telles **Pornichet** et le **Pouliguen**.

**La Baule**. — La Baule, « surnommée l'Arcachon de Bretagne » avec son climat tempéré et son installation qui permettent l'hivernage, mérite une mention spéciale.

C'est d'elle que Gripat disait en 1902 : « La Baule pourra devenir

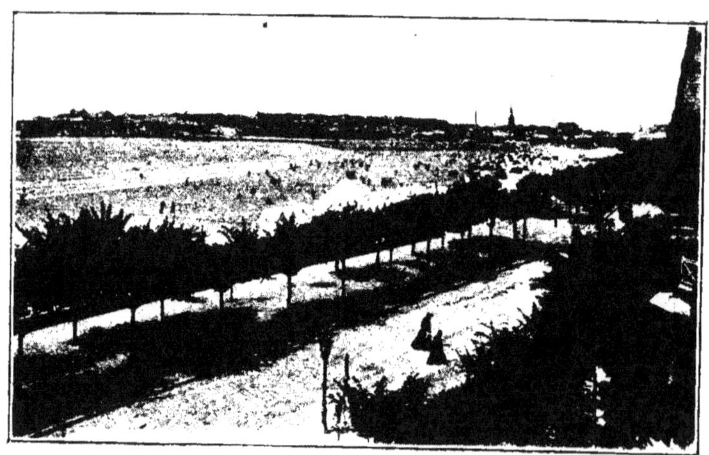

Fig. 145. — Vue générale de Royan.

une station hivernale pour certains tuberculeux; elle ne l'est pas encore. »

Outre son climat tempéré stable, relevant du climat marin atlantique, La Baule a des dunes couvertes de pins maritimes, efficaces dans la protection contre les vents. La forêt, le bois d'Amour, située entre La Baule et Escoublac, parallèlement à la grève, s'étend sur 4 kilomètres de longueur et 1 500 mètres de profondeur.

« En résumé, La Baule pourrait facilement devenir un lieu de choix pour les tuberculeux, une station d'hiver marine et forestière comme celle d'Arcachon, qui a déjà fait ses preuves, moins protégée et dans un climat moins doux à raison de la différence des latitudes, mais bonne encore, assurément, pour beaucoup de tuberculeux, quoique peut-être on en doive écarter les plus excitables et les plus fébricitants » (Gripat).

**Royan**. — Par sa situation spéciale Royan, très connu comme station balnéaire, rentre dans le cadre climathérapique. Possédant toute une série de plages, diversement exposées, les unes au midi, les autres face à la mer et aux vents du large, il est possible d'y recevoir à la fois des éréthiques et des torpides (Boutin). Les pins maritimes sur les dunes, les chênes verts, les yeuses sur les falaises verdoient été comme hiver, abritent la station des vents du nord et de l'est (Benoit). Sa température se rapproche sensiblement de celle d'Arcachon et de Biarritz. Elle aurait comme moyennes saisonnières : automne, 15°,6 ; hiver, 6° ; printemps, 12° ; été, 19°,2 (Benoit). Tous ses autres caractères sont ceux du climat atlantique. Les indications générales ne diffèrent guère de celles inhérentes à ce climat, sauf que, selon le choix de la plage, elles englobent tout aussi bien les éréthiques, les nerveux, que les torpides. Ainsi Royan peut convenir aux *tuberculeux pulmonaires*, s'ils sont assez raisonnables pour se cantonner dans *le Parc*, dont la température est d'une idéale régularité (Benoit). Les tuberculeux à lésions ouvertes, à hémoptysies, ne doivent pas y être envoyés (Benoit). Royan, dit le même auteur, n'est pas assez connu, ce n'est pas le modèle des stations d'hiver, mais elle est le type des stations dans lesquelles on peut pratiquer une cure marine prolongée d'avril à novembre.

***Soulac-sur-Mer.*** — Petite ville sise à l'extrême pointe du département de la Gironde, directement baignée par l'Océan. Soulac est plus qu'une station banale de bains de mer et présente tous les éléments d'une station d'hiver en voie de développement (Quintrie). Ses caractères climatologiques relèvent nettement du climat marin atlantique, comme il appert de l'étude de Quintrie. Il est sédatif et tonique.

Les malades appelés à tirer bénéfice d'une cure hivernale à Soulac, sont, « en première ligne, tous les *affaiblis pulmonaires*, tous les prédisposés, par suite d'affections tuberculigènes, à la tuberculose, en un mot tous les *candidats à la tuberculose* ». En outre, Quintrie réclame la rougeole, surtout si elle a été compliquée de broncho-pneumonie à résolution lente et tardive ; la coqueluche, si surtout elle s'éternise ; les congestions et les indurations pulmonaires qui compliquent la fièvre typhoïde. « La *tuberculose* elle-même peut y être traitée, et, sinon toujours guérie, du moins toujours enrayée, » surtout à la première période. Doivent être éloignés de cette plage les cardiopathes, surtout mal compensés, les artérioscléreux hypertendus ; l'emphysémateux avec ou sans dilatation bronchique ; les arthritiques, les rhumatisants, les nerveux, les dermatopathes prurigineux, les cachectiques avancés

***Arcachon.*** — Arcachon se classe parmi les stations maritimes moyennement humides et chaudes. « Par cette portion de la ville connue sous le nom de *ville d'hiver*, elle est une station climatothérapique de premier ordre. Placée, au bord d'une baie profonde sorte de *mer intérieure*, de 84 kilomètres de périmètre, entourée de dunes de sable couvertes d'une forêt de sapins, son atmosphère balsamique modérément humide est tout à fait favorable au traitement des affections

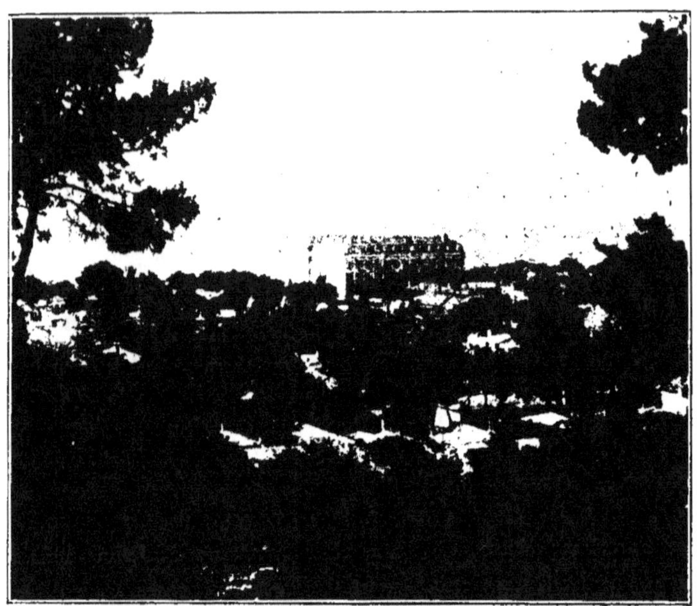

Fig. 146. — Vue générale d'Arcachon.

chroniques des voies respiratoires chez les enfants, tandis que les dunes, qui sont les plus élevées de l'Europe, leur forment des abris naturels contre les vents. Le sol y est sec » (E. Perier). Dunes boisées, sol sablonneux et perméable corrigent les inconvénients possibles du climat atlantique : le vent, l'humidité.

Ce qui constitue la suprématie d'Arcachon, c'est d'être à la fois une *station sylvaine* et une *station marine*. La forêt est un « élément qui modifie le climat et se mêle si intimement à l'influence marine qu'il est devenu avec elle l'élément fondamental de la cure » (Guinon). Au rôle banal de toutes les forêts (protection du vent, modération du chaud et du froid, etc.) s'ajoutent ici les propriétés spéciales de l'essence qui la constitue : le pin maritime. D'abord il échappe à un inconvénient des autres essences, à l'humidité ; par son feuillage spécial, il laisse passer assez de soleil pour permettre l'assèchement du sol ; par sa racine pivotante, il draine le sol et le sous-sol ; par ses débris, qui forment une couche sans consistance, il évite le feutrage absorbant, propre au dessous de bois ; enfin par ses sécrétions il modifie la composition de l'air (Guinon). Et de fait les recherches de Duphil prouvent l'existence de la térébenthine dans l'air et la

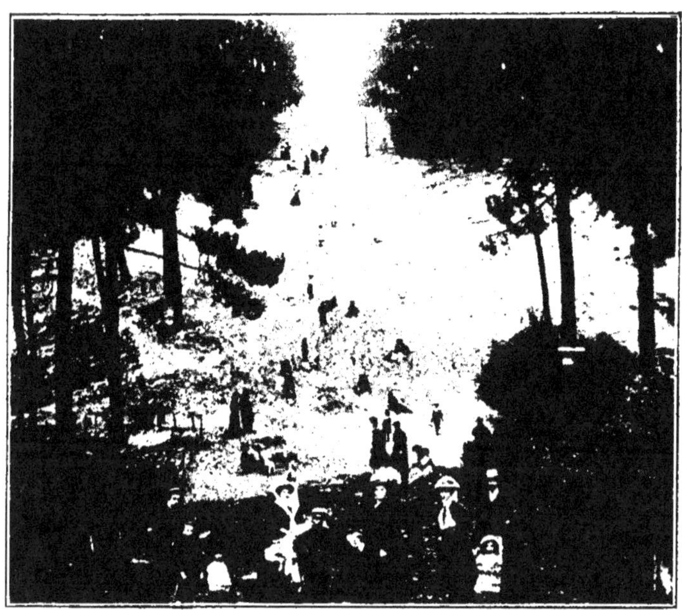

Fig. 147. — Les dunes d'Arcachon.

surabondance d'ozone (Voy. p. 525 et 526). En sorte que « la forêt de pins, agent de préservation contre les vents, agent régulateur de la température et de l'humidité, agent d'assainissement, agent purificateur de l'air. est aussi agent curateur » (Lalesque). Ainsi Arcachon présente une double gamme climatothérapique, unique en France, constituée par l'union d'un *climat marin* et d'un *climat forestier*.

Les caractères climatologiques sont (1) pour la température :

(1) Documents inédits se rapportant à vingt-deux années d'observations météorologiques (1886-1907).

| | |
|---|---|
| Décembre | 6°,25 |
| Janvier | 5°,56 |
| Février | 6°,68 |
| Mars | 9°,28 |
| Avril | 12°,35 |
| Mai | 15°,56 |
| Juin | 19°,24 |
| Juillet | 21°,00 |
| Août | 20°,95 |
| Septembre | 18°,93 |
| Octobre | 13°,94 |
| Novembre | 9°,49 |

Ce qui donne *par saison* les moyennes : hiver, 6°,16; printemps, 12°,40; été, 20°,40; automne, 14°,12; et *par année*, 13°,27.

L'amplitude moyenne de la variation diurne est par année de 9°,49, et par saisons : hiver, 7°,22; printemps, 10°,38; été, 11°,23; automne, 9°,12.

État hygrométrique annuel, 77°,5 ; hivernal, 82°,7 ; printanier, 74°,9 ; estival, 73°,3 : automnal, 80°,2. Le pluviomètre accuse par an 857$^{mm}$,8 avec 152 chutes de pluie, plus particulièrement *nocturnes*. La saison la plus mouillée (291$^{mm}$,6, avec 41,2 chutes) est l'automne. Les vents dominants oscillent dans la demi-rose nord-ouest, ouest, sud-ouest.

La caractéristique de la *cure arcachonnaise* est de se pratiquer librement. C'est la *cure libre* dont Arcachon fut le berceau. Elle se poursuit, selon les indications, en villa (*home-sanatorium*), en pleine forêt (*cure forestière*), à proximité de la mer (*cure mixte*), sur les bords ou sur le Bassin (*cure de barque* ou *cure marine* proprement dite).

**Indications et contre-indications.** — Sédatif par ses éléments forestiers et partie de ses éléments marins, *tonique* par ces derniers seuls, le climat d'Arcachon a des indications et contre-indications confirmées par une longue expérience clinique.

En tant que STATION MARINE, Arcachon réclame, comme toutes celles du même littoral : le rachitisme, la scrofule, la tuberculose osseuse, ganglionnaire, péritonéale, etc.; convient tout particulièrement aux enfants débiles, nerveux, incapables de supporter soit la Manche, soit les plages plus sèches ou plus excitantes de la Méditerranée.

Par sa double gamme : forêt, plage, la station offre de nombreuses indications. Bénéficieront de la cure tous les *débilités* : anémiques, chloro-anémiques, neurasthéniques, les fatigués, les convalescents de longues et graves maladies, tous les surmenés par les plaisirs et

les affaires. Ce climat convient merveilleusement à tous les *candidats
pulmonaires* par adénopathie bronchique, par reliquats pulmonaires
ou pleuraux, par congestions ou indurations post-infectieuses de la
rougeole, de la fièvre typhoïde, de la grippe, par tare héréditaire ou
par coqueluche, dont le nombre et la violence des quintes diminuent
dès les premiers jours.

Mais l'indication fondamentale d'Arcachon se réfère à la *tuberculose pulmonaire* : tuberculose chronique à tous ses stades anato-

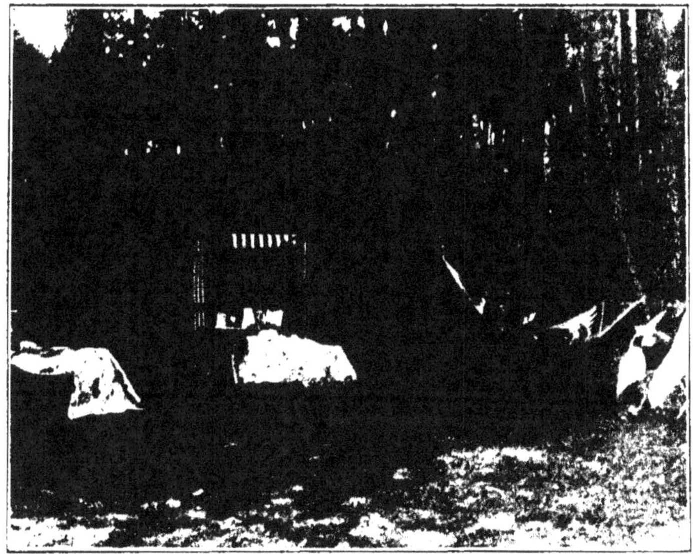

Fig. 148. — Cure forestière à Arcachon.

miques, *même fébrile* ; tuberculose à *forme hémoptoïque* ; *pneumonie
caséeuse* en période de trève. La *phtisie scrofuleuse* est particulièrement
tributaire d'une *cure marine* intensive sur la plage et sur le Bassin,
même pendant l'hiver. Se trouvera également à souhait la clientèle
des *tuberculeux arthritiques, éréthiques, faciles aux congestions, sujets
aux insomnies*.

La station convient encore à la plupart des asthmatiques, aux
neurasthéniques, aux hystériques, aux cardiopathes, à tous les
névrosés pour lesquels une ambiance apaisante est nécessaire.

Arcachon (forestier ou marin) ne convient ni à la *tuberculose
miliaire aiguë*, ni en *période d'activité*, à la forme *pneumonique* de la
tuberculose qui, s'il survient une accalmie, rentre dans le cadre des

indications. Les *formes lentes*, *torpides*, évoluant sur un terrain indolent, mou, lymphatique, sont contre-indiquées. Toutefois cette contre-indication, qui reste vraie pour le séjour en forêt, n'est plus aussi formelle depuis que se pratique la cure marine.

L'époque de choix pour la cure va d'octobre à fin mai. Quelques malades peuvent séjourner toute l'année, grâce aux ressources climathérapiques de la baie et de la cure marine ; mais, en général, il leur sera plus avantageux de passer l'été dans un climat plus frais (Bretagne, par exemple). En revenant à Arcachon dès les premiers jours d'octobre, ces malades bénéficieront à nouveau d'un véritable changement.

***Biarritz.*** — Hier humble village de pêcheurs, aujourd'hui station la plus en vogue du littoral atlantique, Biarritz bâtie sur le revers d'une falaise, au fond du golfe de Gascogne, s'offre directement à l'influence salutaire de la mer. Ciel clair, climat tempéré, splendeurs de l'Océan sont attractions irrésistibles associées aux qualités du climat.

Sa température en fait la station la plus chaude de la contrée, avec, pour *moyenne annuelle*, 14°,19 et pour les *moyennes mensuelles* :

| | |
|---|---|
| Janvier | 8°,3 |
| Février | 9°,5 |
| Mars | 10°,1 |
| Avril | 12°,8 |
| Mai | 15°,0 |
| Juin | 18°,2 |
| Juillet | 20°,4 |
| Août | 20°,6 |
| Septembre | 19°,3 |
| Octobre | 15°,5 |
| Novembre | 11°,1 |
| Décembre | 9°,5 |

De plus, la minime amplitude de la variation diurne de la température accuse une grande régularité thermique (Voy. F. Courty).

Par sa moyenne hygrométrique 77°,3, par sa hauteur annuelle des pluies 1ᵐ198ᵐᵐ,6, par son nombre de jours pluvieux 164, Biarritz se trouve la plus mouillée des stations atlantiques, le cercle pyrénéen qui la mure arrêtant et précipitant les nuages. Grâce à un sol sec, sablonneux, à la déclivité du terrain la pluie sèche très vite, outre que les pluies sont assez souvent et exclusivement nocturnes.

Les vents dominants, *vents de mer* (202 contre 141 vents *de terre*), oscillent du nord-ouest au sud-ouest. On leur reproche leur violence. Or, des relevés de A. Claisse il résulte que « dans l'ensemble

l'agitation atmosphérique est modérée ; les tempêtes sont rares, les
vents forts peu fréquents ; au contraire nous avons habituellement
des vents modérés ou du temps calme ».

En résumé, climat essentiellement marin par la prédominance
des vents du large, tempéré à tendance chaude, d'humidité moyenne.
L'influence tonique du voisinage de la mer s'y exerce sans restric-
tions. « Il est aussi un climat excitant ou mieux *semi-excitant*, intermédiaire entre le climat sec, excitant, du littoral méditerranéen, et
le climat humide sédatif. Mais par un choix raisonné de l'habitat,

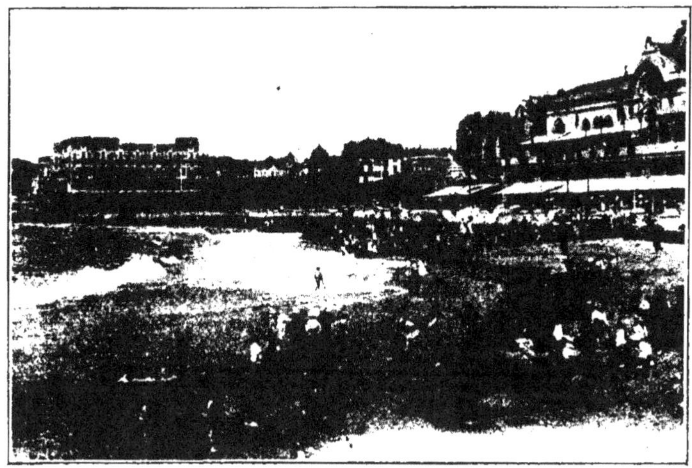

Fig. 149. — Vue générale de Biarritz.

on peut soumettre les malades au maximum de la stimulation,
ou leur épargner sinon la totalité, du moins une grande partie de
celle-ci (1). »

**Indications**. — A titre PROPHYLACTIQUE, Biarritz convient à merveille aux jeunes sujets faibles, débiles, à ceux issus de parents
tuberculeux ou suspects de tuberculose, chez lesquels le tempérament
*lymphatique* n'est souvent que la période latente de la scrofule.
A titre *curatif*, envoyer les *scrofulo-tuberculeux*, les tuberculoses
locales, etc. ; les *anémiques*, les *chlorotiques* dont le nervosisme n'est
pas excessif.

**Contre-indications**. — Pour les médecins actuels de Biarritz,
contrairement à l'opinion de quelques-uns de leurs prédécesseurs,

(1) Index des stations thermales et climatiques de France.

la *tuberculose pulmonaire* à ses différents degrés et sous toutes ses formes constitue une contre-indication absolue, « Biarritz exerce une stimulation trop vive qui aboutit à la fièvre ou à l'hémoptysie. Tout au plus pourrait-on autoriser le séjour de certains scrofuleux atteints de phtisie essentiellement torpide, et chez lesquels se dresse l'indication formelle de remonter l'organisme débilité ». Autres contre-indications, les *cardiopathies*, plus particulièrement les *aortiques*, l'*asthme*, les *neurasthéniques excités*, les *arthritiques* sujets aux poussées cutanées.

Pour les malades, Biarritz se recommande surtout l'automne, l'hiver et le printemps.

**Hendaye.** — Gros chef-lieu de canton de 3 000 habitants, sur la baie de la Bidassoa, à quelques centaines de mètres du bord de la mer, Hendaye a pris rang, ces derniers temps, parmi les stations de cure. Les publications de Camino, Marcou-Mutzner, Verneau, Krantz, en ont, de façon précise, fixé la climatologie et la climathérapie.

Les moyennes mensuelles sont (Camino, Marcou-Mutzner) :

| | |
|---|---|
| Janvier | 8°,7 |
| Février | 8°,55 |
| Mars | 10°,7 |
| Avril | 12°,9 |
| Mai | 15°,5 |
| Juin | 17°,8 |
| Juillet | 21°,4 |
| Août | 20°,9 |
| Septembre | 19°,4 |
| Octobre | 14°,9 |
| Novembre | 11°,5 |
| Décembre | 10°,15 |

Avec pour moyennes saisonnières :

| | |
|---|---|
| Automne | 15°,22 |
| Hiver | 9°,13 |
| Printemps | 13° |
| Été | 20° |

et pour moyenne annuelle : 14°,31.

L'amplitude de la variation diurne est, par année, de 5°,90 et par mois :

| | |
|---|---|
| Janvier | 5°,50 |
| Février | 6°,3 |
| Mars | 5°,75 |
| Avril | 5°,40 |
| Mai | 5°,70 |
| Juin | 6° |

Juillet............................................... 5°.75
Août................................................ 5°,40
Septembre............................................ 5°.6
Octobre ......................... .................... 6°,8
Novembre............................................. 5°,7
Décembre.... ....................................... 5°

Ensemble qui en fait un climat d'une stabilité, d'une constance parfaites. Ces caractères thermiques d'Hendaye valent d'être signalés.

Tous les autres éléments climatologiques rentrent dans le cadre
du climat atlantique, avec cette particularité (signalée pour

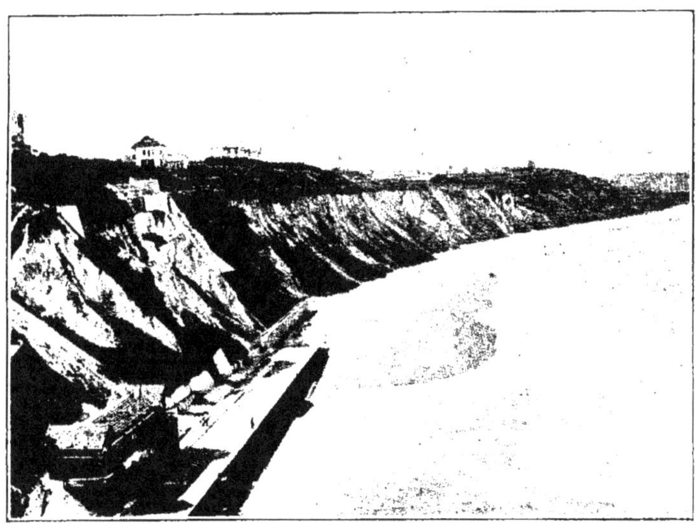

Fig. 150. — Biarritz, la côte des Basques.

Arcachon) que la pluie, loin d'être un facteur d'humidité sur la côte
basque, y abat l'humidité grâce à la perméabilité du sol (Camino).
Station abritée, Hendaye ne redoute pas le vent; elle produit sur
l'organisme des effets toniques ou fortifiants, sédatifs ou calmants,
les premiers certainement les plus dominants (Verneau).

**Indications et contre-indications.** — Les indications du climat
marin d'Hendaye sont celles du climat atlantique en général ; avec,
en plus, comme pour Arcachon, des indications bien définies relatives à la tuberculose pulmonaire et ne pouvant laisser planer le
doute. Camino s'en explique nettement : « La cure de la tuberculose
n'existe pas à Biarritz. Cette déclaration lapidaire ferait tort à la
vérité, si on la prenait dans le sens strict des mots. Toute la côte

basque, de Bayonne à Bilbao, devrait être un vaste sanatorium à opposer au flot montant de la tuberculose infantile et du jeune âge. Elle s'y comporte merveilleusement. » La cure *des tuberculeux au début* est celle qui donne le moins de mal et les meilleurs résultats ; si la maladie est fébrile, la fièvre tombe ; si elle est apyrétique, elle reste telle (Verneau). Quant aux *tuberculoses à lésions ulcéreuses*, Camino, se basant sur les « cas nombreux » soumis à son observation, dit : « Ce sont les malades qui nous donnent le moins d'ennui. Soumis à la cure de repos, et sur leur chaise longue à l'aération continue, ils évoluent sans complications soit vers la cicatrisation plus ou moins lente, soit plus rarement vers la suppuration, c'est vraiment l'exception. Pas d'hémoptysie, pas de température plus élevée que chez les autres, à moins d'exercice ; engraissement au contraire exagéré, par le repos... Faut-il mentionner les infirmières des hôpitaux de Paris, qui ont arrêté la marche de leur tuberculose à Hendaye ? Le fait est trop connu aujourd'hui pour y insister. »

Pour les *tuberculoses rénales*, la tolérance du climat est absolue. « Je n'ai pas vu un seul cas qui ne soit parti extrèmement amélioré. L'hématurie disparaît toujours et l'albuminurie souvent (Camino).

Les *cardiaques* s'y trouvent merveilleusement. « L'expérience m'a prouvé que, sauf en cas de tachycardie et de palpitations, tous sont notablement améliorés par le séjour à la mer, pourvu que leur lésion soit exactement compensée. Beaucoup d'entre eux supportent les bains de mer et s'en trouvent bien » (Camino).

### III. — MÉDITERRANÉE.

« Le littoral français de la Méditerranée offre, de Toulon à Bordighera, l'étendue féerique de ses villes ensoleillées. » Si les écrivains, les poètes ont chanté la *Côte d'Azur*, son étude médicale, peut-on dire, est complète.

A. **Climat.** — Nul mieux que A. Martinet n'en a présenté la synthèse analytique. Elle vaut d'être citée intégralement. La Côte d'Azur « est une étroite bande de terre baignant au sud dans la Méditerranée, adossée au nord à des chaînes de collines et de montagnes qui la protègent plus ou moins bien contre les vents redoutables du nord-est et du nord-ouest. L'orientation générale, la distance plus ou moins grande de la mer, la disposition et la hauteur des montagnes voisines qui commandent la direction générale et la force des vents, établissent de grandes différences climatothérapiques entre les diverses stations qu'il faut individualiser avec soin.

« Toutefois il est un certain nombre de caractères climatériques prédominants qui confèrent à la Riviera, considérée dans son ensemble, des propriétés générales qu'il faut tout d'abord rappeler.

« Ces caractères climatiques communs sont :

« 1° *La douceur de l'hiver.* — La température moyenne de décembre à février est de 9° (Paris, 3°), de novembre à avril de 10°,5. On peut dire qu'il n'y gèle jamais ou que du moins la gelée n'y dure jamais toute une journée.

Presque en tous ses points, orangers, citronniers, mimosas, oliviers, figuiers, palmiers, eucalyptus, y poussent en pleine terre, ce qui atteste assez la douceur du climat.

« 2° *La sécheresse relative de l'air.* — L'humidité relativement faible, 65 à 70 p. 100, a fait dire de la Côte d'Azur qu'elle était le plus humide des climats secs, et le plus sec des climats humides. La prédominance des vents « terriens » du nord-ouest ou du nord-est joue certainement un rôle dans cette hygrométrie.

« 3° *Le petit nombre des jours de pluie.* — Ce n'est pas que la quantité de pluie ne soit considérable ; elle est comme quantité une fois et demie plus considérable qu'à Paris, mais elle est répartie en un petit nombre de jours, principalement en octobre-novembre et au printemps, en sorte que pendant les six mois d'hiver, de novembre à avril inclus, on peut compter sur une moyenne de plus de cent jours suffisamment beaux pour permettre le séjour en plein air au moins pendant plusieurs heures.

« 4° La *grandeur de l'insolation* en rapport avec l'orientation générale au midi, la sécheresse relative de l'air, la pureté de l'atmosphère, la réflexion de la lumière et de la chaleur sur la surface de la mer, sur les rocs granitiques ou calcaires qui constituent principalement le sol. Cette grandeur, cette intensité de l'insolation sont peut-être, avec la pureté de l'air et le haut degré thermométrique, les facteurs prédominants de la climatologie méditerranéenne.

« Sous le rapport de l'insolation, aucune région de France ou de l'Europe septentrionale et centrale ne peut supporter la comparaison avec la Riviera, ainsi qu'en témoignent les chiffres suivants :

*Durée de l'insolation en heures pour les six mois de novembre à avril (inclus).*

| | |
|---|---|
| Paris | 565 heures. |
| Montreux | 595 — |
| Davos | 700 — |
| Lugano | 866 — |
| Beaulieu (Cannes, Nice, Menton) | 981 — |

« 5° *L'incomparable beauté de la contrée*, la *richesse de la végétation*, le *luxe de la vie*, qui constituent des éléments psychiques stimulateurs non négligeables.

« Il faut aussi y ajouter les suivants, moins favorables :

« 1° *La grande différence entre la température au soleil et à l'ombre et la chute rapide de la température au coucher du soleil.* — Cette caractéristique climatérique rapproche à ce point de vue la Côte d'Azur des hautes altitudes et la différencie nettement des climats océaniens proprement dits. Les malades doivent être particulièrement informés de cette particularité et recevoir le conseil de rentrer à la maison avant le coucher du soleil — certains pouvant ressortir ensuite — et de ne passer du soleil à l'ombre qu'en se couvrant chaudement. La cape des Romains, le loden des Tyroliens, le pardessus des Parisiens, sont indispensables aux malades sur la Côte d'Azur. Ces variations thermométriques brusques et étendues constituent un des grands dangers de la Riviera.

« 2° *La fréquence et la violence des vents.* — Il y a toutefois de grandes différences à ce point de vue entre les différentes stations. Les vents dominants sont le vent du nord-est, froid et sec, le vent du nord-ouest (mistral), qui, en particulier au printemps, et surtout en mars, est parfois fort violent ; le vent du sud-est enfin, vent de mer qui amène la pluie. Les courants atmosphériques terrestres du nord (est et ouest) prédominants sur la côte méditerranéenne sont les éléments perturbateurs de ce climat méditerranéen, qu'on ne peut considérer de ce fait que comme un climat marin déformé, perturbé (origine continentale des vents, degré hygrométrique faible, etc.). Leur fréquence et leur violence vont en décroissant assez régulièrement de Marseille à Menton.

« 3° *L'abondance de la poussière*, qui, pour être presque exclusivement minérale, n'en est pas moins fort désagréable et très irritante pour les yeux, le larynx et la trachée en particulier. Elle est surtout provoquée par la friabilité et la sécheresse du sol (calcaire), la force des vents et (*the last but not the least*), l'intensité de la circulation automobile. Elle amènera à déconseiller formellement le séjour de la côte aux malades atteints d'affections oculaires, laryngées et trachéales. Il faudra de ce fait rechercher d'une façon générale les habitations tant soit peu éloignées des centres et des grandes routes.

« 4° Enfin l'*intensité même de la vie mondaine dans certaines stations*, l'*attirance possible du jeu* pour certains individus doivent faire déconseiller le séjour à bien des malades qui n'y trouveraient ni la quiétude physique, ni la détente morale désirées. »

Par bien des points, on le voit, et en particulier par l'amplitude de la variation diurne, par son degré de sécheresse, par le régime de ses vents, par l'absence de courants marins à température constante, le climat méditerranéen s'éloigne du *type climat marin*. C'est un climat chaud, mais non un climat marin dit E. Reclus. Cette formule que j'ai fait mienne reste en discussion ; toutefois G. Lyon, de son côté, considère aussi que le climat méditerranéen « possède plutôt les avantages d'un climat continental ». Au demeurant, « la sécheresse, la luminosité et la chaleur forment ses plus grands avantages. Ses inconvénients tiennent au mistral, aux poussières et à la radiation solaire » (Rénon), inconvénients évitables, qui ne sauraient entrer en comparaison avec les grands avantages de ce climat.

**Indications et contre-indications.** — Il faut diriger à la Riviera toutes les affections pour lesquelles l'action tonique, oxydante et modérément excitante d'un climat tempéré est indiquée au point de vue prophylactique et curatif. En particulier les maladies à nutrition ralentie, *diabète, goutte, obésité, rhumatisme, arthritisme,* certaines *cardiopathies,* le *mal de Bright.* Toutes se trouvent remarquablement bien de ce climat sec et chaud, de même que les *neurasthéniques* déprimés, à la condition expresse d'évoluer sur des sujets à *système nerveux* non excitable, non *insomnieux,* qui « demandent moins de vent, moins de soleil, plus de calme et plus de pluie » (Martinet). De même en ce qui concerne les *fatigués,* les *anémiés,* les *surmenés* ; les enfants *lymphatiques, scrofuleux,* toutes les *tuberculoses locales.*

Tuberculose pulmonaire. — La cure de la tuberculose aux rivages de la Méditerranée n'a cessé de jouir d'une réputation constante et méritée. C'est sur la Riviera que le traitement hygiénique de la phtisie a reçu sa première application. « Là le tuberculeux trouve, dans l'ensoleillement de sa résidence, aussi bien que dans l'air de la mer qu'il respire et dans le riant de la campagne qui l'entoure, sans excitations, sans fatigue et sans promiscuités, de quoi se réconforter et tromper son ennui » (Landouzy).

« Ces adjuvances thérapeutiques qu'apporte à la vie de sanatorium le climat hiverno-marin, toutes ces adjuvances agissant autant sur le physique que sur le moral de ses malades, le médecin trouvera à les graduer et à les nuancer dans toute une série de stations, qui ne se pressent nulle part aussi justement renommées que le long des contreforts des Alpes-Maritimes. De ces stations est justiciable toute la légion des scrofulo-tuberculeux, des dystrophiques mous et lymphatiques, souvent plus candidats qu'arrivés à la tuberculose, héritiers de parents, vieillards, déchus, syphilitiques, alcooliques, tuberculeux. Semblables, mais non identiques, ces stations s'étendent au milieu d'une végétation incomparable, en une suite de paliers verdoyants qui descendent à la mer bleue. »

« C'est là, de Hyères à Cannes, Beaulieu, Nice, Menton et Monaco, que le tuberculeux trouvera, dans une gamme complète, de quoi remplir l'infinie variété des indications thérapeutiques, de quoi réaliser dans son *home-sanatorium* une cure de repos idéale, sous un ciel lumineux, dans une température douce, en face de la Méditerranée, dont on ne se lasse jamais. C'est là, dans ce coin de France que connaissent les malades et les médecins du monde entier, que, déjà au xvii<sup>e</sup> siècle, Willis envoyait ses compatriotes pour lesquels il redoutait les épais brouillards de la Tamise. C'est là que James Henry Bennett, brisé au fort de l'âge par la tuberculose, abandonnant Londres, vint se réfugier ; c'est là, « en face de la mer, au milieu de ce qu'il y a de plus grandiose et de plus doux dans la nature », qu'il regagne la santé ; c'est là qu'il mourra octogénaire, après avoir, « alors qu'avec la santé l'activité de l'esprit et du corps s'était réveillée », dans un ouvrage classique, appris aux médecins des deux mondes toutes les ressources que le climat méditerranéen met au service des tuberculeux » (Landouzy).

Ces indications d'ensemble, Guiter les a serrées de plus près, tout comme les contre-indications. « Les indications, dit-il, s'étendent à un grand nombre de tuberculeux pulmonaires. Nombre de malades porteurs de lésions avancées, qui ne pourraient sans péril faire de la cure d'altitude, peuvent maintenir sur le littoral pendant de longues années leur santé ébranlée. Toutes les formes de la phtisie torpide s'améliorent aux stations de la Riviera : d'autre part, il serait injustifié d'en éloigner indistinctement les tuberculeux arthritiques, qui, sous réserve de précautions plus sagement observées, d'une hygiène alimentaire plus sévère, parfois d'un éloignement plus grand de la zone maritime, peuvent bénéficier d'un climat sec, accélérateur des échanges nutritifs et favorable aux diverses manifestations de leur diathèse. Nous considérons comme particulièrement justiciables de la cure libre de la Riviera :

« 1° La tuberculose des gens âgés ou ayant dépassé la première moitié de la vie ;

« 2° La tuberculose pulmonaire infantile ;

« 3° La tuberculose pulmonaire compliquée de manifestations locales, cutanées, ganglionnaires, articulaires, osseuses et de lésions génitales.

« Par contre, il ne faut rien espérer de ce climat pour les tuberculeux déjà cachectiques, à résistance vitale effondrée.

« Il faut l'interdire :

« 1° A la phtisie aiguë ;

« 2° A la phtisie à marche rapide ;

« 3° A la tuberculose évoluant par poussées phlegmasiques, à intervalles assez rapprochés ;

« 4° A la tuberculose avec éréthisme marqué, à poussées congestives et bronchitiques répétées chez certains arthritiques particulièrement impressionnables ;

« 5° A la tuberculose compliquée de manifestations diverses des neuro-arthritiques hyperexcitables, quoique la tolérance s'établisse parfois pour eux avec l'installation loin de la plage et en tenant compte de ce fait que, lorsque les manifestations névrotiques ont pour cause première le surmenage, les fatigues mondaines, la vie artificielle des grandes villes, la vie au grand air peut suffire pour rendre à ces malades le calme et l'équilibre perdus ;

« 6° A la phtisie laryngée à sa période ulcéreuse.

« Quant aux principaux signes de la tuberculose pulmonaire, ni la fièvre, ni l'hémoptysie ne constituent de contre-indications pour le séjour du littoral. Certains troubles biliaires et digestifs, presque toujours évitables, peuvent forcer un petit nombre de malades à abréger au printemps la durée de leur cure. »

Mais sur la Riviera, comme ailleurs, la question de technique ne perd rien de son importance capitale. Cela est tellement vrai que G. Lyon a pu dire : « Dans ces dernières années, le Midi a perdu de sa vogue et les stations d'altitude ont bénéficié de la clientèle qu'il a perdue. Cette disgràce momentanée tient uniquement aux conditions défectueuses dans lesquelles se faisait la cure, il y a peu d'années encore, et aux piètres résultats qui étaient le plus souvent la conséquence de ce traitement. Les malades ignoraient alors que la cure de repos doit être intimement associée à la cure d'air et que l'un est le complément indispensable de l'autre ; beaucoup continuaient à mener, à Nice ou à Cannes, l'existence mondaine qu'ils menaient dans leurs résidences habituelles. Rien d'étonnant à ce que, dans ces conditions, leur maladie continuât à évoluer, souvent à s'aggraver. » Mais la réaction s'est faite. Chuquet a sagement rappelé que le climat, même de la Méditerranée, ne sera utile que si le malade en fait un bon emploi et s'il suit les préceptes suggérés par une longue expérience. La pratique de la cure libre s'est, à son tour, installée sur la Côte d'Azur (Guiter), dont elle a restauré la vieille et légitime réputation. D'ailleurs, la technique en usage a, dans ces derniers temps, fait appel à une adjuvance pour laquelle cette côte est si merveilleusement douée : la *cure solaire* (Malgat,

Montenuis). Elle a donné entre leurs mains des résultats tels que nos confrères estiment « que l'insolation méthodique des malades nus en plein soleil, la tête abritée, quand elle sera mieux connue et plus souvent appliquée, deviendra le traitement rationnel et le plus efficace de la tuberculose pulmonaire ».

**B. Stations.** — Nombreuses et de réputation mondiale, nous serons brefs et ne pourrons répéter à leur endroit que les traits saillants de chacune d'elles, nous inspirant de tout ce qui a été écrit déjà.

*Hyères.* — La plus ancienne des stations hivernales de la Méditerranée, à 5 kilomètres de la mer, jouit d'un climat déjà bien différent de ceux de Marseille et de Toulon, comme l'atteste la variété et la vigueur des végétaux exotiques qui embellissent ses jardins. Bien exposée au Midi, avec un sol en grande partie schisteux et perméable, c'est une station sèche, sans humidité, au moins dans la partie haute, car la vallée est plus froide et plus humide.

La température équivaut à celle de Nice et Cannes (Chuquet). Moyenne annuelle, 15°,6; moyenne de la journée médicale (15 octobre à 15 avril), 14°,58.

La gelée, la neige, la grêle sont exceptionnelles. La moyenne hygrométrique varie de 55 à 60; hauteur d'eau annuelle, 650 millimètres. Abritée par la colline du château et le mont Fenouillet, Hyères reste insuffisamment protégée, car la barrière des monts des Maures est incomplète et « le mistral y souffle souvent, surtout au printemps » (Chuquet).

Son climat non excitant s'applique aux *tuberculeux pulmonaires* à tous les degrés, aux *catarrheux, emphysémateux, cardiaques, goutteux, arthritiques, tabétiques, névropathes, diabétiques, néphritiques, hémophiliques*, à tous ceux, en un mot, qui ont besoin d'un air doux, sec et calmant. C'est pour eux, en particulier, la station de choix. « Il y a malheureusement trop de poussières » (A. Martinet).

Là se trouve le sanatorium Alice-Fagniez. Il contient trente-neuf lits, pour jeunes filles atteintes de tuberculose pulmonaire bien confirmée, mais non encore entrées dans la période cavitaire (Vidal). Tel qu'il est actuellement, le sanatorium Alice-Fagniez a prouvé « depuis plus de sept ans que les *cures de latitude* valent autant, sinon mieux, que les *cures d'altitude* et qu'il est possible de guérir une forte proportion de tuberculoses pulmonaires, pourvu qu'on les soigne dès le début » (Vidal).

La *presqu'île de Giens*, sur laquelle s'élève l'hôpital Renée-Sabran (enfants scrofuleux), jouit d'un climat plus maritime, plus stimulant. Les tuberculeux pulmonaires à forme torpide, les lymphatiques peuvent y séjourner.

**Costebelle.** — Dépendance d'Hyères, à 2 ou 3 kilomètres de la mer, bâtie sur la partie sud-est du mont des Oiseaux. Les habitations, disséminées au milieu d'une forêt de pins séculaires, sont, de ce fait, parfaitement abritées des vents du nord et d'ouest. Indiquée pour les convalescents de maladies graves, les neurasthéniques et pour tous ceux qui ont besoin d'être stimulés, mais pour lesquels une excitation trop violente serait à redouter. On y

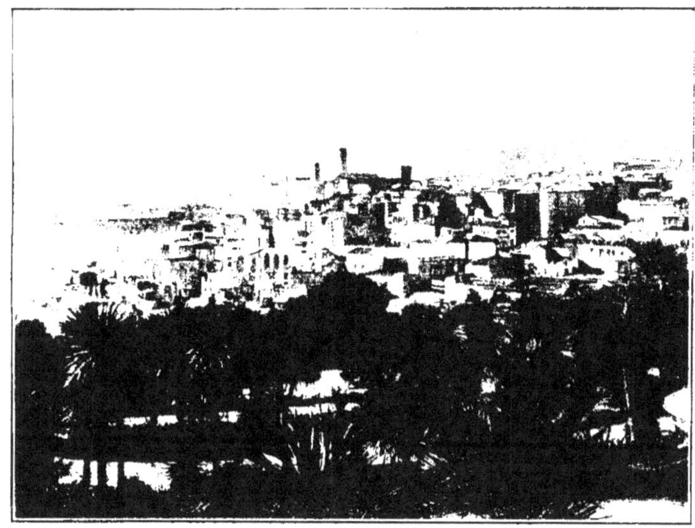

Fig. 151. — Vue générale d'Hyères.

trouve le sanatorium maritime de San-Salvadour (150 lits) pour enfants, et l'ancien *sanatorium du Mont-des-Oiseaux*, aujourd'hui transformé en hôtel.

**Saint-Raphaël.** — Autour de cette petite ville de pêcheurs, située dans la baie de Fréjus, au pied de l'Estérel, se sont élevés des hôtels et des villas permettant l'hivernage. Sa température est inférieure à celle des autres stations du littoral. Si l'Estérel protège la station contre les vents d'est, en revanche elle est sans abri contre le mistral ; il y parvient par la vallée de l'Argens et y souffle terriblement.

**Boulouris**, à quelques kilomètres à l'est, n'est guère plus abritée.

**Valescure**, au nord, se trouve plus protégée par une abondante végétation composée de conifères, de pins maritimes en particulier.

« C'est certainement la plus maniable des stations de ce groupe »
(A. Martinet). L'atmosphère balsamique, le calme, favorisent la cure.

Tout ce groupe convient, par ses nuances variées, aux *anémiques*,
aux *scrofuleux* et *lymphatiques*, aux *rhumatisants*, à la *goutte*, aux
*catarrhes*, « aux sujets nerveux et excitables qui ne supportent pas
bien le bord de la mer » (de
La Harpe). La présence du
mistral en doit éloigner la
tuberculose pulmonaire.

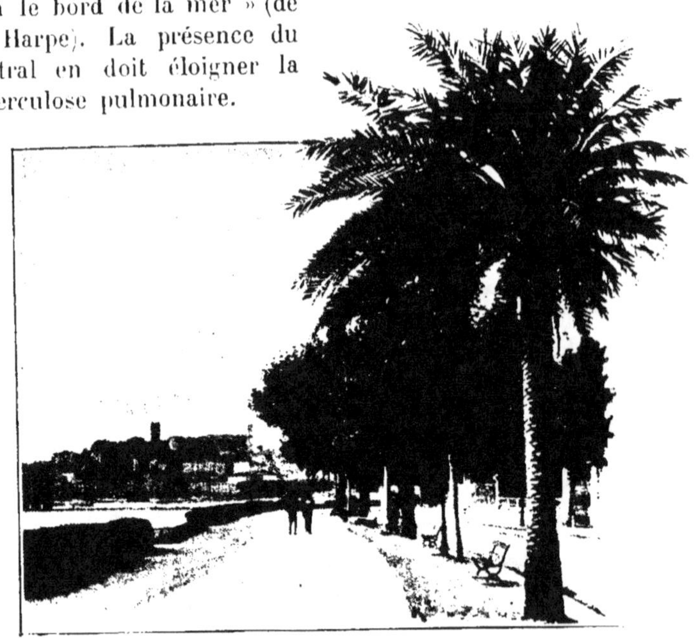

Fig. 152. — Vue générale de Cannes.

**Cannes.** — De vieille et légitime réputation médicale, Cannes
s'offre avec une gamme climatothérapique très étendue et très précise, grâce à la surface de son *territoire médical*. Car « les deux
golfes de la Napoule et du golfe Jouan constituent en réalité
un seul golfe, ~~immense~~ baie d'une vingtaine de kilomètres de
développement s'enfonçant dans les terres sur une profondeur
de 6 à 10 kilomètres ». Sur ce territoire se disposent : *Cannes,
le Cannet, Vallauris, Juan-les-Pins, Antibes, Théoule, Mande-
lieu-la-Napoule*. De l'orientation variable, de la plus ou moins
grande proximité de la mer, d'un rapport plus ou moins immédiat
avec la vallée de la Siagne découlent, pour ces stations, des adaptations climathérapiques différentes, susceptibles d'une gradation
dont on conçoit l'importance. Ainsi, dans la zone marine, le climat

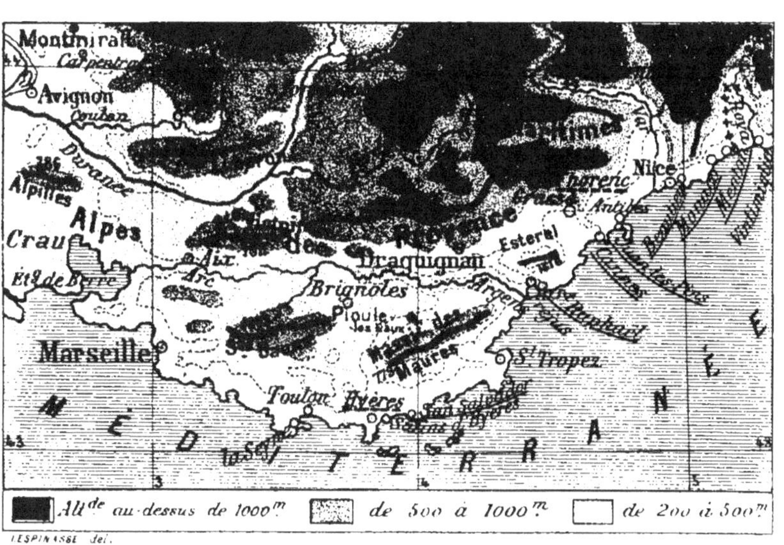


CARTE VIII. — Bains de mer et stations d'altitude de la Méditerranée.

est plus excitant, plus stimulant que le climat de l'intérieur (*Le Cannet*), plus doux, mais moins tonique.

Cannes a pour moyenne hivernale 9°,7. Il ne gèle jamais ou, du moins, jamais la gelée ne dure toute la journée. La moyenne hygrométrique serait inférieure à 70°. « Quelques brumes légères de temps en temps sur la mer, surtout au lever du soleil, quelques brumes et nuages sur les montagnes voisines, mais jamais de brouillard à Cannes même. » Son climat est relativement humide, malgré cela, parce que la ville repose sur un sol imperméable (Daremberg). La brise marine est assez régulière, mais Cannes est incomplètement protégée contre les vents nord-ouest; le mistral filtrant à travers la vallée de la Siagne y souffle assez fréquemment en février et mars (A. Martinet). Elle n'en offre pas moins, avec ses stations dépendantes, les plus grandes ressources climatothérapiques.

En tenant compte de la diversité des adaptations locales, selon que le malade est en zone marine ou forestière, Cannes s'adresse aux catarrhes du pharynx, du larynx, des bronches, aux *convalescents*, aux *anémiés*, aux *arthritiques*, aux *rhumatisants diabétiques*, etc.; de même qu'aux *tuberculoses pulmonaires* qui débutent, sans fièvre ni tendances hémoptysiques. Daremberg réclame pour Cannes les *phtisiques qui se congestionnent facilement*.

En revanche, le groupe Cannois ne convient guère à l'*asthme essentiel*, aux *éréthiques*, aux *excités*, ni aux *débiles* pendant la période de mistral.

*Nice.* — L'ancienne colonie grecque et romaine a fait place à une superbe ville de 100 000 habitants, qui a tous les inconvénients d'un grand centre (fêtes, plaisirs, etc.), mais dans « laquelle les malades sages et disciplinés peuvent trouver les meilleures conditions d'installation et de cure climatique ». S'il est vrai de dire que Nice est un immense caravansérail et non pas, à proprement parler, une station de cure (Martinet), il est toutefois certain que, si le malade se plie aux conditions du milieu, que si chaque cas particulier fait l'objet d'une étude précise de la part du médecin avec la collaboration intelligente et attentive du malade, on obtiendra le maximum des résultats possibles. En effet, Nice jouit d'un climat peut-être moins chaud et plus variable que celui de Cannes, mais de qualités incontestables : chaud, sec, grande pureté du ciel, forte insolation, absence de pluies. Nice est plus exposée aux vents que Cannes et Menton (Chuquet). Mais les quartiers de *Cimiez* et *Carabacel*, c'est-à-dire le vrai Nice médical, sont bien protégés des poussières et de la vie mondaine.

Crénothérapie. 37

Le climat de Nice produit « la suractivité des échanges nutritifs ».

« Généralement, sur les organismes jeunes et normaux, aux viscères intacts, le syndrome consiste dans une augmentation de l'appétit, une rapidité plus grande de la digestion, une facilité accrue des fonctions intestinales, une alacrité particulière, le tout aboutissant à une sensation de bien-être très agréable. Sur des organismes moins jeunes et moins élastiques, et dont le fonctionnement est déjà dévié du type normal, le syndrome subit des modifications dont

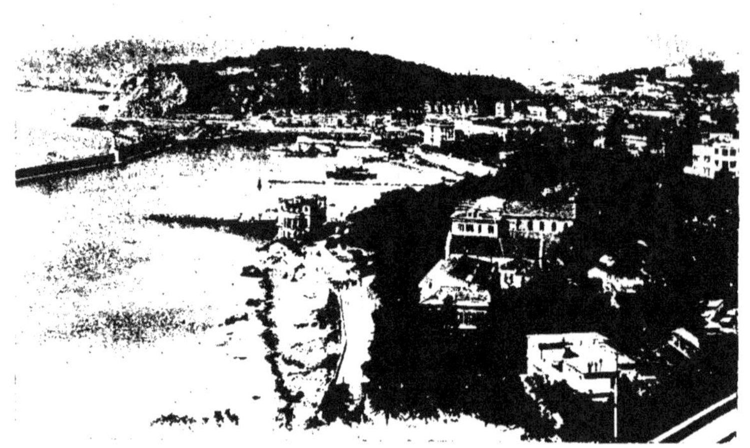

Fig. 153. — Vue générale de Nice.

le déterminisme logique tantôt apparaît et tantôt échappe. Quelquefois la suractivité devient moins agréable, elle touche à l'agitation ; le sommeil s'en ressent, l'hyperfonctionnement gastrique arrive à l'hyperchlorhydrie, des douleurs vagues, anciennes ou nouvelles apparaissent. »

**Indications.** — Ce climat excitant et sec convient aux malades *mous, lymphatiques*, qui ont besoin d'un stimulant : à la *scrofule*, à l'*anémie*, au *rhumatisme*, à la *goutte*, au *mal de Bright*, au *diabète*, à la *tuberculose pulmonaire débutante*, de forme lente et torpide, sans tendances hémoptysiques, à la *bronchite chronique catarrhale*, à la *mélancolie* (de La Harpe).

**Contre-indications.** — « Les contre-indications résultent de la personnalité du malade, non de l'entité morbide dont il porte l'étiquette générale. L'état de sa nutrition, la prépondérance de tels éléments de sa maladie, le fonctionnement satisfaisant ou défectueux

de tels de ses viscères, son état moral, son entourage sont autant de
facteurs qui détermineront cette résultante ultime : guérison, amé-

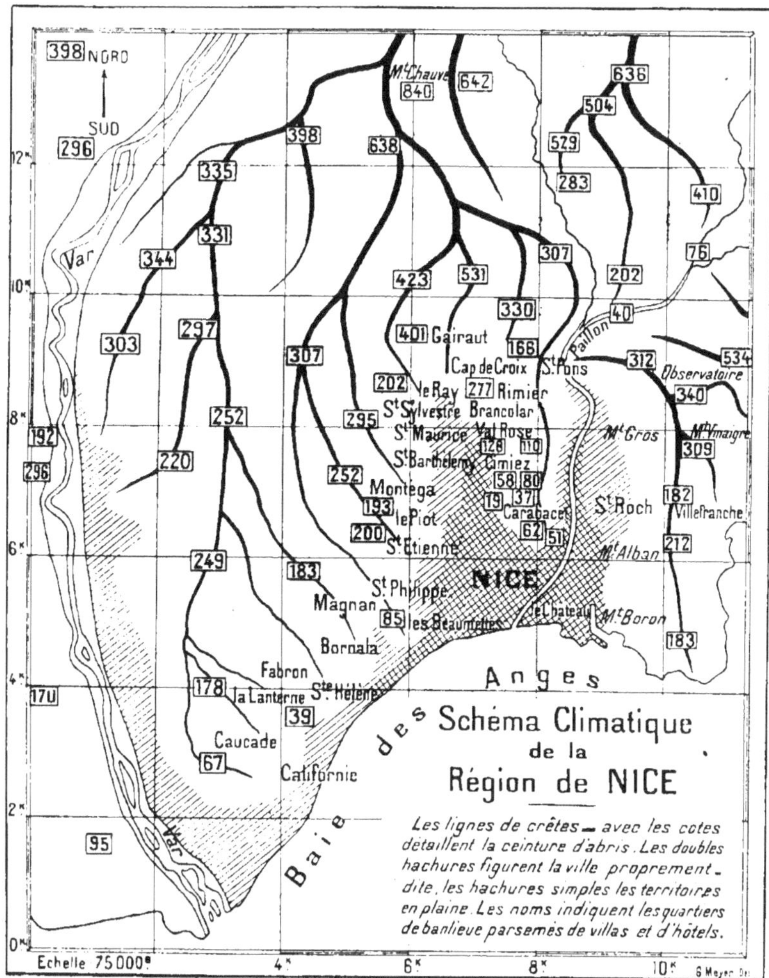



Fig. 154. — Schéma climatique de la région de Nice (dû à l'obligeance de M. Sardou).

lioration, état stationnaire, aggravation ; elle évolue elle-même avec
ces facteurs.

« Ce qui en gros contre-indique Nice, c'est l'hyperexcitabilité
habituelle ou facile, surajoutée à un état pathologique quelconque.
Elle s'y exalte facilement et devient une cause d'aggravation.

« Un état de consomption, de dénutrition rapide, permanente, tel que le relèvement de toutes les fonctions paraisse difficile ou impossible, contre-indique Nice. Ainsi les tuberculeux avancés, fébriles, fortement congestifs, à infections secondaires actives, sont dans ce cas; ainsi tous les congestifs à réactions trop faciles, quel que soit le système organique en jeu (en première ligne les muqueuses des premières voies, pharynx, larynx, trompes, et surtout l'aboutissant de toutes les excitations extérieures, le système nerveux). »

*Beaulieu.* — « A mi-chemin entre Nice et Monaco, Beaulieu n'est qu'une réunion de villas et d'hôtels somptueux enfouis dans la verdure au pied de montagnes à pic ne laissant qu'une étroite bordure entre elles et la mer. Du côté nord, protection absolue par les rochers de Saint-Michel, les monts Fourche et Paranaglia ; du côté ouest, les monts Gros, Saint-Alban et le Montboron suffisent à préserver cette station des vents d'ouest et des atteintes du mistral ; la protection est moins complète contre les vents d'est : la Barbiera et la Petite-Afrique, sur le versant des rochers Saint-Michel, sont les quartiers les meilleurs, réunissant les avantages d'une situation en espalier et d'une protection plus assurée contre les vents d'est de moyenne intensité. Le cap Ferrat, qui s'avance à 4 kilomètres en mer, présente une arête élevée de 100 mètres environ et, sur les deux versants, des promenades boisées peu poussiéreuses, à l'abri des vents régnants d'est et d'ouest. La température moyenne de Beaulieu serait de 11°; état hygrométrique stable, pas de brouillard, pas de condensation de vapeur d'eau sur le sol au coucher du soleil ; enfin aucun éloignement possible de la mer.

« Il en résulte que Beaulieu est une excellente station pour les *arthritiques*, les *albuminuriques*, les *diabétiques*, les *débiles* et les *convalescents*, les *tuberculeux apyrétiques*, mais ne convient nullement à la *tuberculose fébrile*, éréthique, à hémoptysies répétées, aux *nerveux excitables*, aux *congestifs* et *cardiaques* ayant besoin d'un climat sédatif. Beaulieu, étant de création récente, présente les conditions les plus modernes d'hygiène et de salubrité » (*Stat. hyd. min. clim. et mar. de France*).

*Monaco.* — « Peu d'endroits aussi beaux et aussi pittoresques que Monaco. Si la principauté jouit d'un des meilleurs climats du littoral grâce à sa protection contre les vents du nord et d'ouest par la Tête de Chien, le mont Agel et la Rossignolo, grâce à la rareté des jours de pluie et à la parfaite sérénité de son ciel ; si la ville est un modèle impeccable d'hygiène, mieux encore et plus qu'à Nice peut-on lui reprocher d'être un immense caravansérail cosmopolite, ville de rendez-vous et de plaisirs malsains. S'y soigner doit être

difficile, sinon impossible. « Si Monaco n'est pas devenu une station
d'hiver de premier ordre pour les malades, c'est à cause de la présence de la maison de jeu de Monte-Carlo » (de La Harpe).

**Menton.** — « A quelques centaines de mètres de la frontière italienne et la plus orientale des villes de la Riviera, Menton reste,
avec Cannes, une des stations réputées entre toutes pour la cure de
la phtisie. Des hauteurs sur lesquelles grimpe au flanc du rocher
la route d'Italie, Menton, le vieux Menton, avec son quai à arcades
multicolores, ses toits étagés en gradins, ses clochers italiens déta-
chant leur élégante silhouette sur le bleu du ciel, apparaît dominant

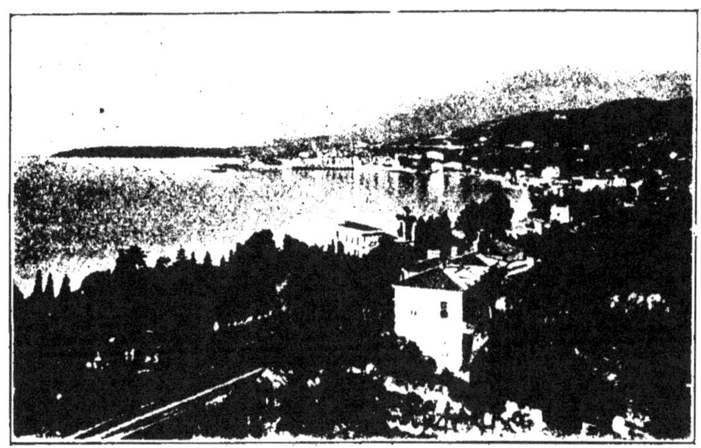

Fig. 155. — Vue générale de Menton.

sur un promontoire rocheux en saillie sur la mer, les nombreux
hôtels et villas de la ville nouvelle. Une chaine à peu près ininterrompue de hauteurs de 1 200 à 1 400 mètres, le Berceau avec les Roches
Rouges, le Grammont, le Rozet, le mont Agel, forment autour de
cette station un vaste hémicycle qui la défend contre les vents
du nord. A l'est et au-dessus de la baie de Garavan, s'étend
le quartier le plus chaud et le plus abrité de Menton ; il se compose
d'un quai en bordure de la mer et d'habitations suspendues au
flanc du coteau verdoyant et fleuri qui domine la baie. A l'ouest,
sur les rives du golfe de Menton, jusqu'à la pointe boisée du cap
Martin et sur les vallonnements des collines voisines, se développe
le quartier le plus considérable de la ville d'hiver, traversé du sud
au nord par les trois vallons du Carreï, de Borrigo et de Gorbio, ces
deux derniers bien fermés vers le nord et suffisamment sinueux
pour arrêter les courants d'air froids des vallées alpestres ; le vallon

de Gorbio, le plus éloigné du centre, s'élargit sur une vallée pittoresque particulièrement protégée contre les vents d'est et d'ouest, et c'est au flanc de cette vallée, dans une bonne exposition sud-ouest, que s'élève le sanatorium de Gorbio.

«Menton est parfaitement protégé contre les vents d'ouest, moins bien défendu contre les vents d'est par la pointe de la Mortala et de Bordighera. Sa température est supérieure de quelques dixièmes à celle des autres stations de la Méditerranée. Son sol est calcaire,

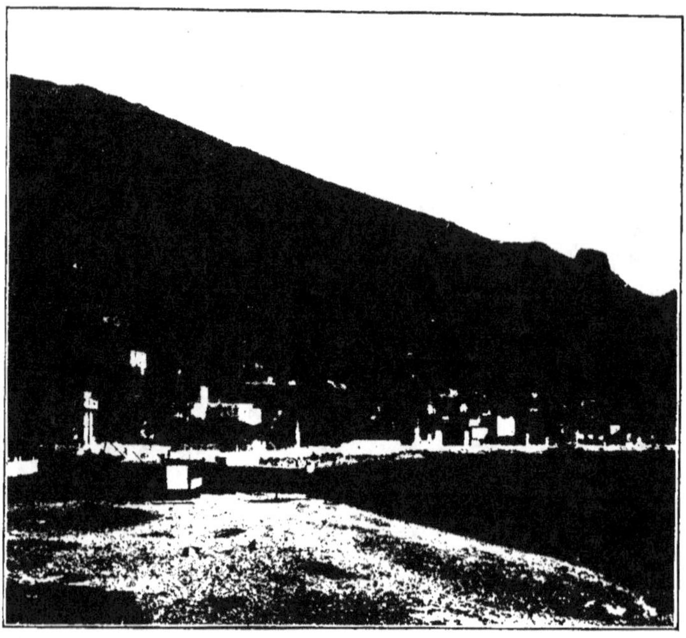

Fig. 156. — Garavan, près de Menton.

sec et des plus perméable. C'est la station la plus chaude et la plus sèche de la Riviera.

«Le climat tonique de Menton convient à la plupart des malades appelés à bénéficier du climat du littoral : c'est le climat de choix pour les *tuberculeux affaiblis*, à lésions profondes et gravement déprimés dans leur vitalité et leur énergie; les phtisiques qui se congestionnent aisément devront habiter de préférence dans les vallées, sur le bord des torrents, dans une humidité relative (Daremberg); les nerveux impressionnables devront s'éloigner le plus possible de la mer pour ne pas être incommodés par le bruit des vagues et les roulis de galets sur la plage. Menton n'étant qu'un vaste amphithéâtre en bordure de la mer conviendra assez mal aux tuberculoses à déterminations aiguës ou subaiguës et à évolution fébrile persistante » (*Stat. hydr. min. clim. et mar. de France*).

Le *cap Martin*, dépendance de Menton, est « couvert d'une forêt de pins maritimes et parasols, dans un véritable bouquet de myrtes, de lentisques, de mimosas, etc. Sa situation en dehors de la grande voie de la Corniche si tumultueuse et si poussiéreuse et au milieu des senteurs balsamiques des pins qui la protègent par ailleurs

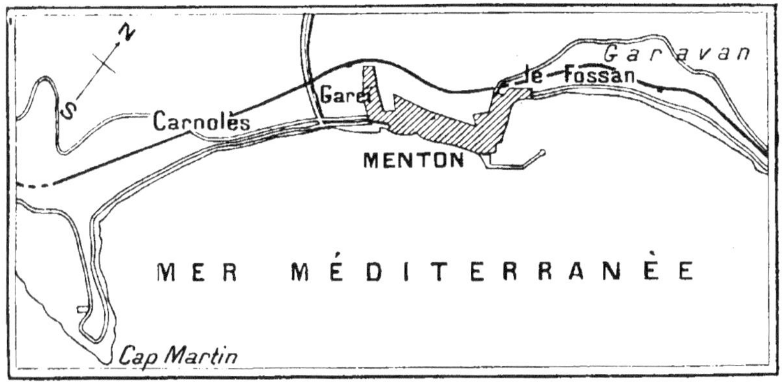


Fig. 157. — Schéma de la région de Menton.

contre la trop grande ardeur du soleil lui confère une réelle supériorité sur Monte-Carlo et même sur Menton pour les bacillaires et pour les nerveux. Malheureusement, il n'y existe qu'un hôtel d'ailleurs fort luxueux, quelques propriétés particulières, et le séjour n'y est guère possible que pour une clientèle assez restreinte et très riche » (A. Martinet).

## IV. — ALGÉRIE ET CORSE.

*Alger.* — Alger est posé d'une façon charmante sur une hauteur — le Sahel fleuri — au bord de la grande plaine de la Métidja, en face de la Méditerranée. « On est immédiatement frappé de l'éclat du soleil, de la transparence de l'air, de la gaîté, de la vie et des attraits nombreux d'Alger... La diversité des costumes, des races, du langage est infinie, éveillant l'intérêt, captivant même l'homme le plus triste ou le plus souffrant » (Lindsay).

D'une façon générale, la température est douce, spécialement le soir et la nuit. D'après Angot, elle serait : octobre, 15°,8 ; novembre, 12°,6 ; décembre, 12°,1 ; janvier, 12°,6 ; février, 13°,9. Ici, comme dans toutes les régions tropicales, la transition de la température diurne à celle de la nuit s'y fait avec brusquerie. Tous les éléments d'appréciation relative à la marche de la température ou de l'hygrométrie ne paraissent pas fixés avec une exactitude définitive. Pour Lindsay, le climat d'Alger est variable; d'après Daremberg, il n'y a pas de station hivernale où les changements de la température, de la pression barométrique et de l'état hygrométrique soient aussi fréquents et aussi brusques. Par contre, d'après Jaccoud, l'uniformité de température est très grande à Mustapha (quartier d'Alger); même opinion dans l'*Index. méd.*, etc. Hauteur annuelle des pluies :

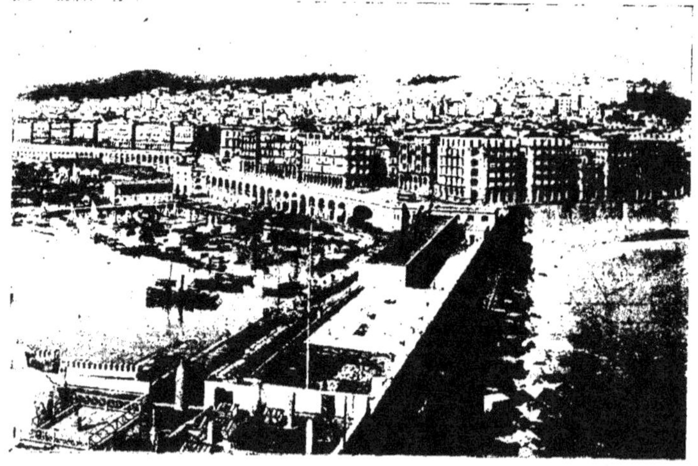

Fig. 158. — Vue générale d'Alger.

682$^{mm}$,2 ; nombre de jour pluvieux, 100. La pluie tombe par averses, courtes. Brouillard rare ; neige plus rare encore. Le vent de mer domine, surtout celui du nord-ouest, qui est moins froid et moins sec que sur les côtes de Provence, modifié qu'il est par son passage sur la mer. Le moins fréquent est le vend du sud, le sirocco, produisant une langueur et un affaiblissement pénibles. En résumé, Alger doit à son voisinage de la mer et à sa latitude un climat tempéré et constant, à son orientation et à ses abris une humidité moyenne et une protection efficace contre les vents froids d'hiver.

**Indications.** — *Bronchites chroniques, scrofule torpide, chlorose, anémie, asthme, mal de Bright.* Jaccoud recommande Alger dans la *phtisie pneumonique*, dans la *phtisie éréthique*, tandis que Lindsay préconise la station pour les *tuberculeux lymphatiques, mous, non* *excitables*. A la condition que l'éréthisme nerveux et circulatoire ne soit pas trop marqué, les tuberculeux au début, ou même en voie de ramollissement, ou bien encore les congestifs, les hémoptoïques s'améliorent ou guérissent.

**Ajaccio.** — Toutes les vertus climathérapiques de la Riviera, on les retrouve en Corse, qui possède un *climat insulaire*, c'est-à-dire marin par excellence. « C'est qu'en effet la baie d'Ajaccio n'a rien à envier à la Riviera. Égalité et douceur de climat, végétation tropicale, sol granitique impunément piétiné sans poussières, absence de moustiques, atmosphère chargée de senteurs aromatiques exhalées des

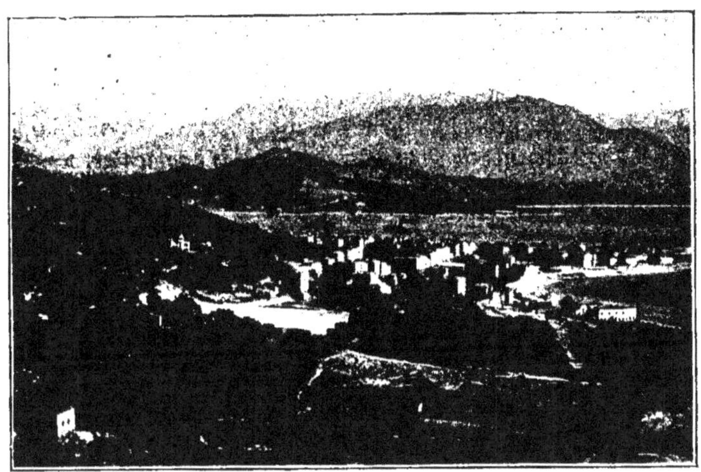

Fig. 159. — Vue générale d'Ajaccio.

bruyères, des cistes, des lentisques et des myrtes, abri contre les vents froids, exposition au sud-est : telle est la caractéristique d'Ajaccio, qui, le long d'une belle route en corniche qui s'étend de la ville aux îles Sanguinaires, donnerait place à une merveilleuse allée de *homes-sanatoriums*.

« Si dix-huit heures de mer ne la séparaient pas de la métropole, la Corse réaliserait le sanatorium idéal ; car, non contente d'offrir aux tuberculeux, à Ajaccio même, le type de la station hiverno-maritime, elle leur fournit encore toutes les ressources du climat alpestre. A quatre heures de la mer, s'échelonnent vers le centre de l'île, abordables en chemins de fer, des stations forestières (Vizzavona, 906 mètres ; Bocognano, etc.), dont les altitudes diverses permettent aux convalescents de faire, sans grands frais, surtout sans fatigues, toute une variante de cures estivales.

« Cette diversité de cures, faisables presque en l'unité de temps et de lieu, est inconnue aux tuberculeux de la Riviera, qui savent que, venus les jours difficiles d'avril et de mai, il leur faudra gagner les lointains parages de Montreux, ce que, trop souvent, ils font avec une brusquerie fort dommageable.

« Sans paradoxe, j'ai vu la Corse, combinant les avantages de la cure marine avec ceux de la cure d'altitude, offrir aux tuberculeux qui y fixent pour un très long séjour leur *home-sanatorium* toutes les adjuvances climatériques. » (Landouzy).

« Le climat d'Ajaccio, dit Hayem, tient le milieu entre celui d'Alger et celui des côtes de Provence. Il produit une action à la fois tonique et sédative et mériterait d'être mieux connu et plus exploité. » La clinique confirme pleinement toutes ces opinions. « Nombreuses déjà et probantes sont les observations de tuberculeux qui, arrivés à Ajaccio en pleine période fébrile, n'ont pas tardé à voir la *fièvre tomber, les crachements de sang cesser et le poids augmenter.* »

## CHAPITRE V

# CLIMAT D'ALTITUDE. — CURES D'ALTITUDE

## I. — CLIMAT D'ALTITUDE. — CARACTÈRES ET EFFETS GÉNÉRAUX.

Variable en ses caractères selon l'altitude et la latitude, le climat d'altitude échappe à toute définition. Prendre la flore comme indice des conditions météorologiques serait une erreur, car on trouve une végétation semblable, tantôt à 200, tantôt à 1 500, tantôt à 2 400 mètres. Si, comme A. Gaussel, nous nous en tenons « exclusivement à la climatologie française », les variations dépendantes des latitudes n'entreront pas en ligne de compte.

D'une façon générale, c'est à partir de 1 200 mètres environ que l'atmosphère se présente avec des caractères suffisamment tranchés pour que de leur ensemble naisse un climat particulier : *climat d'altitude.*

**A. Caractères généraux.** — Ils sont plus particulièrement sous la dépendance des éléments suivants :

1° *Pression barométrique.* — Le fait essentiel, d'où dérivent à peu près tous les caractères du climat de montagne, est la diminution de plus en plus grande de la pression atmosphérique dans les hautes altitudes. De tous les phénomènes météorologiques des régions élevées, c'est le plus régulier, « car c'est le seul qui ne dépende pas des conditions locales du relief. La diminution de la pression atmosphérique pour une élévation donnée ne dépend, en effet, que de l'altitude moyenne de la zone considérée et de la température de l'air » (A. de Martonne). La raréfaction de l'air et de l'oxygène en particulier (Voy. p. 524) est la conséquence directe des basses pressions. Nous avons vu (p. 523) la valeur comparative de la pression à diverses altitudes. En moyenne, cette pression marche comme suit (de La Harpe) :

| 500 mètres | 1000 mètres. | 1500 mètres. | 2000 mètres. |
|---|---|---|---|
| 714 mm. | 670 mm,5 | 629 mm,5 | 595 mm. |

A noter les variations barométriques de l'altitude moins brusques que celles de la plaine, ainsi que l'extraordinaire silence des hauteurs, conséquence de la grande densité de l'air ainsi devenu mauvais conducteur des ondes sonores.

2° **Température.** — L'abaissement de la température avec les altitudes croissantes est une des particularités les plus connues et les plus importantes. Lié à la raréfaction de l'air, dont la capacité calorique diminue avec la densité, cet abaissement peut, comme à Davos, donner une moyenne de 2°,6, une moyenne januarienne de — 7°, avec des nuits à — 20°. *En hiver*, par temps calme, sur les pentes exposées au soleil, la température est plus élevée que dans la plaine où s'accumulent les brouillards et l'humidité, et, fait qui étonne tout d'abord, les basses températures de la montagne se supportent facilement. Par 10° au-dessous de zéro, on reste assis au soleil, et, tandis que le sol est couvert de neige, on se promène en pardessus léger, à l'ombre d'un parasol. L'action directe des rayons solaires dans un air très sec et calme est le facteur de ce phénomène si étonnant (Lauth). « Le corps au chaud dans l'air froid et sec, voilà la caractéristique de la vie à la montagne » (Regnard). Mais la différence est grande entre la température au soleil ou à l'ombre, pouvant parfois se mesurer par un écart de 40° (H. Weber).

Bénéficiant pendant le jour de la chaleur que l'atmosphère raréfiée ne peut absorber, les pentes montagneuses sont réciproquement soumises la nuit à un refroidissement d'autant plus intense que l'air n'arrête pas le rayonnement. D'où sembleraient découler des variations thermiques brusques et profondes entre la nuit et le jour, se mesurant quotidiennement, pour Davos, par un écart de 16° et hebdomadairement de 20° (Martinet). Cette formule, considérée comme vraie jusqu'à ce jour, semble devoir perdre de sa valeur. Ainsi Lauth, qui observait à Leysin, écrit : la nuit « la température est à peine plus basse que dans la journée ; sa diminution se fait d'une façon insensible et n'atteint son maximum qu'aux heures matinales. Le contraste est peu marqué entre le jour et la nuit dans les beaux jours d'hiver à la montagne, et, la nuit, le thermomètre ne descend qu'à peu de degrés au-dessous de zéro ». Ce même auteur raconte s'être laissé entraîner à se promener dehors, dans la neige, au clair de lune, avec des malades jusque vers minuit. Regnard apporte la même affirmation : « Chose curieuse, dit-il, toute la soirée la température demeure assez haute, et les malades restent souvent dans les galeries de cure jusqu'à onze heures du soir, exposés à l'air, couchés sur leurs chaises longues, endormis quelquefois sous leurs couvertures. » Jaccoud avait parlé du

« peu de variations brusques » de cette température des altitudes que A. Gaussel qualifie d' « assez constante ». E. de Martonne déclare également qu'en montagne « toutes les oscillations thermiques sont anéanties ». Il en donne l'explication : « Absorbant moins de chaleur, l'air raréfié des hautes montagnes en perd moins pendant les périodes de refroidissement nocturne et hivernal. » Et cet auteur arrive à cette conclusion aussi neuve qu'importante : « Le climat de montagne ressemble par là, en apparence, au climat océanique. »

En résumé, on peut dire que, comparée à la plaine, l'altitude possède une température plus fraîche en été, plus chaude en hiver au soleil, mais plus froide à l'ombre, à variations moins brusques qu'on ne le supposait.

3° *Insolation*. — Cette supériorité des versants montagneux sur le fond des vallées ou des plaines s'explique en partie par l'insolation. Son importance augmente avec l'altitude, toute la chaleur non absorbée par l'air raréfié arrivant directement au sol, outre que la limpidité du ciel hivernal favorise encore cette insolation.

On sait l'intensité des rayons lumineux aux altitudes. L'extraordinaire luminosité des peintres norvégiens ou suisses équivaut à celle de certaines régions orientales. Des héliomètres, placés dans les stations d'hiver, permettent de recueillir, jour par jour, la quantité d'heures ensoleillées dont a joui la région. En janvier, le soleil plein peut luire trois ou quatre heures ; en février, quatre à cinq heures ; sept heures en mars. Je ne parle pas de l'été, où, dans les beaux temps, l'insolation est perpétuelle au point d'en être pénible (Regnard).

« Les radiations calorifiques sont également très intenses, puisqu'elles ne sont pas arrêtées par la vapeur d'eau, absente de l'atmosphère. »

« Les rayons chimiques sont également plus intenses en montagne qu'en plaine. Depuis qu'on fait partout de la photographie, il n'y a pas d'amateur qui n'ait remarqué que les temps de pose sont beaucoup plus courts aux altitudes que dans les vallées. »

Les corolles de fleurs y sont beaucoup plus colorées, et la coloration des étoffes rongée en quelques jours, parfois en quelques heures. De ces constatations est née la cure solaire, aujourd'hui en plein développement.

Pas plus à la montagne qu'à la plaine ou à la mer, le beau temps n'est perpétuel. Aux altitudes, il y a des séries de mauvais jours, où le brouillard couvre le sol, avec froid intense et humidité pénétrante.

4º *État hygrométrique*. — Le faible degré hygrométrique, c'est-à-dire la grande sécheresse de l'air, est un trait caractéristique de l'altitude. C'est une loi physique que celle de la diminution de l'*humidité absolue* à mesure que l'on s'élève. Ainsi à 2 000 mètres, bien que la pression ne soit encore réduite que d'un quart environ, il n'y a plus dans l'air que la moitié de la vapeur d'eau atmosphérique du niveau de la mer, à la pression normale de 760 millimètres (Ham). Quant à l'*humidité relative*, la majorité des auteurs conclut aujourd'hui à sa diminution. Steffen donne pour Davos-Platz, 75,2 ; Martinet, 79. La sécheresse des appartements est encore plus grande. En octobre 1875, à Davos-Dörfli, l'humidité relative moyenne était de 87 à l'air libre, par température de 2º,77; dans un appartement, elle était seulement de 57,6 par température de 12º,9 (Volland).

Cette absence d'humidité, jointe à l'absence de poussières, « donne à l'air une transparence qui trompe les débutants. Le but d'une promenade semble quelquefois si rapproché qu'on est persuadé qu'on l'atteindra en quelques minutes. Il faut une bonne heure pour y arriver » (Regnard). Elle explique la possibilité de sécher la viande à l'air libre, sans qu'elle se gâte, selon la coutume des montagnards du Valais et de l'Engadine, comme la momification sans putréfaction des cadavres à la Morgue du Saint-Bernard, où l'on recueille les restes de gens perdus l'hiver dans les neiges (Regnard).

L'humidité saisonnière marche inversement à celle de la plaine : en hiver, sécheresse ; en été, humidité plus ou moins grande. Mais l'air très sec de l'altitude subit des changements considérables et rapides, en été surtout, passant en peu d'heures d'un taux extrêmement faible à la saturation (de La Harpe).

On parle partout de l'absence des *brouillards* à l'altitude. « Il y a là une exagération manifeste » (Lauth). Communs en automne et au printemps, Lauth en distingue deux variétés. Les uns peu denses, mobiles, passagers, dépendent de circonstances locales ou accidentelles ; les autres, très denses, accompagnent inévitablement le mauvais temps. « Qu'il neige ou qu'il pleuve, on est, à la montagne, dans les nuages, qui ne sont autre chose que des brouillards ; or les mauvais temps ne sont pas toujours passagers » (Lauth).

En hiver il ne *pleut pas* aux altitudes, il *neige* (Regnard). La neige est le caractère objectif le plus saillant de la montagne en hiver (Lauth). Peu abondante en octobre, elle tombe en janvier et février, pendant des semaines, sans discontinuer, capable de former une couche de plus de 2 mètres de hauteur. Outre la beauté de ce spectacle, la neige, en couvrant le sol, exerce une heureuse influence, car elle supprime toutes les poussières, en même temps qu'elle réfléchit la lumière et la chaleur solaire.

Sa fonte survient en avril, non sans présenter quelques dangers, fort exagérés, au dire de La Harpe.

5° **Vents.** — Le vent est chose pénible en montagne : c'est malheureusement aussi chose fréquente (Regnard). Le choix d'une station bien abritée importe d'autant plus à l'altitude que, dans les montagnes, les vents ont une violence inconnue à la plaine ; ils s'engouffrent dans d'étroits défilés et se précipitent le long des pentes, dévastant les forêts sur leur passage (Lauth). « Mais le remède est facile, on le trouve sur place ; une haute muraille de rochers, une forêt épaisse, la montagne elle-même convenablement orientée arrêtent les tempêtes les plus violentes, les détournent de leur direction, laissent sur le versant opposé l'atmosphère dans un état de calme absolu » (Lauth). Aussi a-t-on pris soin de créer les stations hivernales dans les hautes vallées très abritées des vents qui soufflent fort, surtout l'été, car l'hiver la couche de neige du sol ne s'échauffe pas et, par conséquent, l'air ne se met pas en mouvement (de La Harpe).

Le Foehn, vent du sud brûlant et sec, est le plus redoutable dans les Alpes. Quand « il se met à souffler, il dure pendant deux ou trois jours sans arrêt ; il est d'une violence extrême, il tord les arbres, déracine les forêts ; c'est lui qui propage quelquefois la flamme d'un incendie au point que tout un village est brûlé. Il fond la neige d'un seul coup : il mange la neige ; en un jour, il en fait disparaître des couches de 0<sup>m</sup>,60. Très sec, il dissout rapidement l'humidité du sol et se charge de nuées qui tombent en masse dès qu'il a fini de souffler : le Foehn annonce donc la pluie. Autrefois on le considérait comme venant du Sahara. C'est en réalité un courant cyclonien qui escalade les Alpes par le Sud. En passant sur les sommets glacés, il abandonne son humidité, qu'il déverse sur les Alpes du Gothard, du mont Rose et du Bernardino sous forme de pluies torrentielles ; puis il s'échauffe en descendant sur le versant nord » (Regnard). C'est un vent de printemps et d'automne.

6° **Pureté de l'atmosphère.** — L'air des altitudes est remarquable par sa pureté ; l'absence de poussières organiques et microorganiques la caractérise. On connaît l'expérience retentissante de Pasteur, prouvant qu'il y avait bien moins de germes en montagne que dans la plaine et surtout qu'à Paris. « L'air des altitudes commence, dès 1 000 mètres, à ne contenir presque plus de germes, non seulement pathogènes, mais même quelconques. Dans les grandes hauteurs, à celles où sont précisément construites les stations climatériques, il est d'une pureté absolue, qui équivaut à une stérilisation faite au laboratoire » (Regnard). En réalité, il n'y a rien là de surprenant, la rareté des habitations humaines supprimant une des principales causes des poussières (Lauth). Mais même à peu de distance de ces habitations, « on trouve dans les prairies, dans la forêt, un air d'une pureté qui n'a de supérieure que celle de l'air de la haute mer » (de La Harpe). D'ailleurs, outre la faible densité de la population, outre l'absence d'industries capables d'expliquer la pureté atmosphérique des altitudes, elle est également due et à l'action bactéricide de la lumière, aujourd'hui bien démontrée, et à la couche de neige durable qui précipite et fixe toutes les poussières, tous les germes de l'air.

En somme, aux altitudes, les traits particuliers du *climat hivernal* — celui qui importe à la climathérapie — sont : température froide à l'ombre, mais élevée au soleil ; lumière intense ; insolation de longue durée ; air très sec ; brouillards rares ; pluies absentes ; vent peu fréquent ; grande pureté atmosphérique.

**B. Effets généraux.** — Pour s'accommoder à l'air raréfié des altitudes (p. 524), l'organisme s'impose un rôle actif, véritable effort par lequel il tend à se modifier lui-même. Cette *action active* se double d'une action éminemment *tonique*, qui « se manifeste dans les différents organes en rétablissant les conditions normales de leur fonctionnement et en les maintenant même en permanence dans un état de suractivité fonctionnelle » (Lauth).

1° *Respiration*. — La première impression ressentie à l'altitude est la facilité avec laquelle on respire ; elle est immédiate. Pour les raisons indiquées (p. 524), la respiration s'accélère, l'expansion inspiratoire du thorax s'accroît, l'expiration se complète ; d'où fonctionnement des zones *paresseuses* du poumon, plus particulièrement prédisposées à la tuberculose du fait de leur inaction habituelle. Les échanges respiratoires sont augmentés (Robin) parallèlement à la circulation aérienne ; la circulation liquide des poumons est plus *intense*, tout comme l'évaporation pulmonaire.

2° *Circulation*. — L'activité circulatoire, manifestation la plus évidente des effets de l'altitude, est telle que « la peau et les muqueuses reçoivent plus de sang ; le cœur se contracte avec plus d'énergie » (Lauth) ; le pouls devient plus fréquent. En outre, la constitution du sang se modifierait par la prolifération des globules rouges et le taux plus élevé de l'hémoglobine. La tension artérielle ne subirait pas de modification (Lyon).

3º **Nutrition**. — A l'altitude, les échanges organiques s'exagèrent. « De là une diminution de poids; les obèses, les diabétiques fondent à la montagne. Mais l'appétit augmente et permet de réparer en peu de temps les pertes qui s'observent régulièrement chez tous les malades au début de leur séjour à l'altitude » (Lauth). Le relèvement du poids ne tarde pas. L'appétence, la plus grande capacité digestive se traduisent encore par l' « absorption et la fixation d'une quantité plus considérable d'azote et de phosphore, l'augmentation du métabolisme des hydrates de carbone démontrée par l'accroissement de l'acide carbonique expiré » (Martinet). En corrélation de tous ces résultats, la force musculaire et l'aptitude à l'exercice se développent.

4º **Système nerveux**. — Il réagit de façon variable selon les personnes et selon le degré de l'altitude. Action *sédative* (Lauth) au cas d'altitude modérée, mais *excitante* à partir de 1 200 mètres, « surtout chez les sujets nerveux et impressionnables » (Martinet), alors troublés par de l'insomnie, des palpitations, des bouffées de chaleur, ou encore par de véritables crises de pleurs, sans cause apparente, chez les femmes nerveuses (Veraguth).

En résumé, effets généraux essentiellement toniques, ou même excitants, exigeant de l'organisme un *effort d'adaptation* capable d'aller jusqu'à la fatigue. Quant à l'excès de stimulation, habituellement transitoire, il s'apaise à la faveur de l'acclimatement plus nécessaire à la climathérapie d'altitude qu'à toute autre, et dont le médecin doit avec soin de poursuivre et surveiller la réalisation.

## II. — CURES D'ALTITUDE.
## INDICATIONS ET CONTRE-INDICATIONS GÉNÉRALES.

Elles peuvent, pour la plupart, se déduire des effets physiologiques. Elles sont régies, dominées par ce fait que, pour se produire, l'action tonique, souvent excitante de l'altitude, exige une participation énergique de tout l'organisme. S'il n'est pas capable de cet effort, ce coup de fouet ne fera que hâter l'effondrement général (Lauth). C'est pourquoi le climat d'altitude réclame des sujets *jeunes* et s'interdit aux *vieillards*, « ne leur donnant pas un jour de vie en plus et pouvant fort bien leur en enlever le solde d'un seul coup » (Regnard). C'est pourquoi encore il convient aux tempéraments plus ou moins mous, lymphatiques, et nullement aux tempéraments excitables, à systèmes nerveux et circulatoire trop sensibles, aux éréthiques en un mot.

1º **Prétuberculeux**. — Sont, au premier chef, justiciables de

Crénothérapie.                                                     38

l'altitude tous les enfants ou adolescents porteurs de cette diversité de manifestations englobées, aujourd'hui, dans le cadre de la prétuberculose. Ce sont : 1° les *anémiques*, en particulier ceux atteints de *chloro-anémie*, forme si souvent dépendante de la tuberculose (Grancher, M. Labbé, Guinon). Leur guérison, bien que lente, n'en est pas moins certaine. D'ailleurs toutes les anémies, y compris l'*anémie palustre*, guérissent à la montagne par le fait, disait-on, de l'hyperglobulie active qu'on attribue à l'altitude. Si les nouvelles idées sur cette prétendue hyperglobulie rendent cette explication discutable, les heureux effets de l'altitude dans tous ces états ne sont pas contestables. Les *anémiques scrofuleux* tirent également profit des hauteurs sans être pour eux le traitement d'élection. « A tort ou à raison, on préfère le littoral. Il est certain que le séjour sur la plage produit des effets bien certains auxquels il est peut-être prudent de se tenir » (Regnard, Weber); 2° les *prédisposés héréditaires* dont on connaît les stigmates classiques; 3° l'*adéno-pathie trachéo-bronchique* ou encore la *micropoliadénie généralisée*; 4° les *dyspepsies toxiques* qui marquent fréquemment le début de l'imprégnation bacillaire; 5° l'*albuminurie toxique* de Tessier (d'après Dumarest); 6° toutes les *séquelles pleuro-pulmonaires* dérivant soit des *fausses grippes*, diminutifs les plus atténués de la typho-bacillose (Guinon), soit de *pleurésies guéries*, de *pleurésies sèches*, ou encore de *congestions*, de *bronchites prolongées*, de *broncho-pneumonies durables*, de *spléno-pneumonies*.

Par contre sont rigoureusement contre-indiquées deux formes, aujourd'hui classiques, de la prétuberculose (Guinon) : 1° la *fièvre intermittente* ou *irrégulière*, survenant à des heures variables, l'après-midi ou le soir, à peine appréciable au thermomètre, mais caractérisée par une sensation de froid, par un malaise, par une irritabilité passagère; 2° les *palpitations* particulières aux adolescents de quinze à dix-neuf ans, associées à la *tachycardie* avec polypnée d'effort.

**2° Maladies des voies respiratoires.** — A. ***Tuberculose pulmonaire***. — Au tout premier rang des maladies justiciables de la cure d'altitude, se place la *tuberculose pulmonaire*, dont la guérison par la montagne fut le point de départ de la climatothérapie méthodique, telle que nous la concevons aujourd'hui. Pendant une assez longue période, l'altitude apparut comme le seul procédé phtisiothérapique, tant ses résultats allaient à l'encontre du fatalisme classique de la tuberculose. Si, pour expliquer ces succès, on s'est mépris en invoquant l'immunité des hautes contrées; si encore, par erreur, on a parlé de la spécificité du climat, qui n'existe pas plus ici qu'ailleurs ; si même la pratique rigoureuse de la cure hygiéno-diététique peut revendiquer une grande part de ces succès, du moins sont-ils incontestables, la cure de la tuberculose pulmonaire par l'altitude ayant fait ses preuves.

Quelles en sont les indications ? Pour beaucoup, ce climat « aurait toutes les qualités et certaines stations d'altitude réclament tous les tuberculeux, à l'exception toutefois des tuberculeux cachectiques que, personne ne se soucie de soigner. La formule me paraît un peu trop simple » (Renon). C'est aussi notre avis. Trop simple encore la formule de Lauth demandant de ne se préoccuper « ni de la forme de la maladie, ni du terrain sur lequel elle évolue, ni du degré des lésions, mais uniquement de l'état général, de la force de résistance du malade et de la diffusion des lésions ». Bien que, en effet, le point de savoir si l'organisme est en état de réagir, si le cœur, en particulier, est indemne, domine — nous ne saurions trop le répéter — toute la question des indications et des contre-indications de l'altitude dans la tuberculose pulmonaire, il reste acquis que les *formes torpides surtout* se trouvent bien de la montagne, tandis que les *formes éréthiques*, évoluant chez les sujets nerveux, ou compliquées de *tachycardie habituelle*, s'en trouvent mal (Grancher et Barbier, H. Gaussel, Lindsay, Lyon, Renon, Robin, H. Weber), « même si les malades ne sont atteints que d'un catarrhe des sommets » (Spengler).

Les hautes altitudes non seulement pallient, mais guérissent la *tuberculose pulmonaire chronique*, au début, à lésion circonscrite, à état simplement affaibli. Son diagnostic aujourd'hui précoce permettant d'utiliser la cure en temps opportun, les cas de guérison se multiplient et les améliorations ne se comptent plus. Quoique moins remarquables, les résultats aux périodes plus avancées légitiment l'altitude. Les *foyers caséeux*, à la condition de n'être pas très étendus, se modifient heureusement, se dessèchent, se résorbent en partie, tendent à la calcification, ou, au pis-aller, se ramollissent moins rapidement. La *période cavitaire* n'exclut pas la cure, pourvu que la perte de substance soit limitée et ne résulte pas d'un processus ulcératif à fièvre continue. La rétraction fibreuse graduelle, aboutissant à la cicatrisation définitive d'une caverne du sommet, n'est pas absolument rare chez des sujets de dix-neuf à trente ans, porteurs d'une tuberculose essentiellement torpide. L'existence de plusieurs grandes cavernes constitue une contre-indication.

Sont *contre-indiquées* les autres formes de la maladie, telles que la *tuberculose fébrile à marche continue*, la *tuberculose pneumonique caséeuse*, la *phtisie galopante*, sauf peut-être pendant leurs périodes de trêve. s'il s'en produit, quoique encore, à la suite des attaques de la maladie, le malade soit rarement en état de faire à l'altitude les frais de sa défense.

**Indications et contre-indications symptomatiques.** — 1° La tendance à la *congestion aiguë* et aux *hémoptysies* est, pour quelques auteurs, une contre-indication absolue du séjour en montagne (Grancher et Barbier, Renon, A. Gaussel, H. Barth, Jacquerod, etc.), mais non pour Lyon et pour H. Weber, celui-ci déclarant que « les hémorragies sont non seulement moins fréquentes, mais même beaucoup plus rares, dans les stations élevées ». Spengler, Lombard, Williams, Unger, Ruedi, Jally, Denison, Lindsay, tiennent le même langage. Dumarest, qui a fait une importante étude de la question, la résout comme suit. Les hémoptysies *actives*, dont la transsudation sanguine de la pneumonie est le type, liées à un molimen congestif avec mouvement fébrile et point de côté, sont influencées de façon néfaste par la montagne, son climat excitant pouvant provoquer et « surtout entretenir des fluxions et indirectement des hémorragies en déchaînant un déséquilibre vaso-moteur à point de départ cutané, chez les sujets peu résistants ou insuffisamment acclimatés ». Les hémoptysies *passives*, dépendant de l'extension pure et simple d'un processus ulcéreux qui a intéressé une paroi vasculaire, apanage des formes caséeuses, « se comportent à la montagne comme ailleurs et suivent le sort des lésions causales, sans se laisser influencer par le climat ». Entre ces deux types cliniques, Dumarest place la variété mixte commune, « qui relève à la fois de l'ulcération et de la fluxion », cette dernière jouant alors le rôle de cause occasionnelle, particulièrement efficace pour la répétition des accidents. En conclusion, dit-il, les hémoptysies peuvent donc être, dans certaines conditions bien déterminées, un obstacle à la cure d'altitude. On devra toujours avoir à l'esprit la suractivité de la circulation cardio-pulmonaire, caractéristique des hauteurs.

2° Comme pour la cure marine, l'indication ou la contre-indication née de la *fièvre* a été longuement discutée pour l'altitude. Pour si variés que soient les phénomènes fébriles liés à la tuberculose pulmonaire, il n'est pas impossible d'établir des catégories et d'en déduire la ligne de conduite. Abstraction faite des phtisiques avancés chez lesquels l'altitude, sans être absolument contraire, n'a aucun effet sur la température, nous pouvons dire que, sur 100 tuberculeux qui arrivent à la montagne, la moitié sont des fébricitants (Jacquerod). Or leur fièvre se comporte différemment selon sa causalité. S'il s'agit d'une *fièvre de suppuration*, pourvu qu'elle ne soit pas encore de la *fièvre métique*. « l'asepsie de l'air ne peut être que salutaire et, par le fait, elle se dissipe généralement assez aisément dans la première quinzaine qui suit l'établissement de la cure (Dumarest . A la montagne, comme à la mer, la fièvre de suppuration peut tomber sous la seule action de la pureté atmosphérique. Le balayage incessant des surfaces suppurantes par l'air exempt de germes, attiré jusqu'aux dernières alvéoles par une inspiration active, réalise une *antisepsie pulmonaire* efficace. D'autant mieux « que l'air sec des hauteurs enlève beaucoup d'eau à la surface des poumons et favorise ainsi la dessiccation » (H. Weber). L'action de la montagne est, dans ces cas, à ce point efficace que, Hugenin le déclare, « un malade avec du pus septique dans les poumons et de la fièvre qui en est la conséquence » doit aller à la montagne et ne doit pas aller ailleurs. La *fièvre de surmenage* se dissipe à la montagne, comme partout ailleurs, par la mise en jeu de la cure de repos. La *fièvre de tuberculisation* reste sous la dépendance de sa cause, disparaissant chez beaucoup, mais par action indirecte, par la restauration générale, tandis que chez d'autres elle se maintient ou s'exagère. Ces deux éventualités commandent de quitter l'altitude.

Au demeurant, la fièvre n'est pas une contre-indication à la cure de montagne, sauf « le cas où la *fièvre est permanente et correspond à une forme aiguë, à une marche rapide de la tuberculose*. Loin de ralentir le processus morbide, l'altitude ne peut que l'accélérer (Lauth).

3° Pour les *complications laryngées*, une distinction s'impose. Le climat de montagne améliorera un simple enrouement, un état catarrhal avec réaction, une laryngite simple, toux, légère tuméfaction des cordes vocales. La tuberculose laryngée, même avec altérations superficielles, s'aggrave, en partie à cause de sa sécheresse.

B. *Autres affections.* — Toutes les affections pulmonaires chroniques : bronchites chroniques avec sécrétion abondante, en particulier, sont justiciables de la cure d'altitude, l'expectoration s'atténuant tôt sous l'influence desséchante et aseptique de l'air. Mais cette cure est contre-indiquée quand le catarrhe bronchitique se complique d'*emphysème*, de *bronchectasie* ou d'*asthme*. Celui-ci toutefois se comporte bien à l'altitude « s'il est nerveux ou lié à un catarrhe bronchique chronique ».

3° **Cardiaques**. — En général, on peut dire que l'athérome artériel sénile ou présénile ainsi que les affections analogues constituent une contre-indication pour le séjour des grandes altitudes (H. Weber, H. Barth, etc.).

A la montagne, l'hématose des cardiaques se fait mal ; ils y

souffrent d'oppressions et sont souvent contraints de redescendre.
« Mais, s'ils patientent, ils peuvent parfaitement s'acclimater et, dans
mes nombreux séjours, j'en ai vu un très grand nombre, même
avec des lésions avancées. Si bien que, si un cardiaque avait absolument besoin d'aller vivre en montagne,... il faudrait lui conseiller
de rester quelques jours dans une station intermédiaire » (Regnard).
Mais, en principe, le vrai cardiaque doit éviter l'altitude, outre les
raisons liées aux conditions climatiques, parce que, « dans les
régions montagneuses, les routes, les sentiers sont rarement à plat
tout à fait : cela monte, cela descend toujours un peu. Alors la
moindre promenade amène l'essoufflement ; le malade se résout à
ne plus bouger » (Regnard). Donc décidément aucun profit, aucun
bénéfice à attendre de l'altitude. En réalité, rien d'absolu ; les
affections valvulaires ne constituent pas une contre-indication précise, si le muscle cardiaque est indemne et la compensation suffisante. On peut laisser une cardiopathie valvulaire bien compensée
essayer de l'altitude, mais l'interdire au cas d'affaiblissement du
pouvoir circulatoire, même sans lésion valvulaire véritable. D'où
contre-indication absolue dans la dégénérescence graisseuse du
cœur (Lindsay).

Quid des *faux cardiaques*, névropathes et hypocondriaques qui,
tourmentés par des palpitations, sont convaincus d'être atteints
d'une affection du cœur ? La montagne leur est indifférente. Le
médecin importe davantage. C'est affaire de suggestion.

4° **Nerveux**. — Les *neurasthéniques* trouvent dans l'altitude un
puissant agent de cure pour deux raisons. La première dépend
directement du climat qui restaure le sang, modifie activement la
nutrition ; la seconde, d'ordre accessoire et qui peut se trouver
ailleurs : éloignement des causes d'épuisement (vie mondaine, jeu,
femmes, surmenage intellectuel, etc.). Sous sa forme spinale, la
neurasthénie réclame le séjour à la montagne (Arnozan), comme la
neurasthénie sexuelle (Erb). Par contre, les bienfaits de l'altitude
pour les neurasthéniques sont contestés par Lyon à cause du froid
et par Lindsay à cause de l'action nettement stimulante du climat.

Mêmes indications favorables en ce qui concerne les hypocondriaques, les mélancoliques (Regnard, Erb) bien que, au dire de
Weber, le séjour en montagne augmente l'agitation des malades
atteints de troubles psychiques et agités. L'altitude aggrave l'état
*épileptique* (Weber, G. Perier, de La Harpe, Regnard, Martinet), tout
comme l'état *hystérique*. Erb cependant l'estime favorable à l'hystérie à caractère plus ou moins neurasthénique.

5° **Dermatopathes**. — Pas plus pour l'altitude que pour la mer, la climatothérapie n'est très documentée en ce qui concerne son action sur les dermatoses. Cependant Regnard parle de dermatoses, telles que l'eczéma sous toutes ses formes, améliorées et même quelquefois absolument guéries par l'altitude. Brocq, dans sa récente étude (Voy. p. 544) considère comme justiciables d'une cure d'altitude entre 800 et 1 200 mètres les *urticaires*, les *eczémas* des jeunes gens, des surmenés nerveux intoxiqués par le manque d'exercice ; les *prurigos diathésiques*, les *prurits purs*, les *névrodermites circonscrites*. « Mais il est évident que, lorsqu'on le peut, on doit combiner la climatothérapie avec l'action d'une eau minérale appropriée » (Brocq). A ce dernier point de vue, la France est riche en stations hydrominérales fort élevées (L'Abéourat, 1 993 mètres ; Lescun, 902 mètres ; Las Escaldas, 1 350 mètres ; Le Moudang, 1 560 mètres ; Barèges, 1 250 mètres ; La Preste, 1 100 mètres ; le Mont-Dore, 1 050 mètres ; Cauterets, 980 mètres ; La Bourboule, 846 mètres, avec son plateau de Charlanes à 1 100 mètres ; Luchon, 625 mètres ; Aix-les-Bains, avec son plateau du Revard à 1 545 mètres ; Saint-Gervais-les-Bains, avec sa station d'altitude, Saint-Gervais-Motivon, à 1 200 mètres).

## CHAPITRE VI

# STATIONS D'ALTITUDE

La France, si merveilleusement dotée par sa ceinture marine, ne l'est pas moins par les montagnes qui se dressent à ses frontières ou sur son territoire. Elle possède « tous les climats de montagne et tous les degrés d'altitude, depuis les chaudes collines des Alpes-Maritimes, où fleurissent les citronniers et les orangers, jusqu'aux pics désolés de la Savoie, où se trouve le plus haut sommet de l'Europe... Il n'y a pas de plus merveilleux pays pour la cure de hauteur que les Pyrénées françaises. La limite des neiges y est plus élevée que dans les Alpes, d'où possibilité de s'établir plus haut sans être incommodé par la présence immédiate des glaciers. Le Foehn n'y existe pas et les vents du midi y soufflent très rarement. La saison d'été s'y prolonge jusqu'en octobre ; le mois de septembre y est superbe et chaud ; la neige y est rarement précoce ; dans tous les cas elle ne dure pas » (Regnard).

Mais « Belle et Douce France », si en avance dans son armement climathérapique marin, reste très en retard en climathérapie d'altitude. Sa richesse sommeille. Il semble que « les villes d'eaux, jalouses de leur clientèle, de leur *saison*, craindraient d'en perdre un fragment, si léger fût-il. En réalité elles y gagneraient en peuplant leurs environs déserts, et elles n'y perdraient pas un seul client. Elles deviendraient un lieu de passage et forcément de séjour pour une foule de gens qui actuellement vont à l'étranger chercher ce qu'elles leur refusent » (Regnard). Dans nos montagnes, on pourrait établir, aussi bien en haute qu'en moyenne altitude, une redoutable concurrence à toutes les stations étrangères, et ce sans rien redouter de la comparaison.

Toutefois, depuis une dizaine d'années, le réveil se fait ; et, si nos ressources sont encore inférieures à celles que l'étranger offre à nos compatriotes, telles qu'elles sont on peut et doit les utiliser avec profit pour les malades. C'est un devoir de le dire hautement, comme de tourner vers notre pays l'attention des médecins et de la clientèle, encore trop fascinés par la climathérapie étrangère. De cette dernière, qui a fait ses preuves, nous ne médisons pas, mais nous voulons et pouvons commencer à lui opposer la nôtre.

## I. — STATIONS DE HAUTE ALTITUDE.

**A. Alpes.** — *Thorenc* (1 200 mètres d'altitude). — Pour n'avoir été utilisée jusqu'ici que comme station estivale, Thorenc présente un ensemble avantageux de conditions climatériques connues depuis les travaux de Esmonet, Mulen, Rumpelmayer. L'absence de brouillard, la sécheresse constante de l'air, le faible écart de la température diurne et nocturne, l'absence de perturbations atmosphériques, le grand nombre de beaux jours en sont les traits caractéristiques. La température moyenne de l'été atteint 16° environ, moins chaude qu'à Leysin, Davos, voisine de Saint-Moritz. La station serait imparfaitement protégée contre le mistral, mais bien contre les autres vents (Martinet). Daremberg en fait un grand éloge. « Après avoir passé trois étés à Thorenc, je puis dire que c'est là que les médecins devront diriger les tuberculeux auxquels une station d'été sèche est nécessaire. Le climat de la vallée de Thorenc est merveilleux pour les enfants dont la croissance est lente ou tardive, ou qui sont affaiblis par des maladies antérieures. J'ai pu constater la régénération remarquable de trois jeunes enfants issus de parents tuberculeux qui, après un séjour de six semaines à Thorenc, étaient complètement transformés. C'est là une indication précieuse, car on peut, en utilisant cette station d'altitude, sauver un grand nombre d'enfants voués à une tuberculose fatale, quand ils auraient atteint l'âge adulte. Ces petits êtres seront très heureux dans la vallée de Thorenc, parce qu'ils trouveront de bonnes routes plates, des bois en terrain plan et ne se fatigueront pas en grimpant toute la journée, comme ils sont obligés de le faire dans les stations d'altitude qui ne sont pas des vallées. »

Voisine de Cannes et de Grasse, la station de Thorenc offre aux hivernants du littoral méditerranéen un hôtel climatérique, véritable sanatorium de montagne installé dans les meilleures conditions et permettant à ces malades de fuir les chaleurs de la Côte en évitant les déplacements fatigants vers la Suisse et les régions du Nord.

Elle est contre-indiquée dans l'albuminurie, la tuberculose avancée ou à forme superpirétique, l'artériosclérose et les affections cardiaques mal compensées.

*Pralognan* (1 424 mètres d'altitude). — « Parmi les stations qui semblent vouloir se créer dans les Alpes françaises, il convient de signaler en première ligne Pralognan. Il y a quelques années, ce n'était encore qu'un assez misérable village où séjournaient, dans des auberges au-dessous du médiocre, les quelques alpinistes qui parcouraient les paysages peu connus et pourtant merveilleux de la chaîne de la Vanoise. Depuis quelque temps, une heureuse initiative a installé un gîte convenable dans ce merveilleux pays. Aussi les résidents de la montagne commencent-ils à le connaître et à s'y rendre... Pralognan est à 1 424 mètres au-dessus du niveau de la mer; c'est une excellente altitude moyenne; de plus sa situation, au fond d'une vallée entourée de toutes parts de hautes montagnes, fait que la température y est fraîche au moment des grandes chaleurs et que néanmoins les brouillards persistants y sont rares. Le vent n'y est pas fréquent non plus.

« Le village est, comme tous les villages savoyards, triste et peu propre, mais il est entouré de prairies où des sentiers sont tracés; les forêts de sapins ne sont pas éloignées, et il est possible d'y faire quelques promenades tout à fait à plat. Les glaciers de la Vanoise et de la Grande-Casse, qui sont à proximité, permettent aux personnes plus robustes de grandes excursions alpestres.

Pralognan est indiqué aux convalescents, aux nerveux, aux chloro-anémiques, aux vésaniques peu avancés. La facilité que trouveront les Français du Midi à s'y rendre le feront naturellement indiquer aux habitants du Lyonnais, du Dauphiné et de la Provence. Il n'est pas absolument contre-indiqué aux rhumatisants et aux cardiaques, non plus qu'aux personnes atteintes de bronchite chronique ou de bronchiectasie.

**Le Revard** (1545 mètres). — C'est un vaste plateau dont le sommet est presque horizontal ou tout au moins n'est que modérément vallonné. Son climat est excellent, l'air y est frais, bien que l'insolation y soit très forte et très prolongée. La planimétrie du terrain y permet l'exercice, même aux cardiaques et aux emphysémateux. Il y fait quelquefois du vent, mais l'éloignement considérable des glaciers est cause que ce vent n'est jamais très froid. On peut s'y plaindre quelquefois du brouillard comme dans toutes les sommités qui ne sont dominées par rien.

« Le Revard est la station d'altitude la plus proche de Paris. A ce titre elle serait très fréquentée si un effort était fait pour lui donner plus d'agrément. La proximité d'Aix devrait permettre d'y placer les personnes qui voudraient suivre le traitement sulfureux sans mener la déplorable existence que le développement des maisons de jeu a constituée dans cette station thermale. Le Revard est fréquenté par des Français presque uniquement, mais encore en très petit nombre.

« Le Revard est indiqué pour toutes les maladies qui relèvent de la cure d'altitude, même pour les affections pulmonaires, à l'exception de la tuberculose. On y dirigera particulièrement les personnes que l'on voudra faire profiter d'un lieu élevé, éloigné des

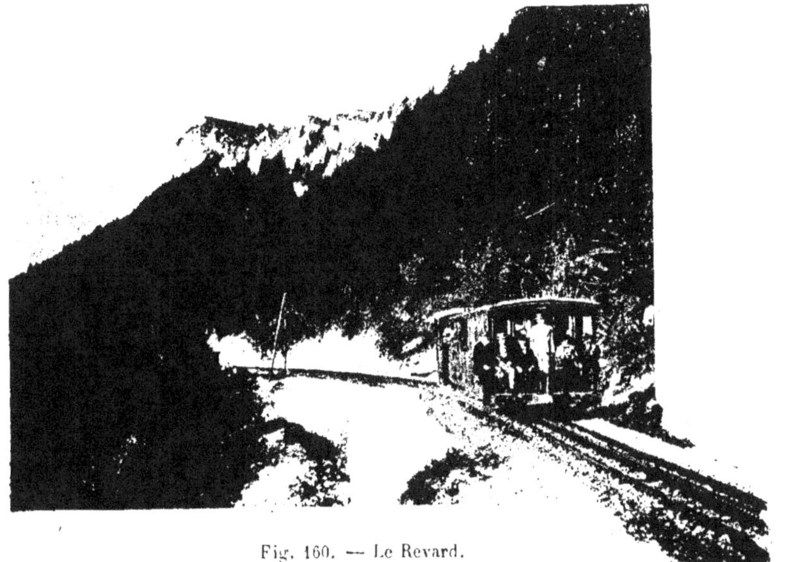

Fig. 160. — Le Revard.

glaciers et des causes de refroidissement subit qui résultent de leur proximité. »

***Chamonix*** (1 050 mètres). — Chamonix doit devenir « une des premières stations d'altitude du monde entier : cette localité réunit en effet presque toutes les qualités exigées. Elle est extrêmement proche de Genève, où arrivent les trains rapides ; elle est en France, ce qui est apprécié au moins pour des Français ; sans être très élevée et difficile à atteindre, elle jouit d'un climat absolument alpestre ; enfin le passage d'un très grand nombre de voyageurs en été y a développé les installations qui vont toujours en s'améliorant, et on y jouit d'un véritable confort.

« Le village même de Chamonix est à peu près au centre d'une longue vallée presque absolument horizontale, ou du moins les changements de niveau y sont à peine marqués. Cela permet des promenades à pied prolongées et surtout les promenades en voiture, qu'on ne retrouve guère que dans les stations de l'Engadine.

« De plus, le fond de la vallée est garni de prairies et même de forêts dans lesquelles il est possible de faire des courses sans monter ni descendre sensiblement.

« Le climat de Chamonix est doux; il y fait même un peu chaud en plein midi et en été, mais la grande facilité qu'on a de gagner rapidement les forêts de sapins tempère un peu cet inconvénient. Bien que l'altitude soit faible, le voisinage immédiat de très grands glaciers donne à la station un climat de haute montagne. On y est bien garanti des vents du nord par la chaîne des Aiguilles-Rouges et des vents du sud par la chaîne même du mont Blanc. En revanche, le vent d'ouest souffle quelquefois ainsi que le vent d'est. La neige, en été, ne tombe que sur les montagnes environnantes, jamais dans la vallée même.

« A quelques kilomètres de Chamonix, au village des Plans et à Argentière, on trouvera quelques pensions qui se recommandent aux malades, que les prix pourtant très raisonnables de Chamonix pourraient faire reculer.

« Chamonix répond à peu près à toutes les indications des stations moyennes. Il est à recommander aux nerveux, aux convalescents, aux anémiques, aux candidats à la tuberculose. On le choisira pour y envoyer les malades que l'on ne veut pas trop éloigner, qui redoutent un trajet long ou compliqué. Le séjour sera complété quelquefois par un séjour au Montanvert, station de grande altitude.

***Aubrac*** (1 460 mètres d'altitude). — Le plateau d'Aubrac, dont les altitudes varient de 1 200 à 1 500 mètres, long de 60 kilomètres, large d'une cinquantaine, occupe une partie des départements de l'Aveyron, de la Lozère et du Cantal. C'est au village d'Aubrac que « le Dr Saunal, avec ses propres ressources, ayant à lutter contre la malveillance des uns, le mauvais vouloir des autres », a établi un des premiers sanatoriums de France (Anglade). C'est dans les restes d'un ancien monastère que, pendant l'été de 1895, Saunal amena dix malades presque tous au troisième degré de la tuberculose pulmonaire, les seuls qui voulurent tenter cette dernière chance de salut. Tous s'en retournèrent améliorés. Aujourd'hui le sanatorium d'Aubrac, ouvert toute l'année, reçoit 50 malades. L'hiver présente la climatologie classique des hautes altitudes. L'été et le printemps sont les saisons des pluies et des brouillards. Mal défendu des vents d'est et d'ouest, Aubrac « est abrité des vents du nord par une première rangée de collines, les Régambals et les Moussons, en arrière desquelles sont situées, comme en avant-garde, les Truques (1 445 mètres), le Puy de Gudette (1 435 mètres). La caractéristique du climat d'Aubrac est sa sécheresse. Une forêt de 12 000 hectares (hêtres) avantage encore cette station.

***Mont Pilat*** (Loire). — Ce renflement septentrional des Cévennes, constitue un vaste plateau plus ou moins ondulé, étalé de l'est à l'ouest, sur une étendue de 15 kilomètres environ ; il porte sur ses flancs et dans ses vallons de vastes forêts de sapins et possède un climat d'altitude caractérisé. En 1898, on y a construit un hôtel climatérique, à 1 200 mètres d'altitude, offrant tous les dispositifs pour une cure prolongée et sérieuse.

**B. Massif central.** — *Mont-Dore* (1 050 mètres). — Le Mont-Dore, avec son parc des Capucins qui le surplombe de 250 mètres environ, est une station disposée pour la *cure de montagne* et la *cure hydrominérale* associées. C'est ici le lieu de rappeler les paroles du Pr Landouzy : « Sans compter que le traitement hydrominéral suivi par les malades en des manières de sanatoriums que sont les villes d'eaux, où doit régner l'asepsie, où doivent être disciplinés le régime alimentaire et le genre de vie des malades ; joint à l'action spéciale, sinon spécifique des eaux, non seulement l'influence d'une véritable cure hygiéno-diététique appropriée, mais encore l'influence qu'exerce l'altitude, à laquelle se trouvent placées la plupart de nos stations thermales. » Cette station mérite vraiment le nom de station d'altitude (Martinet) et s'adresse en ce cas aux maladies de l'appareil respiratoire à allures *congestives* ou spasmodiques, chez les sujets à constitution neuro-arthritique (les *goutteux*, les *rhumatisants*, les *herpétiques*, à manifestations alternatives) et chez *certains diabétiques* peu débilités, dont il combat efficacement les poussées congestives propices aux manifestations bacillaires, tout en diminuant la glycosurie.

**La Bourboule.** — Comme au Mont-Dore, on peut y pratiquer la cure d'air. Dans la première station, un funiculaire conduit en quelques instants sur le plateau de Charlanes, situé à 1 200 mètres d'altitude (Renon).

Les indications et contre-indications de ces deux stations en tant que stations climathérapiques relèvent de celles déjà indiquées pour l'altitude.

## II. — STATIONS D'ALTITUDES MOYENNES.

**A. Alpes.** — *Saint-Gervais.* — Surtout connue en tant que station thermale, Saint-Gervais se prête admirablement à la cure d'air. Aussi, malgré de nombreuses difficultés, est-on parvenu à créer « une station d'altitude réellement utile aux malades et pouvant lutter avantageusement avec celles qui existent depuis longtemps en Suisse » (Clément Petit). Les malades trouvent, en particulier, dans un établissement « La Bérangère » les soins, le régime, l'hydrothérapie, le confortable, et dans de nombreuses villas ou dans les hôtels.

de jour en jour plus en rapport avec les habitudes modernes, la facilité de faire tout à la fois une cure thermale, une cure d'air et d'altitude.

A 800 mètres d'altitude, Saint-Gervais jouit d'un climat remarquablement sec, et tel qu'on peut y faire un séjour de la fin d'avril à la fin d'octobre. « Ce qui fait, dit le P<sup>r</sup> Landouzy, que je regarde Saint-Gervais comme une *station de puériculture de première indication,* c'est que j'y soumets *intus* et *extra* les enfants à des manières de bains de mer et de montagne, les immergeant, pour ainsi parler,

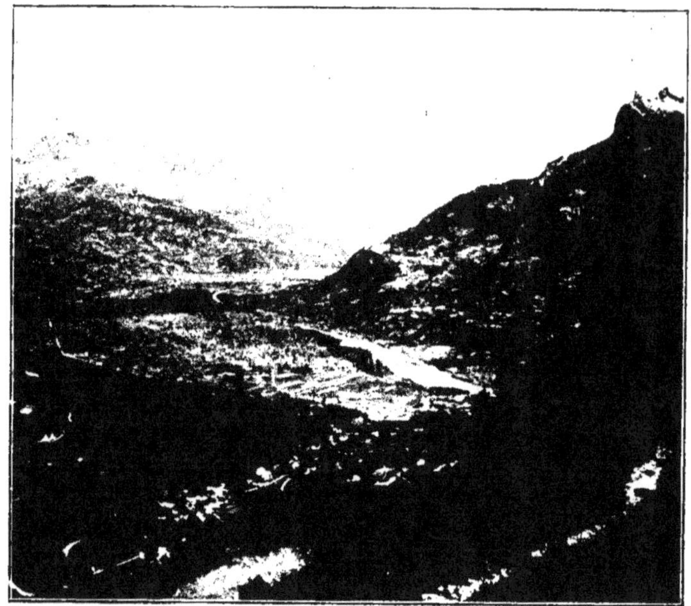

Fig. 161. — Vue générale de Saint-Gervais.

dans un bain intérieur de lymphe et de sérum que représente l'eau bue aux sources de Saint-Gervais et dans un bain extérieur de minéralisation sérieuse sans être provocante, irritante, excitante, comme le sont les bains d'eau de mer et les chlorurées fortes ; c'est que je fais vivre ces fils de neuro-arthritiques à 630 mètres d'altitude avec entraînement successif de cure de terrain, les montant à pied, en voiture de la vallée jusqu'au village, à 800 mètres d'altitude, où, par intermittence ou par séjour prolongé, ils font une cure d'air.

« C'est parce que les affections justiciables de Saint-Gervais sont autant des neuro-dermatoses que des dermatoses que je voudrais voir les *héritiers des neuro-arthritiques* venir plus souvent ici faire des *manœuvres annuelles de santé*, par des cures répétées, capables de si bien modifier leur constitution et leur tempérament. La thérapeutique pathogénique du *neuro-arthritisme* n'a vraiment qu'un temps, ses heures sont comptées. Il lui faut se hâter, si elle veut pouvoir agir sur l'humorisme et le dynamisme du malade, alors que celui-ci n'a conquis que les premiers et les plus minces grades de la maladie. C'est donc à l'arthritisme naissant de l'enfant qu'il faut s'attaquer si l'on ne veut pas le voir installé chez l'adulte, s'y développer en une ou plusieurs organopathies. »

Clément Petit y réclame les enfants *neuro-arthritiques*, les *adultes arthritiques*, les *neurasthéniques* avec ou sans manifestations cutanées; Bastian, les *coloniaux hépatiques* pour les cures thermale et climatique associées.

**Allevard.** — Altitude, 465 mètres, avec son climat tempéré de demi-altitude, sans vent ni humidité, à température moyenne estivale de 18°, où croissent la vigne, le maïs, les mûriers, les noyers, reste plus une station hydrominérale que climathérapique. Les chalets du Curtillard (1 000 mètres) permettent des cures d'air dont on ne tire pas encore tout le profit voulu.

**Uriage.** — 414 mètres d'altitude, dans une vallée entourée de bois et de montagnes, très ensoleillée, abritée des vents du nord, possède un climat tempéré, avec nuits fraîches pendant les mois les plus chauds. « La vallée alpine d'Uriage, avec son climat salubre le voisinage d'immenses forêts de châtaigniers et de sapins, des promenades d'altitudes variées, un air pur, représente une des plus remarquables stations oxygénantes permettant de faire en même temps la cure hydrominérale et la *cure d'air*, nécessaires toutes les deux aux malades affaiblis, aux anémiés, aux convalescents d'affections aiguës et aux débilités par toutes les variétés de surmenage. »

**Brides et Salins-Moutiers.** — Comme stations de même ordre, on pourrait encore parler de Brides et Salins-Moutiers, etc. : mais, comme le dit excellemment Martinet, ce sont « à proprement parler, ou bien des stations hydrominérales ouvertes seulement l'été et dans lesquelles la cure d'air n'est considérée que comme une adjuvante, ou des stations estivales convenables pour les touristes, mais non pour les malades. Et pourtant la Savoie, le Dauphiné ne le cèdent en rien comme ressources climatériques à la Suisse et au Tyrol; mais il faut constater, là comme ailleurs, un manque d'initiative, de cohésion, de groupement que l'on constate en bien d'autres branches de l'activité française ». On ne saurait mieux dire et faire aveu plus exact !

***Corbières***. — Entre Aix et le Revard, à 700 mètres d'altitude, se trouve l'établissement : *Solarium de Corbières*. Orientée au sud-sud-ouest, complètement abritée du nord et du nord-est, sans brouillards et sans brumes en toute saison, avec une température régulière, douce en hiver, rafraîchie en été par la brise de montagne, jouissant d'une forte moyenne d'ensoleillement, telle se présente la station. L'hôtel de Corbières (le Solarium) ne laisse rien à désirer au point de vue de l'hygiène, de l'installation des galeries de cure, de la désinfection (Regnard), bien qu'on n'y reçoive pas les maladies infectieuses : les tuberculoses pulmonaires, par exemple. On peut regretter cette restriction, privant notre pays des ressources climathérapiques réelles qu'offre cette station de montagne. S'y trouvent particulièrement bien tous les *affaiblis*, les *surmenés*, la plupart des *arthritiques*, *diabétiques*, *obèses*; les *amoindris* de la *respiration*.

B. **Massif Central**. — ***Durtol***. — C'est au cœur de l'Auvergne, dans ce village de Durtol, à 520 mètres d'altitude, jouissant d'un climat dont la sédation contraste avec la rudesse du climat régional, qu'en 1896 Sabourin créa le *Sanatorium* aujourd'hui universellement connu. C'est là qu'avec sa maîtrise incontestable notre distingué collègue obtient des résultats qui n'ont rien à envier à ceux des hautes altitudes étrangères.

La vallée de Durtol est limitée par des collines couvertes de pins, repose sur un sol de sable noir très poreux, sans aucun cours d'eau dans le voisinage, ignore les brouillards de la plaine. Bien abritée des vents, elle a un maximum d'insolation.

***Hauteville***. — Dans le Jura (département de l'Ain), à 850 mètres, cette station climatérique, adossée à la montagne, bien abritée des vents, possède un Sanatorium pour adultes des deux sexes atteints de *tuberculose pulmonaire*. Il est dirigé par Dumarest. La cure y donne d'excellents résultats.

D'autres stations encore pourraient être citées : ***Divonne*** (519 mètres), ***Gérardmer*** (671 mètres), ***Bussang*** (650 mètres), ***Royat*** (450 mètres), ***La Bourboule*** (850 mètres). Mais, comme nous l'avons dit à propos de stations similaires, elles sont surtout utilisées au point de vue hydrominéral. En tant que stations climathérapiques, il suffira de vouloir les utiliser pour réussir.

C. **Pyrénées**. — ***Prats-de-Mollo*** (745 mètres). — Située dans la haute vallée du Tech, rivière la plus méridionale de France (Pyrénées-Orientales), cette station nouvelle a été étudiée et vulgarisée par Henri Lamarque. Son climat se recommande d'abord par la pureté de son air, la limpidité de son ciel, sa douceur et son uniformité. L'hiver y est beau et sec. « La température de l'été n'étant jamais excessive permet le *séjour des malades toute l'année* ; déjà, du temps des rois d'Aragon, cette petite ville était un séjour d'été ; actuellement les habitants de la plaine y viennent chercher le repos et la fraîcheur » (Lamarque). Les automnes sont splendides. Les installations manquent encore. Quelques hôtels existent, dont un suffisamment confortable, exposé en plein midi, possédant des chambres aménagées de façon hygiénique en vue des malades.

**Le Vernet** (700 mètres d'altitude). — Adossé au flanc occidental du Canigou, il jouit d'une réputation déjà très ancienne de station climatérique, et a vu, grâce aux conditions exceptionnelles de son climat, se créer le premier sanatorium français pour *tuberculeux payants* : le *sanatorium du Canigou*, aujourd'hui fermé. La températature est de 5° en hiver, 10°,8 au printemps, 19° l'été, 12°,3 l'automne ; la moyenne hygrométrique de 59 ; la rareté de la pluie et des brouillards, la protection admirable contre les vents, due au massif du Canigou à l'est, aux monts de Cerdagne au nord ; la beauté du site, le calme et la limpidité de l'atmosphère forment une synthèse climatique capable d'expliquer et la valeur de la station et les résultats qu'elle donne. Indiquée pour tous les cas de *tuberculose pulmonaire chronique* du premier et du deuxième degré, elle ne convient ni aux *formes aiguës*, ni aux *localisations viscérales extrapulmonaires*.

**Barèges** (1 250 mètres d'altitude), **Cauterets** (930 mètres), **Bagnères-de-Bigorre** (556 mètres), **Saint-Sauveur** (750 mètres), **Eaux-Bonnes** (750 mètres), **Bagnères-de-Luchon** (629 mètres). — Ces stations offrent aux malades, outre le traitement hydrominéral, l'influence d'une altitude forte pour la première de ces stations, moyenne pour les autres. Ces stations d'été sont parfaitement utilisées et avec succès au point de vue purement climathérapique dans toutes les *affections des voies respiratoires* en particulier; dans la *chlorose*, l'*anémie*, la *faiblesse générale* et la *neurasthénie* (Betons).

**Argelès** (450 mètres). — Argelès jouit, en particulier, du 1er mai à fin novembre, d'un climat des plus favorable à la cure d'air, et dont les qualités ont été bien mises en relief par Ferrand, Noël, Raymond, Thermes, Fraikin et Grenier de Cardenal. « On a dit souvent qu'il fait très chaud à Argelès l'été. C'est là une erreur. Assurément, en juillet et août, le thermomètre monte assez haut pendant quelques heures (il ne dépasse 28° qu'à titre exceptionnel). Mais, le soir et le matin, l'atmosphère est délicieuse et fraîche, bien moins chaude

Crénothérapie.                                              39

que dans la plaine, moins froide que dans les altitudes plus élevées environnantes » (Fraikin et Grenier de Cardenal).

Station de printemps, d'été et d'automne où les Anglais forment une colonie à partir de fin février, bâtie sur un sol formé de moraines et d'alluvions, donc très perméable, Argelès jouit du climat dit « girondin », avec moins de pluies, modérément humide, sans vents violents, du type toni-sédatif.

Argelès est surtout indiqué dans les *maladies des voies respiratoires*, les *maladies générales de la nutrition*, les troubles de développement chez les enfants et les adolescents. Mais c'est surtout aux *nerveux* que la station semble s'adresser le plus par ses caractéristiques naturelles et artificielles. Car, en effet, l'action de la nature est secondée par le traitement que tous les nerveux (*hystérie*, *épilepsie*, *maladie des tics*, *neurasthénie*, *ataxie*, *hémiplégie*, *paralysie*, etc., intoxiqués par l'*alcool*, la *morphine*, le *plomb*, etc.) peuvent suivre à l'institut de thérapeutique physique dirigé par Fraikin et Grenier de Cardenal, où ils trouvent tous les perfectionnements modernes de l'électrothérapie, de l'hydrothérapie et de la mécanothérapie.


### III. — STATIONS DE FAIBLE ALTITUDE ET DE PLAINE.

Entre les stations d'altitude et les stations marines se place un groupe climatothérapique qui échappe à une étude d'ensemble. Les villes de faible altitude ou de plaine participent en plus ou en moins des caractères du climat de montagne ou du climat marin, selon leur position géographique, leur orientation, selon les montagnes, les cours d'eau, les forêts qui les avoisinent. C'est surtout pour elles que l'*étude du climat local* se justifie. Aussi entrerons-nous dans quelques détails pour celles dont nous parlerons, nous restreignant aux plus importantes.

*Pau.* — La ville s'étend sur un plateau de 205 mètres d'altitude, coupé presque à pic au midi, où sa crête surplombe de 36 mètres environ la vallée du Gave. Sur cette crête se déroule le magnifique boulevard des Pyrénées, terminé à l'est par le parc Beaumont et le Palmarium, à l'ouest par le château d'Henri IV. Une suite ininterrompue de promenades et de terrasses relie ainsi, sur un parcours de près de 3 kilomètres, les deux points extrêmes, sans perdre de vue un seul instant le panorama de la chaîne des Pyrénées, « la plus belle vue de terre », disait Lamartine. Cette station de vieille et légitime réputation possède un climat dont l'étude poursuivie par de nombreux auteurs est mise au point par les récents travaux météorologiques de H. Meunier. Ses principaux traits sont : 1° *Calme de l'atmosphère et absence de vents violents*, c'est là son caractère, « le plus saillant peut-être, le plus remarquable à coup sûr » (Goudard). Les vents sont si rares, de si courte durée et si peu accentués qu'il est souvent difficile d'indiquer le point d'où ils soufflent. A cette absence de vents, Pau doit son action essentiellement sédative. — 2º *Douceur de la température.* Pendant la journée médicale, la température moyenne hivernale oscille entre 7º,21 (Ottley), 8º,03 (H. Meunier), 8º,66 (Goudard, Crouzet). Le froid, rare, de courte durée, est encore atténué par le calme de l'atmosphère. L'automne et le printemps sont les deux meilleures saisons. — 3º *Pluies fréquentes, mais*

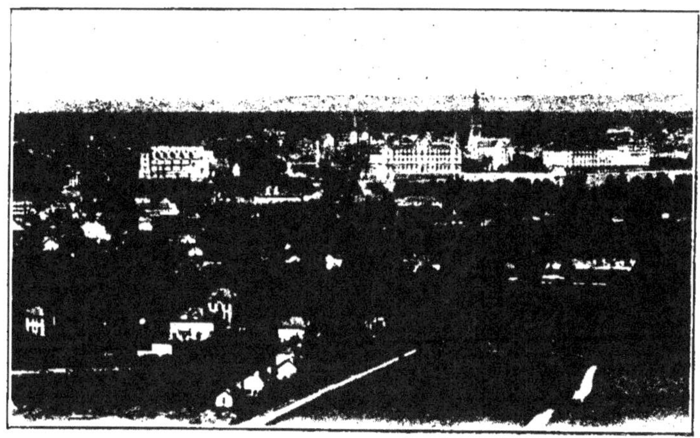

Fig. 162. — Vue générale de Pau.

*absence presque complète d'humidité libre dans l'atmosphère.* La moyenne annuelle des jours pluvieux s'élève de 140 à 163 selon les auteurs ; la hauteur moyenne de 1ᵐ,179 à 1ᵐ,186. Malgré l'abondance des chutes d'eaux, le sol déclive et poreux sèche vite. — 4º *Luminosité moyenne avec alternatives de journées magnifiquement ensoleillées et de temps couverts.* Pour une année entière, Duboué relève 212 journées plus ou moins ensoleillées. Henri Meunier, sur quatre années d'observations, trouve une moyenne de 281 journées ensoleillées, en comptant comme telles seulement les journées ayant de une à quinze heures de soleil (d'après Goudard). Néanmoins, en hiver, le ciel de Pau est fréquemment couvert, la nébulosité marquée, inconvénient amplement racheté par la stabilité thermique qui en découle.

Tous ces éléments climatiques font de Pau une station essentiellement sédative, à telles enseignes qu'on a pu comparer l'action du climat à celle du bromure (Valéry Meunier). La netteté de la formule climatologique, la netteté de la formule climato-physiologique de cette station, donnent à la formule climathérapique une rare précision.

Pau convient à tous les *nerveux*, les *éréthiques*, les *excitables*. Nulle part ailleurs ne se trouvent mieux les *hystériques*, les *choréiques*, les *épileptiques*. Les *neurasthéniques*, les *surmenés* s'y améliorent ou s'y guérissent, qu'il s'agisse de surmenage intellectuel ou physique. Il n'est pas jusqu'aux *crises douloureuses tabétiques* qui ne soient calmées par l'influence sédative du climat.

Avec les nerveux et, au même titre qu'eux, ce sont les *tuberculeux* qui bénéficient le plus à Pau. « A part les modalités vraiment torpides dans lesquelles l'activité fonctionnelle a besoin d'être constamment stimulée, toutes les variétés de tuberculose du poumon se trouvent bien du climat de Pau. En première ligne, il faut citer la tuberculose à forme éréthique », à réactions violentes avec poussées congestives, fièvre et hémoptysies, à marche rapide, et d'une manière générale toutes les formes de la maladie qui s'accompagnent d'une vitalité exagérée ou de menaces de complications pleuro-pulmonaires (Goudard).

Les contre-indications s'adressent aux *tuberculoses torpides*, aux *affections cardiaques* avec menaces d'asystolie, à l'*arthritisme goutteux*, aux *rhumatismes apyrétiques*, à tous les malades qui ont besoin d'un air vif et stimulant pour activer leurs échanges nutritifs.

Les aménagements sont des plus complets. Tout le long du boulevard des Pyrénées, se groupent de grands hôtels et de belles villas. Autour de la ville, de très confortables installations s'offrent pour la cure. Tel en particulier le sanatorium de *Trespoëy*, ouvert d'octobre à mai, sous la direction de Crouzet.

***Cambo.*** — Cambo est une station sanitaire, située dans cet admirable département des Basses-Pyrénées où la douceur du climat et la beauté du paysage attirent chaque année un si grand nombre de voyageurs et de malades. Ce n'est ni une ville ni un village ; c'est un parc dans les grandes proportions que la nature seule peut donner à ses œuvres (d'Elcourt).

La température uniforme, en été comme en hiver, est, d'après Juanchuto : hiver, 7°,9 ; printemps, 12°,3 ; été, 20°,3 ; automne, 14°,4. Les pluies relativement fréquentes ne sont pas continues. Les journées entièrement pluvieuses sont l'exception. A peine en compte-t-on huit ou dix par an. Grâce à l'écoulement rapide des eaux pluviales, la dessiccation des routes est, pour ainsi dire, immédiate, ce qui permet aux malades la promenade quotidienne en toute saison. C'est dire que les inconvénients de la pluie y sont réduits au minimum. C'est encore à la rapide disparition des eaux pluviales qu'est due l'absence de brouillards. Le climat de Cambo, parfait pour les *gens nerveux*, pour tous ceux qui redoutent le bord de la mer, pour les *lymphatiques*, les *dyspeptiques*, les *rhumatisants*, les *affaiblis*, l'est aussi pour les *tuberculeux*, en particulier en avril et mai, en septembre et octobre. Les tuberculeux pourront quelquefois prolonger leur séjour pendant tout l'hiver. Ajoutons que les *convalescents*, les *chlorotiques*, les *asthmatiques* et *emphysémateux* se trouvent en général bien de ce climat, où ils peuvent en même temps bénéficier d'un traitement hydrominéral approprié.

Près de la station, signalons le sanatorium de *Beaulieu*, ouvert toute l'année, fondé par le D' Hamant.

**Amélie-les-Bains** (276 mètres d'altitude). — Station d'hiver à réputation méritée. Placée dans une vallée très ensoleillée, la station jouit d'un climat doux, à moyenne hivernale de 7 à 8° (Labat) ; incomplètement soustraite aux vents de nord-ouest ; souvent soumise au printemps à des pluies abondantes (Daremberg). A raison de sa faible altitude, le climat sédatif et doux s'utilisera surtout en automne (de la Harpe), pour le traitement de la *phtisie pulmonaire*, la *laryngite chronique*, le *catarrhe des voies respiratoires*, l'*asthme* et l'*emphysème*.

**Grasse** (300 mètres d'altitude). — Distante du littoral de 20 kilomètres, elle est plus une station continentale que marine, à température moins élevée que celle des autres stations du littoral : 3° environ (Chuquet), « l'action régulatrice de la mer s'y faisant moins sentir ». Bâtie sur des pentes au pied des montagnes qui forment un hémicycle autour d'elle, Grasse, la ville des fleurs, se trouve abritée des vents nord-est et nord-ouest, mais ouverte aux brises du sud et du sud-est, qui amènent la pluie en hiver, peu fréquente et abondante. Ciel pur, brouillard rare, neige tous les deux ou trois ans, en février, en mars, pendant une demi-journée ou une journée (de la Harpe).

L'éloignement de la mer fait apprécier cette station des *malades nerveux et excitables* qui ne supportent point le séjour de la côte. On y enverra de préférence les *convalescents*, les *anémiques*, les *neurasthéniques*, tous ceux auxquels convient parfaitement ce climat sain, tonique par son altitude, calmant par sa moyenne humidité. Les *asthmatiques* vrais se trouvent bien d'un séjour à Grasse ; les *emphysémateux bronchitiques* devront y redouter les changements de température, les *cardiaques* les montées et descentes inséparables de la plupart des promenades au voisinage de cette station. Quant aux *tuberculeux*, ils devront aussi éviter la fatigue des rues montueuses ou des pentes rapides de la petite ville, et Grasse ne convient guère qu'à la *première période de la tuberculose* avec état local et général encore satisfaisant. Au printemps, quand déjà la température

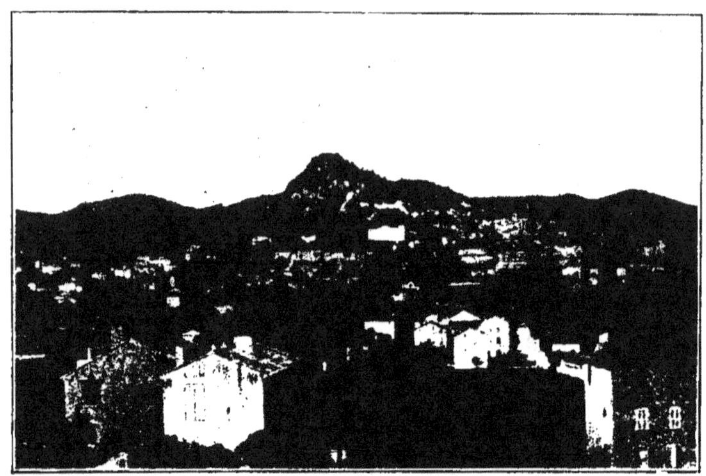

Fig. 163. — Vue générale de Grasse.

est assez élevée sur le littoral pour déprimer certains organismes, la température de Grasse semble privilégiée.

## IV. — ÉTABLISSEMENTS POUR LA CURE DE LA TUBERCULOSE.

Pour être complet sur les ressources climathérapiques de la France, il nous faut, outre les sanatoriums précédemment cités, énumérer un certain nombre d'établissements destinés à la cure de la tuberculose, édifiés sous les climats les plus variés.

Parmi les sanatoriums payants : le **Sanatorium des Pins**, à Lamothe-Beuvron (Loir-et-Cher), ouvert toute l'année et dirigé par le D\ Hervé ; au même endroit et sous sa direction médicale la **Villa Jeanne-d'Arc** pour enfants de six à quinze ans ; le **Sanatorium d'Avon**, près Fontainebleau, dirigé par le D\ Salivas ; le **Sanatorium de Buzenval** (Seine-et-Oise), ouvert toute l'année, dirigé par le D\ Poussard : le **Sanatorium de Birmandeïs**, à Alger, ouvert toute l'année, dirigé par le D\ Verhaeren.

Parmi les sanatoriums populaires (d'après Gaussel) : le **Sanatorium Villemin**, à Angicourt (Oise), établissement dépendant de l'Assistance publique de la Ville de Paris ; ouvert toute l'année aux hommes seulement et aux adolescents de plus de quinze ans. Il comprend 150 lits. Il est dirigé par le D<sup>r</sup> Kuss.

**Sanatorium de Bligny**, par Briis-sous-Forges (Seine-et-Oise), dépendant de l' « Œuvre des sanatoriums populaires de Paris ». Reçoit des malades payants (4 à 5 francs par jour) et des indigents (traitement gratuit) dont la tuberculose est curable. Médecin directeur : D<sup>r</sup> Guinard. Il comprend deux établissements : l'un réservé aux hommes avec 124 lits, l'autre pour les femmes avec 126 lits.

**Sanatorium de Lay-Saint-Christophe** (Meurthe-et-Moselle), près de Nancy, établissement mixte (20 lits d'hommes, 10 lits de femmes), dépendant de l' « Œuvre lorraine des tuberculeux indigents », dirigé par le D<sup>r</sup> Nilus.

**Sanatorium de Montigny-en-Ostrevent**, près Douai (Nord). Il reçoit les malades des deux sexes dans deux pavillons de 26 lits ou dans des villas de cure pour familles. Il dépend de la « Ligue du Nord contre la tuberculose » ; il est dirigé par le D<sup>r</sup> Martial.

**Sanatorium de Pessac** (Gironde), ouvert toute l'année aux femmes et aux enfants. 60 lits. Directeur : le D<sup>r</sup> Durand.

**Sanatorium de Rouvray**, à Oissel (Seine-Inférieure), ouvert aux femmes seulement ; établissement populaire dépendant de l' « Œuvre du sanatorium rouennais » (30 lits). Directeur : le D<sup>r</sup> Cotoni.

**Sanatorium de Saint-Feyre**, près de Guéret (Creuse), dépendance de l'« Union nationale des sociétés de secours mutuels et des associations amicales d'instituteurs et d'institutrices », ouvert toute l'année. Il comprend 102 chambres. Directeur : le D<sup>r</sup> Berthelon.

**Sanatorium de Taxil**, par Fayence (Var), dépendant de la « Société d'assistance mutuelle générale des agents et ouvriers commissionnés des postes, télégraphes et téléphones ». C'est un établissement mixte de 40 lits, ouvert du 1<sup>er</sup> octobre au 30 juin. Médecin-directeur : le D<sup>r</sup> Larcher.

**Sanatorium du Loiret**, à Chécy (Loiret), actuellement ouvert aux hommes seulement. Il comprend 20 lits réservés aux indigents et exceptionnellement à des malades payant 2 fr. 50 à 4 francs par jour. Directeur : le D<sup>r</sup> Debienne.

# THALASSOTHÉRAPIE

PAR

**F. LALESQUE,**
Membre correspondant de l'Académie de médecine.

---

Deux grands facteurs dominent la *thalassothérapie intégrale* : l'air marin, l'eau marine, qui, combinés entre eux, combinent leurs lois, leurs effets, leurs résultats pour se réclamer d'une triple médication : *hydrothérapique* par les qualités physiques de l'eau de mer, *hydrominérale* par les qualités chimiques de ce même élément, *climatothérapique* par les qualités inhérentes à l'atmosphère océanienne.

Et, lorsqu'on sait l'importance de ces trois agents : *hydrothérapie froide, bains minéraux, climats*, on comprend quelle puissance thérapeutique synthétise la mer.

La *climathérapie marine* étant longuement étudiée dans une autre partie de cet ouvrage (p. 514), nous ne nous occuperons ici que de l'hydrothérapie marine (le bain de mer).

## CHAPITRE PREMIER

## L'EAU DE MER

### CARACTÈRES PHYSIQUES, CHIMIQUES, BACTÉRIOLOGIQUES.

**I. Caractères physiques.** — 1° *Couleur.* — Influencée dans sa coloration par la nature ou la profondeur du sol immergé, par la lumière du ciel, par la présence de myriades d'êtres microscopiques, la mer, à l'embouchure des fleuves, au voisinage des ports, roule des vagues teintées, jaunes, noires ou boueuses : conditions au moins médiocres pour son utilisation thérapeutique.

2° *Odeur et saveur.* — Pure, la mer est sans odeur, d'une saveur fortement salée, désagréable, nauséeuse.

3° *Température.* — Seule, la *température de la surface* océanienne intéresse le médecin. Toujours supérieure à celle des nappes d'eau douce, elle est aussi moins variable à raison de la grande masse, de l'incessante mobilité, de la forte densité et de la chaleur spécifique de la mer. D'une façon générale, cette température superficielle diffère peu de celle de l'air. En hiver, la mer est plus chaude que celui-ci et en été, plus froide. Pour toute l'année, la moyenne thermique océanienne prime la moyenne atmosphérique.

En France, l'eau de mer est ou modérément froide ou tempérée :

| | |
|---|---|
| Manche............................ | 15°, 18° à 20° C. |
| Océan......... .................... | 18°, 20° à 25° C. |
| Méditerranée..................... | 18°, 20° à 22° C. |

Certaines circonstances font varier la température de la mer : *a.* la présence de *courants chauds* (le Gulf-Stream), qui distribuent à l'eau et à l'air d'abondantes réserves de chaleur; *b.* les *vents*, qui, en quelques heures, abaissent la température superficielle de 2 à 3° C. (Dieppe, vent d'Ouest), de 5 à 6° C. (le mistral en Méditerranée), ou la relèvent de 5 à 10° C. (le sirocco, Méditerranée) ; *c.* les *rayons solaires* arrêtés en quantité considérable par la nappe marine influencent peu sa température. Seule, leur *action prolongée* produit les *variations saisonnières* régulièrement croissantes et décroissantes de la chaleur de l'eau. Mais *indirectement* ils interviennent d'une façon plus immédiate et plus marquée. C'est ainsi, par exemple, que la lente montée du flot sur une plage sablonneuse échauffée par le soleil relève sensiblement d'une marée à l'autre la température de la mer.

4° **Densité.** — Son haut degré s'explique par le grand nombre de principes contenus dans la mer. Sa moyenne de 1025 à 1032 (Hayem) surpasse celle des eaux : distillée (1000); de pluie (10002) : de rivière (10004) ; de source (10008); de puits (10010). L'Océan donne 10280, la Méditerranée 10320 (Dauvergne), la Manche 10209 (Bouillon-Lagrange, Voguel). En raison de l'évaporation et de la plus grande chaleur, la densité diminue des pôles à l'équateur.

5° **Mouvement.** — Le mouvement est en quelque sorte la vie de la mer, comme la thermalité est la vie des eaux minérales (Dutrouleau). Même en apparence de calme, la nappe océanienne est animée de mouvements incessants : les uns sont *constants* pour un même lieu; les autres *inconstants*. Parmi les premiers, la *marée* fait que, deux fois par jour, la mer monte et descend : *flux* et *reflux*, d'amplitude variable selon les circonstances locales. Toutefois, les mers fermées ou sans communication suffisante avec l'Océan sont dépourvues de marées (Baltique), ou n'en ont que d'insignifiantes (Méditerranée).

La marée produit des *courants locaux*, périodiques comme elle.

Connaître leur direction, leur vitesse, leur masse de déplacement n'est pas indifférent. Devant Arcachon, la marée montante a, par seconde, une vitesse de $0^m,65$ avec un débit de 1 200 à 1 300 mètres cubes; et la marée descendante, une vitesse de $1^m,55$ avec un débit de 1 600 mètres cubes (Clavel).

Les mouvements *inconstants de la mer* sont produits par le vent; la *houle*, mouvement d'oscillation verticale des molécules d'eau, sans progression horizontale; le *courant*, mouvement de progression horizontale des molécules d'eau, sans oscillations verticales; les *vagues*, à la fois causes et conséquences de la houle et des courants, mouvements infiniment complexes des variations plus ou moins capricieuses du vent et aussi des interférences (Thoulet). Houle, courants, vagues, tous ces mouvements de la mer produisent sur le corps des *vibrations mécaniques*, de direction, d'intensité, de durée variables selon les heures et selon les plages. Ainsi les vagues sont plus fortes à l'heure de la haute mer, sur les côtes à pic que sur les pentes douces, sur les plages à larges contours circulaires que sur les plages longues et rectilignes, par vent du large que par vent de terre, etc.

6° ***Électricité***. — Les études poursuivies à ce sujet ne paraissent pas avoir donné des résultats très précis. Tout ce que nous savons, c'est qu'un très grand nombre de corps plongés dans l'eau de mer sont le siège d'actions chimiques engendrant des courants électriques.

**II. Caractères chimiques.** — 1° ***Corps simples***. — « Au moment où notre globe se constituait et commençait à prendre l'aspect que nous lui connaissons aujourd'hui, des pluies abondantes et chaudes tombaient sur la surface des terres; elles y dissolvaient tous les éléments solubles et les entraînaient dans les bassins océaniques. Quand, ensuite, elles étaient évaporées, elles abandonnaient leurs résidus solubles dans l'eau de mer, qui se concentrait ainsi de plus en plus. » Encore aujourd'hui, cela continue, et la potasse qui résulte de la désagrégation des granits, l'ammoniaque qui est formé dans la terre et dans la mer sont sans cesse versés par les fleuves dans les masses d'eaux marines. Seulement toutes les substances très solubles ont depuis longtemps abandonné la surface émergée du globe et sont restées en solution dans les mers (P. Regnard).

Ainsi s'explique la complexité de composition de l'eau de mer et le grand nombre de corps simples qu'elle tient en dissolution. Justus Roth a déterminé la présence de trente-deux corps simples : oxygène, hydrogène, chlore, brome, iode, fluor, soufre, phosphore, azote, carbone, silicium, bore, argent, cuivre, plomb, zinc, cobalt, nickel, fer, manganèse, aluminium, magnésium, calcium, baryum strontium, sodium, potassium.

Certains de ces corps, bien qu'en proportions infinitésimales, jouent un rôle important dans la biologie des mers. Les fucus y puisent l'iode, le brome, le fluor qu'on retrouve dans leurs cendres. Les animaux à hémoglobine trouvent le fer nécessaire à leurs globules. Le cuivre sert aux crustacés pour l'hémocyonine de leur liquide sanguin. A l'état de combinaison, le phosphore et le carbone procurent aux mollusques à coquilles les éléments formateurs de leurs valves.

2° **Salinité**. — Tous les corps n'existent pas, dans la mer, à l'état simple. Ils se combinent entre eux. « On admet, en général, que, dans quelque point des océans que l'on recueille de l'eau de mer, elle est toujours identique à elle-même. La vérité est que, entre les diverses analyses, il n'existe qu'une très faible différence » (Regnard). Toutefois, sous certaines circonstances, la salinité des mers varie. Ainsi l'Océan Atlantique pris comme type donne (Forchammer, J. Murray) :

| | |
|---|---|
| Chlorure de sodium | 25,18 p. 1000 |
| — de magnésium | 2,94 — |
| Sulfate de magnésie | 1,75 — |
| — de soude | 0,27 — |
| — de chaux | 1,00 — |
| | 31,14 |

Dans les mers fermées, la salinité se modifie en plus ou en moins, sous l'influence du climat, des apports fluviaux, etc. Ainsi, en Baltique, pays froid, à état hygrométrique voisin du point de saturation, l'apport de torrents d'eau douce par ses grands fleuves réduit à rien la salinité de la mer :

| | |
|---|---|
| Chlorure de sodium | 3,67 p. 1000 |
| — de potassium | 0,51 — |
| — de magnésium | 0,24 — |
| Sulfate de magnésie | 0,11 — |
| — de chaux | 0,10 — |
| Bicarbonate de magnésie | 0,01 — |
| — de chaux | 0,12 — |
| Bromure de magnésium | traces. |
| | 4,76 |

Pour la mer Noire, les conditions sont presque identiques, sauf l'activité de l'évaporation en été, et un moindre apport d'eaux fluviales. Aussi la mer n'est-elle qu'à moitié dessalée (Regnard :

Chlorure de sodium...................... 14,19 p. 1 000
— de potassium.................... 0,18 —
— de magnésium................... 1,39 —
Sulfate de magnésie .................. ...... 1,47 —
— de chaux....................... 0,10 —
Bicarbonate de magnésie................ 0,20 —
— de chaux................... 0,36 —
Bromure de magnésie................... traces.
————
17,66

En France, l'abaissement de la salinité par les apports fluviaux ou l'abondance des pluies n'est pas inconnue. A Honfleur, à l'embouchure de la Seine, la mer n'a que 13 grammes de chlorure de sodium, tandis qu'à Trouville, placé à l'ouest du même estuaire, on en trouve 28 grammes (Constantin Paul et Paul Rodet).

Par contre, les mers fermées des régions chaudes, dans lesquelles l'évaporation domine les apports d'eaux fluviales, voient augmenter leur salinité. La Méditerranée en offre un exemple frappant, et l'analyse de ses eaux (Usiglio) montre qu'elles sont plus salées que celles de l'Océan :

Chlorure de sodium................... .... 29,42 p. 1 000
— de potassium.................... 0,50 —
— de magnésium................. 3,21 —
Sulfate de magnésie..................... 2,47 —
— de chaux ....................... 1,35 —
Carbonate de chaux..................... 0,11 —
Bromure de sodium ..................... 0,55 —
Peroxyde de fer......................... traces.
————
37,61

Outre ces variations de la salinité qui portent sur de vastes parties océaniennes, il faut savoir qu'il en existe d'autres pour ainsi dire locales, observables dans une même parcelle de mer. Les documents océanographiques sont encore trop rares sur ce point pour être utilisés.

*a.* L'eau de mer est une *chlorurée sodique.* Toutefois les analyses chimiques montrent, en effet, que le chlorure de sodium entre pour les trois quarts dans le taux de sa minéralisation. Ce sel est l'élément caractéristique le plus invariable des principes fixes de la mer. En outre, l'eau de mer est une *chlorurée sodique forte,* d'après la classification du Pr Hayem, englobant sous ce titre toutes celles qui renferment plus de 10 grammes de NaCl par litre. De plus, encore d'après Hayem, l'eau de mer est un immense réservoir d'eau minérale, type naturel de chlorurée sodique.

*b.* La mer tient en dissolution d'autres sels, éléments secondaires quant à leur dose et quant aux effets thérapeutiques. Tel le sulfate de magnésie, en proportions encore assez marquées pour en faire une *eau chloro-sulfatée forte*, froide. A signaler aussi le *sulfate de chaux, de soude*, le *chlorure de magnésium*, les *carbonates alcalins*, peu abondants. Le *brome*, l'*iode*, rendus plus évidents par l'analyse spectrale, ne sont révélés qu'à l'état de traces par les analyses chimiques.

3° **Substances organiques**. — Les analyses en font à peine mention. Bory de Saint-Vincent les dénommait les *mucosités de la mer*. La *mucosine*, appellation actuelle, est une substance organique, onctueuse au toucher, encore indéterminée et qui fait que, en dépit de la présence d'une forte proportion de chlorure de sodium, l'eau de mer se putréfie rapidement à l'air libre en donnant naissance à de l'hydrogène sulfuré et du sulfhydrate d'ammoniaque. Abondante sur les plages à varechs, l'eau de mer lui doit sa saveur nauséeuse. D'après Constantin James, elle serait l'élément essentiel, en quelque sorte vital, de la mer. Quelques auteurs ont voulu en faire pour l'eau de mer ce que la barégine est pour les eaux sulfureuses.

4° **Gaz**. — Les gaz en dissolution dans la mer ont fait l'objet de nombreuses études (Fremy, Morren, Jacobsen, Buchanam, Tornoë, Dittmaz, Morren et Levy, Thoulet, Regnard, etc.). Trois gaz sont à l'état constant : l'*oxygène*, l'*azote*, l'*acide carbonique*, dont les proportions diffèrent selon que l'échantillon provient d'eau de surface ou d'eau profonde.

A la surface (moyenne de trente analyses calculées sur 100 parties de gaz, on a : oxygène, 25,1 ; azote, 54,2 ; acide carbonique, 20,7. En eau profonde (750 à 862 brasses), les analyses de W. Carpentier donnent : oxygène, 18,8 ; 17,8 ; 17,2 ; azote, 49,3 ; 48,5 ; 34,5 ; acide carbonique, 31,9 ; 33,7 ; 48,3.

On voit l'oxygène diminuer de la surface à la profondeur, tandis que l'acide carbonique va en augmentant.

III. **Bactériologie**. — Cette étude n'a guère porté que sur l'eau des côtes et les eaux polluées des ports. Fischer, Bassenge, Mosny, Guillemin ont fait des recherches sur la présence des bactéries et sur les modifications qu'elles subissent dans l'eau de mer. Très abondants au voisinage des côtes, les microbes ne sont plus qu'en très petit nombre à 5 kilomètres au large. En été, l'eau de surface peut contenir de 0 à 120 bactéries par centimètre cube ; en hiver, 360 à 680. Cette teneur augmente à mesure qu'on fait des prélèvements à de plus grandes profondeurs. A 10 mètres, l'eau contient : en été de 60 à 200 bactéries par centimètre cube, et à 40 mètres de 200 à 260 (Guillemin).

En résumé, la teneur en bactéries augmente avec la profondeur. En été, à la surface, la quantité de microbes est très petite : l'action épuratrice des rayons solaires se manifeste très nettement. Le nombre des espèces qui existent dans l'océan paraît assez restreint (Fischer). D'après les expériences de Miquel et Moreau, on peut conclure qu'en temps normal les océans ne cèdent pas à l'air les bactéries qu'ils renferment.

# BAIN DE MER FROID

## EFFETS PHYSIOLOGIQUES. — TECHNIQUE.
## INDICATIONS ET CONTRE-INDICATIONS.

Le vocable « bains de mer », sous lequel — de nos jours encore — on désigne les stations de cure marine, indique la prépondérance de l'un des procédés de la thalassothérapie : le bain de mer. Si l'eau de mer s'utilise encore avantageusement en douches, lotions, fomentations, il faut bien reconnaître que le] bain de mer froid est la caractéristique de la thalassothérapie. Aussi lui consacrerons-nous exclusivement les pages qui vont suivre, la balnéation marine chaude relevant plus particulièrement de la médication chlorurée sodique.

### I. — Effets physiologiques.

L'immersion du corps dans la mer provoque des effets physiologiques liés à sa *température*, à sa *densité*, à son *mouvement*, à son *chimisme*. Il importe de connaître ces effets qui, trop ignorés ou trop négligés, ont cédé le pas à un empirisme infécond, parfois nuisible.

A. *Agents physiques.* — 1º **Température.** — L'homme, animal à température constante, à peau nue, « est d'une extrême sensibilité aux agents thermiques, alors même que ceux-ci se trouvent à une température voisine de celle du point touché. Il réagit déjà sous l'influence d'applications limitées, partielles, et, par conséquent, d'une manière très accentuée lorsque les applications sont générales (Hayem). Le bain de mer n'est autre chose que l'application générale d'un agent thermique de température notablement inférieure à celle du point touché, en l'espèce, la *peau*.

*Effets immédiats.* — La sensation douloureuse provoquée sur les nerfs de la peau par le bain de mer froid provoque un acte réflexe (Goltz, François-Franck, Frédéricq, Mosso) aboutissant aux nerfs vaso-constricteurs des artérioles cutanées, qui se contractent, chassent le sang qu'elles contenaient, se ferment à l'arrivée d'une nouvelle onde sanguine : la peau *pâlit*. Chassé de la peau par la vaso-constriction, le sang afflue aux régions centrales. A la vaso-constriction périphérique répond, par une véritable compensation, la vaso-dilatation de tous les organes profonds, le rein excepté. Ceux-ci se congestionnent au point qu'au cas d'applications froides trop intenses ou trop prolongées ils témoignent d'un trouble fonctionnel appréciable : les battements du cœur se précipitent, deviennent irréguliers, la respiration se saccade parfois jusqu'à l'oppression et à l'angoisse. Sous l'action des vaso-constricteurs, le sang, avec sa chaleur propre, quitte la peau, cependant qu'à l'eau froide qui l'enveloppe la peau, plus chaude, cède une partie de son calorique : 101 calories par minute (Laulanié). La peau *se refroidit*, tandis que la température centrale ou reste stationnaire, ou se relève. Cette anémie cutanée (ischémie dans les cas extrêmes) a pour conséquence immédiate de priver les glandes sudoripares de la peau des matériaux de sécrétion qu'elles puisent dans le sang. Leur sécrétion se suspend : *la peau se sèche*.

EFFETS SECONDAIRES. RÉACTION. — Dès que cesse l'application froide, parfois même avant, les effets immédiats que nous venons de décrire sont remplacés par des effets secondaires, d'ordre inverse. Ces effets, à leur maximum d'intensité après la sortie du bain, constituent « l'acte thérapeutique cherché, voulu » (Hayem). C'est la *réaction*.

Au réflexe cutané vaso-constricteur, né du contact du froid avec ou avant la cessation de ce contact, succède la vaso-dilatation, non point brusque, mais progressive de la circulation superficielle. Le sang revient à la peau, la recolore, la rougit, tandis que les organes profonds, passant à la vaso-constriction, se décongestionnent. C'est la *réaction circulatoire*, d'autant plus vive que la différence initiale entre les températures de la peau et de l'eau aura été plus grande.

Quand commence la réaction circulatoire, le sang, revenant réchauffé des parties profondes, aborde l'enveloppe cutanée refroidie, lui cède une partie de son calorique. Puis de nouveau refroidi par ce contact avec la peau, le sang repart aux zones profondes, pour revenir à la peau, toujours plus froide que lui ; lui laissant à chaque cycle circulatoire partie de sa chaleur et ainsi de proche en proche. Lorsque le refroidissement atteint certaines limites physiologiques, au delà desquelles surviendraient des accidents graves, le pouvoir thermogène de l'économie intervient, mettant en jeu le mécanisme physiologique destiné à faire récupérer à cet organisme la perte de chaleur qu'il a dû subir. C'est la *réaction thermique* avec son double résultat : exagération des combustions et de la thermogenèse.

Cette réaction thermique constitue un phénomène capital modifiant toute la vie fonctionnelle de l'individu. « Placer l'organisme dans la nécessité de produire une plus grande quantité de chaleur en l'exposant à des pertes réitérées de calorique, c'est d'abord accélérer la consommation de la matière organique, par là même accélérer le mouvement de décomposition ; c'est stimuler la respiration et l'oxygénation du sang qui en est la conséquence ; c'est exciter la circulation et la mutation de la matière dans les dernières divisions capillaires; c'est éveiller le besoin de réparation et enfin impressionner directement l'innervation » (Lubansky).

Effets généraux. — Cette double réaction circulatoire et thermique provoque dans chaque organe, chaque fonction, chaque système des perturbations importantes. Le *système nerveux* tout entier, depuis ses plus fins ramuscules excentriques jusqu'à chacune de ses divisions constituantes, est actionné. A l'action si puissante de la *thermogenèse*, s'ajoute l'intervention du système nerveux, qui, comme le dit Czerwinski, asservit à son empire tous les phénomènes de la vie organique.

Aussi, réaction circulatoire, réaction thermique, mise en activité du système nerveux se combinent, produisant, par des mécanismes variés et des voies différentes, une longue série de phénomènes réflexes modificateurs, qui aboutissent à une grande synthèse physiologique : augmentation de la vitalité générale, des fonctions digestives et assimilatrices, accroissement de la force musculaire, sensation de bien-être, d'équilibre physique et moral (Bottey).

En conclusion, le bain de mer, du fait de sa température, est un agent *tonique* et *dynamogénique*.

2° **Densité.** — Si, dans sa plus large acception, le bain de mer est un bain froid, il est de plus un *bain froid spécial*, grâce à certaines autres propriétés de l'eau de mer dont la haute densité, par exemple, a pour résultat de rendre moins prompt l'échauffement des parties de ce liquide en contact avec le corps. Les lois de la physique nous ont appris que plus un liquide est dense et plus lentement il s'échauffe au contact d'un corps à température supérieure. L'eau de mer, d'une densité plus élevée que celle de l'eau douce, s'échauffe donc moins vite que celle-ci. Ce qui équivaut à dire que, dans le bain de mer, le corps se refroidit moins vite que dans un bain d'eau douce ou de rivière et qu'à égalité de température le sentiment de froid sera moins marqué dans la mer qu'en rivière. Chacun sait d'ailleurs, pour en avoir fait l'expérience, que, lorsqu'on est mouillé par l'eau de mer, on n'éprouve pas du tout la même sensation que lorsqu'on reçoit une ondée de pluie. L'eau de mer s'évaporant plus lentement, la perte de calorique liée à cette évaporation est plus lente, partant moins sensible.

D'où il résulte que l'action du refroidissement se pouvant prolonger plus longtemps dans l'eau de mer, la *réaction thermique* sera plus vive après un bain de mer et ses effets plus prolongés et plus marqués.

La haute densité de la mer vient donc s'ajouter à l'agent thermique : le froid, pour provoquer, dans les limites les plus efficaces, l'entrée en scène de la thermogenèse.

3° **Mouvement de la mer**. — Il agit dans le même sens que la température et la densité. Nous savons quels sont ces mouvements : courants, houle, vagues, le plus souvent combinés. « Le mouvement de l'onde marine est certainement le caractère qui distingue le mieux le bain de mer des autres bains froids ; la température, la densité, la minéralisation se retrouvent dans une piscine ou une baignoire ; le mouvement des flots ne se rencontre qu'à la mer, quelque effort qu'on fasse pour l'imiter. Cette propriété agit d'abord dans le même sens que le froid et la densité en refoulant les liquides par pression mécanique ; mais son vrai rôle est d'imprimer à toutes les énergies une impulsion ou une commotion en rapport avec le balancement de la houle ou avec la force de la lame, et cette impulsion très puissante n'est supportée que parce que, le corps étant immergé dans le liquide, la résistance égale à peu près la force. Si les grosses lames frappaient de tout leur poids et à la manière d'une douche, la force humaine ne suffirait pas à en supporter le choc. Le mouvement de la lame est d'ailleurs intermittent, à courte période, et, par ce caractère, il met en jeu une propriété naturelle de l'organisme, l'élasticité en vertu de laquelle fonctions et organes, déviés un instant de leur action normale, tendent à réagir pour reprendre leur rythme qu'ils dépassent même quelquefois et proportionnellement à la force de déviation. Le mouvement est donc un agent de réaction, et la gymnastique à laquelle il force, la natation qu'il favorise, n'y contribuent pas peu » (Cazin).

Le mouvement de la mer détermine donc sur le corps des vibrations mécaniques, véritable massage allant du simple *effleurement* dans les eaux courantes jusqu'à l'*action percutante*, sorte de *fouettement* de la peau, d'intensité variable selon l'état de houle ou de vague. En ce cas, le bain de mer se compose d'une succession rapide de douches générales, qui agissent sur tout l'organisme par des révulsions répétées et se succédant sans interruptions (Campardon).

Il n'est pas jusqu'à la *thermogenèse* que le mouvement de la mer n'actionne directement. Le degré et la rapidité de la perte de chaleur dans un bain de mer sont très variables, selon que l'océan est calme ou fortement agité. C'est un fait bien connu que, sur une même plage, certains baigneurs aguerris peuvent, en temps calme, prolonger le bain pendant vingt-cinq à trente minutes, tandis que par forte mer agitée ils ne peuvent séjourner dans l'eau plus de dix minutes sans se sentir envahis par le froid. La différence de réfrigération du corps, selon la stagnation ou le déplacement de l'eau, est également très connue de quiconque s'est baigné dans l'eau calme d'un lac intérieur. Le refroidissement du corps s'y produit beaucoup plus vite que dans un fleuve à courant rapide et de même température. Les effets caloriques d'une eau courante ont été démontrés par des expériences de Hiller. Il plonge une bouteille de 1 litre d'eau chaude dans un bain froid d'eau calme, puis dans un bain froid à eau courante. Avec un courant d'une vitesse de $0^m,5$ par seconde, il suffisait de deux minutes pour abaisser la température de l'eau chaude de 44 à 36° C. ; refroidissement beaucoup plus rapide qu'au cas d'immersion dans l'eau calme, et ce, dans le rapport de 4/4.

Le mouvement de la mer augmente donc l'effet du froid en mettant en contact avec le corps des nappes d'eau successives. La nappe d'eau qui cesse d'être en contact avec la peau s'est échauffée à son contact ; aussi celle qui lui succède est-elle subjectivement plus froide et ainsi de suite. De telle sorte que la peau est soumise, à intervalles très rapides, très rapprochés, à des excitations thermiques incessantes et de températures subjectivement différentes.

En plus, l'intermittence des vagues a ceci de particulier que tout ou partie du corps est alternativement mis à nu ou arrosé, c'est-à-dire mis en contact avec l'air ou avec l'eau, milieux à températures différentes : circonstances qui, à tout instant, de seconde en seconde ou de minute en minute, modifient les conditions caloriques de la peau, les troublent activement et entraînent ultérieurement une thermogenèse plus active.

En tout état de cause, l'action mécanique des vagues s'ajoute aux agents physiques de l'eau de mer, pour actionner directement les systèmes nerveux, musculaire, circulatoire, et accentuer les *effets toniques* et *dynamogéniques* du bain froid. Hufeland, son traducteur Bousquet, et le P^r Delpeet attribuent l'action des bains de mer surtout aux mouvements dont la mer est agitée.

B. *Agents chimiques*. — Si, nous venons de le voir, le bain de mer froid confine à l'hydrothérapie proprement dite, puisqu'il est une forme de l'immersion froide ; en outre, il se rapproche du traitement hydrominéral par la composition chimique toute particulière de l'eau de mer.

**Chlorure de sodium.** — Le plus important, thérapeutiquement parlant, des éléments constitutifs de la salinité de l'eau marine est le chlorure de sodium. L'analogie de composition de l'eau de mer avec les chlorurées sodiques très minéralisées a fait établir entre les traitements que l'on suit à la mer et aux stations salines des analogies plus apparentes que réelles, du moins en ce qui concerne le bain froid. Cet effet ne pourrait guère entrer en ligne de compte que dans les régions dont la température, la riche minéralisation de l'eau permettent le bain prolongé (Méditerranée et Arcachon) (Durand-Fardel).

« Il est fort peu probable qu'il y ait absorption par la peau des sels contenus dans l'eau de mer, et que, par conséquent, ce phénomène prenne une part quelconque à l'activité des bains. Tout en admettant que des courants électriques s'établissent entre le corps humain et l'eau de mer et que ces courants favorisent l'absorption (Labatut), la durée du bain est généralement trop courte pour que cet effet puisse se manifester d'une manière sensible » (A. Robin et M. Binet).

## II. — Technique du bain de mer.

Rien de plus simple, semble-t-il, que de se baigner ! Qu'importent la température de l'eau ou de l'air, l'ardeur du soleil ou l'humidité crépusculaire, le calme, l'agitation de l'atmosphère et de la mer, l'heure du bain, la fatigue d'une longue veille, la frayeur de l'enfant ! Quelle erreur ! Puissant agent thérapeutique, le bain de mer a ses lois, sa technique. Les méconnaître ou les enfreindre, c'est aller au-devant d'insuccès, c'est obtenir fatigue et surexcitation au lieu de repos et de restauration.

La *technique du bain de mer* repose sur les considérations physiologiques précitées.

L'immersion dans la mer provoque une sensation de froid subite, traduite par un *premier frisson (frisson thermique)* plus ou moins fort, avec tremblement musculaire, chair de poule, arythmie du cœur et de la respiration ; syndrome inhérent à la vaso-constriction superficielle et à la vaso-dilatation profonde. Ce premier frisson et ses phénomènes concomitants sont d'autant plus passagers et moins pénibles que l'*immersion aura été plus totale et plus brusque.* Aussi, pas de procédé moins physiologique et thérapeutiquement pire que l'entrée lente dans la mer, avec temps d'arrêt, de recul, d'hésitation : sûr moyen d'accroître l'intensité et la durée du premier frisson et de rendre l'organisme incapable de réagir. Au contraire, avec l'*immersion régulière*, au frisson succède une impression de bien-être qu'accentue la régularisation fonctionnelle du système cardio-pulmonaire, résultante de la double réaction circulatoire et thermique. Toutefois la durée de cette période réactionnelle n'est pas indifférente, car les défenses organiques ont des limites. Et de fait, quand on les atteint ou les dépasse, survient une nouvelle sensation de froid, *frisson secondaire*, plus pénible que le premier et plus grave parce qu'il indique la faillite des forces réactionnelles.

D'où l'indication d'éviter ce *frisson secondaire*, de sortir du bain avant sa venue, « par conséquent en pleine réaction, puisque d'ailleurs on a obtenu le but que l'on veut atteindre et qu'il n'y a plus que péril à vouloir prolonger un séjour dans l'eau » (Van Merris). Ce qui équivaut à fixer la *durée* du bain. Physiologiquement elle doit comprendre le laps de temps qui s'écoule entre le moment précis de l'immersion et le moment — imprécis — qui précéderait, sinon l'apparition, du moins la menace du *frisson secondaire*. Appréciation pratiquement difficile, tant sont multiples et variantes les causes qui hâtent ou retardent la défaite des réactions. Aussi la durée du bain n'est-elle pas déterminable ; ce qui explique la diversité d'appréciations des auteurs.

L'*âge* du baigneur a une grande importance. Pour les enfants et les vieillards, organismes sensibles et délicats, dont le froid est le plus grand ennemi : bains de courte durée.

Par mer calme ou en eaux tempérées, le bain peut se prolonger plus qu'en temps de houle, de vagues, qu'en eaux froides ou qu'en période de vent.

Mais, de toutes les circonstances aptes à modifier la durée et l'efficacité du bain de mer, aucune n'a plus d'importance que l'intervention des exercices physiques. Dans la pratique, on oublie trop les conditions physiologiques dans lesquelles se trouve l'organisme après un exercice musculaire méthodique et les conséquences qui en résultent pour l'application thérapeutique du bain de mer.

Le muscle en travail active la circulation au point que, pour une même unité de temps, il y passe neuf fois plus de sang qu'à l'état de repos et que de même le muscle s'échauffe, produit de la chaleur, accroît ses combustions.

En cet état d'adaptation physiologique, l'immersion dans la mer provoquera sur la circulation et sur la température une impression immédiate plus vive, qui, à son tour, entraînera (nous l'avons vu) une réaction circulatoire et thermique plus prompte et plus intense, permettant à l'économie de lutter plus longtemps et plus efficacement contre l'action prolongée du froid, en d'autres termes de prolonger avec bénéfice la durée du bain.

Plus le bain sera long, sans aboutir au frisson secondaire, meilleur sera l'effet thérapeutique, puisque tant que dure la réaction les combustions intramusculaires restent activées. C'est en raison de ces mêmes phénomènes physiologiques que l'exercice dans le bain (la natation), activant circulation et thermogénèse, permet le séjour prolongé dans la mer. Mais encore faut-il éviter la fatigue musculaire, car alors subitement la réaction fléchit, entraînant les conséquences du refroidissement physiologique.

Inversement, le bain pris à l'état de repos, au sortir du lit par exemple, ou bien avec le corps froid, surprend l'organisme mal préparé : les réactions sont moins vives, moins durables, la menace du frisson secondaire plus imminente. Aussi est-ce encore technique défectueuse que de se plonger dans la mer aux premières heures du jour, quand l'air est froid, ou après le coucher du soleil, quand l'air est humide. La période diurne la plus favorable varie entre neuf heures du matin et cinq heures du soir.

Ce qui précède nous fixe sur la *fréquence* des bains. S'il est bon de soumettre le corps à la bienfaisante réaction, née de l'immersion dans la mer et préparée par un exercice méthodique, il pourrait être préjudiciable de provoquer, plusieurs fois par jour, ces phénomènes réactionnels. A de rares exceptions près, un bain par jour suffit ; la fréquence des bains restant subordonnée à l'appréciation des forces individuelles.

Observer les lois de cette technique, basée sur l'étude de la physiologie, c'est retirer tout le bénéfice du bain froid ; passer outre, c'est aller au-devant d'un certain nombre d'incidents, voire même d'accidents.

### III. — Indications et contre-indications.

A. *Indications.* — Depuis les travaux de Cazin, de Van Merris et de leurs continuateurs, depuis le développement des hôpitaux marins en France, la médecine est trop bien fixée sur les indications du bain de mer et ses merveilleux résultats pour qu'il soit nécessaire d'y insister. Un mot les résumera.

Tous les *lymphatiques*, tous les *scrofuleux*, les porteurs d'*adénopathies*, d'*abcès froids*, tous les malades atteints de *tuberculose locale*, ceux qui pâtissent de *périostites*, d'*ostéites*, d'*arthrites fongueuses*, de *coxo-tuberculose*, de *mal de Pott* sont baignés avec le plus grand bénéfice.

B. ***Contre-indications.*** — Non moins formelles, il y a quelque temps encore, que les indications, les contre-indications se restreignent cependant, grâce à une plus rigoureuse observation des effets de la balnéothérapie marine. Si, par exemple, le bain de mer reste formellement interdit aux *cardiaques*, aux *rhumatisants*, aux *rénaux*, aux *bronchitiques*, aux *asthmatiques*, aux *emphysémateux*, aux *tout jeunes enfants*, quelques réserves s'imposent à l'égard d'un certain nombre de maladies auxquelles le bain marin fut longtemps défendu. Les *sujets irritables*, les *choréiques*, les *hystériques*, dit Jules Simon, n'ont rien de bon à attendre de la mer. Sous cette forme absolue, la contre-indication n'est plus exacte, c'est affaire d'un choix judicieux de la plage et de technique prudente. Les *tuberculeux pulmonaires* pyrétiques ou non, à quelque période qu'ils soient de leur affection, ne doivent pas être baignés : contre cette formule encore classique, s'inscrivent cependant les résultats de Camino. Systématiquement, dit-il, en parlant du sanatorium d'Hendaye, nous baignons tous les tuberculeux au début, qualifiés ainsi par les diagnostics faits à Paris; pour les tuberculeux fébriles, nous avons baigné tous ceux qui persistaient à avoir une température voisine de 38°. Presque toujours, cette température tombait de cinq à huit heures; jamais la température ne s'est aggravée, jamais nous n'avons eu d'hémoptysie. Il est constant que le tuberculeux même qualifié supporte très bien le bain de mer dans nos parages (Camino).

On peut en dire autant des *otitiques*, des porteurs de *blépharites*, de *conjonctivites scrofuleuses*, des *adénoïdiens*, des malades atteints de *dermatoses chroniques*. Si ces manifestations sont encore aiguës, le bain de mer leur est nuisible ; mais si, franchement chroniques, elles ne sont point sujettes à des poussées actives, le bain de mer les améliore.

# PLAGES DE FRANCE

## I. — Caractères.

Les caractères physiques, chimiques, biologiques de l'eau de mer ne sont pas immuables. A Dunkerque, Arcachon, Nice, l'homme est toujours en face de la mer, mais ce n'est pas la même mer. Température, mouvement, salinité, nature du sol n'y sont pas identiques.

Si, nous l'avons indiqué, le bain de mer « peut varier comme action et comme effet, dans le même endroit, on comprendra facilement que ce moyen thérapeutique donnera des résultats différents suivant la situation géographique, le climat, etc. » (Campardon). Telle balnéation marine à résultats nuls ou même nuisibles sur une plage du nord en donnera de satisfaisants au littoral ouest ou au midi de la France, et inversement. La technique, les indications, les contre-indications de l'hydrothérapie marine resteraient donc lettre morte ou pratique aveugle, faute de bien connaître la caractéristique de nos zones marines. D'autant que la France, avec ses 3 000 kilomètres de côtes, mieux dotée que « la Finlande, la Hollande, la Belgique ou le Portugal, ne borde pas qu'une seule mer : au fleuve Océan, ceinture des terres, nous prenons part le long de quatre mers, privilège inestimable : par un peu de mer du Nord, par toute la Manche, par beaucoup d'Atlantique et par la Méditerranée » (O. Reclus).

**A. Mer du Nord et Manche.** — Cette zone s'étend de Dunkerque à l'extrême pointe septentrionale de la Bretagne (Plouguerneau). Sur toute cette zone, la mer se présente avec le même ensemble de caractères produisant des effets comparables, sans rester toutefois identiques. Ces différences résultent surtout de l'orientation de telle ou telle partie de la côte, de son plus ou moins d'abri, etc.

Les *contours* de cette première zone fort irrégulièrement découpée placent côte à côte des plages ou admirablement abritées, ou bien ouvertes à toutes les intempéries. D'où nécessité d'un choix judicieux.

L'eau, toujours froide, à température estivale de 16 à 20°, n'y est jamais trop chaude, mais y peut être trop froide (Hayem). Nous l'avons vu, à Dieppe, un fort vent d'ouest abaisse de 2°,5 cette température. Par son degré thermique, comme par la constance de ses fortes vagues, la Manche commande le bain court.

La nature des plages offre une grande diversité : de Dunkerque à l'embouchure de la Somme, ce ne sont que magnifiques bandes de sable fin ; de la Somme à la Seine, partout galets, silex arrondis, usés, polis par le frottement des flots, ou, par exception, galets et sable réunis (Le Tréport, Dieppe, Saint-Valéry-en-Caux) ; de la Seine à Roscoff prédominent des sables purs et fins, sur de larges surfaces.

**B. Atlantique**. — De la pointe occidentale de l'Armorique à Hendaye, la France s'offre, toute droite, aux coups de bélier de la « Grande Mer ».

L'eau est *plus chaude*, en particulier aux rives landaises (Hautreux), variant, pendant la saison des bains de 18 à 24° C. et même plus, car ici surtout s'exerce l'action réchauffante du sable. Aussi le bain peut se prolonger, mais non durer deux heures, même à titre exceptionnel, comme l'écrit Campardon.

La caractéristique de cette côte, c'est le mouvement de la mer, dans ses diverses modalités. On y trouve une houle, une vague plus humanisées, moins violentes, que sur la Manche, quoique encore capables d'une énergique percussion (côte des Basques). En d'autres points, le flot, roulé sur une longue étendue, se termine en lames courtes, faiblement perculantes (Sables-d'Olonne). Enfin, sur d'autres districts dépourvus de lames, le mouvement se réduit au flux et au reflux, en vitesses variables (Arcachon).

A de très rares exceptions, toutes les plages atlantiques sont formées par du sable fin, résistant, tassé au pied qui le foule, et bordées sur plus de 100 kilomètres par un cordon de dunes, les plus hautes d'Europe.

**C. Méditerranée**. — La mer la plus chaude des côtes françaises (18 à 28° C.), d'où possibilité d'une plus longue durée et du bain et de la saison balnéaire. De plus, le climat permet la balnéation en hiver. Compensation aux inconvénients de la période caniculaire de cette zone, pendant laquelle « les bains n'y sont très recommandés ni trop recommandables » (Van Merris).

L'absence de marées caractérise la mer intérieure. Là, ni flux, ni reflux. Aussi action dynamique nulle, corrigée cependant par la possibilité d'un bain quotidien à la même heure.

La partie occidentale (golfe du Lion) est formée par une succession de plages sablonneuses plates et de cordons littoraux séparant de vastes étangs. Au delà du Rhône, les caps, les presqu'îles, les golfes sont nombreux avec des parois plongeant en eaux profondes, constituant d'étroites plages de sable fin et chaud, où de faibles lames viennent doucement finir. Ces divers caractères donnent à la Méditerranée une physionomie spéciale.

« C'est tout à la fois sur la température de l'eau et sur sa forte teneur en sels que les médecins de la Méditerranée se fondent pour préconiser des cures où l'on peut dire que l'hydrothérapie marine n'a presque rien à voir ; dans ces bains tièdes et prolongés, il n'y a guère de réactions à attendre ; on sort de l'eau au bout d'une demi-heure ou même d'une heure, en ayant aussi chaud qu'au début, et ce que l'on a pris, c'est un véritable bain minéral à température indifférente » (Van Merris).

## II. — Spécialisation.

La connaissance des caractères différentiels des mers de France permet de formuler les indications qui en découlent et les résultats variables, souvent opposés, qu'on observe. A s'en tenir aux effets dépendants du bain de mer, on peut les spécialiser de la façon suivante :

**L'action thermique**, par réfrigération, atteint sur la Manche une intensité maxima qui, sur l'Atlantique, est ou égale (côte des Basques) ou amoindrie (Arcachon), et deviendra presque nulle aux plages de la Méditerranée.

**L'action mécanique**, par la vague percutante, s'exerce au plus haut degré sur le littoral nord ; à un degré moindre ou même nul (Arcachon) sur l'Atlantique ; elle reste négligeable à la Méditerranée.

**L'action hydrominérale**, nulle en général, peut être discutée pour la troisième zone.

On conçoit l'importance des indications résultant de ces différences d'action et combien la spécialisation des divers littoraux de la France importe à la médecine. Que si l'on veut les effets de la médication *hydrominérale* (chlorurée sodique), peut-être sont-ils observables aux plages du Midi, parce qu'à teneur saline plus riche et parce qu'à plus longue durée du bain. Veut-on utiliser la médication *hydrothérapique*, c'est-à-dire les effets combinés du froid et des vibrations mécaniques? Les plages de la Manche répondent à ces indications, tout comme les stations de l'Atlantique, mais avec une riche gamme décroissante dans l'intensité des effets.

De telle sorte que notre ceinture marine peut être spécialisée comme suit : 1° aux enfants étiolés, nerveux, trop délicats, faciles aux refroidissements, affaiblis par la maladie, les bains tièdes de la Méditerranée; 2° aux sujets lymphatiques, mous, inertes, ayant besoin d'un coup de fouet, les bains froids de la Manche; 3° ceux de l'Atlantique conviennent plutôt aux « délicats de corps et d'esprit, sensibles aux variations physiques, impressionnables et susceptibles qui ont des accès fébriles, des intermittences aiguës dans les lésions qui sont elles-mêmes plutôt subaiguës que franchement chroniques, qui en un mot ont une scrofule éréthique et non plus torpide » (Van Merris). Ceux-là trouveront aux stations atlantiques quelque plage « d'une atmosphère marine et d'une vague ni trop froide ni trop tumultueuse. Ces malades-là feront bien de se diriger vers le bassin d'Arcachon » (Van Merris).

Cette spécialisation, réelle dans ses grandes lignes, n'est pas immuable. On sait des sujets délicats, frêles, ayant bénéficié des plages du Nord, de Berck, en particulier (Bergeron, Chauffard, Perrochaud, Cazin, Calot); on sait des natures molles, indolentes, ayant fait d'heureuses cures, même aux plages les moins excitantes de l'ouest. Quoi qu'il en soit, la spécialisation des plages doit être toujours présente à l'esprit du médecin. Ce que surtout il ne faut pas oublier, c'est que, « dans sa plus légitime acception, le bain de mer est un bain froid spécial, un agent hydrothérapique d'ordre dynamique, fortifiant, vital et reconstituant organique » (Dutrouleau), que ses effets primordiaux ne s'obtiennent qu'aux mers suffisamment froides, qu'aux flots suffisamment agités : Manche et Atlantique, que ces deux zones répondent plus sûrement au but de l'hydrothérapie marine : *tonifier* et *rénover*.

Il n'est pas jusqu'à la constitution des plages qui ne compte dans la spécialisation. De Russel à nos jours, tous les auteurs sont unanimes à donner la préséance aux plages sablonneuses. Deux maîtres de la thalassothérapie : Cazin, Van Merris, sont très explicites; leur opinion fait loi. Celui-ci va même jusqu'à presque écarter, pour les enfants, les plages à galets.

Pouget, Aubert estiment que les bains de mer les plus favorisés sont ceux qui se trouvent au milieu et auprès « de ces masses énormes connues sous le nom de dunes fixes ou mobiles ». « Nous citerons comme ayant ce privilège ceux qui existent sur le golfe de Gascogne, depuis l'île d'Oléron jusqu'à Saint-Jean-de-Luz, et dans les parages des Sables-d'Olonne » (Pouget).

## CHAPITRE IV

# SANATORIUMS MARINS

Il n'entre ni dans ma pensée, ni dans notre programme de passer en revue la longue théorie « de bains de mer » qui se déroule sur notre triple littoral. Dans son livre (*Stations médicales dans les maladies des enfants*), E. Périer en cite une cinquantaine. On en trouvera également la description dans l'ouvrage : *Stations hydro-minérales et climatiques de France*.

L'étude des hôpitaux marins, dont la création « a été et reste une grande idée à la fois médicale, philanthropique et sociale » (H. Barbier), apparaît autrement importante, parce que « c'est à la mer, pour des semestres entiers, qu'il nous faut savoir envoyer toute cette pléiade de lymphatiques (pourvu qu'ils ne soient pas éréthiques), qui, s'y nuisant les uns aux autres, encombrent les hôpitaux et les hospices d'enfants » (Landouzy); parce que, si le principal de nos ressources maritimes a jusqu'ici été considéré presque exclusivement comme l'instrument de cure, il faut que de ces ressources merveilleuses nous sachions tirer meilleur parti, en en faisant ce qu'elles devraient être, une cure *préventive*, s'adressant aux enfants débiles et menacés, *avant* qu'ils ne deviennent malades » (Landouzy). Là est et doit rester le rôle primordial des sanatoriums marins.

Ce n'est pas la France qui créa les premiers de ces établissements; elle retarda même malgré les succès des hôpitaux marins de l'Italie, malgré les résultats obtenus à Berck, en 1857, par Perrochaud, aidé de Marianne Toute-Seule, n'aboutissant à la fondation d'un hôpital qu'en 1872, malgré l'admirable littoral qui l'encercle. Les publications de Hérard, Perrochaud, Husson, Cazin ne suffirent ni à secouer notre torpeur, ni à dissiper notre ignorance. Il a fallu « ce véritable apostolat auquel se dévoua Armaingaud, qui refit en France ce qu'avait fait trente ans auparavant Barellaï en Italie » (H. Barbier). Armaingaud fut un précurseur, un propagandiste; il a semé l'idée, « il a travaillé le terrain où elle devait germer et grandir ».

Sa campagne venait à son heure, elle porta ses fruits. Tandis que le sanatorium d'Arcachon s'élevait comme l' « œuvre *aînée* » d'Armaingaud, « apparaissaient sur le littoral si favorable de nos côtes de France d'autres sanatoriums, ses œuvres cadettes, certainement. Car sans lui, sans sa constance, sans les entraînements de sa parole convaincue et convaincante, les sanatoriums n'auraient jamais vu le jour, ou du moins ne l'auraient vu que beaucoup plus tard » (H. Barbier). A telle enseigne qu'en peu d'années plus de vingt sanatoriums se fondent, constituant un *armement antituberculeux* de tout premier ordre et tel qu'on n'en peut réaliser dans aucun autre pays d'Europe. L'Italie elle-même, avec ses côtes de la Méditerranée et de l'Adriatique, ne dispose pas d'une gamme marine équivalente à la nôtre. L'Italie n'ouvre ses établissements que l'été, la France toute l'année. Avec pareilles richesses thalassothérapiques, avec nos 3 530 lits, nous pouvons répondre aux exigences de la prophylaxie antituberculeuse infantile, mais en partie seulement, car Armaingaud (1) estimait, rien que pour le ressort de l'assistance publique, à 10 000 le nombre d'enfants justiciables du sanatorium marin.

Après un tel mouvement, après une telle unanimité du corps médical, on pouvait espérer voir les pouvoirs publics et l'initiative privée accentuer vers la mer l'exode des jeunes candidats à la tuberculose. L'Assistance publique de Paris a fondé un établissement de tout premier ordre : le sanatorium d'Hendaye. Elle l'emplit de ses pupilles, tout comme son hôpital de Berck. Mais que d'autres sanatoriums, œuvres privées, restent inoccupés, inutilisés tout ou partie de l'année, si même ils ne se ferment pas définitivement, morts d'inanition, comme La Baule et la maison de Kerfanig !

Cette insuffisance d'utilisation, H. Barbier la rappelait dans son rapport : « A part le sanatorium d'Hendaye, alimenté par l'énorme agglomération de population qu'est Paris, et qui se trouve insuffisant, il ne semble pas que tous les autres sanatoriums aient une population annuelle en rapport avec le nombre de leur lits. Cela est hors de doute en hiver, cela se voit même en été. Il faut se rendre à cette évidence que *les sanatoriums maritimes ne sont pas utilisés actuellement comme ils pourraient l'être* (Armaingaud, Lalesque, Landouzy). C'est de ce côté qu'il faut agir : il y a sans doute des causes nombreuses à cette abstention, qui vient aussi bien des administrations publiques, des conseils généraux ou municipaux, des bienfaiteurs que des médecins. »

Aujourd'hui la situation n'est guère plus brillante. Certains sanatoriums sont en pleine prospérité, tel celui d'Arcachon, qui, disposant de 230 lits, a eu en 1906 un mouvement de population de 412

(1) Commission de la tuberculose, 1906.

enfants. Mais, pour d'autres, quelle détresse ! Pendant de longs mois de l'année 1906, « nous nous trouvâmes réduits dans nos deux établissements aux chiffres lamentables, pour Banyuls, de 94 enfants et de 27 pour Saint-Trojan » (Bucquoy). Or Banyuls dispose de 206 lits et Saint-Trojan de 160. « C'est bien inutilement que nous adressons nos plaintes, que nous sollicitons des concours dans le but de porter secours à ces pauvres enfants, auxquels il serait si facile de rendre la santé ; toujours la même réponse : pas d'argent ! » (Bucquoy).

Cette raison financière, Armaingaud et le Pr Landouzy l'ont déjà discutée. Le premier, dans son rapport de 1900, démontrait, chiffres en mains, qu' « il n'y a pas finalement économie à refuser le traitement marin aux pupilles de l'Assistance ». Pour Landouzy, « il n'est pires économies que celles qui se font au chapitre de la santé publique ». Barbier ajoutait et démontrait que cette « apparence d'économie n'est qu'un leurre ». A la suite des rapports d'Armaingaud et de Barbier, la Commission de la tuberculose et le Congrès d'Arcachon émirent des vœux en faveur de l'utilisation plus large et *mieux comprise* des sanatoriums maritimes. Des circulaires ministérielles plaidèrent dans le même sens.

On juge par ce que Bucquoy et Leroux disent de Banyuls et de Saint-Trojan de l'effet de cette campagne et de ces appels. Rien n'y a fait, ni les circulaires officielles, ni même la loi. Les départements « ont des devoirs que la loi leur impose et qu'ils ne remplissent pas. Aux enfants nécessiteux dont la santé l'exige, ils doivent l'assistance médicale. Y en a-t-il une plus nécessaire et plus entière que celle que réclament les enfants auxquels nous appliquons le traitement marin ? » (Bucquoy.) Certes non.

Il est grand temps de revenir à la charge, de secouer de leur torpeur ceux auxquels incombe la direction de la santé publique, sinon les sanatoriums marins ne seront bientôt plus que des stations d'*incurables*, ruineuses et sans rendement social. Aux hommes qui ont créé cet admirable armement antituberculeux d'intervenir, de parler avec l'autorité que leur confèrent leur talent et leur passé, sans quoi tous leurs efforts auront été vains ; leur œuvre restera frappée de stérilité.

**I. Littoral de la Manche et du Nord.** — Tout au nord de la France, à 12 kilomètres de Dunkerque, se trouve la plage de **Zuidecoote**, où, dans ces dernières années, a été reconstruit de toutes pièces le sanatorium du Nord, primitivement bâti à **Saint-Pol-sur-Mer**, fondé en 1888 par G. Vancauwenberghe. Primitivement de 20 lits, il en contient aujourd'hui 400. Les malades proviennent des principales villes du Nord. Roubaix et Croix envoient, en été, des colonies scolaires.

**Berck.** — Les débuts des établissements de Berck ont été si modestes et si touchants que, « s'ils remontaient à une époque plus ancienne, ils auraient déjà pris la forme d'une légende » (Bergeron). Ces origines sont telles qu'il est bon de les rappeler « pour qu'elles désignent à la reconnaissance publique les titres trop ignorés des personnes vouées au bien et dont l'obscurité bénie a été plus féconde que l'éclat stérile de personnages bruyants » (Chauffard). Trois noms désormais historiques se lient intimement à ces premiers essais :

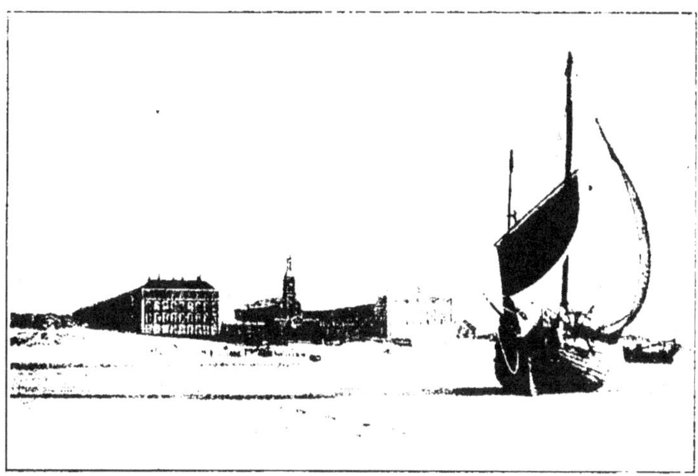

Fig. 164. — L'hôpital maritime de Berck-sur-Mer.

le Dr Perrochaud, la veuve Duhamel (de Groffliers) et enfin cette admirable pauvresse Marianne Brillard, dite Marianne Toute-Seule, (de Berck), dont je demandais (Congrès de Biarritz, 1903) que le nom fût rappelé par une plaque de marbre dans un hôpital de Berck.

À l'heure présente, la plage de Berck-sur-Mer est une vraie colonie hospitalière : on n'y trouve pas moins de cinq établissements. **L'Hôpital Maritime**, inauguré le 2 juillet 1861, construit en planches de sapin, contenant 100 lits, et qui, en 1869, agrandi en hôpital définitif, couvrant un espace de 6 hectares, pouvait recevoir 500 enfants. En 1895, a été élevée une nouvelle annexe, le Lazaret, qui renferme 60 lits. Le groupe qui constitue l'hôpital maritime : petit hôpital payant, grand hôpital gratuit, renferme un total d'environ 750 lits. Il appartient à l'Assistance publique de Paris. Le séjour n'est pas limité : la plupart des malades sont conservés jusqu'à ce que la cure soit très avancée, sinon complètement terminée. On sait les remarquables résultats dans la scrofule, la tuberculose osseuse (Perrochaud, Cazin, Calot, Ménard, etc.).

**L'Hôpital Bouville-Baillet** pour les garçons, l'**Hôpital Parmentier** pour les filles, sont deux petits établissements, propriétés particulières, bien aménagés, dans lesquels la Ville de Paris place gratuitement les enfants assistés, environ 250. L'**Hôpital Rothschild**, fondé en 1870 par le baron James de Rothschild, très considérablement agrandi en 1882 par la baronne J. de Rothschild, aménagé dans les conditions les plus parfaites, compte une centaine de lits. Les enfants y sont reçus de deux à seize ans, sans aucune distinction de culte. L'**Hôpital Cazin-Perrochaud**, ainsi nommé en souvenir des deux médecins de Berck, est une fondation privée, recevant des enfants moyennant un prix modique.

II. **Littoral Atlantique** (1). — *Hôpital de Pen-Bron.* — En face du Croisic, sanatorium marin par excellence, « il est placé comme un

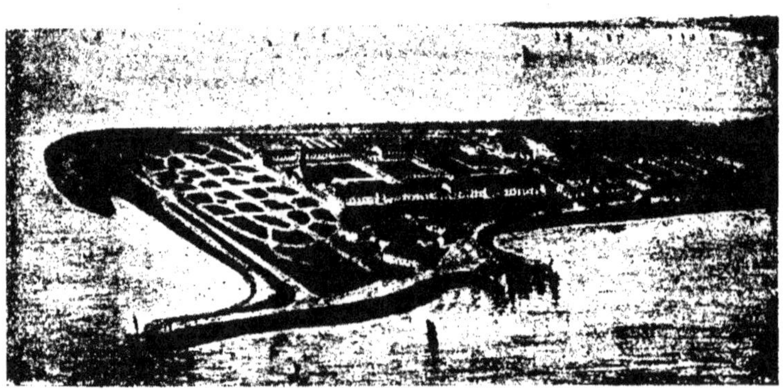

Fig. 165. — Vue de Pen-Bron à vol d'oiseau. L'hôpital marin occupe toute la presqu'île (Perrion).

navire au milieu de l'Océan qui l'enveloppe étroitement, comme pour mieux faire bénéficier ses hôtes de la puissance thérapeutique des brises du large et de l'air salin ». Fondé, avec l'appui de M. H. Monod, par M. Pallu, inspecteur des Enfants-Assistés du département, qui obtint de M<sup>me</sup> Furtado-Heine une somme de 40000 francs

<hr>

(1) D'après H. BARBIER, Les Sanatoriums maritimes de la côte atlantique en France (Rapport au II<sup>e</sup> Congrès de climatothérapie et d'hygiène urbaine, Arcachon, 1905).

pour construire un premier pavillon de 50 lits, inauguré en 1887. A l'heure actuelle, il possède 300 lits, dont 20 seulement sont *gratuits*. L'établissement est ouvert toute l'année.

**Sanatorium de Saint-Trojan.** — Bâti sur la côte orientale de l'île d'Oléron, « il a été inauguré le 18 septembre 1896, et fondé par *l'Œuvre des hôpitaux marins*. C'est un établissement privé de 160 lits, ouvert toute l'année. La moyenne du séjour est de trois mois, pro-

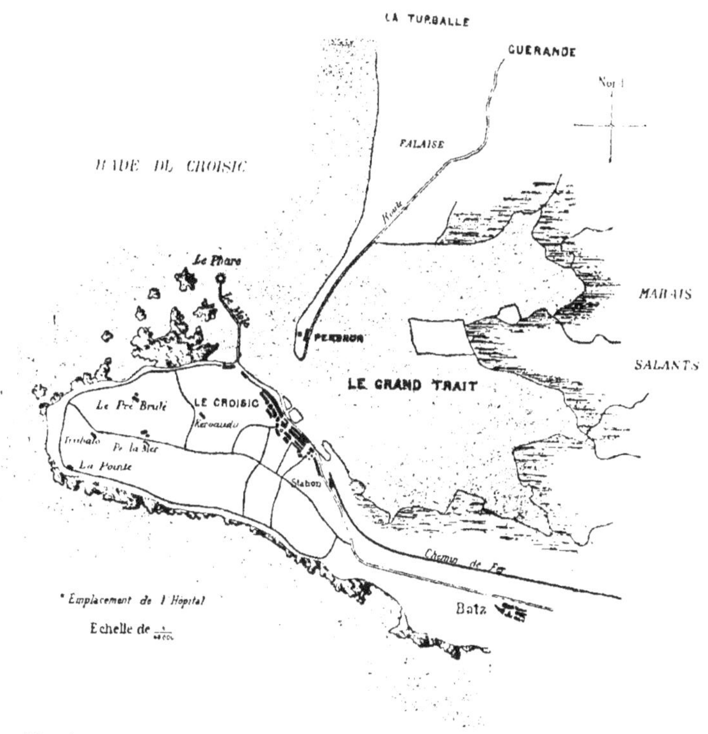


Fig. 166. — Plan de la presqu'île de Pen-Bron et de la rade du Croisic.

longeable sur l'avis du médecin, dont l'administration ne tient d'ailleurs aucun compte. Le séjour des enfants est donc trop court » (H. Barbier).

**Sanatorium de Fouras.** — En 1891, le D^r Ardouin, médecin de la marine à Rochefort, réunit un groupe de vaillantes Françaises; il forme un comité pour envoyer au bord de la mer pendant l'été un certain nombre d'enfants pauvres de Rochefort et de Tonnay-Charente ; on quête, et l'établissement est ouvert. On y envoie alternativement 23 filles et 23 garçons pendant un mois. La saison se fait

Crénothérapie. 41

en juin, juillet, août, septembre, soit en tout 92 enfants. On leur paye le voyage, on les habille : un gai uniforme en toile ; leur nourriture est substantielle ; au bout d'un mois, ils ont gagné 2 à 3 kilos.

L'établissement de Fouras est un modèle d'organisation (Barbier).

**Royan.** — L'asile de convalescence de Royan, contenant 25 lits, ouvert pendant la belle saison, placé à proximité des forêts de pins, reçoit des enfants débiles et convalescents pour une pension de 65 francs par mois.

**Sanatorium d'Arcachon.** — Arcachon fut le berceau des sanatoriums maritimes de l'Atlantique. C'est là, en 1887, qu'Armaingaud réalisa son idée. « Ce ne doit pas être sans un grand sentiment de légitime satisfaction qu'il contemple aujourd'hui les bâtiments de ce sanatorium maritime, qui était le premier s'édifiant sur la côte atlantique. Avant que ce sanatorium ouvrît ses portes, le Dr Armaingaud, avec les produits de ses brochures de propagande, avait entretenu à ses frais, en 1887, pendant les mois d'août, septembre et octobre, 20 enfants débiles provisoirement installés à la villa Fouet. En 1888, 50 enfants furent soignés dans les mêmes conditions. Mais cette année 1888, le sanatorium actuel commençait à fonctionner, et son inauguration officielle eut lieu le 8 septembre.

« Le Dr Louis Lalanne avait fait don du terrain ; Mme Engrémy donna de son côté 47 000 francs, qui permirent d'édifier le premier pavillon en façade, et qui porte son nom. Ce pavillon contenait 40 lits ; son mobilier avait été fourni par M. Armaingaud, qui fut secondé dès les débuts par la ville d'Arcachon, par MM. le Dr Lalesque et Ch. Richard » (H. Barbier) et aussi par le Dr G. Hameau. Agrandi en 1892 de deux pavillons aux frais de M. Armaingaud, achevé en 1897, grâce à une subvention de 250 000 francs (fonds du Pari mutuel), le sanatorium contient 231 lits. Deux nouveaux pavillons sont à la veille d'être construits.

Ouvert toute l'année, avec séjour illimité payant, sauf pour les enfants gratuitement assistés par le Dr Armaingaud.

**Sanatorium du Moulleau.** — Fondé en 1882 et définitivement installé en 1889, il dépend de la maison de santé protestante de Bordeaux ; il est entretenu par les membres bienfaiteurs de cette œuvre.

De 1882 à 1892, la maison de santé protestante de Bordeaux envoyait, en été, sur la plage de Moulleau, des convois d'enfants pauvres et chétifs, logés dans de bien modestes habitations, où presque tout manquait, sauf l'air pur, le soleil, la lumière, la nourriture saine et abondante, les soins intelligents et dévoués du personnel. « Ce n'est pas sans quelque émotion que je me reporte aux premiers jours de cette institution philanthropique. Ils me rappellent deux femmes de bien dont je fus le très modeste collaborateur, et qui, bien que placées à des degrés divers de la hiérarchie administrative, frappèrent mon admiration par leur dévoûment et leur abnégation : M<sup>me</sup> Momméja, la directrice, et M<sup>me</sup> Carles, la surveillante » (F. Lalesque).

Un homme généreux, M. Desclaux de Lacoste, réussit à créer un courant de sympathie en faveur de cette œuvre, et le nouveau sanatorium fut inauguré en 1893. L'établissement, petit, mais bien construit, sagement et pratiquement aménagé, ne fonctionnait que pendant trois mois d'été. Depuis deux ans, grâce à l'intervention du D<sup>r</sup> Moussous, l'établissement reste ouvert toute l'année. Il reçoit chaque année environ 200 enfants. Séjour gratuit ; 60 lits.

*Sanatorium du Cap-Breton* (asile départemental Sainte-Eugénie). — Ce sanatorium a été fondé sur la côte des Landes par M<sup>me</sup> Desjobert, laissant par testament au département des Landes 37 000 francs de rente sur l'État, à charge de fonder et d'entretenir un asile destiné au traitement de la scrofule. Il a été ouvert le 20 octobre 1889. L'établissement, placé sur une dune à 60 mètres de la mer, bien exposé à l'action marine, a devant lui une très belle plage, et en arrière, à 500 mètres, la forêt de pins. Il possède 60 lits, dont 20 payants. Ouvert toute l'année ; durée du séjour : trois mois, prolongeables sur avis médical.

*Sanatorium d'Hendaye.* — Fondé et entretenu par l'Administration générale de l'Assistance publique de Paris, il est, avec celui d'Arcachon, par le nombre de ses lits, un des établissements les plus importants de la côte Atlantique.

Inauguré en 1889, situé sur une plage isolée et sablonneuse, à 3 kilomètres environ de la commune d'Hendaye, l'établissement, ouvert toute l'année, est réservé exclusivement aux enfants de Paris et du département de la Seine, de trois à quinze ans.

Sous l'impulsion du distingué médecin du sanatorium, le D<sup>r</sup> Camino, on a beaucoup et bien travaillé à Hendaye. Deux internes en particulier ont, dans leur thèse inaugurale, contribué à dégager la formule climatique d'Hendaye, inspirés et guidés par leur chef de service, qui, en différentes communications, a complété les indications.

III. **Littoral de la Méditerranée.** — *Sanatorium de Banyuls-sur-Mer.* — Il est situé sur la plage des Grands-Elmes, abrité au nord, à l'ouest et au sud par les roches escarpées de la côte et les côteaux de la vallée, ouvert directement sur la Méditerranée. La plage est mi-partie galets, mi-partie sable. Sur celle-ci, « les enfants se réfugient, se baignent et vivent au dehors la plus grande partie de la journée » (E. Perier). La balnéation est possible toute l'année. Il comprend 198 lits.

**Cette.** — Trois établissements, d'ailleurs assez médiocres, reçoivent des enfants pour la saison des bains de mer (E. Perier) : le **Lazaret**, le plus important de tous, consiste en baraquements qui, chaque année, reçoivent de 400 à 500 enfants au prix de 80 centimes par jour et par enfant ; l'**établissement Hinsch-Krüger**, réservé aux protestants hinschistes, non exclusivement destiné aux enfants, ne permet qu'un traitement de courte durée ; l'**Hôpital de la ville**, dont plusieurs salles bien installées sont à la disposition des baigneurs. Les enfants et les infirmes sont conduits à la grève, dont l'hôpital est à 800 mètres, sur un chariot assez pittoresque. Le séjour de trois semaines est tout à fait insuffisant.

*Sanatorium Renée-Sabran*, à *Hyères*. — Il en a été parlé à propos de la climatothérapie (p. 574).

*Hôpital Jean-Dollfus*, à *Cannes*. — Installé dans l'ancienne villa Brougham, d'abord aménagé pour 15 lits, il en compte 45 ; il a été fondé par J. Dollfus. Il est destiné aux lymphatiques et aux scrofulo-tuberculeux ; mais on évite d'y admettre des phtisiques.

Depuis le D$^r$ de Valcourt, on y pratique la balnéation marine en hiver : 20 bains par mois, soit environ 150 pendant tout l'hiver. De Valcourt considère les bains de mer courts en hiver plus profitables aux enfants et aux adultes que les bains de la saison chaude.

*Asile Froeland*. à *Nice*. — Inauguré en février 1880. Ce petit hôpital-asile, destiné aux enfants lymphatiques, rachitiques ou aveugles, s'élève sur l'emplacement de l'ancien fort Thaon, dans une situation salubre, dominant la mer. au milieu de citronniers et d'orangers. Il rend surtout service aux malades du département.

# INDICATIONS ET CONTRE-INDICATIONS CLINIQUES DES CURES CRÉNO-CLIMATIQUES


PAR

**L. LANDOUZY,**
Doyen de la Faculté de médecine de Paris,
Professeur de clinique médicale,
Médecin de l'hôpital Laennec,
Membre de l'Académie de médecine.

et

**P. CARNOT,**
Professeur agrégé
à la Faculté de médecine de Paris,
Médecin des hôpitaux.


L'étude scientifique des Eaux minérales et des Climats a permis de préciser, récemment, une série de données du plus haut intérêt.

Les savants articles de MM. Armand Gautier, Moureu, de Launay, nous ont montré combien s'étaient perfectionnées nos connaissances relatives à la géologie, aux origines, à la constitution physico-chimique et aux procédés de captage des Sources.

D'autre part, les descriptions iconographiques de MM. Heitz, Lamarque, Lalesque, relatives à nos merveilleuses Stations, nous ont montré comment l'expérience, souvent séculaire, et l'observation clinique ont abouti à leur spécialisation chaque jour plus intime, en même temps qu'elles précisaient leurs indications et développaient, techniquement, leurs adjuvances thérapeutiques.

Mais il n'échappe à personne que, pour le moment du moins, les caractères physico-chimiques d'une Eau ne suffisent pas à faire pressentir ses propriétés physiologiques. Il s'en faut, le plus souvent, que les résultats thérapeutiques soient adéquats aux prémisses chimiques et que l'on puisse lire les indications d'une Source sur sa feuille d'analyse. Il s'en faut, par exemple, que la composition des Eaux de Néris fasse prévoir leur action sédative. Rien, dans celle des Eaux de Lamalou, ne fait pressentir leur action sur la motricité. La Chimie ne nous indique pas davantage pourquoi les diverses Eaux sulfurées sodiques des Pyrénées, les Eaux hyperthermales de Plombières et de Luxeuil, ont, chacune, des indications différentes. Seule, une longue observation a permis de nous fixer à cet égard, et l'on peut répéter, à peine modifié, l'adage des Pharmacopées anciennes : *Naturam aquarum effectus et curationes ostendunt.*

L'antinomie apparente que nous offrent l'étude de la constitution d'une Eau et celle de ses applications thérapeutiques nous semble, d'ailleurs, facile à comprendre, tant par l'extrême complexité de cette constitution même et par la multiplicité des éléments thérapeutiques d'une Cure, que par la non moindre complexité des réactions qu'elle détermine dans un organisme, et surtout dans un organisme malade.

1° La complexité de *constitution des Eaux Minérales* nous apparaît chaque jour plus grande. Les découvertes récentes, relatives à l'ionisation, à l'état colloïdal des éléments, à la radio-activité, aux gaz rares, tout en soulevant un coin du voile, reculent surtout les difficultés du problème et montrent combien incomplètes encore sont nos connaissances.

Une Eau Minérale, apportant jusque dans les tissus de nos malades les énergies en décomposition du feu central, renferme des éléments multiples, à liaisons instables, à mutations incessantes; elle apporte une énergie qui se dégrade et finit par s'exhaler en émanations radio-actives. Elle comprend donc bien d'autres choses encore que ce que nous indique l'analyse chimique. C'est une *lymphe minérale*, presque vivante, puisqu'elle a les mutations incessantes et l'énergie native de la vie ; cette lymphe minérale, infusée dans notre organisme, y suscitera des réactions que nous sommes encore incapables d'expliquer ou de mesurer, mais que nous utiliserons, cependant, avec profit pour nos malades.

2° La complexité des *facteurs d'une Cure thermale* est, elle aussi, très grande.

Une Source agit bien autrement encore que par ses molécules chimiques ou par les ions qu'elle charrie. Ses propriétés physiques elles-mêmes, son onctuosité, sa thermalité, sa radio-activité ne constituent qu'une part de son action.

La *Technique*, avec laquelle sont administrées les Eaux est, elle aussi, très importante.

La posologie d'une eau de boisson en modifie les effets : l'eau d'Évian ou de Vittel n'agit pas de même, suivant qu'elle est bue par verres ou par litres; l'eau bicarbonatée de Vichy produit des effets inverses suivant la dose : absorbée avant le repas ou après, chaude ou froide, elle donnera parfois des effets très dissemblables.

Les bains prolongés de Néris sont pour beaucoup dans les effets calmants de la cure. Les demi-bains hyperthermaux du Mont-Dore combattent énergiquement les congestions pulmonaires. La douche d'Aix agit, pour le moins, autant par le massage que par le soufre sur les jointures et les muscles endoloris. Les bains de vapeur et le humage de Luchon agissent, synergiquement avec le chimisme des Eaux sur les voies respiratoires.

Ce n'est pas tout. A côté des Eaux et de la technique de leur utilisation, il y a lieu de considérer aussi la *Situation climatique* des Stations. Telle d'entre elles, comme Biarritz-Briscous, bénéficie du climat marin. Telle autre, comme Saint-Gervais, Uriage, Allevard dans les Alpes; comme La Bourboule ou le Mont-Dore dans le Plateau Central; comme Barèges, Cauterets, Ax, les Eaux-Bonnes dans les Pyrénées, sont des Stations d'altitude dont le Climat a, pour le moins, autant de part dans la médication que l'Eau Minérale elle-même. Les radiations ultra-violettes, si abondantes sur les montagnes ou au bord de la mer; l'ozone des forêts voisines; la moindre pression atmosphérique; la pureté de l'air, ont, chacun, une importance considérable.

La *diététique* a, elle aussi, un rôle tellement important que l'alimentation, dans les Stations, devrait être posologuée avec autant de soin que l'Eau Minérale elle-même.

Enfin les *Conditions psychiques* de la cure ne sont pas, non plus, négligeables. Le séjour dans un beau pays; le repos physique et moral; l'auto-suggestion inconsciente qui résulte du contact avec d'autres malades dont tous les désirs sont tendus vers la guérison; la célébrité même de la Station; la renommée de ses Médecins, sont autant de facteurs qui contribuent au résultat cherché et qui rendent infiniment complexe l'action même de la cure.

3° La complexité *de l'action physiologique*, exercée sur les Êtres vivants par une Eau ou par un Climat, ajoute encore aux difficultés du problème.

Les Eaux Minérales, dont nous connaissons si peu la constitution agissent sur nos appareils d'une façon encore très obscure, suivant leur voie d'introduction, leur temps de séjour, leur absorption et leur élimination. Elles impressionnent différemment le tube digestif, les émonctoires, l'appareil cardio-vasculaire, le système nerveux; elles éveillent des actes réflexes, des réactions cellulaires et humorales, dont nous ne connaissons pour ainsi dire rien, et que la jeune École Crénologique commence seulement à analyser scientifiquement.

L'action physiologique des Eaux varie, d'ailleurs, suivant la nature, la quantité des éléments, comme suivant la technique :

Par exemple, les Eaux alcalines ingérées se décomposent dans l'estomac acide, mettant en liberté l'acide carbonique qui stimule directement les glandes digestives : à faible dose, il y a production de chlorure de sodium, agissant sur les échanges osmotiques des tissus. A forte dose, au contraire, une partie du bicarbonate de soude passe, sans transformation, dans l'intestin où il facilite l'absorption des graisses et dissout le mucus, dans le foie dont il excite les fonctions, et finalement dans le sang où il augmente l'activité des combustions respiratoires.

Les Eaux chlorurées, augmentant la sécrétion chlorhydrique de l'estomac, modifient l'absorption et la motricité intestinales, activent les échanges et aboutissent à une stimulation générale des tissus.

Les Eaux sulfatées sodiques et magnésiennes sont essentiellement purgatives ; les Eaux sulfatées calciques sont surtout diurétiques.

Les Eaux sulfureuses provoquent une suractivité des glandes ; leurs produits de transformation s'éliminent par le poumon et par la peau, ajoutant une action locale favorable à l'action stimulatrice générale sur la nutrition.

Quant à l'action physiologique des diverses Techniques usitées en Crénothérapie, on n'ignore pas l'action vaso-motrice différente des bains, suivant leur température, ni les modifications de pression qui en résultent (Pariset) ; on sait l'excitation périphérique, sur la peau de l'acide carbonique et des bains carbo-gazeux, et leur influence réflexe sur le cœur.

On sait, d'autre part, l'action des hautes altitudes sur l'hyperglobulie, apparente ou réelle (Viault), sur l'intensité des échanges respiratoires (Regnard). On sait, enfin, l'action stimulante, cicatrisante, pigmentogène des radiations ultra-violettes, si abondantes sur les champs de neige des Stations d'altitude, comme sur les plages des Stations marines.

Toutes ces actions physiologiques s'emmêlent et s'accumulent en une action mixte, délicate, complexe et fort difficile à analyser.

4° La complexité *de l'action thérapeutique* des Eaux est plus grande encore que leur action physiologique et plus difficile à interpréter.

En effet, chaque malade a ses réactions personnelles, qui tiennent à ses héritages ancestraux, aux atteintes morbides antérieures, à l'insuffisance ou à l'hypercrinie de ses glandes. Chaque malade absorbe, emmagasine, évacue à sa façon.

La manière de *Maladie thermale* que provoque la cure, et dont on recherche l'effet salutaire, a une incubation, une évolution, une terminaison différentes : elle laisse des séquelles, utiles ou nocives, propres au tempérament de chacun.

Aussi ne peut-on pas dire qu'une Station hydrominérale convient à telle ou telle maladie : on ne saurait trop se persuader que ce ne sont ni des maladies ni des diathèses qui viennent à nos eaux, mais des malades et des diathésiques. La maladie n'est qu'un schéma conventionnel : le médecin ne voit que des malades. Chaque malade diffère suivant sa caractéristique héréditaire et personnelle : chacun réagit différemment vis-à-vis d'une même Source ou d'un même Climat.

On voit combien nombreuses sont les inconnues du problème, et combien on aurait tort de prétendre déduire les indications d'une Source ou d'un Climat, d'après la nature de cette Source ou de ce Climat.

Force nous est donc de substituer, à la méthode inductive, la méthode expérimentale. Force nous est de ne tabler, pour les indications et les techniques de cure, que sur l'observation minutieuse des faits cliniques et des résultats thérapeutiques.

Pendant longtemps encore, les spécialisations thermales, les indications thérapeutiques précises d'une Eau, d'un Climat, d'une Plage, resteront le fait d'une pratique sagace et d'une longue expérience. Sans méconnaître les enseignements de la Physico-Chimie, sans faire fi des prémisses thérapeutiques dues aux analyses de laboratoire, nous ne connaissons vraiment les indications de la médication thermale que d'après les constatations, faites par les Médecins hydrologues à la Station même des effets immédiats et d'après les constatations (faites par chacun de nous, sur nos malades revus après la cure), des effets prolongés ou tardifs.

Reste à discuter la question même des *Spécialisations créno-climatiques*.

Cette question, encore loin d'être résolue, n'a été que lentement et patiemment posée. Jadis, à Vichy comme à Plombières, à Forges, à Bourbon et à Bagnères, de même qu'à Poretta et à Lucques en Italie, de même qu'à Bath en Angleterre, la tradition populaire, et l'empirisme mettaient pêle-mêle, et sans distinction, Stations et Sources au service de la généralité des malades, et cela en dépit du siège, de la forme comme de la nature supposée de leur affection. La preuve en est qu'à Bagnères et à Plombières Montaigne cherchait remède à sa gravelle ; la preuve en est qu'à Bourbon M<sup>me</sup> de Sévigné recouvrait l'usage de ses membres, tandis que la marquise de Montespan y venait pour ses langueurs et Boileau pour sa laryngite.

C'est longuement, très lentement, petit à petit, par l'accumulation des observations cliniques, que se sont établies, en France, les Spécialisations thermales. Elles ne le sont guère encore en Allemagne, où chaque Station a, d'ordinaire, la prétention de tout guérir et d'être bonne pour tous les malades.

Si les Stations allemandes restent, le plus souvent, bonnes à tout faire, c'est qu'elles se ressemblent trop et qu'elles n'ont pas, dans la composition et la thermalité des Eaux, dans le Climat, cette délicatesse des nuances qui caractérise les nôtres, comme elle caractérise notre sol, nos plaines, nos montagnes, nos plages, comme elle se réflète sur l'esprit même de la Race.

Qu'on cite un pays au monde ayant pareille diversité d'aspect, d'exposition, de température, d'insolation, d'altitude, ′ réalisant mieux les nuances les plus fines de la Géothérapie. Qu'on cite un seul pays capable de nous fournir, au même degré, ces armes puissantes et délicates que sont les Climats et les Eaux minérales, pour l'assolement des terrains humains, dégénérés, adultérés, infectés ou intoxiqués.

Actuellement, chacune de nos Stations françaises se différencie aisément de ses rivales et peut prétendre à des indications assez nettes : telle Station, comme Châtel-Guyon et Plombières, convient particulièrement aux entéritiques ; telle autre, comme Luxeuil ou Saint-Sauveur, réclame les affections des femmes ; telle autre, comme Bagnoles-de-l'Orne, s'applique au traitement des affections veineuses ; telle autre, comme Contrexéville, Vittel ou Martigny, se prète à une cure de lavage indiquée chez les graveleux.

La spécialisation des Stations a de grands avantages. Elle permet, notamment, de perfectionner les méthodes de cure dans un sens précis. Elle donne, au Corps médical comme à ses auxiliaires immédiats (masseurs, doucheurs, voire même cuisiniers), une éducation et une expérience profitables aux catégories spéciales de malades tributaires de la Station ; elle permet d'instituer, dans des maisons de cure ou sur les tables de régime, une diététique sévère. Ainsi spécialisée, la ville d'Eaux devient un lieu de cure où tout converge en vue d'un traitement déterminé.

C'est cette Spécialisation des Eaux françaises qui en facilite la classification clinique. Elle va nous permettre, après quelques indications et contre-indications générales, d'étudier les indications et contre-indications spéciales à telle ou telle variété de malades.

## Indications et contre-indications générales des Cures.

Il est, tout d'abord, certaines indications et contre-indications générales qui s'étendent à la plupart des Stations et des Malades, et que nous formulerons brièvement.

L'une d'elles est relative à la *catégorie* de malades justiciables des cures thermales et climatiques.

Il est, actuellement, de règle d'exclure du bénéfice de ces Cures les malades atteints d'affections aiguës.

On redoute de contre-carrer, chez eux, les actions et les réactions défensives dirigées contre l'affection aiguë, en les faisant interférer avec d'autres réactions humorales provoquées par la crise thermale.

De même que l'on attend, si faire se peut, le refroidissement de certaines affections locales pour procéder aux opérations chirurgicales, de même aussi l'on attend le refroidissement des troubles aigus pour faire intervenir les cures climatiques ou thermales.

On admet, d'autre part, que les malades trop débilités, trop faibles, incapables de réagir aux excitants thermaux, n'ont rien à gagner à la cure et qu'ils risqueraient d'être les victimes de cette médication intempestive. Cirrhotiques, néphrétiques, cardiopathes déjà cachectiques, néoplasiques ne doivent avoir recours qu'à des médications très douces. Seules leur conviennent certaines cures climatiques dans un pays chaud et stable, tandis que la Montagne, la Mer, les Eaux thermales leur sont généralement interdites.

Dans l'action des Eaux sur les lésions chroniques, il y a lieu d'ailleurs, de devancer les déchéances, secondaires ou définitives, incapables de rétrocession.

S'agit-il, par exemple, d'une lésion du rein ? Les eaux de Saint-Nectaire seront autrement efficaces, chez les néphrétiques jeunes, au cours d'une albuminurie post-scarlatineuse ou prétuberculeuse, que plus tard, chez les néphrétiques anciens, scléreux à lésion définitive. De même, Vichy aura une action autrement puissante à la phase de congestion du foie qu'à la phase cicatricielle de cirrhose.

L'ancienneté des troubles organiques et fonctionnels a une grande importance quant à l'efficacité de la cure. Si l'on ne doit pas envoyer aux Stations les lésions trop récentes et mal refroidies, on ne doit pas, non plus, attendre la déchéance, la cicatrisation irrémédiable, pour faire appel aux Eaux minérales.

L'*âge* du malade est d'un intérêt considérable quant aux effets à attendre de la cure. Si le vieillard affaibli reste en dehors de cette médication, l'enfant, par contre, au moment de sa croissance, alors que s'accentuent et se prononcent les déviations organiques et fonctionnelles, bénéficiera, plus que quiconque, des Cures créno-climatiques. Qu'il s'agisse de séjours prolongés à la Montagne ou à la Mer, qu'il s'agisse des cures thermales de Néris, de La Bourboule, d'Uriage, de Salies-de-Béarn ou de Salins-du-Jura, c'est avant que de grossières perturbations fonctionnelles se soient montrées qu'il faudra faire suivre, à toute une série de petits nerveux, de prétuberculeux, de tarés héréditaires, la cure qui, fortifiant l'organisme, lui permettra de résister plus tard à l'atteinte du mal.

Voilà pourquoi, sachant combien l'hérédité charge l'enfance et l'adolescence de déviations organiques, de vices de nutrition et de troubles fonctionnels héréditaires ou acquis, nous croyons que les cures thermales doivent, dès le matin de la vie, *ab teneris annis*, s'appliquer, d'abord, à l'enfant pour se continuer jusqu'à l'adolescence. Il faut que, par des cures de boisson, de bains, de douches, on redresse les déviations de la nutrition, comme les déviations fonctionnelles, que les tares paternelles ont imposées aux enfants. Cures thermales et physiothérapie, occupant les avant-postes de l'*Hygiène thérapeutique* et de la *Thérapeutique préventive*, doivent tenir, en Puériculture, une tout autre place que celle qui leur a été dévolue jusqu'ici.

Que d'affections du système neuro-musculaire n'éviterait-on pas en faisant, dès la dixième année, faire la cure de Néris à des enfants issus de parents fatigués, surmenés, âgés, nerveux, au lieu d'attendre, pour les y acheminer, qu'ils aient déjà eu maille à partir avec l'hystérie convulsive, avec la chorée, avec les tics de la face! Combien ne vaudrait-il pas mieux, chez eux, prévoir que guérir les tares nerveuses?

Et quel avantage n'y aurait-il pas à envoyer à La Bourboule par exemple, ou à Uriage, les enfants scrofuleux, hérédo-tuberculeux, avant que se soient affirmés chez eux, par accès subintrants, sur les muqueuses comme sur la peau, les adultérations héréditaires. Combien plus difficile nous apparaît, dans l'adolescence que dans l'enfance, d'obtenir la résolution des engorgements cutanés, muqueux ou ganglionnaires! Combien désespérément longue se montre la résolution d'inflammations de tissus, commencées dès la deuxième enfance, et auxquelles on ne songe à s'attaquer vigoureusement qu'à l'adolescence, alors seulement qu'elles ont résisté aux indications pharmaceutiques.

A Salies-de-Béarn, à Salins-du-Jura, à Salins-Moutiers, à la Mer et à la Montagne, n'est-il pas plus facile de traiter le candidat à la

tuberculose que le tuberculeux déjà évoluant, le bacillisable que
le bacillaire, l'arriviste que l'arrivé? Ne se trouveront-t-ils pas, les
uns et les autres dans de meilleures conditions de réfections fonctionnelles et de restaurations organiques, par action stimulante plutôt
que par apport des éléments minéraux, pour réagir contre la contagion qui le guette ou contre l'invasion bacillaire qui, une première
fois, sous forme d'écrouelles, de pleurésie *a frigore*, d'adénopathies,
d'ostéites, a déjà manifesté son éclosion ?

Une dernière considération, relative aux indications générales des
eaux minérales, a trait aux *effets tardifs*, à la *répétition* et à la *succession des cures*, aux « *post-cures* ».

Dans un grand nombre de cas, il arrive qu'une Cure thermale ne
réalise son plein effet que tardivement, une fois la Saison terminée.
Il arrive souvent qu'il y ait alors avantage à associer l'effet successif
de plusieurs Saisons thermales et climatiques. On pourra, par
exemple, combiner une cure mixte à Châtel-Guyon d'abord et à
Plombières ensuite. Les saisons de « post-cure », dans une station d'altitude par exemple, semblent accentuer très favorablement ces phénomènes tardifs, les développer et les rendre profitables : par exemple,
on enverra les malades au Lioran ou à Vic-sur-Cère après une
saison à Royat ; à Pralognan après une saison à Brides ; à Gérardmer
ou Bussang après une saison à Vittel ou à Plombières ; à Thorenc
après une cure à la Riviéra.

D'autre part, l'action cumulative de plusieurs cures à la même
Station est souvent fort importante : il arrive fréquemment que, une
première saison ayant été à peu près inefficace, une deuxième, puis
une troisième saison, à la même Station, donnent des résultats bien
meilleurs et plus durables. Cette action, en quelque sorte cumulative
à longue échéance, est encore assez inexplicable ; elle n'en résulte
pas moins, avec évidence, des très nombreuses observations des
Médecins d'eaux.

Nous allons, maintenant, aborder les indications et contre-indications des cures thermales dans les infections, dans les troubles de
nutrition, comme dans les organopathies dont souffrent, par exemple,
les tuberculeux, les syphilitiques, les paludéens, les diabétiques, les
uricémiques, les obèses, etc.

## Cures créno-climatiques chez les Tuberculeux.

Suivant l'évolution des lésions bacillaires et suivant les réactions
diverses qu'elles éveillent dans l'organisme, on peut utiliser toute

une gamme de Stations créno-climatiques, ayant chacune, leurs indications particulières.

On peut, tout d'abord, affirmer qu'aucune Eau minérale, aucun Climat n'ont d'action bactéricide directe sur le bacille de Koch. C'est donc uniquement en modifiant le terrain, tuberculisable ou tuberculisé, qu'ils seront utiles. Or, à cet égard, on peut, schématiquement, distinguer deux groupes de Stations, reliées d'ailleurs par de nombreux intermédiaires.

Certaines stations sont à conseiller parce qu'*excitantes et toniques* : elles activent les processus organiques, fortifient les défenses et rendent le sujet plus apte à la lutte antibacillaire. Telles sont certaines Cures marines, les Cures d'altitude, les Cures chlorurées sodiques fortes, arsenicales ou certaines des Cures sulfureuses. Elles sont à réserver aux tuberculisables, chez qui la tuberculose ne s'est pas encore implantée; à ceux chez qui elle évolue, localement, dans un os ou dans un ganglion; à ceux qui réagissent trop mollement; à ceux, en un mot, dont on peut et doit favoriser la lutte en fortifiant le terrain.

A l'autre extrémité de la gamme créno-climatique, sont des Stations calmantes, destinées également à des tuberculeux, mais qui ont, surtout et avant tout, une valeur *sédative* : telles sont les Stations, abritées et ensoleillées de la Côte d'Azur : tel Arcachon, au fond de son bassin, derrière ses dunes et ses pins; telle la ville de Pau, avec son atmosphère calme et torpide. Pareilles Stations conviennent surtout aux tuberculeux, éréthiques, irritables, congestifs ou hémoptoïsants, à ceux pour qui le moindre effort, le moindre mouvement d'atmosphère, la moindre dépression barométrique sont causes de poussées fébriles, de pluies de râles fins, de crachements de sang à répétition ; à ceux des malades, des débiles et des convalescents, que l'on doit, surtout, traiter par le calme moral et le repos physique.

Entre ces deux extrêmes s'étagent, d'ailleurs, toute une série de Stations intermédiaires : les Sulfureuses des Pyrénées, comme les Eaux-Bonnes, Le Vernet et Amélie-les-Bains; les Stations du Plateau Central, comme le Mont-Dore, La Bourboule ; des Alpes, comme Allevard.

Appliquons ces données générales à quelques types morbides :

1° Avons-nous à guider, *préventivement*, un hérédo-tuberculeux, un bacillisable, un enfant dont le développement nous rend pleins d'appréhensions pour l'avenir? Les médications créno-climatique et physiothérapique nous seront d'un puissant secours.

C'est à cette période de la vie, avant l'adolescence, et préventivement avant les atteintes du mal, que l'on militera contre l'état diathésique et la scrofule : car, de la naissance à la pleine adolescence, l'évolution de l'organisme, qui s'est faite au travers des privautés mauvaises héréditaires, aurait tout le temps de s'affirmer, suivant un type morbide définitif. Combien plus difficile nous apparaît, en effet, dans l'adolescence que dans l'enfance, la résolution des engorgements cutanés, muqueux, ganglionnaires ! Combien plus aléatoire est la médication, les lésions une fois constituées !

La *Cure marine*, intensive et prolongée, la *vie de Montagne*, au grand air, sans fatigues exagérées, utiliseront le coup de fouet que donnent, à toute la nutrition de l'enfant, le vent, les embruns chargés de sel et d'iode, l'irradiation solaire. Toute cette ambiance lui sera d'un autre secours, pour la réfection et la consolidation de ses tissus, que les médicaments chimiques, excitants ou reconstituants.

Les Stations chlorurées sodiques fortes sont particulièrement utiles dans les cas où, chez des enfants trop nerveux par exemple, le voisinage de la mer est contre-indiqué. Elles permettent, d'ailleurs, à *La Mouillière* et à *Lons-le-Saunier*, à *Salins-Moutiers*, à *Salins-du-Jura*, à *Salies-de-Béarn*, d'associer la cure saline à la cure climatique, la Mer à la Montagne.

A *Uriage*, où fréquentent avec tant de succès des colonies d'enfants menacés et sujets aux bronchites, on trouvera même associé le Soufre, le Sel et la Montagne.

La station arsenicale de *La Bourboule*, à plus de 800 mètres, est particulièrement utile aux petits adénoïdiens, aux petits scrofuleux, aux bacillisables par dystrophie native, que guette la contagion. C'est le menacé, l'affaibli, l'anémique qui a des chances de s'y transformer, de s'y remonter, de se robustifier, de changer ses activités cellulaires défensives. Quant aux malades déjà mordus par le bacille, ils ne s'arrêteront pas à La Bourboule : ils iront plus loin et plus haut, jusqu'au Mont-Dore. Heureux ceux qui, dans la vallée du Vendeix, pourront s'arrêter à La Bourboule !

2° Proche de la catégorie précédente est celle des petits tuberculeux atteints de tuberculose localisée aux systèmes osseux, articulaire ganglionnaire. On sait les merveilles que réalisent, chez eux, les *Cures marines*, telles qu'elles sont comprises à *Berck-sur-Mer* ou à *Pen-Bron*, à *Hendaye* ou à *Banyuls* par exemple : étendus toute la journée sur le sable, influencés par les rayons ultra-violets si abondants sur la plage, respirant l'embrun et le vent du large, les coxalgiques, les pottiques, les suppurants ganglionnaires ou osseux, cicatrisent leurs lésions en fortifiant leur état général et en augmentant leur résistance à l'imprégnation bacillaire.

A la *Montagne*, la cure de soleil produit, de même, des effets surprenants, qui ne le cèdent, parfois, en rien à ceux des cures marines.

3° Les tuberculeux évoluant sont déjà dans des conditions moins favorables; pourtant, la lutte par la médication créno-climatique permet parfois d'assez belles victoires.

*a.* S'agit-il d'un *tuberculeux torpide*, mou, sans énergie, sans réactions vives, on utilisera les Cures stimulantes, les Stations de moyenne ou de haute altitude.

Certaines Stations sulfureuses de montagne seront alors favorables : par leur action stimulante d'une part, par l'action directe du soufre sur l'appareil respiratoire d'autre part.

Les *Eaux-Bonnes* (750 mètres) ont, à cet égard, une légitime réputation. Non seulement les suspects ou les tuberculeux latents bénéficient de la cure des Eaux-Bonnes, mais aussi les tuberculeux avérés, à condition que la lésion soit limitée, lente et silencieuse dans sa marche, sans fièvre, sans bouffées congestives, sans acuité et sans retentissement sur l'état général. Plus les réactions seront faibles et plus la cure offrira de chances de réussite. La fièvre, la tendance congestive qui pousse aux hémoptysies, sont, par contre, les contre-indications des Eaux-Bonnes, qu'on ne saurait rendre responsables, du reste, de l'emploi inopportun qu'on en fait parfois.

*Cauterets*, plus particulièrement spécialisé dans le traitement des voies aériennes supérieures, agit aussi sur les bacillaires confirmés, apyrétiques, à forme catarrhale ; le traitement sulfureux, dirigé avec prudence, modifie avantageusement le catarrhe bronchique concomitant, stimule les fonctions digestives, en même temps qu'agit, synergiquement, la Cure d'altitude (930 mètres).

*Allevard* agit, en modifiant les troubles péri-lésionnels, chez les sujets lymphatiques, quand n'existe qu'une petite lésion bacillaire qui suffit, cependant, pour que les bronches restent en travail de sécrétion. Allevard est une médication de première valeur à opposer aux catarrhes et aux poussées congestives.

*Challes* profite, de même, aux tuberculeux torpides, non hémoptoïques, avec emphysème, bronchite et catarrhe chroniques.

*b.* S'agit-il, par contre, d'un *tuberculeux éréthique*, de souche arthritique ou nerveuse, aux réactions congestives faciles, voire même aux hémoptysies récidivantes, on songera aux Stations calmantes et décongestives.

Le *Mont-Dore* conviendra surtout, avec sa boisson légèrement arsenicale, ferrugineuse, silicatée ; avec ses demi-bains hyperthermaux et ses pédiluves décongestifs pour le poumon ; avec ses inhalations détersives et sédatives, calmantes à la manière d'un topique basalmique, agissant par contact sur l'élément nerveux et spasmodique des bronches. Après quelques jours, la toux se fait déjà moins quinteuse et plus grasse, moins improductive ; l'expectoration, primitivement pénible, devient plus facile ; l'essoufflement s'atténue, et l'on constate un retour de perméabilité dans la zone périlésionnelle.

Plus tard, dès le cours de la première année, les poussées congestives habituelles deviennent moins fréquentes, moins durables atténuées, et, dans les cas heureux, la cicatrisation se fait.

L'altitude (1050 mètres) a une importance primordiale, obligeant le sujet à une gymnastique pulmonaire et le faisant bénéficier de la cure de Montagne, tonique et vivifiante. Respirer, à 1000 mètres au-dessus du niveau de la mer, les inhalations Mont-Doriennes force le malade à une gymnastique pulmonaire, nullement indifférente dans l'espèce : les mouvements respiratoires augmentant de nombre durant les premiers jours seulement, puis d'amplitude définitivement, il en résulte une mobilisation de toutes les cases alvéolaires, un brassage des régions profondes et corticales, dans l'atmosphère médicamenteuse des chambres d'inhalation.

L'effet définitif local est donc d'abord décongestionnant et sédatif, puis astringent, cicatrisant, tonique ; même les malades atteints de tuberculose ouverte peuvent bénéficier de la cure Mont-Dorienne, pourvu qu'ils n'aient pas de fièvre et que leur bacillose ne soit pas en activité infectieuse.

Calmante aussi est la cure d'*Amélie-les-Bains*, à une faible altitude (225 mètres), qui peut se poursuivre en hiver, grâce au climat très doux, aux hôtels chauffés par les Sources, à la situation abritée de la Station. La cure sulfureuse, menée prudemment, peut modifier certains tuberculeux éréthiques, faciles aux congestions, prompts aux instabilités fonctionnelles et aux excitabilités nerveuses, souffrant facilement de toux, d'irritation et d'insomnie.

Calmant aussi, quoique marin, est le climat du bassin d'*Arcachon*, protégé de la pleine mer par l'abri de ses dunes et de ses forêts de pins.

Sédatif entre tous est le climat de *Pau*, qualifié parfois de climat bromuré, et qui doit ses qualités au calme de l'atmosphère et à son état hygrométrique. Il convient particulièrement aux tuberculeux éréthiques, impressionnables, que l'on doit chercher, avant tout, à mettre dans des conditions de repos et de calme, pour leur épargner les toux spasmodiques, les insomnies, les poussées fluxionnaires, congestives et hémoptoïsantes.

*Saint-Honoré*, à la fois sulfureuse et arsenicale, dans un pays peu élevé (275 mètres), avec ses pulvérisations pharyngées et ses douches sur les pieds, semble placée aux confins des médications sulfureuses tolérées par les tuberculeux avancés et fébriles (Max, Durand-Fardel). Elle est, à la fois, décongestive et sédative du système respiratoire; excitante de la digestion et, par là même, tonique, elle permet une cure très douce, particulièrement bonne pour les enfants, pour les vieillards et pour les sujets déjà débilités.

Mais, si la bacillo-tuberculose revêt une forme pyrétique, avec poussées fréquentes, hémoptysies sérieuses, intolérance digestive et cachexie croissante, les Eaux minérales, aussi bien que les Stations d'altitude, semblent définitivement contre-indiquées. Les Climats sédatifs, sans cure de boisson ni balnéation concomitantes, le repos et l'aération dans un endroit bien abrité, un peu partout, conviennent alors, et les bénéfices thérapeutiques deviennent, progressivement, de plus en plus aléatoires pour cette catégorie de malades.

### Cures créno-climatiques chez les Syphilitiques.

Les cures créno-climatiques (et principalement les cures sulfureuses) peuvent intervenir efficacement chez les Syphilitiques en maintes circonstances :

*a.* En premier lieu, on peut les utiliser, avec succès, dans certaines formes anémiantes ou cachectisantes.

Dans certaines syphilis particulièrement infectantes, l'état général fléchit rapidement ; on constate un amaigrissement considérable, une grande anémie, des perturbations nerveuses; parallèlement, les lésions locales, aggravées, résistent au traitement. Vient-on, par contre, à transplanter le malade dans une station tonique de montagne, à *Luchon*, à *Ax*, à *Uriage* ou à *Saint-Gervais*, l'état général s'améliore et l'allure de la syphilis se modifie.

*b.* En second lieu, on a souvent préconisé les cures sulfureuses, comme épreuves thermales, afin de révéler une syphilis ancienne : tel était le fameux « jugement des eaux ». Nous n'insisterons pas sur ce point, actuellement très controversé.

*c.* En troisième lieu, les cures sulfureuses seront indiquées contre certains accidents graves d'hydrargyrie ; elles provoquent alors, d'après Desmoulières et Chatin, d'après Simon et Ameuille, des décharges d'élimination mercurielle qui facilitent la désintoxication du malade.

*d.* Enfin (et surtout) les cures sulfureuses peuvent s'associer au traitement hydrargyrique, en permettant de le pousser beaucoup plus loin. Cet artifice thérapeutique peut être utile dans certains cas d'intolérance mercurielle, lorsque les manifestations syphilitiques résistent au traitement ordinaire, dans certains accidents graves : telles les syphilides psoriasiformes de la paume des mains, les syphilides papulo-croûteuses acnéiques, les manifestations oculaires, les lésions héréditaires tardives qui cèdent parfois au traitement hydrargyro-sulfureux après avoir résisté au traitement simple. On peut ainsi, à *Enghien*, à *Luchon*, aussi bien qu'à *Aix-la-Chapelle*, faire supporter des frictions quotidiennes avec 15 à 20 grammes d'onguent napolitain, des injections avec 6 centigrammes de biiodure, grâce à l'ingestion de 300 à 800 centimètres cubes d'eau sulfureuse, ou, en cas d'intolérance digestive, grâce à l'inhalation pulmonaire de vapeurs sulfureuses.

## Cures créno-climatiques chez les Paludéens et les Coloniaux.

Beaucoup de Coloniaux, affaiblis et anémiés par le climat tropical, par le paludisme et d'autres affections des pays chauds, bénéficient considérablement, dès leur retour en France, d'une cure créno-climatique.

Plusieurs de nos Villes d'eaux françaises sont, ainsi, devenues les analogues des Villes de Santé que les Anglais ont établies aux Indes pour la cure de repos des affections tropicales.

Si le retour du Colonial a lieu en hiver, une condition nécessaire est de le réhabituer doucement à notre climat : il est, en effet, faible, anémié; il gèle partout et doit séjourner quelque temps dans un climat chaud. Les *côtes de Provence*, les *Pyrénées-Orientales* sont particulièrement indiquées. *Amélie-les-Bains*, station sulfureuse agréable, chaude et abritée, remplit bien ce but. *Le Boulou*, également ouvert toute l'année, offre un lieu de repos et de réconfort agréable avec son climat doux; ses eaux bicarbonatées sodiques sont bonnes pour remettre en état fonctionnel l'estomac, l'intestin et le foie.

A la saison chaude, le Colonial sera, d'emblée, dirigé vers une Station plus tempérée, vers *Vichy* notamment ou *Vals*, si le foie a perdu son intégrité ; vers *Châtel-Guyon* ou *Plombières* si l'intestin est malade ; vers la *Montagne* si l'anémie ou l'asthénie prédominent : *Vic-sur-Cère*, le *Lioran*, le *Mont-Dore* ou *La Bourboule* conviennent alors particulièrement.

## Cures de convalescence chez les Infectés et les Intoxiqués.

Un rôle important des Cures créno-climatiques est la remise en état des organes et appareils. Le convalescent typhique, diphtérique, grippal, le désintoxiqué morphinique, alcoolique, reprennent, aux Stations hydrominérales et d'altitude, une nouvelle vigueur, et reviennent à la santé dans de meilleures conditions. *Luchon, Ax, Cauterets*, dans les Pyrénées ; *Saint-Gervais, Chamonix, Pralognan, La Grave*, dans les Alpes, le *Mont-Dore, La Bourboule*, le *Lioran, Vic-sur-Cère*, en Auvergne, fortifient, dynamogénisent, hémopoïétisent et font disparaître les séquelles tardives de la toxi-infection causale.

## Cures créno-climatiques chez les Diabétiques.

Parmi les malades victimes de troubles de la nutrition, le diabétique est un des plus favorablement influencés par les Cures thermales.

Deux types principaux de cure sont à notre disposition, la cure alcaline et la cure arsenicale, dont les indications ne sont pas encore bien nettement tranchées.

Parmi les Stations alcalines française, *Vichy* surtout (et aussi *Vals* et *Le Boulou*) peuvent avantageusement soulever le parallèle avec les eaux bicarbonatées-sulfatées-chlorurées de Karlsbad.

Vichy agit sur le dynamisme de certains diabétiques par l'action générale que les alcalins exercent sur la nutrition ; il agit aussi, indirectement, par l'action de ses Eaux sur le foie, dont le rôle dans le métabolisme des hydrates de carbone est fondamental. Ce sont, surtout, les diabétiques gras, sans dénutrition, qui sont améliorés par la cure de Vichy. La glycosurie diminue disparaît même souvent ; les différents troubles de la glycémie s'atténuent. Beaucoup de diabétiques florides restent des habitués de Vichy, y reviennent à chaque Saison, et leur état s'améliore, à nouveau, chaque année.

Quant aux indications comparatives de Vichy et de Karlsbad, elles sont difficiles à formuler : plus pertubatrice en Bohème, la médication alcaline (surtout par les eaux de Sprüdel) provoque des phénomènes réactionnels rudes et violents ; plus doucement altérante en France, la médication fait, avec plus de moelleux, la régulation de la nutrition : les Eaux de Vichy, pour ainsi parler, s'accommodent mieux aux tempéraments excitables, aux humeurs mouvantes, comme aux réactions nerveuses des races latines et slaves.

Les Eaux, arsenicales et bicarbonatées, de *La Bourboule* réussissent parfois où ont échoué les eaux alcalines de Vichy. Pour Verdalle, la distinction s'établirait d'après l'état du foie : un état d'hyperhépatie indiquerait la cure de La Bourboule ; les lésions du foie la contre-indiqueraient, au contraire. En tout cas, il semble que les jeunes diabétiques, les vieillards affaiblis, asthéniques, avec lassitude générale ; les diabétiques atteints de lésions cutanées ou de troubles pulmonaires bénéficient davantage de La Bourboule que de Vichy.

Quelle que soit d'ailleurs la Station, ce sont presque uniquement les glycosuries légères, les diabètes gras, dits arthritiques, qui sont améliorés par les Cures thermales. Si plusieurs Stations réclament les diabétiques gras, par contre, les diabétiques maigres, à marche rapide et progressive, les diabétiques juvéniles notamment, ne sont guère modifiés par l'action des Eaux.

## Cures créno-climatiques chez les Obèses.

Les obèses peuvent retirer des cures créno-climatiques différents avantages.

En premier lieu, le séjour, dans une Station bien organisée, représente, pour les suralimentés, une *École d'Hygiène et de Diététique*, où ils apprennent à manger moins et mieux : elle les habitue à la sobriété et permet de procéder à une réduction alimentaire, généralement impossible à obtenir en cure libre, dans le milieu familial.

En second lieu, la Cure s'aide de procédés d'entraînement physique, susceptibles d'exagérer les dépenses énergétiques, en même temps que se réduiront les recettes, susceptibles d'entamer, par là même, les réserves adipeuses superflues. Ainsi agiront les Cures de terrain, l'Hydrothérapie, le Massage, les bains de lumière, d'air chaud, de vapeur : l'altitude même de la Station stimulera les échanges et excitera les glandes à sécrétion interne.

Enfin l'usage d'eaux légèrement purgatives, diurétiques, sudorifiques, complétera l'effet des pratiques précédentes.

Tel est le principe de la cure de *Brides*, par exemple.

Elle convient, d'une part, aux *obèses pléthoriques*, au visage rouge, gros mangeurs, grands buveurs, joyeux vivants, dont les fonctions digestives sont hyperactives, très entraînées grâce à leur boulimie, mais à congestion hépatique facile, à hypertension portale fréquente, à dyspnée progressive.

Elle convient, d'autre part, aux *obèses atones*, lymphatiques, anémiques, à face pâle, à graisses molles et infiltrées, types plus avancés que les autres dans le processus de ralentissement fonctionnel, et chez lesquels l'exagération des graisses a plus nettement la valeur d'une altération dégénérative que celle d'une surcharge nutritive. En pareil cas, les différents organes sont touchés : le poumon, le rein, le cœur. Œdémateux, dyspnéisants, palpitants, ces obèses ont, au moindre déplacement, une extrème fatigue ; par là même, ils évoluent dans un véritable cercle vicieux, condamnés, par leur adipose, à une immobilité de plus en plus adipogène.

C'est surtout pour cette deuxième catégorie d'obèses atones que la cure de Brides s'associe fructueusement à la cure de *Salins-Moutiers*, sa voisine, dont les eaux chlorurées sodiques, carbo-gazeuses et thermales, sont essentiellement excitantes.

Obèses rouges et obèses blancs bénéficieront, d'autre part, les uns et les autres, d'une post-cure d'altitude, à *Pralognan* par exemple (1 425 mètres), afin d'activer leurs combustions, de stimuler leur nutrition et de s'entraîner progressivement à la marche en montagne.

Salins-Moutiers, Brides, Pralognan, étagés dans la vallée du Doron, de l'Isère aux cimes neigeuses de la Vanoise, se complètent et s'entr'aident, constituant un ensemble remarquable, le *triumvirat créno-climatique de la Tarentaise*. Si telles Stations célèbres d'obèses, Marienbad, Ems, Kissingen, ont, peut-être, d'autres avantages, elles n'ont pas, en tout cas, ceux-là.

### Cures créno-climatiques chez les Goutteux.

Chez les Goutteux, les Eaux minérales sont employées, les unes comme *sédatives*, les autres comme *toniques* et *excitantes*; d'autres enfin agissent sur la nutrition générale en facilitant la combustion ou l'élimination des déchets puriques.

Une première recommandation est de n'envoyer les Goutteux aux Eaux qu'en dehors des attaques de goutte, et lorsque la lésion est refroidie. Même alors (et surtout chez les sujets prompts à des fluxions nouvelles), on doit être très prudent dans l'administration du traitement thermal, et, principalement quant aux pratiques balnéaires. Tel sujet, pour un simple bain de pied salé ou hyperthermal, verra parfois éclater un terrible accès de goutte.

La Cure du Goutteux doit donc être d'autant plus prudente et plus douce que l'on est à une période plus rapprochée d'une crise, et qu'il s'agit d'un sujet plus réactionnel, plus irritable, plus pléthorique, plus congestif. A ces malades, conviendront surtout les cures sédatives de *Bagnères-de-Bigorre*, de *Bourbon-Lancy*, menées avec une particulière douceur.

S'agit-il, par contre, de Goutteux atones, dont les attaques se prolongent et deviennent chroniques, dont les déformations s'installent sans réactions vives, sans rétrocession, dont les dépôts tophacés augmentent, dont la nutrition faiblit, on songera surtout aux Stations excitantes et toniques.

Les Eaux chlorurées sodiques hyperthermales de *Bourbonne*, de *Bourbon-l'Archambault*, pourront réveiller alors les réactions endormies et provoquer, à la fois, une évolution et une rétrocession plus franches.

La cure sulfurée d'*Aix-les-Bains* s'adresse aux Goutteux atones, avec manifestations articulaires, empâtement, raideur : cette indication est fondée sur l'observation de nombreux Anglais Goutteux, qui, depuis longtemps, préfèrent la cure externe à la cure interne.

Enfin, en dehors même des lésions locales et des déformations, la diathèse goutteuse sera modifiée par les Cures de diurèse, agissant davantage par ce qu'elles emportent que par ce qu'elles apportent (Huchard), qui provoquent des décharges uriques et décrassent les différents organes. Les sulfatées calciques chaudes de *Bagnères-de-Bigorre*, de *Capvern*, les eaux diurétiques froides de *Contrexéville*, de *Vittel*, d'*Évian*, modifieront ainsi, pour l'avenir, l'état général. Les Eaux alcalines de *Vichy*, de Carlsbad, accéléreront les combustions organiques incomplètes. Comme les eaux lithinées (*Santenay*, *Maizières*, elles aideront à la solubilisation et à l'exode des urates.

## Cures créno-climatiques chez les Arthropathes.

Ces cures se rapprochent, quant à leurs principes, de celles des Goutteux, comme se rapprochent et s'associent parfois le Rhumatisme et la Goutte.

Ici encore, nous avons à notre disposition deux types de Cures : les Cures *sédatives* des Stations hyperthermales, les Cures *excitantes* des Stations sulfureuses ou salines.

Une même recommandation primordiale est relative au danger d'une médication trop précoce, au déclin d'une crise, lorsque l'inflammation est récente ou mal refroidie, facile à réchauffer de ses cendres.

Parmi les Stations sédatives, *Bourbon-Lancy*, avec ses Eaux hyperthermales, oligo-métalliques, radio-actives, est peut-être la plus facilement et la plus précocement tolérée ; elle est, peut-être, la seule qui puisse recevoir, à ses piscines, à ses douches sous-marines, les Rhumatisants subaigus, encore en évolution. Elle améliore grandement les douloureux et calme les séquelles inflammatoires des arthropathies rhumatismales ou gonococciques.

Les autres Stations sédatives (qui constituent le groupe si curieux et si homogène des Eaux oligo-métalliques, alpestres ou hyperthermales) sont, elles aussi, indiquées, tant par la chaleur même de leurs sources, si recherchée des douloureux articulaires, que par leur radio-activité analgésiante. *Néris*, *Evaux*, *Plombières* calment les algies, apaisent les inflammations des rhumatisants, noueux, déformés, douloureux et impotents, en état de semi-ankylose, de raideurs articulaires et de contractures musculaires, prompts à de nouvelles poussées, dont la vie est souvent un long martyr que peu de médications améliorent.

*Bourbon-l'Archambault* et *Bourbonne* ont déjà une note un peu différente : si leur thermalité les rend sédatives, leur richesse en chlorure de sodium les rend excitantes : elles seront plus toniques que les premières, réveilleront les processus défensifs trop torpides, tout en calmant les douleurs. Mais on ne maniera leurs eaux (et surtout leurs bains) qu'avec une grande prudence ; on les réservera plutôt lorsqu'aux douleurs s'ajouteront des lésions tenaces et torpides. Ces eaux conviendront chez les Rhumatisants lymphatiques, affaiblis, anémiés, dont l'organisme a besoin d'être relevé, en même temps que la résorption des empâtements articulaires, ou péri-articulaires, doit être activée ; chez les noués et les déformés, dont on pourra parfois ainsi améliorer la triste situation.

Les Eaux chlorurées de *Biarritz-Briscous*, de *Salies-de-Béarn*, de *Balaruc* conviendront parfois, chez les Rhumatisants atones, à exciter, et surtout dans les affections articulaires post-traumatiques, à marche torpide, avec atrophie musculaire.

Les Eaux sulfureuses d'*Aix-les-Bains* combinent leur action propre à celle des pratiques adjuvantes : à la douche-massage, facilitée par la barégine grasse et onctueuse de l'Eau, et dont l'effet est décuplé par l'habileté même des masseurs ; aux douches locales ; aux étuves de vapeur, générales et locales (bouillons et Berthollets) ; à la mécano-thérapie. La cure annexe de lavage, par la source des Deux-Reines, les cures climatiques du lac du Bourget, de Pugny-Corbières (620 mètres) et du Revard (1568 mètres) désintoxiqueront l'organisme, en tonifieront et en relèveront la nutrition générale.

Les rhumatisants chroniques diathésiques, articulaires, musculaires, les déformés au début, les ankylosés, anciens blennorragiques, anciens traumatisés, bénéficieront grandement de ces associations thérapeutiques.

Les Eaux sulfureuses chaudes des Pyrénées, de *Luchon*, d'*Ax*, de *Barèges* ont les mêmes indications générales et produisent, chez les Rhumatisants un peu torpides, en dehors de toute période aiguë, les mêmes améliorations remarquables.

Les eaux de *Barèges* ont acquis pour les blessures, comme pour les douleurs traumatiques, les raideurs articulaires ou les ankyloses, pour les luxations ou les entorses, une réputation déjà ancienne que l'expérience vient, chaque jour, confirmer.

Enfin une mention spéciale doit être faite des Bains de boue, de pratique si curieuse, qu'il s'agisse de boues végéto-minérales comme à *Dax* ou à *Barbotan* ; qu'il s'agisse des bains prolongés de Saint-Amand, pris sur le griffon même, les malades étant plongés dans des cases sans fond, à l'endroit même où l'eau sulfureuse de Fontaine-Bouillon jaillit, par mille pertuis, à travers les boues ; qu'il s'agisse enfin d'illutations locales, à hautes températures, appliquées sur les jointures malades. On sait que, dans beaucoup de stations allemandes (Marienbad, Karlsbad, Kissingen), la pratique des bains de boue est purement artificielle, et que l'on fait venir de loin, et à grands frais, les boues de Franzensbad ou celles, radio-actives, de Battaglia, qu'on se contente de réchauffer par l'Eau de la Station.

Enfin d'autres indications plus générales sont remplies, chez les Rhumatisants goutteux ou intoxiqués, par les stations diurétiques, chez les rhumatisants cholémiques par Vichy, etc.

## Cures créno-climatiques chez les Cardiopathes.

Ici encore, deux types de Stations peuvent être employées, ayant, les unes une action *sédative*, comme Bourbon-Lancy, Néris, Bagnoles-de-l'Orne ; les autres, une action *excitante* (grâce, par exemple, aux bains carbo-gazeux), comme Royat, Brides ou Nauheim.

La cure de *Bourbon-Lancy*, sédative par les Eaux hyperthermales et radio-actives, sédative par les techniques (bains prolongés, douches sous-marines, massages sous l'eau), sédative par le climat de faible altitude, est, tout d'abord, préventive de cardiopathies, au déclin d'une crise. Chez les rhumatisants endocarditiques, elle aide à la régression des empâtements articulaires.

Une fois la lésion définitive, chez les boiteux du cœur non encore arrivés à l'asystolie, elle aide à l'adaptation, en modérant les spasmes périphériques, en soulageant le travail du cœur, en diminuant son éréthisme, en stimulant l'énergie de ses contractions.

Elle combat, par cette même action sédative, les troubles de l'hypertrophie de croissance.

L'action sédative de *Néris* s'exerce, plus spécialement, sur les troubles nerveux du cœur (palpitations, états angineux, etc.).

Par contre, les bains carbo-gazeux, ceux de *Royat*, par exemple, provoquent une excitation périphérique réflexe, qui, chez les affaiblis et les atones du cœur, stimule le travail du myocarde, régularise les contractions, agit sur la pression sanguine. Chez un sujet dont le cœur est affaibli, leur action se manifeste, d'abord, par un pouls plus lent, par une atténuation de l'arythmie, par une plus grande stabilité des contractions. La pression se rapproche de la normale, plus haute chez les hypotendus; abaissée, par contre, de façon permanente chez les hypertendus. La matité cardiaque diminue. Les urines augmentent; l'albuminurie de stase rénale disparaît. Enfin la dyspnée d'effort, la stase des bases pulmonaires se modifient, grâce à la régularisation du tonus vasculaire et au meilleur travail du myocarde.

L'existence seule d'un degré trop accusé d'insuffisance cardiaque constitue, chez les hypotendus, une contre-indication formelle de la Cure, de même que les lésions avancées des artérioles périphériques peuvent empêcher, chez les hypertendus, l'action favorable du bain carbo-gazeux. L'action de Royat, chez les cardiopathes affaiblis, sur le myocarde chancelant, sur les spasmes vasculaires périphériques, de certain hypertendus, est, d'ailleurs, non seulement immédiate, mais encore durable et prolongée.

Chez les Cardiopathes obèses, à surcharge graisseuse du cœur, *Brides* agirait sur le cœur par ses bains carbo-gazeux et, surtout, en modifiant l'obésité par ses cures de terrain, sa diététique et ses eaux laxatives.

Chez les Artérioscléreux, qui sont, le plus souvent, des insuffisants rénaux, les Stations de lavage (*Vittel*, *Contrexéville*, *Évian*) pourront être fort utiles pour combattre les déviations nutritives et les rétentions toxiques.

Enfin les sujets atteints dans leur appareil veineux, les accouchées phlébitiques, les convalescents de phlébite infectieuse, bénéficieront grandement de la cure de *Bagnoles-de-l'Orne*, après la période aiguë (soixante jours au moins après la dernière poussée fébrile), mais aussi précocement que possible. La balnéation prolongée ; l'effleurage sédatif des veines ; le massage des muscles ; enfin la mobilisation, calmeront d'abord les douleurs post-phlébitiques, remédieront à l'atrophie des muscles, rompront les ankyloses et permettront le retour d'une circulation et, par là même, d'une nutrition satisfaisante des tissus. Les variqueux, les hémorroïdaires auront aussi à bénéficier de cette cure, si spécialisée.

## Cures créno-climatiques chez les Néphropathes.

Les cures crénothérapiques peuvent agir sur le rein de différentes façons :

Chez les albuminuriques, on peut utiliser, avec grand avantage, la cure de *Saint-Nectaire*, qui s'est progressivement spécialisée dans la cure des affections rénales, à tel point que ces malades forment les quatre cinquièmes de la clientèle de la Station.

Ce sont, surtout, les albuminuriques légers ou récents, sans grave lésion de la glande, qui sont modifiés par la cure ; les albuminuriques intermittents et orthostatiques, qu'il s'agisse de bacillaires, de déchus héréditaires, etc. Les albuminuriques dyspeptiques, les albuminuriques post-infectieux (typhiques, scarlatineux surtout) peuvent être considérablement améliorés par Saint-Nectaire.

Ce sont, en deuxième lieu, certains Brightiques commençants, au début de leur néphropathie interstitielle, qui peuvent être améliorés et rétrocéder.

Par contre, chez les Brightiques avérés, la cure doit être menée très doucement; mais grâce aux Eaux, dont les quinze Sources permettent de graduer la force et la thermalité, grâce aussi à la Diététique, bien organisée de la Station, on pourra obtenir, sinon une guérison, du moins une amélioration importante.

Chez les Lithiasiques urinaires, les Eaux diurétiques, celles des Vosges (*Contrexéville*, *Vittel*, *Martigny*), *Évian*, *Thonon*, ont une action bienfaisante, tant par leur nature même que par la technique de lavage que l'on emploie : par fraction de verrées ou par verres entiers, de quart d'heure en quart d'heure, pendant la matinée, le malade absorbe de 1 à 2 litres suivant sa perméabilité rénale, soit en déambulant comme à Vittel, soit en restant au lit comme à Évian (Cottet); il se produit bientôt une diurèse abondante, une décongestion des voies urinaires, une chasse de sables, graviers et calculs. On diminue ainsi les chances de retour des crises; on atténue, en tout cas, leur violence et leur durée ; enfin on en retarde ou on empêche les complications.

Il en est de même pour certaines pyélites, pyélocystites et cystites, grâce au lavage des voies infectées par les Eaux de *La Preste* notamment.

La même technique convient aussi, toutes les fois qu'on veut laver.

désintoxiquer l'organisme, en cas de perméabilité médiocre des reins, ou lorsque les déchets, insuffisamment comburés, d'une alimentation trop riche, d'une vie trop sédentaire ou du surmenage ne s'éliminent pas et encrassent l'organisme. C'est « non par ce qu'elles apportent, mais par ce qu'elles emportent » que ces Eaux sont utilisées et dépurent l'organisme, en même temps que le Climat et la genre de vie de la Station contribuent au même résultat.

## Cures créno-climatiques chez les femmes atteintes d'affections génitales.

Vis-à-vis des femmes atteintes dans leur appareil génital, les Cures thermales peuvent agir de diverses façons.

Les unes sont essentiellement *sédatives* et calmantes ; elles s'adressent, surtout et avant tout, aux femmes douloureuses, aux nerveuses, aux congestives.

Les autres sont, au contraire, *excitantes*, stimulantes, remontent l'état général, améliorent l'état local.

Parmi les Stations sédatives, nous citerons *Néris*, avec ses Eaux hyperthermales, son climat calme de plaine, avec ses bains prolongés. Sa cure améliore surtout les algiques et les nerveuses, lève les contractions et les spasmes et régularise, par là même, la circulation pelvienne.

*Luxeuil*, dont les Eaux hyperthermales et obligo-métalliques agissent surtout par leurs qualités physiques, et dont on gradue l'action sédative en graduant la température et la durée des bains, a une action décongestive et réussit bien, grâce aux bains et aux irrigations prolongés, aux utérines arthritiques, aux névrosées indolentes, aux annexielles douloureuses et congestives.

*Plombières*, *Bourbon-Lancy*, *Evaux*, appartenant à la même catégorie, auraient des effets de même ordre.

Les Stations excitantes, au contraire, agissent sur les utérines aménorrhéiques, en provoquant, d'abord, un mouvement fluxionnaire, qui se traduit par la congestion du petit bassin, le réveil des douleurs, l'abondance des écoulements, qui sollicite, par conséquent, les réactions, et ne produit qu'à la suite de cette poussée l'action résolutive cherchée : il s'agit donc là d'une méthode congestive, que l'on pourrait, jusqu'à un certain point, comparer à l'hyperémie veineuse de Bier.

Ces Eaux stimulent encore les fonctions générales, les appareils nerveux, sanguin, digestif, et améliorent, par là même, considérablement les malades atones et déprimées.

Telles sont, par exemple, les Eaux chlorurées sodiques fortes dont on peut corriger le trop grand pouvoir excitant par l'usage d'Eaux mères calmantes : telles, notamment, *Salies-de-Béarn*, *Biarritz-Briscous*.

Telles certaines Stations sulfureuses, excitantes de par leur soufre, de par leur climat, comme *Saint-Sauveur*, dont les Eaux sont, suivant les malades, emménagogues ou hémostatiques. Telles *Cauterets*, *Ax*, *Luchon*, *Uriage* ou *Aix*, qui représentent une gamme de réactions de moins en moins violentes.

*Saint-Nectaire* convient aussi aux utérines chroniques, ayant, depuis longtemps, franchi la période aiguë, par ses Sources anti-catarrhales et cicatrisantes.

Si donc on doit réserver les eaux calmantes de Néris aux nerveuses, douloureuses excitables, algiques, celles de Luxeuil aux douloureuses congestives, on réservera, par contre, les eaux excitantes de Salies et de Biarritz aux grandes scrofuleuses et aux grandes anémiques, et lorsqu'on voudra traiter leur appareil génital par l'hyperémie. On réservera Saint-Sauveur et Saint-Nectaire aux lymphatiques et aux anémiques atones.

## Cures créno-climatiques chez les malades atteints d'affections respiratoires.

Nous serons brefs sur ces indications, ayant déjà étudié celles relatives aux tuberculeux, ainsi qu'aux bacillaires et aux tuberculeux larvés : tels les chlorotiques, anémiques, asthmatiques, pleurétiques et strumeux.

Les sujets, atteints quant à leur naso-pharynx, à leur trompe d'Eustache, à leur larynx, à leur trachée ou à leurs bronches, sont justiciables de méthodes de cure assez spéciales. Ce sont, d'une part, les Cures de boisson, agissant sur l'état général et aussi localement, lorsque, comme pour le soufre, l'élimination respiratoire aboutit à un contact pulmonaire des produits sulfurés : ils fluidifient les sécrétions bronchiques, amplifient la respiration et provoquent, localement, d'abord une légère irritation de la muqueuse respiratoire, puis une sédation manifeste. Ce sont, d'autre part, les Cures externes, les balnéations dérivatives, les demi-bains, les pédiluves, etc. Ce sont, surtout, les traitements locaux, les inhalations, pulvérisations, humages, irrigations nasales, introduisant l'agent actif au lieu même de la lésion, et qui, par l'atmosphère humide, chaude, médicamenteuse, provoquent une action sédative, surtout topique, cataplasmante, cicatrisante.

Telles sont les pratiques suivies aux Stations sulfureuses, à *Cauterets*, aux *Eaux-Bonnes*, à *Allevard*, par exemple, s'il s'agit de pharyngo-laryngo-trachéites ; à *Luchon*, à *Ax*, s'il s'agit de catarrhes de la trompe, nécessitant l'introduction, par la sonde, de la vapeur jusque dans l'oreille moyenne.

Telles sont aussi les pratiques des Stations arsenicales, de *La Bourboule*, notamment, dont les Eaux contiennent 28 milligrammes d'arséniate de soude par litre, et qui conviennent surtout aux enfants lymphatiques, scrofuleux, adénoïdiens.

La cure du *Mont-Dore*, chez les enfants, favorise aussi la régression du tissu adénoïdien. Elle s'adresse surtout chez les adultes aux spasmodiques, atteints de rhino-pharyngite, de rhume des foins, aux surmenés du larynx, aux neuro-arthritiques sujets à des poussées congestives, laryngées, à de l'aphonie nerveuse, à de la toux spasmodique, tous remarquablement soulagés par leur séjour dans la chambre d'inhalation.

Les trachéo-bronchitiques, rhumatisants ou goutteux congestifs, à poussées récidivantes, sont aussi améliorés à cette Station, à la fois par l'altitude, par les inhalations, les demi-bains hyperthermaux et la cure de boisson.

Les asthmatiques, si souvent tuberculeux ou bacillaires, sont aussi justiciables des Cures d'altitude, des Stations arsenicales et sulfurées. Leur dyspnée est beaucoup améliorée par l'inhalation Mont-Dorienne, détersive et calmante, détendant les spasmes bronchiques. Pour juger de la réalité de cet effet, il suffit d'avoir vu passer, dans les salles d'inhalation, un asthmatique au début de son accès ou en pleine crise, et de l'y retrouver, au bout de quelques minutes à peine, expectorant avec facilité et respirant à pleins poumons. Mais, surtout, à côté des effets sédatifs immédiats, il y a lieu d'envisager les effets tardifs, obtenus seulement à la deuxième ou à la troisième cure, et qui consistent dans la suppression définitive, ou, tout au moins, dans une diminution persistante et très manifeste de la fréquence et de l'intensité des accès.

### Cures créno-climatiques chez les Dermopathes.

Toutes les affections de la peau ne sont pas justiciables des Eaux minérales. Ici encore, on distinguera, les Stations suivant l'action, *sédative* ou *excitante* de la cure, suivant la douceur ou la stimulation locale exercée par les Eaux sur le tégument malade.

Les Stations sédatives seront surtout réservées aux lésions irritables, avec prurit, avec inflammation et suintement faciles, tels que l'eczéma irritable, les lichens, l'urticaire chronique. Les Eaux sédatives calment l'élément nerveux, diminuent démangeaison et grattage.

Telles sont, surtout, les Eaux de *Néris* et de *Bagnères-de-Bigorre* pour les cas les plus irritables, chez les nerveux; les Eaux de *La Bourboule* sont calmantes et bientôt résolutives; *Molitg* est réputé par la douceur incomparable de ses « bains de délices »; *Saint-Gervais*, dont les Eaux sont tolérées par les eczémateux, les plus irritables, et est une station climatique qui change l'assolement du terrain, chez les anémiques, les affaiblis, les enfants.

*Saint-Christau*, avec ses Eaux cuivreuses, est spécialisé dans la cure des leucoplasies des muqueuses.

Dans les cas les plus torpides, lorsque la lésion s'éternise dans un état de chronicité désespérante, sans réaction (certains eczémas, ecthyma, psoriasis, acné), mieux vaut une station un peu irritante, qui s'adresse, en même temps, à l'état général et stimule l'organisme : *Luchon* et *Uriage*, avec leurs Eaux sulfureuses.

Dans les cas enfin où les troubles cutanés sont influencés par tel ou tel trouble à distance, chez un goutteux, un diabétique, un dyspeptique, un entéritique, un urémique, il faudra, surtout, soigner la lésion causale, pour influencer, secondairement, la lésion cutanée.

## Cures créno-climatiques chez les Névropathes.

Les indications, chez les Névropathes, ressortent, ici encore, de la nature essentiellement sédative ou stimulante des Eaux.

S'agit-il, par exemple, de douloureux, de spasmodiques, souffrant un peu partout de leurs nerfs, de leurs muscles, de leurs cicatrices, de leurs ovaires, de leur gros intestin ou de leur estomac? S'agit-il d'hystériques, douloureuses ou convulsives, d'ataxiques éréthiques; quelle que soit la modalité douloureuse, qu'il s'agisse d'un tic douloureux, d'une sciatique ou de la souffrance si tenace, si insupportable que le zona laisse chez un vieillard? S'agit-il de Neurasthéniques excités ou douloureux, de basedowiens et parkinsoniens, d'enfants de souche neuro-arthritique, tiqueurs ou choréiques? S'agit-il de névralgiques souffrant dans le domaine du sciatique ou du trijumeau? Les cures sédatives des Stations, hyperthermales et radio-actives, de *Néris*, surtout, seront particulièrement utiles. Elles provoquent, grâce notamment aux bains prolongés et au climat sédatif, une détente générale, levant les spasmes et tonifiant, simultanément, l'état général. *Divonne*, avec ses eaux fraîches et son site reposant, *Bagnères-de-Bigorre* sont particulièrement sédatives et utiles chez les hyperexcitables.

S'agit-il, au contraire, de torpides, de tabétiques atones, d'hémiplégiques, de paralytiques, chez qui la sensibilité, le mouvement sont altérés gravement et qu'il faut stimuler ? On recourra à la gamme tonique, aux Stations de Montagne, aux Stations salines, à *Bourbon-l'Archambault*, à *Bourbonne-les-Bains*, à *La malou* (avec ses piscines pour tabétiques et ses méthodes de rééducation) ; parfois aussi aux Sulfurées comme Ax ou Luchon, aux sulfatées calciques comme Ussat et Aulus.

Chez les Neurasthéniques, la question des Cures thermales se doublera, du reste, d'un problème thérapeutique plus général, et l'on se demandera, d'abord, si, dans tel cas particulier, il s'agit d'un affaibli torpide à stimuler, ou d'un excité, fatigué, à reposer et à calmer.

Dans le premier cas, on utilisera des Stations d'altitude moyenne, *Saint-Gervais*, par exemple, stations ensoleillées et découvertes, quoique abritées du vent. On évitera, par contre, les vallées resserrées, les montagnes à pic qui écrasent le malade de leur énormité.

Dans le deuxième cas, *Néris*, *Plombières*, *Bagnères-de-Bigorre*, *Pougues* ramèneront le calme et rétabliront l'équilibre.

Enfin, souvent, le traitement sera surtout un traitement psychique, dirigé contre telle ou telle forme partielle. Les psycho-gastropathes seront dirigés sur *Pougues*. Les psycho-entéritiques iront à *Plombières* ; les psycho-utérines à *Néris*, *Bagnères-de-Bigorre* ou *Saint-Sauveur*.


### Cures créno-climatiques chez les Gastropathes.

Les cures créno-climatiques dont sont justiciables les Gastropathes sont, elles aussi, tantôt *sédatives* (s'adressant aux hypercriniques, aux hyperkinésiques et aux hypertensifs) ; tantôt, au contraire, *excitantes* de la sécrétion, de la motricité, de la sensibilité (s'adressant aux insuffisants glandulaires ou moteurs).

Mais cette classification commode est très schématique. Notamment, on se rappellera que telle Eau, comme Vichy ou Karlsbad, dont l'effet initial est excitant, produit parfois un effet tardif de sens inverse.

Une grande Station comme Vichy, a, d'ailleurs, dans ses multiples Sources, une telle gamme d'alcalinité, de thermalité, qu'on peut en tirer, avec quelque virtuosité, des effets gradués et différents suivant la dose, suivant la température, suivant la Source, l'ingestion d'Eau de Vichy, produira parfois, au début, une hypercrinie transitoire, qui fera place, ultérieurement et tardivement, à une régularisation des fonctions gastriques. D'où la nécessité, pour le

Médecin traitant, d'ordonnancer, de posologuer, à Vichy, la boisson aussi minutieusement que s'il s'agissait d'autres agents médicamenteux empruntés soit à la Pharmacie galénique, soit à la Pharmacie chimique. De même qu'il n'est ni sans inconvénients ni sans dangers d'abandonner à eux-mêmes tels de nos clients, alors qu'ils prennent du calomel, des iodures ou de la digitale ; de même il est fâcheux toujours, dommageable souvent, dangereux parfois, de laisser les malades se traiter, à Vichy, sans direction et sans surveillance. Combien, chaque année, de malades sont mis en péril pour s'être imaginé qu'une Cure à la Grande-Grille, à l'Hôpital ou aux Célestins, peut se faire innocemment et sans ordonnance médicale.

*Pougues*, avec ses Eaux alcalines froides, bicarbonatées calciques et faiblement ferrugineuses, provoque une stimulation générale et une stimulation élective des fonctions gastro-intestinales. Pourtant cette Station réclame, elle aussi, tous les gastropathes. S'ils sont atoniques, névro-moteurs, dyspeptiques, les Eaux stimuleront leurs fonctions gastriques. S'ils sont dilatés, il suffira de tiédir, à 35°, l'eau de la Source pour lui enlever, avec son acide carbonique, sa fraîcheur, son caractère excitant et la rendre calmante et sédative.

Preuve, une fois de plus, de l'importance considérable qu'a la manière d'ordonnancer un médicament, de posologuer une Eau minérale. En crénothérapie, la façon de donner vaut souvent autant que ce que l'on donne.

## Cures créno-climatiques chez les Entéritiques.

Les malades, si nombreux, qui souffrent de l'intestin, auront à leur disposition un assez grand nombre de Sources. Deux Stations, surtout se sont spécialisées à cet égard, Plombières et Châtel-Guyon, la première dans la note *sédative* et la deuxième dans la note *stimulante*.

*Plombières* a des Eaux hyperthermales, dont les propriétés sont essentiellement sédatives : on y enverra donc surtout les entéritiques douloureux, spasmodiques, les entéro-névrosés, les algiques. On y enverra, d'autre part, les malades chez qui le trouble intestinal se caractérise par de la diarrhée, ou, plus souvent, par des alternatives de constipation et de diarrhée.

*Châtel-Guyon* a des Eaux alcalines gazeuses, avec une minéralisation de 6 à 8 grammes par litre (dont 1$^{gr}$,50 de chlorure de sodium et 1$^{gr}$,30 de chlorure de magnésium) ; elles ont une action stimulante sur l'intestin, sur ses glandes et ses fibres musculaires ; elles régularisent, à la longue, la motricité.

Châtel-Guyon conviendra donc, surtout, aux constipés atones, flasques quant à leurs parois abdominales ou à leurs gros intestin, celui-ci se laissant facilement forcer et ne se vidant que par regorgement.

Une médication stimulante (irrigations intestinales, bains gazeux, douches sous-marines, enfin, et surtout, ingestion progressive de 200 à 500 grammes d'eau de boisson) provoque souvent un réveil des fonctions intestinales, qui survit à la Cure.

Si donc on envoie les spasmodiques à Plombières, on enverra les atones à Châtel-Guyon ; si on envoie les ventres tendus, rétractés, douloureux, à Plombières, on enverra les ventres lâches, ballonnés, flasques et atones à Châtel-Guyon ; à Plombières, on enverra, les névropathes ; à Chatel-Guyon, les stercorémiques intoxiqués.

Toutes réserves faites, d'ailleurs, sur ce que ce parallèle a de trop schématique, notamment en présence d'états mixtes caractérisés par des alternatives de diarrhée et de constipation, de spasme et d'atonie, de douleurs ou d'intoxication.

### Cures créno-climatiques chez les Hépatopathes.

Nous avons déjà vu que les Eaux alcalines de Vichy ou de Vals agissent sur le foie et en excitent le fonctionnement ; elles sont, par conséquent, indiquées dans certaines congestions hépatiques, généralement infectieuses, toxiques, ou secondaires à des altérations d'autres organes.

L'eau de *Vichy* agit sur le foie et les voies biliaires de différentes façons : elle excite la sécrétion biliaire, semble rétablir la perméabilité des canaux biliaires, améliore la fonction glycogénique et modifie la circulation porte.

Chez les lithiasiques biliaires, les uns avérés, ayant souffert déjà de coliques hépatiques, les autres latents n'ayant qu'une douleur sourde et continue de la vésicule, Vichy a des résultats remarquables. On doit savoir que, souvent, la Cure provoque, au cours même de la Saison, une crise de colique hépatique ; on admet qu'il se produit, alors, une élimination de calculs. Mais il ne semble pas que ce soit là le but à rechercher. On doit bien plutôt tâcher d'obtenir, dans la lithiase vésiculaire, un état de tolérance (Gilbert), tel que le malade vive avec son calcul sans en souffrir : aussi, mieux vaut substituer à la Cure intensive de jadis (avec la source chaude de la Grande-Grille, bue par quantités considérables) une cure plus douce avec de petites quantités de la source de l'Hôpital. Si, parfois, ce *modus faciendi* provoque encore quelques poussées, pendant ou après la cure, le plus souvent les phénomènes s'apaisent, la sédation et la tolérance se produisent ; l'effet tardif est excellent et prolongé. Aussi la lithiase est-elle le triomphe de Vichy et ne doit-on entreprendre un traitement chirurgical (sauf urgence, infection ou obstruction canaliculaire) qu'après avoir essayé des effets d'une cure à Vichy.

Chez les Ictériques chroniques, chez les Cholémiques familiaux, chez les Cirrhotiques au début, la cure de Vichy est fort utile. Mais, à mesure que la lésion s'installe, plus définitive, la cure alcaline apparaît moins favorable.

*Vals*, avec ses eaux froides, *Le Boulou* (que l'on surnomme le Vichy du Midi) ont des propriétés voisines.

On met souvent en parallèle, avec l'action des Eaux bicarbonatées sodiques de Vichy, celle des Eaux bicarbonatées sulfatées chlorurées de Karlsbad : nous en avons déjà dit un mot. Sans procéder à des excommunications dont on est coutumier dans les pays d'Outre-Rhin, nous dirons que chacune des deux Stations a sa catégorie de malades, auxquels elle convient plus particulièrement : tel, qui n'a pas été soulagé à Karlsbad, le sera à Vichy, et inversement, la prédisposition individuelle, la race semblant jouer un rôle important dans ces idiosyncrasies thermales. Mais Vichy ne le cède en rien à Karlsbad (tout au contraire) par les résultats qu'on en obtient chez les lithiasiques biliaires notamment.

*<br>* *

Telles sont, sommairement condensées, les principales indications de nos merveilleuses Stations créno-climatiques.

On voit quelles ressources précieuses elles offrent à la Thérapeutique, exerçant sur l'organisme une action durable et prolongée, améliorant des états organiques et fonctionnels sur lesquels nos autres Méthodes thérapeutiques n'ont, souvent, qu'une action aléatoire et fugace.

Nul Praticien n'a le droit d'ignorer ces actions ni d'en écarter les bienfaits pour ses malades.

Chacun doit connaître notre richesse en Stations thermales, climatiques et marines ; chacun doit savoir et proclamer qu'aucun Pays au monde n'en possède d'aussi belles, d'aussi riantes et d'aussi profitables.

# TABLE ALPHABÉTIQUE

Fièvres intermittentes (Pouillon), 221.
Fièvres marine, 537.
— thermale. 118.
— typhoïde (Luchon), 147.
Filons, 63, 66.
— (eaux thermales sur des). 68.
Fissures labiales (Royat), 271.
Fistules (Ax). 153.
— (Balaruc), 230.
— (Bourbonne - les - Bains), 381.
— (eaux chlorurées), 206.
-- (Lons-le-Saunier), 420.
— osseuses (eaux chlorurées de l'Est), 418.
Fistuleuses (plaies) (Cauterets), 132.
Flexures. 66.
Flux, 618.
Foie (Aulus). 181.
— (Barbazan). 180.
-- (Brides-Salins), 458.
-- (Capvern), 178.
— (Castéra). 171.
— (Châtel-Guyon), 287.
— (Gamarde). 163.
-- (indications et contre-indications), 674.
— (Le Boulou), 215.
— (stations de diurèse), 373.
— (Vals), 312.
— (Vichy). 300.
Folliculites (Luchon), 144.
Foncaude, 222.
Fontaine Chaude. 186.
Fontan, 149.
Forestière (cure), 562.
Forêts. 527.
— de pins (action de la). 560.
Forges-les-Eaux. 480.
Foulon, 173.
Fouras (sanatorium de). 642.
Fracture (Aix), 444.
-- (Bains-les-Bains), 398.
— (Balaruc), 230.
-- (Barbotan), 194.
-- (Barèges), 140.
-- (Bourbon-l'Archambault), 328.
— (Bourbonne-les-Bains). 381.
— (Hammam-Meskoutine). 505.
-- (Saint-Amand). 476.
— du sol (influence des) sur les eaux thermales, 65.

Frais Vallon. 499.
Froid enclimatothérapie, 519.
Froide (source), 123.
Furonculoses (Luchon), 144.
— (Uriage), 466.
Gafsa, 508.
Gamarde, 163.
Gargarisme, 81, 115.
Gastralgies (Gamarde), 163.
Gastralgiques (Cambo), 169.
— (Castéra), 171.
— (indications et contre-indications), 672.
— (Le Boulou). 215.
— (Néris), 334.
— (Plombières). 394.
Gastriques (Bagnères-de-Bigorre). 175.
Gastrite (Le Boulou). 215.
Gastro-intestinaux (troubles) (Ax), 153.
— (troubles) (Châtel-Guyon), 283.
Gastropathes (Aulus). 181.
— (Indications et contre-indications), 672.
— (Royat), 271.
— (Saint-Amand), 475.
— (Vichy), 300, 305.
Gaz de l'eau-de-mer, 622.
— rares des eaux minérales, 36.
Genèse de l'eau des sources éruptives, 9.
— — — thermales, 2.
Génitaux (organes) de la femme (eaux chlorurées de l'est), 419.
— (—) — (Hammam-Meskoutine), 505.
— (—) — (indications et contre-indications), 668.
— (—) — (Luxeuil), 401.
-- (troubles) de la femme (Salies), 210.
— urinaires (inflammations) (Cauterets), 132.
— — (organes) (Barèges), 140.
Géologie des eaux minérales. 55, 107.
— (rapports des sources thermales avec la), 68.
Géothermique (degré), 63.
Gérardmer. 106, 608.
Geysers, 187.
Giens (presqu'île de). 574.
Ginoles. 195.
Glairine. 53, 167, 330.

Glossite desquamative (Saint-Christau). 220.
Glossodynie (Saint-Christau), 220.
Glycosuriques (stations de diurèse), 375.
Goccie (source), 494.
Goitre exophtalmique (Salies), 210.
Gontard (source), 467.
Gourguette, 150.
Goutteux (Aix), 446.
— (Aulus). 181.
— (Ax), 152.
— (Bain de la Reine), 499.
— (Barbazan), 179.
— (Bourbon-l'Archambault), 328.
— (Bourbon-Lancy), 323.
— (Brides-Salins), 458.
— (Capvern), 178.
— chroniques (Bourbonne-les-Bains). 382.
-- (Dax). 190.
— (eaux chlorurées), 206.
— (eaux sulfurées), 119.
-- (Eugénie), 164.
— (Évaux), 338.
— (Hammam-R'irha), 502.
— (Hyères), 574.
-- (indications et contre-indications). 662.
— (Korbous), 512.
— (Mont-Dore), 605.
— (Néris), 335.
— (Nice), 579.
— (Pougues), 347.
— (Pietrapola), 493.
— (Puzzichello), 496.
— (Riviera), 571.
-- (Royat), 271.
— (Saint-Amand), 476.
— (Saint-Christau), 249.
— (Saint-Gervais), 470.
— (Saint-Raphaël), 575.
— (San-Salvadour), 472.
— (Santenay), 349.
-- (stations de diurèse), 371
— (Ussat), 184.
— (Vals), 312.
— (Vic-sur-Cère), 315.
— (Vichy), 308.
Gradirhaus, 202.
Grand-Escaldadou. 155.
Grand-Pré, 173.
Grande-Cascade, 502.
—Fontaine, 170.
— Grille. 290.
— Source, 127, 223, 325, 35. 482.

Grénothérapie.

# TABLE DES MATIÈRES

## THALASSOTHÉRAPIE, par F. LALESQUE



Crénothérapie.                                         45

5072-08. — CORBEIL. IMPRIMERIE CRÉTÉ.

www.ingramcontent.com/pod-product-compliance
Lightning Source LLC
LaVergne TN
LVHW010552180726
843502LV00001B/16